アラン・ヤング

PTSDの医療人類学

中井久夫・大月康義
下地明友・辰野剛・内藤あかね
共訳

みすず書房

THE HARMONY OF ILLUSIONS

Inventing Post-Traumatic Stress Disorder

by

Allan Young

First published by Princeton University Press, New Jersey, 1995

Japanese translation published by arrangement with
Princeton University Press through
The English Agency (Japan) Ltd., Tokyo

For Roberta

目次

謝辞

マッギル大学精神科および社会学的医学研究科の同僚にして友人のおかげをこうむった。特にドン・ベイツ、アルベルト・カンブロジオ、マーガレット・ロック、フェイス・ウォリス、ジョージ・ワイス、ロレンス・カーメイヤーの貴重な助言に感謝する。初期の校正刷を読んで指摘してくれたアトウッド・ゲインズ、ロニー・フランケンバーグにも同じ恩恵を受けた。アーサー・クラインマンは本書執筆中、知的にも職務遂行上でも非常な親切をいただいた。その恩顧に感謝しつつ、クラインマンには私のプロジェクト全体に対してたまわった共感的理解に最大の感謝をささげるものである。イアン・ハッキングの助言にもやはり同様の感謝をささげる。読者が本書に彼の発想の明々白々たる影響を読みとっていただければうれしい。また、多くのありがたい示唆を、特に歴史の部についてたまわったマーク・ミケールにも感謝したく思う。

本書の人類学的部分は、ジャック・スミス、グレン・デイヴィス、デイヴィッド・レーベンソール、スーザン・ジョンソンのおかげがなくてはできあがらなかったであろう。それに続くページに述べた、復員軍人局医療部門においてお目にかかり、お話を聴かせていただいた患者とスタッフの御好意をもありがたく思っている。ポール・エメリーには特に負うところがはなはだ大きい。エメリーは友人であるが（私の）家庭教師にもなってもらった。時間と知識を惜しみなくついやさせたし、ずいぶん親切にしてもらい、これは永久に返せない借りであろう。

ウィリアム・シュレンジャー、テレンス・キーン、ジョン・フェアバンクには国立ベトナム復員軍人リハビリテーション研究計画にかんして重要な情報をいただいたことに感謝する。また復員軍人局医療システムに対しては、私のフィールド・リサーチの期間にいただいた実質的援助に謝意を表したい。マッギル大学は心広くも最終原稿の作成を援助する学部研究助成金をくださった（その期間の有給職務免除と思われる——訳者）。

メアリ・マレルには専門職としての意見、忍耐と励ましに、ヴィッキー・ウィルソン＝シュウォーツには原稿をきめ細かに点検してくださったことに感謝したい。不適切な表現やわかりづらい箇所が残っているのは全部私の責任である。

本書のための研究は一九八六年に着手した。以来、各章の原稿をカナダ、合衆国、連合王国、ドイツにおいてセミナーやカンファレンスに提出した。その際に多くの有益な示唆をたまわった同学の士に感謝する。一人一人のお名前を挙げて謝意を表せないことを申しわけなく思っている。

負うところのもっとも大きいのはナオミ・ブレスラウである。彼女の助けと励ましなくしては、本書にとりあげた問題と場所はとうてい私の手の届くところになかっただろう。また彼女の手ほどきと導きなくしては、今私が理解していると思っているものごとを私は片鱗たりとも理解できなかっただろう。

序　説

私たちの知らない太古から、人類は、悲哀と悔恨の感情、とりかえしのつかない喪失感、戦慄と恐怖の感覚などの記憶にさいなまれてきた。しかし、十九世紀以後百年のうちに新しい型の苦痛な記憶が出現した。これがそれ以前の記憶と違うのは「外傷性」という、それまで同定されていなかった心理状態を発生源とし、これまたそれ以前には知られていなかった型の忘却である「抑圧」と「解離」とにリンクしていることである。

この新しい記憶が今日もっともよく知られているのは、心的外傷後ストレス障害（ＰＴＳＤ）という精神の病いと結びついている場合である。ＰＴＳＤは一九八〇年に、アメリカ精神医学会がその公式疾病分類に採用し、急速に南北アメリカ、英国、オーストラリア、スカンディナヴィア、イスラエルじゅうの臨床家と研究者との注目を集めた。その直後、「この症候群の確実な証拠を十七世紀の英国海軍大臣サミュエル・ピープスの有名な日記の中に発見した。それはピープスが一六六六年のロンドン大火直後の自らの精神状態を記している箇所である」と『ブリティッシュ・ジャーナル・オヴ・サイカイアトリー』（英国精神医学雑誌）に寄稿した者が出てきた（Daly, 1983: 67）。ピープスの症状の自己記述は、今も、公式の疾病分類表の診断項目に一致しているといわれている。すなわち、自己の戦慄的記憶の侵入的表象《イメージ》であり、疎外感と疎隔感・無関係感（離人症候群）であり、生存者罪悪感であり、記憶障害である。まだまだある。ピープスの日記は過去にもＰＴＳＤが存在したことを立証するものだといわれている。ダリーの発見後、さらに古いＰＴＳＤの歴史的存在証明を挙げる論文が続出した。外傷性記憶の影は、シェイクスピアの『ヘンリー四世　第一部』の次の一節の行間にもちらついているという（Trimble, 1985：86）。

ねえ、あなた、何があなたから
食欲を、快楽《セックス》を、黄金《こがね》の眠りを持ち去ったのかしら？
どうして眼を落として地面ばかり見てられるの、
独りで腰かけていらっしゃる時など、身体をピクつかせて？
どうして頰のみずみずしいお肉をなくされ、
虚ろな眼の思いふけりと呪わしい憂鬱とにご自分をくれてやるなんて――、
あなたは私の持つ宝、私が行使できる権利なのに？(1)

ごく最近になると、ＰＴＳＤの証拠は、バビロニアの叙事詩『ギルガメシュ』にも発見され、こうなるとＰＴＳＤとその記録とは歴史記録の黎明期にまで遡ることになる（Boehnlein & Kinzie, 1992：598, また Parry-Jones & Parry-Jones, 1994）。

しかし、これらの筆者は、ピープスであろうと、シェイクスピアであろうと、『ギルガメシュ』の作者であろうと、今の私たちが外傷性記憶と呼ぶものを指していないと、私は以下の各章で主張する。外傷性記憶を彼らは手にしていなかった。「記憶」ということばの日常の使用法には三つある。第一は、情報を貯蔵した記憶を取り出してかねて学習してある心的操作を行なう心的能力 capacity のことである。第二は、意味的、表象的あるいは感覚的回想内容 content である。第三は、これらの回想が貯蔵してある場所 location のことである。十七世紀の英国経験論哲学者ジョン・ロックとデイヴィッド・ヒュームとは、第二と第三との意味の記憶と私たちの「自己 self」および「自己意識 self-awareness」との間には本質的なつながりがあると主張した

(Richards, 1992 : 159–161, Warnock, 1987 : 57–60)。記憶は、自己意識を過去につなぐことによって、身体に主体を与え主体性を付与する。これが、身体に目的を持った行動を起動させる「主我」(I) と、身体の快不快と有為転変とを体験し、また身体の行動に責任を負う客我 (me) との源泉である。かりに記憶がなければ、主我も客我もそのつどそのつどの瞬間的覚醒意識状態と自己意識以上に出ることはできないはずで、経験はつながりのない点線となるだろう。これは現に「人間でなくなってしまった」若干の神経内科病患者に起こっていることである (Parfit, 1984 : 202–217 参照)。さらに、私たちが一個の人間であるという感覚は、単純に私たちが能動的に記憶を働かせることだけで形成されるのでなく、「記憶」という私たちの概念がつくりだしたものでもある。本書を執筆中の私の頭を占めつづけていたものは、この概念も、記憶を取り出し解釈し物語るという行為も、時代とともに非常に変わりつつ今日に至っていることはまちがいないという確信であった。

十八世紀ヨーロッパの支配的概念は〈記憶は心的表象と言語的内容より成る〉というものである。人間はものを見、ものを言うなどして、記憶しているものを認知する。[2] 十九世紀になると記憶概念は拡張されて行為と身体状態（たとえば自動症、ヒステリー性痙攣）内部の内容をも含むことになったが、こういう行為と状態とはそれが「記憶」だという事実自体をその記憶を持つ当人が知らないものである。

この新しい概念拡張は、強烈な恐怖・混乱体験の際には、患者による意識的統御がない自動症的行動と反復行為の中に記憶が隠匿されているという考え方による。専門家の介入がなければ、「寄生的」記憶の所有者はその内容を意識することはなく、その記憶が自分の人生を左右していることを知らないままですごす。これは、十八世紀ならば文字どおり思い描くこともできない考え方である。

外傷性記憶の発見は、西方世界の自己と自由意志と、自己認識の二個の核心的特性すなわち〈自己の欲望と好みと意図を反省的に思考する能力〉および〈それらを行動に移そうとすることができる能力〉とに対する見方を変えざるをえなくさせた (Dworkin, 1988 : chaps. 3 and 4 ; Harris, 1989 : 3 ; Johnson, 1993 : chap. 6 ; Ourousoff,

1993 : 287-295)。同時に、この発見によって新しい一つの自己欺瞞言語が創り出され（Rorty, 1985）、持ち主（患者）が自己から隠蔽している記憶内容に到達できると称する新種の権威、医学専門家が登場し、そして社会に認知された。

この展開は、過去二十年間の外傷性記憶とPTSDに関する著作の大部分が、PTSDにかかわっている研究者と臨床家の観点から書かれており、それは時代によって変化しないものだという確信に立脚している（Trimble, 1985 ; Herman, 1992）。これは、おおよそ次のような歴史的展開にもとづいて生まれた観点である。その言い分によれば、なるほど、PTSDの精神医学的知識の発展は「歴史的にも理論的にも連続性を欠く」けれども、PTSD自体は、『ギルガメシュ』などに見られるとおり、歴史の最初期からある（Gersons & Carlier, 1992 : 742）。この症候群を最初に記載した医師にはジョン・エリクセンが算えられる。彼は一八六〇年代に鉄道事故犠牲者を調査してこれを発見した。エリクセンはこの症候群を「鉄道脊椎」と呼び、原因を神経学的機制としたが内容は漠然たるものであった。続いてシャルコー、ジャネ、フロイトが、臨床所見にもとづいて、この症候群は心的外傷によっても生じうるという結論に達した。第一次大戦中に障害の典型は、鉄道脊椎（エリクセン）とヒステリー（シャルコー、ジャネ、フロイト）から戦場に移動した。大量の兵士が外傷性シェルショックと診断された。第一次大戦が終わると、この症候群への興味は減退したが、それが復活したのは一九四〇年代で、かつて一九二〇年代に傷痍軍人を治療したエイブラム・カーディナーが診断基準を定め、遅発型と慢性型とを発見した時であった。カーディナーのすぐれた業績にもかかわらず、精神医学のエスタブリッシュメントはこの障害名を無視した。この診断を精神医学界の総体が受容したのはようやく一九八〇年で、PTSDが米国精神医学会の公式精神病分類であるDSM - Ⅲに入った時である。ここに至るにも、戦争と関連した心的外傷の心理的結果で診断名がつかない状態に苦しんでいた大量のベトナム戦争帰還兵の側に立った精神科関係者と活動家とが挑んだ政治闘争があってのことであった。

私は、一般に承認されている形のＰＴＳＤと、その基底となっている外傷性記憶とは誤謬であると敢て主張する。ＰＴＳＤは時代を超えた障害ではなく、また本質的には単一障害でもない。ＰＴＳＤは、臨床実践、診断技術、そして診断と研究と治療のもととなる語りとをよってたかって糊と鋏で張り合わせてできたものである。また、種々の利害、種々の制度、種々の道徳的論争とが精力を注ぎ人的物的資源とを動員して作った概念である。では、私がいうようにＰＴＳＤが歴史の所産であるとすれば、それはリアルでないことになるのか？　私の本の題名（原題は『幻想の調和』*Harmony of Illusions*）はそういう意味なのか？　そうではない。正反対である。ＰＴＳＤの現実性を保証するのは経験的なものであって、人々の生活に占めるその位置であり、人々の体験と確信であり、そこにこもる個人と集団が注ぎ込んだエネルギーである。私はＰＴＳＤの記述人類学者であって、私の仕事はＰＴＳＤの現実性を否定することではなく、ＰＴＳＤとその外傷性記憶とがリアルなものとされていった過程を説明することであり、またこれらの現象が人々の生活世界に浸透し、事実性を獲得し、患者と臨床家と研究者との自己認識を形成していった機制《メカニズム》を記述することである。精神医学界内部の者と私との相違はＰＴＳＤの現実性への疑いの有る無しではなく、その現実性と普遍性（現在多くの時と場所で見いだされるという事実）の源泉《おおもと》にかんする考えの相違である。

本書を三部に分け、第一部は外傷性記憶の起源を論じる。十九世紀末まで「外傷」という語は身体損傷のことであった。外傷概念を拡張して心因的傷害を含むようになったのはアナロジー（類比）によってである。当時発見されたばかりだった外科手術ショックの症状はまとめて「神経性ショック」とされたが、それと構造が似ていたからである。この類比によって「感情論理 affect logic」とでもいうべきものが生まれた。その出発点は恐怖 fear 体験であり、これが外傷性疼痛の個人的記憶あるいは集団的（人類の）記憶と考えられた。外傷性記憶の一般に馴染みのヴァージョンは、外傷性思考と表象とはマインド内に存在するという考え方で、このアナロジーと特徴的な感情論理とは、催眠臨床の実践と証明とに結びついた十九世紀末の二、三〇年間に生まれた。その証明はジャネとフロイトの臨床説話を頂点とするが、それは心的生命には二領域が並行して存在しているということ、すなわち意識的心性 conscious mind と並んでジャネのいう下意識（あるいはフロイトのいう無意識）があることを示唆していた。これによって、マインドは（外傷性）秘密をマインドそのものから隔離できるということができ、また示せるようになった。

生まれはしたものの、外傷性記憶はさほど注目されなかった。フロイトは、ヨーゼフ・ブロイアーの共同研究者だった間は外傷性記憶の尖鋭な研究者だったが、ひとたび精神神経症の幼児期起源を研究の主題に据えると決めたとたんに、外傷性記憶の問題を棚上げにした。ジャネは外傷性記憶についての論文を二十世紀になっても書きつづけたが、だいたいはそれ以前に公刊した報告の焼直しであった。精神医学教科書だけは外傷神経症の章を置きつづけていたが、この時期にはもうさほど興味を湧かせ議論を呼ぶ主題ではなくなっていた。この外傷性記憶無視は第一次世界大戦の勃発とともにひとまず終わりを告げる。

第二章は、一九一四年から一八年に至る戦時に焦点を当て、W・H・R・リヴァーズの業績を中心とする。リヴァーズは精神医学的戦争障害の諸様相を観察する機会にめぐまれていた。将校も下士官・兵も、飛行兵も歩兵も診ている。リヴァーズは傑出した人類学者でもあった。彼の戦争神経症の心因論は広く読まれ、軍医のための心理学的医学教育課程が創設される契機となった。リヴァーズは傑出した人類学者でもあった。医学の信条と実践との裏面に伏在する推論形式に興味を抱いた最初の人類学者は彼であろう。流布版のPTSD論には、彼は外傷性記憶の精神医学的認知を迫る運動の旗手とされている（Herman, 1992）。この種の記述で一般に無視されているのは、この時期の外傷性記憶とはまったくのごたまぜであって、リヴァーズ自身の見方も――特に外傷的時間と暗示の役割については――PTSDの現在の観念と違っていたことである。振り返って見て、現在まで影響が及んでいるという意味でもっとも大きなこの時期のできごとは、フロイトの『快楽原則の彼岸』（一九二〇）の中にある戦争神経症の短い記述である。これは、心的外傷を負ったドイツとオーストリアの兵士のことを伝聞知識によって書いたものである。

本書の第二部は、第三章と第四章とであるが、外傷性記憶が最後に外傷後ストレス障害に変貌するまでのいきさつを述べる。第三章は、フロイトの報告が出版された時からDSM‐Ⅲの出版に至るまでの時期をとりあげる。DSM‐Ⅲは、名目は公式疾病分類の一つの版にすぎないものであるけれども、実証主義にもとづくという点でも、また権威の高さという点でも、その前の版とは根本的に違っている。DSM‐Ⅲの採用は一九五〇年代に始まる精神医学の知識形成法の全面的転換の一環をなすものである。この変化は合衆国における臨床実践のあり方を大きく変え、一般医学（実験）、疫学（生物統計学）、臨床心理学（心理測定法）を取り入れた研究テクノロジーにもとづく新しい科学的精神医学の道が開かれたのであった。その発展の過程で、外傷性記憶は、それ以前は臨床の片隅に存在する不均質《ごみばこ》的な現象にすぎなかったのに、不可欠の基準的分類項目となった。これが外傷後ストレス障害の正体である。

ＰＴＳＤは時間の病いである。この障害の特徴的病理は過去（すなわち記憶）を現在に復活させる点にある。侵入的イメージ、侵入的観念、そして古い事件をリプレイしようとする患者の強迫はいずれもそれである。ＤＳＭ‐Ⅲの分類体系にＰＴＳＤが入れられたのは、ひとえに「病因的事件→症状」という時間的因果関係によってである。これがなければ、ＰＴＳＤの症状は他のさまざまな分類項目に属する症状の集まりとどこが違うのだという話になるだろう。この因果関係には実用的な意味もある。実際この因果関係があるからこそ、復員軍人局医務部がＰＴＳＤを「兵役関連性」能力障害とする根拠となったのである（兵役関連性という指定は治療と補償を受ける必須条件である）。しかしながら、時間の流れの方向が違う――時間が現在から過去に向かって流れている――という以外にはどこから見てもＰＴＳＤに酷似した臨床例に事欠くことはない。患者は事後的に記憶／事件に病因性があると決め込んでいる。それは意図的（兵役関連性があるという診断を得るため）なこともあり、意識的統制の及ばないところで働く心理的過程（既存の抑鬱障害、不安障害の結果）によることもある。ＰＴＳＤを分類項目にすることを批判する者は、遅い発症と慢性ＰＴＳＤとの症例においては時間と因果性とがふつう現在から過去に向かうことを論拠にしている（大部分のＰＴＳＤ研究はこの種の臨床集団にもとづいたものである）。もっと特定すればベトナム帰還兵で慢性ＰＴＳＤと診断された集団である。それだけでなく、この種の症例と時間が反対方向（一般に承認されているとおり過去→現在の方向）に流れている症例とを確実に区別する方法はない。第四章はＰＴＳＤの知識開拓者がこの批判に応えてＰＴＳＤの不可視の疾病生成過程に可視性を与えるテクノロジーを発達させたことを述べる。

本書の第三部はＰＴＳＤが精神医学の臨床と科学研究とによってリアルなものとされてゆく過程を描写する。第六、七、八章は診断と臨床実践とにかんする章で、復員軍人局医務部の特殊精神医学部門、通称「国立ＰＴＳＤ治療センター」に対象をしぼり、さらに診断・判定部門と入院病棟とに対象をしぼった。私はすべての治療セッションとスタッフ会議とに出席を許可された。許可されなかったのは一対一の個人面接だけであった。月に一回、私は病棟ミーティングで新入患者に自己紹介し、人類学者だと名乗って、どういうことを研究しようとしているかを話した。この研究を終えて二年後、復員軍人局は兵役関連ＰＴＳＤ専用の国立センターという発足当時の規定を変えた。臨床教育部門、行動科学部門、臨床神経科学部門、臨床評価部門、女性健康部門が設立され、それぞれの活動が遠隔地に散らばるメディカル・センターに分散された。この制度改革の結果、本書に述べてある発足当時の施設は閉鎖されてしまった。

このセンターははっきりとフロイト指向的であったが、それはともかく、ＰＴＳＤ治療専用の復員軍人局治療施設のかなり典型的なものであった。ＰＴＳＤ治療部門の多くと同じように、精神療法のセッションの間に心理的自己管理技術を教えるセッションが挟んであった。たとえば「理性的に考えるには」とかバイオフィードバック法のセッションである。また、これも他の施設との共通点だが、その臨床イデオロギーは、患者の障害を〈存在論的安全保障喪失〉と規定し、その原因をたどれば、復員兵が自己の認知図式や道徳慣習や自己概念や〈人間性についての信条〉や〈世界に秩序感と有意義感とを付与するための普遍的正義の概念〉と、ベトナムにおける外傷性記憶（しばしば残虐行為を含む）とを宥和させる能力がないことに帰着するとしていた。

ＰＴＳＤ患者たちが外傷体験に起因する認知的不協和に対処するには三つの方法があると仮定されている。外傷性記憶を組み立てなおし、記憶内容を以前に存在していた認知図式と両立させようとすることが一つの可能性である。第二の可能性は、認知図式のほうを改造して、記憶と調和させようとすることである。第三の可能性は、記憶の鮮明さと情緒的パワーとを記憶から抜いてしまうことである。そのためには、それを同化するか（第一法と第二法である）、さもなくば否認や回想を喚起する刺激を回避するか情緒を全般的にマヒさせることによって、外傷性記憶に対する防壁を築くようにすることである。不協和的記憶を同化する心理過程には時期とサイクルとがあるとされている。すなわち、意識的マインドが外傷性記憶に出会うと↓この出会いが不安を発生させ↓意識的マインドは否認やアルコールあるいはドラッグなどによって自己を眠らせてその記憶との関係を絶ち↓不安水準が低下すると、意識的マインドは再び外傷性記憶にかかわって（第一および第二の方法によって）これを処理しようとするが↓そうなると不安が再び増大して新たなサイクルが始まる。正常には、サイクルと処理とは記憶が「代謝」（消化・排泄）されるまでやむことなく続き、代謝されればその人の不活性的記憶の一部となって終わる。不活性記憶ならば想起できるが侵入して来はしない。実際、それは過去の中に埋葬される。ＰＴＳＤはこの点が例外的で、ＰＴＳＤに属する外傷性記憶は高水準の不安を発生する。その結果、外傷性記憶と遭遇する時間が短く、また（かかわっても）効果がなくて、記憶の埋葬ができない。それは何十年も生きつづけ、苦悩と心理的・社会的不適応行動のもととなる（Horowitz, 1986 : 24-27, 41, 86, 94-97）。

だから、有効な治療プログラムであるための不可欠条件は、患者が自らの外傷性記憶に直面し、記憶内容の処理期間を長くすることを可能にし、またせざるをえなくさせる治療環境であり、また、患者に古い自虐的な認知図式に代わる現実主義的すなわち理性的な認知図式を提供するような治療環境である。これは患者の外傷体験が不可逆的な変化を始動させたということを暗黙の前提としている。再び戦前の自己に戻ることは決してないだろうというのである。したがって、治療計画とは当人の変化を完全にやりとおさせることである。実際的には、この変化をやりとおせるようにする手段と洞察とをさずけることである。第六章と第七章では、国立PTSD治療センターではそのような環境を生みだすためにどのような努力が払われているかを述べる。それはまた、患者たちと多数の治療者たちがこの努力に抵抗する様相の報告であり、この抵抗がセンター当局によって黙認されている実態の報告でもある。

二十世紀における外傷性記憶形成の歴史は、科学的精神医学の考え方と実際行為との現在進行中の変化に大きく影を落としている。それが本書をしめくくる最後の章のテーマである。何が当然の疑問であり、何が満足な回答であり、何に有意の差があり、何を異常の発見とし、予後がどうであるか――、その基準はいずれもこの時期の間に変わった。変わらなかったものは、科学的事実は堅忍不抜であるという信念であり、精神医学が事実とするものは科学的であるから無時間的で永久不変であるという思い込みである。

ラドウィック・フレックは、その著『科学的事実の起源と生成』において、感染症の実験室における研究をとりあげて、事実の無時間性という認知は研究が成功する過程で発生した「幻想の調和 harmony of illusions」であることを跡づけた。

研究者集団が孤立し、確実な支持がまったくなければ、何もかも自分の個人的な意志に操られた人工的結果にすぎないと思えてくる。どんな定式が立っても次の実験で泡と消える。だから研究者は、客観的であって自分が勝手に作っているのではないと思えるような手応えと思考のがっちりした枠組みとを探し求めるようになる(Fleck, 1979［1935］: 94)。

研究者は、自己の意志に従う現象とおのずと生じる現象との区別をつけようと必死になる。前者は自分が知らず知らずにでっちあげたものであり、後者は「自然」に起源するもので、自己の人工的操作に抵抗するからである。

フレックがいわんとしているのは、要するに、科学者が発見する現象とはそのテクノロジーと科学的実践とそしてあらかじめ条件づけをされていた（先入見的な）ものの見方との三つのベクトル的合成だということである。科学的現象はいずれも同時に「テクノ現象 techno-phenomenon」でもある。その一体性が科学にいっさい左右されない対象があって（その例は第八章に述べる内因性モルヒネ様物質であるが）、それが（科学者の無意識の操作に対する）抵抗性の指標となるとしても、そういう対象とその抵抗性とを調べるには、テクノロジーと科学的行為とに頼るしかなく、それを表現するのにも他の方法はない。テクノロジーと科学的行為とを排除した表現法はない（Fleck, 1979: 38-39, 94-95, 105-106, 108; Hacking, 1985; Latour, 1987: 180-207; Latour 1993: 39-43, 49-59, 85-90, 103-109）。

科学的精神医学において「テクノ現象」が可能になったのは、研究者に、自分が研究しているものに類似品があるかどうか（たとえば症例がいくつかあるか）、保存しておいて論文にし雑誌に掲載する価値があるかどうか（たとえば統計学的有意であるかどうか）を教えてくれるテストと基準尺度とがあったからである。テストと基準尺度とがあったのは、精神医学の研究者が、たとえば第三章と第四章で述べたとおり、心理測定尺度の測定者間信頼性を評価する技術を定量的に測定するシステムがあって、これを使えたからである。科学的検査、標準、測定システム、測定法が有効である（真であるということの基準と信念の基盤を与えてくれる）のは、それらが中立的・客観的と考えられているからである。そして、この特徴的な有効性を獲得したのは、科学的推論の自己支配的かつ自己征服的様式に同化したからである（Hacking, 1982, 1992 b, 1992 c; Collins, 1992; Arbib & Hesse 1986: chaps. 2, 3）。

外傷性記憶とＰＴＳＤとが研究者の「テクノ現象」であり科学的推論様式によってつくられたと語ることは、

ＰＴＳＤと診断された人、診断されうる（がまだされていない）人の苦しみを否定することではない。私が本書で書いたことのどれ一つも、多数の外傷性記憶の背後にある暴力的行動と恐るべき人命喪失とを矮小化すると解されては絶対にならない。苦悩はリアルである。ＰＴＳＤもリアルである。ただ、現在ＰＴＳＤに帰せられている事実がリアルであるほどには（無時間的な）真理といいうるであろうか？　真理性は、研究者と臨床家とが事実と事実性の意味とを知る際の社会的、認知的、テクノロジー的諸条件と切り離して問うことがいったいできるものであろうか？（Florence, 1994 : 315-316）[3] 私の答えは「ノー」である。もっとも、だからどうだというんだ？　という人もいるだろう。とにかく、人類学者のなすべき仕事は現実に密着し、その由来と系譜とに密着することだ。それでよしとするべきである。

（1）　この一節はシェイクスピアの『ヘンリー四世　第一部』第二幕第三場三五―四一行にある。レディ・パーシーが夫ホットスパー（ヘンリー・パーシー）に語りかける段である。語りかけの続き（第四二行、第四五行―五三行）はこうである。

あなたのうたたねのあいだ、おそばにいて見守っていました。
……すると、こんな寝言を、
「突撃！」「退け！」、また「塹壕」だの「天幕」だの
「防柵」だの「前線」だの「胸墻《きょうしょう》」だの
「バジリスク砲」だの「カノン砲」だの「カルヴァリン砲」だの、
「捕虜の身代金」だの「斬り殺した兵隊の数」だの。
それに大急ぎで逃げまどう時のてんやわんや――
あなたさまに住みついたあなたの魂はずっと戦争に行ってらして
おやすみのときもこうしていきりたってらっしゃる。
おん眉毛に汗の玉がつらなって、
流れに浮かぶうたかたのよう……

トリンブルの解釈は私が傍点を付した行の意味を読み取ってのことである。しかし、レディ・パーシーは心の葛藤を、侵入的な外傷性記憶のことを言っているのであろうか。そうではなくて、ホットスパーの隠れなき戦争好きを反映したイメージだということはないか？　恐ろしい血しぶきのほとばしる悽愴さにさえ心が躍ってたまらないという彼の。

（2）　私は（英語では）性別のない代名詞か性差のない代名詞のシステムで読者に負担のかからないシステムを工夫できなかった。代名詞問題は、章によっては、もっぱら男性を指しているためにいっそう面倒である。こみ入った文章にしないために私は一般に男性代名詞を使うが、どの場合も文脈によって決まり、この場合は男性を指している、この場合は男女を指していると読者がわかってくださるものと思っている（邦訳では性を問題にせずに済み、一般に「人間」と記してある——訳者）。

（3）　著者は「モーリス・フロレンス」と名乗っているが、『ケンブリッジ・フーコー必携』の編者は、これはペンネームで本名はミシェル・フーコーその人だとほのめかしている（Gutting, 1994 : viii）。

日本版のための一九九九年の序説

今日の人々が「精神科的外傷」という術語を用いる時には、「外傷後ストレス障害」（ＰＴＳＤ）と呼ばれる診断分類名と関連させることが多い。精神科的外傷の裏にある基本的な考え方は、震駭的あるいは惑乱的体験が病的記憶を生成しうるということである。この記憶は反復再起的で、きわめて苦痛であり、したがって、これに悩む人々は各種の戦略を用いて自己を防衛する。すなわち、外傷性記憶を意識化する映像や音響を避けたり、あるいは外傷性記憶を抑圧（意識の外に追い出すこと）したりし、記憶が意識に侵入してきた時には、その記憶の衝撃力を減殺するために感情マヒを起こす。言い換えれば、精神医学的外傷は二つの要素から成っている。それは原因（事件→記憶→不安）と症候群（侵入的記憶、不安、防衛）とである。

精神科的外傷という発想は新しいものではない。十九世紀末の欧米の医師たちはこの現象をよく知っていた。主に外傷性ヒステリーと関連させてのことである。外傷後ストレス障害はずっと新しい現象である。それが最初に登場したのは一九八〇年であって、米国精神医学会の『精神障害診断統計マニュアル第三版』（ＤＳＭ－Ⅲ）の疾病分類中に収められた時であった。

一九八〇年にＰＴＳＤと診断された症例はおおむねベトナム戦争の米国人帰還兵に限定されていた。今はそうではない。現在、米国人女性の五分の一近く、米国人男性の十分の一が、その生涯の一時期にＰＴＳＤになっていたと推定されている。一般人口において現在ＰＴＳＤを病んでいる症例の数は五パーセント前後と推定されている。以上の数値が正しければ，ほぼ七百万人の米国人がＰＴＳＤと診断されうる（が多くは診断されずにいる）症例であるということになる。戦争によって荒廃したアフリカ，アジア，バルカンの諸国ではＰＴＳＤの有病率はそれよりもはるかに大きいと試算されている。それから見れば，現在ＰＴＳＤを病んでいる世界全体の人数は千万人単位にのぼるだろう。

一九八〇年にはＰＴＳＤは得体の知れない障害であって，米国の精神科医でも少数が知るのみであった。今日では結核やマラリアなみに一般公衆の知るところである。大衆映画，大衆小説の題材となり，新聞雑誌の無数の記事の主題となり，天災人災を扱うテレビ記者の主要問題となっている。

バルカンにおける暴力の悪循環から高校生の無目的連続殺人まで，心的外傷はほぼイヴニング・ニュースの気象情報ほどにありきたりのものとなった。それは全米の重役会議室と寝室と，救急室と法廷とに波風を立てるものとなった（P. Cohen, *New York Times*, May 8, 1999, p. A 20）。

二十年前のＰＴＳＤは外傷的暴力の直接被害者だけの障害だった。ここでも非常な範囲拡大が起こった。ＰＴＳＤは伝染性を持つようになって，第一次大戦の外傷性ヒステリーもこうであったかと思わせる。外傷の権威が「世代間伝達性ＰＴＳＤ transgenerational PTSD」の診断を下すようになった。これは，ＰＴＳＤが親から（さらに祖父母からも）子に伝わるものである。また，「代償性ＰＴＳＤ vicarious PTSD」の診断も出てきた。これは治療者が（夢や侵入的思考と表象によって）患者が明かした外傷性記憶を（患者に代わって）再体験することである（Yehuda, Schmeidler, et al., 1998）。これに対応してＰＴＳＤの症状の範囲が拡がった。一九八〇年には，それはＤＳＭ－Ⅲに列挙された症状だけであった。すなわち，悪夢，恐怖症，感情マヒ，集中困難，易刺激性，希望喪失感などであった。現在の権威たちは，ＰＴＳＤが解離性同一性障害（多重人格障害）から分裂病に至る精神障害の発症に決定的役割を演じていると主張している。また，はじめはＰＴＳＤは心理学的障害、精神障害とみられていたけれども、次第に生物学的次元が考えられるようになった。

心的外傷はその痕跡を脳に残す。（中略）研究者たちは重い症状を呈しているベトナム帰還兵を検査して、記憶に関連する脳部分の一つである海馬の体積が有意に縮小していることを発見した。別の研究が、慢性の性的虐待を既往に持つ女性は持たない女性に比して免疫疾患が多いことを発見している。ごく最近、カリフォルニアで大規模な研究がなされ、小児の時に外傷的事件に被曝した人は肺疾患、肥満、糖尿病、心疾患、癌、薬物嗜癖、アルコール嗜癖を起こしやすいことが発見された（P. Cohen, *New York Times*, May 8, 1999, p. A 21）。

同じ新聞記事は、また、PTSDによる機能障害の社会的帰結に触れている。「二十歳以下の年代においては外傷に関する問題で答えの出ていないものが多い。学習能力に影響するのか、児童の発達をどのように阻害するのか――。」この社会的主題は雑誌『生物学的精神医学』（*Biological Psychiatry*）の最近号にも現れた。

（心的外傷による）ストレスが海馬を損傷し、これと関連した記憶障害を起こすとわかれば、その及ぼす影響の範囲は非常に広い。われわれの多くの市中心部は都市型暴力の疫病が蔓延し、わが国民の子弟たちを一日も休むひまなく苦しめている。海馬は、新しいことの学習と記憶とにかかわっている。ストレスが児童の学習能力を損なうならば、これは非常に憂慮すべき公衆衛生上の問題である。

以上の主張が真実ならば、現にPTSDのために支払われている個人的・社会的コストは膨大である。数百万人の被害者が嘗めている苦痛と苦悩とに加えて、PTSD治療とPTSDによって能力障害を起こした人への補償のための支出は記録的である。「軍務によるPTSD」と判定された復員兵への補償は、現在、合衆国復員軍人局医務部の予算の最多額項目の一つである。

一九九八年四月、合衆国国立精神衛生研究所（NIMH）はPTSDその他の不安障害の深刻性と浸透性に公衆の注意を喚起するキャンペーンを開始した。ワシントンで新たに研究会議が開かれ、ＮＩＭＨのスティーヴン・ハイマン所長はＰＴＳＤに「おそるべき frightening」精神疾患ということばを用い、能力障害とフラッシュバックという拷問と悪夢とを伴うものであると語った。その被害者は「いつまでも衰えない慢性的圧倒的恐怖感と不安感を体験し、放置すれば症状は悪化してやまない」――ハイマンは聴衆に向かって、朗報は「最近の神経科学の進歩によって（中略）、恐怖の記憶の脳における貯蔵の場所と貯蔵方式とが明らかにされ、また外傷的体験が脳の構造をどのように変えるかも明らかにされた」ことだと告げた。ハイマンは、この研究が「非常に標的をしぼった治療の発展となり、（これらの）人々の生活状態を大幅に改善する」であろうと語った（Sharkey, 1999 参照）。

『ニューヨーク・タイムズ』によれば、ＰＴＳＤの臨床的意義は急速に「ナース、ソーシャル・ワーカー、神経生物学者、公衆衛生従事者、（および）医学研究者の注目」を集めている。他方、アメリカの大学の関係学科は、これまでこの公衆衛生問題の巨大さに対する判断が鈍かったが、この状況は目下変化しつつあり、ニューヨーク大学は一九九八年に「国際外傷研究センター」を発足させた。一九九九年になると、サウスダコタ大学が「災害心理修士」の学位を認めた。またフロリダ州立大学は現在、外傷研究の修士コースを考慮中である。

「学界は現実世界で進行中の事態に追い越されつつある」とフロリダ州立大学外傷学研究所の所長チャールズ・フィグリーは語っている。「外傷研究の学問的・専門家的研究は臨界量に達しており、これを求める学生数も臨界量に達している」と（P. Cohen, *New York Times*, May 8, 1999, p. A 19）。

『幻想の調和』（本書原題）において私は、ＰＴＳＤが歴史の産物であって臨床家と研究者がその前提条件（実地医療と技術）を創りだすまでは存在しなかった臨床現象であり、この条件の中から出現したものであるという論陣を張った。発見されたのでなく構築された精神医学的現象であるというのであるから、これは、その道の専門家たちの望むＰＴＳＤ観ではない。さきほど私が引用した『ニューヨーク・タイムズ』記事は「若干の懐疑派がいて、外傷の及ぼすという効果がほんものであるかどうかを疑っている」と述べている。懐疑派のこういう描写の仕方はよくない。ＰＴＳＤに対する態度を白か黒かにして、「外傷」が存在すると確信する者とその可能性は一切ないとする者とに二分しようとするからである。ジャーナリストは、外傷とＰＴＳＤとは同じものであり、またＰＴＳＤは単一物だというい われのない仮定を置いているようである。実際には、「ＰＴＳＤ」なることばによって次の三つの、関係はあってもそれぞれ別個のもののいずれを指すこともできる。

(一) ＰＴＳＤは任意の疾病分類体系内の「分類項目」でもあり、
(二) 外傷的因果性の概念にもとづく「病因」でもあり、
(三) 「推論様式」でもある。これは観念と手順と技術とから成る自己正当化体系であって、その目的は(1) ＰＴＳＤと診断し、これを治療することと、(2) 治療後の臨床的予後を定義し評価することにある (Hacking, 1999: chapters 1, 2, 4, 5をみよ)。

『ニューヨーク・タイムズ』のいう「懐疑派」とは、この病因を斥け（したがってＰＴＳＤ分類項目をも斥け）る者のことである。これを斥けるのは、「事件→記憶→不安→症候群」という事態の連鎖は決して生じないと思っているからである。もっとも、ＰＴＳＤに対する懐疑論にはもう一つの形がありうる。それは、外傷病因説をはなから斥けるのでなく、なるほど外傷的事態の連鎖は生じることがあるが、それはＰＴＳＤに分類されると診断された症例の一部であるという論法であろうか（言い換えれば、現在ＰＴＳＤと診断されている集団は病因論的には斉一ではないということである)。実地臨床家はこのパターンを意識していない。実地臨床家の推論形式は、外傷の所産である症例とこの病因によるものとまぎらわしい症例とを区別するようにできていない。

私はこの懐疑派の一員である。私の懐疑は二項目の異論のありようのない観察所見に始まる。第一は、記憶とはPTSD症候群を駆動するモーターであるが、記憶はおそろしく可塑的である(エピソード記憶の可塑性については Schacter, 1996; Ceci, 1995; Loftus et al., 1995; Southwick et al., 1997 をみよ)。エピソード記憶を専門とする心理学者たちは、これはモノというより過程(記憶/想起する過程)であると主張する(remembering――語源的には re- は強調を意味し、member は「意識に上せる」であるが英語では「記憶している」と「思い出す」の両方を指す――訳者)。この過程の内部で過去は現在と相互に作用し、混じり合う。現在とは、その人の目下の生活状況であり、想起する際の心理状態、情緒的状態である。時が違えば、体験を語る文章も違ってくる。これと二者択一的に相違する記憶観が一般大衆の普通の記憶観である。記憶とは写真あるいはビデオのようなものだという記憶観である。それはモノであって、そこから時間が一方向、すなわち過去(体験)から現在(体験の記憶内容が貯蔵されている)へ、現在から未来(記憶内容が次第に喪失あるいは変質するところ)へと流れている。PTSDの専門家にしたがえば、外傷性記憶はこの第二ヴァージョンに似ており、ただ一点、永久に鮮度を保ち、そのことが外傷性記憶の馬力の強さのもととなる点が違うだけである。

私の懐疑論の看板は、PTSD患者には二種類あって、この二種類を区別するというものである。これと並べて、私は、外傷性記憶と可塑性記憶とを区別したい。フロイトは「ナーハトレークリヒカイト Nachträglichkeit」(あと追い性)という概念を提案しているが、この概念は私のいう区別に特に有用である。フロイトのいわんとするところは、体験の時点ではほとんど無意味な事件が、後になって、その人がある体験をするとか、たまたま何かちょっとした知識を得て、もとの体験の意味を再評価し、はじめてその「ほんとうの」意味がわかる。この記憶が保存していた事件と体験の本態を学び知ったわけである。この変化にともなって、その記憶の情緒的側面に深い質的変化が起こり、それとともに記憶は意識の辺縁から中心に移動する（Laplanche & Pontalis, 1973 : 111-114）。フロイトが事後性に関心を持ったのはエディプス空想と関係しているからであった。私の考えはもう少し単純である。患者はある事件（の記憶）に連れ戻され、この事件（の記憶）が事後的に現在の状況（自分の症状）の原因であることに気づいたということである。この道筋をなぜ、またどのようにして辿ったかを決めるものは周縁的条件である。発見は自然発生的に起こることもあるが、診断者、治療者に助けられてなされることもある。

「事後性」という過程は単なる属性の追加ではなく、記憶を当人の現在の状態に繋ぐだけでもない。繋がりはダイナミックであり、過去と現在との間に二方通行の路線を開くものである。患者の記憶は単に改訂されるだけでなく、それまで持っていなかった馬力を持つようになる。ありきたりのエピソード記憶が外傷性記憶にまがうものとなる。それは臨床家がその人が持つと想像している内容に一致する。だから、実際には三つの場合がありうる。第一は、外傷性記憶が実際に患者の症候群を生みだしている場合であり、第二は事後性の場合で、記憶にまつわる情動とそのパワーとは後から加わったものである。最後は、記憶の強烈さが実体験でなくて、ただの思い込みである場合である。

記憶の可塑性はＰＴＳＤ診断法に対しても、またそういう人間集団について行なう研究に対しても認識論的問題を提出する。今のところ、臨床家も研究者も、この問題に格別の関心を示していない。どうしてであろうか。皆、その行為の実際が、ほんとうの場合（外傷が病因の場合）とニセの場合（模倣、思い込みの場合）とをじゅうぶん鑑別できるものだと信じて疑わない。本書は、この信頼感がどこから湧いてくるのか、その心理学的および制度的源泉の研究である。

＊

ＰＴＳＤは馴染みの推論様式にもとづいている。一九八〇年に戻って考えよう。ＤＳＭ‐Ⅲの採用は米国精神医学史における革命的瞬間であり、過去との認識論的訣別宣言であった。ＤＳＭ‐Ⅲ編纂実行委員は予め新しい診断分類のあるべき二点を要求した。第一は、分類は症状にもとづき、経験的であること、第二はアメリカ精神医学の主要な臨床的オリエンテーションと両立することである。米国精神分析学界は第二点を拒絶した。その論拠は、多数の精神医学的病的状態は症状にもとづく分類あるいはその組み合わせには還元できないというものであった。還元できない病的状態はその基底にある病理学的過程との関連で定義するのが至当であり、この過程の多形的表現（すなわち症状）によって定義するのは不適当であるというのである。

米国精神医学会は精神分析医の反対を押し切ってＤＳＭ‐Ⅲ体系を採用した。ＤＳＭ‐Ⅲは急速に精神医学の記録、精神科医の訓練、保険、請求書、そして主流精神医学雑誌に投稿する原稿作成の米国の標準となった。精神分析医は、ＤＳＭ‐Ⅲの採用は自分たちに対する上からのクーデターだと申し立てた。そうだとすれば、この革命的瞬間のもっともはっきりした犠牲は「神経症 neurosis」概念だったということになる。これは精神分析学の思考と実践の基本要素である。ＤＳＭ‐Ⅲは二ページを割いて、この概念を消滅させた理由の説明に充て、フロイトは「神経症」なることばを二つの意味で使っていると読者に告げている。

（一）　彼はそれを「記述的」に用いて、現実吟味力が障害されていない人に生じている、持続的あるいは反復再帰的な、苦痛な症状（群）を指している。

（二）　彼はそれを「病因論的」に用いて、神経症的障害の原因を精神的葛藤まで辿っている。精神的葛藤は不安を生じ、不安に対して患者は防衛機制を動員する。防衛は葛藤の存在を示す徴候であり、また患者の神経症の形成に参与する、としている。

ＤＳＭ‐Ⅲの編纂委員にしたがえば「神経症」という術語は曖昧である。記述的に用いている臨床家もあれば、病因論的に用いている者もいる。この曖昧性を回避し、（こちらのほうが本音に近いが）症状にもとづく疾病分類を維持するために、ＤＳＭ‐Ⅲは「神経症」ということばを記述的意味のみで使うことにしようと述べている。

「神経症」はＤＳＭ‐Ⅲに合計八カ所出ているが、だいたいは括弧に入れて、承認された分類名の後に付けてある。たとえば「心気症」（心気症性神経症）という具合である。この使い方は次の版であるＤＳＭ‐Ⅲ‐Ｒ（一九八七）にも踏襲された。ＤＳＭ‐Ⅳ（一九九四）に至って「神経症」は完全に姿を消し、「モノマニア」（単一狂）や「プシカステニー」（精神衰弱症）並みに、精神医学史という廃物収納庫に投げ込まれた。

それはそう見えただけかもしれない。しばらくフロイトに戻ろう。彼こそがＤＳＭ‐Ⅲの神経症論の引照基準だからである。フロイトは数種類の神経症を論じているが、もっとも重要なものは「精神神経症 psychoneurosis」であり、その原因の心理‐性的葛藤の根を記憶と幻想との中まで追求した。一方、「現実神経症 actual neurosis」は現下の性的機能の身体的擾乱（たとえば自慰）に発するものであり、「外傷神経症 traumatic neurosis」は心を悩ます記憶によって駆り立てられているものである。ＤＳＭ‐Ⅲが言及しているのは精神神経症だけである。現実神経症にいっさい触れていない理由は理解できる。この概念が注目されたことは、精神分析学界においてもほとんどなかったのである。しかし、外傷神経症を除外した理由はそれほどはっきりしていない。それはフロイト最初の臨床論文である『ヒステリー研究』（一八九三―一八九五）の中心問題であり、しかもフロイトは生涯をつうじて何度か、この問題に立ち戻っている。それは『トーテムとタブー』（一九一二―一三）、『快楽原則の彼岸』（一九二〇）、『集団心理と自我分析』（一九二一）、『制止、症状、不安』（一九二六)、『モーセと一神教』(一九三九)でとりあげられているではないか。

ＤＳＭ-Ⅲが記した「神経症」概念の墓碑銘は精神神経症についてのもので、外傷神経症には触れていない。では今、この除外を、なぜ(ＤＳＭ-Ⅲ発足の)二十年後にもなって騒ぎ立てるのか。ＤＳＭ-Ⅲは神経症概念を外科的に切除した、——実際の功績はそこではなかったか。ところが、まさにそのことにＤＳＭ-Ⅲは失敗しているのである。ＤＳＭ-Ⅲは序文で神経症概念の廃棄をうたっている。しかし、続く診断分類の欄で神経症概念は大手を広げて歓迎されているのだ。ただ、名前が新しい。名が心的外傷後ストレス障害となっているだけだ。

旧概念(外傷神経症)と新概念(ＰＴＳＤ)との類似性には仰天する(対照させて解釈を加えている van der Kolk & McFarlane, 1996 : 5-6 を参照のこと)。フロイトの外傷性神経症の概念は一九二〇年代に固まったもので、その時点の彼は二つの性質を外傷神経症の特徴としていた。

症状とは防衛の一形態であり、「自我が不安反応に助けられて本能から来る危険から自己を防衛するのと同じように、外的現実的危険に対しても防衛するが、しかし(中略)この防衛活動の路線が時に神経症に至る路線となる。(後略)」

症状は過去を再体験しようとする強迫の証拠である。「(外傷をこうむった)当人は外傷的状況を(中略)予見し予期さえできれば、いずれ自己保存能力を増進させるであろう。(中略)起こるのをぼんやりとただ待つことはなかろう。(中略)不安という信号が上がるのはこの(外傷的)状況においてである。信号の告げる内容は(中略)「現在の状況は私に以前に私がこうむった外傷的体験のあるものを想起させる。したがって私は外傷を事前に予期したく、回避する時間はまだあるけれども、すでに到来しているかのように行動したい」である」

(Freud, 1955 [1926] : 103)。

一九四一年、米国の精神科医で、フロイトに分析を受けたことのあるエイブラム・カーディナーは『戦争の外傷神経症』という題のモノグラフを出版した。カーディナーの理論的枠組みはフロイトの外傷神経症の分析にもとづいていた。この本には外傷神経症の症例を同定する項目が列挙されている。DSM－Ⅲの診断チェック・リストの出所はこの本である。この系統図は、フロイトの「外傷性神経症」とDSM－ⅢがPTSDと同定するための症状項目とが類似していることを説明するものである。

症状は防衛の一形態である。「外傷的事件の想起を起こす活動の回避」「外界に対する反応のマヒ」「警戒的覚醒過剰」

症状とは過去を再体験しようとする強迫である。「外傷の再体験」「事件の反復再帰的・侵入的想起」「事件の反復再帰的な夢」「唐突な行動化あるいは事件が今起こっているかのような感覚」「外傷的事件に類似しているかあるいはそれを象徴する事件への暴露による症状悪化」

（カギカッコ内はDSM－Ⅲ——訳者）

「神経症」は長い歴史を持つ術語である。英国の医師ウィリアム・カレンの一七六九年の造語にかかり、当初は神経疾患に対するラベルであったが、その後、症状と「機能的」障害の合財袋の名札となった。「機能的」障害とは神経の病的状態に起因するとされながら直接的証拠を欠く症候群（複数）のことである。一八七〇年代までには、医師は神経症《ニューロシス》と精神病《サイコーシス》との、今日なら誰でも知っている区別を採用するようになっていた。精神病とは理性、本能、意志の粗大な擾乱と規定される（Beer, 1996 ; Laplanche & Pontalis, 1974 : 266–269）。DSM－Ⅲの編纂委員会は神経症の「記述的」定義の採用を提案したが、委員たちは神経症概念をこの時点で凍結した。委員たちは神経症の「病因的」定義、すなわち症状よりも過程と機制とを重視したはずの定義を斥けたが、そうすることによって委員たちはその後何十年間に現れた神経症についての発想と学説の全部を締め出してしまった。ところが、その後の発展こそ、カーディナーの戦争外傷神経症の報告を基礎づけるものであり、したがって実はＤＳＭ‐ⅢのＰＴＳＤ記述の基礎だったのである。

ＤＳＭ‐Ⅲ革命によって実際に犠牲となったものはフロイトの「精神神経症」の心理‐性的概念であった。それは精神医学的言説の辺縁に押しやられ、縮小する一方の精神分析開業医の世界へと追放された。しかし「外傷性神経症」のほうは生きていたのであった。

＊

記憶とは外傷神経症が操作する媒体《メディウム》である。ＰＴＳＤを定義している「再体験」とは記憶のことに他ならない。治療者の標的は記憶である。治療者のもっとも治療者たる活動の対象は記憶であり、治療者はその開示と同化（消化）とを目指す。記憶とは、別の意味でもＰＴＳＤの基盤である。それは自意識（自己覚知性）の基盤の一つとされているからである。自意識とは、当人の自己体験の知識である。記憶とは、私たちの身体と、意識のその時々の状態とに対して、心理的連続性と道徳的説明責任能力の前提条件とをさずけてくれるものである（私たちは現在も過去に行なった行為に対する責任を担っている。それは私たちが同一の自己だからであり、身体が同じというだけではないからである）。エピソード記憶の不可逆的喪失を起こす病的状態、たとえばコルサコフ症候群とアルツハイマー病のような障害は自意識の基盤をも破壊し、その結果、なかんずく、その人の道徳的説明責任能力の甚大な変化が生じる。ＰＴＳＤはこの点が違う。外傷性記憶は病的であって、死せる過去（通常の記憶）と生ける現在とを隔てる境界線を越えて往来し、希望喪失感と孤立無援感とを創り出す。自己は引き裂かれる。もっとも破壊はされないが。

外傷神経症が記憶と自意識とに密接な連合関係を持って連動していることは、ＰＴＳＤの持つ無罪証明力を説明するものである。ＰＴＳＤの無罪証明力とは、散在する症状と逸脱行動と一種の士気沮喪感とを集めて一元的な症候群に仕立てあげ、この症候群を外的原因に結びつけて、患者の自己統制力あるいは責任能力を越えたものとする力のことである。ＰＴＳＤの到来とともに、外傷神経症は被害者意識を語る非専門家的言語の泉となり、不運、悲嘆、喪失を語る新しい方法となった。また、神学でなく精神医学と科学的医学とにもとづいて叙任された新たな聖職者（治療者のことである）の領分となった。外傷性記憶の道徳的濃度はその客観性から来るもので、記憶は外傷性記憶の病因的事件の忠実な再現だと観念されている。外傷性記憶が通常の可塑的記憶と違うのは、この質であって、そのイコン的表現が「フラッシュバルブ的記憶」と「身体的記憶」なのである（Sierra & Berrios, 1999）。

外傷性（客観的）記憶と通常（可塑的）記憶とのこの相違点がＰＴＳＤの本質的側面の一つである。この区別が至難な状態も存在する。すなわち、この症候群の始まりが、名指された事件のはるか後になって起こる場合や、患者が正しい診断と治療を受けるはるか以前に始まっている場合、あるいは、この症候群が他の精神障害と合併して起こる場合、あるいは、患者に外傷による能力障害の診断を受けたい経済的動機がある場合である。過去二十年にわたるＰＴＳＤ研究の大部分がこの不利な付随的事情のあるところで行なわれてきたのは、何と皮肉なことか。ＰＴＳＤなる分類項目はベトナム戦争とその余波期の遺産である。一九九〇年代までにＰＴＳＤと診断された患者の大部分は米国の復員軍人であり、合衆国復員軍人局（ＶＡ）医務部の運営する病院で治療されていた。現在も、復員軍人局はＰＴＳＤ研究の唯一最大の源泉である。この研究のほとんどすべてが、遅れて発症し、診断も遅れ、合併症率も高く、慢性度も高く、経済的動機もあるという、ただ今述べた諸条件にぴったり合った付随的事情のある患者について行なわれた。外傷原性記憶の探索にとってこれ以上に不適当な人間集団は想像することさえむつかしい（Deering et al., 1996）。

*

このように問題を立てれば、ＰＴＳＤの権威たちが生物学的研究、すなわち外傷性記憶を他から識別する解剖学的、生理学的特徴の追究に打ち込むわけも理解できる。十九世紀このかた、権威たちは外傷後症候群を心理学的因子と身体的因子のベクトル的合計であると記してきた。彼らの論文を読むと、因子の結合に二方式があることがわかる（Young, 1996）。第一は恐怖という病因による結合である。恐怖は外傷性記憶を産み出し、これが刺激となって（外傷の時点でも再体験の際にも）この障害の特徴とされる神経生物学的反応が起こる。反応の身体面は結局このせいである。第二は、素因 diathesis なる機制をとおってくるものである。素因とは遺伝的、先天的、あるいは発達途上の事件による脆弱性であって、一部の個体は擾乱的な事件による被曝に続いて外傷後症候群を起こしやすいようにかねてからなっているというのである。

十九世紀をつうじて医師たちは外傷神経症における素因の役割について激論を交わしていた。この問題点は第一次世界大戦中に再燃した。シェルショックの被害者はそうでない兵士よりも脆いのか？　脆弱点は生物学的なものか（それなら（当時の概念である世代とともに深まるという）「変質」の証拠だろう）、道徳的なものか（それなら性格の弱さということになる）、ひょっとするといろいろな因子が集まってあるパターンを作る時に起こるのか？　これに似た疑問は第二次世界大戦においても持ち上がった。素質に第一の関心を持つ立場からみれば、この問題がＰＴＳＤのＤＳＭ－Ⅲ版から抜け落ちていることにまずびっくりする。この欠落には面白い歴史がある。

ＰＴＳＤ分類の設計を担当した委員会は、仕立屋よろしく、診断項目をベトナム帰還兵の必要に合うように裁断したのである。診断項目は帰還兵が復員軍人局の提供する精神医学サービスを最大限まで受けられ、傷害年金を最大限まで受けられるように組み立てられた。そうできるかどうかは、帰還兵の傷害の「兵役関連性」

という地位を揺るぎないものにできるかどうかに懸かっていた。素因概念はこの傷害の兵役関連性の地位を揺るがすものであろう（外傷が「ナーハトレークリヒカイト」（あと追い性）をつうじて起こりうるという可能性もおなじくＰＴＳＤの兵役関連性を掘り崩す）。委員会の解決法は障害の重心を患者から病因となる事件に移すことであった。外傷的事件（すなわちストレッサーの基準）は「ほとんど全員に深刻な苦痛を生む大きさの圧倒的体験」であるとされた。外傷神経症は、こうして、異常な条件に対する正常な適応反応とみなされるようになった（Yehuda & McFarlane, 1995）。

ＰＴＳＤの病因には個人差があることが示された。発症したのはベトナムにおいて外傷レベルの事件にさらされた兵士の中でも少数派だった。権威たちがこのパターンをストレッサーの基準に照らして説明するように求められた時、彼らはおおむね外傷後の社会的原因に焦点を当てた。つまり、ストレッサーにさらされた帰還兵は全員がＰＴＳＤを発症する危険率があるのだけれども、生活が貧しく、社会的支持ネットワークが不十分であると危険率が高まるというのである（兵士でない人の集団を調査した時には外傷前の心理学的特性がＰＴＳＤの疫学と長期経過に及ぼす影響が重視されたというのに）。この状況は一九九〇年代の半ばまでそのままだった。そのころ、生物学的素因が働いている可能性が再び提出された。海馬 - 下垂体 - 副腎系に対する恐怖の影響の神経生理学を研究している人たちによってである。

要するにこういうお話である。研究者の一チームがＰＴＳＤ患者のコルチゾール・レベルが対照群のレベルと有意の差がありそうなことを嗅ぎつけた。研究者たちが立てた最初の仮説は、ＰＴＳＤは素因と無関係であるという前提の上に立ったものであった。この仮説によれば、ＰＴＳＤ集団のコルチゾールは、特徴的な再体験による外傷性記憶への再暴露の結果として高レベルにあると予測された。実際に測ってみると、ＰＴＳＤ集団のコルチゾール・レベルは対照群よりも有意に低かった。海馬の体積にも有意の差があることが発見された。研究者たちは、第二の仮説を立てた。ＰＴＳＤのコルチゾールの低さ（と海馬体積の小ささ）とは、かねてから存在したある（病的）状態の証拠であり、これがPTSDの発症に寄与したのではないかというのであるが、この状態はまだいっこうに発見されていない。

この新しい仮説は、PTSDを異常な状況に対する正常な反応であるという、一九八〇年以来いうまでもないこととされていた考えに挑戦するものである。見直し派にしたがえば、PTSDとは、正常な人間ならば対処できる、ありふれた状況に対する異常な反応だということになる。この見直しがやりやすくなったのはDSM‐ⅣがPTSDに相当な訂正を行なったためである。DSM‐Ⅳは外傷的事件（すなわちストレッサーの基準）を主観的に苦痛な体験と定義しなおしたのである。見直し派は、さらに、PTSDはストレスフルな状況に対する、生物学的にプログラムされた反応に属するのではないかとした。それぞれの反応はそれぞれある種類の患者の神経生理学的装備の特徴であるというわけである。PTSDを発症するという反応をする人々も一つの種類であり、臨床的に問題となるほどの鬱病を発症するという反応をする人もまた一つの種類であり、種類にはまだまだあるというわけである。

*

素因論はPTSDの一部にとりこまれるであろうか？　素因論は、PTSDを生物学的性格の術語で定義しなおし、ついにPTSDを外傷神経症という歴史的境界の外に拉致して、記憶と交替してPTSDの最優先事項という地位を占めるであろうか。もっとも、この説もまた、過去に対応するものがある。特にジャン＝マルタン・シャルコーの考えである。過去が今また繰り返されているという印象を強めるものは、最近別個に出現した、メスメリズム的治療法の再発見である。PTSD治療の一法として登場したEMDR（rapid eye movement desensitization and reprocessing——急速眼運動による脱感作・再処理法）がそれである（Shapiro, 1995; McNally, 1999; Pitman et al., 1996）。むろん、歴史が正確に繰り返すというバカなことを言っているのではない。

私たちは、いつも新しいものの門口にいることはいる。ＰＴＳＤに未来があるとすれば、それがシャルコーの外傷性ヒステリーと同じものになることはないだろう。

ＰＴＳＤに起こった新展開はＰＴＳＤのグロバリゼーションである。それはアジア、アフリカの諸民族、諸国民に急速に普及した。現在の私たちが知るＰＴＳＤ概念は、記憶、自意識、心理学的思考重視、そして自己開示の有効性についての（西方世界の）文化的前提条件に根ざす概念である。世界全体におけるＰＴＳＤの未来を考えると、私には三つの可能性が思い浮かぶ。第一の可能性は、ＰＴＳＤ型の推論様式による、受容側文化の生活世界の植民地化である。自己と自意識という西方世界のこしらえものが地球全体のこしらえものになることである（Bracken, 1998 ; Summerfield, 1999）。第二の可能性は、ＰＴＳＤの文化的変種群の台頭である。これは、各地の多種多様な臨床的伝統が、科学的精神医学と精神薬理学とを介して、普遍的・生物学的なＰＴＳＤ版にリンクするという意味である。最後の可能性は、西方世界以外では、ＰＴＳＤが根を下ろすことなく、地域の精神医学専門家だけのものにとどまることである。この場合には、ＰＴＳＤは生物学の装いをまとった外傷神経症として残り、（西方世界の）文化結合症候群がまた一つできたということになるだろう。

一九九九年七月、モントリオールにて

アラン・ヤング

参考文献

Beer, M. Dominic. 1996. The dichotomies : psychosis/neurosis and functional/organic : a historical perspective. *History of Psychiatry* 7 : 231-255.

Bracken, Patrick. 1998. Hidden agenda : Deconstructing post traumatic stress disorder. In P. J. Bracken and C. Petty, eds. *Rethinking the trauma of war*, pp. 38-59. London : Free Association Books.

Bremner, J. Douglas. 1999. Does stress damage the brain ? *Biological Psychiatry* 45 : 797-805.

Ceci, S. J. 1995. False beliefs : Some developmental and clinical considerations. In D. L. Schacter, ed. *Memory distortion : How minds, brains, and societies reconstruct the past*, pp. 91-125. Cambridge, Mass. : Harvard University Press.

Cohen, Patricia. 1999. The study of trauma graduates at last. *New York Times*. 8 May 1999, pp. A 2, A 21.

Deering, C. G., Glover, S. G., Ready, Eddleman, H. C., & Alarcon, R. D. 1996. Unique patterns of comorbidity in posttraumatic stress disorder from different sources of trauma. *Comprehensive Psychiatry* 37, 336-346.

Freud, Sigmund. 1955 [1926]. *Inhibitions, symptoms and anxiety*. In *Standard edition of the complete psychological works of Sigmund Freud*, 20 : 87-172. London : Hogarth Press.

Hacking, Ian. 1999. *The social construction of what ?* Cambridge, Mass. : Harvard University Press.

Kardiner, A. 1941. *The traumatic neuroses of war*. Washington, D. C. : National Research Council.

Kardiner, A. 1959. Traumatic neuroses of war. In S. Arieti (Ed.), *American handbook of psychiatry* (pp. 245-257). New York : Basic Books.

Laplanche, J. and J.-B. Pontalis. 1973. *The language of psycho-analysis*. London : Hogarth Press.

Loftus, E., Feldman. J. & Dashiell, R. 1995. The reality of illusory memories. In D. Schacter, ed. *Memory distortion : How minds, brains, and societies reconstruct the past*, pp. 47-68. Cambridge, Mass. : Harvard University Press.

McFarlane, Alexander C. and Rachel Yehuda. 1996. Resilience, vulnerability, and the course of posttraumatic reactions. In B. A. van der Kolk, A. C. McFarlane, and L. Weisaeth, eds. *Traumatic stress : The effects of overwhelming experience on mind, body, and society*, pp. 155-181. New York : Guilford Press.

McNally, Richard J. 1999. EMDR and Mesmerism : A comparative historical analysis. *Journal of Anxiety Disorders* 13 : 225-236.

Pitman, Roger K., Scott P. Orr, Bruce Altman, Ronald E. Longpre, Roger E. Poiré, Michael L. Macklin, Michael J. Michaels, Gail S. Steketee. 1996. Emotional processing during eye-movement desensitization and processing therapy of Vietnam veterans with chronic posttraumatic stress disorder. *Comprehensive Psychiatry* 37 : 419-429.

Schacter, Daniel L. 1996. *Searching for memory : The brain, the mind, and the past*. New York : Basic Books.

Sharkey, Joe. 1999. Mental illness hits the money trail. *New York Times*, 6 June 1999, p. 4.

Shapiro, Francine. 1995. *Eye Movement Desensitization and Reprocessing : Basic Principles, Protocols, and Procedures*. New York : Guilford Press.

Sierra, Mauricio and German E. Berrios. 1999. Flashbulb memories and other repetitive images : A Psychiatric perspective. *Comprehensive Psychiatry* 40 : 115-125.

Southwick, S. M., Morgan, C. A., Nicolaou, A. L., & Charney, D. S. 1997. Consistency of memory for combat-related traumatic events in veterans of Operation Desert Storm. *American Journal of Psychiatry*, 154, 173-177.

Summerfield, Derek. 1999. A critique of seven assumptions behind psychological trauma programmes in war-affected areas. *Social Science and Medicine* 48 : 1449-1462.

van der Kolk, Bessel A. and Alexander C. McFarlane. 1996. The black hole of trauma. In B. A. van der Kolk, A. C. McFarlane, and L. Weisaeth, eds. *Traumatic stress : The effects of overwhelming experience on mind, body, and society*, pp. 3-23. New York : Guilford Press.

Yehuda, Rachel. 1999. Neuroendocrinology of trauma and posttraumatic stress disorder. In R. Yehuda, ed. *Psychological trauma*, pp. 97-132. Washington, D. C. : American Psychiatric Press.

Yehuda, Rachel & McFarlane, A. 1995. Conflict between current knowledge about posttraumatic stress disorder and its original conceptual basis. *American Journal of Psychiatry* 152, 1705-1713.

Yehuda, Rachel, James Schmeidler, Earl J. Giller, Larry Siever, and Karen Binder-Byrnes. 1998. Relationship between posttraumatic stress disorder characteristics of holocaust survivors and their adult offspring. *American Journal of Psychiatry* 155 : 841-843.

Young, A. 1996. Bodily memory and traumatic memory. In P. Antze and M. Lambek, eds. *Tense past : Cultural essays in trauma and memory*, pp. 89-102. New York : Routledge.

第一部　「外傷性記憶」の起源

第一章　「外傷性記憶」の成立

今から一世紀前に新しい種類の記憶が誕生した。それは身体の科学的研究と心理の科学的研究という二つの潮流の交錯するところに生まれた。記憶の身体医学的研究の潮流は一八六〇年代に、それまで未知であった型の身体的侵襲の発見に始まる。それは「神経性ショック nervous shock」と命名された。心理学的研究の潮流のほうが早く、一七九〇年代に始まり、ついにそれまで未知であった型の忘却形式の発見に到達した。それらには「抑圧 repression」および「解離 dissociation」という名が与えられた。おおよそ一八九〇年代には、神経性ショックと抑圧／解離とは合流して一つになり「外傷性記憶 traumatic memory」という概念が作られた。これが本章のテーマである。

第一章は三部に分かれる。第一部は神経性ショックの歴史を提示し、この概念の発展が、ことばやイメージのほうに向かわず、記憶概念のほうに向かい、痛覚と恐怖の神経生理学に入れられた事情を述べる。第二部は抑圧と解離と、この二つの基底にある病原性秘密との歴史を詳述する。病原性秘密とは、それを持つ者が恐怖のあまり自己自身からも隠蔽せざるをえないような記憶のことである。最後の第三部は外傷性記憶の誕生以後の事件を記述して第一次世界大戦の幕開けに至る。

外傷性恐怖

『オックスフォード英語辞典』(*Oxford English Dictionary*, OED)の「外傷性 traumatic」の項目を見ると初出は一六五六年であって、「創傷あるいは創傷の治療にかんする」という意味である。この定義はもとのギリシャ語の単語 traumatikos の意味を写したもので、十九世紀まではもっぱらこの意味に用いられていた。この世紀になってはじめて、この語は心の傷という意味を包含するように拡張された。外傷的事件の歴史記述ではおさだまりのように、この新しい意味の始まりは、遡れば一八六六年の外科学教授ジョン・エリクセンによる『神経系の鉄道事故および他の原因による傷害について』という著書の刊行に行きつくと書いている。エリクセンは鉄道事故が起源だとされる傷害と症状とを診断し評価する任にあたった英国内科医の一人であって、この種の患者を三つのカテゴリーに分類した。すなわち、強烈な打撃すなわち「ショック」による神経組織の損傷で死後剖見すれば肉眼的変化が認められるであろうものに起因する症例があり、些細なショックすなわち「揺さぶられ振りまわされ shaking and jarring」であって一般に肉眼的には認められない損傷に起因する症例があり、また補償金を受けるためにに症状をでっち上げる症例がある。以上三種の症例すべての症状が外見は同じである——(Erichsen, 1866 : 10, 113–114)。

エリクセンの著書は、第二の症例群に起こる「脊髄のこの揺さぶられ振りまわされショック——すなわち震盪 concussion は脊髄の作用に直接影響する」と書いているだけで、その正確なメカニズムには具体的に触れていない。しかし、彼は次のような類推を提案している。すなわち、

馬蹄形磁石をハンマーで強く叩くと、このU字型磁石に発する磁力線が揺すられ、振りまわされ、震盪される。

われわれには、どうしてそうなるかは分からないが、そうなることは知っており、鉄が磁力を失ってしまうことも知っている。そのように、脊椎が身体に与えられた何らかの打撃すなわちショックによって手ひどく揺すられ、振られ、つまり烈しい震盪を受けたならば、神経力 nervous force はある範囲まで人間からふるい落とされるとしてよいであろう（Erichsen, 1866 : 95)。

一過性の外傷的状態についての初期の著者たち全員と同じく、エリクセンも外科の権威者であり、その神経性ショックの症状記述は別の著書『外科学と外科技術』(*The Science and Art of Surgery*) にある外科的ショックの記述とほぼ同じである。

(ショックの効果は) 循環系、呼吸系、神経系の機能の擾乱であって、これらの大器官の活動の調和の乱れである。重篤な外傷を受けると、患者は身体が冷え、気が遠くなり、震え出す。脈は小さく、はばたくように速く不規則に打つ。重い精神的落ち込みと落ちつきのなさとが起こる。心の擾乱状態は顔つきや、ことばのしどろもどろなことや、思考の支離滅裂さとなって現れる。身体の表面は冷汗に覆われる。悪心が起こる。おそらく嘔吐も起こるだろう。また方々の括約筋の弛緩も起こる……。極端な場合ではショックの特徴である力の低下は非常に甚だしく、時には死の転帰をとる (Erichsen, 1859 : 106)。

神経性ショックと外科的ショックについてのエリクセンの記載は、疾病の (非特異症状による) 診断示唆的 pathognomonic 記載である。どちらも特徴的な症状の一セットはこうであると規定しているが、原因のメカニズムについてはなんら語るところがない。もっとも、話はこれだけで終わらない。なるほどエリクセンは器官系相互の関連——神経系と循環系と呼吸系との関連——がショック症例においてどうなっているかは具体的に記していないけれども、当時の見識のある医師ならば、欠落している詳細を補って考えることができたはずである。では、それはどのような考えであったろうか。それは外傷をテーマとする教科書で当時普及していたエドウィン・モリス著『外科手術および外傷後ショック治療の実際』(*Practical Treatise on Shock after Surgical Operations and Injuries*, 1867) を読めばわかる。エリクセンと同じくモリスも鉄道事故に特別に関心を持った外科医である。モリスのショックの定義は「何らかの原因による激烈な（暴力的な）外傷 violent injuries あるいは激烈な（暴力的な）情動 violent emotions によって産生される効果の一つである」というものである。身体のある部分に加えられた暴力 violence の効果が次に他の部分に伝達され、さらに身体内部の器官にも伝達されてゆくであろうという考えは、これら部分のすべてを結びつけている解剖学的構造が存在していることをその前提としている。また、この構造がたしかにその機能を遂行していることは間違いないが、しかし死後には何の証拠も残らない。ショックが出血や損傷がないのに起こることがあるからである。こういうこと全部をやれる構造としては唯一つ「神経系が挙げられ、これがあの偉大な神経中枢である脳に直接作用しているのである」。心臓の活動に及ぼす神経の影響が断たれるならば、脳と神経系と呼吸器官への血流も断たれ、マイナスのフィードバックが形成されて、その結果、外科的ショックと、失神という形をとる神経性ショックの症例が多数生じる。「脳が血液なくして正常な役割を演じえないのは脳なくして心臓が拍動できないのと同様である」(Morris, 1867 : 9-10, 11, 17, 19)。

この説明の仕方は神経系を心臓に繋げる機制でいかにもそうだろうというものが見つかってはじめて成り立つ。当時の医学の権威たちが提出した一つの説明は、外傷性ショックが神経を刺激興奮させてついには消耗し尽くさせる作用を持つというものである。いったん消耗してしまえば神経は心臓（あるいは他の器官）への刺激を停止し、心臓の拍動は緩徐となってついには活動を停止する。これは磁石とハンマーとの関係に似ているとするエリクセンの立場と同じであると思われる。しかし考え方としてはもう一つのものがありえた。一八四五年、ドイツの生理学者E・F・W・ウェーバーは、カエルの迷走神経を電流で刺激すると、心臓の拍動がゆっくりとなって、ついには停止に到ることを観察した（カエルと同じく人間においても左右一対の迷走神経によって脳は心臓を始めとする胸部・腹部器官に結合されている）。この時代までは神経の機能とは活動を刺激するだけだと思いこまれていた。ところがウェーバーの実験は、神経には抑制作用もあること、それも特異作用的であるという証拠を示した（Smith, 1992: 80）。この発見はショックという現象を新しい文脈の中に置いたはずである。すなわちショックを脳と結びつけたのがモリスの立場であって、エリクセンの立場とは違う。最終的にはこれによってショックは抑制（副交感）神経系と興奮（交感）神経系とを統一する自己調整器官系の中に組み入れられるようになった。もっとも、そうなるには一八八〇年代を待たなければならず、その間三十年の実験と試行錯誤期間を経てはじめて迷走神経性の抑制をこの光の中で眺められるようになったのである（Smith, 1992: 82）。それまでは、ウェーバーの実験は神経系のそれまで通用していた見解を追認するものであって、それに挑戦するものではないという見方もなされていた（たとえば、Morris, 1867: 30である）。

心的外傷を十分に説明するためには説明しなければならない面がもう一つある。それは外科的ショックの場合においても神経性ショックの場合においても「恐怖 fear」が演じている役割がどういうものかである。モリスは、手術を受ける直前に死んだ、恐怖でいっぱいの患者たちをとりあげて、その死因を彼らの味わわされた情動の烈しさと関連させた。しかし、どのようにして情動単独の働きが重症の身体外傷に続発する状態をさらに増強する作用を生じさせるのであろうか？　この謎を解くには、恐怖とは要するに暴力 assault なのであってその作用は物理的な殴打や受傷と同等であるという考えを受け入れれば十分である。「ショックは脳という媒体を通過して知覚や意志の機能を中断させ、また強力な鎮静剤として心臓に直接作用して神経系の疲弊を招く」（Morris, 1867: 20–21）。

これは当時の見識ある医師がエリクセンの書いたものを読む時に持っていたと推定される医学的常識である。モリスや他の権威と異なり、エリクセンは、鉄道事故による受傷では外傷性ショックはもっぱら脊椎震盪によって生じるのではないかと言いたいのである。震盪の初期の影響こそ肉眼的に認めることができないが、（肉眼的に）検出できる器質的な変化が徐々に発現する。この変化は月の単位で数えられる期間を要し、脊髄の「軟化 softening と解体 disorganization」、脊髄膜の断裂と炎症を特徴とする。これは慢性髄膜炎および脊髄炎に認められる変化と似た結果である（Erichsen, 1866 : 95, 112–114）。

エリクセンの記載によれば、典型的な「無損傷 uninjured」患者は最初は平静で無症状である。その受傷 injuryの作用は帰宅した途端に始まる。「感情の急激な変化が起こる。興奮し、異常に饒舌となり、突然泣きだす。眠れなくなり、たとえ眠ったとしても、漠然とした警戒感によって唐突に覚醒する。翌日になると身体が揺さぶられる感覚と身体のいたるところに打ち身が生じているという感覚を訴える」。一週間経つと努力して何かすることができなくなり、仕事が再開できない。脊髄の（仮説的な）損傷が進行するとともに、血色がなくなり、憔悴し、不安になる。記憶が障害され、思考が混乱する。イライラし、怒りっぽくなる。頭がズキズキし、めまいがする。二重視とまぶしさとに苦しむ。聴覚は過敏か逆に鈍くなり、絶えず喧しい耳鳴りに悩む。姿勢が変わり、歩行が不安定になる。四肢の力は減退し、時には麻痺するまでになる。シビレ感やチクチク感などの触覚の変化を経験し、さらには触覚が消失する。味覚と嗅覚もやはり障害される。脈は弱くなり、障害の初期には不自然に遅く、後期には不自然に速い。脊椎に沿って局所の自発痛と圧痛とが起こる（Erichsen, 1866 : 95–110）。

エリクセンの報告には、ついでに軽く触れているだけではあるが、列車の衝突中の被害者の精神状態に言及した箇所がある。「通常の事故で鉄道事故ほどショックが大きいものはない。運動の速度、受傷者の受けた運動量 momentum（mv）、停止の唐突性、犠牲者の孤立無援感、もっとも勇敢な者をも襲うにちがいない心の当然の惑乱――これらのすべては必然的に神経系の損傷の重症度を増大させる条件である」（Erichsen, 1866 : 9）。ここでもエリクセンは曖昧であって、メカニズムの同定に成功していない。孤立無援感と狼狽と（恐怖、戦慄、混乱）が身体的損傷の効果を増大させるというが、双方を媒介するメカニズムは心理的なものなのか、生理的なものなのか、わからないではないか？

エリクセンの記述が他の医師の批判を受けたのは、鉄道事故が病理解剖学的に特殊であることを強調したためである。「脊椎震盪そのものは梯子から落ちようが列車事故で身体を打とうが関係なしにまったく同じじゃないか」(Morris, 1867 : 45)。もっとも支持を集めた批判はハーバート・ペイジが提出したものである。ペイジは王立外科学会員であり、ロンドン・アンド・ウェスターン鉄道会社の顧問医であった。一八八三年、ペイジは鉄道事故についてのモノグラフを刊行した。これは二三四例の病歴を集めたもので、その多くは「明らかな機械的障害のない」受傷者である。ペイジはこの著書においてエリクソンを批判して、鉄道事故外傷の症例の全範囲を「脊椎の震盪の結果の傷病」というただ一つのメカニズムで説明しようとするのが無理なのだとした。また、症状発現において心理的因子、特に恐怖と補償欲求とを軽視あるいは誤解しているとも批判した。すでに一八四六年に議会は「キャンベル法」を通過させていた。これは相手方の過失による事故によって死亡した者の家族に対して補償することを定めたものである。一八六四年には、この法は改正されて範囲が拡大され、鉄道事故の犠牲者をも対象とするようになった。その翌年、陪審は合計三十万ポンド以上を鉄道事故の犠牲者に与える裁決を下している (Morris, 1867 : 55)。ペイジによれば、英国の一般公衆はキャンベル法の規定をはっきり頭に入れており、今や鉄道事故に遭った者は受傷を金銭的補償を受ける可能性から切り離して考えられなくなった。ペイジは、取るに足りない受傷患者や目に見えない受傷患者を診断する際には気をつけてほしいと医師に助言している。すなわち、意図的な詐欺の可能性とは別個に、患者の心理状態が「完全に無意識的に」補償欲求に影響されているかもしれないという可能性をも念頭に置くべきだというのである。すなわち――、補償がありうるということを知っていると（中略）傷病のほとんどその瞬間から、症例の経過と様相とに色が着き、患者の心の中では日増しに損傷の一部となって、彼が悩んでいる苦しみに対する感じ方と苦しみについての印象を知らず知らずに左右する傾向が生じる……

完全にほんものの症例においてさえ（中略）補償があることの知識は治癒を遅らせる重要な要因として働く。このことは、無数の症例において補償金額が確定するとたちまち回復が急速に起こることからも証明される（Page, 1883 : 255-256, 261）。

ショックの生理学についてのペイジの記述はジョン・ファノー＝ジョーダンの外科学書（一八八〇）にもとづいている。モリスと同じくファノー＝ジョーダンもある種のショック症例においては恐怖が決定的役割を演じており、このことが「なぜ外科的ショックの強度が必ずしも外傷の重篤度に比例しないか」を説明すると主張している（Jordan, 1880 : 1-2, 10, 13）。ペイジによれば「医学文献はもっとも重篤な機能傷害はもちろん、死すら（中略）恐怖しかも恐怖のみによって生じていることを示す症例に満ち満ちて」おり、「なぜ鉄道事故で四肢が骨折あるいは挫滅した者が、他の原因で同程度に受傷した者よりも特徴的な重篤ショック状態で病院に搬入されるのか」ということも同じ心理的要因によって説明されるとしている（Page, 1883 : 117）。

神経性ショックの典型的な一例は症例「S・W」である。S・Wは「きわめて重大な破壊的衝突」によって鼻骨を骨折し何カ所かの打ち身を受けた。

（S・Wは）事故後数日間、非常な神経性抑鬱状態で横臥していた。脈は微弱で速脈であり、食事も睡眠も不可能であった。同時に彼は同じ車両の隣席に座っていた友人が死亡した事実を知っていて非常な傷心ぶりであった。そしてこのことが絶え間なく彼の心をさいなんでいたようである。身体的受傷は急速に回復に向かったが（中略）（しかし二カ月経っても）彼の精神状態は極度の情動の混乱を示していた。彼は、精神の抑鬱に持続的に悩んでおり、何らかの大事変が切迫しているような気分だと訴えた（Page, 1883: 151-152）。

この時点でのS・Wの呼吸は浅く、脈は弱く、また非常に意気消沈し衰弱していて、読書をほんの少しだけする他は何もできなかった。その声は弱々しく、しばしば聞き取れなかった。すぐ声を挙げて泣き、よく眠れず、苦しい夢に悩まされた。彼の補償額は二年後に確定した。が、彼の医学的問題は続いた。彼は事故の四年後もなお抑鬱的で疲れやすく、ぐっすり眠れず、そして動悸をはじめとする症状に苦しんでいた（Page, 1883: 151-152）。

ペイジの症例にはこれより少ないが「神経模倣症 neuromimesis」なるものがある。これは神経疾患を模倣する「純粋に機能的な疾患」の例である（Page, 1883: 198-199）。典型的な症例は「R・C」であって、陸軍将校であるが、夜行列車が衝突して客車の中で何回か前後に投げ出された。R・Cは受傷したことは記憶していなかったが――、

翌朝、彼は非常に気分が悪くなり嘔吐した。そしてまもなく腰部を左右に走る疼痛、全身いたるところの奇妙な感覚、吐き気、めまい、睡眠不足に苦しみだした。事故後十二日目に突然倒れて鼻をテーブルの角にぶつけた（中略）。彼自身の陳述によれば「発作はおおよそ午後三時にやってきた。私は倒れて悲鳴を挙げた。それから激しく大声で泣きわめき、すすり泣きをはじめた。その間じゅう私は無意識であった。もっとも人々が私を囲んでいることは知っていた……」。彼はこの発作を「ヒステリー発作」と命名していた。この直後に彼を診察した医師は、彼が「程度ははっきりしないが無意識的ではある」と診断し、それがこの病気の本態だと考えた。事故後六週間目には背部痛、記憶欠落、集中困難、時折りのめまい、吐き気、睡眠不足を訴えていた（Page, 1883: 216-217）。

ペイジによれば、R・Cのヒステリー発作の起源は失神 syncope である。失神とは心臓が脳に血液を供給しそこなう時に起こる一過性の意識喪失である。すなわち――、

彼は恐怖ですぐさま飛び上がってしまうような状態におちいっていた。失神した後に床の上に倒れたまま少し意識を取り戻した時にヒステリックな悲鳴を挙げ（中略）、そしてさらに大きく恐怖を（露呈した）。この後も発作はいつも同じように始まった。それは気が遠くなる感じであり（中略）この警報によって彼はただちに悲鳴を挙げ、泣きじゃくりはじめるのが決まりであった。これがいつも発作の特徴であった。体力と心臓の調子とが回復するにつれて発作の強度も回数も減少し、ついには消失した（Page, 1883 : 218）。

ペイジはR・Cの症状を（おそらくS・Wの症状をも）追跡して「それらの基底にあった神経中枢（複数）の病変」を発見している。病変はエリクセンが提出したものとは違っていた。すなわち、病変は脊髄に限定されておらず、また髄膜炎の結果とは全然似ていなかった。実際、ペイジはいっさいの類推をしりぞけて、「病変があるということはまず間違いないが、これらの病変が何であるかはわれわれにはわからない。しかし一つだけ、ある程度確実に言えそうなことがある。それはそれらの病変は剖検台や（中略）顕微鏡によってわれわれが見慣れている粗大な病理学的構造変化とは断然違っているということである」（Page, 1883 : 198–199）。

ジャン゠マルタン・シャルコー

サルペトリエール精神病院の有名な指導者ジャン゠マルタン・シャルコーは、おそらく、エリクセンが「鉄道脊椎症 railway spine」と命名していた症候群について最初の心理学的な考え方を提出した人である。シャルコーによれば、S・WやR・Cのような患者はまずまちがいなくヒステリー患者である。彼はエリクセンやペ

イジのモノグラフをよく読んでおり、ペイジと同じくシャルコーも強烈な恐怖は心的外傷症状を生みだすことができると思っていた。しかしペイジとは違ってシャルコーは、恐怖が効果を発揮するのは自己誘導性催眠状態の期間であると考えた。すなわち「精神の自発性、意志あるいは判断力が程度の差はあれ抑えられ曇らされて暗示が容易になる」時であるというのである。いったんこの自己催眠状態に陥れば、腕や脚のもっとも軽い受傷も一変して麻痺や拘縮となるだろう。これがすなわち「神経模倣症」である。「鉄道事故後に単麻痺、対麻痺、片麻痺の症例が実に多いが、それはこのようにして起き、器質的損傷を模倣しているが、力動的麻痺すなわち精神的麻痺に他ならない」(Charcot, 1889 : 335)。シャルコーはサルペトリエール病院で以前に自分もほぼ同じ効果を誘導したことがあると述べている。その女性を催眠状態に置き、彼女に「今さっき襲撃されて臀部に一撃を受けた」という暗示を与えた。この襲撃のさまを詳しく具体的に彼女に話してきかせ、次には激痛が生じるだろうと予言しておいた。催眠から覚めた後、女性は襲撃のことを想起し、シャルコーが述べておいたとおりの痛みを起こした。[1] しかしながら彼女は「まったくわれわれが介入したことにまるで気づいていなかった」(Charcot, 1889 : 334)。

シャルコーはR・Cのような症例に特別に興味があった。それまでの数十年間、ヒステリーは男性が起こすのは稀な障害とみられてきた。一八七〇年代から、フランス医学文献の語るところは一変し、今やシャルコーは「男性ヒステリー症例は日常診療の中で頻繁すぎるほど出会うものである」と主張できるようになった(Charcot, 1889 : 221 ; Micale, 1990)。シャルコーによれば、男性ヒステリーは女性のヒステリーと異なる点があり、それは先天性・後天性の脆弱性があって起こるものではないということである。すなわち——、

> 皆さんは、若い女性的な弱々しい男が不摂生や落胆や感情の深い動揺を経験した後にヒステリー現象を呈することがありうるといってもなるほどと思われるだろうが、体格のよい元気な職人で、高級な教養で弱体化されてい

ない、たとえば機関車の火夫が（中略）衝突や脱線といった列車事故の後で女性と同一の理由でヒステリー的になるということはわれわれの想像を越えていることだ（Charcot, 1889 : 222）。

シャルコーは多くの医師が「ヒステリー」という用語に対して持っている「根の深い偏見」を嘆き、また「鉄道脊椎」症候群が「一切の外科的損傷と独立に」生じることがあってもよいという考えに対して、実態を知りもしないで反対するのを嘆かわしいと言っている。同時に、そのような否定的な態度はこの疾患の性格を考えれば分からないでもないと認めていた。不可視の「受傷」があると言われるものの中にはたしかに詐病もあるが、この看破は困難である。さらに、信頼できる本物の症例においても、症状は外傷的事件後長期間経つまで現れないことがあるというのであるから、医師がその実際の原因がそうなのかどうかに疑問を起こすのももっともであろう。しかしながら、こういう点を考えに入れなければならないことは鑑別診断をなおさら困難にするけれども、だからといってこれらの症例の本性がヒステリーでないと全面的に否定する根拠にはならない（Charcot, 1889 : 221-222）。

シャルコーはまた、ヘルマン・オッペンハイムのようなドイツの医師たちにも批判的であった。彼らは鉄道脊椎症やそれに似た原因と症状とがある症候群に特別の位置を与えて、これを「外傷神経症」と呼び「ヒステリー」とは別個のものとしようと提案していた。一八八八年、シャルコーに先立つこと一年、オッペンハイムはモノグラフ『外傷神経症』（*Die traumatischen Neurosen*）を刊行して、これらの障害には単一共通の神経学的基盤があると主張していた。この主張は彼が何回も執筆した精神神経疾患教科書の多くの版に述べられている。この教科書は当時よく読まれ、版を重ね、外国語にも翻訳されて広まった。「外傷神経症を神経系の他の疾患とは別個のものとしても問題は全然ない。問題は眼前の症例が病気か詐病かを決定することのほうである」（Oppenheim, 1894 : 711）。ところがシャルコーによれば「いわゆる〝外傷神経症〟などというものは疾患実体としては存在しない」。その特徴とされる運動麻痺、拘縮、感覚麻痺、メランコリー、視野変化等々は他のヒステリー症例に見られる症状と区別できない。そしてその特有の原因（恐怖、戦慄）というものはそれだけでは鑑別診断の根拠としては不足である（Charcot, 1889：224-225）。

エリクセン、オッペンハイムなどと見解を異にするために、シャルコーは外傷性記憶の歴史からは仲間外れになっているようにみえる。しかし、そう言うことをゆるされるのは彼のキャリアが科学の二つの軌道の交点にあるという意味においてのみである。一つの軌道はエリクセンから始まりクライル、キャノン、パヴロフをとおる外傷性記憶の身体論の歩みである。もう一つの軌道はシャルコーから始まってジャネとフロイトを経由する心理学的外傷性記憶概念の歩みである。

恐怖の構築

一八八〇年代になると、英仏独の見識ある医学者たちは、極端な恐怖体験が外科的ショックに匹敵する後遺症を生じることがあると考えるようになった。この後の半世紀以上、神経性ショックについてのさまざまな発想が発展しつづけたが、それに形を与えたのは動物実験であって、それを行なったのは、アメリカの二人の医師、生理学者ジョージ・W・クライルおよびウォルター・B・キャノンと、その好敵手ロシアのイワン・パヴロフであった。

エリクセンは神経性ショックと外科的ショックとを同じ単一の病理解剖学的原因（すなわち脊髄損傷）に結びつけ、ペイジはこの二種のショックの原因は平行的であるが別個の神経学的構造であるとした。シャルコーは純粋な身体論的説明を斥けて、神経心理学的な説明を採った。こういう相違はあっても、三人は「恐怖」というものの本性については一致していた。強烈な恐怖は――恐怖に不意打ちの要素が加わっているのが特徴である――物理的暴力と等価値（エリクセン、ペイジ）あるいは類比的（シャルコー）な打撃である。恐怖の意味はその病因的効果にある。

恐怖（すなわち神経性ショック）と受傷（すなわち外科的ショック）とが類似の効果を生じるとすれば、両者の間にはどのような繋がりがあるのだろう？　エリクセンとペイジとの結論は病理解剖学的と病態生理学的の二つの経路のいずれかあるいは両者を経由しての連絡があるというものであった。クライルとキャノンはこの命題を受け入れた（たとえば Crile, 1899, 1915 : 75）が、それは事態の一部に過ぎないと主張した。恐怖と受傷とを連絡する因子にはもう一つある。それは痛みである。痛みは生体が懸命に回避しようとする体験である（「口に出せない痛み dumb pain」）が、また身体の受傷の信号でもあり、死すべき定めの予兆でもある。実際、（ヒト以外の）生体が恐れるのは受傷それ自体でなく、受傷に伴って起こる痛みの感覚である。[2] 痛みを知らなければ生体の自己破壊は妨げるものなしに進行するだろう。

だから痛みには少なくとも二つの意味がある。一つは体験的意味であり、いま一つは進化論的意味である。恐怖も苦痛同様、単純な代物ではない。クライルとキャノンの考え方は、恐怖とは複合現象であるというもので、その数十年前にハーバート・スペンサーが『心理学原理』（*The Principles of Psychology*, 1855 : 594-600）に述べた説明に似ている。スペンサーによれば恐怖とは痛みの記憶である。この記憶は個体発生的には生体自身の痛み体験によって得られ、系統発生的には本能的な（遺伝された）恐怖によって得られるものである。しかし恐怖は記憶だけのものではない。それは記憶を欲求に繋ぐ（目的指向性興奮）一種の状態である。記憶は後方視的（回顧的）なものであり、欲求は前方視的（先取り的）なものであるから、この両者が一つの状態（恐怖）の中に共存するとは矛盾と思われるだろうが、実はそうではない。欲求によって喚起された行動は「体験の中に予め存在していたのであり、行動の表象（representation――〝再存在化〟）は行動の記憶と同一物である」（Spencer, 1855 : 597）。

恐怖は一種の身体状態の表現であり、それが恐怖をその正反対の表現である怒りと繫げるのである。すなわち――、

われわれが恐怖と呼ぶ心理状態はある種の痛みを有する結果の心的表象であって、(中略) われわれが怒りと呼ぶ心理状態はある種の痛みを相手に加える際に生じるであろう行動と印象との心的表象である。(中略) これらの情念は傷害実行および負傷受容に関与する心的状態の部分的励起である (Spencer, 1855 : 596 ; なお Darwin, 1965 [1872] : 74, 77 および James, 1896 : 415 を参照のこと)。

クライルとキャノンの恐怖と怒りの説がスペンサーと異なっている点は実験生理学の文脈の中に据えて論じていることである (English, 1980)[3]。この二つの情動はいずれも、生体の外部環境における変化や挑戦に対して絶えず自己調整を行なっている内部環境において、自律神経系と内分泌系とを活動させて生理学的に動員されている相期 (に起こる) とされている。すなわち、――

恐怖や憤怒のような強烈な感情状態の際に身体変化が生じるのは交感神経系の放電の結果であり、生存競争において生体に最高度に有利である。(中略) したがって、身体の予備軍すなわちアドレナリンの貯蔵と糖の蓄積とが即座に戦闘のために召集される。だから、血液は戦闘の最前線となるであろう神経と筋肉とに行き先を転じる。こうして心臓は循環を速めるべく速く鼓動するようにセットされる。また、だから消化器系の活動がしばらく停止される (Cannon, 1914 : 275 ; 同様に Cannon, 1929 : chaps. 12, 14)。

図1および2はクライルとキャノンが提案した恐怖概念をそれ以前の概念 (ペイジ) と比較したものである。キャノンは、恐怖と外傷との連合を進化生物学の分野に移し、恐怖の神経生理学を適応的な励起状態の一種だと再定義し、そのことによって恐怖を病的なものでないとしたようにみえるが、しかしキャノンの後につい

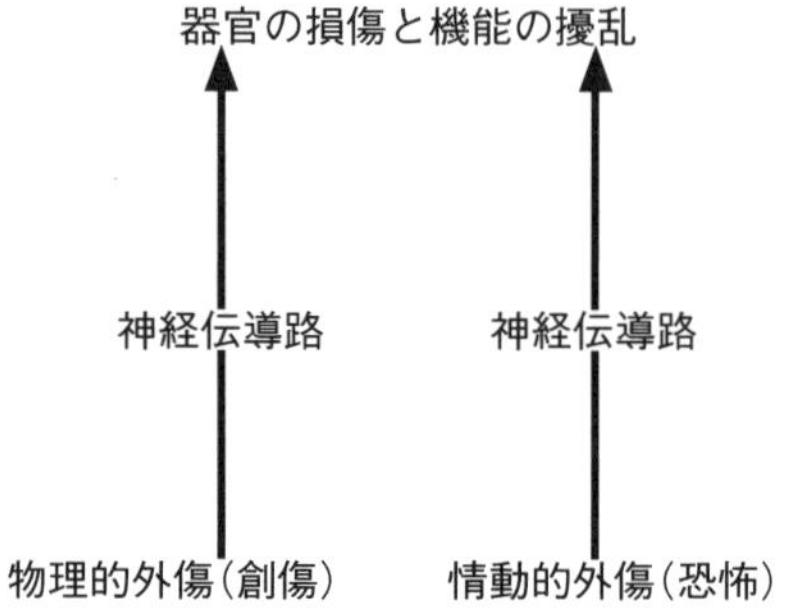

図1　ペイジによる外傷的事態の構造

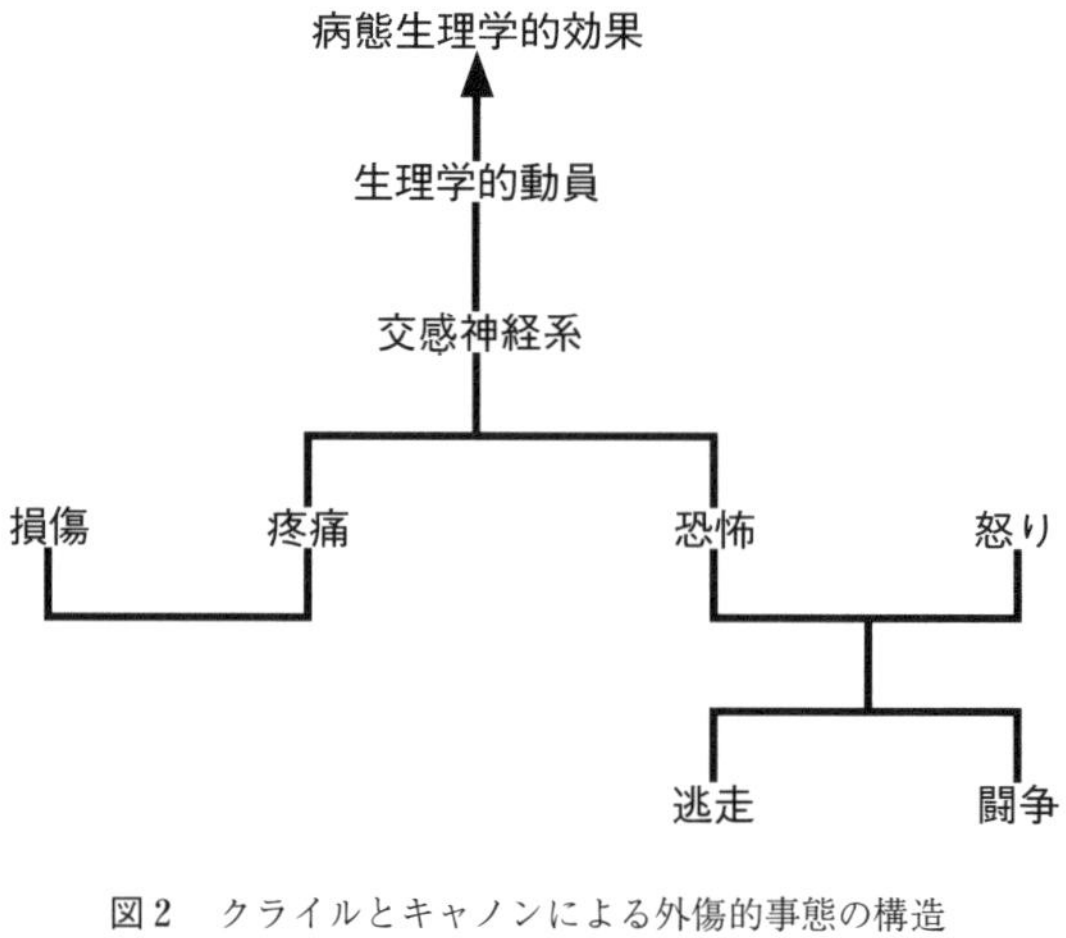

図2　クライルとキャノンによる外傷的事態の構造

てもう一歩だけ進めば、その反対こそ正しいとわかる。生存のための機制（すなわち動員）がいかにしてその反対物（病因的過程）に転化しうるかを具体的に述べたキャノンの古典的な報告は「ヴードゥー死‘Voodoo Death’」と題する論文の中にある。彼が研究生活の最後に『アメリカ人類学者』（*American Anthropologist*）誌に発表したものである。すなわち——、

広く世界各地に散らばるプリミティヴな人々と暮らしたことのある人類学者などの報告の中には、呪われたり妖術をかけられたり「黒魔術」を使った人は死ぬことがあるという証言がある。（中略）この現象はあまりにも異常であり、あまりにも文明人の体験と異質であるために、にわかに信じがたい気がする……。

この現象が特に顕著に認められるのは（中略）きわめて原始的できわめて迷信的できわめて無知なために「敵対的な世界の中で途方に暮れているよそ者」の地位に甘んじている人々のあいだである。知識が欠けている代わりに彼らの想像力は豊かで奔放であって、それによって彼らの環境は自分たちの生活を悲惨にする力を持つ悪霊たちのありとあらゆる種類でいっぱいになっている（Cannon, 1942 : 169, 175）。

キャノンによれば、ヴードゥー死という事態の経過は三段階である。公衆が呪いをかける段階、共同体の人々が犠牲者を孤立化する段階、そして、この哀れな人間を「致命的な葬儀の儀式に委ねるために」共同体が結束する段階である。この手順の全経過にわたって、犠牲者は「無力な惨めさ powerless misery」で満たされる。彼の全身は恐怖と怒りとにどっぷり漬かり、物理的には危険の源から逃げることも闘うこともできると教えられるのにどちらの方法を採ることもできない。「もしこの強力な情動が優位を占めつづけ、身体の力が全面的に行動のために動員され、このきわめて擾乱された状態が制御されないまま生体を相当期間占拠しつづけながら、行動が起こらないならば、死という恐るべき結末となってもふしぎではない」（Cannon, 1942 : 176）。

ヴードゥー死の病態生理についてのキャノンの考えは若い時に行なった除皮質ネコの実験にもとづいている。キャノンは、ネコの大脳皮質とそれ以外の全神経系との結合を切断したところ「交感神経 - 副腎皮質系の過剰活動状態」が生じた。彼はこの状態を衰えさせないで維持した。キャノンは、この状態を「ニセ怒り（見かけの憤怒）sham rage」と命名し、どの動物にも自然状態で生じる強烈な恐怖と憤怒の状態を再現したものだという主張を掲げた。「見かけの憤怒」が数時間続くと動物の血圧は段階的に低下し、ついには心臓の鼓動が停止した。すなわち――、

これは第一次世界大戦中の重傷患者に観察された低血圧の原因とされた状態そのものである。総血液量が減少し、ついには適切な血液循環の維持には不足するようになる。（中略）こうなると心臓も、血管を適度に収縮させている神経中枢も、その活動が質的に低下する。ここに悪循環が成立し、低血圧によって血液循環の適切な維持に必要な肝腎の器官を損傷するに至る（Cannon, 1942 : 178）。

これがヴードゥー死の謎に対するキャノンの答えである。犠牲者は「外科的ショックと同じ真のショック状態で死亡する（キャノンは元来血管外科医である――訳者）が、ただこのショックは強烈な情動が遷延したことによって起こったものである」。ヴードゥー死のてんやわんやは文明人にはひとごとであるが、しかし起こっている心理生理学的過程は同一である。キャノンは「ショック状態の原因と考えることは常識的にはできない非常に些細な」外傷を受けてショックに陥る兵士の症例はヴードゥー死に近いものだとしている。キャノンは、砲弾の爆発によって生き埋めにされて後に救出された兵士のことに触れている。すでに「古典的なショック症状」が明々白々であった。治療は結局無効であった。兵士は四八時間後に死んだ。死後の解剖所見で肉眼的な受傷は見られなかった（Cannon, 1942 : 179）。

自己継続性を示す障害

ヴードゥー死についてのキャノンの説明に従えば、恐怖からはどうしても逃れることができず、そうして、その心的外傷作用は弱まることなく続いてゆくということになる。終わりのない興奮状態が消耗を起こし、血圧を低下させ、そしてついには死の転機をとる。しかし、もし外傷性ショックに連続的に曝されるのでなくて間を置いて何度か外傷性ショックに曝される場合を考えれば、そういう場合はどうであろうか？　キャノンとクライルは外傷性ショックへの間歇的被曝というこの現象を「加重 summation」と名づけ、これに「多数回の被曝の身体作用が蓄積してついにはヴードゥー死の際に起こる変化に至る過程である」という定義を与えた。ほぼ時を同じくしてロシアにおいてイワン・パヴロフが実施した動物実験は、もう一つ別の可能性があることを示した。すなわち、被曝と被曝の中間の期間においては生体はホメオスタシスを回復するけれども、このホメオスタシスは被曝以前の元来のホメオスタシスと同じではない（Pavlov, 1927）。これを加重というのは当を得ていなくて、これは変形 transformation である。キャノンとクライルの実験と説明においては、犠牲者と、その苦痛・恐怖源との間には外的距離が保たれていた。パヴロフの実験はこの空間を消去し、苦痛源を内部化して、内部環境の一部としたものである。

条件反射の古典的な実験法は実験動物を逃走不能の苦痛発生源に被曝させるものである。たとえば金属製の床板から電気ショックを発生させるという方法がある。この実験動物の反応は自然発生的すなわち「無条件的 unconditioned」である。実験動物を繰り返しこの苦痛発生源に曝せば、繰り返しのたびに痛みが生じ、生理学的興奮が起こる。同時に、動物は、苦痛と同時発生的なさまざまの現象を意識する。それは痛みと同時に起こるが痛みとは関係のない現象であって、動物の直接環境に起こる映像、音響、匂いなどである。動物はこれらの現象がショックと連合していることを学習し、一種の記憶のパワーとでもいうべきものを蓄積してゆく。動物はそれらの現象に遭うたびにいやおうなくあの苦痛と興奮とを想い起こし、それをもう一度生きるようになる。「条件づけられた conditioned」反応とはこのことである。その範囲は次第に拡大し、(類似性と隣接性による) 連合を介して元来の苦痛の場以外にある物事にまで及ぶようになる。こうなると逃走が不可能になる。それは、また再被曝するたびに動物の病原性記憶は再活性化し、条件づけされた刺激の力が蘇るからである。

うまく条件づけをしておいた実験動物は病原性記憶にいくつかの形で反応する。パヴロフ学派は二つの反応に焦点を当てた。動物の一部には有害な刺激 (恐怖) を避ける戦略と手順とが発達する。そうしない動物はただもうお手挙げ状態になる (学習された孤立無援状態)。ところが、これ以外にも第三の可能性がある。これをネオパヴロフ反応と命名しよう。ずいぶん後になって (パヴロフなどがとうに亡くなってから) 実はごく最近に心的外傷後ストレス障害との関連で姿を現したものである (van der Kolk et al., 1985; Pitman et al., 1990)。元来そのヒントとなったのは、外傷体験の犠牲者が外傷原性の事件そっくりの状況を積極的に捜し求めるという場合があるという事実である。そういう場合があって、これは結論的には脳内麻薬 (エンドルフィン類) が外傷性ショックの瞬間に放出されて犠牲者の血流に入ることを示唆する証拠であるが、ヒトの実例もあり動物実験の証拠もある。これは「闘争か遁走か」しかないという非常事態への一種の適応反応というべきであろう。エンドルフィンは個体が苦痛に動じず苦痛から逃れようとしない状態をつくりだすらしい。心的外傷後ストレス障害の症例においてエンドルフィンは精神安定剤のような作用を持つというべきか、この症候群の不安、抑鬱、意気沮喪の感じを低下させるようである。時とともに、この人々はエンドルフィン嗜癖となり、またこの化学物質の放出を促す記憶の嗜癖に陥りかねない。外傷の被曝と被曝の中間の時間が長すぎる時には、麻薬の禁断症状である不安、イライラ、怒りの爆発、不眠、情緒不安定、警戒的過覚醒を体験したとしてもふしぎではない。そしてこれらの症状がその時すでに存在する心的外傷後ストレス障害本来の苦痛をさらに悪化させるようになるだろう。苦痛が積り積れば、ついには本人がエンドルフィンを自己投与しようとして、そのために自ら進んで外傷を起こしそうな状況に身をさらすところまで行きかねない。

外傷と記憶

いちじるしい相違が、エリクセン、ペイジ、シャルコー、オッペンハイム、クライル、キャノンが記述した外傷後過程と、現代の公式精神医学疾病分類（DSM-Ⅲ、-Ⅲ-R、-Ⅳ）の外傷後過程の記述との間に存在する。今日の説明は言語的記憶をこの障害の中心に据えている（非言語性記憶は患者の恐怖症状に含めた形でPTSDの一構成要素と認知されているものの、これが「記憶」として診断に占める地位は低く、患者がそれを重要な言語的記憶に結びつけられるかどうか次第である。PTSD診断の際の言語性記憶の重視については第四章で論じる）。エリクセンは「忘却 forgetting」を起こす症例数例について触れているが、彼のいう意味の忘却とは記憶の欠落ではなく、知力の低下を指しており、たとえば計算力の低下や日常語の綴りを思い出せないことなどである（Erichsen, 1866 : 71, 98 ; 1883 : 75）。二三四人の鉄道事故被害者を集計したペイジは衝突や脱線の時点で「気絶 stunned」あるいは「茫然 dazed」となったためにその瞬間を思い出せない患者が数人あったと述べている。彼は別に四人の患者が事故から長い間たってから健忘症を起こしたと述べている。第一の人は女性で、事故によって全生活史健忘を起こしたと訴えた。彼女は事故以前の生活を全然思い出せないというのである。ペイジは彼女は詐病であって、保険金がほしい人間だと言う。第二の女性は事故の瞬間が思い出せず、ペイジは簡単に彼女は「恐怖から感覚を失った」と説明している。他の二例には単に記憶喪失があったとだけ述べてある（Page, 1883 : 308, 334, 348-349）。ペイジは「神経系へのショック」という章の中に「記憶喪失」についての短い一節を設けている。この問題の彼の扱い方はエリクセンに似ている。すなわち――、ここで言う「記憶喪失」とは過去の生活の事件を思い出す能力の欠如のことでなく、思考を保持する能力と習熟した仕事を継続する能力の欠如のことである。これは意志的な注意力が欠けていることであり、疲れやすさの症状の一つである。（中略）真の記憶喪失はきわめて稀なものである（Page, 1883 : 165）。

エリクセンとペイジとは共に、事故についてのことばかりを反芻動物のように繰り返し考えては語る患者がいると言っている。しかし、それに限らず、ほとんどどの場合にも患者の意識の焦点は自分の症状と能力欠損と鉄道会社の責任とにある。例外はすでに述べたペイジによる症例S・Wの記述である。事故の数カ月後にもS・Wは車両の隣席にいた友人が死んだ事実に悩んでいて、また「心をかき乱す悪夢」を見ると報告している。もっとも、ペイジはこの点を深く考えることなく、またS・Wの夢の内容にも関心を示していない（1883 : 151-152）。

オッペンハイムによる記憶の取り扱い方はエリクセンおよびペイジと本質的に同一である。クライルとキャノンにとっては言語性記憶は問題にもなっていない。それは二人の研究がもっぱら動物実験だからである。次に引用するのはキャノンの決め手的な実験の記述である。すなわち——、

短時間のエーテル麻酔下でネコの大脳皮質を速やかに破壊して、ネコがこの知性の器官の恩恵を受けられないようにすると、行動および情動の低次の一次的中枢の活動が顕著に出現する。（中略）エーテル麻酔は、浅ければ、激怒の表現を解発できる。除皮質ネコの見せかけの激怒には情動活動の極限的な表現がある。毛が逆立ち、汗が足の裏ににじみ出て、心拍は正常値一分間約一五〇回の二倍に高まり、血圧は大きく上昇し、血糖値は正常の五倍にはねあがる。（四時間後）皮質を除いた残りのネコの生命が尽きる（Cannon, 1942 : 177）。

シャルコーははっきりと例外である。彼は外傷ヒステリー性麻痺と診断した男性症例ル・ローグを記載して

いる。ル・ローグは「重たい感じ、重圧感、ほとんど自分の両足が無くなったかのような感覚……」を訴えたとされ、シャルコーはこの症状をル・ローグが「自分をはねた馬車の車輪が「体の上を轢いていった」と確信しているためだとした。患者はそう言うのだが、患者の夢にも現れたこの思い込みは絶対に間違いである」(Charcot, 1889 : 386) という。皆さんも予想されるであろうとおり、シャルコーはル・ローグの症状の原因を自己暗示としている。しかし、続いて語るシャルコーのことばには傾聴に値するものが含まれている。すなわち「症例ル・ローグにおいては、同種の他症例と同じく、麻痺は事故のその瞬間に生じたわけではなく（中略）数日たって無意識的な心理変化の潜伏期の後にはじめて現れている」(Charcot, 1889 : 387)。観念が集まってできた一種の星座がル・ローグの心中に定着して寄生体のようになった。心の他の部分から切り離され、自我の支配外に置かれて、この固定観念はそれに対応する運動現象によって自らを表現している。すなわち、

> この患者は（中略）全然記憶を保っていないか、保っているとしても雲をつかむような形においてである。（中略）この点を彼に問うてもむなしい。彼は全然知らない。あるいはほとんどどというべきか。要するにこの過程は一種の反射運動に比べられる。その反射弓が大脳灰色質の、四肢の随意運動に対応する心的現象の座のある領域を通るような反射を考えてみよう。この種の症例においては自我の心的統一が簡単に解離されるから、今述べた中枢群は、他の心的機構領域の干渉を受けず、その過程の一部になることもなく（自律的に）活動を開始できるようになる (Charcot, 1889 : 387)。

たしかにシャルコーのモデルと外傷性記憶とには親近性がいろいろあるが、彼の発言を深読みしすぎると間違うだろう。シャルコーが「無意識または下意識の大脳化、精神化、観念化」というようなことばを使っても、フロイトが磨き上げた力動的無意識と同じものを考えていたわけではない。また、彼がこの無意識的発想の内容に格別興味を示しているわけでなく、例外は下半身麻痺や半側運動麻痺のようなヒステリー症状の神経学的

布置と局在とを経験的な用語で説明するのに使う時に限っている。

外傷的事件のパヴロフとパヴロフ以後の説明は、正確にこの点において、それ以前の説明と異なる。エリクセンなどとは異なり、新パヴロフ派は外傷的事件を儀式的記憶とする。むろん、これも記憶の特殊な形である。それはすなわち病原性秘密であり、言語やイメージでなく、条件づけられた反応と禁断症状という形をとって現れる。そして、これから述べるとおり、舞台には遅く登場したが、実は二世紀前から病原性秘密についての論文と実験とが存在していたのである。

病原性秘密

十九世紀の終わりごろの医学論文における「記憶」には少なくとも四つの異なる用法があった。すなわち、加算法の記憶などの技能を覚えていること、追憶を貯蔵し取り出す能力のこと、特別な過去の事件の思い出、そして病原性秘密の四つである。

外傷性記憶は一種の病原性秘密である（Ellenberger, 1993）。外傷性記憶を「病原性」というのは精神疾患の原因と思われたからであり、それは十九世紀後期ではヒステリー、二十世紀後期では心的外傷後ストレス障害の原因として評判になった。「秘密」とは隠蔽行為だからである。隠蔽は二種類に分けられる。まず、秘密の持ち主が自分の記憶している内容を他の人々から隠したい。これに加えて、自分がその記憶を忘れたいのであり、忘れられないならばせめて意識の周縁のぎりぎりまで押しやろうとする。秘密にされた記憶は西洋では長い歴史がある。ローマカトリックにおいてもギリシャ正教においても、そこは罪と破戒との隠れ場所であり、懺悔という儀式の対象となった。プロテスタント諸派の一部においても、この種の秘密は道徳的苦悩の原因であり、疾病の原因にもされた。十八世紀になると、それは「魂の治療」（司牧――cure of souls）といわれる告白技術によって意識に呼び出して無害化されるようになった（Ellenberger, 1993：343-345）。第二種の隠蔽には秘密の持ち主が自分自身から隠している記憶がある。持ち主は自分が秘密の記憶を持っていることを知っている。それが存在していることは感じとっているからである。しかし、それを取り出すことはできない。あるいは、こちらのほうが多いが、忘れたということさえも思い出せず、自分以外の誰かから自分の記憶を教えてもらわねばならない。その誰かの典型的なのは治療者である。

通常の記憶は時とともに薄れる。ついには他の通常記憶と混ざり融け合い、思い出という織物に織り込まれてその一部になる。通常記憶は過去に属する。これが現在に侵入してくる時に郷愁となり悔恨となり、過ぎ去った事物への憧れとなる。以上のどの点からしても病原性秘密はこうではない。生まれてから何年何十年たっても、思い出という織物の中に同化されないままであり、繰り返し自らを新しくして現在でありつづけ、たえずその元来の瞬間をもう一度生きるものである。テオデュール・リボー（1883：108-109）の言葉を借りれば、通常記憶は「何かが通った跡」であり、病原性秘密は心の「寄生虫」である。

リボーは、十九世紀に大きな影響を与えた忘却と想起についてのモノグラフ『記憶の病い——実証心理学試論』（*Diseases of Memory：An Essay in the Positive Psychology*, 1883）（原文 *Maladies de la Mémoir*, 1881）の著者である。彼はコレージュ・ドゥ・フランスの教授であり、心理学者であり、哲学者でもあって、その実証主義はハーバート・スペンサーとジョン・ヒューリングズ・ジャクソンの進化論と英国連合主義心理学とにドイツ実験神経生理学を加えてつくられたものである（Roth, 1989：50；Gasser, 1988；Harris, 1985：204-205。なおリボーのフロイトへの影響については、Otis, 1993 を見ていただきたい）。

このリボーの著作は記憶と自己（le moi）と自己意識の本質とを説き明かしたものである。リボーの表現によれば、自己は二種の存在状態の相互浸透として体験される。(4) 第一は現在の意識状態すべて（複数）の総和である。リボーはこの自己感覚を視野になぞらえている。視野の中心部の知覚は鮮明で細部がはっきりしているが、周縁に向かうに従って不鮮明になってゆく。事態の推移は、通常の形では、意識の中心部の印象と記憶痕跡とが次々に新しく鮮明な印象に席を譲り、席を譲った旧い印象は意識のより低い状態へ、意識の辺縁部へと押しやられる。意識の中心に残る印象もあるが、それは新しい印象の周囲に前に似た群を作る。このように新しく現れた注意集中の中心は「その周囲に新しい別の観念連合が形成される中心点となり、このようにして新しい複合体（complexus）すなわち新しい「エゴ」（ル・モワ）が形成されるのである」(Ribot, 1883 : 107, 108)。これは複数の意識状態のゆるやかで流動的な連合であって、「共時的自己」synchronic self」とでも呼ぶべきものに相当する。

これに対して通時的自己すなわちリボーのいう「意識的人格 conscious personality」は過去との連続性によって知られ体験される。それは「自己の歴史の主体としての自己」the self as the subject of its own history」である。そういうものとして記憶によって形成され、内容豊富となり、更新されてゆく[5]。共時性自己もそうであるが、こちらも絶えず変化してやまないプロテウス的な現象であって休むことなく成長と崩壊と再生との諸相を経てゆく。しかし、自己更新は、新たな記憶と新たな連合とが生まれる余裕が絶えずつくりだされていなければできない。また余裕が生まれるには、古い記憶が薄れ、それと最初に連合していた情動を喚起する力が弱まって、ついには記憶の記憶すなわち記憶があったというだけの記憶になってしまわなければならない。言い換えれば、リボーのテーゼは忘却とは正常であり必要でもあるということである。「生きるということは獲得しそして失うことである。生命は同化と解体とから成る。忘却とは解体である……。莫大な数の意識状態が完全に除去されていず、またさらに多くの意識状態が当面抑圧されていないとしたら、想起ということは不可能だろう。幾つかの例外を除き、忘却は記憶の疾病ではなく、健康と生命の条件である」(Ribot, 1883 : 61)。

リボーの図式では、自己と自己意識とは一つの存在空間を占め、それは一方の側では記憶昂進と境を接している。これは思い出し過ぎることで「自然な状態ではことごとく忘れ去っているような過去の行動、感覚、観念が生き生きと心中に蘇る状態である」(Tuke, 1892 : 602 ; 同様に Ribot, 1883 : 174 ; Roth, 1989 : 57-59 ; Luria, 1968)。もう一方の側で自己意識と境を接するのは健忘(記憶喪失)である。それはわずかしか思い出さないことである。リボーは健忘の四つのカテゴリーを叙述している。認知能力の乏しさと関連した先天型、突然始まり突然終わるという特徴を持つ一過型、記憶の構造的解体を特徴とする進行型、そして彼が「周期性健忘」と呼ぶ型である(Ribot, 1883 : 79)。最初の三カテゴリーでは、健忘とは記憶の欠損であって、その結果「自己」の病的貧困化あるいは解体が起こる。第四のカテゴリーでは健忘とは隠蔽行為であり、その結果は自己の病的変化である。

周期性健忘の症例は二つの型に分けられている。「既熟型」とは意識を持つ複数の人格の交替であり、各人格にはそれぞれの記憶の蓄積があり、それがそれぞれの人格の個性となっている。そしてどの人格も他の人格による代替が不能である。リボーはこの状態を「二重意識」と名づけた。周期性健忘のこの既熟型に加えて「未熟型」があり、リボーはそれを「自然発生的あるいは誘発による夢中遊行病患者」であるとしている(Ribot, 1883 : 102-103)。

夢中遊行はおおよそのところ今なら催眠状態か解離状態というであろうものに当たる。この現象の研究は一七八〇年代まで遡り、人格変換の発見よりも先である。十九世紀の著者たちは夢中遊行者に三種類あることをよく知っていた。第一の種類は「玄人」である。自分で夢遊状態に入れる人であって、その目的はたいていが透視術をやってみせるためである。第二の種類は、自分ではなろうと思わないのにこの状態に陥る人である。彼らの夢遊状態の起こしやすさはおおむね病気か精神的脆弱性の証拠とされた。最後の種類は、自分以外の人間によって夢中遊行状態に誘導される人であって、そのために使われるのはふつう「動物磁気」の技法であり、これは磁気術師(催眠術師)が被術者の体に触れるか術者の手を被術者の身体から少し離して移動させる(手かざし的に)ものであって、その間、術者が磁石を手に握っていることもよく行なわれる。ある点でこの夢中遊行の三つのカテゴリーは同じである。すなわち、意識を回復すると、夢中遊行者は第二状態で体験したことや実行した行動を思い出せないのがふつうであった。例外はあって、夢遊状態の間に自分の身に起こったことを思い出せる人もあったが、もっとも、それができるのは夢遊状態に戻った時だけである（覚醒状態では夢遊状態での出来事を何一つ思い出さなかった）。この現象のもっとも早い記載の中には周期性夢遊「発作」（挿間）を起こす若い女中さんの症例がある。初めは症状の出現期間中に語りかけられても全然応答しなかった。

発作の回数が重なるうちに彼女は語りかけられている内容を理解しはじめ、それに答えるようになった。答えにはかなりの首尾一貫性があった。（中略）彼女はまた、発作の間もふだんの仕事をやってゆくことができるようになった（中略）がその間じゅうずっと目は閉じたままであった。驚くべき事実がその時発見された。すなわち、彼女は発作の最中にはそれ以前の発作の際の出来事をはっきり思い出すことができたのである。しかも発作と発作との間に思い出すことは全然できなかった。

ある発作の最中、少女は「もっとも残酷で信頼を裏切る方法で虐待された」。すなわち別の女中が家の中に連れ込んだ若い男にレイプされたのである。「覚醒した時の彼女は暴行されたことは全然意識になかった。しかし、数日後の次の発作で、そのことは彼女の記憶に蘇った。それから彼女は母親にこの忌まわしい事件の詳細をことごとく話した」（Colquhoun, 1836 : 1 : 311-313, Gauld, 1992 : 260 に引用あり。同じく、この症例の家系図は Hacking, 1991 a : 136 を見よ）。

これは秘密が偶発的に夢中遊行者の心中に植えつけられた例である。夢遊現象は十九世紀の終わりにはありふれたものとなったが、コルクーンが記載した一八三〇年代にはまだ例外的な事態であった。夢遊状態の時に植えつけられた記憶についての当時の報告のほとんどすべては、われわれならば後催眠暗示というであろうものをも包含している。その例としてもっとも早いものは一七八〇年代の記録である。ドゥ・ムイユソー氏は実験の一環として若い女性を催眠状態に誘導し、彼女がこの状態にある間に、翌朝九時にある家へ行くように指示した。その家はこれまで彼女が訪問したことがない家だった。彼女が覚醒した時にこの暗示が決して彼女に知られないような予防措置が講じられた。指定された時刻になるとドゥ・ムイユソーは彼女がその家の前を数回行ったり来たりするのを見た。彼女は上の空のようであった。そして結局は立ち去っていった。しばらくしてから「われわれが非常に驚いたことに」彼女は引き返してきて家の中に入った。家にはドゥ・ムイユソーが待っていた。その女性はとてもばつの悪い様子を見せ、そして「起床してからずっとこのようにしようという考えが頭にあったこと、（中略）抵抗できない衝動があってそれが彼女に一切の抵抗を払いのけさせたこと、そしてその後では彼女は自分がぐっと楽になるのがわかったとわれわれに語った」(de Mouillesaux, 1789: 70–72, Gauld, 1992: 58–59 に翻訳引用あり)。

後催眠暗示の実験は以後百年にわたって続けられた。たとえば一八八三年には精神医学のナンシー学派に結集した医師たちの間でコンペが行なわれた。これは、誰が後催眠暗示の時点からその内容を実行するまでの遅延時間をいちばん長くできるかを競い合うものであった。ベルネームは六三日続く遅延を起こさせた。ボニは六カ月近くの遅延を起こさせてベルネームの上をいった。リエジョワはこの記録をさらに二倍にすることに成功した。これらの実験に習熟していた医師と心理学者とそれまがいの人たちにとっては、これらの公開実験は隠蔽記憶が実に長期間持続し、また、その期間が終わると記憶が「正しい時あるいは正しい合図に対して正しい効果」を起こすことのできるということを証明する事態であった (Gauld, 1992: 454–455)。

十九世紀全体をつうじて後催眠暗示は当人には秘密の記憶と秘密の行動の動機とを植えつける方法に使われた。この概念、すなわち秘密の観念とその観念を行動化する秘密裡の意志決定という観念は病原性秘密の原型《プロトタイプ》であって、病原性秘密として二十世紀精神医学に継承された。歴史的にみれば、病原性秘密の第一の故郷は周期性健忘と二重意識とである。ジャネが『精神自動症』(*L'automatisme psychologique*, 1889) を著したころには、病原性秘密の概念はもはやこの二つの稀な病態である周期性健忘と二重意識とに限定されず、ヒステリー性疾患の全範囲に広く散らばっていた。

ピエール・ジャネ

ジャネの患者の中にレオニーという中年の女性がいた。夢中遊行体験が三歳の時に始まったといわれていた。ジャネがレオニーを催眠下におくと第二人格が現れた。ジャネはそれを「レオニー2」と名づけた。レオニー2は自分自身をレオニー1と同一人物だということは否定したが、レオニー1の存在には気づいていた。レオニー相手のいくつかの実験にジャネは「注意逸らし」と名づけた技法を用いた。これまでにも他の患者に用いていた技法である。彼が記述しているとおり技法は単純である。被験者レオニーが第三者との会話を行なっているとする。話にすっかり夢中になった時、ジャネは背後に立ち、低い声で質問をし指示を与える。ジャネの質問に対する答えは自動書記でなされた。「私は質問をする、「歳はいくつですか？　何という町に住んでいますか?…」など。レオニーの手は動く。手が答えを紙に書き、その間も会話は途切れずに続く」。注意逸らしを用いた別の実験では、レオニーは、ジャネが指定した回数だけ手を叩いたら自分の腕を上げるという動作をするように指示された。レオニーはジャネが指示したとおりを実行した。その間じゅうずっとレオニー1の会話は続いていた。あとでレオニー1はジャネに質問されたが、彼女は、彼の指図にも気づいておらず、レオニーが従順にいわれるとおりにしていたことも意識していなかった。一方、レオニー2を催眠で呼び出してこちらが意識上にあるときの彼女は、指図もレオニーのしたことも覚えていた（Janet, 1889 : 243-244）。

注意逸らし法を用いたこれらの実験の結果は、他の著者たちが後催眠暗示について観察したところと軌を同じゅうするものであった。「その患者は目覚めるなり、誰が与えたかは知らないまま後催眠暗示を実行した。

しかし新たに夢遊状態に入るとすぐにその記憶を取り戻した」(Janet, 1889 : 330)。しかしながら、注意逸らしの技法によって得られた事実はこれにとどまらず、複数の意識が交替しあうのでなくて複数の意識が同時に存在することを示すものであった (Janet, 1889 : 323)。実際、いろいろなことが起こってジャネはさらにもう一歩踏み込む羽目になった。レオニー相手の後のセッションでは催眠がレオニー3という名の第三人格を生み出した。レオニー1もレオニー2もレオニー3の記憶にアクセスできなかったが、レオニー3はレオニー1とレオニー2のどちらの記憶にもアクセスできた。このことからもジャネは、ある条件が揃えば意識の流れと記憶の蓄積とが単一の神経系内に複数個同時に共存しうるという示唆を得た。それはイポリット・テーヌがその『知性論』(*De l'intelligence*) によってすでに唱えていた思想であった。「同一個人に同時に二個の思考 (pensées)、二個の意志、二個の明確に異なる行動が共存する。一方は意識的、他方は無意識的であって不可視の存在に帰着する」(Taine, 1870 : 1 : 16, Janet, 1889 : 244 に引用)(6)。

ジャネの「下意識」という概念をわれわれの時代の概念と混同してはならない。ジャネの場合には意識と下意識の分裂は病的なのである。彼はそれを「精神自動症」とよばれる行動に関連しているとして、これを二つのカテゴリーに分けた。全自動症の場合には身体全体が意識的人格の支配を離脱している。この状態に含まれるのは、人格変換、ヒステリー性夢中遊行、遁走 (自分のアイデンティティに関する自覚を失ってしばしば別の場所への出奔を起こす状態である)、そしてカタレプシー (昏睡に似た状態であって患者は通常刺激と痛みに対して無感覚であり、その四肢は蠟様硬直状態にあって、第二者がどのような姿勢に置いてもそのままの固定状態を続ける (蠟屈症) のである。ジャネの記述に従えば部分自動症のほうは身体の一部だけをおかすものである。これに含まれるのは通常のヒステリー症状と、身体の半分 (左右のどちらか上下のどちらか) をおかすか四肢の一本だけをおかす部分的運動麻痺、知覚麻痺、筋肉拘縮であり、また自動書記や水占い (この場合には手の動きが主体の意識的支配を脱している)、そして舌語り (この場合には発音器官が意識的支配を脱している) もある。

ジャネによれば、部分自動症はしばしば外傷体験が原因である（Leys, 1994を見よ）。外傷的事件に対するジャネの関心はその初期の業績にまで遡るものである。また、『精神自動症』（1889 : 160, 208, 211, 439）にはさまざまな症例がとりあげられている。これら初期の研究におけるジャネはもっぱら、思い出すことができるけれどもふつう羞恥によって人から隠したい外傷性記憶だけを扱っている。患者たちは一般に女性であり、典型的な外傷的事件は不倫、レイプ、近親姦、未婚の出産などである。どの症例においても身体症状と苦痛な侵入的記憶（記憶昂進）とがあった。身体症状は二つの組に分かれる。一つは「スティグマ」（stigma 聖痕）であり、これはヒステリーに典型的であって「中世以来の相も変わらず」である。もう一つは「偶有」症状 accidental symptoms である。これはその外傷の原因と象徴的につながっていて、だから「事件をどう考えているかによって症状の形が決まる」（Janet, 1901 : 358）。ジャネは幾人かの女性患者を例にとって、偶有症状がどのように形成されるのかを解説している。彼女らは下肢外転筋の拘縮を特徴とする対麻痺（両下肢の麻痺）を起こしていた。ジャネはこれらの筋肉を「純潔の守護者」と命名し、それは膣への侵入に対する防衛であって、その拘縮は「レイプの記憶や厭わしくなった夫との性関係の記憶により起こった」のではなかろうかとしている（Janet, 1925 : 592）。

この時までのジャネは患者が記憶していて隠蔽したがる外傷的事件に焦点を当てていた。けれども一八九八年ごろには、病原性秘密には意識的人格から隠蔽された記憶（すなわち健忘）もあるのではなかろうかという結論に達していた。

もっとも重要な外傷性記憶は多く、主体が不完全にしか知らないものでありうる。（中略）したがって患者が意識せずに心中に把持している隠蔽記憶の探査を開始する必要が生じた。患者の身振りや態度や声の抑揚がしばしばその種の隠蔽記憶の存在を推測させてくれた。患者が特殊な精神状態にある時に隠蔽記憶を捜し出さねばならなかった場合もあり、失われた記憶が夢や自動書記や夢中遊行状態の中にひょいと顔をだす場合もあった(Janet, 1925 : 594–595)。

とすれば、病原性秘密には二種類がある。一つは病的な思い出にもとづくもの、もう一つは病的な忘却にもとづくものである。ジャネはそれらを「意識下固定観念」と言っている。固定観念は長期間にわたって存続し、そして意識的人格が支配を及ぼすことができない行動(すなわち自動症)を生み出す驚くべき能力を持っている。この能力は、固定観念が孤立化 isolation したためであると説明された。「固定観念は寄生体のように成長して思考の場に根を下ろす。しかも主体は固定観念の成長を主体の側からはどのように努力しても確認できないのであるが、それは無きものとされているからであり、また第一の思考の場から切り離された第二の思考の場に自律的に存在しているためである」(1901 : 267)。

自律的な観念群が外傷体験によって心中に固定されることがありうると論じた最初の著者はジャネではなかった。シャルコーがすでに、観念が――架空の事故の記憶のように――暗示によって心に植えつけられることがあるという、似たような主張をしているからである。

シャルコー氏は「暗示された観念あるいは観念群はいみじくも自我と呼ばれているものの支配をこうむらないように防護された孤立状態にある。自我とは、長期間にわたって蓄積され組織されて意識を構成する、個人的観念の巨大な集合である」と言っているが、私も賛成である。(中略)われわれは今後は(シャルコーの)みごとな比喩を使う許可をいただきたい。すなわち「暗示が独立して自動的に成長するならばこれはほんとうの思考寄生体である」(Charcot――Janet, 1901 : 267, 同じく 280–281 に引用)。

しかし、暗示が植えつけた観念と外傷体験による固定観念とは完全に同じものではない。暗示は意図的な行為であり、その行為中に第二者が主体の下意識に観念を忍び込ませるものである。外傷体験の記憶は明らかに起源が異なる。意図的行為もなく第二者もない。だからジャネは、どうして外傷性記憶が通常の記憶のように意識的精神の中へ移動しないで固定観念（そして病原性秘密）となって下意識に入るのかを説明しなければならなかった。

この問いに答えようとして、ジャネは記憶と自己意識との関係についてのリボーの概念に回帰した。ジャネは、記憶とは行動であると書いている。（記憶とは）「本質的にストーリーを語るという行動である……。語り手は、どのように語るかがわかっているだけでは足りず、偶発的な事件を、どのようにして、おのれの人生の他の事件と関連づけ、そして万人の人格の本質的要素である生活史の中に位置づけるかがわかっていなければならない」(Janet, 1925 : 662 ; 同じく Janet, 1889 : 324)。外傷性記憶が通常の記憶にならずに固定観念となるのは、個人がその意味を同化できずに「複雑で解決がむつかしく手に余る」状況に陥っているからである。その人はそれに自分を合わせて適応しようとするが失敗し、またしても適応への新たな努力を始めて、どんどん無駄な試みを繰り返してついに精神的消耗状態に陥る。同化されなかった記憶は切り離された意識要素として存続する (Janet, 1925 : 663 ; 同じく 671, 679)。ジャネは、患者の病気は現れた症状ではなく固定観念そのものであるとする。症状や発作が途切れ途切れであっても病気のほうは続いている。女性は発作を体験している時だけヒステリーであるという単純なものでなく、発作と発作との間にもヒステリーを「持っている」(Janet, 1889 : 345)。

治療の役割は、患者が自分の固定観念を発見して意識化するのを助けることである。その次に患者はその固定観念を語り、さらに繰り返し語りつづけて、ついに語りとその記憶とがその記念碑的記憶としている事件と情動とから独立しなければならない。ひとたびこの段階まで到達すれば、患者と治療者とは最終段階へと進み、その記憶の憩いの座、ジャネの言葉を借りれば、患者の生活史の一章としての座[7]を見いだすことができる(Janet, 1925 : 662, 666)。

ジークムント・フロイト

フロイトの外傷的事態への関心は二つの期間に限られている。第一は一八九二年から一八九六年の間で、(ヨーゼフ・ブロイアーと共に) ヒステリー発作の原因を調べていた時である。第二は第一次世界大戦に続く数年間で、戦争の余波の中で、ごく短期間であるが、戦争神経症の病因に注意を向けたのであった。

一八九二年から一八九六年に至る期間の研究において、フロイトはヒステリー発作の原因を遡って三つの起源に達していた。一つは外傷的事態であり、その見本は鉄道事故である。第二はそれほど大きくない恐怖や屈辱や失望の累積である (「加算現象」)。そして第三は外傷というにはあまりにも些細な事件である。第三グループの事態で発作を起こすのはヒステリー気質の人々だけである。これ以外のグループの事態が起こす発作は気質的要因 (素質) がなくてもよい。もっともあってもよいのであるが―― (Freud, 1966 b [1892] : 152-153 ; Breuer & Freud, 1955 [1893] : 12-13)。

外傷原性ヒステリー障害において「疾病決定的過程は数年間なんらかのかたちで作用しつづける」。ジャネと同じくフロイトも、エリクセン、ペイジ、オッペンハイムその他が提案していた、「疾病決定的過程」は外傷的事態の際に生じた力の直接的な結果であるという説明をしりぞけた。そうではなくて病原性作用因子は患者の外傷の記憶にある。「ヒステリー者とは主に回想を病むものである」――この立場はブロイアーとフロイトが示唆するとおり、モーリッツ・ベーネディクトなどが先鞭をつけていた (Breuer & Freud, 1955 [1893] : 7-8, 210 ; Ellenberger, 1993 : 352-354)。

外傷性体験はつねに高度の情動を負荷されている。これに対する反応には、落涙から復讐行為まであるが、いずれも、それにまつわる感情を放出する効果がある。放出が起これば、事態の記憶は通常の追憶となり、意識的精神作用の手が届くものとなる。けれども反応としての放出はいつもできるとは限らない。ひょっとすると、外傷的事態とは当人が隠蔽したい事情や、愛するものの死のように慰めの届かない喪失をも包含しているものかもしれない。あるいは、外傷的事態とは当人が公然とかつ効果的な方法で反応することが抑止されている状況において起きるものなのかもしれない。あるいは、その事態の時点における当人の例外的な精神状態、たとえば麻痺的恐怖状態や自己催眠状態が適切な反応的放出を抑止しているのかもしれない (Breuer & Freud, 1955 [1893] : 10–11)。原因がなんであれ、それにまつわる感情の放出に失敗すれば、神経系には興奮の突然の昂まりを何とかしなければならないという状況が生まれる。これが大問題であるのは、神経系は興奮の合計を一定に保とうと「努める」ものであり (フロイトの「恒常性原理」)、それを実現する能力があることが健康の前提条件だからであって、「この定理から出発するならば (中略) ヒステリー発作の内容を形成する心的体験には一つの共通性があることがわかる。それらはいずれも十分な放出に失敗した心象である」(Freud, 1966 b [1892] : 153–154)。

除反応されない (すなわち放出されない) ままの記憶は「第二の意識」に入り、そこで秘密となって、意識的人格から遮断されるか「非常に要約された形」でしかこの人格に届かなくなる (Freud, 1966 b [1892] : 153)。この種の記憶は苦痛でしかも自分の力では処理できないものであるから、意識的人格はそれらを意識から消去したいと願うようになる (これが抑圧である)。消去した記憶が第二の意識に入ったならば、意識的人格はそこへの通路を次第に失くしてゆく。これは一種の防衛行為である。この種の記憶は「侵入してから長期間の後もなお働きつづけている一種の異物」になる (Breuer & Freud, 1955 [1893] : 6)。催眠状態の患者の研究は、これらの秘密的記憶が実に長期間存続していることを示唆するものであった。二十五年前の記憶が「驚くほど無傷で」「新しい経験に等しい感情強度」を持っていたことが発見された（Breuer & Freud, 1955［1893］: 9–10）。

この発見に加えて、ブロイアーとフロイトとはさらに二つの点を認めてほしいと主張した。第一は彼らがこれらの患者の治療に成功したという点で、第二は治癒と判定したものが彼らのヒステリー病因論を立証したという点とである。外傷性記憶をそれに伴う感情もろとも再生させれば、再生の手段が催眠であろうと薬物による麻酔であろうと説得であろうと、記憶の病原性のパワーはなくなった。

> われわれが症状を起こさせていた事件の記憶を明るい光のもとに出し、またそれに伴う感情を喚起するのに成功した時、そして患者がその事件を最大限具体的詳細に述べ、感情をことばに表した時、個々のヒステリー症状はいずれも即座にまた永久に消失した。感情を伴わない想起だけではなんの成果も生まないのがほぼ決まりだった（Breuer & Freud, 1955［1893］: 6）。

この時点では外傷性記憶と病原性秘密についてのフロイトとジャネの考えはほぼ同一であった（Erdelyi, 1990: 6–14）。フロイトによれば、二人の見方のもっとも大きな相違はジャネが「ヒステリー患者には心の内容を統合する能力の素因的欠陥があるとした点である」。ブロイアーとフロイトにとっては「素因的なヒステリー」はなるほど存在するが、ヒステリー発作は「もっとも明晰な知性、もっとも強い意志、もっとも偉大な人格、そしてもっとも高い批判力を持つ人々」にも存在するといってよい（Freud, 1955 d［1923］: 237; Breuer, 1894: 232; Janet, 1925: 602, 610–611, 622, 657–658 参照）。

『ヒステリー研究』（一八九五）刊行後のフロイトの神経症の外傷性起源についての考えの展開は周知のことなので、ここでは詳しくとりあげず、ごく簡単にふれるだけにしよう。

一八九六年ごろのフロイトは神経症の形態を二種類にはっきりと区別していた。精神神経症 psychoneurosis は幼児期の体験に起因し、現実神経症 actual neurosis は成年に起こった事件が生み出すものである（Freud,

1962［1896］: 195-196）。どちらの神経症も外傷体験に起因するとされるが、精神神経症の症例は必ず性的外傷にまで遡れるものである（フロイトの「誘惑理論」）。「もしわれわれが忍耐づよく分析を押し進め、幼児期初期にわけ入って人間の記憶の届く限界まで達するならば、必ずや、われわれが捜し求めてきた神経症の原因と見て間違いない体験を患者が再生するようにできるであろう。これらの幼児期体験は（中略）内容が性的なものである」（Freud, 1962［1896］: 202）。現実神経症という診断名は大きな意味を持つ心的外傷まで遡れる症例に限るべきである。こう言いながらもフロイトはここでも、どのような結論を出すにも用心を重ねなければならないと言っている。それは、患者の病気の本当の原因は幼児期の心的外傷であるのに、後年に起こった事件がそれを覆い隠していることがありうるからである。フロイトの生涯でもこの時期になると現実神経症にはほとんど関心を持たなくなり、彼の書くものから姿を消した。

一八九六年から一九一四年の間にフロイトは誘惑理論を放棄し、それとともに精神神経症が外傷性起源であるという発想をも放棄した。「ヒステリーが外傷起源だというシャルコーの見方に影響されて、（自分はかつて）患者が症状を幼児期早期に受動的性体験――あからさまにいうと性的誘惑――を受けたせいにするような発言をすると、それが真実で病因として重要だと即座に賛成しがちになっていた」（Freud, 1958［1914］: 17 ; 同じく Israëls & Schatzman, 1993 ; Grünbaum, 1993 : 345-347）。フロイトは以後立場を変えない。すなわち、（一）精神神経症は幼児期にすでに存在する本能衝動の力動的相互作用に起因するものである。（二）これらの力動に起因する性的幻想は現実体験と同じ強力さで作用する（Strachey, 1962）という立場である。

神経症の外傷起源論を放棄するとともに技法も変わった。除反応から自由連想へ、それから次のような精神分析形態へと移行したのである。すなわち、

この分析形態においては、分析家は特定の時点や特定の問題に焦点をあてる試みを断念する。彼は患者の心の表

面に浮かぶものを何であろうと調べてみることで満足する。そして、解釈という技法を用いるが、その主な目的はその際に現れる抵抗を（誘発させて）認識し、患者にも意識化させることである。（中略）これらの（抵抗）が打破されると患者はしばしばこれまで忘れていた状況や関連性をよどみなく語る（Freud, 1958 [1914] : 147；傍点は著者）。

第一次大戦終戦後の短期間、フロイトは外傷性病因論というテーマに戻ったが、それはとりわけ外傷性戦争神経症との関連においてであった（Freud, 1955 a [1919], 1955 b [1920], 1955 c [1920]）。彼の仕事のこの面については次章の終末部分で検討することにしたい。

外傷性記憶、一九一四年

外傷性記憶は、十九世紀の終末期に、当時知識を増しつつあった医学の二領域の交点に姿を現した。それは、外傷がいかに神経系に影響し、さらに神経系を介して身体の残りの部分に影響を与えるかという知識と、病原性秘密がその持ち主の心的生活にどのような衝撃を与えるかという知識とである。

外傷性記憶の歴史には「転換点」はない。画期的発見や模範的実験、予言的な人物を捜しても無駄である（van der Kolk & van der Hart, 1989 を参照のこと）。ただ見えるのは、外傷性記憶が二つの無名の領域の発展の中で生まれ一つになったということだけである。

その第一は過去（というもの）の医学化 medicalization of the past である。第一次世界大戦に至るまでの何年かの間に、少数の医学者が技術的および修辞的な手段を身につけて三つの要請を提示し、聴く者を納得させた。まず、外傷神経症とは事件そのものが生み出すものではなく事件の記憶が生み出すものであるということである。次に、その記憶とは病原性秘密であって、隠蔽された観念と隠蔽された衝動とが融合しているものだということである。さらに、医師はこの秘密とその意味とに接する特権を持っているということである。

この医学化の過程は二つの生物学的イメージに捉えられている。外傷性記憶は一種の寄生体《パラサイト》であるというイメージが存在する。これはリボー、シャルコー、ジャネ、フロイト、新パヴロフ派の仕事に繰り返し現れる考え方である。また、外傷性記憶は擬態《ミメシス》であるというイメージも存在する。これは同時に精神と身体とに刻印される一種の記憶である、——精神には内的イメージと言語として、身体には倒錯的な姿勢や感覚、そして欠如(カタレプシー、知覚麻痺など)に偽装して刻印されるのである。

第二の発展は病理学の正常化 normalization of pathology である。病的事象はその独自性と独立性とを失い、それは正常機能の欠失ないしは変位であって、その結果として低次の正常機能の解放が起こることであるか(この点は第二章においてヒューリングズ・ジャクソンのW・H・R・リヴァーズへの影響と関連させて詳述しよう)、さもなくば正常機能の過剰活動あるいは過剰拡大であって、その結果さまざまな生体機能とエネルギーとの不均衡や消耗が起こっているものとなった[8]。

正常化のもっとも大きな効果は、病的状態は正常状態を覗く窓であるという考え方を生んだことである。これは十九世紀の実証主義者たちに好まれた。すなわち、

> 個人の心理の研究においては睡眠、狂気、せん妄、夢中遊行、幻覚は正常状態よりはるかに有利な体験の場を提供してくれる。正常状態では不明瞭で消えているも同然の現象が、例外的な危機においては誇張されてまさに手で触れられそうにはっきりと現れる。物理学者は電気を自然界で見られる弱い量そのままでなく、増幅して、実験という手段を用いて研究する。そのほうが楽に研究でき、しかも増幅した状態で研究した法則も自然状態の法則と同一である(Renan, 1890 : 184, Canguilhem, 1991 : 44-45)。

正常化の過程は、正常状態と病理的状態とを連結するものであるが、外傷性記憶の歴史の中で二度、劇的な

影響を与えている。

一度目は、病原性秘密の隠れ家である「第二意識」の位置移動であった。第二意識の始まりは「交替性健忘alternating amnesia」であって、これは二重人格という希有な疾患の特異症状であった。一八九〇年代になると、第二意識は（第一意識と）平行しているが病的な意識の流れ（ジャネ）となり、さらに無意識（フロイト）へと変貌し、フロイトにおいて第二意識は万人の持つ心の（正常的）部分へと飛躍的変化を遂げた。

正常化の過程が二度目に働いたのは、病理の具体的表現が、身体的損傷であったものから、自己防衛と自己調節とのために整備された生理学的・準生理学的機能へと移動した時である。だからジャネの「固定観念」は病理的存在であるが同時に（消化できない記憶を分離して）危機に瀕した身体を全面的神経消耗から防護する装置でもある。そのようにフロイトも、神経症症状は病理的であると同時にそもそもの初めから防衛的だとしている。フロイトによれば、外傷的事件に起因する神経症においては症状は神経エネルギーの恒常性を維持するように機能するものであり、フロイトによれば、この神経エネルギーの恒常性こそ健康の前提条件なのである。これに似た正常化原理は、キャノン、クライル、セリエ（1950）そして新パヴロフ派の業績全体にみられる。病的状態は「適応疾患」に変身した。病変という概念が機能の乱れという概念の下位に置かれたからである。

身体の英知ということばを（キャノンのように）使うならば、生体は常に統制された平衡状態にあり、もし非平衡状態が始まればただちにそれに対する抵抗が起こり、また、外部からの攪乱的な影響に対してはこれにさからって安定性を保つという状態を永久に続けているものという理解に到達する。要するに有機的生命は不安定で危うい機能から成る一つの秩序であって、その機能は調節システムによってたえず立て直されているものである（Canguilhem, 1991 : 260 ; 同じく 272）。

一九一四年ごろには外傷性記憶という概念は次のような形でわずかに命脈を保っていた。すなわち（一）体験の記憶がヒステリーおよび神経疾患に類似した症状を生みだしうるという考えを熟知していたのは、ヨーロッパおよび北米で活動していた何人かの医学者だけであった。（一一）この考えを自身の臨床実践に取り入れていたのは、それよりもはるかに少数の医学者だけであった。

この時点では外傷性記憶についての医学界の関心は強くなかった。基礎医学および臨床科学における発展、特にてんかん、梅毒、中毒精神病の病態生理にかんする発展があったので、多くの医師は、結局ヒステリー（すなわち外傷性記憶の座）は冴えない一疾患単位か単なる「その他」的カテゴリー、すなわち他に分類不能な症例を入れるごみ箱ではないかと考えるようになっていた（Micale, 1993: 504-515）。そのうえ、クライルとキャノンの外傷研究は多数の医師・研究者の注目を集めていたものの、しょせん動物実験中心であり記憶そのものでなく皮質下過程に焦点を置いたものであった。他ならぬフロイト派内部でさえ、外傷性記憶はどうしてもというほどの強い臨床的・知的興味でなくなっていた。医学界の外でも大きな影響力はなくなっていた。外傷性体験への関心に最初に火をつけた鉄道事故はめったになくなっていて、受傷を処理する医療過程も法的手続きも完成していた。

一九一四年八月の第一次世界大戦の勃発とともに状況は一変した。クリスマスまでに英国陸軍の正規兵はきれいに消滅し、フランス軍とドイツ軍は合わせて百万人の損害をこうむっていた。翌春、ベルギーの都市イープルの攻防戦で英軍は六万人の損害を出した。数カ月後、ほぼ同数の英兵がロースで失われた。そして一九一六年六月のソンムの戦闘の第一日だけでまたしても六万の死傷者が出た。

私は身を起こして前進する兵士たちを見る。私は兵士たちとともに前進する。鏡のように澄みきった静かな狂気の中で一人が歩みを止め、頭を垂れ、おだやかに膝をつき、ゆっくりと倒れ、横倒しになり、動かなくなる。他の者たちも倒れる。また倒れる。悲鳴をあげて、私の脚を掴む、極度の恐怖のあまり。（中略）

それでも私は前進をつづける、痛む足を引きずって。（中略）私の攻撃隊の波はみるみる溶けてなくなる。第二波がやってきてやはりみるみる溶けてなくなる。次に第三波がやってきて第一波と第二波の跡を辿る。少し経つと第四波がよろめきながらこれまでの生き残りに加わる。われわれは援護射撃の弾幕が啓開してくれた突撃路が塞がらないうちにと、汗にまみれ、なおもあえぎつつ前進する（Henry Williamson; Fussell, 1975: 29-30 に引用）。

一年後、イープル近郊で再び戦闘があり、英軍は十六万人を越える損害を出した。七月、英軍はイープルをもう一度攻撃した。

今回は砲兵が攻撃路を啓開するものと期待されていた。（中略）砲撃は地面をこねまわした。雨が降り、土は泥に変わった。泥の中を英軍は攻撃した。攻撃は三カ月半後についに弱まり力尽きた。攻撃の代価は三十七万の英兵が戦死し負傷し罹病し凍傷にかかり、結局死んでいった。何千何万人が文字どおり泥の中で溺死した（Fussell, 1975: 16）。

翌年三月、ドイツ軍はソンムで反撃に転じ、英軍に三十万人の損害を与えた。これらの戦闘の合間にも戦死、廃疾、心臓が止まりそうなショックが何千何万となく生じていた。

鉄道事故についてエリクセンが最初に著作を刊行してから半世紀たった今、英国陸軍軍医部の軍医たちもドイツ野戦軍の軍医たちも、外傷性の運動麻痺、拘縮、知覚麻痺、戦闘意欲喪失が疫病のように流行するのを目撃した。それはあたかも一日百回の大列車衝突事故が四年間毎日起こっているようなものであった。終戦までに英国陸軍軍医部の各隊は八万のシェルショック患者の治療を行ない、三万の兵士が神経性外傷 nervous trauma の診断のもとに本国の病院に後送された。戦後になると二十万の退役軍人が神経性障害のための年金受領者となった（Stone, 1988 : 249）。

この流行とその際の外傷性記憶の位置については次の章で述べる。私は主に英国医師が見た眼で事態を検討し、特にW・H・R・リヴァーズという一個人の発想と体験とを中心とする。リヴァーズに集中的に注目する価値があるのは、戦争神経症の原因について語るべきものを非常にたくさん持っていた人だからであり、また当時の外傷性記憶についての考え方を熟知していた人だからでもある。リヴァーズが重要な理由はもう一つあって、それは、彼が外傷後障害の同時代史に占める位置である。彼は、その人道的な治療実践と精神療法の擁護はもちろんのこととして、ジャネとフロイトとを頂点とする外傷性記憶の古典時代と現代とをつなぐ架け橋として選ぶとしたらこの人一人という存在である（Herman, 1992 ; Leed, 1979 ; Showalter, 1987 ; Stone, 1988）。

（1）　シャルコーは女性の症状を心理学的に説明することに賛成していない。彼によればヒステリーは生理学的な基盤を持つものである。したがってさまざまな催眠状態にはほぼ同じ共通の基盤がなければならない。それらはヒステリーの不可欠な一部分だからである（彼は器官病理学にもとづく病因論を斥けている。彼の主張によればヒステリーは可視的な損傷なくして発生し、その症状は高度にパターン化したものであるけれども、既知のいかなる解剖学的神経路にも合致しないからである）。催眠についてのシャルコーの生理学的説明はナンシー学派のイポリット・ベルネームらとの論争の基礎となった。ナンシー学派は催眠状態とは暗示の産物であるとして、その機制を本質的に心理学に属する用語によって説明していた（Harris, 1985 ; Kravis, 1988 : 1201–1202 ; R. Smith, 1992 : 125–129）。

（2）　スペンサーをクライルとキャノンとの両者と分ける相違点はもう一つある。スペンサーは脳の機能局在論を出発点とし、大脳皮質に明確な区分線を引いてそれぞれ別個の心的機能を持つ領域とした（Clarke & Jacyna, 1987 : 220–234, 238–244 ; R. Young, 1990 : 173, 180–181）。『心理学原理』（*Principles of Psychology*, 1855）のスペンサーは観念連合説に移行している。これは、要素的な単一観念と知覚とが類似性《アナロジー》と時間的空間的隣接性（因果関係を含む）と感覚（特に快感と苦痛）とによって心的に結合されて複合観念となり、さらに認知的・情動的構造体をつくるというものである（Richards, 1992 : 158–159, 332–350）。もっともスペンサーは、心が白紙状態《タブラ・ラサ》でこの世に生まれてくるという概念を斥けて、その代わりに一種の進化的連合主義 evolutionary associationism を提出したが、これはラマルクの獲得形質遺伝説（一世代が用いることによって獲得した形質が遺伝により以後の世代に継承されうるという説である）とヘッケルの反復説（生物の個体発生はその生物種の系統発生を濃縮した形で高速度で繰り返すという説である）とを結合したものである。スペンサーの説は、後にヒューリングズ・ジャクソンが採用するところとなるが、個人の心的生涯の開始に際しては、すでに系統発生的な記憶のストックをさずかっており、それは、その神経路に刻印してあって反射、本能、情動その他の自動症として現れるというのである（Bowler, 1988 : 84 ; Schacter, 1989 : 116–147 ; C. U. M. Smith, 1982 a : 76, 78–79 ; R. Young, 1990 : 178, 182–183, 186–187）。もちろん、スペンサー流の進化的連合主義は十九世紀末にメンデル遺伝学によって死刑を宣告されたのであるが（Gould, 1977 : 202–206）、なお数十年はその亡霊があたりをさまよっていた。パヴロフは一九二〇年代に至ってもなお条件反射が遺伝的に後の世代に受け継がれる可能性を考えつづけていた（Pavlov, 1927 : 285）。またフロイトも一九三九年の死に至るまでこれらの原理に忠実であり、これをエディプス・コンプレックスの基礎としていた（Kitcher, 1992 : 67–74, 104–109, 174–190 ; Sulloway, 1983 : chap. 4）。もちろん進化的連合主義はラマルク主義のスペンサー版の崩壊と同時に消滅したわけではなく、それはクライルとキャノン（とその他大勢）の業績の中にも生きつづけており、この場合は非定向的変異、突然変異、自然淘汰というダーウィン的機制によって働くものとされている。

（3）痛覚の機制は高等動物においては身体表面に位置する神経感覚器（クライルの用語では「痛覚受容器 noci-ceptors」）をとおして働いている。二十世紀初めにクライルはカメとアルマジロとスカンクに外科的実験を行なったが、それはこれらの動物が装甲や有毒化学物質の噴霧という独自の防衛法を進化させた結果、生存のために遁走か闘争かの二者択一に頼らなくなっているからである。これらの動物は捕食者に出会ったときには動かずにいるのがいちばん安全である。このやり方は痛覚の有用性を減少させるはずであり、もしそうであるならば、これらの動物の痛覚受容器の密度はヒトやイヌのように生存が闘争と遁走とに依存している動物に比べて低いはずである。クライルによれば、少数の動物を使った実験では彼の仮説を裏づける傾向がみられた（Crile, 1910）。

（4）アンリ・エランベルジェはその著『無意識の発見』で、リボーとマルセル・プルーストには、自己とその過去との関係の考え方に類似点がいくつもあると注記している。すなわち、

（プルーストは）人間の自我を多数の小さな自我から成り立つものと考えていた。それらはそれぞれはっきりと別個であるが相接して存在し、多少の差はあってもともかく緊密につながっている。われわれの人格はこのように時々刻々、周囲の条件と場所と一緒にいる人々次第で変化する。事象はわれわれの人格のある部分に触れるが他の部分には触れずじまいである。（中略）われわれの過去の自我たちの総和は一般に鍵のかかった閉ざされた世界であるが、過去の自我たちのあるものがにわかに再出現することはあって、過去の復活再現をもたらす。そうなるとわれわれの過去の自我の一つが前景に立ってわれわれの代わりに生きる。われわれの多数の自我の中には遺伝的要素もある。他の自我（たとえば社会的自

我）は自分以外の人々のわれわれについての思考と影響とが創りあげたものである。このことは心が連続的流動体であることを説明するもので、それが流動体なのは人格のこのような変身によるものである。マルセル・プルーストの作品が特に興味深いのは、その精妙な分析がフロイトはじめ新力動精神医学の代表者たちの影響を受けていないからである。彼の学問的な資料はリボー、ベルグソンどまりであった。彼の作品からの抜粋で一冊の心理学教科書を作り上げることはすぐにもやれそうである。そうしてそれは第一次力動精神医学が自然な進路を辿ったならばそうなったであろうと思われる形を与えてくれるであろう（Ellenberger, 1970 : 167-168 ; 同じく Terdiman, 1993 : 198-199, 202 も参照）。

（5）　リボーの心の概念はこれ以外に二つの面があって、ともに意識的人格の底に存在するものである。それは有機的意識 organic consciousness と無意識的大脳活動 unconscious cerebration とである。

有機的意識とは身体一元感すなわち「共通感覚 coenaesthesis」である。それは「きわめて漠然としていて正確なことばで表現することはむつかしい」。心身ともに健康な人々の有機的意識は自覚されない幸せ感である。これが神経学的損傷のような身体的原因によって障害されると精神疾患が起こる。正常な感覚に代わって、「憂鬱、心痛、不安」か「不相応な歓喜、華麗すぎる情動、極端な満足感」が現れ、そして、意識的人格を構成する要素間に不協和が存在するようになる。完全な形の周期性健忘（すなわち二重意識）の症例においては共存する各（下位）人格はそれぞれ一箇の有機的意識の感覚の上に乗っかっている（Ribot, 1883 : 108-109）。

無意識的大脳活動は「有機的段階」にある心的活動である。それは意識抜きで行なわれているルーチンな日常活動の裏にあって、また「不分明な観念に秩序を与えている」ものでもある。「意識は狭き門であって、そこをくぐってわれわれのところまで到達するのはこの活動全体のごく一部にすぎない」（Ribot, 1883 : 37-40）。

（6）　レオニー Léonie は一人格が共存する（下位）人格すべての記憶に到達できた最初の症例ではない。文献上でもフェリーダ・Xのほうが先である。これは一八七六年にE・アザンが紹介し、後にジャネ（1901 : 122）とリボー（1883 : 99-104）が触れている症例である。

（7）　ジャネはこれ以外の技法をも用いている。ジャネの文章を読めば、固定観念はしばしば「ことばの中に受肉し」、このことばが「残りの（症状）を呼び出す」のである。固定観念の鍵となっているこのことばの持つ意味を変化させたり分解すれば、その持つ起病力を奪うことができる。また固定観念は「置き換え」という技法で治療することもできる。それは「治療者が幻覚を（催眠）誘導して被検者の想像している光景を変える」ものである（Janet, 1925 : 676-677）。ジャネはジュスティーヌという名の患者のこの技法による治療を記述している。ジュスティーヌは以前、コレラで死んでゆく患者の介護に雇われていたことがあった。この体験の結果、彼女は無残な遺体の幻影を繰り返し見て、周期的にヒステリー発作を起こし、発作の最中には「コレラがうつった」と叫ぶのであった。ジャネはジュスティーヌを催眠状態におき、腐敗してゆく遺体（繰り返して現れていたイメージである）に一風変わった服を着せるように指示した。それは彼女が展覧会で見た中国の将軍の軍服であった。後の催眠面接ではジャネは「コレラ choléra」という恐ろしいことばに固着していた連想を分解し、将軍の名は「コウ・レ・ラ Cho Lé Ra」だという催眠暗示を与えては催眠面接を終えるのだった（Janet, 1898 : 156-212 ; Gauld, 1992 : 375 に引用）。

（8）　ルース・ハリスによれば十九世紀の終わりには、

> 精神医学的概念は基本的な二分法を中心としてつくられていた。正常と病的、心と身体、高次と低次、右と左、平衡と不安定、節約と過剰、自己統御と脱抑制とがこれである。これらの二極構造は科学論争の境界線を与えており、この中には（精神医学を超えた）深い文化的緊張がこめられていた。はっきりしない連続体のどこに境界線を引くかによって、以上の用語は医学界の内外を問わず激しい論争を巻き起こしていた（1989 : 19）。
>
> 生理学一般、特に（クロード・ベルナールの）「内部環境 milieu intérieur」概念が、動物、人間、社会組織などの有機体を論じる際の隠喩的表現の宝の山となった。チェック・アンド・バランス（逸脱を抑えて均衡を維持すること）、分業、平衡と非平衡、還元と組み換えなどの極性が生理学的説明の骨子となった。これらはまた法廷における医学的弁論用の記述言語を作り出した。それは当人の（たとえば）「平衡を失し」「脱抑制された」性癖といえば即座に理解できるようになり、しかもこういえば道徳的な連想の倍音がついてくるのであった（1989 : 33）。

第二章　第一次世界大戦

夜明けとともにどの心も精神病者が勉強するための一種の水族館となった。昼間には日あたりのよい部屋に座って主治医と精神神経症症状を語り合うことができた。医師は恐怖と葛藤の原因を診断し、それを医学用語で定式化してくれた。重要な夢を書き留めることもあった。そしてリヴァーズは抑圧を取り除こうとしてくれた。しかし夜になれば男はまた恐怖が支配する最前線の己れの呪われた部署に戻って行き、戦死者の鉛色の顔の間での恐慌となりふり構わずの逃走という夢魔のような体験を再演するのであった。男が独りぼっちで悪夢と妄想の虜になっている時にはどの医者も男を助けることはできなかった。

――シーグフリード・サッスーン『シャーストンの歩み』

この一節に出てくる「リヴァーズ」とは英国陸軍軍医部の応召軍医大尉でスコットランドの首府エジンバラ近郊のクレーグロッカート陸軍病院の精神科に勤務していたW・H・R・リヴァーズのことである。すでに二十年以上前からリヴァーズは文化人類学者であり神経再生の先駆的研究者でもあって、その国際的な評価は確立していた。今日もっとも名が残っているのは人類学者としてのリヴァーズである。リヴァーズは一八九八年にはニューギニアとオーストラリア北端とをへだてるトレス海峡地域へのケンブリッジ大学探検隊の隊員であり、一九〇〇年には親族関係と親族名称の体系の研究に用いる「系譜法 genealogical method」の創始者となり、一九〇六年には古典的な南アジア民族誌『トダ族』を著わしていた(1)。

一九一五年十一月、リヴァーズはフィッツパトリック記念講義を王立内科学会で行なうためにロンドンに赴いた。演題は「医療、魔法そして宗教」であった。彼は一連の講義の中でつぎの二つのメッセージを伝えておきたかった。一つは、すべての社会は、もっともプリミティヴな社会であっても、確実に「医学的」だということができる信条と実践法とを所有しているということである。すなわち自分の身体的・社会的な働きを弱める自然現象を統御するか統御していると思いこんでいる信条と実践法とを所有していて、そういう現象を病的として区別するために、われわれが「疾病」というのに相当する単語を使っていることである。もう一つは、プリミティヴな人々の医学的信条と実践法とは迷信とまじない言葉との寄せ集めのがらくたなどではなくて、われわれの医学と同じ一つの治療体系だということである。さらに、これらの体系が内包している推論形式はきわめて合理的である。「医学と魔法との混合物の底部にある心理過程についてのわれわれの今の実証的知識は、人間精神の神秘的な曙につながるのではなく、われわれの社会活動を動かしているのと同じ次元の概念と信条を教えてくれるものである」(Rivers, 1916 : 65)。

フィッツパトリック記念講義を最後にリヴァーズはケンブリッジ大学を去って、非常勤の文民医師としてマッガル陸軍病院に着任した。この病院は「戦争神経症」によって廃兵となった兵士を治療する病院網の一環であった。あの講義の二点において、リヴァーズはプリミティヴな社会と西欧社会とが行なっている医学の種々の変種を比較しているが、彼が観察の結果到達した結論は、後からふりかえれば、マッガル病院以後もっぱら行なうことになった臨床経験と精神医学論文との序章と見ることができる。

暗示の持つ強い力

リヴァーズの論点の第一は西欧医学が合理的であるということである。その意味は、病因論的および生理学的信条が首尾一貫していて、また診断と治療実践とがその信条に合致しているということである。しかし西欧医学だけが合理的なのではない。リヴァーズはメラネシアのある部族社会を挙げて聴衆に訴えている。

> その人々が実践している医学はある面ではわれわれの医学よりも合理的である。すなわち、その診断と治療の態様は彼らの疾病の原因についての考えにわれわれの場合よりもさらに直接的に従っている。生理学と心理学の両科学に立脚した医学を追求するわれわれが大いに見習うべき論理的一貫性が存在している（Rivers, 1916: 122-123; 傍点は著者）。

私たちはリヴァーズがこの比較を文字どおり受け取ってもらうつもりで語ったと推定してもよかろう。残念ながら彼はこの考えを練り上げなかったし、どうして西欧医学がメラネシアよりも高い論理的一貫性の水準に到達しそこなったのかということは聴衆に語らなかった。また聴衆は西洋医学の若干の分野、たとえば精神医学が、他の分野よりもこの点に問題があるかもしれないということは教わらなかった。

　プリミティヴな社会の医療が合理的であると主張した時からリヴァーズは同時代の有名人、フランスの哲学者リュシアン・レヴィ＝ブリュールの観方と正反対の位置に立つことになった（Rivers, 1918: 123）。『下等社会における精神機能』（*Les fonctions mentale dans les sociétés inférieures*, 1905）において、レヴィ＝ブリュールはプリミティヴな社会を彼が「前論理的 prélogical」という独特の「精神構造 mentalité」と関連させた（Cazeneuve, 1972: 1-23; Tambiah, 1990: その第五章はこの論争が科学と医学との人類学において有する意味を論じている)。前論理は論理的な推論に先行するものでもなく、前論理が論理の基底にあるというのでもない。無意識が意識の基底にあるという言い方ができるのとは違うのである。「それは反論理的でなく、無論理的でもない。私が「前論理的」ということばを使うのは、われわれの思考とは違って矛盾を回避するために自己規制をしないという点を言いたいからである」(Lévy-Bruhl, 1985[1905] : 20-27, 361, 379-86)。

リヴァーズはこの時(そしてその後も)英国人類学者の好みの主知主義的論法を以てレヴィ＝ブリュールの考えに反対した。プリミティヴな人々が推論の根拠としている魔法や呪術や悪霊などの観念という前提を疑問視してもよいが、彼らが前提から結論を導出する過程はわれわれのものといっこう変わらないとしたのである。

リヴァーズのプリミティヴな社会と西欧との医学システムの比較の第二点は、一瞥したところではその主知主義的論法の墓穴を自ら掘るように思える。彼がメラネシア人のような民族が病気をつくったりまた癒したりする際に、暗示という、心が別の心に非意図的に働きかける過程が演じる役割を語っているのはここである。

この種の過程が(中略)有効であることには疑問の余地がない。彼らが魔術力を有すると信じている人物に逆らった者は病気になり、時には死ぬ。これは彼らの信条の直接の結果である。もしこの過程があまり行き過ぎないうちに呪いが撤回されたと信じ込ませることができれば病気は回復する。(以下略)

暗示という真の因子に加えて多数の詐術が混ぜられているのはまちがいないが、(中略)同時に「取り繕ろい師」(dissimulator 典型的には治療師のこと)はまったくのペテン師ではなく、その力に対する公衆の信頼をいくらかは自分も共有しているとするべき証拠がある(Rivers, 1916 : 122)。

この期間の精神医学文献は、暗示の二形式をその発生源によって区別していた。すなわち他者暗示 hetero-suggestion と自己暗示 autosuggestion である。他者暗示では(単に「暗示」ということも多いが)自分以外の者から観念や影響力が植えつけられ、自己暗示では暗示の対象と発生源とは同一人物である。この点からみれば、リヴァーズに引用されているメラネシア人は他者暗示か自己暗示かのどちらかによって病気にされ、他者暗示によって治療されていることになる。リヴァーズの文章では暗示と「知性」——彼はこのことばをふつう理性の意味で使っている——とが対立原理となっている。これはレヴィ＝ブリュールの前論理と理性との区別を連想させそうである。しかし基本的な相違がある。第一に、リヴァーズは暗示が西欧医学においても重要な役割を演じていることを強調した。実際、この点については、メラネシア人たちは英国人のほうが教わるべきものを持っていると彼は思うのである。「プリミティヴな文化民族の研究は文明世界の医術の形の一部に欺瞞と粉飾の占めている部分を正しく評価させてくれる。それだけでなく、それよりもはるかに重要なのは、疾病を作り、また癒すという双方において暗示の占める位置をより良く理解させてくれることであろう」(Rivers, 1916 : 122)。

病因的暗示と治療的暗示という概念は西欧医学において長い系譜がある。「想像力（イマギナチオ imaginatio)」という術語はルネサンスの医師と哲学者が使ったことばであるが、その用法には暗示という観念が含まれていた。モンテーニュはその『エセー』（一五八一）において想像力／暗示を身体病と情動病との一因に挙げている。その後ルドヴィコ・ムラトリはその『人間の想像力が持つ力について』(*On the Power of Human Imagination*, 1745) においてベルネーム、シャルコーとその同時代人の精神医学的報告を先取りするような形でイマギナチオという術語を使っている (Ellenberger, 1970 : 111-112, 149, 151)。リヴァーズのころには、暗示は精神医学の治療手段としてごくありふれたもので、催眠、電気治療、そして「患者教育（説得）」と組み合わせて使われていた。

ジョン・ヒューリングズ・ジャクソンの亡霊

暗示に関するリヴァーズ自身の考えはきわめて独特なものであり、プリミティヴな文明と戦争神経症とについての彼の理解の仕方の中核にあるのはこれである。この発想が述べてあるのは彼のもっとも有名な精神医学の著書『本能と無意識』(*Instinct and the Unconscious*, 1922) に収められた一群のエッセイである。彼の立場を理解するためには一九〇三年に戻って彼がヘンリー・ヘッドと共同で行なった神経学の実験 (Rivers & Head, 1908) を見る必要がある。

この実験はヘッドが自身の前腕に対して行なった手術に始まる。左腕の撓骨神経と外側皮神経をいったん切断して縫合し、以後四年以上にわたって、二人は切断された神経が全面的に機能を取り戻す過程を調べて、それに対応する皮膚感覚の回復状況を人体図の上に表示していった。リヴァーズとヘッドとは再生過程は二段階を経過すると述べている。第一段階はその特性によって「原始的 protopathic」感覚と命名された。この皮膚感覚は非限局的かつ悉無的 (全か無か) であった。たとえば摂氏二〇度の刺激と摂氏〇度の刺激とを区別できなかった。また、痛覚の閾値が極度に低下し、針で突いただけで非常な不快感が起こった。ところが後になるとヘッドは感覚の位置を特定し、感覚の質と強度とを弁別する能力を獲得した。二人はこのほうの能力を「識別的 epicritic」感覚と呼んだ。

リヴァーズとヘッドによれば、原始的および識別的感覚は神経繊維の別々のシステムによるものであるが、両者は共に神経系の階層構造の中に組み込まれている。識別性のほうは原始感覚性のほうよりも後で発生するが、後者から分化するわけではない。そうではなくて、識別性のほうは原始感覚性のほうに重なり、その悉無性を和らげ、いわば変調を与えている。さらに新しいことが分かった。原始的感覚も識別的感覚もそれぞれを担当する神経組織は末梢神経系を越えて延長し脳自体の構造に入り込んでいる。「ヒトにおいては大脳皮質で最初に発達する内層が個体の原始的反応を支配し、外層が高次機能を支配するようになった。（中略）（だから）ヒトの生体が衰弱するとしばしば原始感覚的神経系の段階に向かって退行する」（Kucklick, 1991 : 159）。

この発想は、当時の英国でもっとも著名な神経学者であったジョン・ヒューリングズ・ジャクソン（一八三五―一九一一）の業績にすでに記されていた。ヒューリングズ・ジャクソンによれば神経組織は進化段階の各時期に位置づけられた機能水準の積み重なりで成り立っている。古層の機能は堅固に編成され（「硬いワイヤーが使ってある」とでもいうべきか）単純で自動的であり、その上に乗っかってそれより編成がゆるく複雑で意志により左右できる新獲得機能がある。だから神経系内の階層の発達は、過去にハーバート・スペンサーが述べた生物形態の進化の歴史に倣うものである。[2] 神経学的疾患、たとえば失語症をはじめ大部分の精神疾患は、高次機能が作動しないか損傷をこうむったために、低次機能が高次機能の抑制をはずれて生じるものである。ヒューリングズ・ジャクソンはこれを「解体 dissolution」過程と呼んだ。スペンサーから借用した術語である。そしてこれは「進化の逆過程」だと述べた（Jackson, 1931 a[1880-1881] : 318）。低次機能の解放は健康な人にも一時的に起こる。眠っている時と夢を見ている時である。「（睡眠でも疾病であっても）解体が深いほど、残っている進化段階は原始的である」（Jackson, 1931 b[1884] : 49-51 ; 同じく Clark, 1983 ; Engelhardt, 1975 ; Starr, 1992 : 215-221）。

ヒューリングズ・ジャクソンは、精神状態の成因にかんしては自分は「唯物論者（物質主義者）」だと述べている。彼は、精神状態とは神経系の構造と機能とに発するものであり、すなわち神経系の変化が精神状態の変化に結果すると考えていた。しかし同時に「私は精神状態には関心がない。ただ間接的にその解剖学的基底を求めるのみである。（中略）私は精神と物質のつながりの様式には関心がない。（心身）平行論の立場を仮にとるだけで十分である」と書いてもいる（Jackson, 1931 a[1875] : 52 ; 傍点は著者）。リヴァーズもこの種の唯物論者であった。『本能と無意識』には「精神神経症の生物学的理論のための基礎を提供」したいと書いているが、彼が落ちついたところは心身平行論の一変種であって、つまり精神活動は神経活動とゆるく結合しており、その間には、定義は実際漠然としているが「橋わたし原理」がいろいろあり、その例として原始性という原理と識別性という原理とがあるというわけである（Rivers, 1920 : 119）（この場合の「原理」とは実体であることがはっきりしない作用体というほどの意味であろう――訳者）。

ここでリヴァーズの暗示についての説明にもどるのがよかろう。彼は暗示には三つの要素があるという。擬態 mimesis は行動因子であって「意図せざる模倣」である。共感 sympathy は感情因子であって個人間の自発的かつ相互的反応である。直観 intuition は認識因子であって、自分以外の人間の心の中で起きていることを無媒介的に把握することである。彼は診断室で起こる種類の暗示は除外する。それは、治療者と患者とは意識的に関与している者だからで、この条件下ではその過程は「特殊化され人工的なもの」となる。リヴァーズはまた自己暗示を問題にしなかった。当時の軍医たちはしばしばこれをヒステリー性転換症状の大きな原因だと言っていたけれども――（Rivers, 1920 : 92-93）。

リヴァーズの暗示に対する主な関心は二つであった。人類の進化史における暗示の位置と精神神経症の病因と疫学における暗示の役割とである。彼の場合、医学方面の文献は進化と神経組織とについての発想にもとづいているので、こちらのほうから始めたい。

リヴァーズによれば、動物の種が生存競争で生き残るかどうかは個体と集団が危険に対して反応する能力次第である。この反応は生存本能に根ざすもので、選択肢が三つある。闘争と遁走と不動（死の擬態）である。リヴァーズは人類を群居動物のカテゴリーに入れているが、しかし世界の諸民族の程度は区々である。「メラネシア人ははっきりヨーロッパ人よりも群居性が強い」。群居動物の危険に対する最初の反応は不動である。これは進化論的に考えればなるほどと理解される。つまり、群居動物が捕食者の注意を免れるには闘争または遁走を試みるよりも動かないでいるほうが効果的だからである。しかし不動は集団のすべての成員が動かずにいる時だけ有効なメカニズムである。一個体でも動けば集団は目立ってしまう。暗示を受ける能力の進化がこの問題を解決する。「集団の全成員がきわめて相似た心的内容を「共有」して全員が完全に揃って共通の目的に向かって行動するように」なればよい。この集団的効果は二つの過程が共存すれば可能である。個体に（模倣、共感、そして直観を介して）不動に向かわせる過程と抑圧過程で、抑圧過程のほうは不動以外の本能的傾向性（特に逃走本能）を抑えるのである（Rivers, 1920 : 94–98）。

これと同じような事態の連鎖が、睡眠というもう一つの悉無律的本能も、暗示によって仕立て直し「高度に段階づけができる」ようになった（睡眠の質と量とに程度の差が生じたということである——訳者）。群居動物が生き残るためには、「睡眠中にも危険の前兆となる音や動きだけでなく集団の他の成員の立てる音や動きに対しても反応する」必要がある（模倣、共感、直観の過程である）。一方、各個体は些細な刺激で覚醒しないように自分に抑圧をかけておかなければならない（抑圧の過程である）。この能力がなければ「健康回復力という睡眠の持つ特別な機能」を失いかねない（Rivers, 1920 : 116, 117）。睡眠中に「［暗示は］次第に精神活動の深い水準に作用し、まず最近獲得された心的機能の体験内容と体験様式との活動を停止させる。睡眠が深まるにつれて活動を停止する水準の数は増加し、古層で低次の層ほど残ってそれぞれの活動様式を夢の中で顕わすようになる」（Rivers, 1923 : 92）。

要するに、暗示とは、恐怖の中で生まれ「個人的必要に対立するという意味での集団的必要にかんする本能に属する」心的過程である（Rivers, 1920 : 99）。人類進化の過程で暗示の後に来るものが理性と知性とであり、また後に触れるようにこれに伴う機制である抑圧である。だから「人間に暗示と知性との双方が存在するのは本能的行動の初期の原始的 protopathic な形態が二方向に向かって変えられ、一つは知性に行きつき、もう一つは暗示と直観とに至ったことを示している」（Rivers, 1920 : 99）。

暗示は理性に取って代わられたのではなく、また別個の「精神状態」を代表するものでもない。そうではなくて暗示と理性とは同じ一つの精神／脳に内在する能力として共存しているものである。

リヴァーズによると、人間の心の中には一種の無意識がある。彼は無意識の概念を二つの意味で用いている。「単純無意識 the simple unconscious」とでもいうべきものがある。これは意識外で行なわれる心的作業である。しかし「力動的無意識 the dynamic unconscious」もある。こちらはフロイトの〈無意識〉概念に似ている。リヴァーズはフロイトの著作を体系的に勉強している。フロイトの無意識心理学の講義もしている（Rivers, 1917）。自分の著作でフロイトを延々と祖述もしている（Rivers, 1918, 1920）。つまり彼はフロイトの発想と技法とを一般医学界に馴染ませ信頼させた人といってまちがいなかろう。けれどもリヴァーズは厳密な意味では「フロイト派」でなかった。彼の著作をみても、臨床実践をみても、精神分析の核心的命題をあっさり単純化し、変換し、否定してはばからなかった（たとえば Rivers, 1917）。さらに、フロイトから借りてきたと思われそうな発想の多く、たとえば夢を見ている心は意識的な心の支配から解き放たれているということは、むしろフロイトもリヴァーズも共にジョン・ヒューリングズ・ジャクソンの業績に負っていることの反映であり、また二人がともに惹かれていたものを反映してもいる。それは、「「進化的自然主義 evolutionary naturalism」とでも命名すべき説明の仕方であるが、これはすべての心理的、社会的、総じて「高等」といわれる人類の成果を説明するためには、より過去の、問題ない自然現象から、つまり大枠的にいえば動物と共通の条件からこのようにして発展したとか発展したはずだと説明しなければならないというのは、知的に怠惰な前提（だと私は思うのだが）である」（Kitcher, 1992 : 66-67）。

リヴァーズは力動的無意識を一種の貯蔵庫にたとえ、そこには（一）目下優位を占めている意識内容と矛盾し、意識に入れば苦痛と不快とを起こす記憶と、（二）欲動、本能的傾向性と情動的要素群とが収納されていると述べている。無意識が存在するという彼の信念の根拠は二種類の明白な事実であった。一つは、ある種の記憶は意識に直接到達できないのに、睡眠や催眠や自由連想や発熱のような身体病の時、すなわち意識の支配が弱まった時だけ現れるということである。第二は、ある種の心的現象は、リヴァーズによれば、無意識の働きの存在を推定しなければ意味を持たないということである。その中には（フロイトの『夢判断』が述べている方法によって理解されるべき）夢内容もある。睡眠中にも覚醒状態にも侵入してくる病的な考えやイメージや「ぞっとする恐怖」もある。抑圧、心気症、恐怖的回避 phobic avoidance、強迫的儀式、妄想症、アルコール使用のような心的葛藤に特有の「解決法」（適応法）もある。そして突然の人格変換もこの中に入る（Rivers, 1920 : 9, 14–15, 36, 38, 139–147）。

戦争神経症を診断する

リヴァーズは心とそのメカニズムにかんするこの理論をたずさえてマッガル陸軍病院およびクレーグロッカート陸軍病院におもむいた。彼が着任した時に何を見、そして彼の認知したものが彼以外の軍医たちの認知したものとどのようにして合致していったかを理解するためには、ぐっと回り道をして当時使われていた専門用語の迷路をとおってゆかなければならない。用語には診断用のものも治療法を選ぶためのものも予後を判定するためのものも、医師同士で話し合うためのものも、患者に話すためのものもある。

第一次世界大戦のほとんど全期間をつうじて英国陸軍軍医部（Royal Army Medical Corps : ＲＡＭＣ）は戦争神経症を四つの診断項目に分けていた。すなわちシェルショック、ヒステリー、神経衰弱、心臓異常活動である。

「シェルショック」は戦争の象徴のような精神科疾患である。初期のもっとも狭い定義では、この障害には三つの条件がある。すなわち神経学的障害を起こすのに足りる病因的事件に曝されたこと、中枢神経系の機能の喪失あるいは衰弱を思わせる症状の存在、そして事態と症状とを結びつけるのに十分と思われる器質的変化が推定されることである。

「シェルショック」という名称が連想させるように、典型的な病因的事態は高性能爆薬が発生するエネルギーに曝されることである。その至近距離にいただけでよいとされた。それは衝撃波によってこうむる効果は頭と背骨を固い物で力いっぱい叩くのと同じであるとされたからである。定評ある医学雑誌『ランセット』に載った報告によれば、兵士が衝撃波を受けた時には、

振動は骨組織をつうじて脳脊髄液に伝わり、そこから脳と脊髄とに伝わり、神経細胞の繊細なコロイド構造に分子レベルの障害を起こす。（中略）（衝撃波においては高圧波の次には同じ強さの低圧波が来て）血中に気泡を作り、組織片を遊離させて血管塞栓症を起こす。（高圧波と低圧波の力は（相待って））中枢神経系の血管障害を起こすように働き、動脈と毛細血管系の貧血と静脈の鬱血とを惹起する（Mott, 1917 : 614）。

衝撃波による損傷に加えて、爆発が脳震盪を起こすと言われた。塹壕の胸壁から跳ね飛ばされた砂嚢が兵士に当たったり、兵士が投げ飛ばされて塹壕の壁などの固形物にぶつかることによる脳震盪である。シェルショックによる症状がさらにひどいものになるのは、犠牲者が、意識を失って倒れ土砂になかば埋まった状態で横たわっている時に爆発で生じた有毒ガスを吸い込む場合である（Mott, 1916 : 441-448, 545）。

顕微鏡的な出血などの血管性変化が、爆死したけれども肉眼的な外傷がない英国兵二人の脳に発見されていた（Mott, 1917）。一人は塹壕の中にいた時に砲弾が十フィート先で爆発した。その直後から彼は小刻みに震え、全体的抑鬱感と周期的な号泣を示した。翌日になると彼は話すことも「何をすることも」できなくなり、質問への答えを拒んだ。その日の夕方、彼は「急性の躁状態となり「やつらを食い止めろ、やつらを食い止めろ」と叫びつづけた。彼はまったく手に負えない状態で（中略）診察不能であった。モルヒネとクロロフォルムで

鎮静すると状態が改善し一晩中眠った。（中略）翌朝目覚めた時は一見元気にみえたが突然死亡した」。第二の兵士は弾薬庫に砲弾が命中した時その中にいた。彼は即座に意識を喪失し、まもなく死亡した（Mott, 1917：612-613）。

この二症例が与えてくれた死後剖見による証拠に加えて、フランス陸軍の軍医団は「もし腰椎穿刺を（中略）症状の発来後数時間以内に行なうならば脳脊髄液には一般に髄液圧上昇、アルブミンと血液の混入、リンパ球の多少の増加が見られるであろう」と報告している（Mott, 1917 b：Hurst, 1941：112；Mott, 1919：709 はフランスと米国とで行なわれた動物実験にも触れた論文である）。

しかしながら、シェルショックの生存者に器質的な変化を証明する有効な方法は当時なかった。脳脊髄液検査が損傷の四十八時間以後に行なわれた場合には「異常はもはや存在しないだろう。したがって腰椎穿刺が後方病院でなされる時には脳脊髄液はほぼ常に正常なのである」（Hurst, 1941：112）。

「ヒステリー」という診断は病因ではなく症候学にもとづくものであり、感覚、認知あるいは運動の機能の部分的あるいは全面的な制御の喪失が診断の根拠である。英国兵においてもっともよく現れた症状を挙げれば、運動麻痺、筋肉拘縮、筋肉強剛、歩行障害で四肢・指趾・脊柱がおかされているもの、発作、振戦、痙攣、チック、制御不能の瞬目、視野の極端な狭窄と失明、局在性知覚鈍麻、知覚麻痺、局在性疼痛と知覚過敏、無言症、失声、吃音、聾、遁走、ガンサー症候群の朦朧状態[3]、健忘、精神錯乱、極度の被暗示性亢進、嗅覚あるいは味覚の持続的不快感、あるいはそれと交替して、嗅覚および味覚の消失、種々の心臓血管症状、遺尿症、嘔吐・消化不良などの消化器症状である（Adrian & Yealland, 1917；Eder, 1917：20-47；Myers, 1940：28-29）。

ちょっと見たところでは、この表は関連のない症状のごたまぜのようである。しかし医師にとっては共通性がある。いずれも神経系における損傷その他の異常によって生じうるものなのである。ある患者の症状がほんとうに神経系の損傷によって生じたのかどうかを知るためには、医師は慎重な理学診断と検査とに頼るほかはないであろう。

「神経衰弱」という診断名は米国の精神科医ジョージ・ベアードの著作（1880, 1881）から始まった。これは一種の戦争神経症で、長期間にわたる極度の精神的・身体的緊張への暴露の結果であると思われた。発症はゆるやかなこともにわかなこともあり、そのきっかけとなる事態はシェルショックを起こすといわれているものと同じことが少なくない。もっと正確にいうなら神経衰弱はこの種の事件に連続的に曝された者に起こりやすい。被曝の累積効果が同種の事態に対する将来の耐性を低下させるわけであろう。以後の同様な出来事に対して耐える能力が以後減退するだろう。その兵士の抵抗の閾値がある臨界値を越えて低下する時、その次に来るストレスフルな事態が症状の幕を切って落とすようになるのではなかろうか。シェルショックもヒステリーもともに、この過程を起こさせる身体側の媒体は神経学的なものとされた。ベアードも多くの軍医たちもそれは「神経の消耗」であると言った。

神経衰弱の場合も、憶測にすぎない神経学的病因論が、それを使わなければ無関係に見えるであろう症状を結びつけて一つの集まりとしている。すなわち不安、抑鬱、情緒不安定、易怒性、睡眠障害、集中力障害、記憶障害、慢性疲労、易消耗性、頭痛、無食欲、身体状態と症状に対する強迫的なかかずらわり、自信喪失である（Turner, 1916 : 1073 ; Myers, 1940 : 27）。

「心臓異常活動」（disordered action of the heart : ＤＡＨ）は心臓にかんするさまざまな感覚あるいは徴候で、身体的努力あるいは心的ストレスによってにわかに起こり、また突然悪化するものである。器質的異常によって生じることもある。軍医がもっともよく挙げた症状には次のようなものがあった。すなわち動悸、異常な速脈あるいは遅脈、不整脈、狭心症的すなわち前胸部痛、高血圧あるいは低血圧、息切れ、失神発作、めまい、極度の脱力感あるいはふらつき、発汗、疲労と易消耗性、易怒性、不眠、頭痛、集中困難、そして（以上よりも少ないが）悪心と嘔吐である。ヒステリーや神経衰弱とは違ってＤＡＨは前線から遠く離れたところで行なった行動や起こった事件が原因となることが少なくなかった。まだ訓練期間中の兵士がこの診断を下されることも珍しくなかった。この症候群はさまざまな名前をつけられていた。ダコスタ症候群 Da Costa's syndrome、努力症候群 effort syndrome、過敏性心臓 irritable heart、心臓弁膜症（英軍における名称である）、兵士心臓 soldier's heart、そして神経血管無力症 neurocirculatory asthenia（アメリカ軍はこれを使った）である（Lewis, 1917, 1920; Mott, 1919）。

一九一七年に第五の分類がこのリストに加えられた。「診断保留（ただし神経性）」(not yet diagnosed (nervous) NYD（N））である。当初の意図では、これは暫定的診断であって前線からはるか後方に下った専門病院の病棟で再検査されるまでのものであった。ところが実際にはこれが、兵士が戦争神経症関連の症状につけてもらった唯一の診断だったことが少なくなかった（Wittkower & Spillane, 1940 b: 31; Merskey, 1991: 258）。

戦争神経症すなわちシェルショック、ヒステリー、神経衰弱、心臓異常活動（DAH）、診断保留（神経性）（NYD（N））は二つの共通特徴を持っている。第一は、それらの症状の実際的効果であって、それは前線兵士の戦闘能力を非常に弱め、さらにはまったくなくしてしまう。この意味で戦士を廃疾者とする戦傷の等価物である。第二は、英国陸軍軍医部が定義したように「機能的 functional」な疾患であって、「器質的 organic」疾患ではないということである。この二分法は十九世紀に遡る在来型の医学的分類である。ガワーズ（1903）やオッペンハイム（1911）といった当時の標準的医学教科書の著者は「機能的」を「心理的」に同じとするのはよくある間違いでよく注意するようにと書いている（両者の区別をすることについての最近のコメントは Marsden, 1986 をみていただきたい）。公認の語法は、『ランセット』誌や『ブリティッシュ・メディカル・ジャーナル』（英国内科学雑誌）などの一流雑誌に執筆している軍医たちが従ったとおりのもので、「機能的」とは「正常機能から外れた症状と症候群であってひょっとすると生物学的起源であるかもしれないもの」に対するラベルであった。この用語が戦争神経症に適用されたために、不可視的な（光学顕微鏡以下であって同定できない）神経学的損傷（あるいは正常よりの偏奇）を原因とするものと推定されていた症候群をも含むようになった（Bury, 1918: 297）。さらに可視的な（同定できる）神経学的疾患であるが通常の検査では発見できないものが原因だと推定されている症状群で、少し前にシェルショックの箇所で述べたようなものをも含み、なお不明の生化学的変化を原因として神経学的過程の正常な活動を妨害する症状群をも（Gowers, 1903: 591）、また心因的因子が原因と推定される症状群をも含むことになって、心的葛藤もこれに入れられた（Eder, 1916）。

心因的因子を仮定する時には「物理的原因と共同で作用する」と記述されるのがふつうであった。若干の場合には、心理的原因（恐怖）と物理的要因（典型的なのは衝撃波）とには「協同的」効果があると記述されている（具体的症例報告については七四―七六ページを参照していただきたい）。心理的原因はまた、身体的要因（器質的受傷）の結果として働いているとも記述されている。ある陸軍軍医によれば、英国の部隊でもっとも多いヒステリー状態は運動麻痺と筋肉拘縮とであった。その症例の大部分においては、この症状は創傷や打撲傷などを受けたのと同一の身体部分に「接ぎ木」されていた。すなわち、

> 不動と痙攣とは疼痛に対する反応であって自発的反応の場合も反射的反応の場合もあるが、局所の破傷風によることも添え木や包帯によって起こる場合もあり、元来の原因が消滅した後にも自己暗示によって奇異な姿勢をとることや不動や痙攣が持続するので、ほんとうは必要でないのに電撃やマッサージによる治療に追加して他者による催眠暗示が行なわれたことが非常にしばしばあった。

中枢神経系の損傷の後に起こる経過も似たパターンをとると言われていた。目に見えない神経学的損傷が治癒するにつれて、器質的変化は徐々にヒステリー症状に置き換わり、ヒステリー症状が器質的変化を模倣するのが常であった（Hurst, 1941: 8-9）。

最後に、心理的因子もまた検出不能な身体的変化の「媒介」によって生じるとされていた。「恐怖や怒りの

ような一過性の情動においてさえ脳内に若干の変化が生じているはずである。それが特定部分への血液供給障害であるだけなのか、神経組織を構成する原子と分子を一時的に障害する化学変化であるのかは分からないが――」(Bury, 1896 : 189 ; また Bury, 1918 : 97-98)。

フレドリック・モットは傑出した内科医であり病理学者でもあって、一九一六年には英国陸軍軍医大佐となっていたが、その報告書によると、戦争神経症による傷病兵の大部分は「生得的臆病あるいは神経病的素因がある兵士であり、さもなくば生得的な胎生期以来の、あるいは後天的な神経病的あるいは精神病質的特性がある兵士である」。このような条件がこの種の兵士を自ずと「砲火の恐ろしい影響と塹壕戦のストレス」に対して傷つきやすくさせるのは当然である (Mott, 1916 : 331)[4]。一九一八年、ロンドンのデンマークヒル陸軍病院においてモットの監督下に働いていた米国陸軍軍医J・M・ウルフソンは戦争神経症と診断された百名の下士官・兵患者の家族歴と生活史とを分析したところ、患者の四分の三には家族歴あるいは生活史に陽性の「診断示唆的（で非特異的）な」問題があることを発見した。すなわち、「家族には精神病が三四パーセント発生しており、てんかんは三十パーセント、変質徴候たとえば咬爪症（爪咬み癖）、付着耳朶（耳たぶが頭の皮膚に癒着していること）、高口蓋（口蓋が穹窿状に上に向けて高くなっていること）などが十パーセントに見られた。（中略）家族の既往歴には各種の恐怖症、不眠症、迷信、「神経」、あるいはヒステリーが六四パーセントに存在し、易怒性が三六パーセントにみられた」(Wolfsohn, 1918 : 178, 180)。患者の半数にはアルコール症の父母あるいは祖父母があり、三分の一には直系親族に絶対禁酒家がいた（ウルフソンらはこれはアルコール症と同じ意味があると考えていた）。彼がデンマークヒル陸軍病院に戦傷で入院中の百名の神経症兵士と百名の非神経症兵士を比較した時、格段の相違が発見された。非神経症患者には精神病とてんかんの家族歴は皆無で、家族のアルコール症は神経症患者の半分であった、などなど (Wolfsohn, 1918 : 178)。

ウルフソンの報告は、神経症患者と非神経症患者の典型と記して二症例の家族歴と生活史とを載せている。

まず神経症患者であるが、──

診断──シェルショック、**素質的精神病質者**。

高性能爆薬の至近弾が爆発し、患者の頭の中はまっ白となった。続く数日間健忘あり、恐ろしい夢、強度の全身振戦、後頭部および前頭部の頭痛を生じた。彼は一歩も動かなくなり、非常にさびしく暗くみえた。恐怖の各種身体的表出あり。身体に受傷なし。**家族歴**──父親は過度の飲酒家、姉妹の一人は精神異常、二人は神経質である。**生活歴**──学校適応常に不良。学業不振。爪嚙み十四歳まで。常に臆病、神経質でおどおどしていた。過度の喫煙者で頑固な絶対禁酒者である。多数回の「メランコリー」発作。つねに一人でいることを好む。非常に抑鬱的で非社交的。自慰者（Wolfsohn, 1918 : 179）。

次に典型的対照患者である。彼は──、

診断──**脛骨・腓骨の複雑骨折**。

一九一五年に砲火により負傷したが、二カ月後に前線に復帰した。一九一七年八月、至近弾の弾片により脛骨と腓骨を骨折し、九〇〇ヤードを匍匐して救援を求めた。診察の際に振戦を示さず、記憶も集中力も良好であった。恐怖はなく、不眠もなかった。夢は時折程度。きわめて快活。神経質の徴候なし。**家族歴**──一貫してまったく問題なし（すなわち病的なるものなし）。**生活歴**──一貫してまったく問題なし。つねに快活。恐怖を感じず、適量の飲酒。以前に怯懦、神経質だったこともない（Wolfsohn, 1918 : 179）。

その二年前、マルタ島に勤務していた陸軍軍医デイヴィッド・イーダーは、連合軍がダーダネルス海峡の入口に当たるガリポリ半島を攻撃して大損害をこうむって撃退された「ガリポリの戦い」で傷痍軍人となった兵士の類似症例を分析している。ウルフソンは患者の四分の三が重大な遺伝的・体質的因子におかされている証拠を挙げていたが、イーダーはその種の因子はその兵士の三分の一にしかみられないと言っている（Eder, 1916 : 144）。しかしながら医学文献に引用されるのはイーダーの数値でなくウルフソンの数値である。さらに、ウルフソンのようにほとんどの軍医は戦争神経症の大部分の症例において遺伝的体質的欠陥が決定的な影響を持つと信じる傾きがあった（Adrian & Yealland, 1917 : 868 ; Mott, 1918 a : 127 ; Smith, 1916 : 813, 815. これらの変質説は十九世紀の精神医学を背景にしているが、それについては Pick, 1989 の第六章と第七章をみていただきたい）。

機能的疾患とは

軍医たちは戦争神経症が機能的疾患であることには賛成できたけれども、さて個々の疾患について「機能的」とはどういうことを意味しているのかの合意は全然なかった。特に心理的因子の効果ということになるとさっぱりであった。もっとも、この戦争精神症を診断し治療するだけのことなら、病因を知る必要などなかったので、神経症の原因という問題に関心を抱く医師はごく少数であった。軍医のほとんど全員が持っていた暗黙裡の知識といえば、病因は器質的で遺伝的らしいという漠然とした観念であって、それで自分たちの臨床実践には十分であると思っていた（Culpin, 1931 : 15）。治療は実用的折衷的であり、昔から使われているから安心できるということで、暗示と催眠と電撃療法、鎮静、再教育（説明、説得、説諭）、休息、日課の処方の組み合わせによる治療であって、いかなる病因特異性もなかった（Adrian & Yealland, 1917）。リヴァーズのような心理学的指向性を持つ医師はこの点からして例外であった。

実際には戦争神経症を「機能的疾患」と呼んでも、それは目に見えない発病機制と無知との重ね合わせにすぎない。ある権威ある教科書の神経衰弱の記述を次に示そう。

それについて何冊もの本が書かれ、それは多数の部類に分割されてきた。（中略）一言でこの疾病を述べることができればそれに越したことはない。（中略）しかし神経衰弱を（中略）明確な一個の病的過程による一個の疾患とみなすことはもはや正しくない。識別性の高い症状の集合として定義できる病的状態とすることさえ無理である。一般（内科）疾患において「身体虚弱」を疾患とみなすことが正しくないのと同じことである（Gowers, 1903 : 1045)。

ところが、これはどういう意味でも無知などではない。そうではなくて、知っているのにわかっていないふりをしているのである。それは診断者が戦争神経症に似た疾患群を熟知していたからである。すなわちそれは神経学的疾患と心臓疾患のことであって、こちらのほうは科学的医学と医療技術とによって目に見える身体的原因に結びつけることに成功していた。たとえば神経損傷はその位置を決定できる。戦争神経症はそれを模倣し、それを思わせるものになると思っていたのである。

例としてヒステリーを取りあげよう。ヒステリーの診断は患者の症状をもっともよく似ている神経学的症状と比較した上で決め手的相違点に気づくことによってなされる。すなわち、ヒステリー性感覚麻痺の典型は領域的なことで（たとえば（女性用の長い）手袋がおおう部分の手と手首に一致して麻痺が起こる――手袋状麻痺）、決して解剖学の教える神経支配領域に合致しない（Eder, 1917 : 123)。ヒステリー性対麻痺（身体両側の麻痺、特には両下肢、下半身の麻痺をいう）の患者は一般に肛門括約筋を意志によって支配しているが、神経系の損傷の結果としての対麻痺の場合にはとうていできないことである。他にもいろいろある（Jones & Llwellyn, 1917 : 124-125 ; Head, 1922 : 827-828)。もっともヒステリー性障害とそれが模倣する疾患との疾病特徴論的境界線はずっとつながっているものではなく、ところどころに切れ目がある。ということは、当時の心理テストと疾病基準は（もちろん今日でも）ある種のヒステリー症状には使えたけれども、症状が完璧に器質因によるものと合致している人には（ヒステリーという）正しい診断を下せなかった（いや今日でもできない）。こういう症例では、患者の回復の仕方が正規の軌道を外れていることを障害がヒステリー性であることの裏付けとしていた（Hurst, 1941 : 10 ; Marsden, 1986）（医学的知識の正確な患者ほど器質性疾患と合致するヒステリー症状を示す。たとえば医師である――訳者）。

ヒステリーと詐病

他の三種類の戦争神経症もそうであるが、ヒステリーも「何々でない、何々でもない」という否定形で定義される。すなわち、ヒステリーは特定の神経学的問題の組み合わせに似ているけれども、それではないものである。といって、ヒステリーは「詐病」と同一でもない。詐病とは疾病症状の意図的なニセモノづくりである。いかにもヒステリーと詐病とは同じ症状の組み合わせを生じることがあるけれども、それでも両者は別箇なのである（Jones & Llwellyn, 1917 : 115–243 ; Collie, 1917 : 141–202）。「詐病と機能的神経症とを分かつ分界線は紙一重ほどの細さであることもあるけれども、やはり多くの「シェルショック」はヒステリー性のものである。（中略）ヒステリーはシャルコーも「すごいまがいものづくり」（La grande Simulatrice）と呼んでいるではないか。（中略）しかも疾病模倣 simulation は詐病による「シェルショック」にも正真正銘の「シェルショック」にも共通に存在する（から厄介である）」（イギリス陸軍省委員会報告、1922 : 140）。

ヒステリー（および他種の戦争神経症）と詐病との見分け方を知りたい軍医のための参考書がすでにあって、それらが正しい探知法を教えてくれていた。この種の本は一般医師が読めるように書いてあり、読む者を男性および女性が詐病に至る動機の数々をわからせるようになっていた。リストの上位には保険金狙いの「補償神経症 compensation neurosis」があった。これは外傷性ヒステリーと外傷性神経衰弱にぴったり適合する症候群の模倣である（だからまたこの二つの機能的障害は模倣している神経学的疾患にもぴったり適合する）。典型的な症例は症状を鉄道事故のせいにする患者である。症状は運動麻痺・重症の慢性疼痛・振戦などであって、そのために通常の職業活動と楽しみとが再開できなくなっているというものである（Page, 1883 : 226-253 ; Erichsen, 1883 : 92-95）。また詐病の軍人は文献に好んでとりあげられる主題である。すなわち軍医たるものは詐病者による兵役忌避に目ざとくなくてはならない。「性急に徴募され、しかも段階を踏んで完璧な練度に達せしめるのに不適な（訓練）条件下にあった連隊においては特に要注意である」（Jones & Llwellyn, 1917 : 15 ; また Collie, 1917 : 371-381）。

この警告を英国陸軍軍医団に発したのは無駄でなかった。戦争は続き、前線における殺戮はどんどんエスカレートしてこれまでの予想をはるかに上回る水準に達し、職業軍人より成る古い陸軍は潰滅した。これに代わって登場したのが志願兵より成る陸軍であったが、これでは足りず、主流は徴兵された兵士より成る軍隊となった。後の段階ほど、詐病が起こす問題――その戦力と士気に及ぼす脅威――は軍の指導者層と軍医たちの頭痛の種となった（Stone, 1988 : 253-254, 258 ; Leese, 1989 : chap. 2）[5]。戦後まもなく、陸軍省の一委員会は英国陸軍軍医団軍医の証言にもとづく報告書を刊行して、主な詐病は三種であることと、それぞれの相対的頻度とを明らかにした。すなわち――、

（一）真性詐病 true malingering　これは「シェルショック」に罹患したふりをすることによって意図的に欺瞞を試みる者のなすことである。発生率はきわめて少ない。（後略）

（二）部分的詐病 partial malingering　これは症状を誇張するものあるいはすでに消滅した病的状態を引き延ばすもので、決して稀でなく、兵役を免除されたい願望か傷病兵年金を継続して受給したい願望から生じることが多い。この型の詐病が専門家にとってももっとも対応に苦しむものであることが判明した。それはどの程度意図的なのかという疑いが専門家の頭の中にしばしば生じるからである。

（三）準詐病 quasi-malingering　これは「そうっと後退《じさ》りすること skrimshanking, skulking」である。このグル

ープには、ほとんどあるいはまったく意図的に嘘をつくつもりはないけれども、隙をみて前線離脱を行ない、「シェルショック」を敵前逃亡の口実として申し立てる者である。その数は厖大である。大部分は欺こうとする意図はあってもごく希薄で、結局は説得あるいは命令によって勤務に復帰する（イギリス陸軍省委員会報告、1922：141）。

詐病探知の本には、わかったふうな金言がいっぱい載っているが、役に立つかどうかは怪しい。たとえば、医師たちはヒステリーと詐病の症状はまったくは同一ではないと教えられる。ヒステリーは疾病のレプリカであり、詐病は（疾病の）単なるパロディだという。ヒステリー患者は自己をあざむいているのであり、詐病者は他人をあざむこうとしているのであるから、ヒステリー者は身体診察を喜ぶが詐病者は嫌がると思ってまずまちがいないともいう。医師たちはさらに、神経系のいろいろな疾患を倦むことなく徹底的に研究してはじめてヒステリーと詐病との鑑別を学び知ることができるのだと言われたりしている（Jones & Llwellyn, 1917：122, 123, 127）。もっとも、これらの本にはヒステリーを詐病と見分ける実用的なやり方も書いてある。たとえば、単麻痺（四肢の一つだけの麻痺）の場合には検査医は手で患者の腕を持ち上げておいて急に手を放すとよい。ヒステリーの場合ならば一瞬のためらいののちに腕はゆっくりと下にさがる。こうすれば死人の腕のように（がくんと）さがるのがほんものの神経学的損傷の特徴であるが、ヒステリーの場合にはこれがない。詐病者の場合には腕を石が落ちるように落下させるといわれている（Jones & Llwellyn, 1917：119）。これに似たテストが失明、失聴、失声などの症状およびその他の病的状態についても書かれている。いたるところに電撃療法を戦略的に用いなさいと書いてある。すなわち――、

軍の外科医のいわく「詐病者、症状誇張者の治療法で強力な電流にまさるものはない。これはまちがいなく詐病だと診断したならば、戦時下の兵士にならば、この治療法を強制的に行なうのに良心の苛責を覚える必要はない。

（中略）詐病者どもは一、二回の電撃には耐えることもあるが、毎日やられる見込みだとわかると屈伏する。そしてさっさと治るというわけだ」（Collie, 1917 : 9）

もっとも、読者は、これらのテストの有用性には限界があるといましめられている。神経症の特徴は反応の高度の多様性にあるからである。ほんとうのヒステリー性単麻痺患者でも時には腕をストンと落とすことがある。電撃の苦痛によって時にはほんもののヒステリー者でも詐病者でも（逆に）再発を起こすことがある、などである。それだけでなく、頭のいい詐病者は検査室でどういうことをされるかを知っていて、自力でその裏をかくトリックを一通り揃えており、医者がテストしても、看破術をいろいろ使っても、なかなか見破らせない（Jones & Llwellyn, 1917 : 83-84, 120-121 ; なおイギリス陸軍省委員会報告、1922 : 141-144 参照）。

この期間全体を通じて、診断項目として、ヒステリーは正真正銘の神経学的疾患と詐病との中間のすきまを埋めていた。ヒステリーは、一側では、神経学をして科学的医学、さらには専門臨床科たらしめた技術と手技とによって境界線を引かれていた。その反対側にある境界線はテストと詐病看破策略の一揃いがつくっていた。これらは条件を正しく整えればヒステリーと詐病とを区別する力があると思われていた。言い換えれば、ヒステリーの症候群としての単一性は本質的に外から与えられたものであった。同じことがシェルショックとDAHについても言うことができる。神経衰弱となればこれは少々違う。これは戦争開始時には影の薄い診断名であった。神経の消耗というつかみどころのない観念を中心にした、定義のはっきりしない症状の寄せ集めだったのである。しかし、時とともに他の戦争神経症が展開できなかったほどの積極性（プラス価値）を獲得するようになっていった。このことは私が今から洗い出したい重要な点の一つである。

将校と下士官・兵

現在のわれわれが知っている戦争神経症診断法の大部分は三種の情報源にもとづいたものである。それは（一）陸軍軍医たちが医学雑誌および単行本の中に発表した報告と、（二）イギリス陸軍軍医団と年金省とが刊行している、ごく断片的な疫学的データと、（三）最近ピーター・リーズが著わしたシェルショックについてのモノグラフで、これは標本抽出によって選んだ患者の集団を病院の入院記録と医師のカルテとによって追跡調査したものである（Leese, 1989）。実際に軍医が傷病をどのように分類していたかということになると、これらの手引書からは必ずしもはっきりつかめないが、次の一点だけは確かであろう。さきの四つの分類では何を含め何を除外するかにかんする首尾一貫したシステムの基礎にならないということである。すなわち、一見明らかに似た症状を呈している兵士に対して結局別々の診断が下されることが少なくない。

「シェルショック」という診断は、当初は高性能の爆発物による脳震盪あるいは脊髄震盪ショックに続発した病的状態に限定されていた。一九一六年ごろになると、英国陸軍の軍医たちはシェルショックと診断する際の決め手となる事件には構成要素が二つあると論じはじめた。すなわち、爆発力がもたらした「脳震盪性ショック commotional shock」（commotio cerebri＝脳震盪）と、それにともなう「情動性ショック emotional shock」とである。すなわち「心的外傷は（中略）シェルショックの症状形成にきわめて重要な役割を演じている。多くの症例において患者は落下してくる砲弾が心の眼に浮かび、爆発の音響が思い出されると話すはずだ。さらに、その戦慄すべき効果が、すなわち戦友が戦死し、その五体が四散するさまが思い浮かぶというはずだ」（Mott, Royal Society of Medicine, 1916 : xi に引用）。

モットによれば、医師がこの二種類のショックを鑑別することは至難の業であろうという。すなわち「いずれも一種の無意識状態で起こり、それに続いてヒステリー性および神経衰弱性の症状が現れるだろうからである（British Medical Association, 1919 : 709）。やはり軍医となっていたチャールズ・マイヤーズは、さらに一歩を進めて、ある条件のもとでは情動性ショック単独でもこれらの効果を生み出す力があるのではなかろうかと論じている。かねがね疲労と粗食と病気と睡眠不足という前線に蔓延していた生活条件によって衰弱していた兵士は、突発的な恐怖や身の毛のよだつ光景が起こすショックにきわめて弱くなっているはずであり、そういうことを何度となく体験しているうちにシェルショック症状の幕が切って落とされてもふしぎではない（Myers, 1940 : 26 ; Royal Society of Medicine, 1916 : xl）。鑑別診断をさらに厄介なものにしたのは、当時広く信じられていた二つの事柄である。すなわち、外傷性神経症の症状が始まるのは非常に遅れることがある、――そう「何日、何週、いや時には何カ月も経ってから発症することがありうる」ということと、症候性健忘（心因性記憶喪失）を伴う症例もあって、その場合には原因となった事態を思い出す経路が閉ざされてしまうということである（Oppenheim, 1911 : 1164 ; また Kraepelin, 1902 : 372）。これらの多種多様な可能性を前にすれば、軍医たちが、それらしい症状を示す患者たちに、原因となってしかるべき事態があっただろうというただの想定だけで「シェルショック」という診断をつけたのも無理からぬことであった。

一九一六年ごろにはシェルショックは脳震盪との結びつきが切れた。この分類名は引きつづき用いられていたけれども、独立した一つの障害で全然なくなってしまい、「戦争神経症」の単なる同義語になりさがった（Ross, 1941 : 140）。E・G・フェアンサイズは「シェルショック」と診断された七十人の兵士の病歴を分析して、全体の三分の一は症状の勃発が急性であり、至近弾の爆発あるいは退避所での生き埋めかいずれかの事件に続いて起こったものであり、事態の推移も症状も狭義の「シェルショック」の定義に合致している。次の三分の一においては「症状は急性に発来しているけれども（中略）（しかし）発症した時点の状況は宿舎から塹壕への移動中だったか砲弾が時たま続けて飛来していたぐらいのものである。すなわち症状は恐怖を起こす事態ではあるが兵士の身体を実際に揺ぶる力が加わっていないようなものに続いて起こっている。最後の三分の一においては症状は徐々に発来したと記録されており、またこの兵士たちは意味のある（病因的な）事態を何ひとつ思い出すことができなかったとある。すなわち、臨床像は狭義の「シェルショック」ではなく「神経衰弱」に近い（Royal Society of Medicine, 1916 : xl–xli）。ハーストは第四のカテゴリーの患者を加えている。彼は、一部の軍医が兵士たちに「シェルショックに罹患」というラベルを貼る習慣ができてしまい、ついには「時には兵士が一度も英本国から離れたことがないのに」「シェルショック」と診断していたことを思い出させている（Hurst, 1941 : 11）。

心臓異常活動（DAH）の辿った運命は正反対であった。その意味は当初よりも大きくならず、逆に小さくなった。この診断名は戦争の全期間を通じて用いられ、多数の兵士がこの診断名をつけられた（Wittkower & Spillane, 1940 a : 267）けれども、指導的立場にある医師は、軍医も文民医師も、DAHは独立の障害ではないという見解を唱えていた。それは単に別個の二つの疾患に（まちがった）（共通の）札を貼っただけのことである。実際は器質性の心疾患に気づいていないか、神経衰弱のいずれかであった。神経衰弱の場合には、「DAH」とは単に神経衰弱者が自分の身体の状態に強迫的な関心を向けているというだけのことである。心臓に問題があるということが好箇の材料であるのは、不吉な感じを与える（だから心配して当然）からでもあり、いつまでも使えるものだからでもある。「たまたま心臓という装置を襲った興奮性の擾乱は患者に強烈な印象を与え、患者は自己の心臓についての恐怖症を起こす」ということがありうるのは「心臓というか、その神経機構ということになるだろうが、それはいかなる感情の現れにも反応を起こすからである」（Dejerine & Gauckler, 1915 : 92-94）。DAHと診断された兵士の多くにおいて、この反応は一種の永久運動のサイクルの一部となる。すなわち（身体運動あるいは疲労によって悪化した）不安は心臓活動の乱れを誘発し、これが当人の注意を捉える。心臓の不整活動は当人の関心を独占し、その不安を新たにして、また新しいサイクルが始まる。D

ＡＨという術語を廃止して、代わりに単純神経衰弱症を使うほうがよいのではなかろうか（British Medical Association, 1919 : 710 ; また Myers, 1940 : 64 ; Wittkower & Spillane, 1940 b : 19）。

一九一六年のソンムの会戦の後、英国陸軍軍医団は障害の評価と管理を合理化する方策を導入し、「前線神経学センター」が設立された。いずれも最前線から遠くない距離であった（ちなみに英国陸軍軍医団はわれわれならば「精神医学的」というであろう障害に「神経学的」ということばを使っていた。またやはり、戦争神経症の治療のための専門的訓練を受けた医師のタイトルは「神経学専門医」であった）。患者は「野戦包帯所 casualty clearing stations」からこの専門センターに後送され、その症状、戦傷および特別の必要がある場合にはそれにもとづいて合計五つの病棟に分別収容された。神経症のためには二病棟があり、それぞれ神経衰弱とヒステリーとに割り当てられた（Hargreaves, Wittkower & Wilson, 1940 : 172）（残る三病棟は「単純消耗」「混乱状態および精神病」「各種神経内科的障害」に割り当てられた）。英国陸軍軍医団計画によれば、長期にわたる注意か特別の注意かを必要とする患者は、前線神経学センターから後方の病院あるいは英本国の病院に送られるようになっていたが、実際には、英本国の病院に後送された神経疾患の患者の圧倒的大多数は、前線センターを全然経由などしていなかった（Hurst, 1941 : 11）。

今日の私たちは当時の軍医たちが診断を下すのに使っていた論法を再現することができない。神経衰弱病棟で治療された患者の何パーセントの診断が「神経衰弱」で何パーセントが「ＤＡＨ」、何パーセントが「未診断（ただし神経的）」であったかを私たちは知らない。医師がどのような兵士を「単純消耗」病棟に送らずに「神経衰弱」病棟に送るとどのようにして決めていたかを知らない。また、英本国に還送された時にどのような診断手続きがなされたかも具体的にくわしくは知らない。ただ、診断手続きは実際には統一されておらず、医療機関ごとに異なり、さらには医師ごとに異なっていた印象がある。この印象はリーズのモノグラフにおさめられたデータが支持するところである。将校についての医学的データには特別の問題がある。その入院記録や臨床記事は症状をことさら漠然とした非特異的な用語で記述してあるのが特徴であり、それらの用語は診断的にははっきりしない意味しか持っていない（Leese, 1989 : 285, 242-245）。

医学文献からわかることは（一）下士官・兵（つまり将校でない者）のきわめて多数が「ヒステリー」か「神経衰弱」と診断されていること、（二）これと釣り合った人数の将校が「機能的神経学的障害」に罹患していることの二つである（戦争神経症を発症した将校の数は比率をとると（兵士よりも）非常に大きいことを示唆するデータがあるがはっきりしない［Salmon, 1917 : 29］）。ところが、将校における診断名の分布形態は根本的に異なる。多くの将校は「神経衰弱」と診断されており、「ヒステリー」と診断されている将校はごくごく少ない。ある調査（Wittkower & Spallane, 1940 a : 266）によれば、神経性障害と診断された将校の総数の一・五パーセント以下である。ここでもまた、病歴からは体系的な分析ができないので、われわれはやむなく、きわめて断片的な情報をつなぎ合わせて答えを出すより他はなかった。けれども、ある程度の信憑性のある三つの点を得ることができた。

陸軍軍医は下士官・兵ならばヒステリーの診断基準を満たすと考えられる症状の将校を、たとえば、機能的麻痺として治療していたのであった。イェランド（1918）はそれにあてはまる四例を記載している。カルパン（1940 : 45）はこれに二例を追加した。ブラウン（1919 : 834）は二例をクレーグロッカート病院で診ている。またリヴァーズも同じ病院でもう一例を診ている。私の言いたいことは単純であって、将校の戦争神経症として医学文献に記載されている症例の相当部分がヒステリー様の症状を持っているということである。さらにもう一点、将校がヒステリー様症状を呈した時には、医師が下士官・兵の「ヒステリー」を治療するのと同じ方法で治療したということである。

ヒステリーでおなじみの症状を呈した時も将校にはめったにヒステリーという診断が下されなかったのはなぜであろうか。その答えは、症状がヒステリーを意味するとされるのは、あるそれにふさわしい文脈にもとづいて起こっているのが発見された場合だからである。「単一のヒステリー性症状はこれを一般的（病的）条件を指示する一指示素 a pointer 以上のものとみなしてはならない」（Culpin, 1940 : 53 ; また Gowers, 1903 : 1049, Oppenheim, 1911 : 1131）。兵士たちは精神的にも道徳的にも脆弱だからヒステリー症状を発しているのだとみなすことができた。この脆弱性は生来の劣格性であって、そのことをいわんとする典型的・寓意的表現が「神経病質人格 neuropathic personality」であった。これはウルフソンが自分の患者の大多数に発見していた病態であった。「神経衰弱」（という概念）もまた、それになりやすい脆弱性があるということを示唆しているという人があるかもしれないが、この場合には第二の可能性がある。この障害は外部から押しつけられた脆弱性に発することもありうるのであって、それは機械的《メカニカル》な過程が働いた結果としての弱さである。ここで機械的な原因というのは、前線の心的外傷と苛酷な生活条件とに反復被曝することによって身体的な防衛力が次第に磨耗したということである。

「神経衰弱」はスティグマのない脆弱性となりうるのであり、医学雑誌に戦争神経症について書く医師たち、すなわちモット、ハースト、ブラウン、そしてリヴァーズのような人たちはこの考え方を推進した。ところが、さまざまな「ここだけの話」や回顧録、たとえばシーグフリード・サッスーンの回顧録からみて明らかなのは、将校本人も家族や友人も、神経衰弱という診断を恥ずべきものとみていたことである。医師も「神経衰弱」にからむ道徳的ないかがわしさのことを承知していたので、これにかかった将校を「消耗 exhaustion」にかかっているとルーチンに診断していた。これは身体的術語である。前線神経学センターにおける短期の治療はしばしば睡眠とあたたかい食事をとらせ、激励するだけのことであったが、その後ただちに原隊に復帰するならば消耗ということで済ませていた（Hargreaves et al., 1940 : 169-170）。(6)

ヒステリーという臨床概念は、「ヒステリーとは暗示と被暗示性とが相まって作り出すものである」という、ひろく行きわたっていた思い込みがつくったものであった。これが、医師に症状を疾病指示因子 signifier と翻訳することを許す時の文脈であった。それは性格と意志の弱さを予め想定させる文脈である。典型的な将校症例においては（医師の眼からは）そのようなことはまさかあるはずがないとされた。患者は血統と学歴と試験と訓練とによって現役将校になったという暗黙の前提があるからである。あれこれの症状があるかないかということよりも、この前提のほうが「ヒステリーでない」とする論拠になっていた。カルパンは自分が腕の機能的麻痺の治療を行なった将校患者のことを回想して、こう述べている。

> 彼は事件の後ずいぶん経ってからでも、自分の心のプロセスを分析することができた。そうして、自分の心の中には、すでに忍耐の限界に達していた状況から名誉を保持しつつ撤退するようにという考えがあったのを認めることもできた。このように、ヒステリーにかんして一般に通用している考えのすべてとは正反対の積極的、精力的な気質であったにもかかわらず、その症状はヒステリー的であり、暗示の結果だった。上記の診断（腕の機能的麻痺）に真実があることはまちがいないところだろうが、その診断の中にある真実はほんのちょっぴりである（Culpin, 1940 : 37. 傍点は著者）。

この医学的評価システムにおいては、語られないままでまかり通っているものが最終的にはもっとも雄弁に真実を物語ることがしばしばである。

原始感覚《プロトペイシック》的なものの回帰

リヴァーズはその著書『本能と無意識』において英国兵におけるヒステリーと神経衰弱の流行を以下のように説明したらどうかと提案している（Rivers, 1920 : 132, 207-209）。多くの陸軍軍医と同じく、彼も、これらの障害の原因は、戦死戦傷の恐怖に対する兵士の反応であると思っていた。生命の脅威の下での本能的反応は、遁走か、闘争か、その場に凍りつくか（flee, fight or freeze）である。しかし、逃げることも闘うことも、一般には（兵士が）採ることができない選択肢である。脱走はきわめて危険であり、そもそも不可能なこともある（Babington, 1983）。といって敵を攻撃する機会は時々思い出したように回ってくるだけである。リヴァーズによれば、ヒステリーとはこのような情況に対する原始的な神経学的反応であり、一種の「病気への虚脱過程」であって、それには三段階を通過する。すなわち、（一）遁走と闘争との衝動がともに禁圧（以下リヴァーズが用いる時のみ repression を「禁圧」と訳す——訳者）されている段階、（二）神経系の機構が切り替って唯一可能な反応である不動（立ちすくみ）にスイッチが入る段階、（三）この反応が身体表現をとってヒステリーの典型的症状である運動麻痺、拘縮、知覚麻痺などになるという三段階である（Rivers, 1920, 97-98, 102, 130）。

ヒトの祖先が古代の森や平原をさまよっていた時には、立ちすくみ反応は集団を共通の危険（捕食者）から守る有用な働きがあった。この反応は集団を捕食者の目に留まらなくするからである。近代戦の時代になると、この系統発生の遺産が新しい意味を獲得することになった。無言症（緘黙症）を例にとってみよう。無言症は「戦争ヒステリーのもっとも多い表れ方の一つである」とリヴァーズは記している。すなわち、

> （叫び声を挙げることは）一つの反応様式であり、それによって、叫ぶ個体は集団の残り全員に対して、危険が迫っていて自分は今本能的に遁走という手段で反応しつつあるよと警告しているのである。（中略）しかし、もし動物の集団が危険に対して不動という反応方法を採用するとしたならば、叫びはまったく場違いの反応となるであろう。（中略）したがって、もし、元来ヒステリーが不動本能の形であるならば、そのもっとも初期の必要の一つ（これだけとはいわないにしても）は当然、危険に対する反応として生じがちな叫び声などの音響発生を抑圧することであるはずである。したがって、私は、戦争神経症の無言症は元来は集団的不動本能につながるものだといいたい（Rivers, 1920 : 133）。

こうして本能的反応の役割はその個体を集団から除去することによって変化し、その個体を守ってやることになる（Rivers, 1919 : 89 ; 1920 : 135, 148–152）。同時に不動という反応は集団の利益と価値とに逆らう働きとなり、集団の防衛力を減じ、集団の使命を危うくしつつ、伝染病のように階級の上下を問わず暗示によって伝わり広まってゆく（Rivers, 1920 : 131）。

神経衰弱は、リヴァーズの推奨する用語では「不安神経症 anxiety neurosis」になるが、こちらは先史時代からの物語がない。この障害が起こりうるようになったのは系統発生的時間で計れば比較的最近のことだからである。脳が大脳皮質を発達させ、自己意識の場が発生してから後のことである。ヒステリーとおなじく、不安神経症の症状も兵士が自分の恐怖に対処しようとする試みである。ヒステリーと違うのは、ヒステリーが無意識の中に位置を占める抑圧という行為に始まるのに対して、不安神経症のほうは「禁圧」すなわち兵士が自分の心的内容のある部分を自分の記憶の中からまとめて「外に投げ出そうとする意識的な試みであって、（中略）これはすなわち明瞭な意識性に達しないようにすることである」。禁圧は前線においては必ずしも悪いものではない。それはその個人のためになる。すなわち義務と生存本能との葛藤をなんとか収めてくれるのである（少なくともある点までは――）。また集団にもよいことをする。それは一見冷静で自信に満ちたリーダーを持てるようにするからである。それは、恐怖感を禁圧するにとどまらず、恐怖感を外に向かって表現する（自然的）傾向をも禁圧しているリーダーである（Rivers, 1920 : 186）。

言い換えれば、通常の兵士のヒステリーは集団の利益と価値の優先順位を個体の生存よりも後にするものであるが、不安神経症（神経衰弱）はその逆であって、集団の福利のための一種の自己犠牲である（Rivers, 1920 : 123, 208, 213）。

リヴァーズによれば、軍事訓練の目標は伝統的に平均的兵士に対して恐怖の感情とその表現を禁圧することを教えて、感情の混乱を生じさせようと計算してつくった事件の存在下において平静に行動するようにさせることである（Rivers, 1920 : 186, 218)。正規兵より成る陸軍がこの目標を達成できていたのは兵役期間が長期であって、「禁圧訓練 repression training」が多年行なわれるからである。英国陸軍正規兵においては戦争ヒステリーは比較的稀であったらしいが、今の私たちにわからなくなっているのは戦争の初期に十中八九が戦死したからである。リヴァーズによれば、一九一六年以後の第一線部隊の構成は、まさにこの点で正規兵と違っていたのである。すなわち（自己）禁圧の訓練は短期間にとどめざるをえなくなり、年単位でなく月単位となっていた。同時に新兵たちは自分が自然に持っている被暗示性を強化する調練の標的とされた。特に、密集隊形による訓練と日課とは兵士を自動機械のような盲目的服従の習慣をつけるのを目的とした（Rivers, 1920 : 90–100, 211)。自己禁圧訓練を受けた正規兵より成る陸軍から、徴兵と志願兵より成り、ただ命令に服従し火器を発射する訓練を受けただけの陸軍へという歴史的変化は、リヴァーズによれば「神経症を生みやすくなるという点からすれば目下進行中の戦争における最重要の特徴である」（Rivers, 1920 : 213)。

　将校の出自と養成法とはヒステリーを起こさせる条件から守ってくれると同時に不安神経症を起こさせる条件にさらすことになったはずである。すなわち「恐怖を感じること、恐怖を告白することは、大半の将校が学んだパブリック・スクールの道徳的基準からして特にいまわしいものである。学校のカリキュラムの大きな部分を占めるゲームやコンテストはすべて、少年たちが、恐怖を起こしてもふしぎでないあらゆる事態に遭遇してもなおかつ恐怖をまったく表さずに対応できるためのものであった」（Rivers, 1920 : 209)。一般の兵士は、元来の性質からしても訓練からしても、非常に暗示にかかりやすく、恐怖を認め表現するのにさほどのためらいをみせないけれども、これに対して将校の精神生活は「ずっと複雑で多様である」。将校は兵士より「知能が高く教育の幅も広く」暗示の発信源となるべきで暗示の標的などになってはならないとされていた（Rivers, 1920 : 123–124, 132)。

この戦争の戦闘参加者と深くかかわった人たちが皆感動するのは、学校を出たばかりと思われる将校が部下の兵士に対していかなる人間関係にもまして父の子に対する関係を思わせる関係に立つようになる刮目すべき態度である。大隊ごとに神経症の発生率が大幅に異なることはほぼ明らかであり、このことは何よりもまず将校と部下の兵士との関係、——兵卒が直属の将校に向けてどれだけの信頼と義務感とを抱くに至るかという両者の関係の如何によるものであろう（Rivers, 1920 : 217）。

リヴァーズの結論は、不安神経症とは将校がこのような条件下で恐怖とその表出とを禁圧したために払う代価であるというものである。時が経つにつれて、体力の消耗と疾病と心理的ショックの反復とが将校から「自己保存の本能から頭をもたげる動因」に抵抗するための気力を奪う。心理症状、たとえば侵入的な考えやイメージが現れはじめると、将校はかつて恐怖に対応したのと同じ方法で対応しようとする。すなわち意志力と禁圧とにより、また昇華によって本能的エネルギー（すなわち生存衝動）を社会的に有用な目的（すなわち部隊の戦闘即応体制に万全を期し兵士の安全を図る方向）に転導しようとする。感情（すなわち不安）と行動（すなわち昇華）とが交替するサイクルが生まれ、それによって身体の消耗はいっそう大きくなる。心身の余力が正常な職務に必要な最低限の水準を割れば「ブレイクダウン」（精神的破綻）が起こる。「かりに不安神経症の原因と本性とがもっと完全にわかっていたとすれば最初期に介入することもできるのだが。（中略）この形の神経症の犠牲者は熱意の過剰と責任感の過剰とに苦しむのであり、まずまちがいなくもっとも優秀な将校であるだろうから（大切にしなければならないというわけである）」（Rivers, 1920 : 225）。

リヴァーズの神経衰弱将校と通常の兵士との間にはいかに根本的な差があることであろう。将校が英本国に還送されたのちも不安と抑鬱の荷を背負いつづけているのに対して、典型的なヒステリー患者は、その身体化した症状が彼を「本能と義務との葛藤」から抜け出させてくれさえすれば、後は「まあ、いや大いに、ハッピー」である。リヴァーズによれば、このパターンはもう一つ別の奇妙な疫学的事実、すなわちヒステリーの症例の報告は戦時捕虜および重傷兵士には稀であるということと合致する。これらの兵士は不安を覚えることなく確実に戦闘を免除されているわけだから、ヒステリー症状は格別いらないのであろうということである（Rivers, 1920 : 128-129）。

他の陸軍軍医たちの多くも同意見だが、リヴァーズもヒステリー症状は暗示と被暗示性とが組み合わされた時に固定化するもので、症状を除去するもっとも効果的な方法は逆暗示であると思っていた。「かりにヒステリーを「暗示神経症 suggestion-neurosis」と命名するとすれば、神経衰弱は「禁圧神経症 repression-neurosis」といってはどうだろう」とリヴァーズは書いている（Rivers, 1920 : 124, 130, 223, また 135 参照）。リヴァーズは兵士が自分の恐怖の自覚と恐怖を外に表出したいという欲望とを単に禁圧しているのではなく、外傷性記憶をも禁圧していることをはっきりと理解していた。なぜリヴァーズは症状の始まりをこれとかけはなれた記憶／事件と結びつけようと望んだのであろうか？　リヴァーズは、若干の患者が、症状の始まりに先立って途絶えることのない恐怖の事件の流れにさらされてきたこと、しかも若干の患者が外傷的な事件の記憶がないと言い張ることをも知っていたはずであるのに？　リヴァーズはこの疑問に直接取り組んでいない。しかし、たとえば『本能と無意識』に収められている症例研究において述べていることが正しいとすれば、リヴァーズは四つの点を考慮したために足をすくわれたのだと考えてよかろう。

まず、クレーグロッカート陸軍病院における若干の患者が自発的に、自分たちは（戦争体験と）かけはなれた外傷性記憶に煩わされていると報告したことである。さらに、この報告は他の陸軍軍医たちが述べた既刊の事例研究と合致するものであった。

遠く距たった記憶に焦点をあてるのはリヴァーズなりの精神分析学的発想の解釈と一致していた。リヴァーズとは違って、フロイトはすでに自分の患者の外傷性記憶は実際の事件でなく事件の空想を原因とするものであるという結論を出していた。しかし、この違いはリヴァーズにはさほど重要ではなく、記憶の治療的意義についてのフロイトの結論のほうがずっと重要であった。この点についての二人の意見は一致していた。すなわち、治癒に至る道は外傷性記憶を介するものだということである。

他の陸軍軍医たちも、心理学的説明を好まない人たちをも含めて、「シェルショック」症状の始まりは患者が以前に経験した事件とさほど違わない事件を契機とすることがあると報告していた。

最後にリヴァーズは、これらの記憶は苦痛なので禁圧されていると思っていた。したがって、患者の診断が正しいのに、病因的記憶を思い出せないのは禁圧が功を奏している証拠であるということになろう。

リヴァーズによれば、この最後の点の無理解が行きわたっており、このことが不安神経症を治療する大きな障害になっているのであった。在来型の医学的英知では、患者にその外傷性記憶を禁圧しつづけるように勧めるべきだということになろう。「貴様の心から叩き出してしまえ」「それを考えないようにせよ」というわけだ。これは常識になっている。しかし誤りであり、反治療的ということである（Rivers, 1917 : 914）。

禁圧するように助言したり、それをしやすくするために薬や暗示や催眠術を使うことはやめて、その代わりに私たちは患者をみちびいて患者の苦痛な体験がもたらした状況に断乎として直面するようにさせるべきである。私たちは患者に、この種の体験を（中略）決して自分の人生の外に放り出すことはできないと告げるべきである。（中略）患者の体験はその重要な角度のすべてについて論じられるべきである。体験の良い面を強調するべきである。それは戦争の苦痛な体験はふつう良い面、さらにはノーブルな面さえあるのが特徴だが、患者は失意の状態にあってそういうところは全然見ようとしないか、たかだか非常に過小評価しているからである（Rivers, 1917 : 914）。

リヴァーズの化粧直し

リヴァーズは英国陸軍軍医団の典型的軍医ではなかった。当時は、フロイトの著作に親しんでいる軍医はかなり少数であり、戦争神経症の原因と疫学にかんしてオリジナルな論文を書いたことのある者はさらに少数であった。リヴァーズが他からはるかに抜きんでていたことは誰でも認めるところであったが、この落差は別として、リヴァーズの考えと臨床実践とが彼以外の軍医たちから浮き上がっていなかったかどうかとなると、いささか疑問の余地がある。リヴァーズを当時の医師社会の中に位置づけようとする試みでもっともよく引用される著作はエリック・リードの『無人地帯』(*No Man's Land*, 1979) である（「無人地帯」とは二つの敵対する軍隊の間のゾーンのことである）。

リードによると、英国陸軍軍医団は戦争神経症と診断された患者を治療し管理するために二つの治療方式を使っていた。すなわち、「別個の二つの概念枠と人間観とにもとづいた別個の二つの支配技術」である。第一の治療法は「分析的 analytic」であり、心とは「相対立する部分よりなる一つの機構《メカニズム》であって個人のさまざまな欲求をしばしば意識の水面下で処理し、欲求をこちらから動かすことのできない現実の要請に適合するように調整するものである」という仮説にもとづくものであった。この治療法においては、医師の仕事とは心的葛藤の処理を円滑に進行させることであった。第二の治療法は「懲戒的 disciplinary」であった。これは「動物調教法から採った原理と技術」にもとづくものであった。電撃による苦痛が患者に加えられた。患者に向かって命令が怒号された。彼は独房に入れられ食事も制限された。この扱いを身にしみるようにさせてから、彼は自分の症状を捨てなければ釈放されないと告げられるのであった。この治療法の意味は「患者の公的義務と私的意向との葛藤の中の道徳的問題点を劇的に描き出し明確な答えを与えること」であり、そしてこの目的のために「神経症と仮病との正当な根拠のある区別」を打破することであった（Leed, 1979：170, 171, 173）。

リードの描いた図式はエレーヌ・ショウォルターによって著書『女の病い』（*The Female Malady*, 1985）の男性ヒステリーについての章にそのまま採用された。リードもショウォルターも、分析的接近法の旗手はリヴァーズであるとしており、二人はその著作の中で、リヴァーズを懲戒派を代表するルイス・イェランドと対置している。イェランドはロンドンの「国立麻痺・てんかん病院」の常勤医務官であった。彼は第一次大戦中をつうじて（軍医にならずに）文民医師でありつづけ、もっぱら特殊治療のためにこの国立病院に回送されてきた兵士の治療にあたった。彼の著作『戦時ヒステリー障害』（*Hysterical Disorders of Warfare*, 1918）は自らが治療した英兵とベルギー兵との症例研究の集成である。

リードは「症例Ａ１」と命名された兵士のイェランドによる記述を懲戒法の代表例としている（Yealland, 1918：7-15；Leed, 1979：174-175）。症例Ａ１の物語はショウォルターの著作にも要約が載っている。こちらのほうでは、国立病院におけるイェランドによるＡ１の治療がクレーグロッカート病院におけるリヴァーズによるサッスーンの治療と比較されている。クレーグロッカート病院では「患者と医師とは友人であって、治療は親身で穏和であり、病院は贅沢だった。もっとも進んだフロイトの発想が実践されていた」（Showalter, 1985：176-178）。イェランドと哀れな兵士症例Ａ１との物語が次に登場するのはパット・バーカーの『再生』（*Regeneration*, 1991）であるが、この本はリヴァーズとサッスーンとの出会いをフィクション化した記録である。この本の大団円ではイェランドの物語がもう一度繰り返され、そこではリヴァーズが症例Ａ１（この本では兵士カランという名である）の治療を目撃しておぞ毛をふるうという設定になっている（Barker, 1991：chaps. 20, 21）。

いずれの物語においても、筆者はイェランドを症例Ａ１治療で代表させた上でリヴァーズとイェランドとを対置させている。リヴァーズの英国軍医団における位置を知ろうとして、この連鎖を辿ってリヴァーズにまで至るには、私たちは症例A1から始めねばなるまい。イェランドは、A1とは二十四歳の兵卒であり西部戦線においてすでに九回の大戦闘に参加していたと記している。ギリシャ東部のサロニカで任務についていた時、熱射病となって五時間意識不明のまま倒れていた。気がつくなり、彼は「何もかも振り捨てて」しまい、口がきけなくなった。例の国立病院へ送られる前に、A1は九カ月間種々の方法で治療されたが無効であった。たとえば電撃、催眠、口の奥に「熱した金属板」をあてがうなどの治療である。以下はイェランドがA1と四時間過ごした時の記録からの抜粋である。すなわち、

夜になると彼は電撃室へ連行された。ブラインドは下ろされ、電灯は消され、部屋に通じる扉はすべて施錠されて鍵は抜かれた。微かに見える光はただ一つ、電池の抵抗調節器《スライダック》の豆電球の光であった。電極パッドを腰椎に当て、長い咽頭電極を装着してから私は彼に「貴様はむかし並みに話すまではこの部屋から出られん。それまでだめだぞ、絶対に」と言い渡した。舌圧子によって口は開口状態に維持され、強力な電流が咽頭後壁に通電された。この刺激で彼は後方へ飛び跳ね、電線が電池から外れた。(中略)(このパラグラフの奇妙な責任者不在の受動形は原文どおり。実際はイェランドが連行し、ブラインドを下ろしなどなどをしているのである——訳者)

(私はもう一度告げた)「ドアは施錠され、鍵は私のポケットにある。貴様が治ったら私から逃れられる。いいか、絶対に治らないとだめだぞ」。(中略)これが彼に聞こえたことは明らかだった。電撃装置を指さし、それから自分のノドを指さしたからである。「だめだ」と私は言った。「この電気治療はまだ序の口だ。まだ先がある。(中略)貴様から指図は受けぬ。指図はけっこう。決まった時間がきたら貴様はもっと強い電気をいただくことになる。嫌も応もなしだ」。(中略)

(しばらく経って)「覚悟はいいか、治療の次の段階へ進む。頸の外側に何度も強い電気ショックをくれる。こ

のつよーい電気がな、貴様の「声の箱」とやらに伝わって、貴様はすぐに言いたいことが言えるようになる。ささやき声で」（中略）……彼が母音をおずおずと小声でささやきだすまでに時間はかからなかった。（中略）それから彼は部屋を出ようとする試みらしきことをした。ここで断固私は彼に告げた、「貴様が部屋を出られるのは話すようになって、そう、ちゃんとふつうに話すようになってからだ」。（中略）
私はそれから咽頭の後壁に次から次へとショックを与えて、そのつど彼に「アー」と言えと命令した。数分のうちに彼は吐く息とともに「アー」と復唱した。（中略）一週の曜日の名、一年の月の名、そして数字を復唱できるようになった時、彼は非常に喜んで、またしてもただちに私から逃げだす用意をみせた。私は告げた、「覚えておれ、ほんものの声が戻る他に、そしてその扉の他に出口はない。貴様にも鍵は一つ、俺にも鍵は一つ、別の鍵。貴様がちゃんと口をきくと、俺は扉を開けて貴様が寝室に帰れるようにしてやる」と言った。弱々しい微笑を浮かべて彼はくちごもりながら言った、「鍵は両方ともせんせいがお持ちです――さあ、おしまいまでやってください」。

イェランドとリヴァーズの治療には二つの明らかな対照性がある。イェランドが電気を使い、肉体的苦痛と苦悶とをA1に加えたのに対して、リヴァーズは痛みのない会話療法を用いている。第二の相違は過去に対する二人の正反対の態度である。A1の診療の間、イェランドが過去に触れたのは二回だけである。A1に、電流よりもなお悪い前線の苛酷な試練をくぐりぬけて生還したお前じゃないかと言った時と、A1が彼自身の問題に対して以前受けた治療で不首尾に終わったものを延々と数え立てた時とである。過去と現在の間のつながりは力動的でなく宗教人の講話ふうである。以前耐えられたことにはもう一度耐えることができるとか、初回に誤ってしたことは今直せばよい、とか。同じ姿勢はA1の感情についてのイェランドの語り口にも反映されている。A1が抑鬱的だと記してある。一箇所だけ、彼は大声で泣いたそうである。読む者は彼がおびえにおびえていたという印象を受ける。この〝エレガントな〟症例報告の中で、これらの感情はA1の現下の状況に対する反応だと表現されている。襲おうとする痛みへの恐怖や、イェランドの憐憫を刺激することにより苦痛を逃れようとする試み（と思われるもの）がそれである。これが問題なのだ。感情は他の何にもつながらない。感情の持つ意味は額面どおりである――。同じ主題がイェランドによる電気治療室の描写全体に行きわたっている。施錠したドア、下ろしたブラインド、電撃装置に電力を供給する電池につないである裸電球、不気味な言葉づかい（「貴様が治ってはじめて貴様は出られる。絶対にそれまではだめだ」）――すべてはイェランドが周到な注意を払って計画したものである。彼の意図は非常に特異な環境を生み出すことであった（Adrian & Yealland, 1917 を見よ）。活動の舞台をこの部屋、この二人、そしてこの瞬間に限定することであった。続く四時間、A1の意識からは他のすべてのものはいっさい閉め出されていただろう。(7)

この〝エレガントな〟症例報告にはもう一つ別の注目すべき特徴があって、それは心とその過程に対するイェランドの態度である。イェランドの治療は暗示についてのアイデアにもとづいているので、彼を非心理学的であるというのは不正確だろう。しかし彼の心理学なるものの大部分は、この種の臨床的遭遇においては強力で断固不退転の決意をしている知性のほうが弱い知性のほうを圧倒し支配するはずだという信念である。イェランドの関心は心ではなく意志にあった。このことは感情に対する彼の態度をも、彼の関心がもっぱら身体的なものにあったことをも説明する。すなわち、電極の厳密な配置であり、A1の身体全体にわたって起きた痙攣や振戦の跡を追って興奮しながら記述していることである。イェランドは戦争神経症の主要な理論を熟知しており、自分の方法をすらすらと心理学の術語を用いて説明しただろうと推し測れる。イェランドが自分の技法によって得たと称する非常に高い治癒率を額面どおりに受け取れば、彼は患者の症状という表面の下を掘り下げてみようという気持ちは全然なかったのであろう（症状治癒だけに注目して心理的な外傷の回復は問題にしなかったから高い治癒率となったということである――訳者）。

サッスーンは小説『シャーストンの前進』（*Sherston's Progress*）においてリヴァーズを「すばらしい男」で「これまで私の知る他の誰よりも私の助けとなり理解してくれた」と述べている（Sassoon, 1936：122, 124, 128）。イェランドは診療の終わりに感謝の言葉を強引にA1の口にねじ込んで出させているが、その「どうして自分を九カ月前に軍医殿に送ってくれなかったのでしょう？」という言葉がいくら（ほんもので）あっても、サッスーンがリヴァーズに感じたのと同一の感情をイェランドがその患者たちに起こさせたとはとうてい想像できない。そしてかりにクレーグロッカート病院がショウォルターの描いたとおりの贅沢な場所でまったくなかったとしても（サッスーンは「オンボロ水治療施設」と記している）、その陽あたりの良い病室と治療的な会話は国立病院の電撃室とはまったくの別世界であった。

リードとショウォルターは、したがって、国立病院とクレーグロッカート病院とにおける治療実践のあり方に重大な相違があることに気づいた点では正しい。疑問符を付されるべきなのは二人のその次の主張である。すなわち、この相違は二つの支配の技術に分裂が生じたことを意味するが、いずれの技術もそれぞれ人間の本性の明確な見方に従ったものであるという主張である。いずれの技術もその目標はこれまで明確にされたことは一度もないが、リードとショウォルターは次の二つの論点のいずれかあるいはいずれをも念頭に置いていると想定してもよかろう。すなわち、（一）この二つの方法はいずれも軍医の意識に対して圧力となっており、その結果、医師たちは、各自が配置された治療の流派次第で、相異なる人間観を獲得あるいは再確認したか、あるいは、一人の医師がこの二派の知識または観察にもとづいて相異なる人間観の二つともを獲得してしまうかであるということと、（二）それぞれの派は兵士の心身を統御する装置であって、兵士らの（萌芽状態の）反戦気分と記憶とを治療的な語りに織り込むものである、――すなわち、語りを精神障害の徴候とする（分析派）か、兵士に前線生活は病院生活よりも苦痛が少ないと説得する（懲戒派）か、両者を兼ね備えるかであるということである。

この二つの論点のいずれにも説得力はない。何よりもまず、戦争神経症を治療する軍の医療班は種々雑多な処置や実務の組み合わせを使っていた（その中には「見て見ぬふりをしてやる」ということもあった）。また、きちんと懲戒派と分析派とに分かれていなかった。イェランドとリヴァーズとはまさにこの点で例外的だったのである。二人とも幅の狭い臨床実践法に集中していた。リヴァーズは自己の知的傾向に従う自由を与えられていたからできたのである。イェランドは一種の専門家と認められ、患者のうち彼向きの特別の人々を選んで送られていたからできたのである。次に、二つの人間観は相互排除的なものではない。二つは単一の本性の異なる側面として、あるいは（リヴァーズのモデルでは）異なる水準として共存できるものである。この見方に立てば、おそらく、リヴァーズとイェランドとのもっとも目立った違いはイェランドの人間観の狭さとリヴァーズの人間観の広さだということになろう。

イェランドとリヴァーズとが共有していた、当時優勢であった常識とは、ヒステリー症例には逆暗示（必要に応じて電撃、催眠、食事療法、独房隔離などによって補強する）、マッサージ、入浴、理学療法（麻痺や拘縮の場合に可動性と筋のトーヌスとを回復させる）の組み合わせによる治療が有効であるということであった（Oppenheim, 1911 : 1095 ; Hurst, 1918 : 21 ; Mott, 1919 : 130）。

ほとんどの場合、少しの（大丈夫だよという）保証と励ましと目を覚ませという暗示だけで十分だった。ある時など六人のその種の患者が一度に私の病棟に送られて来たので、私は、明るい病棟にベッドを一列に並べて、そこに休ませた。ここでは口のきけない諸君の列の面白い面が隈なく品定めされた。翌朝、一人がしゃべりながら目を覚まして、自分でも呆れながらうれしそうであった。同じ日のうちに他の五人全員が声を取り戻した（McDougall, 1926 : 238 ; 同じく Adrian & Yealland, 1917 : 870 をも参照）。

一九一七年になるとヒステリーは比較的治療が容易であるとされ、高い寛解率が報告された（Wittkower &

Spillane, 1940 b : 31)。難しい患者は「ヒステリー患者でも萎縮して自己の中に閉じこもり、明らかに客観的な、限局的、固定的な障害を創り出す者で、通常、外部環境からの刺激として強い電流を送り込むことによって対応するのが最善とされた」(Royal Soc. of Med., 1919 : 438)。このごく少数派の患者がなおいっそうの診断と治療を要するとして国立病院に転送されたのであった。リードはイェランドが電気治療を使っていることにひんしゅくして、パヴロフ流の条件付けだと亡霊を呼び出しているが、電撃は戦争のずっと以前から機能的疾患治療の技術として確立されていた。電撃室は一八六三年にロンドンのガイ病院に設置され、三年後に同様のものが国立病院にも設置された。使用開始後の何十年か、医師は電気がこの種の疾患に対してひょっとするとあるかもしれない生理学的効果についての思弁をあれこれともてあそんだ。しかしイェランドの時代になると電撃の使用法はだいたい、理論はともかく、使って効けばよしというものになっていた。そして多くの医者の意見では、電撃は単なる手段で臨床的には逆暗示に使われ、また詐病者を発見する道具でもあった (Beveridge & Renvoize, 1988 : 157–160)。イェランドが詐病者発見の手段であるという見方を採っていたのは、たとえば軍医たちに「強力な電気刺激は感覚も運動も麻痺していると思われる手足に感覚と運動とを生み出し、このこと自体でじゅうぶん患者に回復の途上にあるという確信を起こさせるであろう」と助言していることからも明らかである (Royal Soc. of Med., 1915 : ii および British Med. Assoc., 1919 : 709 にあるモットによる同様の注解をも参照のこと)。イェランドはこれに続けて、電気治療が逆暗示の成功に役立つためには、患者が、医師は彼の病状を理解していること、彼を治療できると思っていることを確信していなければならない。したがって「医師が採るいちばんよい態度は患者の障害はもうたくさん診てきたからまたかと軽くうんざりしている態度である」。病状を患者とできるだけ簡潔に話し合ってから、これまでどのような治療を受けてきたのかを聞くことに全力を集中するのがよい。過去の失敗した治療は (患者の症状をいっそう固定化する効果があり) 医原性他者暗示 iatrogenic heterosuggestion の重要な原因である。このことは、これまで電気治療を受けたことのない患者が弱い電流で治癒できるのに、以前電撃治療を受けたが成功しなかった患者が分単位でなく時間単位にわたる、苦痛な強い電流を必要とする理由を説明するものである（Adrian & Yealland, 1917 : 869-871）。症例Ａ１は『戦時ヒステリー障害』全文の中でもまさにこの点において際立っている（すなわち、電気治療の慢性化、持続時間、電流の強度が極端である）。イェランドの特別患者コレクションの中でもＡ１は例外的な患者であっただろう。

記憶、除反応、暗示

ジャン＝マルタン・シャルコーの存命中には、そのヒステリー観は広く受け入れられていた。みずからの学説を絵解きするためにサルペトリエール病院の自験患者を用いて、シャルコーは、ヒステリー発作とは境界が明確な諸段階を機械的な規則性をもって通過するものだという図式を描いた。各段階は、それぞれ常同的でしばしばグロテスクな姿勢や身体のよじれ方をその特徴としていた（Goldstein, 1987 : 324, 326-327）。この順序とヒステリー性スティグマとの知識がヒステリーの「成文法」となっていた。そして、これこそヒステリーの基底をなす病態生理学を示唆するものであるとシャルコーは主張していた。けれども、一九一四年までにシャルコーの学説は論敵たちの見解に置き換えられていた。英国陸軍軍医の間でもっとも普及していた学説はジョゼフ・ババンスキが展開したものであった。シャルコーの学生であり弟子であったババンスキは、ヒステリー患者は暗示と被暗示性との合成産物であると主張するようになっていた。診断学の対象としては、この精神障害は単なる症状の集合に過ぎず、症状は対抗暗示により除去できるものばかりである（Babinski & Froment, 1918 : 28, 46 ; また Hurst, 1918 : 21 および Mott, 1918 : 127）。シャルコーが臨床講義で提示したヒステリーの諸段階なるものは患者の病いから自ずと発生するものではなく、外部からの影響の産物であった。すなわちシャルコー自身が自分では気づいていないうちに暗示を与えていたし、患者が病人の模倣をしており（ヒステリー患者とてんかん患者とを同じ病棟に収容してあることが多かった)、さらにシャルコーのスタッフが意図せず、いや意図的にも患者を操ってやらせていた。

暗示がヒステリーの原因であり治療法でもあるというババンスキのテーゼが受け入れられるや否や、治療は意地の張り合いとなった。本質的には、これはイェランドの立場である。患者は医師に逆らっておのれの固定観念を固守しようと堅く決意し、治療はこの決意を打破し、逆暗示によって固定観念を除去しようとするものとなった。

ヒステリーを解釈し治療するには別の方法もないわけでなく、軍医の中でも少数派は何らかの形の除反応による治療法を好んだ。かつてブロイアーとフロイトとがやったとおり、除反応とは患者をその禁圧している外傷体験に連れ戻し、記憶を引き出して情動を蘇らせて意識に上らせるようにし、そのうえで、記憶を言語化し、実際に語らせて、その情動を解き放つというものである(第一章参照)。しかしながら、除反応を用いた軍医が皆ブロイアーやフロイトの理論を採用したわけではなかった。ウィリアム・ブラウンによれば、外傷体験中に湧き起こる情動は神経中枢間の交流を遮断することによって運動障害を起こすものであるから、除反応治療が外傷性記憶を呼び出すのは高水準の情動を「生産する」ためであるというのである。彼の言によると「強烈な情動をかつての正常な水準にまで回復させると、これが物理的作用によって、神経系の問題の箇所の神経間連結部位の抵抗が打破され、神経系の正常な作動水準が回復する。この効力が電流などより効率がよいのは、選択的に症状の産生に関与している神経系の部分のみに作用するからである」(Brown, 1919 : 835)。

イェランドとイェランド精神の持ち主の医師たちにいわせれば、それは詮じつめればまるごと同じものじゃないか、つまりどちらも暗示なんだとなる。かりにブラウンの技術のほうがすぐれていることがわかったとしても、それはそちらのほうが患者の思い込みを深める(つまり暗示力が強い)からにすぎない(Adrian & Yealland, 1917 : 869)。除反応治療はいろいろあったが相違点はそれぞれ特有の神話(理論的前提のこと)と儀式

（技法のこと）だけであった。除反応が有効に働いたにもかかわらず、依然として禁圧されている記憶と神経学的症状とが残っているではないかという苦情があった。それはどんなに成功した治療にもあることで、逆暗示によるものであり、逆暗示とは非特異的なメカニズムによって起こるものである——。また患者とその担当医が別の信条に従っていたとしても、その信条によって症状が消褪するならば、それは暗示の力によるもので、暗示の力をさらに立証するだけのことだ——。

ブロイアー＝フロイト型の除反応を実践した者たちは、もちろん、この事態について別の見解を持っていた。彼らにいわせれば、外傷性記憶は逆暗示という演技の支柱などではなく、イメージと連想と情動とが結ばれ合った一つのシステムであり、また同時に心理学的にも神経学的にも一つの現実である。しかしながら、除反応治療を行なう医師が、精神分析やその類似技法並みの関心を患者の記憶に対して払っていると思われては困る。除反応では事件を思い出し再体験してもらわなくてはならないが、医師の関心は記憶と蓄積したエネルギーとの間の機械論的結合にある。このエネルギーは、ブラウン流にいえば、記憶の想起が引き起こすエネルギーということになる。患者の記憶と、記憶の基礎となった事件を現実とみなしてもかまわないが、そのほんとうの性質と意義それ自体などは臨床的にはどうでもよいことである。治療者は患者の記憶を耳を傾けて聴けばそれでよろしい。患者のためにそれを解釈してやろうという意向は医師にはないのであった。

オートグノシス（自己認識）

今述べた臨床的態度と正反対なのが「オートグノシス」（自己認識）と命名された治療法で、これは神経衰弱と不安神経症の症例を治療する軍医が用いたものである。オートグノシスの目標は患者の心（マインド）の再統合であって、それに至る過程は患者と担当医師とが外傷的過去とそれと現在との関係の詳細な検討である。

「用いる方法は患者と長時間にわたって説得的な話し合いをするという方法であり（中略）患者の過去の心的葛藤と煩悶との中に入り込み、患者の現在の症状の起源をめいっぱい説明して、患者が過去の体験と現在の体験とを正しい配分比率で眺められるようにしてやることである」（Brown, 1919 : 836, また Brown, 1920 : 30-31）。オートグノシスの提案者同士にも相違する点があって、それは除反応的治療にどれほどの価値を置くかの違いであった。マクドゥーガルは、除反応の論拠は臨床経験に反するものであると主張した。「もし身の毛もよだつ場面を通り抜けて生きたことが精神神経症的障害を生み出すものだとすれば、どうして、二度目に同じ怖ろしい体験を通り抜けて生きれば障害が治癒に向かうのか、治癒さえするのか、さっぱりわからない。ごくふつうに考えれば、同一の情動的体験の反復は障害の悪化を招きそうなものである」（McDougall, 1920 a : 24）。

オートグノシスの間にどういうことが起こっているのかについては公式の解釈は存在しなかった。マクドゥーガルは、外傷性障害は病因的事件の記憶が解離されることが原因だと考えていた。これは当人の体験の側からすれば症候性（心因性）健忘のことである。外傷的な解離の瞬間、これに対応しているシナプス結合は脳の高次な皮質の水準からは離断されるが、しかし大脳基底核の恐怖中枢との結合はそのまま保持される。一つの閉回路が形成され、その中にエネルギー運動が閉じ込められる。神経衰弱の症例においては、このエネルギー自体を心を不安にさせる情動と感受する。ヒステリーの症例においては、このエネルギーは運動症状として排出される。たとえば右手の振戦は、外傷的事件が生じた時にその手がしていた激烈な痙攣的努力、たとえばライフル銃の引き金を引きまくっていたということが原因である。シナプス結合の解離が消えれば症状も収まる。ということは、現在の状況と、恐怖をもよおさせた事件との真実の関係を理解させる行為を行なうことによって、患者は例の閉回路と「それ以外の皮質」とのつながりをとりもどすことになる。そうすれば情動のエネルギーは単一の狭いシステムに限局されなくなり、正常な経路をとるようになって、脳内の多くの箇所に拡散するようになる（McDougall, 1920 a : 28-29）。

オートグノシスの他の報告もそうだが、マクドゥーガルの説明では記憶の意味が変わってしまう。除反応治療における意味は機械的《メカニカル》な機能という性質を帯びている。すなわち記憶とは単に情動を底からさらい出して表面に持ってくる単純な浚渫《しゅんせつ》装置にすぎない。オートグノシスにおける記憶は二重の意味を帯びてくる。神経学的な意味（記憶はシナプス結合の原状を回復するということ）と患者の内面における意味とである。私は今日までオートグノシスによる治療の具体的詳細な報告をみたことがない。その診療の場はどのように構成されていたのだろうか？　治療者は特別な治療戦略、治療手段を用いたのだろうか？　私たちにはわからない。ただ、得た印象をいえば、それは主にリヴァーズから得たものだが、やり方はどちらかといえば肩肘を張らず、感情表出を抑えたものでなかったろうか。少なくとも除反応を目標としない場合にはそうである。確かなことといえば、医師たちが、三種類の患者はこの治療に向かないと思っていたことである。

第一種の不適当例は、ヒステリーと診断された患者で、逆暗示や除反応のような、オートグノシス以外の方法のほうが効果を奏するであろう患者である。

第二種は、臨床的な物語性をつくりあげるのに適した事件を思い出したり、開示したりするように誘導できない患者である。リヴァーズはこの種の症例を記載している。それは将校であって、前線で勤務中に短時間無意識に陥った人である。覚醒した時、自分の両脚が機能も感覚をも失っていることに気づいた。彼はそこで本国での休暇を与えられ、新聞を読むことと、人に戦争の話をすることはしないようにと指示された（すなわち、リヴァーズ流にいえば記憶と感情とを禁圧するように勧告された）。休暇の終わりに彼はどこかの陸軍軍医部に出頭したが、戦争についての質問を受けた時に神経破綻を起こした。将校は水治療法施設に送られ、電撃治療、水浴療法、マッサージを受けたが無効であった。それからクレーグロッカート病院に送られた。到着した時、その両脚はほとんど役に立たなくなっており、彼は不安で痩せ細っていた。眠ろうとすると戦争についての苦しい考えがいっぱい心に湧いてきた。眠ってしまうと、胸苦しい戦場の夢をみた。リヴァーズは、彼が最初に陥った意識喪失は（フランスにおいての）爆発によるものではないかとほのめかした。患者の答えはそのような事件の記憶はいっさいないというものであり、治療過程中にも病因となりそうな事件については何一つ開示しなかった。リヴァーズは彼に「禁圧することは放棄して、新聞を読み、時には戦争の話をして、徐々に戦争体験を考え、また耳にするのに自分を馴らしなさい」と勧めた。彼は受け入れたが気乗りしない様子だった。しかし、その時点から彼は良くなりはじめた。睡眠も深くなり、夢に戦場が現れる頻度は減った。そして平静に新聞を読むことができるようになった。治療終結時に将校は、リヴァーズに向かって「自分は良くなったが、このことと戦争についての考えに直面する能力との間に関係はないと思います」と告げた。本国での休暇を延長してもらえたら、自力で回復しただろうと語ったのである（Rivers, 1920 : 193-194）。

第三種のオートグノシス不適患者は、ただもう怖ろしすぎて正常の精神生活に統合できない外傷的事件を体験してしまった人である。リヴァーズは砲弾の炸裂によって空中に投げとばされ、地上に落下した時に始まる症例を次のように語っている。

> 顔が戦死後数日経過したドイツ兵の膨脹した腹部に衝突した。彼が落下した衝撃のために、膨脹していた死体全体が裂けた。意識を失う前に患者は理解していた、（中略）自分の口の中をいっぱいにして何ともおぞましい臭覚と味覚を生じさせている物質は敵兵の分解した内臓からのものだということを――。我に返った時、彼はとめどなく吐き、がた震いをした。けれども何日かは、何度も嘔吐し、味と臭いの残像がいつもつきまとってはなれないままで「持ちこたえ」ていた（Rivers, 1920 : 192）。

将校はクレーグロッカートに送られてきたが、よくならなかった。楽になる時はただ一つ、田園地帯を歩いて、戦争を思い出させそうなものから遠く離れている時だけだった。記憶はあまりにもおぞましいから、禁圧するのをやめるのはむつかしいと思った。リヴァーズも、禁圧の蓋をとろうとするのは気が進まなかった。この外傷的事件は「あまりにも救いがなく、（中略）このことをじっくり考えさせても永続的効果となるような点がみつかりそうになかったからである」。何週間かたつうちに、この事件が夢に出てくる回数が少なくなり、内容のおぞましさも減った。しかし、時々は戻ってくるのだった。とうとうリヴァーズは「陸軍を退役して、以前くつろぎを感じていた身のふり方を探すのがいいでしょう」と提案し、患者も賛成した（Rivers, 1920 : 192-193）。

ジークムント・フロイトのその後の考え

抽象水準を高くすれば、リヴァーズのオートグノシスとフロイトの精神分析とは、その基盤となっている考え方は類似している。ともに、戦争神経症の根源は相反する衝動間の葛藤にあり、症状はこの葛藤から自己を防衛しようとする試みであり、病因となった事件も心的葛藤もともに患者の夢の内容にとりこまれ、夢は治療者に診断と治療に役立つ測り知れない価値の情報をさずけてくれ、葛藤が解消し、症状が消えるのは自己認識をつうじてであるというものである（Eder, 1916 : 267 参照）。

しかし、抽象度の低いレベルに降りると、リヴァーズとフロイトの考えには根本的な相違のあることがわかる。

第一に、フロイトは精神神経症をとりあげ、これを追跡して無意識的心的過程に至ったが、リヴァーズは不安神経症をとりあげ、これを重要な意識的過程であるとした。すなわち、患者は「意図的に」記憶と情動とを意識の外に出そうとするというのであった。

第二に、リヴァーズにしたがえば、フロイトは、「いかなる精神神経症の原因も、本質的に人生の初めの数年における性機能の何らかの故障にある」と考えていたということである（Rivers, 1920 : 3）。心理学的因子に興味を抱いていた軍医のほとんど全員がそうであったようにリヴァーズもこの仮説を斥け（Eder, 1917 : chap. 5は例外である）て、戦争の精神神経症を含む圧倒的大多数の症例は「性よりもさらに基本的な一つの本能すなわち自己保存本能の擾乱として説明できる。（中略）戦争が呼び醒ました危険に対処するさまざまの本能は、市民生活における精神神経症に比べるとはるかに単純明快な精神神経症の諸形態を生み出しているのである」と主張した（Rivers, 1920 : 4-5）。

第三に、『夢判断』においてフロイトは、夢は願望充足であり、快楽獲得を目指す努力であると唱えた（Freud, 1953 a [1900]）が、リヴァーズは、この考えはクレーグロッカート病院における自験例とは完全に相容れないと主張した（Rivers, 1920 : 37）。リヴァーズの見解は、陸軍軍医の多くと同じであったと思われる（たとえばMott, 1918 b）が、不安神経症患者の夢は、欲望の充足のためとはとんでもないことで、不安を高水準に維持しつづける悪役であるというものであった。

以上の批評においてリヴァーズが取り組んでいた相手は一九一四年前後のフロイトの思想であった。しかし、戦争はフロイトの考えにも重大な変化をもたらしていた。なるほどフロイトは戦争神経症と診断された患者を一人も治療していないけれども、フロイトのサークルにはドイツ陸軍およびオーストリア＝ハンガリー陸軍の軍医として従軍しているメンバーが何人もいた。エルンスト・ジンメル、カール・アブラハム、フェレンツィ・シャーンドル、皆そうであって、その臨床はフロイトの熟知するところであった。一九一八年九月にブダペストで開催された第五回精神分析学会には戦争神経症についてのシンポジウムがあった。フロイトによれば、政府の最高の地位にある公式の代表者たちが列席し、「この不可解な障害とその精神分析による治療効果」を研究するセンターの創設に好意的な態度を示したという。もっとも、ここから何一つとして生まれなかったのは、二カ月後には戦争が終わり、「戦争神経症への関心が他の関心に道を譲った」からであった（Freud, 1955 a [1919] : 207）。こうして、フロイトの戦争神経症への関心も事実上終わった。慢性例、遅発例はあったが、フロイトは無関心であった。「戦争機械が作動を停止した時、戦争が惹起した神経症の大多数が時を同じくして消失した」と思ったからである（Freud, 1955 a [1919] : 207 ; 1955 c [1920] : 215）。しかしながら、終戦直後の数年間はフロイトも戦争神経症について何度か論文を書き、講演もしている。一九一九年には、ブダペスト・シンポジウムをもとにした本に序文を書いており、一九二〇年には、戦争神経症の治療における非人道的な電撃使用にかんするオーストリア政府の裁判に、有識者として証人をつとめている。また、この年に書いた『快楽原則の彼岸』において戦争神経症に短い一章を宛てている。今から、戦争神経症にかんするフロイトの考えを要約してみよう。

戦争神経症は外傷神経症の下位類型である。その発症は恐怖と葛藤とを掛け合わせて起こる。「恐怖」とは、不意の危険に遭遇した者の反応のことである。恐怖があれば不安がいらなくなるのは、不安が危険を先取りして送られる信号であって、不意打ちを事前に封じるものだからである。恐怖が巨大であれば——前線の将兵にあってはこれが日常であろう——刺激入力の受容を担当する神経組織は「流入する興奮の量と結合するだけの力がない」。その結果、刺激過剰に対して「心という器官」を防護する楯に大きく裂け目が生じる（Freud, 1955 c [1920] : 12, 13, 31）。

受容体と結合しないままの刺激の洪水が戦争神経症の身体症状の原因である。拘縮、麻痺などは皆これである。この病因論は、身体的戦傷を負った兵士がなぜ戦争神経症を発症しないかという問題をよく説明する。身体的戦傷者においては刺激は戦傷と結合しているからである（Freud, 1955 c [1920] : 33）。

一瞥だけでは、フロイトの病因論は「ショックの本質は神経系の成分の分子的さらには組織学的構造への直接の打撃である」とする古い理論の蒸し返しにみえる。しかし、似ているのは表面だけである。「興奮」「結合」「防護楯」などの用語は古い理論のような、機械的暴力と関連したものではない（Freud, 1955 c [1920] : 31）。

フロイトのものの見方からすれば、戦争神経症の身体症状が防衛形成であることは他のすべての神経症に変わらない。ただ防衛の必要度は戦争神経症特有の心的葛藤のために増大している。すなわち——、

葛藤とは兵士の平和な古い自我と闘う新しい自我との葛藤であり、平和な自我が新しく形成された寄生的なその分身のむこうみずのために生命を失いかねない危険を冒すのに気づくと、葛藤は尖鋭となる。古い自我は外傷神経症に逃げこむことによって致命的な危険からみずからを守っているという言い方もできるだろう。(中略) こうしてみると戦争神経症となる前提条件は (中略) 国民兵 (徴兵兵士) であることであろう。戦争神経症が職業軍人あるいは庸い兵から成る軍隊に起こる可能性は絶無であるまいか (Freud, 1955 a [1919] : 209)。

ここでもまた、フロイトは古い理論を蒸し返しているようにみえる。「寄生的分身」の形成ということばには二重意識をめぐる観念のこだまを聞く思いがする。しかし、ここでもまた、類似性は表面的である。フロイトは交替意識を指しているのではなく、患者の意識的人格における「分裂《スプリット》」のことを言っているのである。この場合には両面が同時に現存し、内面で次のような独りごとをいうことができる。「私 (新しい自我のこと) は私自身 (身体的に生き残っている私のこと) をどういうものに投入しつつあるのだろうか?」とか「私 (古い自我のこと) は何になりつつあるのだろうか (新しい自我に) ?」である。戦士的自我は二重の危険を魂の中に押し入れる。すなわち、古い自我の生き残りと当人の身体的生存の継続とを同時に危うくするという二重の危険である。戦争神経症が他の (「純粋な」) 外傷神経症と違う点はこの「内部の」敵への恐怖である (Freud, 1955 a [1919] : 210)。

戦争神経症と精神神経症との根底にはともに内部の敵に対する恐怖がある。精神神経症においては、障害の原因は自我と自我が否定する性本能との葛藤であり、「自我が自らを守ろうとしているほんとうの相手はリビドーである」。この点が外傷神経症と精神神経症との根本的な違いであると思われる。フロイトにいわせれば、

精神分析批判者たちは、精神分析が神経症の一元的（性的）原因を発見したという主張の根底を崩そうとして、この相違点に殺到してきた。「彼らはここで些か混同の罪を犯している。戦争神経症の研究が（ひどく浅薄なものであるが）神経症の性学説が正しいことを証明しなかったとしても、それはこの学説が正しくないことを証明することとはまったく別の話である」（Freud, 1955 a [1919] : 208）。「自己愛的リビドー」の概念が戦争神経症の原因を説明するのであるまいかとフロイトは付言している。そうなった時には二つの神経症を一元的な理論的枠組みの中に入れることになるだろう（Freud, 1955 a [1919] : 209-210 ; 1955 c [1920] : 33）。

フロイトが、戦争神経症は死の危機 mortal danger と並んで道徳の危機 moral danger をも原因としているのではないかと思っていたふしがある。オーストリア政府調査団に対する陳述の中でフロイトは次のような試論を述べている。すなわち――、

> 戦争神経症のすべての直接的原因は、兵士の内心における、軍務が課する、危険な、あるいはおのれの感情に逆らう理不尽な課題から身を引きたいという無意識的傾向性である。生命を落とすことへの恐怖、自分以外の人間を殺せという命令への反発、自己人格に対する上官の仮借なき抑圧に対する反抗――これらが戦争から逃れたい気持ちを助長した最大の原因であった（Freud, 1955 b [1920] : 212-213）。

この一節のフロイトは、危険な dangerous 課題と理不尽な outrageous 課題、自己の生命を失うことへの恐怖 losing one’s own life と自分以外の生命を奪うことへの恐怖 fear of taking someone else’s life を対比させている。どちらの一組でも、前のほうが恐怖の起病力である。ここは同時代の他の論文に繰り返して述べられていることと変わらない。もう一つの可能性がありうることを述べているのが後のほうである。兵士は自分以外の人間に暴力を振るうことによって心的外傷を受けることがあるのではないかということであり、したがって兵士は、外傷的暴力の加害者であると同時に被害者でもあるのではないか。この考察によって、外傷性恐怖と並んで外

傷性罪業感にもその座が与えられた。

戦争神経症と精神神経症の症状の比較はさらに新しい問題を提起した。今回は、夢が願望充足の一形態であるという仮説にかんするものであった。軍医は、自分たちの臨床所見がフロイトの立場と両立しがたいことに気づいていた。戦争神経症患者の夢は高い水準の不安を伴ったものであり、その恐怖と戦慄とが夢にさいなまれている当人の願望を充足しているとはとうてい考えられなかった。フロイトは『快楽原則の彼岸』においてこの批判を受け入れて、自説を修正している。

> 外傷神経症に生じる夢の特徴は、患者をその事件が起こった状況に繰り返し繰り返し連れ戻し、患者はその状況から遁走し目を覚ますが、そこはまた別の恐怖のただ中である。格別驚くことではない。外傷体験がたえまなく(睡眠中でさえも)患者に押し迫ってくるという事実はその体験の強烈さの証拠である。すなわち、患者は、みずからの心的外傷に固着しているといってもよかろう(Freud, 1955 c [1920]: 13)。

患者が自分の心的外傷に固着しているならば、どうして、目を覚ましている時には、それについて考えまいとあれほど努力するのだろうか? フロイトの答えは、この夢は「反復強迫」を原因としていて、それは病原性外傷が生じた状況に戻りたいという無意識の促しのことである。反復強迫という概念を使うと、夢がなぜ規則的に立ち戻ってくるのか、また、必ず不安を伴ってやってくるのかということに説明がつく。不安とは危険を予知する信号であるから、外傷の瞬間に不安が欠如しているのは当然で、この欠如が恐怖の病原性を説明する。つまり、夢の中の不安は有用である。(過去に戻って) 心的外傷を突然引き起こした危険を予知しようとしているからである (Freud, 1955 c [1920]: 13, 23, 32)。

フロイトは、このような形で患者の不安夢における病原性秘密を位置づけている。彼自身は戦争神経症を一例も治療していないから、病原性秘密の位置を自己の臨床体験に即して論じることはできなかったけれども、その代わり、エルンスト・ジンメルの方法を引用して、賛意を表している。ジンメルはドイツ陸軍の戦争神経症治療専門の病院の上級医師で、フロイトの技法に倣った一種の除反応治療を行なっていた。

周知のとおり、ブロイアーとフロイトとは催眠を用いて意識的記憶を辿っては到達できない患者の原外傷を想起させ、この記憶にまつわる情動を除反応させるように誘導した。患者が催眠から覚醒した時には症状は消失していた。（中略）ジンメルは特に効率よく迅速に作用する技法を開発した。予め尋ねておいたことをもとにして、患者に催眠をかけてただちに外傷的状況のただ中に降り立たせ、意識的記憶が失っていた具体的細部を隈なく体験させ、こうして過去とのつながりをつくりあげた（Freud, 1955 a [1919]: 321）。

フロイトは、この方法を一九〇五年に放棄していた。それは患者の多くを催眠に誘導できなかったためであり、また、催眠治療の効果に永続性がなかったからでもある（Grünbaum, 1993: 347）。ところが十五年後、戦争神経症に苦しむ兵士たちに対する治療による虐待の裁判において証言しているところからみれば、フロイトは、催眠によって戦争神経症の治療に成功したというジンメルの主張を肯定していたようにみえる。

リヴァーズの遺産

リヴァーズは一九二二年に世を去った。もっとも権威ある医学雑誌『ランセット』誌は、親友の医師グラフトン・エリオット＝スミスの追悼文を掲載した。スミスはこう書いている――。

リヴァーズがマッガル、クレーグロッカート陸軍病院およびハムステッド空軍病院において行なった業績は極度に重要なものである。彼の権威は心理療法の価値が認知されるために本質的で不可欠な寄与であった。また、精神障害の諸問題に対する彼の科学的研究は、精神障害という難病の発生様式と合理的治療に明るい光を射し入れ、さらに、精神医学という医学の重要分野をいずれの側の極端派からも救い出したのであった (Smith, 1922 : 1222)。

心理学的医学（すなわち精神医学）におけるリヴァーズの「極度の重要性」ということにかんしては、エリオット＝スミスは、心やさしき友であって予言者でなく、この予言は当たらなかった。その死後何十年かを経るうちに、リヴァーズの名が想い出されるのは、社会人類学の進歩に対するその不朽の貢献のためであり、またヘンリー・ヘッドに協力して有名な触覚神経の実験を行なった人としてであり、そしてシーグフリード・サッスーンの友としてであった。軍事医学者としてのリヴァーズの評価は過去に二度復活した。第二次大戦の開始にあたって、リヴァーズの名は束の間思い起こされたが、それは英国陸軍軍医部に復帰したかつての同僚医師たちによってであった (Miller, 1940)。現在、医師としてのリヴァーズが再評価されているが、それは心的外傷後ストレス障害が公式の精神医学疾病分類に入り、また幼少期の性的虐待による心理的外傷への関心が蘇ったのと同時的である。

リヴァーズとその敵役ルイス・イェランドの物語は、ごく最近ジュディス・ハーマンの評判の著書『心的外傷と回復』において再話された。

心的外傷という現実は第一次大戦という災害によって再び公衆の意識の上にのしかかった……

伝統的立場に立つ者でもっとも著名な者はイギリスの精神科医ルイス・イェランドで（中略）侮辱、脅迫、処罰にもとづく治療戦略を推奨した……

進歩的な医学権威者は、これに反して、戦争神経症は確実に精神医学的な病的状態であるとした。（中略）彼らのほうは精神分析の諸原則にもとづく人道的治療を推奨した。このリベラルな立場のチャンピオンがＷ・Ｈ・Ｒ・リヴァーズその人である（Herman, 1992 : 21）。

イェランドについての怪しげな素描はともかくとしよう（イェランドは神経学者であって精神科医でなく、彼が軍事医学者として名を知られたのは後になってからであり、またハーマンのいう意味での一元的な「伝統的立場」などはなかった）。私たちに目ざわりなのはハーマンの描くリヴァーズ像であり、リヴァーズ医学のレッテルである。「進歩的」「リベラル」「人道的」「精神分析的」は同じものを指しており、そしてリヴァーズはこの立場の旗手だというのである。このリヴァーズ像には少なくとも二点、怪しいところがある。

　リヴァーズの戦争神経症の理論はジークムント・フロイトよりもヒューリングズ・ジャクソンに負うものであり、ジャクソンは進化論を社会学に応用したハーバート・スペンサーの系譜につながる（もっともフロイトも彼なりにヒューリングズ・ジャクソンに負っているが――）。それだけでなく、なるほどリヴァーズの立場もフロイトの立場も進化生物学に立脚するものであるけれども、リヴァーズの関心を惹いたのはクライルとキャノンの実験生理学であって、備給とか興奮という、フロイトがわざと曖昧なままにしておいた概念ではなかった（Kitcher, 1992 : 73-74）[8]。このことがリヴァーズをいくらかなりとも「進歩的」としたといえるかどうか、私は眉唾ものだと思う。また、識別性原理を将校に、原始感覚性原理を下士官・兵に割り当てるリヴァーズの傾向は、その「リベラル」だという証明書を怪しいものにしないであろうか。

　進歩派の人たちにリヴァーズが進歩的に映るのは、リヴァーズが外傷性記憶に臨床的な関心を払ったからであるまいか。しかし、ここでもありのままのリヴァーズ先生は失望である。世を去る少し前、リヴァーズは陸軍省のある委員会においてシェルショックについて証人に喚問され、情動的ショックを原因とする「精神的外傷」について陳述するように命じられた。

（リヴァーズは）私は次のように述べるのが適当かと存じます。すなわち、いろいろな障害、たとえば不眠などがたくさん起こるようになりますと、当人としては意識的、あるいは多少無意識的にもでしょうが、それを説明するものを求めるようになります。そしてこのことは何らかの具体的な体験をめぐって行なわれるようになりがちです。多くの場合、比較的些細な体験なのですが……

私がこの用語（シェルショック）に反対する、その理由は、私がみてまいりました限り、主な原因はそれまでに積み重なったストレスでありまして、ショックはいわゆる最後の一本のワラにすぎません。何を持ってきても同じ結果になったであろうと思われます（War Office Committee, 1922: 56）（ラクダにどんどん荷を積んでゆくと最後にワラ一本を乗せた時に耐えかねてラクダは倒れるが、このワラがラクダを倒した原因ではないということをいわんとする成句である——訳者）。

言い換えれば、リヴァーズは、ほとんど全症例において、戦争神経症（不安障害）の身体および情動症状を生み出すものは外傷性記憶ではなく、逆だと考えていた。症状が記憶の原因なのである。リヴァーズは、兵士たちがその記憶を無からつくり出しているといっているのではない。彼がいわんとしていたのは、想起された記憶はふつう症状群の真の原因でなく、患者の説明法だということである。陸軍省におけるリヴァーズの陳述の底にあるものは、フロイトよりもリボーに近い「自己」理解である。

リヴァーズのフィッツパトリック講演（一九一五年）を彩っているものはこの自己概念である。彼は聴衆に対して「プリミティヴな文化の人々を研究すれば（中略）疾患の形成とその治療とにおいて暗示の占める位置の理解を進める役に立つでしょう」と勧めている（Rivers, 1916: 122）。五年後、陸軍省の委員会での陳述においてリヴァーズは外傷性記憶を自己暗示の一形であると述べているのも同一線上にある。もっとも、リヴァーズが病原性秘密の概念をしりぞけたというのは正確ではないだろう。事は単純なのであって、リヴァーズは、臨床実践に際して、暗示の効果と病原性秘密の効果とをぜひともきちんと区別する必要に迫られていなかった。戦争神経症についての彼の理論にとってはどちらの結論でもよかった。このことは、「オートグノシス」が、精神分析の臨床実践に似ているけれども、それに比べて曖昧で自由な解釈をゆるすようにみえる理由だろう。

　ところがフロイトにとっては、みずからの物語を紡ぐ記憶と「異物として働く」記憶とを区別できるかできないかは絶対にゆるがせにできないものであった。フロイトは暗示の効果を引き算する方法を求めていた。一八九〇年代の彼とブロイアーとがヒステリーの外傷起源説を裏づけようとしていた時にも、彼はこの方法を必要としていた。またとうに精神分析へと、そして精神神経症へと移っていた戦後期にもそれを必要としていたのであった。フロイトは、その解決法を「抵抗」という概念に発見した。彼が抵抗に抱いた臨床的関心は同時に認識論的でもあり、治療論的でもあった。

> 精神分析においては医師が暗示的影響力を（中略）行使してしまうことは避けられない。（中略）暗示によって患者の記憶が生み出したものを歪曲する危険は治療技法を慎重に操作することによって完全に避けることができる。しかし一般に抵抗が生じたならば、それは暗示の欺瞞的効果が存在していないという保証である（Freud, 1955 d [1923]: 251: 傍点は著者）。

> 治療の目的は患者の抵抗を除去し、患者の抑圧していたものを点検し、そうすることによって患者の自我を徹底的に統一し強化することであり、これまで内的葛藤にむなしく消費していた心的エネルギーを節約できるようにすることである（Freud, 1955 d [1923]: 251）。

最初の引用部分に現れているものは正確に認識論的なものであり、これこそリヴァーズの臨床実践において等閑に付されていたものである。リヴァーズにとっては外傷性記憶の禁圧（フロイトならば抑制に当たる）は治癒達成を妨害するものであり、そのため、リヴァーズは患者の抵抗を乗り越えて、記憶を引きずり出し、それを言語化させたのであった。しかし、これは、フロイトの「抵抗」概念ではない。心理力動的なものは全然入っていないからであり、その後に症状が寛解しても、そのことは障害の原因についても、その原因と治癒において暗示が果たしたであろう役割についても、何一つ決定的なことをリヴァーズに教えるものではなかった。

私の解釈が正しいとすれば、ハーマンを初めとする著者たちがリヴァーズを外傷性記憶論の系譜において間違った位置を与えてしまったことが問題となる。その答えは、これらの人々が、リヴァーズの著作からごく一部を選んで読んだだけで、その複雑性と独創性を見落としていながら、彼の「幅広い知性」を讃えているからだということである（Herman, 1992: 21）。その人々は、リヴァーズを望遠鏡を逆さまにして眺めているのである。その結果、クレーグロッカートにおけるサッスーンとの出会いがリヴァーズの理論と臨床実践ということになってしまっている。私たちが手にしたものはリヴァーズでは全然なくて、リヴァーズ‐サッスーンという別の人間である。リヴァーズは戦後まもなく世を去ったために、外傷性記憶の長期的な残遺効果を論じていないのは当然としても、一九一八年十一月の休戦協定成立から一九二二年の彼の死までの三年間にも短期的な残遺効果にさほどの興味を示していない。サッスーンのほうは戦後長生きして（亡くなったのは一九六七年である）ハーマンのことばをかりれば「残りの生涯は戦争を再体験しつづけるべく呪われていた」（Herman, 1992: 23）。サッスーンは「再体験しつづけるべく呪われて」いたとするハーマンは、サッスーンの詩と散文作品とを文学的想像の世界から精神医学の世界に引っ越しさせたのである（Fussell, 1975: 90-105, 207, 216）。その結果、サッスーンの過去の感覚（すでに医学化されていた）をリヴァーズの臨床の幻影に重ね合わせることになってしまった。

結論

世界大戦の皮肉な結果は戦場の大量殺戮が医学のいくつかの領域の進歩を加速したことである。アメリカ陸軍軍医部の高級士官トーマス・サーモンは、一九一七年に、戦争は科学的医学者たちに、平和な時代にはめったに出会わないような、いや、ふだんは動物実験でしかみられないような、といったほうがよいだろうか、そういう天然の実験を何千何万となく与えてくれるはずだと予言している。サーモンの予言は正しかった。戦争が続くうちに、軍医たちは何万何十万という戦傷を検査し治療した。特にめったにみられない興味深い中枢神経系の外傷である。G・W・クライルとW・B・キャノンとは、第一章に触れたとおり、フランス陸軍の軍医となり、後には戦傷兵について重要な現場研究を、イギリスの軍医と協同で行なって、外傷性ショックの病態生理学を明らかにした（Benison, et al., 1991）。

心因性外傷を含む障害への戦時中の医学的興味は、別の行き方をした。ここでも、医師たちは予想しないほど大量の症例を見せられたが、しかし、身体と心という二種類の外傷の動きが似ていたのはここまでである。心因性外傷の場合には、知識の蓄積もなく、新しい治療法の開発もなく、既存の理論の修正もなかった。これは生物学的医学に起こった変化とは格段の差異であった。戦争神経症のもっとも大胆な理論をつくりあげたのはリヴァーズだったが、そのリヴァーズでさえ、十九世紀のほうをたえず振り返りつつ、スペンサー、ヒューリングズ・ジャクソン、リボーの亡霊を呼び出していたのであった。

戦後になると、外傷性神経症への関心は年とともに次第に減退していった。外傷性神経症はこの時期になると、主に「シェルショック」と結びつけられ、医師よりも、補償委員会と法医学の権威の関心の対象となった。外傷神経症は結局は復活するが、それは四十年後のことであった。実際、その後三つの戦乱を経過した後（第二次世界大戦、朝鮮戦争、ベトナム戦争――訳者)、ベトナム戦争の余波期にやってきたものを表現するには「復活」ということばでは弱すぎる。本書の第二部ではその期間における外傷神経症と外傷性記憶との変貌を述べることにしよう。

(1) リヴァーズの人類学者としての履歴については Slobodin, 1978 および Kucklick, 1992 をみられたい。
(2) 神経系の進化と機能の階層構造についてのジャクソンの思想は現代まで続いていて、現代ではポール・マクリーンの「三位一体脳 triune brain」という概念に現れている (MacLean, 1990)。
(3) 朦朧状態と遁走との違いについては Enoch & Trethowan, 1991 : chap. 4 を参照のこと。
(4) モットがシェルショックを即座に器質的病理学と変質論者的な素因論で説明したのは、その地位と時代とに相応したものである。英国陸軍軍医部に入る前、彼はロンドンのいくつかの精神病院付きの病理学者であり、また精神病における遺伝の役割を解明することに特に関心があったといわれている。彼への追悼文は、進行性麻痺と梅毒との関係を確立したのは彼だとしている (Royal College of Physicians, 1955)。
(5) シェルショックと補償神経症との比較にふれているのは Mott (1918 : 127) と Ross (1941 : 141) である。
(6) ヒステリーと神経衰弱との鑑別診断についての見解が軍医特有のものでないのはもちろんである。この問題をより大きな医学的および社会的文脈の中に置いた仕事としては Alam & Merskey, 1992, Gosling, 1987 and 1992 ; Micale, 1990 ; Shorter, 1992 がある。
(7) イェランドの非削除版ではA1との出会いはもっとぞっとするものであるが、この本は『ランセット』誌で好意的に書評され、イェランドは臨床的英知を讃えられた。彼の追悼文は「強烈な人格と親切な方法」によってイェランドは「患者のてんかん発作の回数を減らし、時には消滅せしめた」と述べている。彼はまた「ウィットのある仲間で、罪のないイタズラが好きだった。もっとも、戦後、晩年になると、彼は「ぐっとまじめ」になり、アルコール症者に福音を説くことに多くの時間を割くようになった」(Royal College of Physicians, 1955)。
(8) リヴァーズは、戦争神経症の説明を恐怖から始め、恐怖を神経系内に起こる本能的反応と結びつけたが、一般論の域を脱していない。終戦前後になると、他の軍医たちはクライルとキャノンの戦前の業績に感心して、恐怖反応をもっと具体的に、すなわち、神経内分泌系という明確なものに位置づけるようになった。リヴァーズと同じく、クライルとキャノンも、恐怖が刺激となって闘争か遁走か凍りつき (その場に立ちすくむ) かの反応が起こるという考えから始めた。運動エネルギーの噴出が闘争にも遁走にも必要であり、このエネルギーはアドレナリンの放出によって得られる。アドレナリンは甲状腺の分泌を刺激し、血圧を上昇させ、グリコーゲンを分解してブドウ糖をつくる。闘争も遁走もできないのに恐怖が続く時には、アドレナリンや甲状腺ホルモンは血液中に残留し、結局心身に影響を及ぼし、悪夢、消耗状態、情動不安定、心臓活動の乱れ、振戦などの戦争神経症を特徴づける症状をつくりだす（Bury, 1918 : 98 ; Hurst, 1918 : chap. 5 ; McDougall, 1926 : 245-246 ; Mott, 1918 b : 127 ; Mott, 1919 : 622 ; War Office Committee, 1922 : 100）。これ以前の生物学論文とちがって、これらの神経内分泌の効果の定量は比較的易しい。たとえば収縮期血圧（最高血圧）は脈博と相関し、頻脈は腕を前に挙げた時の指先の細かな震えと関連している。ウィリアム・ブラウンはこの方法によって多数の兵士を検査し、結果を統計学的に分析しなさいと述べている（Brown, 1919 : 835）。しかし、この種の体系的研究が大戦中行なわれることはなかった。

キャノンはまた、連合軍の大陸派遣部隊で兵役に服した。外科医として働くかたわら、重傷を負った兵士の病態生理学的研究とショック予防を行なった。この時期の彼はもっぱら心因的なショックへの関心は棚上げしていたらしい（Benison et al., 1991）。

第二部　外傷性記憶の変容

第三章　DSM-Ⅲ革命

一九一八年の休戦後、戦争神経症についての出版がひとしきり盛んだった。しかし、続く二十年間、戦争神経症はほとんど目を向けられることさえなかった。一九四一年になってようやく、アメリカの第二次世界大戦参戦直前に『戦争の外傷神経症』（*The Traumatic Neuroses of War*）という専門書がアメリカの私立財団「全米《ナショナル》研究評議会《リサーチ・カウンシル》」の助成を受けて出版された（Kardiner, 1941 ; Kardiner & Siegel, 1947）。エイブラム・カーディナーによる本書は、戦争神経症の症状論と精神力動についてのシステマティックな記述としては、アメリカ合衆国ではじめてのものである。今日では外傷神経症研究史における一つの金字塔として引用されるのが慣わしであり（たとえば Herman, 1992 : 23-26, 28）、現在の精神医学疾病分類における症状リストの出典もこの本である。

エイブラム・カーディナーは、一九二〇年代初期にフロイトによる精神分析を短期間受けて、合衆国に戻り、一九二二年から二五年まで復員軍人病院の精神科で働いた（リヴァーズ同様カーディナーも人類学に魅かれ、一九三〇年代から一九五〇年代にかけて盛んであったアメリカ文化人類学における「文化とパーソナリティ」学派において重要な役割を果たしている）。『戦争の外傷神経症』におけるカーディナーの出発点は「外傷的事件は外的刺激から脳を守るバリヤーの破綻と同時に外傷的事件となる」というフロイトの主張である。フロイトは外傷的事件に続く症状形成を「防衛的」と命名した（第二章におけるフロイト論を参照のこと）。もっともカーディナーも反応としての症状を「適応」の一形式であると主張していた。それは、外傷によって生体の内的外的環境に生まれた苦痛で不安を起こす変化を除去しようとし、せめて統御しようとする努力である。個々の症例の適応の種類は当人の心理的資源と一次的社会集団への関係の如何によって違ってくる（Kardiner, 1941 : 141）。これは「環境的」あるいは「反応的」な見方といわれ、この時代のアメリカ精神医学（および人類学）において広く受け入れられた観点であった。

カーディナーによれば、外傷的事件は生体が左右できる能力を越えた高いレベルの興奮を引き起こし、激しい打撃が自我組織全体にゆきわたる。当人にとってこの体験は、おのれの環境に対する有効支配のにわかな喪失という体験となる。

> 外的環境との適応の成功に関与している活動がふだんの流出口を封鎖される。（中略）この活動は結局何らかの形の攻撃性（アグレッション）となる。この攻撃性の表現は、ありとあらゆる感覚にも、運動器官とその付属器の機能にも、中枢神経と自律神経系にも現れる。（中略）ふだん、攻撃的な認知および行動の機能を、過去における無数の成功にもとづいて編成し、これを自動的に遂行するのを助けている自我部分は、外傷の結果、抑止され、さらには破壊されてしまう（Kardiner, 1941 : 116-117, また79, 84）。

『快楽原則の彼岸』においてフロイトは外傷神経症における反復強迫の重要性を強調した。これは外傷神経症に伴って起こる不安夢の反復についての彼流の説明である。カーディナーは、フロイトとの間にいささか距離を置いて、反復強迫という観念は、自我が支配力を回復するための防衛操作であるが、この考え方では自我が外傷体験によってすでに大きな変化を受けている事実が見えなくなると主張する。外傷後の自我は外傷前の自我の一種の萎縮版であり、その機能が反復的であるのは「椅子一つしか置いていない独房にいる囚人の運動が反復的であるのと同じであるのにすぎない」。ちょっとした行動でも始めようものなら、つねに同じ妨害（能力が出ないこと）に遭い、その結果が失敗となるのは避けられない（Kardiner, 1941 : 189）。

このようにして外傷的事件は新たな自我の出現を引き起こす。それは、敵対的な場に変貌した外的環境にからめとられた自我である。少なくとも、当人の知覚はそのようになる。この自我は今や支配力を奪回するための永遠の闘争に入り、さまざまな反応を呈する。変化した内的資産に見合った水準に自我を適合させる場合（世界に対する要求の数を減らして世界と幼児的な関係を取り戻すとか）もあるだろう。世界の問題的な部分とのつながりを断つ場合（この部分を不快な身体部位に取り込ませるとか、そうするとその部分は運動麻痺あるいは感覚麻痺となる）もあるだろう。あるいは、周期的に世界全体を抹消することによって世界との友好関係を取り戻す場合（失神発作と意識喪失によってであり、これは患者の死と再生を象徴する）もあるだろう（Kardiner, 1941: 82, 117）。

カーディナーは外傷神経症にはいつも変わらない面があると述べている。それはまず易刺激性である。これは刺激に対して閾値が低下していつでも直ちに恐慌を起こす徴候である。次に、唐突な攻撃的な爆発的反応があり、これはしばしば病的なやさしさと交替する。また、全体の機能水準の縮小がある。これには知的能力の低下もある。さらに、世界への関心の喪失がある。最後に、特徴的な夢生活がある（Kardiner, 1941: 86–100, 204）。その人が自分の外傷的体験と出会うのはこの夢の中である。

> 精神神経症患者の夢には圧縮と凝縮とがあるが、外傷神経症患者においてはそうではなくて稀釈と遅滞化との過程がある。ちょうど映画において、ふつうのアクションの画像であるはずのものがカメラワークによってスローモーション化されるように、また、フィルムが動作の完了の前にカットオフされるようにである。イメージは何度も同じものがでてきて、しかもえんえんといつまでも執拗に繰り返される。病んでから九年経っても患者が毎晩（中略）夢によって戦争の現場に連れ戻されるとか戦争の場面をどこかちょっと変えた夢をみるという話を患者から聞かされるのには、ほんとうに驚く（Kardiner, 1941: 88–89. 傍点は著者）。

カーディナーは外傷夢の内容の画一性と（意味の）透明性、その「常同性」、「単調な規則性」と「変容の乏しさ」とを強調している。彼の著書には多数の夢の記述があるが、その中には一人の患者の十六の夢の目録も掲載されている。これはその兵士が戦場で心的外傷を負ってから八年後に収録されたものである。以下はそのうち五つで、カーディナーの記述そのままである。

（一）私は部隊にいた。戦闘が開始された。誰かが射撃を開始し、私の頭の真ん中を射抜いて私を射殺した。私はおびえて目覚めた。
（二）私は地下鉄駅にいた。誰かが私を押して、私は線路に転落した。列車が来た。私は粉々になった。
（三）私はどこかの庭にいた。大きいバラが咲いていた。私よりも大きかった。私はハシゴをのぼってバラのにおいをかごうとした。その時、大きなミツバチが片耳の後を刺した。ここで私は目覚めたが鋭い痛みはそのあと半時間残った。
（四）私はとても広いところでたくさんの鳥を飼う飼育係だった。
（五）私は発作に襲われてしばらくの間路上で倒れていた。私が目覚めた時、せんせい（カーディナーのこと）はそばにいて私に何かの薬をくれようとしていた。せんせいは私にそれを飲むように告げた。（Kardiner, 1941 : 89-90）

夢のもっとも多い主題は徹底的な自己破壊である（夢一および二では本人の横死となっている）。それ以外の反復される主題にはフラストレーション（夢三はそれだろうか？）と攻撃性（夢四および五が該当するか？）などがある。もちろん、患者の夢の意味は、夢が外傷体験の再演であるという考えにもとづいているが、カーディナーが初めに指摘したほどには透明でない（混交がある）。実際には、夢の意味のパワーは夢の内容からだけではなく、患者が同時に発している症状（「行動症候群」）のカーディナーによる解釈、たとえば運動機能障害の象徴的解釈からも発している。

『戦争の外傷神経症』に列挙されている症状は一九二〇年代になされた臨床観察にもとづくものである。症例研究は一九一七年から一九一八年にかけて生じた外傷的事件から始めている（アメリカが第一次大戦に参戦したのは一九一七年四月である——訳者）。第二次世界大戦中の米国の精神医学的傷害についてもっとも頻繁に引用される単行本は、ロイ・グリンカーとジョン・スピーゲルによる『戦争神経症』（*War Neuroses*, 1945）である。この本は一九四三年、チュニジア上陸作戦の直後に公式報告書として書かれたものである。この作戦は実戦経験のないアメリカの一個軍団がナチス・ドイツ軍に対して行なった最初の攻勢であった。結局アメリカ軍が勝ったけれども、米軍は何度も撃退され、相当の損害を出し、士気低下を起こした。部隊の多数の兵士が精神医学的症状を発した。カーディナーと同じく、グリンカーとスピーゲルも「環境論」的指向性を受け継いでいるが、彼らの本は本質的に記述的であって、治療の優先順位や治療の態様に焦点を置き、精神病理的力動は二の次となっている。精神医学的症例はいくつかの臨床症候群に区分されているが、それは原因でなく症状にもとづいた分類である。すなわち、浮動性不安状態、身体的退行、心身症的内臓障害、（ヒステリー性）転換状態、消耗状態、各種精神病という分類である。症候群はそれぞれ、「人格《パーソナリティ》が圧倒的な不安を処理しようという試み」の方法であるとされる。外傷神経症のための独立のカテゴリーがなく、外傷性記憶は浮動性不安のカテゴリーの中にあるのに驚く（Grinker & Spiegel, 1945 : 2）。

第二次世界大戦における米国陸軍軍医部の方針は精神科的病兵を前線に密着した場所で治療することであった。病兵たちはそこで、暖かい食物と、休養と睡眠の時間と、シャワーと、そしてちょっとした説得と「大丈夫だよ」という請け合いとをあてがわれた。典型的な治療は、これを数日で終えて、兵士をその部隊に送り返すというものであった。精神医学的問題がそれで済まないほど重大な時には、兵士を後方基地に送り、そこで彼らは手をかえ品をかえた治療を受ける。除反応療法、集団的・個人的心理療法、薬物による持続睡眠療法、人工的痙攣によるショック療法、作業療法である。除反応にはふつう催眠統合法《ナルコシンセシス》が行なわれた。

> これは患者に、元来は外傷的戦闘体験と結びついた強烈な感情であって治療の時点まで種々の抑圧段階に持続していたものを再体験させることである。（中略）患者の自我は、抑圧された感情の重圧から解放されて（中略）力を取り戻し、力強い感情の動きと現実の世界を――現在および過去の現実世界との接触をともに――回復するのである（Grinker & Spiegel, 1945 : 78 および 80）。

除反応の技法と理論とには第一次大戦から本質的な変化はなかった。ただ「真実血清 truth serum」（自白剤のこと）すなわちペントタール・ナトリウムが催眠術とエーテルとに代わって用いられただけである。

　戦争神経症に対する関心は第二次大戦終結後、急速に消失した。一九五五年、復員軍人局は戦争神経症と診断された兵士の追跡研究を刊行している。この報告書は戦争神経症の疫学的データであるが、疾病分類は統一されておらず、いろいろな分類名の寄せ集めである。何カ所かではデータを四つの診断カテゴリーにわけて出してある。それは精神神経症、人格あるいは行動障害、精神病反応（分裂病反応、アルコール依存性精神病反応、外傷後精神病反応）および「その他の障害」である。報告の別の箇所では、四つのカテゴリーを挙げて相互の比較を行なってある。すなわち、神経症傾性 neurotic traits、推定神経症 suggestive neurosis、顕在性神経症 overt neurosis、病的人格 pathological personality である。また別の箇所ではデータは症状状態別に提示されている。すなわち不安、抑鬱、悪夢、不眠、アルコール症、頭痛、ヒステリー、恐怖、強迫観念、強迫行動、易刺激性、集中困難、不穏、心因的身体愁訴、心気反応、精神病的症状、顕在性行動障害である（Brill & Beebe, 1955 : 139-146, 167-176）。この報告内には診断カテゴリーと症状リストとを対応させようとした形跡もなく、本報告のデータをグリンカーとスピーゲルの『戦争神経症』（Grinker & Spiegel, 1945 : 2 ; なお Gillespie, 1942 : 170-174 を参照のこと）に述べてある「症状複合 symptome-complex」と比較対照させる方法も明示されていない。

四十年後の私たちはこれらの報告書を読んで、解読の鍵となるロゼッタ・ストーンを捜してみたが見つからなかった。しかし、当時でさえカーディナーは外傷神経症関連のカテゴリーと症状状態との混同に呆れていた。「外傷神経症の入手可能なデータの蓄積はけっこう膨大だが、ここほど専門家らしさのない精神医学の分野が他にあろうか。文献の総体はただ無政府状態としかいいようがなくて、一貫性というものが全然見えない」(Kardiner, 1959 : 245)。この点は戦争神経症だけのことではなかった。だから戦争の終わりが見えてきたころ、米国陸軍省（後に国防総省に統合される）は精神医学の疾病分類を整頓するための委員会を設立した（Menninger, 1948 : 258-265)。この新分類体系は症状を明確に定義せず、「精神病理のダイナミックス」にもとづいて各種神経症を分類したもので（War Department, 1946 : 180)、ただもう「無政府状態」を昂じさせただけであった。米国のアカデミックな精神医学もこの陸軍省委員会も、主流の立場は精神力動論であり、それで基準症状表を編むのに無関心だったことの説明がつく。基底にある精神力動的諸過程は不変一定である（したがって障害の区別分類に有用である）が、この過程がつくりだす反応的症状形態は多形的であって、その形は患者の生活史と状況の個別性によって決まるという、いわれのない仮定が置かれていた。

この陸軍省分類体系では、外傷神経症の症例はすべて、幅の広い「精神神経症障害 psychoneurotic disorders」で一括されている。すなわち、

この障害の主徴は不安である。不安は「自由浮動性」であってもよく、（中略）無意識的かつ自動的に各種防衛機制（抑圧、転換、置換など）を用いて統御されていてもよい。（下略）

（不安は）一種の危険信号であって人格（自我）の意識的部分が感得し認知したものである。その発生源は人格内部から来る脅威であってもよく、この場合は抑圧された感情の過負荷状態として表現される。（中略）患者がこの不安を操作し処理しようと試みることがあってもよく、その方法は各種多様であって、またその結果である

反応の型も各種多様である（War Department, 1946 : 181, 182）。

この分類体系には「外傷神経症」のための下位分類カテゴリーもなかった。また、外傷的事件に発する症例は患者の示す反応に従って分類されている。すなわち、不安反応、解離反応（健忘をも含む）、恐怖反応、転換反応（疼痛、麻痺、知覚脱失など）である。カーディナーの著書『戦争の外傷神経症』に記載されていた症例の大部分は「混合反応 mixed reaction」に該当するはずであるが、陸軍省分類体系はこのカテゴリーを認めていない。個々の症例は、主要な反応種別によって分類されることになり、だから戦争神経症症例は多数のカテゴリーに分散させられているわけである（War Department, 1946 : 182–183）。

疾病分類の標準化

この期間をつうじて欠如していたものは、現在の私たちがわざわざいうまでもないものとして受け入れている「標準化された精神科疾病分類」である。すなわち基準一覧表とアリストテレス的排中律とにもとづく分類体系である。これは「あるかないか」であって中間はありえないとする原理である。アメリカ精神医学史上最初の標準化された疾病分類は『精神障害診断統計マニュアル第三版』（*Diagnostic and Statistical Manual of Mental Disorders*, DSM - III）であって、一九八〇年に刊行された。以下はこの疾病分類の歴史とその中の外傷性記憶のための座の物語である。

一九七四年、アメリカ精神医学会（American Psychiatric Association, APA）の研究開発審議会（The Council on Research and Development）は、疾病分類作業班（The Task Force on Nomenclature）を設置して、ＡＰＡの『精神障害診断統計マニュアル』の新版を作成する事業を開始した。一九七九年、研究開発審議会とＡＰＡ理事会とは共にこの版（ＤＳＭ－Ⅲ）の決定稿を承認した。刊行は翌一九八〇年であった。

ＤＳＭ－Ⅲはおよそ二百の精神障害名の目録である。このマニュアルの序文によれば、見出し項目 entry はいずれも「臨床的に重要な行動あるいは心理的症候群というかパターンであって（中略）苦悩 distress あるいは一つまたはそれ以上の重要な機能領域の能力低下 disability のどちらかと類型的に（タイプの形成に寄与するような形で）連合している」（American Psychiatric Association, 1980: 6）。これが「障害 disorder」であって、それらは共通の「特徴項目 feature」にもとづいてグループをつくり、それを「カテゴリー category」とする。たとえば感情障害、不安障害、性障害、化学物質使用障害、精神分裂病などなどである。各疾患（malady――「障害」と同意義）は「特徴項目」の一覧表によって定義される。特徴項目は、それぞれが診断の必要条件となり、そのいくつかが集まると十分条件となるようになっている。添付されたテキストには、「障害」の付随的（非基準的 non-criterial）特徴項目と、障害の自然史と、起こりうる機能障害と合併症と、有病率と素因と、そして混同されやすい別種の精神障害とが列挙されている。

ＤＳＭ－Ⅲの刊行以前のアメリカ精神医学は理論においても臨床においても方向性がばらばらであって、疾病分類の共通言語がなかった。ＤＳＭ－Ⅲの序文は「このマニュアルは診断的メタ言語を提供するものである」と述べている。すなわち、これは特定の理論にとらわれずに精神障害を語る方法であり、その理由はこれが顕在的行動、生化学的指標、認知欠陥などの「特徴項目」にもとづき、この「特徴項目」は観察者にそれに見合う能力があれば誰でも目に見えるものだからである（American Psychiatric Association, 1980: 4-5）。

ＤＳＭ－Ⅲは十四の部会（助言委員会 advisory committees）の合作である。それぞれの部会の委員は精神障害の主要カテゴリーのどれかのエキスパートであった。各部会は何回か草案を作成し、これをアメリカ精神医学会の代議員会（Executive Assembly）が設立した連絡部会（liaison committee）が読んでコメントをつけた（代議員会はＡＰＡの地方部会からの代表者が集まって作る組織である）。草案はこれ以外の集団にも配布された。すなわちアメリカ大学精神科主任教授会（The American Association of Chairmen of Departments of Psychiatry）、アメリカ小児精神医学アカデミー（American Academy of Child Psychiatry）、アメリカ心理学会（American Psychological Association、臨床心理学を代表する学会）、「法と精神医学」アカデミー（The Academy of Psychiatry and the Law）そして力動精神医学のさまざまな見解の代表者として三団体を加えた。この団体はコメントを提出するようにと勧告され、コメントはすべて、マニュアルの編集責任者ロバート・スピッツァーと主な部会の委員に渡された。草案はやはり以上の精神医学主要組織の年次総会を初めとする各種集会でも俎上に載せて討論された。診断名が提案されると、一連の実地試験（field trials）にかけて、この分類の中で問題を残す部分を突き止めてその解決を図った。「合計一二六六七人の患者がおよそ五五〇人の臨床医によって（中略）二一二の施設において順次ＤＳＭ-Ⅲの各草案を用いて診断された」（American Psychiatric Association, 1980 : 2-5）。

　非常にたくさんの人が、それも非常にたくさんの別個の流派の代表者が、いっせいにこの新精神医学言語を採用すれば得だと気づくなど、ありそうもないことと思われるだろう。実際にそんなことは起こらなかった。意見が広く求められ、各種草案に取り入れられたというのも事実であるが、「精神医学は多元的である（から統一できない）」というイデオロギーは主にマニュアルの「内容」を具体的に作る過程のほうに手を伸ばした。つまり、特定の障害を同定するための診断基準の選定に口出ししたのであった。（作業班が）断固妥協に屈しなかった部分は、スピッツァーによれば、ＤＳＭ-Ⅲをそれ以前の診断言語と画然と区別する特徴であり、これこそＤＳＭ-Ⅲの「建築基本設計 architecture」、すなわち個々の分類を組み立てる方略である。ＤＳＭ-Ⅲの構造は（スピッツァーを入れた）小集団によってあらかじめ決定してあった。この小集団は意図的に例のドイツ精神科医エーミール・クレペリーン（一八五六―一九二六、以下本邦での通称によって「クレペリン」とする）の疾病分類観を採用していた（Blashfield : 1984 : 31-37）。

　クレペリンの精神医学分類法は三つの発想にもとづくものである。すなわち――、第一に、精神障害がもっともよく理解できるのは身体障害からの類推によってである。クレペリンにいわせれば、伝染病学が離陸段階に達したのは、ミソもクソもいっしょにしたような伝染病の原因や過程の通念が斥けられて、研究者が特異的症候群の特異的原因を発見する方向に転換してからである。医学の歴史における第一歩は各種疾患を分類することにある。精神医学も、現在の原始状態を脱して進歩しようとするならば、やはり分類から始めなくてはならない。

第二に、精神障害の分類には可視的現象の周到な観察が必要である。症例の経過を体系的に記録し収集し比較してはじめて、症例を変えても変わらず連動して推移し、長期間にわたってそれとわかる経過をたどり、最終的には予見しておいた予後に到達する症状の集合を同定できる。堅固な経験的明証を欠き、あるいは目に見えないメカニズムなるものの働きに助けを求めてこれに頼るような病因論を基礎として推論を行なうことは断固斥けられるべきである。

第三に、経験論的な研究を行なっていれば、いつかは重篤な精神障害が器質的・生化学的な原因によることが明らかになるであろう。現在この種の原因はほとんどといってよいほど知られていないとはいえ、そのことは精神障害を分類する邪魔にはならない。それどころか、分類は病因を明らかにする不可欠な第一歩である(Kraepelin, 1974 [1920] ; Spitzer & Williams, 1980 : 1043)。

今世紀初期には精神障害に対するクレペリンの「記述的アプローチ」はアメリカ精神医学に普及していたが、一九五〇年代になると彼の影響はあるかなきかとなっていた。アメリカ精神科医の大部分のクレペリンの記憶といえば、精神分裂病の先駆的研究者といったところか、でなければフランツ・アレグザンダーが言ったように「疾患カテゴリーの不毛で硬直的な法典編纂者」であった(Alexander & Selesnick, 1966 : 211-214)。アレグザンダーも、その前のフロイトと同じように、クレペリンの記述的で「反心理学的」なやり方と自分の力動精神医学のものの見方との間には共通の地盤がないと思っていた。双方の立場はただ単に違うというだけでなく相反するのであった。もっとも明確な相違は、双方の症状の見方である。力動精神医学の言語は無意識の葛藤と防衛とを記述し診断するために発達したものである。臨床の場で患者と出会う際の注目の焦点は——、

患者が面接の場をこねてゆがめて、この場を患者の深層に浸透した（通常無意識の）幻想と構えと対人的期待に合わせようとする、各患者特有のやり方に置かれている。この転移現象というものの本性に注目するのは、治療場面における今後の行動を予見し、また患者の発達初期経験と現障害の基底にある葛藤とに光を当てるためである（American Psychiatric Association, 1980 : 11）。

この文脈においては症状は本質的に問題にならないから、力動精神医学の疾病分類の語彙は簡単である。一方クレペリン精神医学においては症状は大問題であって、それには二つの理由がある。症状は基底にある病理構造と病態生理過程の標識であり（少なくともありえ）、そして症状は排中律にもとづく意味体系の構成単位である。この体系における症状の意味は表面上にあり、疾病のセミオティックス（記号論）の範囲内にある。すなわち症状に意味があるのは安定した形（すなわち症候群）の中にある他の症状と比肩できるからである。ところが、精神力動的なディスクール（言説）においては、症状は表面下で演じられる諸過程の多形的表現である（Rycroft, 1968 : 35）。それぞれに限界があって、精神力動と記述精神医学との二言語はお互いに相手にとってちんぷんかんぷんである。

同じ時期をつうじてクレペリンの発想はヨーロッパにおける大学中心の精神医学には圧倒的な影響を持ちつづけ、さらに世界保健機構（ＷＨＯ）が作った公式の精神科疾病分類である『国際疾病分類』（*International Classification of Diseases*, ICD）にも採用されていた（Klerman, 1986）。彼の発想は米国精神医学からでも完全には消失しなかった。それらは同時代の普及率の高い精神医学教科書に現れつづけていた（Meyer-Gross et al, 1954——これは英国の教科書であるが米国版もよく読まれたということであろう。ついでにいえばソ連時代のロシアもこ

の教科書を訳して使っていた――訳者）。いっそう重要なことにセント・ルイスのワシントン大学の精神科がクレペリン派の拠点となっていた（アメリカには「ワシントン大学」が三つある。詩人T・S・エリオットの祖父が創立したミズーリ州セント・ルイスのこのユニテリアン派の大学の他に西海岸のワシントン州立大学と首府ワシントンの下町にあるジョージ・ワシントン大学である――訳者）。スピッツァーとその新クレペリン派の者を支持する精神科医の多くの知的ルーツを探れば、ここの精神科にたどりつく（Robins & Helzer, 1986, 410-414）。

一九七〇年代の米国精神医学によるクレペリンの「再発見」に先んじて一連の技術開発が行なわれ、これが日常診療に影響を与えた。一九五〇年代までは、研究がひとたび障害と器質的あるいは生化学的な病因とをつなげると、精神科医はその障害に対する責任を負わなくなる傾向があった。すなわち「ビタミンが発見されると精神科医は（それまでは治療していた）ビタミン欠乏性精神障害を治療しなくなった。スピロヘータが発見され、次いでペニシリンも発見されると、一度は精神医学の主要な障害の一つだった神経梅毒は非精神科医が治療する伝染病がもう一つ増えたということになった」（Goodwin & Guze, 1948 : xi）。同じく、てんかんの治療にバルビツール酸とフェニトインとの有効性が確認されると、精神医学はこの病気から撤退して、代わりにもっぱら神経内科学が注目するようになった（Klerman, 1984 : 539）。精神医学が本質的に心理学的でありつづけたのは、これらの生物学的基盤を有する障害群を精神医学から追放することによってであった。その結果、臨床家にも研究者にも分類体系学について問題提起をする気にさせる動因がなかった。けれども一九五〇年代の初期にクロールプロマジンを初めとする種々の向精神薬の有効性が証明され、実際に使えるようになった時に状況は一変した。これまでとは正反対に、この新しい治療手段は、多少の抵抗はあったが、精神科臨床の一部となった。続く十年間のうちに、精神科医は日常的に四つのクラスの薬物を用い、それぞれが精神障害の一つのカテゴリーに対して有効であるということになっていた。それらは、精神病、抑鬱、不安、躁鬱障害の四つであった。

これらの薬物が有効だといわれたことは精神医学界の大部分がこれを認識したという意味があってのことである（Klerman, 1984）。そして、（この認識は）まず、感情の障害（すなわち鬱病）は思考の障害（すなわち精神分裂病）およびいわゆる「神経症」状態とは違うということ、また「神経症」状態は、精神力動的および社会心理学的な見方からすれば一個の総体的過程によるものであったが、実際には個々別々で不連続的な障害のタイプすなわち恐怖症、強迫症、不安状態、パニック状態から成るということをいやおうなしに認めざるをえなくなった。新クレペリン派はとうにこのことを確信していたが、薬物の反応パターンが、クレペリンがその記述的症状学にもとづいて提出した分類に平行したものであることを見てとったのは新クレペリン派に限らなかった（Klerman, 1984 : 539-540）。もっとも、以上の新薬が精神医学的思考に与えた歴史的というべき衝撃は否定できないとはいえ、今日から振り返ってみれば、これらの新薬が疾病特異的であるという主張は行き過ぎであったように思われる。

新薬物は（精神医学の姿勢を変化させる上では）重要な一因ではあったが主要因子ではなかった。大部分の精神科薬物の有効性が、各々分離独立していると思われていた症候群の境界を越えていたからである。もっとも、既存の新薬物よりも効力が大きくて個別的症候群を標的とするものが大いに待望されていた……。

言い換えれば、薬物療法は、より大きく実験にもとづく精神医学の需要を生み出すのに役立った。明言的で排中律的な診断基準はこの企図のために不可欠なものであった。しかし同じく重要なのは、重篤な精神科障害に対する精神力動的精神療法の有効性欠如が、時とともに大きく意識されてきたことであった（Wilson, 1993 : 403-404, また Shepherd, 1994）。

ところが、アメリカ精神医学は実験科学の必要を満たすような疾病分類を持っていなかった。『精神障害診断統計マニュアル』初版（ＤＳＭ-Ⅰ）はすでに一九五二年に登場し、アメリカ精神医学会（ＡＰＡ）の承認を得ていたが、それは期待に背くものであった。この分類体系は高名な編纂者アドルフ・マイヤーが作ったものであった。彼は個々の診断学的疾病グループとはいずれも心理的・社会的・生物学的な諸原因の一元的な集合に対する人格反応であって、（単に）量的に異なるものであるという見方を採っていた。これはクレペリンの記述的アプローチとは正反対である。精神障害の分野におけるマイヤーの「反応的」あるいは「環境的」概念は、図にすれば一端を「精神健康」とし他端を重篤な「精神病」とする一つの勾配であった。心理的過程を指向するマイヤーの体系は精神力動的な諸前提と完全に両立できた（American Psychiatric Association, 1952: 1; Weissman & Klerman, 1978: 707)。ＤＳＭ-Ⅰが研究にもとづく科学の基底となるには第二の欠陥があった。それはこの分類体系が普遍的に受容されなかったことであった。多数の米国精神科医と精神科機関とはマイヤー体系用語の採用を頭から拒否していた。主要な精神医学雑誌（の編集委員）は投稿論文の筆者にマイヤー体系の用語と分類とに従うよう求めなかった（Spitzer & Williams, 1980: 1045; Grob, 1991)。

ＤＳＭ-Ⅱ（一九六八）はいくつかの点で初版と違っている。これは同時に発行された『国際疾病分類』(*International Classification of Diseases*) の同時代版（ＩＣＤ-８）と矛盾しないようにという意図もあって、第一版とはいくつかの面で違っている（ＩＣＤ体系の歴史についてはKramer, 1985を参照のこと）。といっても、新クレペリン派の観点からすれば、大きな問題が残っている。たしかにアドルフ・マイヤーの「反応」という概念は命名法から外されたけれども、「心内葛藤であって症状に結果し、症状が不安を制御するもの」と定義される意味での「神経症」なる用語が残ったからである（American Psychiatric Association, 1968: 39)。それだけでなく、この版の診断カテゴリーは「診断の境界線を画定する形式的基準を出せなかったという大欠陥があった」。その結果、診断する者は「障害の（しばしば病因論的仮定を必要とする）包括的記述」に頼らざるをえなかった（Bayer & Spitzer, 1985: 189)。

一九七四年、ＡＰＡの理事会は診断マニュアルの再改訂が必要であるという決定を下し、スピッツァーを実務作業班の長に指名した。スピッツァーは当時コロンビア大学に籍を置く一介の精神科医であった。スピッツァーが語るところによれば、理事会に答申して、ＤＳＭ‐Ⅱの草稿作成にかかわった人間をＤＳＭ‐Ⅲ作業班に入れるならば改訂しても実質的進歩はむつかしいであろうと述べた。スピッツァーはまっさらの白紙が欲しかったのであり、理事会はその条件を呑んだ（Millon, 1986 : 29）。この権限を手中に収めたスピッツァーは「診断研究にかかわり、臨床実践にかかわっていない精神科医と診断の助言者をつとめてきた心理学者とのグループ」で「ウィーンでなくてセント・ルイスに知的ルーツを持ち、（中略）フロイトでなくてクレペリンから知的鼓吹を受けている」男女を選定した（Bayer & Spitzer, 1985 : 188）。

「まっさらの白紙」であるということが精神医学の疾病分類にどういう意味があるかはＤＳＭ‐Ⅲの序文の中に正確に読みとることができる。「当初から作業班は進行中の作業を監視する指導委員会をつとめた。班員全員がＤＳＭ‐Ⅲの（十箇の）目標を達成する共同責任を負った」。目標の第七は「伝統と袂を分かつ新語・新概念の導入を避ける。ただし必要性が明らかな場合はこの限りではない」である。この後に続く三箇の目標は、多くの場合、先行版の概念と訣別することを真に必要とする理由とは何かを説き明かしたものである。すなわち、

＊　不可欠な診断用語の意味にかんして合意に達し、（中略）また有益性が過去のものとなった用語の使用を避けるためであるか、
＊　診断カテゴリーの有効妥当性の支柱となる研究データとの両立性を保つためであるか、
＊　研究対象者を叙述する（中略）のに適している語であるためである。（American Psychiatric Association, 1980 : 2-3）

スピッツァーその人にいわせれば、新たな版は二つの原理にもとづくべきであった。第一は病理発生の理論があるならばそれは「検証可能性と真偽決定の原則」によって確証されるべきこと、第二はいずれの障害も経験論的観察と測定とが可能な基準によって同定されるべきことである。新たな分類体系の基礎は特定の理論にもとづかない操作的基準となるべきであるから、理論的観点の異なる人々も同じ（名称と内容の）障害群を口にし、筆にすることができるようになり、研究者と臨床家との直接的コミュニケーションが可能となるであろう（Talbot & Spitzer, 1980：27–28）。

スピッツァーの設定した優先順位は「精神医学の本質的な焦点の（中略）臨床に基礎を置く生物-心理-社会的モデルから研究に基礎を置く医学モデルへ」の移行を、また「精神医学界にもっとも影響力の強い臨床家の声から研究者の声への」移行を示すものである（Wilson, 1993：400）。この移行はまた無意識を射程に収めるＤＳＭ-Ⅱの言語をことごとく追放することをも意味していた。

> フロイトは「精神神経症」なる用語を「記述的」（現実検討がそこなわれていない個人が示す苦痛な症状を指すためにである）にも、「病因論的過程」（無意識の葛藤が不安を喚起し、防衛機制を不適応的に使用させ、その結果症状形成となることをいう）を指すためにも用いていた。（中略）
>
> 力動精神医学指向的な臨床家の多くは、神経症的過程が神経症発症の中心的な役割を常に演じるものと信じているけれども、これらの障害の発症については他にもいろいろ理論がある。（中略）
>
> だから、「神経症」という用語をＤＳＭ-Ⅲにおいては、いかなる特別な（そして不可視的な）病因論的過程をも含意せずに使う（American Psychiatric Association, 1980：9–10）。

精神医学という科学文化は、言葉の意味は厳密な詮索を受けなくてよく、解釈や定義はすべて試行的であってよく、訂正を重ねてゆけばよいと唱えている。しかし、日常活動における実態はいささか違っている。研究者も臨床家も自分たちの使う基本的な用語をいちいち吟味などしないのが普通だからである。彼らの大部分はプラグマティストで、謎解き大好きの人である。彼らの目は結果を得ようと虎視眈々としているばかりである。結果とは、知識の生産であり、正しい診断であり、望ましい結果の達成である。煩瑣な認識論的区別立てをしても得るところはなく、そんなものは不急不要である。日常使用する言葉は知識を構築する道具であるべきで、知識の力を削ぐための武器であってはならない。稀に起こる科学革命や制度革命の際は別だが、研究者と臨床家の日常の時の流れは、基本言語の変化は緩慢でいつのまにか変わっているというもので、注意を引くことは全然ない。DSM‐Ⅲはまさにこの点で先行の二版と違っている。その出現はアメリカ精神医学の革命的転回点を明示するものである。

スピッツァーは、最初から、力動精神医学（特に精神分析）の発想と関心とに敵対的な企画を推し進めていたので、このグループからの批判は当然予想された。批判者は新しい版に対して三つの反論点を挙げた。まず、どんな診断用語でも理論と無関係ではありえないといった（Faust & Miner, 1986 : 965）。DSM‐Ⅲは「お料理本方式」だとあざ笑われた。（本物の）診断過程が（精神障害とは）「臨床経験にもとづいた総体的ゲシュタルト」であることを前提とする（ゲシュタルト理論によれば「全体」は「部分」の和以上のものである――訳者）のに反して、DSM‐Ⅲは精神障害を症状のパーツを寄せ集めたものと同じとみなし、「すべてが等しく重要であるという証拠など全然ないくせに」、分類の各基準項目に同じ重みづけをしている（Frances & Cooper, 1981 : 200）（時代的に先行するリューマチズムに対するジョーンズの基準と精神分裂病に対するクルト・シュナイダーの基準とには項目に二種類の重みづけがある――訳者）。次に、DSM‐Ⅲが微妙な含みを欠いている一例を挙げれば、本質的に異なるさまざまの不安、すなわち失望を表現して助力を求める手段としての不安と、自我の全一性が危うくなっているための不安とは別個のものなのに、これを区別していないと批判者たちは言う（Vaillant, 1984 : 544-545）。第三に、それが陰謀家集団によって実行されたクーデター以外の何ものでもないという根拠でDSM-Ⅲを排斥した批判家たちもあった。DSM-Ⅲをでっちあげた作業班は専門職としての精神医学の有する関心、価値あるいは理論的多様性の代表者ではなかった。それは、いわば、目に見えない一単科大学、アメリカ精神医学という大総合大学の中の一単科大学の所属者に過ぎないものであった（Michels, 1984 : 549）。

スピッツァーとその共同作業者はこれらの異議申し立てにまったく動じなかった。彼らにいわせれば、DSM-Ⅲの診断項目表は理論に汚染されていないものであり、それは（実地試験を重ねた後に）統計的方法にもとづいているからであって、統計は内容と文脈の統制できない揺らぎとは無関係である。このマニュアルが「精神医学をお料理本方式」で扱っているという言い草は単なる言葉の遊びである。このマニュアルの使命は科学的疾病分類学を確立することにあり、それは明文性が高くて暗黙知やほかの理論をもとにした「世界的評価」などにもとづく解釈をいっさい必要としないようなものとなるだろう。最後に、この批判者の方々は、主に精神分析家で（クレペリン派の）「目にみえない単科大学」がお嫌いなようだが、これは天に唾しているのである。スピッツァーの言によれば、自分は良心的に草稿作成段階で、主要な精神分析学の組織に批判を求めたけれども、「DSM-Ⅲの挑戦に強く対決する」ことをやりたがらず、協力の機会を逸したのである。さらにスピッツァーは皮肉っぽくこう言っている。精神分析家たちがDSM-Ⅲの採用を阻止しようとしたのは原則論だけじゃない。経済的な私利が絡んでいるのだ。「精神分析で開業している人たちは（中略）精神医学の診断名が変わると、患者の長期療養に対する支払いに限度を設けようとしている第三者的保険機構から攻撃を受ける結果になりはしないかと恐れていたのだ」。ボルティモアおよびコロンビア特別区精神分析協会がDSM-Ⅲの最終的公認に対して強烈に反対したのは「偶然ではない」。ここは連邦政府の公務員が多数居住している地域であり、精神療法的治療に対して（連邦政府被雇用者健康保険組合から）気前よく健康保険金を支払ってもらう特権を享受しているからである。疾病分類の標準化は精神分析家を、連中よりも費用対効率比の高い競争相手、たとえば折衷派の精神科開業医や認知療法家などと対決しなければならなくさせたのではないだろうか（Bayer & Spitzer, 1985 : 191-192）。

精神分析家のDSM-Ⅲ採用反対に経済的動機があったとしても、精神医学界のそれ以外の側もDSM-Ⅲを支持しなければならない経済的理由に迫られていたように思われる。

アメリカ精神医学会の医療部会長メルヴィン・サブシンの回想によれば（中略）（一九七〇年代の）精神医療は、連邦政府からも民間の保険会社からも「底なしの吸い込み孔」と思われていた。財源と保険金とを無際限にむさぼる消費者だということである。その診断法と治療法とがつかみどころがない、標準化されないものだったからである。

この専門領域の好ましくない状況においては、精神医学的知見を組織するモデルの主流である社会心理モデルは、多くの問題の元凶であり、大幅に変更するか、いっそのこと捨ててしまわなければならないのではないか（Wilson, 1993 : 403）。

DSM-Ⅲをめぐる論戦はもう古代史となった。「カテゴリー的診断法という発想に対する抵抗の小拠点は（中略）今日もなお社会科学者の間にも力動精神科医の間にもみられる」けれども「診断反対的立場から診断肯定的立場への歴史的移行」は完璧で揺るぎないものとなった（Robins & Helzer, 1986 : 409 ; また Williams, Spitzer, Skodol, 1985 ; Kirk & Kuchens, 1992 ; chap. 7）。精神分析サークルから一歩出れば、誰もが当たり前のようにDSM-Ⅲのことばで語り、執筆している。また、精神分析指向の治療者では母語にはなっていないけれども、他派の精神科医とのコミュニケーションに使う「リングア・フランカ」すなわち異文化間の仲介語としてＤＳＭ－Ⅲ語を採用している人が大部分となった。

信頼性と妥当性を算定する

たとえばＤＳＭ－ⅢをＡＰＡが採択すると、研究者も臨床家もその精神障害概念を採用すればいろいろよいことがあるのに気づいた。先行諸版と異なり、これは権威のある教本《テクスト》であって、国立精神健康研究所（ＮＩＭＨ――現在国立健康研究所ＮＩＨに吸収された）をはじめとする主要機関が公認を与えていた。一九八〇年代の初期になるとアメリカじゅうの大学医学部、医科大学と研修医センターとは、学生と研修医とに対して、ＤＳＭ－Ⅲの基準にもとづいた試験に合格することを要求するのが、きまりのようになった。学術雑誌の編集委員も論文審査に当たる者も、投稿論文がＤＳＭ－Ⅲの言語で書かれていることを要求した。精神医学の研究申請はＤＳＭ－Ⅲの規約に合致していることが、いうまでもない前提とされるようになった。この規約に抵抗した研究者も臨床家も、そのために仕事の場から閉め出され、資金を断たれるようになった。

しかし、ＤＳＭ－Ⅲがなぜ成功したかという、その理由は、このような社会的普及だけでは説明しきれない。分類も症状表も、とにかく事実立脚性を得たということがある。それは疫学から拝借した「信頼性」と「妥当性」という尺度にもとづいて得られた品質であった。ある診断技術に信頼性があるというのは、（一）診断者が一人の患者を何回か再診察しても同一の障害のラベルを患者に貼るようにさせてくれ（「再テスト信頼性」）、また（二）複数の診断者が同一の患者を任意の機会に一度診察した時にその患者に同一の診断名を付与するようにさせてくれる（「評価者間の信頼性」）力がある場合である。再テスト信頼性が特に意味を持つのは、ＰＴＳＤのように、症状が時間が経過するうちに揺れたり、さまざまに変化する障害の診断の際である。

「信頼性」を単なる技術的問題と片づけてしまうのは、精神医学の言説において代表的なやりくちであるが、これは間違いであろう（Kirk & Kuchens, 1992 : 28–30, 48–56）。「信頼性」とは、研究の目的で類似の症例を寄せ集める際の前提条件の一つである。これは科学の申し合わせである。また、多数の症例を集めることも、統計学的方法を適用して、その研究の場を越えて通用するように結果を一般化するための前提条件の一つである。研究者が事例をその特殊状況から切り離し、また（個々の事例の）人生の手のつけようのない複雑多様性を分解して斉一で普遍的な構成要素に還元できるのは、やはりこの統計学の技術であり、それが保証する信頼性である。ある技法の客観性と信頼性とはこのようにして連絡されている。

研究者が分類法なり技術なりの信頼性を高めようと思えば、それには三つの方法がある。第一は、診断基準が、すべての真である症例を同定し似て非なる他障害の症例と弁別するに足りるだけの明文性と完全性（非欠落性）とを備えるようにすることである。第二は、診断技術の無作為的適用を保証するだけの技術の構造化を行なうことである。第三は、以上の技術を実際に行なうだけの知識と熟練と経験とを備えた面接者を揃える算段をすることである。ここで、基準と技術と人員という三要素のすべてを最善のものにしなくても高い信頼性を得ることができる。研究者は二つの選択肢のうち一つを選べばよろしい。第一の方法は「高技能選択肢high-skill option」であって、これは広く臨床経験を積み、そのうえ社会化されて斉一な専門家文化の成員となっている職員を揃えることである（文化（の斉一性）は重要である。相異なる理論に従っている職員集団では矛盾する結論に達するだろうからである）。この選択肢を選べば、診断技術の発言に多少解釈の余地があっても高い信頼性を得ることができる。高技能選択肢の限界は、高給を支払わなければならないので高くつくことと、なかなかそういう人がみつからないことである。「低技能選択肢 low-skill option」とは素人を短期間訓練して使うことである。これがやれるためには、診断基準が完全に明文化されていなければならないし、面接技術は高度に構造化されて（個人の恣意の入り込む余地がないようになって）いて、しかも容易にマスターできるものでなければならない。低技能選択肢を選ぶ際の最大の障壁は、満足な基準と技術との一揃いがすぐ実用に供せる形で存在するとは限らないことである。

アメリカ精神医学が診断の信頼性に関心を示したのは、第二次大戦時に遡ることができる。徴兵検査のために集めた男性の相当部分が精神医学的理由によって不合格となることがわかった。この結果は予想外であって、一般人口における精神的問題の存在率がどうだろうかという関心をよびさました。一九四九年、合衆国議会は国立精神健康研究所（ＮＩＭＨ）を設立したが、設立後初期の最優先課題の一つが精神障害の疫学であった。続く何十年間にＮＩＭＨが研究費を支出した大規模な疫学研究プロジェクトは数個にのぼる。初期のプロジェクトは個々の精神障害でなく、もっぱら精神科的機能損失の一般人口内存在率に絞ったもので、ミッドタウン・マンハッタン研究計画、スターリング郡研究計画はこの中に入る。このような決定が下された理由はいくつかあって、まず、当時の精神医学の主流は精神力動と環境の重視であり、個々の診断（名の精神障害患者）についてのデータなどは、強いて集めようとするほどの関心が存在しなかった。それに加えて、以上の戦後期の研究を組織し主宰した人たちは当時の精神科疾病分類を使わずに、これを避けて通るという選択をした。この時期をつうじていちばん普及していた疾病分類体系はアメリカ軍部が作成を依頼したもので、軍特有の必要条件に合わせて仕立てられていた。その分類は信頼性に乏しいと思われ、アメリカ精神医学の代表的諸流派間で論争が起こる場合、もとをただせばその元凶ではないかとされていた。最後に診断でなく機能損失に絞ることによって、研究者は大金を必要とする高技能選択肢を避けるようにした。当時は、高技能選択肢を選ぶということは精神科医を雇うことだとされていたからであろう（アメリカの医師の報酬は特に高額である――訳者）(Weissman & Klerman, 1978 : 706)。

ほぼ時を同じくして、セント・ルイスのワシントン大学に拠る研究者たちが、個別的精神障害（複数）の疫学の大規模研究を経済的に可能とする方式を作成しはじめていた。計画の第一は、規約に従ってつくった明文的な診断基準を十四種の精神科的障害について作成することであった (Feigner et al., 1972)。次にこの方式を拡げて合計二十五種の重要な診断カテゴリーを対象とするようにし、「研究診断基準表」(Research Diagnostic Criteria, RDC)と改称した。RDCは、NIHより助成金を得て、鬱病の心理学の共同研究の一環となって発展するようになった。スピッツァーはこの研究の積極分子であった。スピッツァーがこの研究グループに属した時期とDSM-Ⅲ作業班長の地位にあった時期とは重なっており、スピッツァーが新診断マニュアルの原型を発見したのは、この期間であった(Spitzer et al., 1978 ; Robins and Helzer, 1986 : 412-414 ; Wilson, 1993 : 404)。スピッツァーはまた同様にコロンビア大学の共同研究者たちとともに一つの統計法を仕立てあげ、これを「カッパ」と名づけ、これが結局RDC基準の信頼性を測定し、微調整するために用いられた(Spitzer et al., 1967, ――カッパ統計の歴史と批判については Kirk & Kuchens, 1992 : 37-45, 56-62 を参照のこと)。

信頼性のある診断技術の獲得は疾患分類の「妥当性」確定に不可欠である。「妥当性」という用語は精神医学の研究論文の至る所に顔を出すが、それは、任意の分類法が内在的一元性を所有していることを指すものである。それはランダムな現象であってはならず、探索、治療、実験、研究の手段に使った技法の作り出した人工産物であってもならない(Robins & Guze, 1970 ; Spitzer & Williams, 1980)。

精神医学の研究者も臨床家も、ある分類の妥当性ということばを使う時には、通例三つの尺度を念頭に置いているのである。すなわち――

(一)障害に「額面(表向きの)妥当性 face validity」があるとは、基準項目 criterial features が熟練した専門家の臨床的印象と体験とに合致していることである。臨床的印象はその人の臨床経験と医学教育の如何とに強い影響を受けるものであるから、ある精神科医集団の熟達専門家の意見の一致をみているものが別の精神科医集団では否定されることがあってもふしぎではない。たとえば、精神分析家に言わせれば、DSM-Ⅲにおける障害の多数が額面妥当性を持つのは、ただ、作業班がアメリカ精神医学の「理論的多様性」を無視したからにすぎない。つまり、額面妥当性は精神力動論に立つ臨床家を作業班から除外したための人工産物だというのである（Michels, 1984：549）。他にＤＳＭ－Ⅲの額面妥当性への疑問を公言する批判者たちもいる。特に睡眠障害は、担当の小委員会が単純多数決で、（やはり権威者である）少数派の委員の反対を押し切ってＤＳＭ－Ⅲに入れたものであるだけに風当たりが強かった（American Psychiatric Association, 1987：xx）。

（二）障害に「予測妥当性 predicative validity」があるとは、治療しない症例の場合に一貫性のある時間的経過を辿ることが知られている場合である。症状の発現と変化が予測したとおりに起こり、障害は予測どおりの機能損失を起こす、などである（Goodwin & Guze, 1984：ix；Robins & Helzer, 1968：427）。

（三）最後にある分類が「独立妥当性 independent validity」を獲得するのは、研究結果がその疾病の基底にある原因あるいは過程を確定したとされた時である。証拠となるものの中には家族データも入る。これは通常、当人の生物学的第一近親者（父、母、兄、姉、弟、妹）の精神科的病歴が基礎となる。また生化学的データも入る。たとえば血液の化学的組成の異常が基底にある病態生理を同定する場合である。また、治療データも入る。たとえばある診断が特異的にある治療法に反応した場合である。環境的データも入る。たとえば発症が特定種のストレッサーに曝された後に続発するような場合である。

この三種類の妥当性には一種の上下関係がある。額面妥当性が最下位である。偶発的事情によってもっとも安易に妥協的なものとなるのがこれだからである。たとえば、共通の文化的偏見があれば、権威者といえども、若干の少数民族の共同体においては標準的である言動を病的とみなすようになってしまう。予測的妥当性は一段階上位である。それは一般に統計的操作の所産であり、少なくとも建て前上は、偶発的事情に左右されにくいからである。独立妥当性がもっとも強力であるとされる。特にそれが生物学的証拠にもとづいている時である。

信頼性と妥当性とには密接な連動性がある。診断基準と技術の信頼性が低いならば、それによって同定される障害の妥当性は怪しい。すなわち、信頼性のある手段がなくては分類の統計的証拠の基礎となる症例集団

（すなわちその診断を受けた患者たち）の同質性（すなわち共通の同一性）を確定して、それを公衆（すなわちアメリカ精神医学の主流派）を満足させることはできない。

信頼性が高くても、それだけでは、妥当性確立の十分条件とはなりえない。それは、非常に信頼性が高いけれども現在の精神医学の基本的思考からみて妥当性がない診断項目の一揃いを考え出そうと思えばできるからである。たとえば、突然覚醒し、これに自律神経系の興奮を伴うという発作が時として起こることを診断の根拠とする「障害」というものを考えれば、これは高度の信頼性があるが妥当性は全然ないということになるだろう（これは夜中にうなされて冷汗びっしょりで目を覚ますという、たいていの人の覚えのある現象のことであろう――訳者）（American Psychiatric Association, 1980 : 84-86）。

信頼性と妥当性との連動性としてはさらに、基準の定義の精密性を増大させて信頼性を高めようとすると、それによって診断された症例の妥当性を減少させてしまうという事実がある（Robins & Helzer, 1986 : 423）。たとえば『診断面接調査表』（Diagnostic Interview Schedule, DIS）は現在もっとも広く用いられている疫学研究手段である。ＤＩＳは、『研究診断基準表』（ＲＤＣ）をもとにして、ＮＩＭＨが助成したある全国規模の疫学的研究の実施手段に使えるようにつくったものである。これは信頼性が高くなるように設計され、素人の面接者も熟達した専門家も同じ患者を診れば同じ診断が下せるのを目的としていた。ＤＩＳを用いる面接者は、各種の精神疾患の診断基準に合わせて標準化された質問表を使用する。個々の精神障害のリストには重要なものの除外はなく（すべての基準項目が触れられていて）、答える側は単純な固定的回答（イエスかノー）しか選択できない。これは、人格評価という精神測定学の伝統から借りてきた、いわゆる「構造化面接技術」というものである。回答の得点化は機械的に行なわれる。すなわちそれは「明快な診断的アルゴリズム」に従ってなされ、これが解釈の入る余地はない（Robins & Helzer, 1986 : 423-424）。ＤＩＳは電算機に連結できるように設計され、これが発案者にいわせれば面接者による偏りをさらに減らすとされた。「電算機は臨床家と違ってプログラムが指定する項目だけしか見ずに診断名を決定する」(Robins et al., 1981 : 384-385)。

このＤＩＳは高度の信頼性を達成したけれども、その「特異性」にかんしては疑問視する声が挙がった。すなわち、偽陽性（表面的に真なだけの症例のこと）という雑草を一掃できる能力が怪しいというのである。また「感度」も疑問視された。すなわち偽陰性（曖昧であるけれども真な症例のこと）を同定する能力もどうかと思われたのである。特異性と感度とに問題があれば、その障害の代表として用いた標本患者の妥当性も、この標本患者にもとづいてなされた研究の妥当性もともにその基礎がゆらぐ。この研究は、たとえば生物学的標識を同定することによってこの診断の妥当性を裏付けるのに使う予定なのに、これではあいにくな話である。一九八〇年代のあいだに一種の妥協的解決法が提案された。それは一種の半構造化面接であって、面接者は自分の質問の意味をわからせるように説明を加えてもよく、「いいえ」という答えには「はたしてそうか」と訊き返してもよく、回答者の文言に明白な矛盾があれば「どういうことか」と回答者と対決することをも許すものである。ＤＳＭ分類のためにつくられた「構造化臨床面接」(Structured Clinical Interview for DSM, SCID) は、こうして生まれた半構造化面接技術の中でもっとも広く用いられているものであるが、その限界はあらかじめわかっていた。それは臨床経験のある面接者（すなわち精神科医、臨床心理士、精神科ソーシャル・ワーカー）を必要とし、また費用が高額になりかねない。さらに、ある種の精神障害に対してはＤＩＳよりも信頼性が有意に低い (Spitzer et al., 1992 : 627-628)。

ここで新クレペリン派の認識論が臨床の実際よりも科学的真理のほうに優先権を与え、局地的知識形態よりも必然的で一般化しうる知識形態のほうに優先権を与えているものであることを思い出していただきたい。精神医学とは精神障害についての学問であり、精神医学における科学的真理は精神障害が事実性を持っていることを当然の前提としている。精神障害といったが、正確を期するならば、障害を代表させるために用いた分類名と診断基準項目の事実性である。事実性はまた、ＤＩＳのような、分類を実行するための信頼できる技術を入手できるかどうか次第でもある。すでにみたとおり、信頼性はそれだけでは十分条件ではない。妥当性の確立もなければならない。ここで問題となるのは、信頼性を改善しようとする試みと妥当性を向上させようとする試みが別々の方向に向かう傾向性である。信頼性改善（と大規模疫学研究における費用効果比改善）のためにとる手段は妥当性の向上に限界を設定する。逆もまた真である。理論上ならば、この問題には単純な解があり、それは、一つのテストと予後の自動表示表を以て信頼性の高い指標とし、これと連動させて独立妥当性を確立すればよいのである。PTSDの場合にはこの解を模索して二つの方向の動きが起こった。一つは信頼できる生物学的標識が何か一つないかと追究したことであり、いま一つは精神測定手段のパッケージをつくり出したことである。私は第四、五、八章においてこの二つの解決法とその内包する意味を分析するつもりであるが、さしあたりは、以上の各章の論点を先取りする観察一つを以て結論としておこうと思う。それはこういうことである。これまでとりあげた診断技術（すなわちDSM-Ⅲ、DIS、SCID）は、（PTSDを含む）障害の若干の歴史的形成の不可分の一部だということである。なるほど、現在は診断技術のほうがそれらの精神障害を同定し表現しているけれども――。イアン・ハッキングは似たことを実験室の科学について指摘している。

理論というものは受け手である世界と比較して正否を決定できない。私たちは、理論が受け手の世界に対応していてほしいと望んでやまないのであるが、そうは問屋が卸さない。私たちは、ああでもない、こうでもない、いやこうだろうかとあれこれ憶測し、それを定式化してから、さてそれが真実か否かをただ見るだけにすることはない。私たちはデータ製造装置を発明し、さまざまな現象を単離するかでっちあげるかする。そしてさまざまな水準の理論がつくる網の目をこれらの現象にぴったり合わせる。（中略）こうして、私たちの観念と私たちの装置と私たちの観察所見とがぴったり合うのだが、これは仕立屋に仕立てさせた服が身体にぴったり合うのと同じ妙な話だ（Hacking, 1992: 57-58）。

ＰＴＳＤはいかにしてＤＳＭ‐Ⅲに入ったか

「心的外傷後ストレス障害」はＤＳＭ‐Ⅲの刊行とともに精神医学用語集に入った。このマニュアルの第一版（ＤＳＭ‐Ⅰ）には一見似た診断名がある。それは「粗大ストレス反応 gross stress reaction」であり、その定義は、忍耐限度を越えたストレス体験を源とする精神神経障害であった。しかし、ＰＴＳＤと違って、粗大ストレス反応は一過性の反応とされ、またその症状リストは漠然としていて、これはＤＳＭ‐Ⅰ体系全体がそうであった。次の版ＤＳＭ‐Ⅱにはこの診断名が脱落している。ＤＳＭ‐Ⅱの中でＰＴＳＤにもっとも近いのは「一過性状況性擾乱 transient situational disturbances」である。「患者の適応能力がよければ症状は通常ストレスが減退するのに応じて消退する。ストレスがなくなった後も症状が続くならば、他の精神障害と診断することが望ましい」(American Psychiatric Association, 1968 : 48)。

私は次の章においてＰＴＳＤの診断項目を具体的詳細に検討する。さしあたりはＤＳＭ‐Ⅲに記載されたＰＴＳＤ (American Psychiatric Association, 1980 ; 236–238) がそれ以前の版のストレス障害とどのように違うか、三点を記してよしとしよう。すなわち——、

（一）ＤＳＭ‐ⅢがＰＴＳＤの原因となる事件は「通常の人間の経験する範囲を越えている」べきであり、「人類の大部分に顕著な苦痛症状を」惹起するものであるべきだと特定していること。

（二）ＤＳＭ‐Ⅲは、観察可能な心的外傷後症状の内容を特定している。それを構成するものは、（1）外傷的事件の執拗に持続する苦痛な再体験、たとえば夢、フラッシュバック、侵入的イメージ、（2）症候性マヒ、たとえば情動性触覚脱失症あるいは以前は楽しめていた活動への関心喪失、（3）外傷体験の想起の契機となりそうな状況の回避、（4）生理学的覚知性増大、その証左としての睡眠障害、集中困難、易刺激性などである。

（三）ＤＳＭ‐Ⅲ はＰＴＳＤの下位型《サブタイプ》を分けている。それは（1）症状の発現が外傷的事件後六カ月未満であるか以後であるか、（2）症状の持続期間が六カ月以内であるか以上であるかによるものである。

以下に私はウィルバー・スコットの近著に拠ってＰＴＳＤがＤＳＭ‐Ⅲに入ったいきさつを述べる。これは主役たちとのインタビューにもとづいて書かれた本である。

ＰＴＳＤという診断名の発祥はベトナム戦争からのアメリカ復員軍人の人生と切っても切れない関係にある。まず、戦闘員としての体験であり、次には復員軍人局医療システムの患者としての体験である。一九七〇年代前半じゅう、アメリカのニュース・メディアはベトナム復員兵の自殺、反社会的行為、奇行の流行とでもいうべきものを報道しつづけた（Dean, 1992）。精神医学の権威たちは、ベトナム復員兵の精神衛生問題と自己破壊行動の高率さに気づいたがこれは予想していなかったことだといわれた。特にアルコール症と薬物嗜癖である。「クレージー・ヴェトナム・ヴェット」――怒りっぽく暴力的で情緒不安定なベトナム帰還兵――というものはすでにアメリカ的元型の一つとなっていた。

> 全米の精神保健の専門家は障害を起こしたベトナム復員兵に診断的評価を行なったが、用いた診断表の部立てには戦争関連外傷という項目がなかった。（中略）復員軍人局の医師は診断のための生活史聴取の際に兵役中に遭遇した事件を尋ねなかった。専門家の多くは、戦争体験に突き動かされている復員兵、くり返しくり返し戦争体験を語ってやまない復員兵は、神経症か精神病であって、その原因も力動も戦闘とは無関係のところにあると考えていた（Scott, 1990 : 298）。

ボストン復員軍人局医療センターに勤務していた、精神科ソーシャル・ワーカーのサラ・ヘイリーの体験は代表的なものである。ヘイリーは極度の不安と不穏（落ちつきのなさ）がありありと読みとれる患者の面接に当った。この復員兵は、自分はミーライ村における非戦闘員数百人の虐殺を行なった歩兵小隊員だったと告白した。自分は現場に居合わせたが村民への射撃はやらなかったと言った。虐殺事件後、同隊の兵士たちは、誰にだろうがしゃべりでもしたら必ず殺すぞと脅かされた。兵士は以来口をつぐんでいたが、最近になって精神的破綻を起こした。彼は極度の恐怖感に圧倒され、睡眠障害を来たし、所属していた隊の兵士だった者たちが自分を闇打ちにする計画を立てていると思うようになった。ヘイリーは当時はミーライの虐殺のことを知らなかったので、この復員兵の話を額面どおりに受け取った。面接後まもなく、彼女が症例報告を提出したところ、復員軍人局のスタッフ・ミーティングの結論はどうであったか――。

スタッフは集まってあらゆる情報について討論した挙句、ある診断を下し治療計画を樹てた。私が彼と会った時には（この患者の）入院記録にはすでに診断欄が埋まっていた――妄想型分裂病という文字で――。私ははたしてそうだろうかと口に出して言った。スタッフは、この患者はまちがいなく妄想的で、まちがいなく「すっかり出来上がった」精神病だと私に告げた。私は、患者の語る話を真に受けるとすれば、その他には何一つ症状はないじゃないですかと言い張った。私が部屋を出たら、私をあざ笑う声が聞こえた（S. Haley,――Scott, 1990 : 298に引用されている）。

ロバート・リフトンは、ヒロシマの被害者についての著作『生の中の死』（*Death in Life*, 1968）によって広く賞讃された人であるが、ミーライの虐殺の新聞報道を読んでいたので、ヘイリーの協力を得て、この復員兵を面接した。この後でリフトンが書いた著作『戦いより還る』（*Home from the War*, 1973）はヘイリーの患者を初めとするベトナム復員兵との対話にもとづいたものである。上院の小委員会に証人として喚問されたリフトンは、この「おぞましく、汚ならしく、やらなくて済んだ戦争」に兵士として参加した結果どのような精神の病理が起こっているかを叙述した。このテーマは『戦いより還る』においても再び採り上げられているが、この本の中でリフトンは軍事精神医学が道徳的にも臨床的にも誤っていると告発している。「リフトンは『アメリカ精神医学雑誌』に掲載された二論文を俎上に上げて（中略）特にきびしく告発した。二論文はともに戦争神経症を完封し、障害を起こした兵士を迅速に戦場に復帰させる上で精神医学がいかに役に立ったかと吹聴していた。リフトンは主張した――特に恥ずべきは軍事精神医学が患者兵士の利益でなく軍の利益の弁護人となり下っているスタンスであると」(Scott, 1989 : 302)。

ベトナム戦争が戦闘員に及ぼした有害な効果と、彼らがしばしば家族、かつての友人、彼らを雇用しようとする者、そして復員軍人局から受けた帰国後の冷酷な仕打ちとを公衆に広く知らしめようとする復員兵と臨床家とから成るルースなネットワークが生まれ、リフトンはその一員となった。一九七二年、このネットワークに属する一人の精神科医の投書が『ニューヨーク・タイムズ』の投書欄に載った。筆者はハイム・シェイタンで、自分が「ポスト・ベトナム症候群」と命名した一つの精神障害を提案した。シェイタンによれば、この障害は「遅発性の広般な心的外傷」によるもので、ベトナム戦争帰還兵をおかしている精神科的問題の多くはこれに因るものである。帰還兵の典型的症状は、罪の意識、心の中で荒れ狂う怒り、心のマヒ（無感覚、無感動）、疎外感、スケープゴート（犠牲の山羊）にされたという感じ（国全体の罪を一身に背負わされて非難の的となっている感じ）であって、りっぱに一つの障害になっているのに、公式には認められず、治療されずに放置されたままである――。シェイタン、リフトンらはさまざまな精神科関係の年次総会においてパネルを開かせて、同一の主張を繰り返した。

一九七五年はスピッツァーがＤＳＭ‐Ⅲ作成の準備にとりかかった年である。リフトンとシェイタンはスピッツァーに接近して、「ポスト・ベトナム症候群」の小委員会をつくってほしいと言った。スピッツァーは初め二人の申し出を断って、高名な研究者たちはベトナム戦争の復員兵をおかしている精神科障害には新たな診断分類名など不必要であると結論していると告げた。しかしながら、復員兵の精神保健は政治的には疎略に扱えない微妙な問題であり、スピッツァーも、心的外傷後障害の診断名を支持する強い説得力のある証拠さえあれば先の決定を再考しますと言った。シェイタンはさっそく作業班を結成してこの症候群にかんするデータを収集し、また名称を改めて「戦闘後症候群」とした。この作業班は次第に規模が大きくなり、他の分野の外傷性体験の研究者が加入してきた。また、ストレス反応症候群の権威中の権威マーディ・ハロウィッツもこの計画への参画に踏み切った（Horowitz, 1976）。

この時点においてスピッツァーは「反応性障害委員会」を立ち上げて、シェイタンらの作業班が収集しつつあるデータを全面的に検討するように指示し、全面的検討が完了すれば、その所見はＤＳＭ-Ⅲ作業班に報告するものとした。委員会の構成員は六名であった。三名はＤＳＭ-Ⅲ作業班から選び、スピッツァー自身もこれに加わった。残る三名はシェイタンらの作業班から採用した。リフトンとシェイタン、そしてジャック・スミスである。ジャック・スミスはベトナム戦争帰還兵であって、全米教会評議会の後援下に創立された全米復員兵援護会の長であった。

反応性障害委員にスミスが指名されたことは例外中の例外であった。（ＤＳＭ-Ⅲ作業班には）さまざまの助言委員会があり、そこには合計およそ一二五名の権威が参加していたが、（中略）医博（Ｍ・Ｄ――医学部卒業者のこと）の称号を持たない者は六名にすぎず、この六名のうち哲学博士（Ph・D――文学博士および理学博士を合わせたもの）でないものは二名であって、うちスミスだけが学士（大学卒業者）の称号を持っていなかった。「得業士（短大卒業者）の学位さえ持っていなかったんだよ」とスミスは後に語っている（Scott, 1990 : 306）。

作業班の証拠収集の出所は四つあった。天災・人災後の臨床症状を記述した単行本と雑誌論文、ベトナム戦争帰還兵から直接得た個々の病歴、志を同じくする実地医家が送ってくる症例報告、病原性ストレス研究の権威の理論づけの四つである。

作業班は「反応性障害委員会」にこの診断を説明してくれるように提案した。診断名はまたもや改名されて

「破局的ストレス障害」となっていた（戦闘後ストレス反応はその下位カテゴリーに入れるのがよかろうとされた）。主流の新クレペリン派学者たちはなおもこの分類名に反対して、その症状ははなはだ怪しい原因をもとに貼り合わせたものだという主張を唱えつづけた。この障害はまさにＤＳＭ－Ⅲが除去し尽くそうとしている非操作主義的メカニズムを再導入するものだというのである。この病原論的プロセスを差し引けば、この障害の症状はすでに確立している診断名——鬱病、全般的不安障害、パニック障害、妄想型分裂病の諸症状とまったく同じであり、だから表面的な浅いものにちがいない。

スコットへの情報提供者たちに言わせれば、この作業班の作業を束ねてまとめあげたのは作業班のリーダーとなった精神科医ナンシー・アンドリーセンであった。彼女は重症火傷患者の治療の経験が非常に豊富な精神科医であった。作業班のメンバーはアンドリーセンを説得して、あなたが診てこられた火傷患者の中には自分たちが言っているのに似た外傷後心理反応を呈した方がおられたでしょう、といってリーダーとして参加してもらったのである（Scott, 1989 : 306）。ここで努力をさらに重ねた結果、作業班の提案している障害は復員軍人病院においてかなり評価の高い額面妥当性を悠々と獲得するようになった。かねがね公式の疾患分類から追放されていたにもかかわらず、である。すなわち——

私は（ボストン復員軍人病院の）ベトナム帰還兵の全病歴を一年間で閲覧しおえた。（中略）私が目にしたものは公認されているＤＳＭ－Ⅱ診断名であったが、（中略）その後ろに（一部だが）括弧に入れて臨床実践のための仮診断がついていた。（中略）それはふつう「心的外傷性戦争神経症」であった。そこで私は心の中で独りごちた。「ね、ナンシー（アンドリーセン）、私たちもこの連中に（ＤＳＭ－Ⅱに合致した）診断名をつけないわけにゆかなかったけれど、（一部だけれど）臨床家が実際にしていることに眼を向けてみれば、医者たちは（中略）連中が第二次大戦や朝鮮戦争の復員兵でみられたのと似た外傷性戦争神経症をちゃんと認知して、それにもとづいて治療をしているじゃないの」（Andreasen,——Scott, 1990 : 307 に引用されている）。

一九七八年一月、作業班はリフトン、シェイタン、スミスの名で最終報告書を「反応性障害委員会」に提出した。一カ月後、委員会はその立場から書いた最終草案をＤＳＭ‐Ⅲ作業班の本部に送達し、この新しい分類名がＤＳＭ‐Ⅲに入れられるべきこと、入れる箇所は不安障害の部であることの二つを勧告した。

戦争関連ＰＴＳＤ

作業を終えてからアンドリーセンはＰＴＳＤのことを「臨床精神医学では古くから認識されていたのに、公認は遅れ、長い期間をかけて、しかも最小限に限られた障害である」と述べている（1980：1517）。

ＤＳＭ‐Ⅱが一九六八年に公表された時、ＰＴＳＤが何らかの形で記述されていると予想してもふしぎではなかった。（中略）全然そういうことはなかった。「粗大ストレス反応」という（ＤＳＭ‐Ⅰの）カテゴリーは何の断わりもなく省かれていた。（中略）その代わりを埋めるカテゴリーは何もなかった。（中略）このカテゴリーの不遇は戦争の歴史と連動してのことであろう。ＤＳＭ‐Ⅱがつくられたのは第二次大戦とベトナム戦争との間の比較的穏やかな戦間期であった（実質的な朝鮮戦争は一九五三年に終わっている――訳者）。おそらく戦争がなくて、そのうえ戦争はもう二度と起こるまいという浮世離れした楽天論があった時代だったために、このカテゴリーは今後不要と思われたのだろう。これが必要だという圧倒的な証拠を与えたのはベトナム戦争である。ＤＳＭ‐ⅢのＰＴＳＤの文言はこの需要を満たすためにつくられたものである（Andreasen, 1980：1518）。

サイゴン陥落後二十年を経た本書執筆時においても、ＰＴＳＤの自然科学的研究は主にベトナム戦争帰還兵を対象として行なわれている。また復員軍人局が依然としてＰＴＳＤ研究の助成金とＰＴＳＤ症例（つまりＰＴ

SDと診断された復員兵〕との最大の供給源でありつづけている。
DSM-Ⅲにも、一九八七年に刊行された改訂版のDSM-Ⅲ-RにもPTSDの下位分類型としての戦争関連PTSDはない。

> ストレスフルな状況には驚くべき多様性がある。戦時捕虜収容所、絶滅収容所、戦場、交通事故、労働災害、バッファロー・クリーク・ダム決壊による洪水災害やヒロシマのような破局的災害、レイプ、そして家庭内でのさまざまの椿事――これらすべてに対する反応として記載されてきたのは（もとをただせば）単一の古典的外傷後症候群である。DSM-Ⅲの定義によって脚光を浴びたのは、これらの多様なストレッサー（ストレス因）すべてが単一の症候群を生み出す傾向にあり、これが重大なストレスへの反応の最終共通経路であるとみられる事実である（傍点は著者）。

「共通経路」ということばが使われているけれども、やはりベトナム戦争からの復員兵に起こるPTSD症例がいくつかの点で他と違う特有性を帯びていることを示すのは難事ではない。

　将兵のベトナム戦域滞在の義務期間は一ラウンドが十二カ月から十三カ月であった。PTSDと診断された復員兵の過半数は一ラウンドの義務を果たしており、ベトナム戦域に二ラウンドあるいは三ラウンド滞在の例もあるが、それは一部の兵士である。この将兵が（DSM-Ⅲのストレッサー基準に照らして）PTSDレベルの事件に被曝した頻度の上下には非常に幅がある。高くなりがちなのは精鋭部隊員と重傷将兵の治療に当たった衛生兵部隊員であり、後方支援部隊員は時々被曝するか稀に被曝する。激戦地帯に参加した復員兵は診断マニュアル類に挙げてある心的外傷のストレッサーの全スペクトルに被曝したと語る。すなわち、自己の生命への脅威であり、また身体の形を変えるほどの戦傷によって身体の一部や基本的な身体機能を失う脅威であり、あるいは実際に失ったのである。それは脳と脊髄への戦傷であり、四肢の喪失であり、他にも身体の大損傷がいろいろある。さらに親友も含めて自分以外の人間の死や肢体喪失のような大損傷や身体的苦痛をこの目で見、この手で扱った。復員兵の相当数は（また）自分で自分に外傷を負わせたと語る。それは、捕虜を拷問するとか、敵の死体を損壊するとか非戦闘員を殺害するとかであり、さらにはアメリカ人同胞を殺したことも加わる（誤爆などの誤認攻撃から、銃殺刑の執行、私怨などによる「背後からの一刺し」を含み、さらに本書には足手まといの少年兵をベテランが殺す例が出てくる――訳者）（Haley, 1974 ; Laufer et al., 1985 ; Fontana et al., 1992）。

ベトナム戦争に参加した将兵の大部分が本国に帰還したのは一九六四年から一九七五年までの（足掛け十二年間にわたる）時期である。ということは、除隊の時点からＰＴＳＤという診断名が公式の疾病分類に入るまでに平均十年間（五年から十六年）かかったということである。むろん、復員軍人局がＰＴＳＤかどうかを焦点として診断し、ＰＴＳＤならば治療すると発表するまでにはさらに長い期間を待たなければならなかった。ＰＴＳＤ診断の支持者に言わせれば、復員軍人局はこの期間中にＰＴＳＤを認知し治療しなかった結果としてさまざまな病的状態をつくった。その証拠として持ち出されるのは、ＰＴＳＤと診断された復員兵に精神障害の合併率が高いことであり（この復員兵の大多数がまた鬱病、全般性不安障害、パニック障害、化学物質乱用障害のいろいろな組み合わせを持っているとは研究の示唆するところである）、また機能損失が高率であって、特に自己破壊的および自己敗北的言動の社会経済的結果が顕著なことである（Laufer et al., 1981 ; Sierles et al., 1983 ; Yager et al., 1984 ; Kulka et al., 1992 a and 1992 b ; Davidson et al., 1990 ; Jordan et al., 1991 ; Mellman et al., 1992）。

復員兵の外傷的事件の独特の歴史的・道徳的意味との関連と、障害の慢性性と高度の機能的障害という特徴とを考えてみれば、復員軍人局がＤＳＭ-Ⅲの刊行に至るまでの多年、この新しい診断に冷淡だったことが納得しやすくなる（ＤＳＭ-Ⅲの刊行後の復員軍人局の抵抗は Atkinson et al., 1982 : 1119-1121 を参照のこと）。「復員軍人局は現存する二千八百万人の復員軍人の一人一人に平等なサービスを提供するものではなく、それは法の規定によってできないことになってもいる」（Fuller, 1985 : 6）。最優先事項は戦闘行為従事中に受けた廃疾すなわち兵役関連廃疾に対して健康の保全と諸種の便益を与えることとされている。ところがここに悶着の種子があった。PTSDが、公式の疾病分類に入ったならば最後、「兵役関連」障害に入るだろうことは疑いの余地がない。PTSDと重複症状のある精神障害、たとえば鬱病、不安障害、パニック障害などとは対照的に、PTSDの診断基準項目は（反応性障害作業班がそのために弁じたとおり）病原因子を特定しているのである。（新クレペリン派の新疾病分類の精神からすれば）以上列記した他の障害の発症は明確な外的原因に結びつけられないのに対して、PTSDなる診断は病原因子との関連性を要求し、そればかりか、病因的事件とその効果による発症との時間間隔にいっさいの制限を認めていない（Klerman, 1989 : 29）。ベトナム戦争帰還兵の場合、まっ先に目に入る関連性とは、ベトナムにおける通常の範囲を越えた事件のことである。

PTSDという診断名が提示されたことによって、復員軍人局に大きく予算増と人員増の措置がとられるだろうことは万人の目に明らかであった。この診断名があるために復員軍人局は現在PTSDを病んでいる復員兵、これから発症するであろう復員兵のプライマリー・ケア提供の場となるだろう。中にはこの診断名をねだる偽陽性患者もたくさん混っているだろうが——。連邦政府と担当部署である復員軍人局は、多数の復員兵がPTSDのためであるとしてその慢性機能障害に多額の補償を要求するであろうと身構えたはずである。それだけでなく、復員軍人局の内規によれば、PTSDと診断された復員兵は、最初に精神科疾患と（誤）診断された時点に遡って、その時点からの補償金を請求してよいことになった。この事態の変化のために、復員軍人局の掌握している患者たちへの予算配分比を変えるか、議会に追加予算を請求しなければならなくなるだろう。すなわち——

首府ワシントンにおける復員軍人の利害は議会と復員軍人局と復員軍人会（これはベトナム戦争以前の伝統的な復員軍人団体の連合会である）とから成る、いみじくも「鉄の三角形」と呼ばれているものによって左右されるのが政治的現実である。この三者のいずれもが納得しなければ何一つ成就しない。政治力学と予算案次第で、この三角形の頂点と頂点との間で押したり引いたりが行なわれて最終的に妥協と合意が成立する。（中略）

伝統派の頭の中では（中略）ＰＴＳＤなる診断名の推進者は合衆国における反戦運動すなわち「ベトナム帰還反戦兵士連合」のもっとも目立った活動家のシンボルにしかみえなかった。伝統派にいわせれば「奴らは最初に兵役に就く以前から全員がクレージーだったんだろう」となる（Fuller, 1985 : 6）。

ファラーへの情報提供者によれば、ベトナム戦争以前の復員軍人を代表する既存の利益団体（複数）の認識は、ＰＴＳＤ診断の擁護者は「我利我利亡者の臨床心理士と精神科医ども」であって、先ほどまでベトナム戦争に反対し、今は復員軍人を甘やかしにかかっているというものであった（Fuller, 1985 : 6）。この同じ問題に対して似た批判が復員軍人局においても、また「上下両院復員軍人問題委員会」においても生じたが、このことはそれ以外の団体にＰＴＳＤ支持を起こさせる結果となった。その中にはアメリカ精神医学会の姿もみられた。この診断を採用する根拠は二つであった。まずこの診断を支持する臨床的証拠は十九世紀にまで遡れるもので、オッペンハイムの外傷性神経症記載以来のことである（Andraesen ; 1980 : 1517）。批判する側が実験と疫学にもとづく裏付けを出せと要求するのは不当である。今日まで研究費がビタ一文も出ていなかったのだから――。さらに、擁護側はＰＴＳＤについて道義的論点を持ち出すことができた。これにはいくら復員軍人局と伝統派の復員軍人団体でも耳を掩うことはできても反論はできなかった。ＰＴＳＤにその座を与えてやらないことはＰＴＳＤの被害者の不幸を道徳的に非難するに等しいということになり、しかもその不幸たるや当人の政府と政府が敵としたものによって加えられたものではないか。それは、同年代の特権所有者たちがぬくぬくと暮らしている間に、その青春を汚なく無意味な戦争に犠牲にするべく強いられたか、少なくともそう誘われた人たちにいっさいの医療をも補償をも拒むということに他ならない。ＰＴＳＤ認知は小さな一歩であるが、負債を支払う第一歩となるはずだ――。

ＤＳＭ－Ⅲ作業班がＰＴＳＤを入れようという反応性障害委員会の報告書を採択した刹那、聖書（ダニエル書五・五―二八）の故事にあるとおり、運命の火文字が壁に書かれて災厄の前兆となった。ほぼ同時に復員軍人局内部でもリーダーシップの大変化が生じた。「これはカーター政権の期間中復員軍人局長をつとめたマックス・クレランドの承認によるものであった。史上最若年の復員軍人局長であったクレランドは、さらに若い局員と議会の進歩派の隊列に加わって、ベトナム復員兵を第一の目標として、さまざまな業務の大幅な改善を行なった」(Fuller, 1958: 8)。一九七九年、上院の復員軍人委員会は、ベトナム復員兵のＰＴＳＤ診断を復員軍人局の正式業務とするという報告書を作成した。翌年には、復員軍人局は遅発型ＰＴＳＤをも補償の対象となりうる障害と承認した（Atkinson et al., 1982: 1118; Fuller, 1985: 3; Scott, 1990: 307)。

診断基準

一九八七年、アメリカ精神医学会はＤＳＭ－Ⅲの改訂版（ＤＳＭ－Ⅲ－Ｒ）を刊行した。ＤＳＭ－ⅢとＤＳＭ－Ⅲ－ＲのＰＴＳＤの定義を第一表および第二表に掲げておく（一六二―三頁）。双方は似てはいるがまったく同じではなく、ここで注記しておくべき点がいくつかある。

一九八〇年版においてはＰＴＳＤは四項目のカテゴリーによって特定される。すなわち、――

Ａ　外傷的事件

Ｂ　事件の再体験（さまざまな形での）

Ｃ　マヒ現象（さまざまの）

Ｄ　その他の症状

である。一九八七年の改訂版ではカテゴリーはわずかだが違っている。すなわち、――

Ａ　外傷的事件
Ｂ　事件の再体験（さまざまな形での）
Ｃ　再体験あるいは外傷原性災害を惹起しかねない状況の回避の試み、もしくは反応の全般的マヒ
Ｄ　自律神経性昂奮関連の諸形態

この変化の最大の効果は、ＰＴＳＤ診断の統一性を大きくすることである。ＤＳＭ‐Ⅲにおいてはカテゴリ‐Ｂおよびカテゴリ‐Ｃは、それぞれカテゴリ‐Ａと関連している時にのみ診断につながるものであるが、一九八七年改訂版においてはＢとＣとも単一の過程内において結合している。どういうことかというと、再体験の苦痛（Ｂ）は回避現象（Ｃ）の伏在的原因であり、また、患者がＰＴＳＤ症状を呈していないようにみえる期間（特に外傷的事件と発症との間にありうる中間の「潜伏期」において）再体験がなかったり無害化するように変化したりしているのは、有効な回避戦略を採用しているからであるということになる（Horowitz, 1986 : 85–102）。

また、ＤＳＭ‐Ⅲのカテゴリ‐Ｄは異質な症状の集まりであって、カテゴリ‐Ａとの関連があるから診断に結びつくのだが、関連性は特定されていない。一九八七年版においてはカテゴリ‐Ｄに入る諸症状はその根底に単一の生理学的項目すなわち自律神経系の昂奮があるという事実によって相互に連結されていて、このことがまた、それらとカテゴリ‐Ａと連結していることの説明になっている。この変化は二つの症状をカテゴリ‐Ｄから外に出したために可能となった。一つの症状は「想起を喚起する諸活動の回避」であって、これは回避

にかんするカテゴリーに移された。第二の症状は「自分だけが生き残ったことの罪悪感あるいは（自分が）生き残るためにとった行動についての罪悪感」であり、これは説明文の中に移され、ＰＴＳＤの診断基準から「関連項目」へと降格された。

両版はともに無理論的 atheoretical であると主張されている。通常の用法の「理論《セオリー》」という語には、項目の単なる寄せ集め（すなわち症候群）を、根底にあるが可視的でない原因によって統一しようとする努力の意味もある。この定義を採用すればＰＴＳＤの記述は両版ともに無理論的とみなすことはできない。実際、ＤＳＭ－Ⅲ－ＲはＤＳＭ－Ⅲにすでに暗黙裡に伏在していた理論を補強したものである。かりに両版の記述がともに「無理論的」だとしたら、それは特殊な意味の「無理論的」つまり種々の理論と両立するということである――精神分析学的、神経内分泌学的、行動主義的などの理論と――。

結論

ＰＴＳＤのＤＳＭ理論は単純である。いずれの版においても時間と因果律とは外傷的事件からそれ以外の診断基準項目へと流れるということ、および症状に事件が刻印されているということを暗黙の前提としている。外傷性事件が症状的感覚と行動との原因なのであるから、事件のほうが症状より先にあるというのは論理的である。かりにそうでないとしたら、かりに症状項目が外傷的事件よりも前に生じたことを容認するとすれば、「再体験」ということばは世間通用の意味がなくなってしまう。ＰＴＳＤがいくら傑出した分類法であっても、これでは矛盾した分類になってしまう。結果（症状）のほうがその原因（外傷的事件）よりも先だなどというのであるから。しかし、もう一つの可能性を思い浮かべることができる。患者の症状が患者（なりその治療者なり）の特定の外傷的事件、記憶の発見（気づき）よりも先行するということであり、したがって、この発見の原因であるということなら、それなりに意味がある。発見した記憶内容は症状の発症の（事後的な）説明ということになるわけだ。この可能性には矛盾はない。この意味ならば私たちの時間と因果律との常識を破ることはない。ところが、こうなると、ＰＴＳＤは一つの画然たる疾患分類カテゴリーではなくなってしまう。ＰＴＳＤ症候群は鬱病、全般性不安障害、パニック障害など既存の精神科障害が組み合わさったものとどこが違うのかということになってしまう（Breslau & Davis, 1987）。

公式の疾病分類は形式的知識体系であって、そういうものとして、この二つの可能性のいずれをも許容しない。その障害分類は無矛盾かつ画然たるものでなければならない。科学としての精神医学（研究）も同じくいずれの選択肢をも許容しない。矛盾した分類はとんでもないとして廃棄し、画然性のない分類に入る症例は差し戻してどれかの画然たる診断カテゴリーに収めようとする。

臨床実践（診断、研究）上ならばＰＴＳＤは無矛盾であってかつ画然としたものである。もしこの事実を単純に百パーセント受け入れて、そこから先を考えないならば、時間と因果律にかんして私の述べたところは余計なことであり、自明であることに文句をつけているだけのことであるが、次章において私はそこから先を考えてみた。そして到達した結論は自明どころではなかったのである。私は敢えて主張する――ＰＴＳＤと切っても切れない関係にある時間の意味は素直に事実から出てきたものではなく、それは努力によって達成されたものであり、精神医学という文化とテクノロジーの所産であると主張するものである。

表1　DSM-III（1980）における心的外傷後ストレス障害の診断基準

A．個人は「ほとんどの人に苦痛の重要な症状を呼び起こす認識可能なストレッサー」を経験していること

B．心的外傷の出来事は少なくとも次の事項のうちの1つに再体験されたものであること

(1)　出来事の再発する，侵入的な，そして苦痛に満ちた想起

(2)　出来事の再発する苦痛に満ちた夢

(3)　環境的または表象的な刺激との連想により，あたかも心的外傷の出来事が再現されたかのような突然の行動または感情

C．外部の世界に対する反応の麻痺，あるいは減少した関わり．これは少なくとも次のことの1つによって証拠づけられる

(1)　1つあるいはそれ以上の重要な活動に対する興味の著しい減少

(2)　他人から孤立，あるいは疎遠になっているという感情

(3)　感情が締めつけられること

D．少なくとも次の症状の2つが心的外傷の前に存在していなかったこと

(1)　過覚醒状態，あるいは大げさな驚愕反応

(2)　睡眠障害

(3)　他人が生き残れなかったときに生き残ったことについての罪悪感，または生き残るために必要な行動についての罪悪感

(4)　記憶障害または集中困難

(5)　心的外傷の出来事の記憶を喚起する活動の回避

(6)　心的外傷の出来事を象徴する，あるいはよく似た出来事にさらされた後の症状の強化増大

表2　DSM-III-R（1987）における心的外傷後ストレス障害の診断基準

A．個人は（1）「通常の人が体験する範囲を越えた」，そして（2）「ほとんど全ての人に著しい苦痛」とおもわれる心的外傷の出来事を経験したこと

B．心的外傷の出来事は少なくとも次の事項の１つにおいて繰り返し再体験される．（1）再発性の，そして侵入的な苦痛な出来事の想起，（2）出来事の再発性の苦痛な夢，（3）あたかも心的外傷の出来事が再び起きたかのような突然の行動または感情，（4）心的外傷の出来事の象徴的，あるいはその一側面に似ている出来事にさらされた時の強い心理的苦痛

C．個人は一般的な反応の麻痺した心的外傷あるいは経験と結びつけられた刺激を継続して避ける．この基準を満たすために，少なくとも次のことの３つを証拠づけなければならない．考えあるいは感情を避けることについての（1）心的外傷を伴う思考または感情を避ける努力，（2）心的外傷を想起する活動または状況を避ける努力，（3）心的外傷の重要な局面を思い出すことができないこと，（4）重要な活動における興味の著しい減退，（5）他人から孤立しあるいは疎遠になる感情，（6）感情の幅を抑えること，（7）萎縮した未来への感覚

D．個人は心的外傷の前に存在しなかった増大した自律神経系の覚醒の持続する症状を経験すること．少なくとも次のことの２つを示さなくてはならない．（1）入眠困難あるいは中途覚醒，（2）易刺激性あるいは怒りの爆発，（3）集中困難，（4）過度の用心深さ，（5）大げさな驚愕反応，（6）心的外傷の出来事の象徴されたあるいはよく似た一側面の出来事にさらされた時の生理学的な反応

第四章　外傷的時間の構造

ＰＴＳＤとはモノテティックな分類体系の一部分である（「モノテティック」とはたとえば「哺乳類」を「乳を出す」「臍がある」「温血である」などの「すべてを満たす分類項目」から成るものとすることである――訳者）。モノテティックな体系においては各カテゴリー（「障害」と呼ばれている）を診断基準に従って同定する。各カテゴリーの診断項目は一個一個が必要条件であり、全体が十分条件になっていて、これによって個々の症例をこのカテゴリーに入れるかどうかが決まる。二つ以上のカテゴリーにまたがる症例の場合には、これを処理するのに二つの方法がある。第一は重複診断である。「その症例はカテゴリーＸとカテゴリーＹとに共属する」と診断する。第二は患者は「混合障害」であるとする。すなわち、二個の異なる障害カテゴリーを併せ持つとする。たとえば「分裂感情障害」という。

ポリテティックな分類

ＤＳＭ‐Ⅲにはモノテティックなルールに違反しているカテゴリーが一つある。それは「分裂人格障害」である。「分裂人格障害」と診断するには患者が全項目八個のうち四つを示すことが必要とされる。どの四つであってもよい。これがポリテティックな分類である。すなわち、いずれも正しい診断であるとされながら共通項目を一つも持たない二症例がありうる。ＤＳＭ－Ⅲ－Ｒになるとポリテティックなカテゴリーの数が増加した。その中には人格障害あり、行動障害あり、化学物質使用障害あり、である。ＤＳＭ－Ⅲにおいてはモノテティックな分類法からの逸脱はただの一個であったので、誰もこれに気づかなかったが、ＤＳＭ－Ⅲ－Ｒではさすがに気づく人がいた（American Psychiatric Association, 1987 : xxiv ; Livesley, 1985 : 355）。

ＤＳＭ－Ⅲ－Ｒは、そのイントロダクションの部においてポリテティックな分類を論じているが、これは明示的にポリテティックな分類のことである（Widiger & Frances, 1988 : 615）。ある症例がポリテティックな診断カテゴリーに属する一成員であると認定するには、指定されている閾値を越えていればよい。その分類カテゴリーに属する成員となる条件は（共通項目でなく）重複項目である。これはウィトゲンシュタインのいう家族類似性である。上の表をみられたい（母と息子とは鼻が、父と娘とは眼が共通であるが家族全体の顔の共通項目は一つもないことがありうる。これを例として共通項がない一種のまとまりを彼は「家族類似性 Familienähnlichkeiten, family resemblances」と呼んだ。上の表は彼の表に倣ったものである――訳者）。この場合、六つの項目ＡからＦのうち三つがあれば、この四症例はいずれもＸと診断される。

症例	属性	診断
1	A—B—C	X
2	B—C—D	X
3	C—D—E	X
4	D—E—F	X

このようなシステムにおいては各診断カテゴリーの単一性は（システムの）外部から押しつけられたものである。すなわち「公式に制定されたマニュアルに羅列されている診断クライテリアをルーティンとして用いよ」という強制によるものである。症例１と症例４とは同一名を与えられているが、名称以外には共通性がある証拠は全然ない。このような方式はＤＳＭ－ⅢもＤＳＭ－Ⅲ－Ｒもともにクレペリン体系に発するという事実と矛盾しない（クレペリン体系にも家族類似性による分類があるという意味か――訳者）。また、編集委員会がとった方針、すなわち、どのような障害に対しても、その障害がポリ

テティックであろうとモノテティックであろうと、直接観測しえないか、または科学的研究によって確定されていない項目を加えることを禁じるという立場とも矛盾しない。

この診断マニュアルの規定に従うかぎり、ルールは二組しかない。すなわち、明文的にモノテティックなルールと明文的にポリテティックなルールとである。私は、ちょっと待ってくれ、こんなルールに従っていると困ることが出てくるといいたい。すなわち、理論上はモノテティックとされている分類カテゴリーが気がつかない間にいつの間にか拡張されて、家族類似性による関係しかない症例を含む集合になる場合が出てくる。このことは容易に指摘できる。その中にPTSDが含まれている。このような分類に強いて命名するとすれば「疑似モノテティックな」「疑似ポリテティックな」とでもいわなければならないであろう。厳密にいうとモノテティックなルールからもポリテティックなルールからも外れているからである。それは、DSM-Ⅲ-Rに掲載されているポリテティックな分類カテゴリーと同じく、明文的には共通項目を持たない症例を包含した集合であるが、相違点は、その単一性は外部から申し合わせによって押しつけられたものでなく、症例相互がこのカテゴリーが内包しているサムシングによって連結されているということであり、また、それにもかかわらず、公式の症状表にはそれが表されていないということである。この水面下の項目、すなわち暗黙の了解の要請が「部分的症例」一つあるいは二つ以上の項目を欠く症例をルールに従って定義された診断カテゴリーの中に入れることを認めさせている（なお、ポリテティックな分類における「項目説 feature theory」と「対照説 contrast theory」とについては Rosch, 1977 : 40-41 ; Atran, 1985 : 302-303 ; Armstrong et al., 1983 を参照していただきたい）。

PTSDにおいて水面下の項目に当たるものは「外傷性記憶」である。外傷性記憶はDSMのテクストの水面下に隠れているだけでなく、また多形的《ポリモーフィック》であって、さまざまなあり方で示される（たとえば憤怒発作と不眠という異質なものを等価値的に扱う）。存在するもののあり方だけでなく、欠如を指すこともある（たとえば病的な回避――アヴォイダンス――の結果の場合である）。この外傷性記憶のプロテウス的（いくらでも変形し一定の形を持たない、「超多形的」）な性格によって、表面的には家族類似性だけの共通性であるかのような錯覚が起こる。リボー、シャルコー、ジャネ、フロイトが外傷性記憶に「精神寄生体」という比喩を使った時にいいたかった点はこれである。下って最近のローレンス・コルブもそれに似たイメージを持っているらしいことは「ＰＴＳＤと精神医学との関係は梅毒と内科学との関係に等しい」という彼の言から察せられる。この一句は、ＰＴＳＤも梅毒も不均質な（ヘテロジナスな）症状像によって、さまざまな他疾患とまぎらわしい形をとるといいたいものである。

症状の表象力《シグニファイイング・パワー》

ＤＳＭ‐Ⅲに始まるＤＳＭ系の診断体系においては、すべての症状の診断的な意味は等しいとされる。任意の一個の診断カテゴリーに列挙されているクライテリアの全項目の重みは等しい。あるかないかどちらかを選べという時も両者の重みは同一である。しかし、ＤＳＭのテクストを実際に運用する時、すなわち、診断体系の形式的要請を離れて認知過程に移り、実際に診断を下そうとする時には、他の要素が混入してきて、ルールだけでは診断が決まらない。ある症状は「典型的」（タイプ決定的な）とされて、そのために、他の症状にはない意味力を持つ。タイプ決定的な症状があるということは、他の症状に与えられている意味にある偏向性を付与する。また、タイプ決定的な症状は、周縁的事情が正しい場合には、クライテリアに掲載されている他の症状が欠如している場合にそれを補う力がある（Horowitz et al., 1981; Livesley, 1985; Cantor & Genera, 1986; Widiger & Frances, 1985; Mezzich, 1989; Blashfield et al., 1989; Frances et al., 1990）。

ＰＴＳＤの決定的項目とはその病原的事件である。外傷性記憶の証拠は、患者の事件の積極的《アクティヴ》な記憶からも抽出され、その包埋記憶（embodied memory、症状に反映している事件の痕跡のことである）からも抽出され、患者を外傷原性と判定するに足りる激甚な状況に曝されたとする副次的情報（collateral information）からも抽出される。DSM体系のテクストを表面的に読めば、外傷性事件の本質は外傷後症状に明確に反映されるという印象を受ける。たとえば、DSM-Ⅲ-Rは二カ所において「事件は症状的再体験に反映される」と暗黙裡に語っている。外傷性事件にかんする夢をみる患者についての箇所と、事件を再び生きているかのように感じる患者についての箇所とである。実際においては、これらの症状の観念内容はしばしば複数の解釈を許し、別個の診断とも両立する。[1]

どのような仕方で入手しようとも、とにかく信頼するに足りる病原的事件の証拠さえ入手すれば、それは非特異的症状を変えてPTSDを証明する証拠にしてしまう。さもなくば感情障害を指し示すはずの「反芻 ruminations」は変じて「再体験 reexperiences」となる。一般恐怖障害を思わせる行動がPTSDの「回避行動 avoidance behavior」になる。苛立ち発作は「自律系の覚醒症状 symptoms of autonomic arousal」と言い換えられる。病因的事件がPTSDのタイプ決定的であるというのは、それ以外の症状に、さもなくば持たなかったはずの意義を付与するという、この特別な意味においてである（これに似た例は分裂病という分類カテゴリーと幻覚との間の関係である。Frances et al. 1990 を参照されたい）。

タイプ決定的な項目の間にも意味力に大きな相違がありうる。あるタイプ決定的な項目がある分類カテゴリーの成員（正しく診断された症例）に頻繁に生じ、他の分類カテゴリーの成員には稀にしか生じない時には、この項目は「偽陽性例」（false positives――診断に合っているとみえるが実際にはそうでない症例）と「偽陰性例」（false negatives――誤って診断から除外された正しい例）の鑑別に役立つ。すなわち、この項目は「特異性 specificity」と「敏感性 sensitivity」、あるいはどちらか一方を持つという（Livesley, 1985: 354）。外傷性事件すなわち「ルーティン的に外傷原性と認められる範囲の事件」は特異性に乏しい。多くの人々がその事件を体験しても全面的なPTSDを発症しないからである。他方、DSM-Ⅲ-RのPTSDカテゴリーには高度の敏感性が作り付けになっている。この点から見れば、偽陰性例とは、患者が適切な外傷後症状を持ちながらタイプ決定的な項目である外傷性事件が欠けているためにPTSDの診断がもらえない例である。カシコイ診断家であればこんな結果にはするまい。外傷後症状が、これらは患者の包埋記憶だというわけで、タイプ決定的項目の証拠を供給してくれるからである。そういう証拠（真実漏曳症状 telltale symptoms）のない偽陰性例を同定する方法はない。というか、そういう例は思い浮かべることもできない。PTSDの証拠の第三者情報のない（「まだない」ということである）偽陰性例も同様である。

自然種とは

第三章では「妥当性 validity」をめぐるいろいろな考えが公式の疾病分類学の首尾一貫性に寄与していることを述べたが、精神科関係者がこの「妥当性」に数種の違う意味を与えていたことを覚えておられるだろうか。その意味の一つにこういうものがある。すなわち「クライテリア項目間に内的結合がある分類」と「クライテリア項目間の内的結合を前提としえない分類」とを区別するという意味である。精神医学の内部だけに通用することだが、内的な結合を持つモノテティックな分類法こそ自然をその継ぎ目において切断している（自然分類である）という思い込みがある。言葉を換えれば、分類の境界（すなわち診断マニュアルが与えるクライテリア項目）が自然現象の境界（存在すると仮定してのことであるが）に対応しているという思い込みである。

外傷後ストレス障害の場合には、この仮定が正しいとはとうてい思えない。この場合、モノテティックな分類カテゴリーは精神医学のディスクールの成果というか産物であって、精神医学が発見したというものではない（これと同じ問題提起を他の精神医学分類項目に対して行なうことができる。たとえば Hacking, 1968: 222, 228-

230, 234)。表面上、すなわちわれわれがＤＳＭのテクストに読み取るかぎりでは、分類カテゴリーは明示的なシステムの構成分であり、各分類カテゴリーはクライテリア項目表と等号で結ばれており、項目表の示す形式的特性によって分類がモノテティックかポリテティックかが決まるということになっているのだろう。このようなシステムが有効に作動するためには、診断者が項目表を外的（すなわち非テクスト的な）現実に一致させてゆくことができなければならない。ところが、この目的のためにはそれぞれの項目に対して補助項目の集合がまた必要となる。クライテリア項目自身が一般に曖昧だからである。ＰＴＳＤは「外傷的事件が執拗に持続的に再体験されている」（これはクライテリア項目の一つである）だけでは足りない。診断者はどういう現象（すなわち補助項目）を「再体験」としてよいかがわかっている必要がある。補助項目とは「事件の夢を繰り返し見て悩む」とか「フラッシュバックという解離発作がある」などである。ところが、補助項目はクライテリア項目より一段階だけ曖昧性が少ないが、クライテリア項目と違って、これを定義する項目の集合を持っていない（「フラッシュバック」現象を記載している文献の批判的総説は Frankel, 1994 である）。かりにテクストに定義項目が記述してあっても、これはいわば時間延ばしに過ぎず、定義項目もまた解釈を必要とするから、早晩「暗黙知 tacit knowledge」に到達する。むろん、このような遡りが起こることは定義すべてが持つ性質である。

クライテリア項目は安定している。研究あるいは臨床の場を変えても不変である。テクストに補助項目が付記されているからである。さらに、クライテリア項目の原理は二分法である。該当するかしないかである。そうはいっても、成員個体によって差異があってふしぎではない。精神医学的疫学においては、ふつうこの差異は「事例性 caseness」と記述される。「事例性」には標準的な意味はない。「任意のある事例がその分類カテゴリーのタイプ決定的 typical な項目を持っている」という意味にも使うが、「その分類カテゴリーのサンプル提示的 exemplary なものである」という意味（すなわち代替項目および関連項目を高率に含む事例）にも使う。さらに「タイプ決定的でもサンプル提示的でもある」という意味にも使う（Copeland, 1981; Kendell, 1988; Vaillant & Schnurr, 1988）。「事例性」は具体的な症状が突出性の閾値を越えた点を指すのにも使う。たとえば、苦悩あるいは健康障害 impairment が臨床的に有意味なレベルに達したということである。

クライテリア項目とは違って、補助項目の意味は明示的でなく暗示的であり、安定的でなく流動的である。さらに、その意味はルール依拠的でなくアナロジー的推論（類推）の所産である。アナロジーとは「ソース source　発源」すなわち「熟知事象」にかんする既知を以て「ターゲット target　標的」すなわち「非熟知事象」についての推論を行なう一方法である（図3）。精神医学におけるアナロジーの発源には先行症例（以前の患者の病歴を眼前の患者の診断に活用するたぐい）、シェーマ（図式）、プロトタイプ（その障害の基準となった症例）、パラダイム（模範例）、メタファー（暗喩）等々がある（Hesse, 1966; Needham, 1980: chap. 2）。

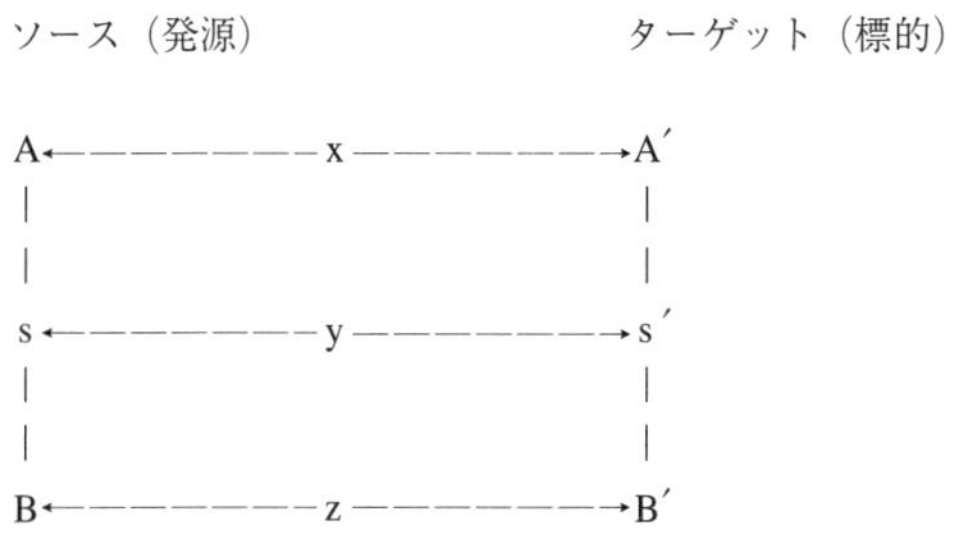

A，A′ B，B′　＝項目
s，s′　＝項目を相互に結合する環境条件
x，y，z　＝ソースとターゲットとを相互に結合する周辺的事項

図3　アナロジーの構造

精神医学に使われている類推には二種類がある。「外的類推 external analogy」においては発源と標的とは別領域に属するものと了解されている（いちばん明白な例が比喩である）。類推の標的とその発源との間には平行性があるが、類推に際して「標的は発源の一例である」という推定はされない。たとえば、精神医学の論文には「外傷」と書いて「心理学的外傷」の意味に用いる合意が存在するらしいが、これは外的類推の好例である。これは精神的領域（こち

らが標的）を身体的領域（こちらが発源）に平行させている。アンドリーセン（1985）がＰＴＳＤ外傷のストレス源を「大腿骨骨折における外力の役割」に喩えたのもこのたぐいである。

「内的類推 internal analogy」においては、発生源と標的の結合は（双方とも）同一領域の内部に留まる。臨床家が、刊行物に掲載されている症例の病歴や、病因論的または生理学的図式や、自験例のサンプルの記憶などの知識（これが発源）をとおして眼前の症例（これが標的）の診断を行なうのは「内的類推」である。研究者が自己の研究成果（こちらが発源）を補強あるいは拡張しようとして別人の既刊の研究成果（こちらが標的）を引用するのも「内的類推」である。成功した実験（こちらが発源）の報告を用いて現在の実験計画（こちらが標的）を立て実行するのも「内的類推」である。

これらのいずれにおいても、発源と標的とは不確定数の項目から成り、また、いかなるアナロジーも不確定数の結合を許容する。もっとも、ある時点でみれば、項目および結合のどれか一つだけが突出して意識の水面上に頭をもたげているということはある（結合は「陽性 positive」すなわち発源と標的とが似ている場合もあり、「陰性 negative」すなわち発源と標的とが似ていない場合もあり、「中立 neutral」すなわち類同性か相違性かが未確定の場合もある）。この不確定性のためにアナロジーによって作られる分類カテゴリーは意味の容器としては貧弱であって、ルールに依拠する診断基準によって作られるアリストテレス的分類項目の立派さとは比較にならない。アナロジーは、ルールが欠如しているから、意味を保持するよりも意味を増殖させるほうが得意である。この「意味論的水漏れ性」によって、意味（とそのカテゴリーに属するとされる成員と）が時によって変化し、話し手によって違い、周辺的事項によって動きかねない状況が作り出される。これを「意味の彷徨《ゆらぎ》変異問題 problem of meaning variance」と呼ぶことがある（Hesse, 1988 : 322 ; Lakoff, 1990 : 39, 42, 53-57）。「問題」とは、この場合、類推に基盤を置く知識は「局地的知識 local knowledge」である確率が高いことである。すなわち、特定の研究チームあるいは臨床部門の好む特定の項目および結合の集合によって形成された知識だということである。

局地的知識は、規則や標準による変形を受けないから、ポリテティックなカテゴリーを生む犯人になりやすい。すなわち、別々の場所で作成された診断例を寄せ集めたならば、家族類似性以外の共通性を持たない成員（すなわち症例）が混入しかねない結果となる。具体的に診断を行なう上でアナロジー的推論は避けられないから、意味の彷徨変異という問題は分類から除去できない。そこで、限界設定によって、すなわち標準化された診断工学——「診断工具 instruments」——を発達させてこれをコントロールすることになる。診断工具とは類推的な項目と結合とから成る下位集合であって、具体的診断を行なうのに用いるために、それぞれの項目に「これはここまで、という限界」すなわちそれを越えて意味や定義を論議する必要も意義もないという一線がおのずと生じている（このテーマについては第五章で論じる）。

外傷性事件のさまざまの意味

ＰＴＳＤという分類カテゴリーが恒常的で普遍的な知識源として活用できるかどうかは、そのタイプ決定的な項目である「外傷性事件」というクライテリオンの意味を有効に制御できるかどうかにかかっている。この障害の他のクライテリアは外傷的事件との関係があってはじめて弁別力を持つにすぎない。ＤＳＭ－Ⅲ－Ｒにおける外傷性事件の定義は次のとおりである。すなわち——、

当人が通常の人間体験の範囲の枠外にあり、おそらくほとんどの人に顕著に苦悩的であろう事件を体験していること。そのような事件とは、たとえば、当人の生命あるいは身体の無欠性に対する重大な脅迫、当人の子女、配偶者、あるいは近親、友人に対する重大な脅迫あるいは危害、家庭あるいはコミュニティの突然の破壊、あるいは、自分以外の人間が事故あるいは物理的暴力の結果によって最近殺害されあるいは重傷を負わされたか、ある

いは現在されつつあるのを目撃することである（American Psychiatric Association, 1987 : 250. 傍点は著者）。

外傷性事件は傍点を付した二つの項目によって定義されている。第二の項目から始めよう。これは「病原的事件はほとんどの人に苦悩を引き起こす」という考えである。この意味には曖昧さがなくてＤＳＭ‐Ⅲ‐Ｒを読めば独学でも即座に理解できると思われそうである。しかし、診断家はルーティンとして「ほとんどの人」ということばの文字通りの意味を無視することになっている。現実には、ルーティンとしてはこれこそ明白に外傷原的であるとされている体験にさほどの苦悩を覚えない人で他の点では正常な人がいるからである。一つの下位文化《サブカルチャー》全体がそうである場合もあろう。フロイトとリヴァーズとは、第一次大戦における応召兵の心理的不安定性と職業軍人と傭兵の冷血性とを対照させているが、それによって彼らがいいたかったのは大体これと同じ点である。診断の実際においては、診断家は、眼前の患者にとってその事件が顕著に苦悩的であり、その他の人の多数もこの種の事件によって苦悩的となるはずであるということさえ確かならば、「ほとんどの人」条項などは一般にさっさと棚上げしてしまいたくなる（Kulka et al., 1990 a : 38）。

「顕著に苦悩的」条項は「ほとんどの人」条項よりも鑑別力がありそうな気がする。しかし、はたしてそうか。ＤＳＭテクストはＰＴＳＤの記述の前後関係からこれが「苦悩」だという感情内容の範囲を特記しているわけではない。ただ、恐怖 fear と罪業感 guilt という言葉を出し、また当人を悲嘆、恥辱、憤怒、喪失感に至らしめてもふしぎではない例（レイプ、拷問）を挙げているだけである。さらに重要と思うのは、テクストがいつその苦悩が生じたと推定されるかを指定していないことである。一見、答えは自明であるかと思われる。すなわち、苦悩は外傷性事件と同時である。この理解の仕方にしたがって、エリクセンとペイジとは恐怖を神経性ショックであるとし、ゆえに恐怖は外傷の瞬間に内在する要素であるとした。フロイトもこの線に沿って考えていたことは、急性の恐怖が刺激に対する脳の防壁《バリヤー》に外傷性破綻を起こすと述べていることからもわかる。

カーディナーも戦争神経症にかんする著書の中で同じ発想に立っている。ただ、これらの著者は外傷性事件の後に続く感情的苦悩にも触れている。ペイジは抑鬱に触れ、フロイト、リヴァーズ、カーディナーは高度の不安に触れている。これらの著述はどれも、苦悩の二つの動因、すなわち事件の一部をなすものと事件に後続するものとを、きちんと区別している。DSM‐Ⅲの到来とともに状況は一変した。感情の二つのベクトル、すなわち原因としての感情と結果としての感情との区別はいい加減なものになった。

言い換えれば、「苦悩」の自明的解釈、すなわち「それは外傷性事件の一部をなす感情である」という解釈は、臨床実践において外傷的とされる事件の範囲と一致しない。ベトナム戦争の帰還兵について行なわれた疫学的および実験的研究を例としよう。これらの研究によって七項目の事件の外傷原性が承認された。すなわち、（1）患者が通常の範囲を越えた暴力の直接または間接の犠牲者であったこと、（2）患者が通常の範囲を越える暴力を非意図的に加えたこと、（3）患者が通常の範囲を越える暴力を意図的に、ただし文化的に許容される前後関係（たとえば生き残るため）において加えたこと、（4）患者が通常の範囲を越える暴力を意図的に軍人としての義務の一端として加えたが、患者の行為は個人的あるいは文化的に非難されうるものであったこと（たとえば情報を得るために捕虜を拷問したこと）、（5）患者が通常の範囲を越える暴力を楽しいからというので加えたこと（たとえばレイプ、捕虜の殺害、死体損壊）、（6）患者は能動的にその種の事件を見に行ったこと（たとえば面白いとか気がすっとすると思って）、（7）患者は受動的にその種の事件を見せられたこと（たとえばそのような場面にいあわせたこと）――以上の七項目である。

この外傷原性事件のリストは二つの点でそれ以前の診断の実際から外れている。第一に、外傷性記憶を、罪業感を念頭において「感情の論理」にしたがって拡張している。二回にわたる世界大戦においては、恐怖が外傷原性感情としてもっとも頻繁に文献に載った（第二章をみていただきたい）。恥辱も以前の文献において触れられているが、主に外傷性ヒステリーと結びつけての言及である（ジャネ、ブロイアー、フロイト）。リヴァーズは、ある将校の口が腐乱死体に触れたための嫌悪感が病原性となった例を記載している。しかし、罪業感への言及はごく少ない。ウィリアム・マクドゥーガルが書いている、廃疾兵となった英国歩兵Ｐ・Ｍについての症例報告はその少ない例の一つである。

一九一四年のマルヌの会戦において、彼はドイツ兵一名と近接戦闘に入った。ドイツ兵はライフル銃で彼を撃ったが弾丸は外れた。Ｐ・Ｍは素早く銃剣で腹部を刺突殺害した。彼はこの手柄をむしろ誇らしく思い、親しい戦友二人とこれを笑い話にした。その後まもなく、この親友は二人とも戦死した。Ｐ・Ｍは二人が夜な夜なベッドサイドにやってくるのを見はじめた。二人の話し声を聞くことも多くなった。（中略）病院に移送されて以来、彼は毎晩、刺殺したドイツ兵の亡霊を見るようになり、重症の不眠に陥った。（中略）夜半、亡霊は突然病棟に現れて、彼にライフル銃の狙いをつけ、「きさまはいただきだ。もうのがさぬ」と言い、彼に向かってまっすぐに狙いを定めて発射するのであった（McDougall, 1920 b : 150）。

この症例Ｐ・Ｍの罪業感は文化的に許容範囲の暴力を加えた事件と結合している。これは生死を賭けた兵士の格闘であり、敵兵に立ち向かいこれを倒すべしという義務である。先の七項目に照らせば、兵士Ｐ・Ｍの状況は第3項となる。同様に、フロイトも『快楽原則の彼岸』において、応召市民兵が戦時中「非人道的な要請」に従わざるをえないために有害な影響をこうむることがあると記しているが、この時のフロイトには第3および4項に該当する状況が念頭にあったのであろう。止むをえないのでなくて面白い、楽しいからというので犯した事件、すなわち第5および6項（原文7項は誤記と思われる――訳者）による罪業感を外傷性記憶に結びつけたのは、ようやくベトナム戦争後、ＤＳＭ‐Ⅲの刊行後、そして連邦復員局がＰＴＳＤを兵役関連廃疾と認定して以来の最近のことである。

この七項目のリストの先行する診断規則からの逸脱には第二のものがある。ベトナム帰還兵でＰＴＳＤと診断された者の一部は、自分の病原的事件は発生した時点では格別苦悩的でなかったと主張（つまり回想）している。特に第5項および第7項に入る事件がそうであるが、時には第2、3、4、6項の事件もそうであるという。そのような症例は二つのタイプに分かれる。第一のタイプの患者は元来の体験には悩まされなかったけれども、今はたとえば診断のためのインタビューにおいて思い出すようにと求められた時や事件のイメージが意識の中に侵入してくる時には事件の記憶にさいなまれる、と訴える場合である。第二のタイプの患者は、指摘の事件と関連した苦しみは意識的には昔も今も全然経験せずに来たけれども、診断に当たった者は患者の苦悩の証拠が症状的行動の中に刻みつけられているのに気づく場合である。たとえば「心的マヒ」「情動感覚麻痺」、アルコールやドラッグの「自己処方」、またはそれ以外の回避行動がそれである。いずれの場合にも解釈過程は同じように作動している。患者の今の苦しみは、情動表現（悲嘆、罪悪感など）であるか、身体化した情動かの違いだけで、時間を越えて、外傷の瞬間にさしもどされ、そこに投射される。このようにして投射された苦しみは経験的にもモラルからしても均一でない雑多な事件（さきの1項から7項まで）に新たな、均一な意味を注入し、つなぎ合わせて一つのものとするのである。

私はこの節の初めにDSM‐Ⅲ‐RがPTSDの基準項目である外傷的事件を同定するのに二つの補助項目を使っていることを指摘した。一つの補助項目はPTSDの病原となる事件はほぼ万人にとってきわめて苦悩的 distressing なものであるという考えである。私はこれを検討して、PTSDと診断された症例の多くにおいて「苦悩的 distressing」というキーワードが過去に体験された時には情動的にプラス（快い）か中立（プラス・マイナスのどちらでもない）の事件と連合していることを指摘した。苦悩的な事件は悲嘆や罪業感などのマイナスの情動を伴うようになっているが、それは何年も後になってからのことである。この症例の一部においては、このような属性（マイナスの感情）は患者が直接与えているのではなく、診断する者の解釈という行為をとおして与えられているわけである。ここで、第二の補助項目に転じることにする。これは外傷的事件は

「通常の人間体験の範囲の枠外にある」という考えである。

ここでもまた、テクストの文字どおりの意味と現実の診断行為との間に差異がある。普遍的に通常の人間体験の範囲の外側にある事態で、それが起こった時普遍的に意識が苦悩的と感じる事態のリストをこしらえることに問題はない。もっとも、そのリストは比較的短いもので、現在ルーティンにPTSD起源だと診断されている事態の多くがリストに載っていないのではなかろうか。この短いリストの枠外に出れば、「通常でない」人間体験ということばの意味は偶然的な揺らぎにゆだねられ、文化が違えば違い、時には一つの文化の中のサブグループによっても違ってくる。診断者にせよ研究者にせよ、外傷原的事件が「通常の人間体験の範囲の枠外にある」という時、たいていは、何が人間体験で「通常」なのかについてはその文化に特有の、すなわち揺らぎのある意味を適用しているのであって、人類の全社会の（ほとんど）すべての人間が共通に持っている価値、体験、認知構造を適用しているのではない。臨床の場に移せば、診断者が「通常の人間体験の範囲の枠外」ということばを使うのは種々雑多な体験と行動とを束ねて一つにするためである。たとえばさし迫った死あるいは手足の切断の危機にさらされるとか、バラバラ死体を処理するとか、瀕死の人間のはみ出した内臓を見たりそれに触れたりするとか、レイプや拷問のような人倫の禁じる行為をやってしまうとか、親しい友人の突然の死、重傷、手足の切断を目撃したり知らされたりすることなどである（Laufer et al., 1984 および 1985；Ursano & McCarroll, 1990；Green et al., 1989；Hendin & Haas, 1991；Yehuda et al., 1992）。

ある事件が、この揺らぎのある意味において通常の人間体験の範囲の枠外にあるかないかを決めるには、まずその前に、コンテクスト（前後関係）の中では事件の意味がどうであるかをいくらかでも知るところがなければならないのではないだろうか。その人の属している共同体においてそれが起こる（あるいは起こっていた）頻度はどうか、その共同体の道徳律はどうであるか、すなわち何が善であり、何なら大目にみられるが何は禁じられているか、そして何が傑出しているとされるかについて知るところがなければなるまい。また、その人がこの道徳律をどの程度理解しそれと心情的に同一化しているかどうか、また、その人の自己認識の水準、他者の感情を認識する水準、そして道徳的自己規律の水準がどの程度であるかについても知るところがなければなるまい。まだまだあるだろう。このような問いが特に重要となってくるのはベトナムで起こった事件の場合に、事件をめぐる周囲の状況をみようとする時である。戦時下においては、部隊（特に戦闘部隊）の多くは一つの道徳共同体となってしまう。この共同体はそれ独自の行動規約と賞罰体系を中心とした、逸脱を許さない厳格な組織体である。ベトナムにおける局地的な道徳律は、定めたルールである公式の道徳律すなわち国防総省と陸海空軍および海兵隊の四軍が定めた規則から大きく外れていることが少なくなかった。ベトナム戦争の期間をつうじて、局地的なモラルと公式のモラルとが一致していた部隊も一部にはあった。レイプ、市民の殺害、捕虜の拷問を禁止し、犯した者を処罰し、その結果、そういう事件が少なかった。しかし、それ以外の部隊では、そのような行為が日常生活の一部であり将校にも戦友にも黙認されていた。公式には犯罪とされていたにもかかわらず、である。そういう部隊にあっても残虐行為を目撃した時に怒りと恥との感覚を残している兵士も、少数派であるが、いた。この兵士たちにとっては、その種の事件は通常の人間体験の範囲の枠外でありつづけていた。その人たちの中では「通常の人間体験」は戦争以前の人生と道徳共同体とにおいて確立していたことばで定義されつづけていたからである。同じ部隊の中でもそうではない人たちには、そういう体験も、その衝撃性と例外性とがなくなっていた。その兵士たちで後にＰＴＳＤと診断された者も少なくないが、事件当時は一時的ではあるが通常の人間体験の範囲内に入っていた。

集団的記憶

手短かにまとめてみよう。ＤＳＭ‐Ⅲが到来して、弁別特徴をはっきりさせた意味体系が確立した。このシステムが有効に作動するためには、診断者は基準項目 criterial features のリストを外的な（テクストになっていない）現実に対応させてゆくことができなければならない。これを行なうためには、診断者には第二段の項目 second-order features が必要となる。それはかくかくの基準項目はこうであると同定させてくれる限定句 attributes の集合である。第二段の項目はマニュアルに記され、その中には定義が入っている。「通常の人間体験の範囲をこえる事件」を「外傷的事件」（これは基準項目である）のしるしとするといった具合である。このレベル、すなわち基準項目とその限定句のレベルにおいてはモノテティックな分類もポリテティックな分類も、曖昧さを残さずに語ることができる。意味体系が自己完結的だからである。しかし、この体系を臨床の現実の上に写像する時には、第二段の項目について同定を行なうためには、もう一段下の項目が必要になってくる。たとえば、現実のある事件が通常の人間体験の範囲を越えるのはいつかを知ろうとするためには必要になる。

この第三段の項目はマニュアルには入っていない。そうではなくて、これはアナロジカルな推論によってつくられるものである。この第二段の項目（到達点）をそれよりも身近かな現象（出発点）とどこが似ているかどこが違うかによって定義するのはアナロジカルな推論なのである。外傷性記憶の歴史はアナロジー（類比）またアナロジーの連鎖の歴史である。後催眠暗示と病原性秘密とのアナロジーがあり、外科的ショックと神経性ショックとのアナロジーがあり、通常の範囲を越えた暴力の被害者と通常の範囲を越えた暴力の加害者とのアナロジーがある、など。しかしアナロジーというものは意味を限局することよりも意味を増殖させるほうが得意である。だからアナロジーによって意味の彷徨変異という問題が加わる。

意味の彷徨変異はフロイト、リヴァーズ、カーディナーのいずれにとっても問題でなかった。疑いの念を毛ほども起こすものでなかった。それは、この人たちの仕事はアネクドート法によってなされたからである。これは個別的な事態をただ列挙するやり方である。仮説の検証は少数患者を対象として行なわれ、理論は典型的な症例にもとづいて推し進められた。アネクドート法が栄えるのは普遍性を求めない知識を主流とする世界においてである。ＤＳＭ－Ⅲが事態を一変させたのは単なる生活史や挿話の域を越えた、集団的外傷性記憶が成立する条件をつくりあげたためである。「集団的記憶 collective memory」ということばには少なくとも二つの意味がある。モーリス・アルプワックスの提案にしたがえば、それは何らかの集団に属している人たちが共有しているイメージ、観念、感じ方のことである。「記憶を保持しているのは集団の成員としての個人である。この記憶は相互に補強し合うものであり、また全員に共通なものであるが、もっとも、個々の成員が記憶を体験する強度はまちまちである」(Halbwachs, 1980: 48; また Connerton, 1989)。この意味の集団的記憶が占める座は個々人の心の中だけでなく、行動、尺度、機構、社会関係の中にもあり、さらにはそれらがつくる計算と記録の中にも存在する。アルプワックス流の集団的記憶、観念、イメージは歴史の流れの中で偶発的に出現し、それ自身の論理にしたがって拡散したり凝集したりする。

　第二種の集団的記憶も歴史の産物であるが、意図的なものであり、一つの個別的な学律、すなわち精神医学的疫学がつくりだすものである。この場合、記憶の製造はコントロールされた過程であり、三段階より成り、各段階はそれぞれはっきりと定義することができる。すなわち、第一段階は診断を受けてくれる人を集めること aggregation である。そこから情報を引き出し、あるいはインタビュー、アンケート、身体物質検査などを介して情報を得る段階である。第二段階は知識をほぐすこと disaggregation である。意味をその元来の生物学的および生活史的文脈から切り離してばらばらにする。これはデータという標準化された断片群に変身させることである。第三段階はもう一度集めること reaggregation である。これは、このデータを意味ある数字の列にし、集団的な新しい文脈の中に入れるという同化、組織化のことである。

　ここで、第二種の集団的記憶を精神医学的疫学者が実際にどのように糊づけし貼り合わせて一つにしているかをみていただきたいと思う。本書の執筆までのＰＴＳＤの主な疫学的研究は五つである。まず「ベトナム体験調査」(Vietnam Experience Study, VES) で、これは各地の疫病コントロール・センター（ＣＤＣ）でなされたものである（一九八七年）。次は「全国ベトナム帰還兵再適応研究」（National Vietnam Veterans Readjustment Study, NVVRS）であり、これは資金を復員軍人局が提供し、リサーチ・トライアングル研究所（Research Triangle Institute）が行なったものである（Kulka et al., 1990 a and 1990 b）。第三は「疫学的診療圏研究」（The Epidemiologic Catchment Area study, ECA study）である。これはセント・ルイスのワシントン大学を根拠地とする研究者が行なった国民的規模の精神医学的調査である（Helzer et al., 1987）。第四は特定地域研究でデトロイトを対象地域とし、ヘンリー・フォード病院とミシガン大学とを根拠地とする研究者が行なったものである（Breslau et al., 1991）。第五はやはり地域研究でノースカロライナ州を対象とし、デューク大学の研究者が行なったものである（Davidson et al., 1991）。

これらは大規模な調査であって、大量の資金を投入し、何千人、何万人単位のインフォーマントを対象としたものである。ＮＶＶＲＳ一つだけで費用は九百万ドル以上である（Kulka et al., 1990 a : xxiii）。これらの研究はＰＴＳＤの対象範囲が同じではなく重複する部分もあるが、結果的に全部をカバーしている。すなわちＶＥＳの調査対象はベトナム帰還兵と戦時中他地域勤務復員兵（ベトナム戦争当時ベトナム以外で兵役に就いていた男女復員兵）である。ＮＶＶＲＳの対象は戦闘参加復員兵、戦時中他地域勤務復員兵および民間人である。ＥＣＡ研究とデイヴィッドソンの対象は一般人より抽出したものである。ブレスラウの対象は一般母集団の単純コーホートであり、二十一歳から三十歳までの男性と女性とである。

類似の母集団から疫学的データを集めた研究は、その発見を相互に比較できる。表3にみるようにそれらはいちじるしく幅がひらいている。

この表の1の数字はベトナム復員兵におけるＰＴＳＤの現在の有病率である。ＶＥＳとＮＶＶＲＳとを比較すると、ＮＶＶＲＳの値はＶＥＳの値のなんと六倍である（ＶＥＳの数値は調査の前一カ月間に存在した症状にもとづいたものである。ＮＶＶＲＳは六カ月間である。いくらそうであっても、二つの所見には「激しすぎる相違」

があり、このことはNVVRSの研究者が認めているところである）（Kulka et al., 1990 b : E-13)。

表の2にある数字は、同じ復員兵を資料としてそのPTSD生涯有病率をVESとNVVRSとで比較したものである。NVVRSの生涯有病率はVESの二倍である。

表の1と2とを比較してみると、第三の食いちがいが現れてくる。VESによれば、PTSDと診断されたことのある復員兵のうち調査の時点でPTSDに罹患中であったのは十五パーセントであるのに対して、NVVRSのパーセントはその三倍以上であった。

表の3は一般人口におけるPTSDの有病率を比較したものである。四点の所見が大きく相違している。すなわち、

（一）NVVRSによれば一般市民の男性は女性よりもPTSDになりやすい（4対1）。ECA研究とブレスラウのデータとはまったく正反対である（ECA研究では1対7、ブレスラウでは1対2）（NVVRSの数値は現在罹患中のケースについてのものであり、ECA研究とブレスラウのデータとは生涯有病率である。だからといって、この違いが男女比を大きく左右すると推定する明確な根拠は存在しない）。

（二）NVVRSの一般市民の男性のPTSDの現在有病率はECA研究の一般市民男性の生涯有病率の七倍も大きい[2]（生涯有病率とはある個人がその一生涯のいずれかの時点でその障害になったことがあるかどうかを調べるものである。したがって生涯有病率は現在有病率を上回らなければならない）。

（三）女性の生涯有病率のブレスラウの数値はECA研究の九倍である。男性の場合はブレスラウの数値はECAの三十五倍である。

（四）女性の生涯有病率のデイヴィッドソンの数値はECA研究の五倍以上である。

以上の食い違いはいろいろな研究者の目を逃れていたわけではなく、さまざまの説明がなされている(Helzer & Robins, 1988 ; Kulka et al., 1990 a : xxvii, 137-138 ; Breslau et al. 1991 : 221)。以下の数節においては三

表 3　PTSD の有病率（5 箇の疫学調査報告より）

1. ベトナム戦争帰還兵における PTSD の現在の有病率			
VES（過去 1 ヵ月以内に症状を呈していた者を含む）			2.2%
NVVRS（過去 6 ヵ月以内に症状を呈していた者を含む）			15.2%
2. ベトナム戦争帰還兵における PTSD の生涯有病率*			
VES			14.7%
NVVRS			30.9%
3. 一般人口（合衆国）における PTSD の有病率			
	男	女	男女比
NVVRS（現在%）	1.2	0.3	4：1
ECAS（生涯%）	0.17	1.3	1：7
ブレスラウ（生涯%）	6.0**	11.3**	1：2
デイヴィッドソン（生涯%）	0.9	1.5	3：5

＊　生涯有病率＝過去，現在を問わず，いかなる時点でもよいが診断に合致した病的期間が一つあるいは二つ以上あった者．

＊＊　21 歳以上 30 歳までの人を対象としている．

つの説明をお目にかけよう。第一は私自身によるものである。第二と第三とはそれぞれ別個の研究チームによるものであって、ＮＶＶＲＳが提出した比率とＥＣＡ研究およびＶＥＳの提出した比率の食い違いを中心としたものである。

私の見解はこうである。比率が分散するのは外傷的事件の意味に変動幅があるからである。研究者は一つ一つの研究の枠内では意味の変動幅を制御することに成功している。それは標準化された調査表を用い、この調査表の用い方が揃うように調査員を訓練しているからである。けれども、それぞれの研究チームの用いている標準化された調査表なるものはそれぞれ別個であり、調査員の訓練体制も同じではない。それだけでなく、どの研究チームも、それぞれの研究と他の研究との間の意味の変動幅を制御する機構を共有しておらず、ぜひそうしようという気構えもみられないからである。

次の見解はＮＶＶＲＳチーム（Keane & Penk, 1988）とＥＣＡ研究チーム（Helzer & Robins, 1988）との『ニュー・イングランド・ジャーナル・オヴ・メディシン』誌上における応酬である。キーンとペンクはＥＣＡ研究とＮＶＶＲＳのデータとの相違はＥＣＡ研究の診断表によるものだとする。両チームともにＤＩＳ（Diagnostic Interview Schedule）を用いてはいる、これはＤＳＭ－ⅢおよびＤＳＭ－Ⅲ－Ｒの症状リストにもとづく診断表で広く用いられているものである。しかし、ＥＣＡ研究のほうはＤＳＭ－Ⅲにもとづく正式の版のＤＩＳを用いているが、ＮＶＶＲＳはＤＩＳを修正して用いている。ＮＶＶＲＳ版は質問の文章を単純化し、そのうえ質問はすべて単一症状に対するものに限るようにしている。キーンとペンクにいわせれば、ＮＶＶＲＳの調査表のほうが質問が理解されやすいので（ほんとうは陽性の）偽陰性をすくいあげる力がある。これとは逆にＥＣＡ研究の調査表は実際より低い数値が出るはずだという。

ヘルツァーとロビンズはこれにこたえて、ＥＣＡ研究の調査表の被調査者への質問はＰＴＳＤに属する九つの症状の一つ一つについて、それを体験したことがあるかどうかを問うているのであり、「だからＰＴＳＤになっていたかどうか独立に合計九回問うているのであり、このやり方だと外傷関連障害の期間があったという回答は低く出るかもしれないが高く出るかもしれないわけで、どちらともいえないではないか」とやり返している（1988 : 1692）。それだけでなく、かりにキーンとペンクのいうことが正しくてＥＣＡ研究の技法では男性の陽性率を実際より低く出しているとしても（ＥＣＡ研究の男性の生涯有病率はＮＶＶＲＳの現在有病率の七分の一である）、ではどうして仰せの効果が女性の場合には現れないのだろうか？（ＥＣＡ研究の女性に対する（生涯）有病率はＮＶＶＲＳの（現在）有病率の四倍以上である）。

ここに至ってキーンとペンクは論戦の土俵を、技法の相違から専門知識の差に移した。すなわち――、

> 全国ベトナム帰還兵再適応研究のためにＰＴＳＤの信頼性を妥当性の高い調査表をつくりあげる過程において、科学的権威から成る委員会はＤＩＳのＰＴＳＤの部分の第一基準、すなわち外傷的事件の被曝についての質問形式が不適切であることに気づいたのである。この部分を大幅に修正してはじめて、委員会から使用許可がとれた次第である。（下略）
>
> したがって、私たちはヘルツァーらが使ったＤＩＳがＰＴＳＤの有病率を実際よりも低く出したのではないかと心配している（Keane & Penk, 1988 : 1691. 傍点は著者）。

この科学的権威の委員会とはＮＶＶＲＳ計画のためにリサーチ・トライアングル研究所が委託した臨床心理学者と精神科医たちのことである。ほんとうは、このメンバーの科学者としての信頼性はヘルツァー（精神科医である）とロビンズ（疫学者である）と比べて格段高い人たちではない。ヘルツァー、ロビンズといえば第三章で出てきた名であり、そこにあるとおり、ロバート・スピッツァーの協力者としてＤＳＭ‐Ⅲの作成に初めからたずさわってきた人たちである。つづく応酬においてヘルツァーとロビンズはＮＶＶＲＳチームの科学的

権威の高さについてはこれをはなから無視してかかっている。

キーンとペンクは、またまた土俵を移した。今度は道徳的に高い立場をとろうとするわけである。ECA研究が男性に対しては低い値を出していることを批判してこう述べる。すなわち——、

PTSDは政治的動機からDSM-Ⅲに入れられた事新しい診断名ではなく、多数の男女をおかしているほんものの精神科疾患である。彼ら彼女らは生命を脅やかす事態を生きのびた人たちである。その中に世界情勢の中で起こる戦闘、レイプ、政治的理由による拷問およびその他の災害も含まれている。PTSDの影響を過小評価してはならない (Keane & Penk, 1988 : 1991)。

「政治的動機からの」行動という言葉づかいは、「ヘルツァーとロビンズがPTSD概念の正統性は怪しいと思っているかもしれない」と疑っているぞというあてこすりである。ここには言外の意味があり、それは以前、DSM-Ⅲの刊行に至るいきさつ、特にこの新しい疾病分類にPTSDを入れることに対して新クレペリン派の大物たちが抵抗したが、この異議に対して復員兵と復員兵擁護派とが闘争を挑んだことをいわんとしている。引用文が「レイプ、拷問、災害の恐るべき効果」に触れているのは、NVVRSの高い有病率の疑わしさをこれらの事態が人間に及ぼす精神的苦痛の巨大さについての疑いとないまぜにして一つにしてしまおうという作為である (同じような論戦としてリンゼイら (1987 : 271-272) とブレスラウとデイヴィス (1987 : 262-263) との応酬もある)。

これに応えてヘルツァーとロビンズとは、NVVRS研究者たちには独特の偏見があって、その説明を要求するといわんとする。何といっても、ECA研究の研究者のほうは一般人の母集団から疫学的データを集め、精神障害を幅ひろく調べてそれらの有病率を知ろうとしたのである。PTSDはそのうちの一箇にすぎない。「(ECA研究の) 調査は最初から特別のリスクがあるとわかっている被調査者に対して行なったのではない

という事実、そして問題になっているPTSDもそれ以外の精神障害と違った特別扱いをしていないという事実とは、ECA研究を偏向報告となることから大きく守ってくれたものである」(1987 : 1633)。「偏向報告」という言葉づかいはNVVRSのとっている方針へのあてこすりである。

第三の見解はNVVRS報告の付録である方法の解説に隠れていた(Kulka et al., 1990 b)。この見解にしたがえば、当初NVVRSの研究者たちは、戦争関連PTSDの有病率のNVVRSとVESとの間の大幅な開きをどうしてかとふしぎに思った。NVVRSの有病率はVESの有病率の七倍である。ところがどちらの研究も「高度の科学的基準にしたがって実施された」という。この開きの原因でもっとも明白なものとしては、NVVRSとVESの診断表に有意の相違があるのか、NVVRSとVESの母集団に気づかれない有意の相違があるのか、あるいはこの二つが組み合わさっているのかではなかろうか(Kulka et al., 1990 b : E-17)。

解決のための調査はまず研究の技法から始まっている。VESは単一の調査表を用いている。DISの一つの版である。NVVRSは複数の調査表を用いており、その中に今挙げたDISの同じ版があるというわけだ。だから、NVVRSとVESの技法とを比較する第一歩は両チームが収集したDIS所見をマッチ(対応づけ)させることであるまいか。実際にやってみたところ、有病率の差異は一七七パーセントまで狭まった。

DISのNVVRSとVESの版は似ているけれどもまったく同じものではない。そのうえ、両チームの主要質問 key questions の採点法が違っている。NVVRSの調査員は、侵入症状があった時にそれをPTSDの侵入症状に採用するのはその内容(たとえば夢の主題)が被調査者が述べる外傷的事件と関連している明白な証拠がある時だけに限るべきであると指導されていた。しかし、これ以外のカテゴリーの症状をPTSD症状とするために明白な関連がなければならないとはされていなかった。これとは正反対にVESの取り決めでは、すべての症状カテゴリーはPTSD症状とされるだけの明白な相互関連性がなければならないとしていた。この規約の相違には、NVVRSでPTSDとされた者の中にはVESの診断法ではPTSDとされない者もあるだろうという意味がある。両チームが出したＤＩＳの結果を比較するために、ＮＶＶＲＳの研究者たちはコンピュータを用いて自分たちのＤＩＳ所見をＶＥＳの採点基準に直して有病率を出してみた。実際にやってみると、ＮＶＶＲＳの有病率とＶＥＳの有病率とは同じになった。

開きをゼロにすることに成功したので、ＮＶＶＲＳの執筆者たちは開きは母集団の違いではなく方法の相違であると結論している（Kulka et al. 1990 b : E-17, E-20）。この点をおさえてから、ＮＶＶＲＳの執筆者たちは自分たちの方法がライバルの方法よりもすぐれている論拠をつかもうという点に移った。彼らのとった論法はキーンとペンクがＥＣＡ研究参加者ヘルツァーとロビンズとの応酬で用いた論法に近い。その論法は、ＮＶＶＲＳの方法がまさってくるのは（一）複数の多角的なＰＴＳＤ指標 indicators を組み込んでいるということ、（二）この複数の指標はＰＴＳＤの相異なる特徴と次元とを測っているものと考えてよく、（三）この性質の異なる指標がつくり出した所見は収束する傾向を示す（Kulka et al. 1990 b : D-2, D-12, D-14, D-17, D-27）。この文脈で使われている収束ということばは「三角測量効果」とでもいうべきものである。

ここでの仮定は、一種類の観察資料にもとづく領域（計測心理学）内で生じた三角測量効果は、二種類の観察資料にもとづく領域（計測心理学と生化学）の間の結果の共通部分に比べることができるかということである。これは精神医学的疫学においてよくみられる類推法《アナロジー》であり、相互に独立な情報源の相関にもとづいた分類法が独立の妥当性を持っていると主張する際に論拠として用いられる。複数の方法によるデータの収束度は「一致（整合）係数 consistency coefficient」によって測られる。いくつかの方法のパッケージがＰＴＳＤについての事実をつくり出す能力（つくり出すものが事実 facts である能力）の程度はこの一致係数に連動する。事実をつくり出すためにはこの係数が高くて一致を示していなければならない。しかしまた、もし係数が完全（百パーセント）でなくても、つまり、いくらかの裂け目《ギャップ》というか開きがあるとしても、利点はいくつかある。裂け目がまったくないということは複数の方法が単に同一の質問をいろいろな形で行なっている証拠だと解することができ、したがって、互換性がある。もしそういう場合であったならば、複数の方法を使う理由はないであろうし、三角測量法の論理の土台はあやうくなり、ＮＶＲＳの複数方式がＶＥＳの単数方式よりもすぐれているという主張は蒸発してしまうであろう（もっとも、完全な（百パーセントの）一致係数が問題になるのは複数の方法を同一現象領域内で使う時だけである）。

ある意味では、測定法パッケージの発達は、僅差であってしかも強力な意味の差異をつくろうという努力である。この差異は所見の産生過程に取り込まれて、その一部分となる。妥当性のあるデータをつくることはこれを待ってはじめてその後になって可能となるのかもしれない。うまくつくった差異は二重の表象 a double signifier である。すでにみたように、これは複数の方法がこの障害の別々の次元を測っているということのサインである。と同時にそれはまた「潜在特性 latent traits」のサインでもある。潜在特性とは疫学者の目にはまだとまっていない、底に沈んでいる何かである。研究者たちの解釈によれば、潜在特性は以下の二つのどちらかの役である。それは将来開発されるであろう手段によって捉えられるのを待っている、何かわからない特性あるいは次元かもしれない。統計学の権威が潜在特性という時はふつうこのことである。ところが、ＰＴＳＤの研究者はこれを自然に存在するものの証拠、ほんもののモノテティックなカテゴリーの存在する証拠と解する傾向がある。そう、ＰＴＳＤの症状は特別よく目に見えるものである——激怒であり、恐怖であり、アンヘドニア（失楽症）などである——が、これらの症状をむすび合わせて一つにしている病原的過程が目に見えるわけではない。この潜在的な変数の存在下で、研究者もその話を聴く者も、病原的過程の数学的図式を見てしまうのである——たまたまちらりとかいまみたかのようにであるが（Duncan-Jones et al., 1986 : 391; Gould, 1981 : 310, 314-315)。

対抗するチーム同士の小競り合いを別とすれば、意味の変動幅がこれまでＰＴＳＤについての精神医学の言説 discourse に実際的影響を及ぼしたことはないにひとしかった。意味の変動幅という「問題 problem」は凝固して一つの「未解決問題 problematic」となってしまった。すなわち「現在のところ、私たちにはどの方法がベストかがほんとうはわかっていないけれども、用いる方法や手段の違いがかなりの有病率の散らばりを生んでいるらしいということは認めておくべきである」ということになった（Davidson et al., 1991 : 720）。

集団的外傷性記憶は将来、疫学ではなく計量心理学のほうに入るのではないかという気がする。

時間と因果律

DSM-Ⅲ-RにおけるPTSDの叙述は、時間は病因的事件から外傷後症状へと流れるという前提に立っている。しかし、臨床に従事する者ならば、時間の事件と症状とに対する関係が二通りの解釈をゆるすものであることを味わっているはずである。すなわち――、

> 心的外傷後ストレス障害（PTSD）の顕著な特徴は、過去の事件が患者の連想を支配するようになっている、その度合いのはなはだしさである。すべての道がローマに通じるように、患者のすべての考えは外傷に通じる。私たちの診たある戦闘帰還兵は、妻のヌードを見るたびにベトナムでこれから埋める穴の中に折り重なって横たわっていた死体の姿を思い出しておぞましさに襲われ、子どもの持ち物の人形を見ると、戦死者の見開いたままの眼を思い出してしまって我慢できなくなる。（後略）

> 物理学的宇宙の重力の極限はブラックホールと表象される、重力がきわめて強いために光さえ引きこまれて通りぬけられないような時空場である。（中略）PTSDの患者は外傷と関連する観念や行動や状況を避けようと苦闘するが、（中略）それは非常に苦痛だからだけではなく強烈な呪縛力があるからである（Pitman & Orr, 1990 : 469-470. 傍点は著者）。

ピットマンとオアが描き出した絵では時間の流れは二方向性である。重大な事件から発してその症状へと流れる流れ（DSMのPTSD概念はこれである）と、もう一つ、その人の現在の心理状態から逆向きに事件へと向かう流れ（事件に辿りついてはじめて「系譜学」が完成し、意味全体が一つにまとまる）とである。時間の流れの二方向性というこの発想からはもう一歩で、時間が主に現在の心理状態から事件へと逆向きに流れているケースもあるのではないかという発想に移るはずである。実際、これは昔からある考えで、リボーにまで遡る。リボーの自己概念は、過去を消化して自己のものにするという作業によって絶えず自己をつくり直している人工物体というものであった。近年においては、この考え方はもっぱら「詐病性の」PTSDのケースだけに限られてきた。詐病性のPTSDにはその外傷性事件そのものをもでっちあげたとみなされる患者をも含むものである（Jackson, 1990; Perconte & Gorenczy, 1990; Sparr & Pankrantz, 1983）。その典型的なケースは、ベトナム戦争期に兵役に服していたけれども、戦闘に参加しなかった復員兵で、過去に心理学的問題を起こした既往歴があり、復員軍人局の「アウトリーチ・センター」（「アウトリーチ」はオフィスにいて人がくるのを待つのでなく当人のところに出かけてゆくアプローチ）がつくった「ラップ・グループ」（共通の話題を何でも話し合う〝おしゃべり〟〝分かち合い〟グループ）に参加した経験がある人である。彼はこの「ラップ・グループ」の復員兵の間に交って、戦闘参加帰還兵と親しくなり、PTSDの勉強をしているうちにとうとう外傷的事件を一つ手に入れた。それは誰かのほんものの話をなぞったものである。この事件をたずさえて、彼は自分の失望や挫折の物語を語りなおし、治療プログラムに入れてもらえるようになり、ここで自分の幻想を生きとおすことができた。その事件は自分史の一部になってしまい、ついには切り離そうとしても切れなくなった。ごく最近になって、詐病性PTSDの問題が、いわゆる「偽記憶症候群 false memory syndrome」とからんでまた持ち上がった。「偽記憶症候群」とは、治療者の助けによって、「被害者」が抑圧されていた幼小児期の記憶を再発見するものだが、この記憶は近親者を罪咎ありとすることが少なくなく、また、いちばんふつうの行為は外傷的な性的虐待である（記憶回復については Herman, 1992; Terr, 1994 を参照。また批判者については Holmes, 1990; Loftus & Ketcham, 1994; Ofshe & Watters, 1994; Wright, 1994; Yapko, 1994 を参照のこと）。

エリクセンからリヴァーズまでの初期の著者たちも、ニセ外傷性事件の症例を言及している。それは補償を求める鉄道旅行客（鉄道脊椎）か、傷痍軍人の資格をとろうとする将兵（シェルショック）がやろうとしたことであった。もっとも、初期の報告を書いた人たちは、多くが、事件そのものは現実にあった例をとりあげていて、ただ患者の心身の後遺症が外傷に不釣り合いに大きいと判定された場合である。このような症例では、病理発生の機制は一般に自己暗示か（治療者の意図しない影響下での）外からの暗示によるものであって神経性ショックではないという書き方をされている。ババンスキの pithiatisme（説得症）理論においては、外傷性ヒステリーとは逆暗示によって除くことのできる範囲の症状を持つものであると両者を同じものにしていた。この理論が第一次大戦の期間をつうじての報告でもっとも広く受け入れられていた理論であった。また、この障害を出す人は心理および神経系統に素因を持っているという仮説が広く承認されていた。第二章に、リヴァーズが下士官・兵の外傷神経症の発症をまさにそのように説明していることを思い出していただきたい。リヴァーズの論じるところによれば、将校もそれに似た症状を呈するけれども、病いに至る路は別個であって、先天的・後天的の弱点などではなく、心身の消耗の結果である。

最近の研究者は素因にさしたる興味を示してこなかった。もっともはっきりしているその理由は、外傷性記憶の研究が依然としてベトナム戦争の復員兵中心に行なわれていることで、彼らは複数の精神科の診断名を背負い込んでおり、また社会心理的機能低下もいちじるしいものがある。戦争終結以来二十年が過ぎた今、この人たちは病前の素因、被暗示性、回想、付随的事情が現在の症状を生み出すのにどのような役割を演じてきたかを調査するための適性を完全に欠く人たちになってしまっている（Kulka, 1990 a）。

この問題を研究した最近の少数の研究でもっとも知られている研究は、オーストラリア（A. C. MacFarlane）

とスコットランド（D. A. Alexander & A. Wells）における人間集団と事件にもとづいたものである。マクファーレンは叢林《ブッシュ》地帯の破局的な大火災が消防士に及ぼした心理的作用を研究した。火災が延焼中に消防士はPTSDのストレッサー基準に合格する生命脅威状況に被曝した。鎮火後、消防士は臨床関係者の面接を受け、さらに以後二年半にわたって継続的に臨床的評価を受けた。それぞれの現場で多数の消防士が奮闘したわけだから、個々人の体験報告を別個に聞いて、それぞれが補強し合ってほぼ客観的な状況が再現できたわけである。マクファーレンは、また、消防士の精神医学的履歴をも閲覧した。マクファーレンの研究した消防士は、どの面をとっても、PTSD研究にかかわったベトナム戦争復員兵といちじるしく相違していた。

（一）まず、被曝の軽重は外傷性病的状態の主要因ではない（MacFarlane, 1989 : 224）。一部の人間は「災害に対する最小あるいは低度の被曝で精神失調を起こす」。さらに消防士が遭遇した事件と、そこで曝された脅威の程度の自己評価とはしばしば「実際体験とほとんど相交わるところがない」（McFarlane, 1986 : 10）。

（二）「苦悩 distress」は生命を脅かされる体験を経れば万人が起こすものであるが、「病的状態」と混同してはならない。「病的状態」とは「苦悩」が体験への感情的とらわれの形をとった状態である。叢林大火の後「極度に惑乱した」と告げた消防士で「精神科的機能低下」と判定されなかった者が少なくない。

（三）「外傷への認知的・情動的とらわれ」を起こすのはマクファーレンが「不安傾性」者、anxiety-prone individuals と命名した少数の人だけである。「災害そのものの衝迫力よりも、精神科的問題の既往歴を含む病前因子のほうが障害の変動幅のパーセンテージを大きくする」。症例の一部では、病いのほうがかねて存在した「ニューロティシズム」（アイゼンク夫妻が抽出したnという人格素因である。ちなみに「創造性」cは「サイコティシズム」pと相関し、nと逆相関する——訳者）という人格素因の「間接的指標でありうる」（McFarlane, 1988 : 138 ; 1989 : 227. また「ニューロティシズム」についてはEysenck & Eysenck, 1975を参照のこと）。

（四）最後に、PTSD研究者は、自分に向かって語られる体験の心理的直接性（生々しさ）から身を引き離すのがおおごとである。これはＰＴＳＤ文献全体にみられる多数の「事件の衝迫力についての（中略）手にとるような克明な描写」を説明するものではあるまいか (McFarlane, 1986 : 12)。

スコットランドの研究を手短かにみることにしよう (Alexander & Wells, 1991)。一九八八年、スコットランドはるか沖合の北海油田の巨大な油井が爆発した。数カ月経ってから職員の居住区が海底から引き揚げられ、警察官チームがこの「危険で不快きわまる世界」を捜索して七十三の遺体を回収したが多くは損傷度がはなはだしかった。遺体は遺体安置所に運ばれ、全裸にして洗滌し、写真撮影された。これを行なったのは回収チームとは別の警察官グループであり、彼らはまた病理解剖医の遺体解剖の助手をつとめた。事態はオーストラリアの研究と同様であった。警察官はＰＴＳＤ水準の事件の被曝を受けたと判定され、その体験報告は相互に補強証拠となり、事件直後に評価が行なわれ、その後も間隔を置いて評価されていった、などである。このアレグザンダーの研究にはさらに長所があって、それは災害直前にこの警官部隊の心理学的評価がされていたことである。それは職場健康調査の一環としてであった。さまざまの標準化されたパーソナリティ評価尺度、精神健康評価尺度が使用されていたので、事件前と事件後とを精密に比較することができた。アレグザンダーらの結論はマクファーレンとほぼ同一である。

マクファーレンがいわんとするところの核心は、ＰＴＳＤ水準の事件の被曝者はこれを三群に分けることができるという点にある。

第一群には反応が症候群的でなく苦悩的である人々が入る。直面せざるをえなかった事態に照らせば、苦悩体験は正常体験であり、「人間の条件」に属する。マクファーレンにいわせれば、困ったことに苦悩的と症候群的との相違をとりあげて語れるための正式の精神医学用語がない。「ＤＳＭ‐Ⅲは苦悩《ディストレス》なる語を定義せずに使っており、この概念が精神医学的診断に重要なものであるのに、主な精神医学教科書はこの概念を全然とりあげていない。苦悩は万人があれだとわかっているものであるが、さて定義しようとするとたくさん問題が出てくる代物だ」(McFarlane, 1993 : 422)。

第二群は、反応が病的であるけれども、ＰＴＳＤ水準の事態の被曝によって直接引き起こされた反応ではないという人たちである。大鬱病性障害とさまざまな不安障害とを引き起こしたのは被曝の結果であり、そして、障害がＰＴＳＤ様症状の原因であり、特にみかけ上の再体験の原因となってはいるが「いったん不安症状なり鬱病なりが成立するとフィードバック効果が起こりはじめて、災害の想起の頻度と強度とが増大してゆく」(McFarlane, 1993 : 424. 傍点は著者)。第二群の人たちがかりにＰＴＳＤの現在主流となっている解釈にのっとって評価を受けたとするならば、まずまちがいなく、「ＰＴＳＤ、大鬱病および不安障害を伴う」という診断が下るだろう。しかし、同一の症状の集合はマクファーレンの第二群という診断でも通用する。すなわち「大鬱病および不安障害プラスフィードバック機制」である（フィードバック効果がありうることはブレスラウ夫人らによっても検証されている）(1994 a & 1994 b)。この分析は先に引用した疫学的データ (Breslau et al., 1991) にもとづいてなされ、大鬱病の既往歴のある人は、ない人に比べて、ＰＴＳＤ水準の事態の被曝後にＰＴＳＤと診断される症状を発来する確率が三・三倍であることを示した（不安障害のどれか一つの既往歴のある人のＰＴＳＤ「危険率」は二・二倍であった）。

第三群は、反応がＤＳＭ－Ⅲ－Ｒの記述に一致するＰＴＳＤとなる人々である。事態が症状の引き金となっている。この反応形式は第二群と対照的である。第二群においては被曝が引き金を引くのは（症状でなく）さまざまの心理学的あるいは心理・生物学的な過程であって、これが当人に事件の記憶への注意と情動を集中させてゆくのである（森田正馬の「精神交互作用」を思い起こさせる過程ではないか——訳者）。(McFarlane, 1993 : 427-428)。

さしあたり、マクファーレンが正しいと仮定して、ＰＴＳＤ水準の事件後にこの三種類が現れるはずだとしてみようではないか。このことは現在のＰＴＳＤ研究に非常に大きな意味を持っているのではあるまいか。私がベトナム帰還兵の疫学研究（ＮＶＶＲＳとＶＥＳ）に関連して述べた集団的記憶なるものははっきりと「カテゴリー・エラー」であると私はいいたい。それらの研究計画の従事者たちにやらせれば第二群と第三群とは識別不能なのではないだろうか。

私のいわんとすることを十分わかっていただくためには、マクファーレンの研究が急激に発症したＰＴＳＤを対象としていることを心に留めておいて下さる必要がある。当の事件と症状の発症との時間間隔は非常に短い。ところが、ベトナム戦争帰還兵の場合は「遅発性ＰＴＳＤ」であって、つまり事件と症状との中間期は年の単位で測られる長さである。当人の随伴障害である鬱病、不安障害、化学物質乱用障害はこの中間期にすでに頭を出している。多くの症例の中間期はまた社会的問題、対人関係問題をいっぱい起こしている時期でもあり、士気崩壊をも経験している。このような条件の組み合わせは、マクファーレンはそれとなく言っているだけだが、第二群が二つの亜群を含んでいる可能性がありそうだと思わせる。第二群Ａは、鬱病と不安障害とが事件の被曝によって引き金を引かれ、そしてフィードバック機制が事件の記憶への情動的固着を起こさせる場合である。マクファーレンの消防士はこの亜群に入るのではないか。第二群のＢは遅発性ＰＴＳＤの症例である。その鬱病と不安障害は事件が引き金を引いたのではない。引き金を引いた（増悪させた場合もある）のは、その後の一時期の事件であり事情である。復員兵の場合には、戦闘地帯を離れて後に生じた状況である。いったん成立すると、障害はＡと同じフィードバック機制によって動かされてゆくだろう。第二群Ｂは、この章の前のほうで述べた、外傷原性と思われている事件の起こった時点では苦悩を味わっていなかったと回想する症例も入るだろう。

ＰＴＳＤの分野の研究者でマクファーレンの業績の持っている意味を検討しようという気を起こした者は少数派中の少数派である。ＰＴＳＤ研究者の多数派はマクファーレンの気づいたものをまったく考えてみようともしなかったが、それは、すぐ主流派の仮説に合うような読み直しができるからに他ならない。多数派は、第二群と第三群とは別々に分かれたものでなく、ＰＴＳＤを起こさせている機制に対応した一つの連続体の上に乗っていると主張する。

マクファーレンの発見をどのように解釈し直すのか――そのもっともわかりやすい例にはマーディ・ハロウィッツの「ストレス反応症候群」概念を持ち出せばよい（Horowitz, 1976 ; 1986）。ハロウィッツはこれを一種の情報処理モデルとして描いているが、この図式のもとを辿ればジャネに行きつく。それは苦悩を起こさせる人生上の事件によって駆動される一連の「反応相 response phases」の図式化である。第一相は絶叫期 outcry phase である。当人は「事件の内包する意味を急速に処理し、警告反応を発して通常の活動を中断させ、さまざまな危険信号を表出する」。第二相は否認相 denial phase とでもいうべきものである。当人は事件の記憶への直面を拒否する。第三相は侵入相 intrusion phase とでもいうべきものである。当人は思い浮かべたくないのに事件の映像が浮かび、考えたくないのに事件のことを考えてしまう（第二相と第三相はそれぞれＤＳＭ－Ⅲ－Ｒ分類項目の回避と侵入とに対応している）。第四相は徹底操作 working-through 期である。

この時期に、事件全体として自己の有機的構造の総体にとって持つ意味をこうだと決める、一種の決断が起こる。この過程は、一種の進化論的というか種の保存的な役目を果たしており、当人のために、喪失あるいは損傷が起こった後で新しい生き方をし、世界と自己とを受容して、新たな現在の状況をありのままに見る準備をととのえる。ストレス見直し過程の、この適応的終末に到るまでは幻想と現実との分化は適切十分には起こらない。

第五相は完了期 completion phase である。これは外傷原性事件の積極的処理の「絶対的ではないが終末」を画する時期である。この図式においては病理と正常とは連続している。ＰＴＳＤは完了に至る前に足どめを食らった状態である。だから否認相と侵入相とを繰り返してまわっているのである。

ハロウィッツの図式ならマクファーレンの消防士をどのように診断し直すだろうか。第一群は五つの相の全部を踏破して完了に至った人たちである。第二、第三群は、過程の中途で足止めを食らっている人たちである。ストレスフルな事件に対する反応のこの違いは「素質・ストレス・モデル」で説明がつく。「(その仮説によれば）極端な事件はほとんど全員を危機に陥らせるであろうが、それでもストレッサーの強さと当人のストレスに耐える閾値次第で、ストレッサーはホメオスタシスによって封じ込められることもあり（第一群）、一時的に障害を起こすこともある（第二、第三群）」(Jordan et al., 1991: 214)。第二群と第三群の人の違いは第二群の人がかねてから神経症的な性格の持ち主だったとすれば説明がつくだろう。「(第二群の人の）性格構造は両義性をかもし出し、そこから葛藤が生まれる。これがいちばん起こりやすいのは徹底操作期のストレス見直し過程である。自己図式と他者図式の異常、苦痛な情動を回避するためのイメージ歪曲・情報歪曲性コントロール過程への傾向性」(Horowitz 1993: 53)。第二群Aと第二群Bの人の違いは、先にも述べたが、「遅発性ＰＴＳＤ」というのは表面だけをみてそういうのだという論法で説明できる。つまり、中間期の特徴は、（一）目に見える症状は欠如するが、（二）ＰＴＳＤの目に見えない特性である外傷性記憶は存在していることである。実際には、中間期もまったく症状がないわけでなく、むしろ、回避戦略の成功期で、ハロウィッツの図式では第二相に該当する（Horowitz et al., 1990: 64-69 をも参照のこと）。

このような図式を私は提案者と名称とを明らかに挙げた形で話したけれども、実はちゃんとしたＰＴＳＤ研究者と診断者全員の暗黙知となっている。診断技術と手順の自己保存的システムの枠内で使うかぎり、この種の図式の正味の効果は外傷的時間を正しい方向に流れさせること、つまり病因的事件から外傷後症状へと流れさせることである。

一九九四年の外傷性記憶

精神医学の言説はすべて、対象を定義することから始まる。言説とその対象とは手をたずさえて進化し、相互に影響を与え合う。そのうちに、言説はすべて系譜学を持つようになる。系譜学とは、当の言説とその対象との歴史を語る、意見の一致をみた語りである。PTSDの言説の系譜学は二つの主題についての系譜学である。第一の主題はPTSDの連続性 continuity である。すなわち、PTSDは存在する、それも一つの実体として、精神医学の権威が診断し研究し治療するよりも前から、それらの行為とは独立に存在するということである。第二の主題は年代記 chronology である。すなわち、現在のPTSDの知見へと導いた事件の連鎖である。連鎖を形成する鎖の輪の最初のものは外傷性記憶の自然発生的な気づきであり、その年代は『ギルガメシュ叙事詩』に遡る。その次は数千年経ってからで、最初の心的外傷後症候群の医学的認識であり、これはエリクセンとペイジの功績である。その次に来るのが、この障害の症候群としての項目の原典編纂であって、これはカーディナーの功績であり、これに続いてPTSDに公式疾病分類学の中の一つの座を与えるための政治的闘争が来る。そして現在であるが、私たちは今、この障害の経験的知識の忍耐づよい蓄積と、診断と治療の技術の改良洗練をもっぱらとする時期にある。

本書のここまでの四章において私のしたことは、いくつかの点において在来型の系譜学を離れた一つの外傷性記憶史の構築であった。在来型の系譜学は外傷性記憶とは一つの対象物であって人がこれを発見したのであり、歴史と無関係な一箇の事物である。この記憶とこれに関連した病原性秘密の研究は発見に次ぐ発見の過程として描かれる。私の主張はそうではない。外傷性記憶とは人工的対象である。十九世紀の科学および臨床の言説から始まるものである。この時点以前には、不幸とか絶望とか心乱れる思い出などは存在したが、私たちの今日の意味での外傷性記憶なるものは存在しなかった。

在来型の系譜学は、現在を外傷性記憶にかんする事実と発見の蓄積時代と規定する点では間違っていない。しかし、それは外傷性記憶を不変不動の対象であるかのごとく扱うために、最近これとは別のもう一つのものが発展していることを無視している。無視されているものは何か。それは外傷性記憶を活動させているもの、すなわち病原性秘密がずんと大きくなっていることである。

病原性秘密は十九世紀に、個々人の心のどこかに座を持つものとして始まった。それは患者と治療者より外には広がってゆかないのが典型的な場合であった。しかし、一九七〇年代に入って、病原性秘密は拡大を始め、外部をめざす運動を起こした。当初のそれは心的伝染というだけの単純な事態であった。秘密は治療者の心の中で、そして患者の配偶者と子どもの心の中で複製されるようになったということである。しかし、秘密が伝染でなく鏡映によって拡がる過程があり、この発展のほうが注目に値する。

小宇宙である個人の心の病理の鏡映像が大宇宙である社会集団の道徳的病理である。集団的秘密とは外傷的行為の故意の無視であり、外傷後の苦悩の否認である。患者は被害者に二度なる。第一回は本来の加害者の犠牲であり、第二回は冷淡無関心な社会の犠牲になる。こうなると秘密を完全に自覚させるという治療行為は政治的行為と不可分の関係となる。ベトナム戦争帰還兵は集団による認知を要求した最初の外傷被害者であり、これに続いたのがその他の禁圧されていた心的外傷の被害者、たとえば近親姦と家族内レイプの犠牲者である。

五十年前、ヴァージニア・ウルフは「公的世界と私的世界とはつながっていて切り離せない。(中略)一方の世界の暴君的支配と奴隷的屈従はもう一方の世界の暴君的支配と奴隷的屈従である」と書いた。一方の世界の外傷がいま一方の世界の外傷であることは今や明々白々である。女性のヒステリーと男性の戦争神経症とは同一物である。(下略)

抑圧されていた観念の意識への回帰に伴う創造的エネルギーを以てこの（心的外傷研究の）領域は劇的な拡大を遂げた。（中略）今や一カ月ごとに新しい単行本が出版され、研究が新たな発見をもたらし、公的メディアに新たな論議が巻き起こっている。（下略）

しかし歴史が私たちに教えるとおり、この知識も消滅することがないとは言えない。政治的運動の文脈抜きに心的外傷の研究を推進することはこれまでできたためしがなかった（Herman, 1992 : 32）。

さまざまな分野の被害者への関心の高まりにもかかわらず、ＰＴＳＤにかんする出版も研究も依然としてベトナム戦争帰還兵の体験に偏りすぎている。この状況は、少なからず、復員軍人局医療システムに人的物的資源が集中している事実の反映である。その持つ助成金もそうであり、その持つ経験を積んだＰＴＳＤ研究者もそうであり、その持つ厖大でいつでも使える患者集団もそうである。次の四章においてはこの患者集団とこの医療システムを俎上にあげることとする。

（1）ＤＳＭ‐Ⅲ‐Ｒの付録である「読解の栞 Reading Companion」はＰＴＳＤ症状がその病因となった事件を反映している症例研究を読者に教示するものである（Spitzer et al., 1989 : 88-90）。この外傷がくっきりと刻印されている症状とカーディナーが引いている彼が診た外傷患者の曖昧な夢主題とを比較すると面白い（第三章）。

（2）ＮＶＶＲＳデータとブレスラウ・データとはさらに開きが大きい。ＤＳＭ‐Ⅲ‐Ｒの診断面接スケジュール表を用いて、ブレスラウはＮＶＶＲＳの現在の男性有病率に用いた人数の五倍の男性の生涯有病率を示している。これらの不整合性は研究計画に相違点があるためであろう。たとえばＶＥＳとＮＶＶＲＳの「現在有病率」の定義は違っている。ＥＣＡ研究とブレスラウとの対象例は社会的経済的には似ているが、ブレスラウの対象例は二十歳から三十歳という（ＰＴＳＤになる）危険度の高い集団からとっている。ＮＶＶＲＳの対象例は将校と徴兵された兵士の双方を入れているが、ＶＥＳは後者のみである。もっとも、これらの相違は、有病率報告の大きな不一致のせいぜいごく一部を説明できるだけである。

第三部　外傷後ストレス障害の実際

第五章　診断のテクノロジー

この章は診断面接の実状を記述する。一九八六年から一九八七年にかけて、復員軍人局精神医療施設（しばしばVA施設と略称される——訳者）の一つである国立外傷後ストレス障害治療センター（仮名）で行なわれていた診断面接の実状の記述である。これは戦争関連PSTDの診断と治療とを専門とするセンターである。このセンターの設立事情と事業とは第六章で具体的に触れることにしよう。

このセンターを受診する復員軍人の出所は主に二つである。約三分の二は他の復員軍人局精神科施設からの紹介患者であり、ふつうはアルコール・薬物乱用嗜癖入院施設か、急性精神病入院施設からの紹介であるが、精神保健部外来部門からの紹介もある。残りの約三分の一は自発的受診患者である。自発的来所患者はふつう他の復員軍人の助言と勧奨とを受けて来院する。勧める者は以前にこのセンターで診断と治療を受けた者であることが少なくない。時には、啓蒙書を読んでPTSDの診断を熟知している者もいる。この種の本に『ベトナム帰還兵サバイバル・ガイド』(Kubey et al., 1986: 100–116)、『外傷後ストレス障害——復員軍人局への廃疾申請と軍の審査』(Lepore, 1986)、『ストレス障害についての復員軍人自助ガイドブック』(これは復員軍人教育センター Veterans Education Project 発行のパンフレットである。ちなみにこのセンターは復員者の権利を守る会の一つである）がある。

国立PTSD治療センターの診断は数種の情報源にもとづいてなされる。（一）ここへ来る復員軍人の大部分は以前に他のＶＡ施設で精神障害の診断を受けたことがある。彼らのＶＡ施設の精神科病歴をセンターに取り寄せて検討し、必要に応じて以前の治療者とケースワーカーたちに連絡を取る。過去の診断を読む目的は、おおむね患者の精神科的問題の重症度と慢性化の程度を評価するためであって、その診断名をそのまま額面どおりに受け取るわけではない。（二）復員軍人には構造化面接を行なって兵役前の生活史（家族生活、社会生活、学業成績）、軍歴（戦闘関連ストレッサー類による被曝を含む）、兵役後の生活史（結婚歴、職歴、現在の収入、傷病手当を現にもらっているとか申請中であるとか）、身体科的・精神科的既往歴（過去および現在の薬物・アルコール乱用を含む）を尋ねる。（三）診断に必要な情報を聴取するにあたっては、ＤＳＭ－Ⅲ（一九八七年以後はＤＳＭ－Ⅲ－Ｒ）のＰＴＳＤ診断基準に合わせて標準化された診断カルテを用いる。（四）患者の現在の状態を、外見、行動（姿勢、表情、体の動かし方、発語、面接者と相互作用《やりとり》を行なう能力など）、感情の状況対応性と主調をなす気分、知的な働き（周囲に対する見当識、記憶、自己洞察、思考の流れ、幻覚あるいは妄想を思わせるものがあるかどうか）をもとにして観察する。（五）診断者は兵士の軍歴記録をみせるように求める。軍歴記録は一般に、除隊の時点で手交されるＤＤ２１４書式による記録である。この書式の記載に遺漏がなければ、その兵士の兵科、階級、所属部隊、勤務地、受勲歴、懲罰歴がすべて特定できる。もっとも、記入漏れがよくある。（六）必要に応じ、また可能ならば、当人の現在置かれている状況や呈している症状についての情報を配偶者、両親、きょうだいなどから収集する。（七）各兵士は自己の症状と心理状態にかんする質問表に回答しなさいといわれる。ＭＭＰＩテスト（ミネソタ多面的人格目録）が診断上もっとも重視される。

このセンターで用いられているＭＭＰＩは（たいていの精神科施設で使われているものと同じであって）三九九項目の質問から成り、各々イエスかノーかで答えるようになっている。いずれの質問も十種類の臨床尺度《クリニカル・スケール》に合うように設定してある。いずれの臨床尺度も重要な臨床症状を検出できるとされている（概略を表４に示しておく）。一九八四年にキーンらはＰＴＳＤ検出のためのＭＭＰＩ下位尺度《サブスケール》を提案した（表５をみていただき

表4　PTSD 診断用の MMPI 尺度

I．**臨床尺度**：

1. 心気症尺度：（雲をつかむような）身体的愁訴を誇張して同情を得ようとしていることを検出するもの．
2. 抑鬱尺度：士気低下，希望喪失感，悲哀，くよくよ，精神的鈍麻，精神運動遅滞を検出するもの．
3. ヒステリー尺度：ストレス下にあるとき，葛藤解決あるいは責任回避の手段として（身体的）症状を利用する素因を検出するもの．
4. 精神病質的偏奇尺度：衝動の反社会的行動化を検出するもの．下位尺度には社会的疎外および諸権威と問題を起こすことにかんする項目を含んでいる．
5. 男子性 - 女子性尺度：たとえば，そのジェンダーにふさわしい職業的役割を斥けることから示唆されるように，性的同一性に問題があることを検出するもの．
6. パラノイア尺度：被迫害感，誇大感，随所における邪推癖などを検出するもの．
7. 精神衰弱尺度：過剰な懐疑癖，当を失した恐怖心，強迫観念と強迫行為を検出するもの．
8. 精神分裂病尺度：通常ならざる思考過程，深い興味の欠如，アパシー，知覚の歪みを検出するもの．下位尺度には社会的疎外感，感情的疎外感，奇異な感覚体験，抑制欠如，自我統御の欠如などにかんする項目を含んでいる．
9. 軽躁病尺度：活動性亢進あるいは興奮の高水準，誇大性を検出するもの．下位尺度には，道徳性欠如，自我インフレーション，精神運動性速度亢進にかんする項目を含んでいる．
10. 社会的内向尺度：対人相互作用に問題があること，ソーシャル・スキルの不足を検出するもの．

II．**F（頻度）尺度**：虚偽症状，救助の叫びなどを検出するもの．

III．**マカンドルー・アルコール症尺度．**

出典　Lachar, 1974

たい）。この下位尺度表は四九項目のＭＭＰＩ質問事項より成るもので、四九点中三〇点がＰＴＳＤ群と対照群とを分ける線引きに最適であることが判明している（センターでは、下位尺度表の質問項目を何群かに分けてそれぞれがＤＳＭ‐Ⅲに記述されているとおりのＰＴＳＤの各診断項目に合致するようにしている）。キーンらは同じ論文で典型的なＰＴＳＤプロフィールを示している。プロフィールとはＭＭＰＩの十項目の臨床尺度を縦軸にとりこれを横につないでできる山や谷のことである。ＰＴＳＤ群は対照群に比べて有意に高いが例外の尺度はただ一つ、男子性対女子性の項目で、つまり性差はなく、またもっとも高いピークは鬱病スケールと分裂病スケールであることがわかった（Keane, 1984; なおＰＴＳＤ下位尺度表第二版を作成中であるとキーンらの論文にある。Keane et al., 1988）。

このセンターは復員軍人に対してまた事態衝撃尺度表（ＩＥＳ、Impact of Event Scale）の記入を求める（表5をみていただきたい）。このテストは十六の質問項目より成り、再体験症状および回避症状の頻度を数量化するようにつくられている（Horowitz et al., 1979）。回避症状と再体験症状とはＤＳＭ‐Ⅲ‐Ｒのテキストにおいて力動的な関連がある症状とされている。すなわち、回避行動とは外傷の再体験に対して自己を防衛しようとする試みである。したがって、外傷後テストまでの期間に、再体験症状があるのに回避行動がないということはそれ自体が一つの徴候でありうる（Brett et al., 1988：1233）。

ＰＴＳＤ下位尺度表とＩＥＳ尺度表とから成る質問には疾病特異性はなく、広くＤＳＭ‐Ⅲにもとづく診断面接を行なう範囲に適用可能である。ＭＭＰＩにはＦ（頻度）というスケールがあるが、これは診断医が回答の真実性あるいは正確度を評価するのに役立つ尺度であるとされている。現場では、Ｆスケールは矛盾した答えを引き出すために使うことがある。すなわち、補償のような二次的疾病利得のために故意に精神症状をでっちあげているのか、症状と問題とは現実にあるのだが注意をひきつけるためにそれを誇張しているのか（つまり「助けを呼ぶ叫び call for help」なのか）、どちらであるかという場合である。Ｆスケールの高得点はまた

表 5　PTSD 診断用テストの質問抜粋

Ⅰ．**PTSD 下位尺度**（Keane et al., 1984）：49 問がある．

再体験：

15．時々私はひどすぎて話せない事柄を考えている．

241．私は自分だけに秘めておくのがいちばんよい事柄にかんする夢を頻繁に見る．

無関心と疎外：

8．誰も私を理解してくれないような気がする．

366．私は，人々といっしょの時でさえもだいたいはひとりぼっちだと感じる．

389．私は，できるかぎり人ごみを避ける．

過剰覚醒：

43．私の睡眠はきれぎれで乱れている．

144．私はしばしば，頭をきついバンドでしめつけられているような感じがする．

記憶と注意集中の問題：

32．私は，落ちついて職務に専念することがむつかしいのに気づいている．

罪責感と鬱状態：

61．私は，正しい生活を送ってこなかった．

76．私は，だいたいいつも，ふさいでいる．

106．私は，だいたいいつも，間違いや悪事を犯したような気がしている．

自己統御喪失恐怖：

39．私は，時々，ものを壊したいような気分になる．

139．私は，時々，自分か他人かを傷つけずにおれないような気がする．

182．私は，時々，難題がいっぱい溜まっていて，とうてい克服できないのではないかと感じてきた．

Ⅱ．**事態衝撃尺度**（Horowitz et al., 1979）：16 問

あなたにとって，今日までの 7 日間では，今問題にしている生活上の事件についての感想はどれが当たっていますか？

1．私は考えるつもりが全然ない時にそのことを考えていた．

6．私はそのことにかんして強烈な感情の波を何度か起こした．

7．私はそのことにかんする夢を何度か見た．

8．私はそのことを思い出させるものから距離を置くようにしてきた．

12．そのことと関係のないことがそのことを考えつづけさせる．

14．私はそのことをできるだけ考えないようにしてきた．

「通常と離れた」（unconventional な）思考をする者、あるいは強烈なストレス下にあるか混乱に陥っている者、または急性精神病反応に伴う人格解体を起こしつつある者を発見できる（ＭＭＰＩについては Lachar & Graham の論文（1974）を、ＭＭＰＩを使用してＰＴＳＤを診断する試みの総説には Penk et al.,（1988）をみていただきたい）。

このセンターでは診断会議を週に二回行なっている。典型的な会議には七人の正規職員が出席する。内訳は、センター診療部長一名（精神科医である）、心理判定員、面接を行ない症例を提示する外来職員、病棟部門の長と看護職員である。職員のうち三人は臨床心理学の博士号を持っている。それ以外の者も心理学あるいは精神科ソーシャル・ワークの修士号を持っている。四人がベトナム戦争復員軍人である。

会議は毎回一定の形式に従って行なわれる。まず、症例提示者が彼（時には彼女のこともある）の面接時に収集したものである。彼はプロトコル（カルテ）にある一連の質問に従いながら通常は診断を下すことで終了する。次いで、心理判定員が構造化された臨床面接とＭＭＰＩとＩＥＳとにもとづく所見を提示する。ＭＭＰＩのデータはオーバーヘッド・プロジェクターで映写される。また患者のプロフィールは典型的なＰＴＳＤプロフィール（Keane et al., 1984）と比較され、（時には）スタッフがかつて臨床的に体験した復員軍人のプロフィールとも比較される。最後にスタッフ全員が以上の情報について討論し、会議は全員が以下の問題に回答を発見できれば閉会となる。すなわち（一）この患者はＰＴＳＤかどうか？（二）もしそうでないならば診断は何か？（三）もしＰＴＳＤならば兵役関連の外傷的事件に起因しているかどうか？（四）ＰＴＳＤ以外に合併症の精神科診断名があるかどうか？（五）兵役関連ＰＴＳＤならば入院治療とするべきか外来治療とするべきか？（六）治療の場は当センターがよいか他施設がよいか？（七）もし当センターで治療を行なうとするならば、たとえばアルコールあるいは薬物中毒の離脱治療コース完了のような前提条件を満たしていなければならないかどうか？　である。建前上は参加スタッフはすべて対等であるが、実際には診療部長に最終決定権がある。

要約すれば、このセンターにおける診断過程は包括的で徹底的である。経験を積んだ専門家グループによって行なわれ、PTSD関連文献（たとえば Kulka, 1990 a: chap. 3）に記されているもっとも厳格な診断法に匹敵する技術と手続きとが用いられている。

次の四症例の症例研究は私がセンターで参加した診断会議から採録した記録である。私は患者が兵役関連PTSDと診断された診断会議を選んで掲載した。いずれの患者も正しい症状の組み合わせがあり、正しいMMPIプロフィールがあり、PTSDサブスケールで十分な評価点があり、また少なくとも一回の妥当な外傷的事態のあることが確定されている。私は、実際の議事録の形式と内容とに忠実であろうとしているけれども、まったくの逐語的な記述ではない。記述は私のノートから採ったものであり、会議の進行中にそそくさと書き取ったものである。また、患者の身元を伏せるために多少の変更を加えてある。この文章のVA施設と患者の姓名は偽名である。

診断容易症例

マロイ（診断面接実施者）　ブライアン・マレー症例を提出します。三十四歳の白人です。長期のアルコール乱用の影響が出ています。PTSDのために三十パーセント廃疾年金を得ています。当センターに来所したのはアルコール症の治療を求めてであるが、32A病棟（急性精神病病棟）に入れられました。32Aにおける態度は非協力的であり、ために退院させるという決定がなされました。退院後の患者は森の中の暮しに戻りました（病院より遠くない州立公園の森林）。テント生活か木組み小屋のような中で、やはりアルコール乱用者である復員兵一人と同居しています。ある期間そこで生活していましたが、一般状態がはなはだ悪化して再入院となりました。今度は26A病棟（アルコール・麻薬解毒病棟）で、今いるところです。

現症ですが、まずアルコール依存です。主訴は悪夢です。また、妻子と社会とに対する義務を果たしていないと申しています。本人は働きたいのだと申し、また、合衆国は新たな戦争の瀬戸際にいると心配していると申します。神の眼からみて自分はどうかと悩んでいるとも申します。また、人生にかかわっていなくて、森の中に住んで、のんだくれて時間を潰しているわが身をふしあわせだと申します。26A病棟から私たちに面接に来る（アメリカでは病棟内で面接しないのが通例である――訳者）前の晩に悪夢をみたと申します。

夢は、ベトナムで戦っていて、憲兵の任務に関係したものです。海兵隊員です。歩兵の訓練を受けながら、ベトナムに着くと憲兵にならされました。最初の任務は基地の周囲をパトロールすることでした。この基地には米軍（海兵隊の）とベトナム兵から成る一チームがいて捕虜と民間人の尋問に当たっていました。ブライアンが巡回していますと、尋問室内から金切り声の悲鳴が聞こえてきて、あ、とてもマズいことをやっている、とすぐわかりました。次に頭に浮かんだことは、パトロールの任務からはすでに外されていて新しい任務はこの尋問に立ち合うことだといわれていたことでした。これが外傷体験を持ったところです。直属上官の将校は、貴様の任務は尋問をモニターして戦時捕虜に関するジュネーヴ条約に違反していないようにすることだと言い渡していました。彼はこれにかかわりを持ちたくなかったのですが、他の選択はゆるされませんでした。彼が尋問を遂行中の室内に入ると、貴様に邪魔されたくないといわれました。眼前の光景をみて彼は肝を潰しました。何人もの人が拷問されていました。けれども、全員が自分より上の階級だったのでまったく手も足も出せませんでした。最初の尋問が終わる際に、尋問隊員の海兵隊軍曹が彼を引き寄せて、「貴様はこの国に来てたった四カ月だ。だから何もわかっちゃいない。貴様はこのチームの一員。これが生まの現実だ。だてじゃない。いっさい口をつぐんでおれ」。彼の申し立てでは何回かジュネーヴ条約に従うようにとやってみたそうですが、無視されどおしで、結局は海兵隊全員から村八分に遭ったそうです。彼の申し立てでは、ある時、海兵隊員たちがベトナム軍の一人の看護婦を拷問しているところに居合わせたので、彼はライフルの照準を海兵隊員に合わせて「次に変なことをやった奴を射殺する」と言ったそうです。

この尋問の時間に目撃した事柄が、この兵士には葛藤の火の元となって、収まる時がありませんでした。彼は戒律を守るカトリックの家庭で育ちました。きょうだいは彼を入れて七人です。病前の生活史には非の打ちどころがありません。よい子ども時代で、日曜ごとの教会行きを怠らず、「カトリック青年会」（CYO）の一員でした。ダンスパーティの開催の準備に参加しています。人好きのする奴でした。フットボール・チームで球を蹴っていましたし、少年野球にも加わっていました。愛国心も強く、「海兵隊員になることは男と生まれた者の最高の誉れ」と思ったから入隊したのですね。海兵隊を理想化していました。ですからベトナム戦争のことで悩みませんでした。「ベトナムに平和を」「即時停戦」派じゃなかったということです。海兵隊を選んで徴兵登録し、命令されたことは何でもやるという気構えでした。それがベトナムに行ってから変わりはじめたわけです。

ブライアンは兵役期間中一滴も酒を口にしなかったと申しています。悪夢はとてもひどいものです。眠るのが怖いからずっと目を覚ましていようとしているのだが、と申します。

満期除隊は昔なつかしい形でした。空港にガールフレンドが待っていてくれました。きょうだいも一人故郷の町から来て、家庭での歓迎会につれてゆきました。一家はパーティを開き、親戚と隣人と友人なども招びました。けれども、合衆国に帰国した時は一種のショック状態だったので、パーティの人々の傍にいたたまれず、せっかくの自分のためのパーティなのに、その場を離れたということです。それでもしばらくは万事順調でした。兵役前の仕事に戻れました。全国チェーンでなく、その町だけのスーパーマーケットです。しかし、何ごともまともなものに見えず、まわりの人たちを笑ってやりたくなったそうです。しばらく後になると、時々職場を抜け出しはじめました。ガールフレンドはバーの女の子で彼がこちらに向かってくるのがわかり、ウィスキーを二杯とビールを二本用意して待っていました。最初はランチの時しか酒類を飲みませんでした。その後、どんどん量が増えて、飲む回数もアルコールの量も増えました。飲酒運転で数回自動車事故を起こし、DWI(driving while intoxicated 泥酔運転)を三回記録されました。飲酒のためにもっとよい仕事に移るチャンスを何度も逃がしました。結婚も酒でひどいことになりました。

彼は素直で面接中に私を操作しようとしたことはありませんでした。オープンに罪悪感を語ります。ベトナムではいろんなことを別なふうにやれたのではないかと思う、こんなになり果てなくて済んだと思うと申します。酒を飲むと別人になって暴力を振るいます。小柄で痩せた男ですが、大男に喧嘩を吹っかけてはぼこぼこに殴られると申します。彼によれば自分は酒を飲むと出来事を歪んで意識します。いちど、迷彩服を着て通りを歩いている自分にはっと気づいたが、どこにいるかがわかると、どうしてそこまで行ったのかどうしても思い出せなかったそうです。また、ある時には、募兵受付所の正面のガラスを叩き割りました。バーにいた時テレビでカンボジアの何かが放映されているのを見てすぐ、そこまで歩いて行ったのです。少したつと、奥さんも深酒をするようになりはじめました。一度ひどいフラッシュバックを起こしました。本人は覚えていないのですが、夫人から後で教わったのです。フラッシュバックの間、夫人と子どもを人質に取りました。何でも家の前の道路を越えた向こう側の並木道に敵兵の姿が見えたというのです。彼はほんとうのことを語っていると思います。

「酒を飲んでいるか、(ドラッグで)ハイになっていると夢を見なくなります。素面でいる時間を長くすればするほど、何もかもひどいことになります」と申しています。

ブライアンは拷問を受けたナースの話をしてくれました。まちがいなく身の毛のよだつ一部始終です。少し前のことですが、ベトナム勤務中に母親に出した手紙を全部読み直しました。その行間を読むことによって、ナース拷問の前後の事件を時系列を追って並べ直すことができたそうです。これで、ベトナムで自分に何が起こったか、その全体の記録（手紙のことでしょうかね）が手に入ったということです。拷問を受けたナースの名前を覚えていると申し、彼女に手紙を書く計画をしているということですが、彼女の運命がどうなったかは知らないのですとも申します。

ブライアンは第二の外傷的事件をも述べています。麻薬密売人との銃撃戦の際に銃弾を受けた憲兵の話です。現場に急行してみますと、憲兵は瀕死でベトナム人の密売人はもう死んでいました。ブライアンのことばを使えば、密売人の身体は憲兵の銃弾で千切れて二つになっていたそうです。この光景がブライアンの生涯を一変させたということです。

現在のことですが、息子の卒業式に行ってやらなかったこと、自分がだんだん駄目になっていることを申しわけなく思っています。最初に会った時、私には五十歳にちがいないとみえましたが実際はまだ三十六歳なのですね。（私たちに）協力する意志があることはまちがいありません。復員軍人局は信用していないとは申しておりますけれども。彼はちゃんとした考えを述べられる男です。したたか飲んだ後に見た夢を話してくれました。夢の中ではパトロールで大統領を護衛していました。「目をさましてからバカみたいと思いましたけど」。金さえあれば毎日飲んでいたと申します。一九七三年以来ＡＡ（匿名断酒会）に加入と脱退を繰り返しています。

除隊してから市民社会に再適応できなかったといいます。そこでもう一度海兵隊に徴兵登録する他ないと心を定めました。「過去の一切を清算する」ためです。ここの連中の一部にみられることです。（外傷的）事件を超克しようとする試みの一典型です。で、彼は再志願で兵士に射撃場でライフル射撃を教える任務を与えられました。射撃場にいた時、ある新兵の頭に血がのぼって自分の区画にいたもう一人の新兵を殺してしまいました。誰の責任かを調べるために議会の調査があったそうです。この時点でブライアンは自分の人生が同じことを繰り返しているような気がしました。もっとも、調査の結果、彼は青天白日の身となり、責任なしとなりました。

ブライアンは短期記憶の障害を起こすようになりました。夢をものすごくみています。彼は交友関係を大切に思う男です。隣人を友人に持ち、それは自分を認めてくれる人で、毎日一回は会うのが理想です。自分は大きな家族の一部となるのが好きだと申します。倫理感が強く、強力な超自我を持っています。

ベトナムでの大事件にはもう一つありました。この時は、彼がベトナム人の男にマウス・トゥ・マウスの蘇生法を施し、ベトナム人の家族が彼を見守って祈っていました。彼はその日のうちに前線包帯所へ行き、男が死んだと告げられました。男はベトコンのサッチェル・チャージ（かばん爆弾）[訳注1]の犠牲になったのでした。後になりますが、ブライアンは母親に手紙を書いて「この夜のことは一生忘れない」と述べています。この手紙を今読み返すと、あの時は強い男だったんだと自分でびっくりするそうです。なんて弱くなってしまったのだろうと信じられない思いだそうです。ブライアンは「任務のせいでベトナム人とたくさん接触して、すごく興味を惹かれる文化だと思い、合衆国に帰国した時、故国が万事バカバカしくくだらなくなりました。接触する人が皆、実に幼児的に見えました。ベトナムでは人命を救う仕事でしたが、合衆国に戻ると、「地形は（前と）変わらぬように見えたが人々は皆同じクローン人間でした」。ベトナムより帰国後三日でスーパーマーケットの仕事に復帰したそうです。

勧告ですが、ブライアンは明確なＰＴＳＤ症例で（このセンターに）入院させるべきです。今回は26Ａ病棟に入院して物資乱用の治療を受けるのがよいでしょう。

ゴードン（部門の心理判定員）　彼のテストも烈しいものです。驚くほどＦ尺度が低い。自我強度が高い。4スケール（精神病質的偏り）は少々高く、社会的疎外と自己疎外の項目群に集中しています。5スケール（男子性－女子性）も高い。（ですが）、理由はわかりません。

マロイ　男子性の不適切不十分問題ですね。大男との喧嘩を買って出る行動パターンに反映してます。

デュロシェ（精神科医、診療部長）　それに、拷問されたナースとの同一化問題があるね。この記憶は病的なやさしさがいっぱいだ。

ゴードン（心理判定データの要約を続けつつ）　彼の９スケール（軽躁性）も少々高い。だが全体として（このＭＭＰＩテストの結果は）よいとみられる。ＰＴＳＤ尺度は34。詐病尺度はここの入院患者としては低い。抑鬱尺度がいちばん高い（また抑鬱尺度の中では罪悪感尺度がいちばん突出している）。「不信」のところがちょっと突出しています。身体化（心気症尺度）は低い。この結果は彼の重い罪業感と合致しており、（また）彼が責任を受け入れていることを示している。

マロイ　彼はここでみた最高の実験患者候補の一人です。

デュロシェ　彼は自分の体験に打ちのめされているというのだね。

サムズ（病院の入院部門部長）　射撃場で起こったことをどう位置づけているのかね。

マロイ　その兵士の死を防ぐことができたはずだと思う旨申しております。

（会合終わり）

昂然海兵隊員症例

ワイリー（診断面接者）　ロバート・トレダウェイ症例の報告を今からいたします。彼はベトナム戦争における頭部外傷のために10パーセント障害の認定を受けています。彼の書類の項目の記入がとても詳しく具体的な細部にわたっているのに驚きました。また、（戦争）記念品をたくさん持って来て、みせています。一見した時、私は「ベトナム‐ベテランをしょうばいにしている奴」じゃないかと思いました。けれども一日じゅういっしょにいますと、彼がほんものであることはまちがいないと思うようになりました。

彼の今の症状は頭痛と夢です。夢は悪夢ではありません。それから抑鬱的です。四六時中ベトナムのことばかり考えていると申します。アクティング・アウトをしている形跡があります（つまり抑圧している葛藤をことばでなく行動で表すことです）。また怒りを持っている形跡もあります。現在、弱い抗鬱剤を二種類服用しています。面接を落ち着いて受けられませんでした。

生活史ですが、心理発達は正常です。ベトナム以前も以後も麻薬を用いておりません。父親も退役海兵隊員です。トレダウェイもハイスクール在学中に（海兵隊）予備学生になっていました。学業は中位です。トンキン湾決議を知って[1]、入隊を決心しました。彼は下士官（軍曹相当）としてベトナムで連続二ラウンド（一回十三カ月）任務に就いています。第一ラウンドは一九六六年に始まり、山岳民族の一村のコミュニティ・アクション・チームを指揮した（山岳民族の村を防衛するチーム）。第一ラウンドは楽で、格別話すほどのことはなかったということです。次第に新しい環境に馴れ、任務の要領も身につけて——たとえばブービー・トラップ（尖った竹がいくつも立ててある陥し穴）をみつけることとか、待ち伏せ攻撃のありそうな場所を避けて通るとかですが、これを部下に教え、部下に犠牲者を出しませんでした。第二ラウンドは何もかも違っていました。彼は分隊長で、小隊長、中隊長の指揮下に入り、北ベトナム正規軍との戦闘の渦中に何度も立っています。いろいろ問題を起こしたのはこの第二ラウンドです。

彼は（英雄的行為に対して）ブロンズ・スター章を三度授けられ、（戦傷に対して）パープル・スター章を三度授けられています。ネイヴィ・クロス章（傑出した英雄的行為に対する勲章）に推薦されてもいます。

面接中、話はベトナムのことばかりでした。少々目につくことがありました。彼は自分の属している小隊の兵士のことを（その中の一分隊長であるのに）「私の部下《マイ・メン》」と言っており、そういう時にはうれしそうでした。自分のことは「連中のオヤジ《ゼア・ダディ》」と言っていました。時々涙ぐみましたが、なぜかは説明できませんでした。何度か私に言いました、「私は戦士じゃなかった」と。

ベトナムでいちばん思い出深いことは何ですかとたずねますと、いくつかのことを答えましたが、その第一では、夜間待ち伏せ攻撃を防ぐ指揮をとりました。十二名の班員でした。待ち伏せ攻撃が終わって、部下の数を真っ暗闇の中で数えました。彼は小径に立ち、その前を部下たちに歩かせて、一人一人の肩を叩きました。自分を含めて十二名でした。数えると、しかし、まだ二名の兵士がこの小径を自分のほうにやってくるのを見たということです。自分の班の中に敵兵が滲透していることがわかったが、部下のどの二人が敵兵だかを知る方法がなかったと申します。一列縦隊の端にいるのか、中程にいるのか。何をすべきかを決断するまでは一秒の千分の一でしたが、その間に頭の中をよぎったものを文字に表すと一冊の本になるだろうと彼は申します。彼は最後尾の二人を射殺しました。そして確かめてみると敵兵でした。

第二の事件では、捕虜一人の死体損傷のかどで海兵隊中尉に告発されています。その中尉と曹長一人が記録映画班の指揮をとっていて、トレダウェイが参加している戦闘を撮影していました。トレダウェイによれば、戦闘の主要部分が終わった後、ベトナムの一兵士がスパイダー・ホール(訳注2)から出てきたのが見えたということです。これが見えたのに、手もとに武器を持っていませんでした。彼は咄嗟にシャベルをつかんで、背後からベトナム兵を襲いました。首がちぎれました。トレダウェイはおそらく罪を問われて連行されたらしいのですが、大佐（旅団長）は非難しませんでした。

また別の時ですが、トレダウェイは、一人の海兵隊員から、水陸両用戦車によじのぼろうとしている少年を射殺したと告発されたということです。彼は第四の事件をこう話しています。ベトナムの老人一人と子供一人とがやってくるのが見えました。彼は二人に向かって手を振りました。これはこちらに来なさい、私は何もしないという意味だったのです。ところが二人がこちらに向かって歩いているとガンシップ（攻撃用ヘリコプター）が一機、二人の後を追いかけてきて射殺しました（二人に手を振ったのをこの二人を射てという合図とまちがえたのである――訳者）。

面接中の彼の行状は無味乾燥、淡々としたものでした。二、三度大声で叫びましたが、その時の感情が何であるかを特定できませんでした。彼はまた少なくとも一回は「ボディ・レース」に参加したと申しました。これを私にさらりと話しました。誰でも、フットボールとは何かを知っているのと同じ調子でボディ・レースを知っているはずだという態度でした。説明はなし、一切なしです。私は「ちょっと待って」と言って、「ボディ・レース」は何のことか説明してほしいと言いました。彼の話では北ベトナム正規軍と一戦交えた後、彼と部下とはベトナム兵の死体を集めて、円匙（シャベル）で骨盤と脊椎を砕いて、ぐにゃぐにゃになった死体を、死体から取ったベルト紐でしばって丸い塊にし、これを丘の斜面をころがり落して着順を競うのだということです。これが彼のいう「ボディ・レース」です。それをどのように感じたか話すように求めました。彼と部下との死体凌辱のことです。別に何も特に感じなかったというのが答えでした。このレースは戦闘の後の余興という感じを私は受けました。これを残虐行為と言ってよいかどうかとたずねたところ、今でも残虐行為とは言わないと申しました。

別にこういうこともあったといいます。北ベトナム陸軍の軍帽を敵の死体の所持品入れにみつけた彼が、これを被っていたのですね。大尉が、この軍帽を被っている彼を見て「脱げ、脱がないと貴様の尻の穴にそいつを突っ込んで釜を掘ってやる」と言いました。トレダウェイは脱ぎましたが、大尉はまだ不機嫌で、どうしても貴様の尻の穴に突っ込んでやりたいと言ったそうです。

ベトナムでいちどネズミに噛まれた話もしました。野戦病院に送られて、狂犬病の予防注射を受けたのですが即刻部下のところに戻りました。これほど部下のことを心配している男にはめったに会ったことがありません。第一ラウンドを済ませた時にベトナムにもう一度やってくれと申し出た理由も部下ゆえなのです。「パープル・ハート」勲章の一つを貰ったのは、彼が伏せをしていた木の隣の木の幹にロケット推進の榴弾が命中して炸裂し、内部の散弾の飛散によって負傷したためです。この炸裂のために、両眼と両耳から大量に出血し、しばらく視力と聴力を失っていました。慢性の頭痛が始まったのはそのしばらく後からだということです。

スパイダー・ホールに手榴弾を投げ込んだ時に起こった事件のことも話しました。炸裂するぎりぎりまで手に握りしめていて、それを穴に叩き込んだのです。中で爆発音がしてから、一人のベトナム兵が穴から姿を現しました。トレダウェイの描写では、兵士は（腕を使って）上半身を穴から引きずり出してきたそうです。しかし、上半身には下半身がついていなかったと申します。彼によれば兵士は彼に向かって「吠えた」そうです。兵士はとてつもなく巨大な腕をしていて、トレダウェイのライフル銃を奪おうとしたそうです。で、トレダウェイは兵士を射殺しました。

彼はベトナム勤務の詳細を具体的につけたノートブックを何冊も持って面接に来ます。ノートには部下一人一人の戦死の日付けが書いてあります。他のことも具体的に述べています。

デュロシェ（精神科医、診療部長）　きみはそのことをどう受け取っているかね。

ワイリー　わからないのです。彼にベトナム帰還後いちばん心を傷つけた事件は何かとききました。彼はベトナム反戦デモ隊の一人に投げ倒され、軍服を引き裂かれたという事件のことを話しました。トレダウェイは、このデモ隊員のしたことはその平和イデオロギーと矛盾しているという感想をつけ加えました。

彼は結婚生活十七年です。妻と三人の子との関係は上《じょう》の部です。ベトナム帰還後、八つの職についています。いちばん長くもったのは七年です。頭痛のためのひっきりなしのひどい痛みが仕事の邪魔になり、仕事を辞めた理由はどれもこのためだそうです。彼は慢性頭痛のために辞めたのだと雇い主たちに一筆書かせてそれを持っています。頭痛は時とともにひどくなるいっぽうだと申します。今は失業中で生活保護で暮らしています。

一九七五年、彼が製図工として働いていた時のことです。仕事中、仲間の誰かにベトナム時代のことを話していたそうです。するとその者はベトナムで撮った写真を持ってきて見せてくれと頼みました。トレダウェイは何枚かを持ってきて見せ、貸してやりましたが、そいつはトレダウェイに断らずに他の連中にも見せたのです。一枚にはトレダウェイが切り落したベトナム人の首を手に持っているところが写っていました。トレダウェイは指をその両眼に突き刺していました。この時から職場の者は彼を避けるようになり、口をきかないどころか、目を背けるようになりました。トレダウェイは連中は自分をわかってくれなかったと申します。

私はバリントン医師に連絡をとろうとしました。シダー・ヴァレー復員軍人病院からここにトレダウェイを紹介して寄越した医者です。またトレダウェイ夫人にも電話をしました。夫人は彼が私に話した問題や症状はその通りだと請け合いました。

トレダウェイは六カ月前にいちど確実なフラッシュバックを起こしています。どこかの丘の麓に腰をおろしていたところ、上から土の塊がころがり落ちてきました。彼は「手榴弾だ」と考え（想像したということです）、傍の溝にとび込んで両手で頭を抱えました。また、テレビをみていてタイム＝ライフ社がベトナム戦争の本の広告を流した時、大声を挙げて泣いたということです（広告にはアメリカ軍の戦闘部隊の映像を短時間ずつ流しているところがありました）。しかし、なぜ大声で泣いたのかことばにできませんでした。自分は他の連中と感じ方がちがうのだと申しますが、さてどう感じているかとなると、ことばで述べることはできません。

デュロシェ　そう言っているが、待ち伏せ攻撃を受けた時に感じたことで一冊の本が書けるとも言っているじゃないか。自分の感情を、それが起こった時の情況とからみ合わせてでないと語れないみたいだな。つまり戦争体験という文脈の中でないと、だ。両親のことで何かわかっていることは？　どちらかが最近亡くなっていないか？

ワイリー　父親が亡くなっています。

えーと、二番目にブロンズ・スター章をもらった事情を知りたく思いました。もらったのはなんと一九八一年で（一九六八年の功績に対してです）、海兵隊のほうで彼の戦闘記録の何かに目が行ったからです。この勲章をもらったことで、小さな町の英雄ということになったかどうかが知りたかったのです。夫人は、この（第二の）ブロンズ・スターをもらった時にトレダウェイは「職一つ手に入らないのに何が英雄かよ」と自分に言ったと私に話してくれました。

ゴードン（チームの心理判定員）　さてテストの結果を出していいですか？　彼のＳＣＬ（症状チェックリスト）は典型的なＰＴＳＤです。侵入症状のスコアが非常に高いですね。覚醒度も高いけれども躁的ではありません。身体化のスコアも高くて、これは頭痛によるものです。ＭＭＰＩのＰＴＳＤ尺度は39です。これはこの患者の典型的な数値です。詐病スコアはほとんどないのですが、疎外感スコアは高く、また、社会的作法のセンスが低い——これは職場でベトナムの首を切った写真を見せたところに現れていますね。高い疎外感スコアをサブスケールに分けて分析しますと、社会病質の証拠は全然みつかりません。

ワイリー　トレダウェイは最近メトロポリタン復員軍人病院で精神神経学的鑑定を一度受けていますが、鑑定内容は不完全なものです。彼の身体状態についてはシダー・ヴァレー復員軍人病院の医師からの返事がまだ来ていません。トレダウェイによると、医師たちは脊椎がどうとかと言っていたそうです。自分の脊椎について何か知っているだろうとも。

デュロシェ　脊椎は彼の頭痛とは関係ない。彼の（痛みという）問題は器質的なものではないよ。

ワイリー　トレダウェイが最初に面接を受け、鑑定されたのはノースフィールド復員軍人病院です。これはシダー・ヴァレーに通いはじめるより前です。ノースフィールドの治療者で彼の問題に真剣に関心を持ったらしいのがいたと彼は申します。トレダウェイに家庭訪問してもよいかとたずねたそうです。トレダウェイは、この治療者は、家庭訪問をしたら自分のことがもっとよくわかって、自分の問題を解決してくれると思い込んで、いいよと返事しました。その治療者がトレダウェイの家に行った時、トレダウェイは治療者にアムウェイの品物を売りつけようとしました。（訳注3）（笑い）

マロイ（トレダウェイと面接経験がある）　トレダウェイは実によく「自分の部下」だとか「自分は奴らの父

親だ」とか「ベトナムに戻って第二ラウンドを果たさなければならなかった」という事実などを口にしますが、この感情を終戦この方の彼の疎外感と比べてみるとどうでしょう。私は、これは自分の部下とコミュニケーションできることが大切だという証拠だと——。

ティムケン（やはり外来部門の治療者である）　彼は戦場から故郷の町へと直接戻った男です。それも四十八時間で。

マロイ　私の印象では成熟した奴であるのだが。徴兵登録し、進んで現役兵になるという決意は、計画を樹てていることを示している。つまりデシジョン・メーキングの過程が起こっているということで、彼は衝動的にことをする人間じゃない。第一歩は予備学生になることで、次にトンキン湾決議を知ることが現役兵になる動機だったわけで、彼の言うことからも、彼について私たちの知ったことからも、ことごとく、彼がたしかに誇り高き海兵隊員だったのがわかる。

ワイリー　では、どのような勧告を出しますか？　彼は入院治療が必要です。

デュロシェ　薬物は？　何か服んでる？

ワイリー　マイナー・トランキライザーをいくつか。シダー・ヴァレー復員軍人病院の人たちにきいてみるつもりです。彼の臨床心理士に。

マロイ　彼のベトナム体験のコンテクストはこのセンターにやってくる他の連中とはほんとに別で、彼は自分のやったことを誇りにしている。やったことでさほどの葛藤を起こしていない。

サムズ（入院部門部長）　彼の外傷事件とはほんとは何かね。私にはどうもわからん。義務期間が終わって部下を残して（ベトナムを）去らなきゃならなかったことかい？

バウアー（外来部門の治療者）　彼は私には矛盾しているように見えますね。海兵隊兵曹で、戦闘経験豊富で、ベトナムを離れて、サンフランシスコでヒッピーに襲われて、それには全然手を出していませんよね！

ワイリー　彼は「自分は戦士じゃない」と言いました。少なくとも二度。私が言わせるようにしたのじゃありませんよ。
バウアー　残虐行為を犯してもいますよね。
デュロシェ　知的な男に思えるが……。
ワイリー　このセンターに入院させて治療することはどんなものでしょう。
デュロシェ　気がかりはただ一つ、彼の服薬だ。このセンターの入院治療構造はPTSD問題に違ったやり方をとることは知っているはずだが（その情報は彼に届くようになっている）（つまり薬物をいっさい使わない環境療法ということである）。治療計画に組み入れられている間はマイナー・トランキライザーを使うことはゆるされない。
マロイ　どうしてそれが彼の場合、問題なんで？
デュロシェ（身体症状を和らげるための）　服薬のためにどのように薬物依存になっているかだ。
ワイリー　彼の頭痛は心身症的なものだと仮定しておられますね。
デュロシェ　仮定なんかしていない。彼は強迫人格障害だ。北ベトナム軍帽（と大尉の脅し）の話がその証拠だ（この感想に続いて笑い。しかしデュロシェがジョークを言うつもりだったのかどうかはわからない）。彼は自分の攻撃性を処理できていない。両親（の死）のことをたずねたのはそのためで、最近親を失って悩んだかどうか知りたかったからだ（親への攻撃性が宙に迷って抑鬱的になっているかどうかということか？——訳者）。トンキン湾決議のために兵役に服する決意をした（北ベトナム軍に反撃するためということ）のは彼の攻撃性が大きいということだ。病的な攻撃性ではないが、（この例では）鬱病にならせるものだ。
バウアー　や、ぼつぼつ時間切れですぞ。今日症例検討をせねばならぬのがあと二人おります。
デュロシェ　マイナー・トランキライザーを切ることに決めたらセンター（の入院治療部門）に入れることに

する。

（この後トレダウェイにどこでどのようにして服薬をやめさせたらよいかの討論があって、会合はお開きとなる）。

メタファー的事件症例

ジェンセン（診断面接を行なった）　今から述べるのはエドワード・ハンガーフォードについての最新情報です。彼は三十三歳の白人で、殺人未遂および自殺未遂のために32Ａ病棟（急性精神科病棟）にすでに入院しております。バーに入ってからバーテンダーと口論になり、家にとって返して銃を持ち出しました。途中で母親に電話をかけ、今からそのバーで銃を乱射してから自殺するんだと言いましたので、母親が警察に電話して、警官隊はエドワードが人を傷つけないうちにバーに到着しました。そしてこの復員軍人病院に連行したというわけです。

エドワードは運転をしませんので、母親がどこへ行くにも彼のお抱え運転手をつとめています。私どもとのアポイントメントを母親が破ったという前歴があります。母親はここに来る代わりにメトロポリタン復員軍人病院に連れて行ったのか、そうではなくてここに連れてきた時には日付けが違っていたので担当治療者に会えなかったかどちらかです。患者が治療者とほんとうに会った時には、母親は治療者を病的な母子関係に引きずり込もうとしました。

私の考えでは、戦闘関連ＰＴＳＤになるより前に何らかの非常に重大な問題をすでに抱えていたと思います。子どもの時に継父に性的虐待と身体的虐待とを受けていたように思われます。エドワードは継父に非常な敵意を抱いていますが、母親への怒りは一切ないと否認しています。母親のほうは、自分が幼児期の虐待にかんして有罪だと思っており、それを患者のケアをする人たちに投影して処理しようとしている印象を私は持ちます。

彼女がいつも文句をいうのは、私たちが彼のために十分尽くしてやっていないということか、薬漬けにしてだめにしていることか、息子の治療に母親を加えてくれないということです。

デュロシェ（精神科医、診療部長）　きみの言いたいことは、彼の（ＰＴＳＤ）再演が――たとえばバーの一件だが――遠く継父に受けた小児期外傷に関連しているということかな？

ジェンセン　そのとおりです。彼の再演はベトナムに赴く前からすでに始まっていて、何度か陸軍刑法第十五条（懲罰処分）の適用を受けております。彼がベトナムに送られたのも懲罰処分を受けている時で、アクティング・アウト的行動のためでもあります。そしてベトナム到着後、アクティング・アウトのために営倉（軍の懲罰房）送りとなるまでにさしたる時間はたっておりませんでした。もっとも、ベトナムでも新たに外傷をいくつか負っております。一つは営倉に監禁されていた時に基地がロケット弾による攻撃を受けたことで、彼は営倉の中で成り行きに任す他ありませんでした。第二の事件は彼の衛生兵の任務によるものです。

デュロシェ　きみがこの二組の外傷性事件を選り出してきたのはなぜかね。ベトナムでの事件（彼の経験したやつ）の内容が継父相手の経験を反映していないと言えるかね。

ジェンセン　はあ、私はベトナムでの事件を継父との関係で理解しているのです。エドワードの復員軍人病院に対する態度もそう理解しています。彼は復員軍人病院でされている治療は罰だと考えていると申しています。また、母親がこの治療を受けさせるように強制しているのだとも申します。また母親は、自分との契約にサインしろと彼に迫っていると申します。言うことをきくと約束するという契約です。と同時に二人は協力し合って彼が治療者と会う約束を破るようにしています。

私は彼が治療可能だとは思いますが、治療を始める前に認識しておく必要のあることがいくつかあります。何よりもまず、彼のベトナム体験は別の（小児期）外傷のメタファー（隠喩）であり、治療から（この病院で）彼が受ける利益は戦闘によるＰＴＳＤの治療にならないでしょう。次に、彼は今、ごっそり盛られている（抗精神病薬を含む）薬物から離脱する途中だということです。三号館（急性精神科病棟のある建物）は彼を妄想型分裂病と診断して退院させたがっており、私はこの診断に反対しています。しかし、彼がぞっとするような境界型人格障害のいくつかの項目を満たしていることは一目瞭然です。彼はこの見立てのために新たにＭＭＰＩを受けました。彼をこのセンターで最初に診断したのはケニー・モーガンです。まだこのセンターに勤務中のことでした。それをみるとエドワードは「ＰＴＳＤ、ただし境界型人格障害の諸項目あり」ということになっています。

ゴードン（この治療単位の心理判定員）　新しいほうのＭＭＰＩは境界例に非常に合致しています。古いほうのＭＭＰＩは[訳注4]4/8ものがいっぱいあります（ピークは分裂病尺度と精神病質性偏奇尺度にあります）。……抑鬱スケールは低く、妄想症《パラノイア》スケールは高い……。新たなＭＭＰＩも非常に似ています。彼のＰＴＳＤ尺度は現在41です。第一回のＭＭＰＩより何ポイントか上がっております。

デュロシェ　ベトナムでの侵入的イメージはあるのか。

ジェンセン　衛生兵だった時のことで、担当の患者たちに、腕と脚がもうないよと告知してまわらなければならなかったという夢をみると申します。彼はこれはベトナムで実際していた任務だったと申します。しかし、私も（ベトナムで）衛生兵でした。ところが、兵士に腕や脚を失っていることを告知せねばならなかったことなど一度もありませんでした。これは軍医だけに許される任務でした。

デュロシェ　すると、他のものが入り込んでいる悪夢ということになる。家庭で受けた心的外傷がどの程度ＰＴＳＤのイメージの総体に影響しているかで、私たちが彼を患者として受け入れるかどうかを決めるべきだ。

ジェンセン　えーと、彼のフラッシュバック現象をみてみませんか。ある時夜中の二時か三時に散歩に出かけました。そんな時刻だとわからずにです。またある時には通りの中央にガソリンを撒いて火をつけました。どちらの事件もベトナムでの事件と共通性はありません。とは言っても夢では大砲の砲弾や迫撃砲弾を浴びていて、営倉に監禁されていた時に砲撃を受けたと申しております。だから多少のつながりはあるわけです。第二の夢もあります。人の顔がたくさん見えて、眼をさます時は汗びっしょりで奇声を発しています。もっともこの話は相当漠然としていますが。

デュロシェ　幼少年時代について悪夢をみるかね。

ジェンセン　幼少年時代については全然内容のあることを話しません。

デュロシェ　外来で診なきゃならんだろうか。

ジェンセン　せんせいほどの強い自我境界を持ちたいです。なら、私はエドワードをどこか別の復員軍人病院に送ります。そこの連中にやらせます。しかし、彼をどこか他に送ったら、私たちの診断はＰＴＳＤと思うでしょうし、それでは問題がうやむやになりますし、治療もここで今やられているよりももっと五里霧中になるでしょう。

デュロシェ　私も（結局）同じ結論になるだろうな。しかし、幼少年時代の体験の情報を内に秘めたままでいるとしても、彼が話してくれている中ではベトナム体験を優先しているのははっきりしているから、ベトナム体験に似ているからということで小児期の体験を使っている（利用している）ことも考えられるな。継父との関係の物語、その記憶がベトナム体験の一つの表現法ということもありはしまいか。彼のイマジャリーの内容を吟味しよう。夜になると悪夢をみて、そこでは彼の外傷的事件が自然発生的な表現をされている。で、何の悪夢かというと、ベトナムにかんする悪夢だ。この自然発生的な材料を眺めると、意識的にコントロールしている昼間の言動の内容の解釈も可能になる。そこで（正しい）結論は、彼のベトナム体験が、自分の幼少年時代の事件についての考えやことばをとおして表現されているということだ。

ジェンセン　はあ、たしかにベトナムの外傷のほうを優先しております。けれども、ベトナムの外傷をとおして表現しなかったら、母親への憎しみと怒りの感情を認めるしかなくて、それこそ彼が回避していることだということもできませんか。エドワードがするベトナム体験の話の多くが、継父との関係のメタファーのように聞こえるのです。

デュロシェ　メタファーということには賛成だ。疑問はどちらがどちらのメタファーかなということだ。私はベトナム関連のPTSDの患者として（外来治療プログラムに）加えることにしたいが、どうかね。

ジェンセン　両方（小児期外傷とベトナム外傷の被害者）としたらいけない理由《わけ》がありますか。

デュロシェ　彼のPTSDは両方の混合だ。

サムズ（入院部門部長）（ジェンセンに向かって）精神病でないことを証明できるか？

ジェンセン　精神病的な現実離れがあった記録はありません。声が聞こえるとは申します。ですが、その声は「精神病もどき」で、ほんものではありません。32A病棟は、こういった根拠から分裂病ではなくて境界例だと決めています。

デュロシェ（投薬していることを認めたら）外来処方を減らさなければなるまい。（今後）精神病水準の症状が出たら、急性精神科病棟に廻さなきゃなるまい。きみ（ジェンセン）はそれでいいかい？

ジェンセン　はあ、はい。これまではっきりした精神病症状ではありません。また以前に私たちと（復員軍人局補償額決定）委員会が兵役関連PTSDと診断してしまっております。ですから、私たちは彼を治療する義務があるわけです。しかし、ここのルールに従うことを拒むとか、彼の（境界例的）行動のためにここでの治療ができないとわかったら、他に移送できます。

デュロシェ　彼に会ったら、予約の時間をちゃんと守るように言いなさい。

ジェンセン　はい、わかりました。それに毎回採尿もしてゆきたいです（アルコール、麻薬を使っているかどうかモニターするためです）。

（閉会となる）

曖昧事件症例

マロイ（診断面接者）　私の報告はフレディ・ウィリアムズです。三十五歳、黒人で、このセンターで目下麻薬・アルコールの治療中です。彼には謎があります。ここの私たちの大勢が彼をこれまでに診ているのもそれがあるからです。ベトナムでは主計兵で、サイゴン近郊で勤務し、現実の危険はいっさいないところです。彼の言によれば、病前の生活歴は上等だそうです。優良学生で、ゴルフのカントリー・クラブのバーテンダーで、やり手で、上昇志向がありました。ここからベトナム行きとなって、麻薬中毒になりました。みじめな話が次々に出てきます。ベトナム到着直後、主計兵であり、作戦地域から離れた大軍事基地で起居しているのに、不安になりました。塀の外の連中が自分を殺そうとしているという思いが頭から離れなくなりました。恐怖は高まって抑鬱的となり、大声を出して泣きわめくまでになり、ベトナムから脱け出られるなら何でもするぞと思いました。彼の直属上官の将校のところにも何人かの下士官のところにも行きましたが相手にされませんでした。それから基地の軍医部の精神科医に会いに行きましたが、精神科医は「ここにいる皆と同じようにする義務がある」とさとしました。私との面接の折にフレディは申しました。「ただもうこわかったのです。ベトナムに行った当初の何カ月は頭上に肉切り包丁を振りおろす音がよく聞こえました。これはベトコンだと思いました。そのころのベトコンが肉切り包丁などを下げていなかったなど、知らなかったのです」。精神科医に却下されたので、フレディは仲間に話しました。仲間は麻薬ヘロインをやらせました。すると抑鬱も不安も晴れました。そうなると彼は麻薬社会に深く入り込むようになりました。ブラック・マーケットに入り込み、一万八千ドルを貯めこんだそうです。この時期、いちばん外傷的な事件に遭いました。二人一組の相棒トーマスの死です。その時、フレディとトーマスは曖昧宿に行き、そこで何かの商取引をしていたのですね。酒も飲みました。その次にフレディが覚えているのは、ものすごい撃ち合いがあってトーマスの頭が吹き飛ばされていたことです。フレディには、何がどうなってこうなったのか、誰がやったのか今もわかっていません。アメリカ人で暗い商売をしている者なのか、ベトナムの暗殺隊なのか。しかし、彼はトーマスの死体を残して逃亡しました。ここで行なわれているいろいろな犯罪行為にかかわりがあるとされたくなかったわけです。

一九七二年のことですから、たくさんの人種問題が起こっていました。デカダンスもたくさんありました。ベトナムでの一ラウンドを終えて、退役になろうとしたその時に麻薬中毒が露見して二週間の入院となりました。一九七三年に病院から出されてから今日まで、途切れることなくヘロインをはじめいろいろな麻薬を使っています。また、ありとあらゆる反社会行動もやっています。喧嘩はしょっちゅう。叩きのめすか叩きのめされるまでやります。

このセンターに来た時は麻薬漬けの男のようにみえました。しかし、それは一面で、少し麻薬が抜けて来ると、知的な男にみえてきて、自分の行動の洞察もありました。彼は自分で自分の「受動的攻撃性」のことを語り、本気になって麻薬を断つ必要があると申しました。ベトナムのせいでこうなったのかどうかわからないが、ベトナムに行く前とは別人になったことがわかると申します。「ベトナムでのもう一人のこと、まだ尾を引きずっていてね、今でも奴を守ろうともがいているんだ――麻薬を使ってね」。彼はＰＴＳＤ入院部門に入りたいと望んでいます。帰還兵たちといっしょにいると自分のベトナムでの問題が結晶のようにはっきりした形になるのではないかと考えています。こう言った時、私は、後方の主計兵でいたという罪悪感と自分のトーマスの死との関連性のことを言っているのではないかと推量しました。

しかし、こういうことは全部、彼に好意的な見方になり「疑わしきは無罪」になりますね。ここでうさんくさいことがいろいろ起こっているのです。まだＤＤ２１４（軍歴記録）を提出していません。（英雄的行為のために）ブロンズ・スター章をもらったというのですがね。「主計兵にブロンズ・スター章だって？」と言ってやりましたが、答えはつかみどころのないもので――私の言う意味がおわかりでしょうか。

バウアー（外来部門の治療者）　私には、ある大佐に便宜を計ってやったから貰ったんだと言っていました。ありえないことではないですよね。彼は18キロ（一万八千ドルのこと）を隠匿していたといっていました。大佐は何をしてもらったのですかね。(訳注5)

マロイ　フレディには立ち直りつつある面が少しはあります。つまり治療場面におさまることができます。しかし、奴はしたたかな奴でして、何年も治療して全然快方に向かっていません。性格上の問題をたくさん抱え込んでいます。彼のライフスタイルは重症の薬物乱用人生です。私はバウアーのやった最初の鑑定結果にさして付け加えることはないと思います。

バウアー　私はテッド・マイケルソンと組んで彼をフォロー・アップしました。テッドは、フレディがいた時に薬物・アルコール部門に勤務していました。テッドにいわせれば、フレディは監獄と病院を自己を統合する「枠組み」に利用しているのです。依存的な人間ですからね。この「枠組み」がない時は、つまり塀の外では彼は腑抜けです。何年か前の一時期フレディはシカゴで（代用麻薬）メサドンによる治療施設にいました。テッドはシカゴを出たのは麻薬取引よりも、同性愛パニックのためだと思っています。彼はある男と同棲していましたが、その男にも問題がいろいろありました。彼が軍に入る前の生活について話していることは、私はほんとうは眉唾ものだと思っています。ほんとうに十九歳でバーテンダーをやっていたのでしょうか。私は彼は田舎の遊び人だったと考えています。金も女もたくさんあって。私の見方は辛すぎるかもしれませんが、麻薬とアルコールに浸り込んだのは軍隊以前だと考えています。

ゴードン（部門の心理判定員）　彼の病前歴はナルシシズム的挫折の物語のように聞こえます。「私は正しい道を歩んでいた。私は万事正しいことをしていた。ところが――ベトナムが私を打ちのめした」と。とんでもないと思います。しかし、彼が不幸にも道を踏み外した、と思っていることはたしかです。

マロイ　そのとおりです。今の彼は失ったおのれの「自己」を、失った「自我理想」をくやんでいます。悪夢をみています。……でも彼のライフスタイルを考えに入れますと――。

ティムキン（外来部門の治療者）　まるで「ストリート・ソルジャー」（退役したのに兵隊そのままの態度、服装をしている男か――訳者）みたいな男に聞こえますね。

ゴードン　ぼつぼつテストの報告に移りましょうか？　彼はMMPIを二度受けています。二度目は今週でした。第一回は誇大的な表現ばかりで、まったく解釈不能でした。もう一度受けるように申しまして、大げさな表現はしないように、私たちに必要なのは、ほんとうにきみを悩ましているものを知ってきみの問題の原因となっているものをみつけたいのだとかいろいろ言い諭しました。二度目のテストではPTSDスコアは43から40にさがりました。Fスケールもさがりました。詐病もさがったわけです。こんどは典型的なPTSDプロフィールです。問題は性格的なもの（人格障害）なのかどうかということと、彼がクレージー（精神病的）かどうかということです。

マロイ　ナルシシズム的喪失があると考えています。兵役に就く前は田舎の町の絶倫男、ビッグ・マンでした。実際はやり手でのし歩いていたのですね。ところが（ベトナムで）小心者になったわけです。

ゴードン　彼のマカンドルー（MMPIアルコール症尺度）は75でした。きわめて高い値です。アルコール症治療コースに入ったり、それをやめたりしています。

バウアー　治療コースの中ではちゃんとやっていました。枠があったのですね。問題は自前の枠がないことです。だから治療コースを離れるとたちまちもとのもくあみなのです。彼はとっても依存的な人間です。誰かが彼の人生を枠づけしてやらなければならないという意味ですが。もう一つ疑問があります。彼のMMPIに性的同一性の問題について何か出ていますか？　また私たちのところのような治療コースに乗ることができましょうか？

ゴードン　テストではそれはわかりません。

バウアー　シカゴではうまくゆかなかったのでは？

ファウラー　（看護婦長）　自殺傾向はありますか。

マロイ　過去には自殺念慮がありました。しかし、自殺行為はしていません。

ゴードン　彼は三八口径のピストルを持った男に追いかけられた夢をみていますが、ピストルでお湯をかけられただけだったそうです。

バウアー　ピーター（デュロシェのこと、彼は精神分析指向的である）にはこの夢が面白くてたまらんでしょうね（笑い）。フレディは治療コースにいる時には従順です。補償問題（廃疾年金）がからんでいますか。

マロイ　今の彼の所持金は零ドルです。兵役関連の廃疾はありません。また、補償には関心がないと申しています。もっとも彼は根っからの口先男ですが。

バウアー　補償関係のファイルを手にするまではこの男をハモンド（フレディの町の復員軍人局医療センター）から連れてきたくないですね。ブロンズ・スター章をもらっているのかどうか知りたいです。

マロイ　彼は母親と二人で暮しています。これまでに一度も結婚していません。

バウアー　（フレディのファイルをみながら）この男は幻覚剤びたりになっていましたね。一九七〇年代の初めごろ二百回トリップしています。

マロイ　もしほんとにブロンズ・スター章をもらっていて、補償ファイルに汚点がなかったらどうするというのかい。だったらここの入院治療プログラムに受け入れるのかい。

ファウラー　治療コースではうまくやっていますけれども、それが実るとは思えません。ここで十一週間（三カ月近く）治療コースにいたことがあります。この男に何か効果のあることができるでしょうか？

マロイ　私は冷たい男でね。こういうたぐいの奴はいっさい診たくない。性格障害——薬物乱用者——にはいつも制約が必要だ。それはそうだが、私もオープンな心をなくさないようにしたい。さて、われわれは、ベトナムで殺された親友の死体を踏みこえて逃げて自分が臆病者だとわかった時のひどい外傷を彼が客観的に検討する役に立てるかな？　この体験の再構築を始めること、ベトナムでの自分の（彼が大切に思っている意味での）男らしさをめぐる葛藤の解消のきっかけをつくることはやれる。彼に免罪符を与えることはできる。グループ（精神療法）で通用するほどに事態を客観的に話す能力はたしかにある。また、私たちには彼が活用できるだけの思考の枠組み（構造）がある。しかし、私は、彼が、どうして自分はここに来ているのかの認識がいくらかでも生まれるまでは外来患者として診るだけの根拠が見えてこない。これまでに外来で二回診ているが、どちらも面接の態をなさなかったよ。

バウアー　しかし、ここの別の治療コースでは認識の萌芽はありましたよ。仰言っているのが、たとえば深層の認識との取り組みということでしたら、――たとえばトーマスへの罪の意識ですね――認識（認知）的にはこれまで何一つ全然変えられなかったのが真実でしょうね。

ゴードン　だけど、PTSDで治療を受けるのは、これまでなくて、これからが最初だ。

バウアー　今、ヘロインを断っています。代替薬を頸静脈に注入してもらっています。

サムズ（入院部門部長）　私はとても信用できない気がしている。この男がいつまで（入院）治療コースにおれるか？　それに、この男の外傷的事件は戦闘中に起こったのではない。彼は謀殺事件に巻き込まれた。それに友人を誘い込んでしまって、友人のほうが殺されたわけだろう。ビル（マロイのこと）が言ったとおり、彼の侵入体験はベトナムでのことじゃない。ベトナム的なモチーフが多少混じっているぐらいが関の山だ。この男は自分の心に侵入してくるぐらいのことは、今、山ほど持ってる。この男の行方を探している連中が外にはわんさといるのだよ、ほんとうに。

マロイ　私は彼がPTSDになっているとは考えていません。

ティムキン　ビル（マロイ）、彼はＰＴＳＤの診断基準を満たしているのか？（「フレディは臨床面接によってＤＳＭ‐Ⅲの基準を満たしているのか」ということ？）
マロイ　それはもう。自己陳述に従えば、満たしています。
バウアー　そのＰＴＳＤ診断はどうだろうね。ぎりぎり基準を満たしていることも――
マロイ　（心理判定員ゴードンに向かって）ＭＭＰＩのＰＴＳＤスコアは黒人では違うのか。(2)
ゴードン　ＰＴＳＤの母体となった人間（の人種別）はわかりません。第６スケール、第４スケール、第８スケールをみていただくと、これらは……
マロイ　ここで診ている黒人の九十パーセントにきみはＰＴＳＤを持っていないと告げていると思います。ただその意味がわかっているわけではありませんが。
サムズ　いい質問だ。
マロイ　いずれにせよ、臨床の問題だけではありませんね。私がきみはＰＴＳＤじゃないと言い渡した黒人は皆、大統領に手紙を書いたと思っています。
ゴードン　私は黒人問題となるといつも夢中になるので、人種差別主義だと誰にもいわせない。
バウアー　うん、きみは夢中になって行きすぎることがある。私は火曜日に黒人症例をここで出したが、フレディなんかよりずっとりっぱなＰＴＳＤだった。その男はれっきとしたストレッサーをこうむっていた。
ゴードン　私が出席しているのは選別会議だという事実に注意してもらいたい。私は避けるよ、また――
バウアー　そういうことをみんなしています。けれども、この症例では、はっきりしているじゃありませんか。すみませんが、私はＰＴＳＤの診断に賛同できません。州の刑務所にいる連中に（面接、テストを）やるとすれば、フレディが話したのとそっくりの罪悪感がごっそり手に入るでしょう。
マロイ　私は未来の光景が目に見えます。そのうち、デモ隊がここにやってきて、私たちが拒否した連中を認めろと要求するでしょうな。私たちがどうしてこの結論に達したのか、ほんとうのところを（外部の者に）首尾一貫した納得のゆく説明ができない症例がずいぶんあります。

バウアー　自分の州の州会議員に手紙を書く奴がいて、調査が行なわれるとしましょう。私たちの統計が、白人対黒人の（差別）問題の槍玉に上がると私は思いません。治療コースに入れている黒人の比率は白人より少ないですが、一目みれば明らかな理由があります。それほど明らかでない理由もありますが。私の診た黒人のスプリッティングは白人と同じ形です。

マロイ　では、フレディにどう言ってやればいいのだろう？　私たちは鑑定のためにここに四カ月も拘束しているし、ある程度の期待ができていて、それで――。

バウアー　私はこうだと考えます。彼には前の治療コースをいくつか受けているが外来の部分をやりとおすように言われたけれども、やったのは一度もなかったじゃないかと言ってやるべきです。私たちが（ここで）彼を診るべきだとは思いません。前回私たちの勧告に従ってやりとおしていないからです。ハモンド復員軍人病院で、フィルの麻薬外来治療コースに入りなさいと言った時のことです。彼は私に「移送問題」があるとか言いましたが、ほんとうの問題は牢屋に入っていたのです。

マロイ　ラルフ（サムズのこと）が言っていましたね、彼のストレッサーは戦闘参加帰還兵にみられるストレッサーと質的に違うと。

サムズ　私はＰＴＳＤを除外できるとは思っていない。その道の専門家じゃない。ＰＴＳＤがあるかもしれない。しかし、はっきりさせておかねばならないのはそれとは別のことだ。記録をみると、私たちの治療コースから得るところがあると私は思わない。集団精神療法場面でも個人精神療法場面でも正直に話す（ベトナム体験について語る）とは私は思わない。そりゃ話すだろうよ、しかし、彼から得られるものは社会病質的なまことしやかさ sociopathic sincerity（反社会性人格障害の特徴）だけで、他は何にもないだろう。

ゴードン　現時点ではPTSDを除外できないという感じが私にはほんとうにはっきりあります。私たちが受け入れた連中と彼の生活史とを比べますと、私たちが受け入れた連中でもっとひどいのがたくさんいます。ここの治療コースでよくなるかどうかですが、以前私たちが診たギャリー・ロバーツほど悲観的ではないというのが私の感じです。ギャリーはこの男より条件がずっとよくなかったですね。麻薬でしょう……各種の犯罪行為……ベトナム外傷もうさんくさかった……治療コースを何度もやりとおせなかった……。皆さんは知っていた。彼はやっていた。面接にここに来た時のことを覚えてられますね。腕は二カ所骨折していました。顔はぼこぼこに殴られて腫れ上っていました。しかも、これは「事故だった」と言い張りました。とにかく、今日で一週間（入院）治療コースにいます。それだけで驚きです。いつまで続くか見ていましょう。しかし、今はがんばっています。私は（フレディに）PTSDを除外できません。また私たちの治療が何も役に立たないとは思いません。それは私の強いフィーリングです。

ティムキン　ロン（ゴードンのこと）はいい点を突いている。フレディの治療は何年も行なわれているが対象は化学物質依存と性格問題だった。この男が大きな心的外傷を持っていたとしても、これまで誰一人そちらには眼を向けなかった。彼の心的外傷は謀殺行為の最中に受けたんだと自分に言いきかせているし、この男は私たちが眼を向けてやる値打ちがあるとも自分に問うている。けれども、前にもマーヴィン・ジョンソン（同じく黒人復員兵）にも同じ問題が起こった。重要な疑問はフレディの病前の適応度だ。もし、それがよければ、私たちの治療コースでうまくやるチャンスも大きい。

サムズ　彼の外傷的事件が基準に合っているかどうかの問題が、病棟の対人関係をうまくやれるかという問題の次元にくだってしまったね。私は、彼がグループ（精神療法）に出て、居合わせている戦闘経験帰還兵に「私の事件は淫売宿で乱交していた時に起こりました」と言っている姿が想像できない。私は「入院」を思い浮かべて、その中でのありさまを見ているのだが。

ティムキン　うん、それはそうだ。

バウアー　せんせいは問題を治療コース（すなわちセンター）側からみてられます。チャック（ティムキンのこと）、きみのさっきいっていたことを私は評価する。しかし、私はここのアルコール麻薬治療コースをよく知っているので彼にも実際のチャンスはあったと思っている。単なる断酒断薬コースではないよ。テッド・マイケルソンと十年いっしょにやってきたし、バート・コネリーとは十年以上だ（二人ともアルコール麻薬治療コースの治療者である）。で、フレディはそこで多少は進歩したらしいと私は思っている。私はただ現時点でこの入院患者にすることに賛成できないだけだ。きみが外来患者としての治療を続けたいなら、それもいけないと言わない。彼のPTSDには別のものがかぶさっている。――PTSDがあるとしてだが。それに刑務所に入らないようにするという現実問題もある。

マロイ　PTSDを除外できないとしたら、私は外来患者として彼を診ましょう。

バウアー　私は異議なしだ――ただ彼が酒を飲まずに素面でおれるならだが。

マロイ　私は大局的に見ているのです。政治的と――

バウアー　わかってるよ。

マロイ「私たちは除外できない」なんて、気のない言い方じゃありませんか。私たちはエキスパートとされているのですよ。まず、この男のストレッサーは何々ですか。それらはしっかり正当ですか。PTSD診断を保証するだけの心理学的正当性のことですよ。第二は、この男にPTSDがあるとしてですね、治療可能かということです。薬物依存、反社会的傾向、兵役終了後の適応とかそういうことがあるという前提でです。こういうことで彼は治療不可能になってゆくのでしょうか。

マロイ　予後がよくないことははっきりしていると思う。やりとおせる確率は低い。けれども、そもそも治療コースをつくった理念からすれば、外来患者として受け入れて、進歩の具合を見るべきだと思う。

バウアー　きみは（彼の治療者となって）外来で彼を診たいかい。
マロイ　そう、そのほうが、ぼくには、生半可な理由を彼に話すよりいい。
ファウラー　両親と住んでいるのですか、ビル？
マロイ　母親とです。
ファウラー　ではまだデータが得られますね——母親からです。彼はPTSDの基準をぎりぎりで満たしているのですね。PTSDじゃないと断言できないのですね。
マロイ　ぎりぎり満たしているかどうかという症例はどうしたらいいかですが、外来患者にすることで、あとは自分で自分の道を選ぶのを待つわけです。
バウアー　うん、ラーデマッカー（患者）の時にすでにそうしたよね。私は今彼を診ている。結局は延長鑑定ということになるんだが。
マロイ　事務処理上はフレディを外来患者として受け入れざるをえない。治療の形をとった延長鑑定であってもね。
バウアー　問題は当人が自分の問題をどっと話し出した時に相手に「これは鑑定の延長だ」とそっけなく言えないことだ。それに取り組んで処理しなければならない。
ゴードン　（この委員会の最終決定を書く準備をしながら）では、皆さん全員の合意は、彼は基準を満たしている、彼はPTSDがあると決定する方向ですか？
バウアー　私たちは、彼がぎりぎり基準を満たしているといってきた。彼はよい患者になりそうもない。だから、外来患者として治療しようというわけだ。私はきみ（ゴードン）がした診断決定を認めるよ。しかし、これを何とかしなければならない私たちの仲間にとってはね、わかるだろう——
ゴードン　わかってますとも！　やっとこさくっつけたこういう症例だけじゃありませんが。

サムズ　さて階段を上って（入院治療コースで）患者全員の治療をせねばならん。患者がきみらにどんな球を投げてきてもちゃんと投げ返さなきゃならん。
バウアー　私たち全員の意見はビル（マロイのこと）が彼を外来で治療するのがよいということです。
ゴードン　さて記録だが、こう書いてくれ。彼は辺縁的にＰＴＳＤであると。
バウアー　他に問題山積す、とも。
ゴードン　薬物依存は寛解か？
バウアー　「部分的寛解」かな？
マロイ　混合型人格障害か？
ゴードン　特殊な傾向性を伴うと？
バウアー　反社会的――
マロイ　特殊な傾向性って？　武装強盗、刑務所に入ること数回。また、私が面接した時、彼は「自分は受動的攻撃的態度があります」と言っていた。
バウアー　ただの攻撃的にみえるがね。彼みたいなのはこの治療コースに出没していて、（精神医学的）専門語を小耳に挟んでる。その意味を彼はわかっていないよ。
サムズ　（私は）断薬治療の継続を勧告する。
マロイ　彼のオシッコ（麻薬とアルコールに対する尿検査）をモニターするべきでしょうか？
バウアー　そのとおり。外来患者にするなら、酩酊させることはできない。

（閉会）

ＰＴＳＤを語る

「診断容易症例」の場合の報告者は、患者ブライアンを自分がセンターで鑑定した中でいちばんすぐれた症例だと述べている。部門の心理判定員は、ブライアンのＭＭＰＩプロフィールが一、二の些細な点を除けばＰＴＳＤの診断に合致していると付け加えた。お義理のような質問が少しあった後、ブライアンは兵役関連ＰＴＳＤであり、センターに入院させるべしとの合意がなされて、会合は終わっている。

このような会議においては、症例提供者の冒頭報告は患者面接にもとづいてなされ、これが以後すべての議論の枠組みを提供する。報告の内容は症例ごとに違うので、報告ごとに幼年時代の話も違えば、戦時体験も違い、また職業歴等々も違っている。しかし、報告の構造のほうは断固一定不変である。いずれの報告も三部分より成り、それぞれ、兵役前、兵役時、兵役後の生活に対応する。ＰＴＳＤの診断を適切であるとする勧告を以て報告は終わるが、報告の中で、この三分割は人生を一変させて、一つの（外傷性の）体験によって繋ぎ合わせたものにしている。これによって報告は一つの語り narrative というまったくの別物に変わってしまう。そしてこの語りの構造が時と場所と事件と行動と感情とを結び合わせて初まりと中途と終わりを持った一つの「意味作用を行なう全体」を作るのである。

報告者の冒頭報告を聴いていると、語りの構造は被面接者が供給する具体的細部に内在するもので、報告者の語りの構造はその担当する被面接者の生活史の構造でもあるという感想をすぐに受ける。現場では、語りの構造はその内容に先行してすでに存在している。いや、面接者が自分の叙述をまとめはじめる以前すでに、面接者の報告の構成は用意されており、面接者の手にしているカルテを構成している質問の文章と揃え方の中にすでに埋め込まれている。だから、報告を聴く側も具体的詳細の全部を聞き終わる以前すでに、経験と勘とで、次にどういうことが来るのかがわかり、また全体がどのように嚙み合わさってゆくかがわかる。報告の構造は、聴く側が持っているDSM‐ⅢのPTSD記述の知識の中に先取り的に予期されているのである。

「診断容易症例」においては、報告者の語りの構造と内容とは最初から最後までぴったり合致していて、「意味作用を持つ全体」に疑問がさしはさまれることはまったくない。

（一）語りの主人公であるブライアンは、マロイの報告のすべての箇所にわたって、倫理的および生活的な一貫性を保っている。彼は絶えず、また意識的に、（自分はこういうものであるという）自己感覚を規定し強化してくれるいくつかの不変の価値に合致させて対応を決めてきた。また、面接時に再体験した感情は外傷的事態の瞬間に彼が体験した感情（葛藤、罪責感、悲哀）と同一であった。語りのどの箇所においても、「ブライアンって誰？」「何をしていた人？」という疑問は起こらなかった。

（二）報告の各章節を継ぎ合わせているものは一種の逆転である。第一部では愛敬のある無邪気な子どもであったものが、第三部では大人になりきれていないままに歳をとった世捨て人に変わってしまう。これが報告を統一して一つの意味ある全体にすると同時に外傷的事件によって放出されてしまったエネルギーのマグニチユードの大きさを裏書きする仕掛けである。

（三）語りには注記がいっぱい加えられている。注記の一部は非特異的である。ブライアンには解離性のエピソードがあって、自宅の近所に敵の兵隊が見えたということである。また、ブライアンには「いらいらを鎮め意識を麻痺させて自分を侵入的な観念やイメージからの絶縁体とするためにアルコールを乱用していた」という記述のある紹介状が複数ある。しかし、それ以外の注記は彼の外傷性体験の具体的内容を思い起こさせるものであった。注記は、海兵隊にもう一度再入隊することによって外傷的事件を超克しようと試みた点とか、ライフル射撃場であの事件の象徴的反復をしている点とかにある。夢を絵に描いた内容にもある。

「昂然海兵隊員症例」の出だしの語りは一見「診断容易症例」におけるマロイの語りに似ているようである。

しかし、近寄ってよくみると、重要な違いがある。マロイによるブライアンについての報告には語りの構造と内容との合致性があるが、ワイリーによるトレダウェイについての報告には首をひねりたくなるほどの構造と内容との不一致がある。ワイリーの報告は三つの点を明らかにしている。すなわち、トレダウェイは二回のベトナム勤務期間中に激戦に参加したということ、ベトナム体験にはいくつか忘れがたいものがあると述べていること、そしてワイリーがこのベトナム体験の一つあるいは二つ以上が外傷的だったと推定していることである。しかしどの体験のことだろうか？　トレダウェイによるこの体験の再話によれば、忘れがたいのは主として（これによって）自分の部下を何人か戦死させるという外傷的事態を避けたからである。あるいは、彼が触れている残虐行為（といってよいだろう）、つまり「ボディ・レース」のことか、首を切って落としたことか、水陸両用戦車によじのぼろうとして射殺された少年のことか、上空のヘリコプターから射殺された二人の非戦闘員のことか？　しかし、ワイリーの報告するとおりだと、トレダウェイは事件の最中には平然としていたということであり、全面接をつうじて、これらの体験を物語るときの態度は即物的で悔やむそぶりもなかった。面接の際に居あわせた誰かの言い草では、トレダウェイの様子は「おのれのしたことを誇りに思っており、したことに関連してさしたる葛藤は持っていない」ことになる。

ワイリーが報告を終え、処遇意見を述べて後、サムズは彼に質問をした。「彼のほんとの外傷体験は何なのか？　どうもわからん。勤務期間が終わって部下を（ベトナムに）残して去ったということか？」しかし、ワイリーが答えようとすると誰かが割り込んで別の質問で邪魔された。討論はあちこちに話が飛んだ末に、トレダウェイの心理的葛藤をめぐってのこうだ、いや違うという果てしない繰り返しになってしまった。時間切れで会合はお開きとなる。ワイリーはサムズの質問に答えずじまいとなっている。

「診断容易症例」の場合には、ブライアンの、無知で罪悪感のない状態から罪悪感のある状態への移行の仕方が、語りの主人公の連続性のしるしとなっている。しかし、この点こそ「昂然海兵隊員症例」でももっとも危ういところである。ワイリーの報告によれば、トレダウェイは段階的な変貌を行なっている。学生から予備下士官に、そして現役海兵隊員へ、狙撃兵から分隊長へと変貌していったわけである。この変貌は、トレダウェイがベトナムにもう一度出征し、彼が列挙した事件を体験する以前に完了している。第二回の勤務期間の始まった時は二十歳代の半ばであり、軍曹であり、プロの熟練軍人で、その自己規定は（みずからもいうごとく）海兵隊と切っても切れないものとなっていた。この時点でも、なるほど彼は自分は「生まれながらの戦士warrior」じゃないと言い張って、自己感覚を規定し強化してくれた価値体系に応えつづけているけれども、この価値体系は語りはじめの時に述べた伝統的な価値体系と同じであるとは思えない。話をはしょるが、トレダウェイの第二回ベトナム勤務期間中の体験が怖ろしく忘れがたいものであるのはまちがいないけれども、それらの体験が（DSM‐Ⅲのいうように）「通常の人生体験の範囲外」であるほど桁外れか、あるいは道徳的に許せないものであったかどうかは疑問である。一言でいえばトレダウェイの通常の体験の範囲内であったのではないか。

ワイリーの語りには三種類の注記がある。さまざまな感情表出、一回のフラッシュバック、何かを症状として表現している痛みである。ここでも語りの構造とその内容との対応関係には危うさがある。すなわち、

（一）ワイリーの語りは三種類のコンテクストにおいて感情に触れている。第一は、挙げた事件に関連して起こるはずの感情の動きの欠如に触れているところのコンテクストである。第二は、ワイリーの語りは面接でトレダウェイが涙ぐんだ時点を述べているけれども、この時のトレダウェイの感情がどういうコンテクストで起こったかを言えないのか言いたくないのかというところである。最後は、トレダウェイの表現がいくら即物的であっても言語的内容は怒りと欲求不満とを言おうとしているところである。この最後のコンテクストでは、トレダウェイの話の焦点は、当の事件よりも、これらの事件で彼がつとめた役割を誤解した連中にある。たと

えば、ある海兵隊中尉が捕虜の首を切り落としたとして彼を告発したがこれは不当であるとか、ある海兵隊員が少年を射殺したとして彼を告発したがこれも不当であるとか、そして職場の同僚はトレダウェイが切り落とした首を抱えている写真を見てから彼を避けはじめたがこれも不当であるとかである。

（二）フラッシュバックの物語では、トレダウェイは自分をある公園で腰をおろしている姿として描いている。一箇の土のかたまりが丘の上からころがり落ちてきて、彼は手榴弾だと思い込んで溝に飛び込んだ。この面接では、彼は自分のとった行動のコンテクストが何であったかを具体的に述べていない。また、この事件は単に外傷的エネルギーの継続効果であるという以上に特異的なことを注記していないようである。ところが、この面接の数カ月後、彼がセンターに入院してから後に、トレダウェイは、ベトナムの第二回勤務期間中における類似の事件を述べている。トレダウェイによれば、中隊長は危険な任務ができるたびにいつでも彼の分隊を指名し、二人の関係は次第に険悪になった。ある時、中隊が砲火を浴びせられると、トレダウェイの分隊が敵陣を攻撃せよと命令された。攻撃が終わって、中隊は丘の斜面で小休止した。トレダウェイは稜線の近くに腰を下ろし、中隊長の方向に土くれを一つ投げおとした。中隊長は不意を打たれて狼狽した。彼は上を見てトレダウェイを睨みつけた。二人の男は共に同じ思いであった。この土くれが手榴弾であってもふしぎではなく、そしてトレダウェイはいざとなったらそういうこともやれるということである。

（三）トレダウェイの現症は痛みであって、頭痛と背部痛である。ワイリーの語りは痛みについては三つのことを語っている。激痛でまったく弱まる時がないこと、戦時中のある爆発の時に起源があること、そして、この痛みがトレダウェイの長期雇用を難しくし（現在は）不可能にしてしまったということである。ワイリーは、トレダウェイは復員軍人病院において神経学的診察を受けたが器質的障害の所見は何一つ見出されなかったと報告しているが、トレダウェイに言わせれば、神経科医は自分の脊椎に何らかの関心を示していたという。センターの診療部長のデュロシェはこのチームただ一人の精神科医でもあり、ワイリーの発言を中途で遮って

「彼の（痛みの）問題に器質的根拠はない」と言い切った。この時点でのデュロシェの主張の底には三つの考えがあって、この会合の他の出席者も全員、それがどういうことであるかがわかっていた。第一は、トレダウェイの症状と陳述と行動とは暗号として解読しなければならないものであるということである。その表てに現れている意味／内容は抑圧されている記憶と耐えられない心理的葛藤を覆い隠しており、後者こそが彼の症状の根源だということである。第二は、精神科的訓練と精神分析的直観と長期の臨床経験とによってデュロシェは、そういう隠された意味に接近する際の専門家として他の追随を許さないということである。第三は、最終的にはトレダウェイの痛みが外傷的な戦闘行為——残虐行為だろう——の傷跡であることが明るみに出されるだろうというものである。ワイリーは、一方で、自分のこれまでの臨床経験を基にして、トレダウェイが今体験している種類の痛みは、神経学的な所見がなくてもそれで器質的な原因を除外できないと説いた。彼は会合が終わろうとするころにもう一度この点に戻って、デュロシェはトレダウェイの痛みが心因性であるというわれわれのない前提で話を進めているのではないかと言っている。デュロシェの答えは「自分の臨床判定はいわれのない前提の同義語でない」であった。誰もこの点をあげつらおうとしたくなかった。会合は終わり、トレダウェイは「兵役関連ＰＴＳＤ」と診断された。

要するに、この二つの症例の類似性は表面的なところだけである。第一例では、症例報告者の語りは内容と構造とが合致していることを認めており、話は進んで一同は速やかに合意に達し、あっさりと診断を下した。第二例では内容と構造との合致性が一目瞭然とはゆかなかった。そうであっても、会合の終わる時になると、全員がトレダウェイの症例報告がＤＳＭ‐Ⅲの記述と心理判定員の所見と矛盾しないと認める気持ちになっていた。もっとも、第一例とは反対に、合意はワイリーとＤＳＭ‐Ⅲとの二つの記述の構造共通性が生み出したものであり、またデュロシェのプロとしての権威性と地位としての権威性に増幅されて得られたものである。トレダウェイが語った表面的意味上の謎は先送りされて治療者たちにゆだねられた。

メタファー的事件症例の特殊性は、語りが二つの平行した病いの報告を出発点としていることである。すなわち、ベトナムにおける事件に発するPTSDの症例でもあり、幼少年時代の性的虐待に発する境界型人格障害の症例でもあるということである。心理判定員は面接者の発言のそのままの繰り返しである。エドワードのMMPIはPTSDとしても境界型人格障害としても成り立つというのである。ということは、一同が三つの可能性を考えなければならないということである。エドワードはPTSDなのか、境界型人格障害なのか、両者の合併なのか、である。最終的診断は、患者の指名した事件の中からどれを選ぶかだけのことになってしまった。

エドワードのベトナムにおける事件をとるのが「よい選択」だとされたのは、それらが「焦点的《フォーカル》」な体験であるためであった。「焦点的」とは認知的にも情動的にも突出しているということである。しかし、それらの事件と情動との意味するものが何かがわかっているのはデュロシェだけであった。ある時点で誰かが、エドワードのベトナム体験はその幼少時体験のメタファーであると述べているが、その意味はエドワードがかりにベトナムにおける外傷をとおして自分の心理的葛藤を表現できなかったとすれば、感じているもの、すなわち（自分を継父から守れなかった）母親への怒りと憎しみとを認知せざるをえなくなり、そうなるともちこたえることができなくなるだろうという意味である。これはいかにもありそうなことで、それは、出席者全員が、挙げられている事件は、たまたま抑圧されている、さらに苦痛な事実を覆い隠すか置き換えていると一致して考えたことからもわかる。エドワードはメタファーで語っているのだろうが、「疑問は何が何のメタファーかだ」とデュロシェが口をさしはさんでいる。

エドワード症例にあるいろいろな注記は役に立っていない。まず、彼の症状行為、たとえばバールームでの事件（彼を復員軍人病院にまで連れてきた事件）はベトナムの外傷体験群と幼少時の外傷体験群とのどちらのメタファーとしても読めるからである。第二に、デュロシェの言うことが正しくて、エドワードの障害は、挙がっている二種類の外傷体験の裏に隠されて、語られていないベトナムでの事件に発しているとすれば、そもそも注記を読解する段階ではまだない。

行きづまりが打開されたのは、エドワードがすでに復員軍人局の補償委員会でPTSDと診断されており、センターはPTSDとして彼を治療する義務があるので、診断は医療者としての使命と一致しなければならないという論点をマロイが述べた時である。マロイの論理が危ういのは、センターは時に補償委員会と矛盾する診断をやっているからである。しかし全員がこの解釈法で助かったと思ったようで、メタファー的事件症例はここで閉会となっている。

最後の症例検討会では「曖昧事件症例」のフレディは一同にPTSD診断に必要なもの一切を提供している。いかにもと思われる外傷的事件を選んで述べており、なるほどというMMPIプロフィールがあり、高いPTSDサブスケール・スコアがあり、詐病と誇張の低さを示す反応も一揃いある。問題は誰もフレディを信用していないらしいことである。何回か、彼の症状は「性格的なもの」と言われている。これは、彼の最優先診断はPTSDでなく、人格障害のどれか、あるいは二つ以上の人格障害で、その上に薬物嗜癖者で小物犯罪者で口先男というライフスタイルが載っかっているということを手っとり早く言っているに等しい。会合中に誰かがフレディは果してPTSDの診断基準に合っているのかと問うていて、面接者は「むろんだとも、彼が自分について語っているとおりなら、むろんそのとおり」と答えているが、これは皮肉な答えなのである（反社会性人格障害者は「真実を一顧だにしないことは、何度でも平気で嘘をつくこと、（中略）自己の利益・快楽のために自己以外の者を「カモにする」ことが示すとおりである」（American Psychiatric Association, 1987 : 345））。また別の誰かが「フレディはベトナム戦争らしい暴力的なテーマの不安夢を見ている」とコメントしている。しかし、この昔の体験をどれだけ評価すべきであろうか。彼が今送っている「ストリート・ソルジャー」としての暴力いっぱいの生活と照らし合せてみれば――。フレディは「現在、心の中に侵入してくるものが山ほどある。塀の外に出ると大勢の人間が彼を尾行しているのも事実である」。となると彼の「(ＰＴＳＤ)症状的な罪業感」もどんなものであろうか。「州の刑務所にいる連中に面接してみれば、フレディが私たちに語るのとまったく同じ罪業感が得られるのでなかろうか」と誰かがいっている。

このようなからかいめいた話が続いたのも出席者の誰一人として、複数の解釈と可能性を整理して単一の話にまとめるのに必要なデータ源を持ち合わせていないからである。デュロシェは欠席しており、昂然海兵隊員症例の討論にけりをつけたような権威的な見解をとり出してみせられる者は彼以外にはいない(デュロシェがトレダウェイの痛みの心因を発見したのである)。またメタファー的事件症例をお開きにする合意に達せしめた原則に気づく者もいなかった。四十五分後にスタッフはフレディに「疑わしきはその者の利益にする」原則を適用することとした。根拠ならいくらでもあった。テスト結果、マロイの語り、人種差別と糾弾されることに対する全員共通の不安、――これらの理由が、ＰＴＳＤという診断を彼に与え、その傍に混合型人格障害と書き添えさせたのである。

以上の四症例はありきたりでない人の極端な状況についてのものである。この人たちの物語には殺人、傷害、人体毀損が目白押しである。ところがこれらの症例をベトナム戦争関連ＰＴＳＤというコンテクストの中に置いてみると、皆ありきたりのことばかりである。それはこのセンターにおける症例のスペクトルを代表している。また、このセンターでＰＴＳＤと診断された男たちと他の復員軍人病院でＰＴＳＤと診断されたベトナム帰還兵とに有意の差があるというたしかな理由は全然ない。

心理判定テストと標準化された診断面接によれば、ブライアンもトレダウェイもエドワードもフレディもＰＴＳＤである。皆、第三章で述べた研究計画のどれにも使える症例である。しかし、彼らがみずからを語りはじめ、具体的内容の空白を埋めはじめると、あれもこれも不確実となる。ＰＴＳＤの公式叙述(これが四人を共通の診断項目によって一つに括っている)と一人一人の語りとの間にはすきまが開いてゆく。診断者たちには、この難点を何とか埋め、語りの構造と語りの具体的内容との距離を縮めるさまざまな手法を持っている。しかし、診断者がやることをやり終えた時、不確定のままに残った残渣、挙げられている事件は病因的ではなくて「メタファー的」でないのか、推量を交えた注記が誤解読されていないかの疑いは依然としてそのままである。患者の自己と患者の過去にかんする陳述をバイパスする方法があれば研究者と診断者はどれほど楽になることであろう。私はこの点を第八章でとりあげて、ＰＴＳＤの生物科学を分析することとする。

(1)　トンキン湾決議は一九六四年八月議会を通過した。北ベトナム魚雷艇によってアメリカ艦艇への攻撃がなされたといわれた直後である。決議は北ベトナム共和国に対する軍事行動をとる全権をジョンソン大統領に与えるものであった。

(2)　これらのテストには人種的偏見が含まれている可能性がないかどうかという問題については Pritchard & Rosenblatt, 1980; Walters et al., 1983 をみられたい。

(訳注1)　爆薬をテープで板に張りつけ、枝に針金か取っ手をつけた偽装爆弾。

(訳注2)　地下トンネルの地上への隠蔽された出口で、狙撃兵が射撃するところにもなる。

(訳注3)　「アムウェイ」は一九五九年創立のアメリカの日用雑貨製造販売会社である。店頭販売をせず、主婦などが知人に訪問販売したり、特に個人の家でホームパーティを開いて売る。売上高に応じて報奨金の率が高まる。品目は洗剤、ステンレス調理鍋、ヘアケア用品、栄養剤、アクセサリーなどだが、販売員の頭に品質が特によいということを叩き込み、客を販売員にしてゆく。わが国では中上流階級の主婦の一部の個人収入源となっている。その高級邸宅でハイソサイティの身なりたたずまいをした人が勧誘したり実演するので、客はその雰囲気にのみこまれ、購入するだけでなく、販売員になりたがる人も出てくる。販売員にはランクがあり、高級ホテルで販売高世界上位の人の肖像の前で国内上位の販売員の表彰式があり、最高級のダイヤモンド・ランクになるとアメリカ本社で表彰する。中上流階級女性がかえって機会に恵まれない精神的・経済的自立志向に訴えたところに成功の大きな要因があるとみられる。表彰式の雰囲気は宗教的熱狂に近いといわれる。これに対する批判本もある。ここでは、治療者が意気込んで家庭訪問したら、「アムウェイの品、どうです？」といわれてがっくりしたということであるが、皆の笑いは、「自立、成功、アメリカン・ホーム」の神話が生きていたベトナム戦争以前一九六〇年代のシンボルが顔を出すことをアンチクライマックスと感じてであろう。この海兵隊員はベトナム戦以前の価値観に生きていることがその他の点でもわかる。本国では必ずしも上中流階級のアルバイトでないらしい。

(訳注4)　この型の成人異常者は人格障害や分裂病反応を示す。この型の患者は社会的適応に欠陥を持ち、奇妙な行動（特に

性的な面で）をとる。（「日本版ＭＭＰＩ使用手引き」より）

（訳注５）「he stashed 18 k.」について原著者に問い合わせたところ、返事は「単純な話だ。ｋは千と同じ。だから、彼は「一万八千ドルを隠匿した」という意味だ。次の文章は、この金の出所についてで、「彼は大佐に便宜をはからってやって一万八千ドルを得た」というのだが、いわんとしていることは、ベトナムのブラックマーケット取引きで、合衆国政府の武器をベトナム人商人に売る。むろん非合法で、ベトナム国内で転売される。むろん、大佐への便宜はまったく別のことであるかもしれないが、軍用コンテナに非合法の麻薬を入れて合衆国に送って患者と大佐がもうけたという確率のほうが小さい。いずれにせよ、非合法である。バウアー自身は自分の計った便宜の内容を正確には知らない。このバウアーという奴は、若い兵隊、大学生、高級娼婦が好む話し方をする男であるが、心理学のPh・D（博士号）を持ち、長老教会の牧師に叙任されている。中年期にさしかかって（ベトナム戦争中だ）陸軍の志願兵となり、空挺部隊（最前線）を選んだ。この男の話し方は、自分では「意味のないことはしない男」といっていたが、世間知に長けた抜け目のない男という大衆のイメージに意図的に合わせたものだった」。

第六章　精神科病棟における日常生活

裁判官は、警察の調書と放浪生活の事実とから始めて、あらゆる事件を一つにまとめて、この事件はきみの有罪だとモースブルッガーに提示した。しかしモースブルッガーにとっては互いにまったく無関係な別々の事件であって、それぞれの原因は異なっており、モースブルッガーの外側に、そして全世界のどこかにあるものだった。裁判官の目には、モースブルッガーのいろいろの行為が彼の方向に向かっていることは群れをなして飛んでいる鳥が結局一方向に飛んでゆくのと同じだった。裁判官にとってモースブルッガーは特別なケースであった。モースブルッガーにとっては自分は一つの世界であり、世界について確実なことを言うことは非常に難しいものである。二種類の戦術が互いに闘い合っていた。二種類の一元性と論理的一貫性とが闘い合っていた。けれどもモースブルッガーのほうが不利であった。もっと抜け目のない男でも、彼の奇妙な幽霊めいた主張を表現することはできなかったであろう……

彼の主張はたえずその形でなくなっては別の形に変わる湯気のようなものであった。彼はもちろん、裁判官にあなたがたの人生は本質的に違ったものであるかどうかを尋ねてみてもよかったのだが、その考えは一度も彼の心に浮かばなかった。

——ローベルト・ムージル『特性のない男』

ＰＴＳＤは薬物療法と心理療法の両面で治療される。もっともよく処方される薬物は抗鬱剤とマイナー・トランキライザーとメジャー・トランキライザーであり、主にＰＴＳＤに随伴して現れる病的状態すなわち鬱状態、全般化した不安、アルコール乱用、化学物質乱用を標的として使用されている（Silver, 1990 : 36 ; Solomon et al., 1992 : 634）。薬物療法がＰＴＳＤの特異な症状のために使われることはまれであるが、若干の薬物は侵入症状たとえば悪夢、夢の中に現れる過去の記憶と自律神経系過剰覚醒症状たとえば易刺激性、攻撃性の爆発、度を越した驚愕反応、警戒性過剰を減弱する効果が多少あることが発見されている。鎮静剤も、ときにＰＴＳＤに随伴する入眠困難、睡眠持続困難、過剰覚醒効果などの問題を持つ患者に投薬されている（Silver, 1990 : 36-37）。ＰＴＳＤ特異症状が薬物療法によって軽減された時でも、それ以外の症状とそれらの結果、もっとも一般的なものとしては罪悪感、社会的機能障害、身体的愁訴に由来する苦痛を体験しつづけるのがＰＴＳＤ患者の特徴である。したがって、薬物を使うとしても、それは心理療法の補助であった（Silver et al., 1990 : 34 ; Solomon et al., 1992 : 634）。

ＰＴＳＤの精神療法は、大きく三つのカテゴリーに分かれる。行動療法、認知療法、力動的精神療法（催眠療法をここに含める）である。

ＰＴＳＤの「行動療法」の理論的基礎は第一章に記しておいた。簡単に言えば、行動療法家は、患者が脅威的または苦痛な刺激と、それと同時に何らかの中立的な刺激にさらされてきたと想定する。この経験が患者を中立的な刺激にも条件づけをほどこし、患者は中立的刺激を体験する時にも、まるで恐怖的な刺激を再被曝したのとまったく同じように不安と過覚醒を経験する。以前の中立的な刺激は嫌悪されるようになる。このようにしてさらに高い次元の条件づけを作り出すことができ、そのためにことばや考えやイメージを含む付加的刺激が不安を引き起こすようになる。ＰＴＳＤの特徴である回避とは、患者がこれらの条件付けられた刺激から自己を絶縁しようとすることである。治療の目的とは不安とそれに付随する回避とを脱条件過程によって減殺することであり、患者が不安誘発的ではあるが客観的に無害である刺激に被曝することである。これ以外にも侵入的思考、再体験、悪夢、睡眠障害、抑鬱の軽減などの利点があるといわれている（Keane et al., 1993 : 368-369)。

二つの方法が用いられている。系統的脱感作法では、当人は徐々に増大する（条件づけられた）恐怖刺激の被曝を受ける。治療効果が挙がれば刺激は条件づけられていた反応を誘発する力を失ってゆく。第二の技法は、刺激被曝療法すなわちフラッディング法である。これは当人ができるだけ完全に外傷性記憶を想起し体験させることをめざすものであるが、患者が外傷性記憶を想起するためには過覚醒状態にしなくてはならない。さまざまの刺激、暗示（キュー）などの手練手管を使って患者をそのようにさせる。すなわち視覚的（たとえばカメラが密林中の川を下って移動するビデオ）、聴覚的（たとえば軽火器発射音の録音）、嗅覚的（たとえば火薬の匂い）、触覚的（たとえば患者がライフル銃の台じりをつかむ）とかである。「患者は徐々に段階的に特定の事件のキューを示され、もっとも思考をかきたてる記憶要素がイマジネーションの中で強調され、延引する」（Keane et al., 1985 : 279）。この治療の経過をつうじて当人がこころをかきみだす「症状特異的な外傷的キュー」に再被曝しつづけていると、ついには不安の効果が消失し、回避メカニズムの必要性が除去される。これに似た効果を得るために時々用いられるのが麻酔療法である（Kolb, 1985）。ＰＴＳＤの患者は、また罪悪感、怒り、恥辱、不機嫌を起こす。一部の治療者は、刺激被曝療法が、これらの情動の治療にも有用であると主張しているが、それらの情動が「ありとあらゆる条件づけられた刺激、たとえば誤った思い込みや価値体系とされているもの（たとえば自己統御喪失、永遠の地獄落ち、罪悪感、卑下、羞恥のようなテーマ）」に関係しているからである（Keane et al., 1993 : 367)。しかし、多数派の意見は、これらの情動は不安が消えるのと同じ形で消えるものではないとしている。したがって、行動療法は（薬物療法と同じく）他種の療法の補助として使われているのが主である（Solomon, 1992 : 636)。

「認知療法」はＰＴＳＤと連合した自己蔑視的な情動状態、特に怒りと不安をコントロールするためのスキルを患者にさずけるのが目的である。数多くの認知療法がある。あるものは患者の反応的思考および自己催起的覚醒度上昇という習慣的反応パターンを変えることをめざし、あるものはコミュニケーション・スキルの改善をめざし、あるものは筋肉を弛緩し、呼吸を統御することをめざす。まだまだいろいろあるが、これらは、しばしば二つ以上を組み合わせて用いられている（Solomon et al., 1992 : 636)。ＰＴＳＤの治療法としてもっとも意味あるものはアーロン・ベック（1976）とアルバート・エリス（1977）の発想にもとづく「認知再構成」である。ベックのシステムは、情動障害は誤った仮定にもとづく現実の認知の歪みによって作り出されることが少なくないという前提にもとづいている。認知の歪みとその結果としての情動とが自滅的行動の原因であり、当人は世界を否定的な、彼を罰する場として経験するようになる。当人は内省を通してこれらの非適応的・非現実的な認知現象を突きとめるようにし、また認知療法は、以上の歪みを検証し、訂正する技法を提供する。

精神分析学派の治療者とは反対にベックは、非合理性の根はごくありふれた過程、たとえば、不適切不十分あるいは不正確な情報にもとづいて間違った推察をすることや、想像と現実の区別をしそこなうというようなものによると考えている（Beck, 1976 : 12-21)。認知の歪みとは「悉無律的思考」（人や事件を黒か白かに分ける)、「一般化過剰」（一つのマイナスの出来事から果てしない不吉な事態を予想する)、「読心法《マインド・リーディング》」（証拠がないのに、人が自分にマイナスの反応をしていると結論する)、「感情的推論」（自分のマイナス感情が客観的状況を反映したものであると仮定する)、そして「何々すべしという文言」（「何々すべし」「何々しなければならない」という自己動機づけをする——まるで何をするにしてもしようとする前にしなければ罰を食らうぞと脅迫されているみたいなこと）である（Burns, 1980 : 40-41）。

認知の再構成は、ＰＴＳＤと関連した種々の情動を目標として行なう。もっとも、罪悪感はしばしば残虐行為に伴うもので、この技法によって修正することが特に至難であることがわかっている。

治療者が話題の中心とするのは戦闘において求められる環境条件と状況特異性であって、これをそれほどストレスフルでない環境において当人が示すであろう行動と対比させる。このやり方によって私たちがしようとしているのは犯した行為を許すことではなく、帰還兵が戦闘において行なった行動に合理的説明を提供しようとすることである。その意図は患者の行動、パターンの「過剰一般化」を防止することである（自分はいかなる場合にも残虐行為をしてしまう人間だという一般化を防止することである――訳者）（Keane et al., 1985 : 287）。

「精神力動的精神療法」はＰＴＳＤに対しては外傷性記憶の内容に集中して行なう。すなわち外傷的事件の具体的詳細、これと関連のある主観的意味などであり、この点が他の精神療法と異なるところである。治療の終着点は、外傷性記憶内容の構造をつくり変えて、ついには現在の自己観の中に外傷性記憶を統合し、それを意識の中に持ちこたえられるようになることである。精神力動療法は学説の相違によって何派かに分かれているが、いずれも抑圧あるいは解離されている材料を意識にもたらそうとすることが共通点である。「患者に心的外傷のことを考えないようにしなさいと言うよりも、心的外傷のことを考えなさいと言うのであるが、それは一旦、この過程をとおりぬければ、それ以外のことに注意を向けることができると推定してのことである」（Spiegel & Cardena, 1990 : 42）。

この章はＰＴＳＤのケースが、前章で紹介済みの復員軍人病院精神科部門である国立ＰＴＳＤ治療センター（仮称）でどのように治療されたかを記述するものである。一九九〇年に、この国立センターは復員軍人局によって編成替えを受けた。その種々の役割はいくつかの復員軍人局医療センターに振り分けられ、私が研究を行なった部門は閉鎖されてしまった。以下のページで、私が現在時制でセンターについて話す時は、私が通っていた時にどのようにセンターが運営されていたかを述べるもので、現在時制の通常の用法ではなく、「民族誌的現在形 ethnographic present」と解していただきたい。

センターの治療コースはさまざまな形の認知療法と精神力動療法の方式にもとづいており、行動療法はこのセンターではやっておらず、薬物療法はPTSD以前から存在していた疾病に限られている。この治療選択方式は効率についての精神医学一般の態度を背景にして理解するべきである。あなたの臨床的レパートリーは何ですかと聞かれたら、アメリカ精神療法家の大多数は自分は折衷派だと説明する（Lambert et al., 1986 : 159）。なぜ一元的臨床技術よりも折衷的アプローチを選ぶのかと説明を求められると、精神療法家は三つの立場を挙げるのである。

（一）ある障害に対してはある精神療法がすぐれた効果を挙げるが、別の障害に対してはそのライバルの精神療法よりもよくない。たとえば、認知行動療法は鬱病と恐怖症と強迫性障害に対してはすぐれた効果を挙げてきた。バイオフィードバックは偏頭痛に対して特に効く。リラクセーション療法は緊張性頭痛に平均以上の効果を挙げている。

（二）どの精神療法は他の精神療法よりも本質的に有効性が高いということはなく、治療選択は診断によってよりも状況的根拠にもとづいて決めるべきである。この立場は『説得と治癒』（*Persuasion and Healing*, 1961, 1973, 1990）においてジェローム・フランクが記載した「士気低下論」と同じとみることができる。この論は、精神障害は、臨床的にみて「二つの」カテゴリーの症状から成るとするべきであるという主張である。まず、中核症状があり、これは障害特異的なものである。しかしまた、二次症状があり、これはすべての精神障害に共通である。二次症状は士気低下効果であって、患者は「自己有効性」喪失として認知するものがこれである。それは彼なり彼女が感情をコントロールできず、自分の問題を解けず、他の人々がやすやすとこなす日常の出来事をやりこなせないと感じることである。自己評価は低下し、そして狭まった活動の場は、悲哀、羞恥、不安、怒りの四つの感情が支配するところとなる。自分の症状が何を意味しているのか、あるいはそれらがどれぐらい重いのかわからない。自分の傷つきやすさを感じ、ひょっとすると頭がおかしくなりつつあるのではないかと思う。

（三）第三の立場は士気低下論と重なるところがある。中核症状と二次症状があるが、精神療法の効果は二次症状に限られているというものである。しかしながら、精神療法が方法として特異的であるためには、感情的、認知的、そして行動的効果の三つの組み合わせを生みだしてはじめて有効である点である。どの精神療法も以上の三点にかんする潜在能力が違っている、したがって治療コースを成功させるためにはいくつかの精神療法を適切に混合して取り入れなくてはならない。感情の意識化が患者の認知と行動の変化の準備となるのは、凍結していた感情を融かし心理的防衛を掘り崩すからである。アーロン・ベック（1976）が記載した洞察志向療法、理性的認知療法のような認知的技法は、「感情よりも理性と意味とを用い、（中略）これを主要な治療道具とすることによって、また（中略）新たな知覚と思考パターンと（あるいは）自覚を獲得し、これらを統合することによって効果を達成しようとする」（Karasu, 1986 : 691）。類似のテクニックが世界各地に見いだされるが「西洋的科学的治療」（カラスの用語）の特色は、それだけが有効だということではなく、不合理な信念の根を抜き取り、正しい洞察と理性的な理解を達成し、自主自立性を回復させることを目指す点にある。しかし洞察と合理的解釈だけでは不十分であり、もっぱら認知療法的なアプローチは反治療的効果となる場合がある。それは患者に自分の問題の過剰な知性化を促すことであって、防衛と治療的変化に抵抗する能力とを強化しかねない。一部の患者は、洞察と自己認識とを追求すれば、不安、怒り、罪悪感、恥辱の原因となることがあり、これらは耐えがたい強烈な感情である。したがって、認知療法が望ましい変更を生み出すためには、治療にあたって、感情の意識化をうまく取り扱い、また新しい情報と思考方法を構造化された臨床場面の安全性から外の世界に移してゆく技術が含まれていなくてはならない。

競合する立場の有効性を比較する方法はいうまでもなく予後研究である。典型的な予後研究は、同一あるいは類似の診断名を持つ人々を材料として始める。材料は二グループに分け、それぞれのグループが別種の精神療法で治療される。診断面接と心理測定具と心理学的スケールとの組み合わせを用いて治療前と治療完了後の一時点あるいは二つ以上の時点における症状および機能障害と苦痛との水準を評価する。そして症状および／あるいは機能障害の水準の変化のような、グループ間の予後を比較する（治療前のデータが通常「コントロール・グループ」の役をつとめるが、時にはほんとうのコントロール・グループを編成して用いる）。

予後は多数の決定因子の合力である。すなわち、患者の人格、初期経験、「心理学指向的心性」（自己の動機、認知、思考過程などを内省する能力）、精神科的病歴、心理的信念と疾病説明モデルの如何、同時進行的な人生上の事件、合併症、二次性疾病利得がありうるかどうかなどである。予後はまた担当臨床家に関連する要因に左右される。彼あるいは彼女の人格、技法の熟練度、対人相互作用のスタイル、持っている社会的通念などである。予後研究は、通常、単一種の決定要素すなわち介入に限定される。もし付随的条件（別個の決定因子のこと）が実験的なグループと標準グループとの双方に無作為的に分散しているなら、それを必ずしも問題にしなくてよいと精神療法のメタ分析研究（分析の分析研究）を行なう人たちは言っている。付随的条件の効果を無作為的にするためには、多数の研究を比較しなければならず、それはそれぞれ異なった予後データを出している別個の心理測定用具が生み出した結果を（特別の統計技術を援用して）比較することを意味する。このデータ分析はフランクの直観力の正しさを裏付けたのであった。すなわち、何らかの種類の心理療法を受けている患者は何一つ受けていない患者よりもよい。またどんな形の療法を受けているかに関係なく、最初の立ち上がりで改善を見せる人はそれを持続する可能性が高い。また初期にはある精神療法が別の精神療法より有効である場合でも、この差は長い期間をとってみれば減少する傾向がある（Lambert et al., 1986; Klein & Rabkin,

1986)。したがって、これらの所見は第二と第三の立場と一致するが（ある種の療法がある種の障害に対しては本質的に効果が大であると主張する）第一の立場とは一致しない。

しかし予後研究を比較し解釈する上での困難にはもう一つある。その問題とは心理測定用具でなく心理学の諸流派を横断的に翻訳するにはどうしたらよいかということであり、これは技術論でなく認識論である。単純に言えば、学派が違えば同一の予後にも違った意味を与えることがあるだろう。行動主義者と認知療法家は、軽蔑されていた行動パターンに永続的変化を生み出したならば技法は有効であったと言い、精神力動療法家、特に精神分析指向性を持つ臨床家はこれとは別の行動の変化に意味を見いだすであろう。たとえば病因についての考えであるとか象徴的内容または心理的な過程である。ただ単純に症状の強度を減少させるだけでは反治療的なこともあり、病因となっている葛藤への洞察を妨げる心理的防壁が強化された徴候かもしれない。真の有効性とは内的な成長と成熟のための潜在能力を解放して、満足のいく社会的関係を樹立し維持する能力を強化することを意味する。この際、行動療法的評価と精神力動的評価とはただ違うというだけでなく、共通分母さえないのではないか。すなわち共通の尺度で測ることができないのではないか[1]。

センターでは患者と臨床家の双方が、その治療コースの有効性（あるいは有効性の欠如）について延々と論じ合う。さしあたり、私は私の見解を医療スタッフの考えと態度に限定したい。私が一九八六年にセンターに着いた時は開設後およそ一年であった。どのようにＰＴＳＤを治療したらよいか、スタッフの意見はばらばらであった。しかし続く二年のうちに統一見解がおのずとできあがった。それは診療部長（第五章で紹介した精神科医デュロシェ）の発想と方針を反映するものであった。すなわち、

（一）　ＰＴＳＤの中核症状と二次症状を区別することは臨床的に有用である。

（二）　ＰＴＳＤの弁別特徴は外傷性記憶とそれが作り出す中核症状、すなわち、侵入、回避行動、過剰覚醒症状

である。

（三）　精神力動的精神療法は、外傷性記憶に働きかけ、またそれをとおしてＰＴＳＤの中核症状に働きかける、他法を以ては変えがたい有効な方法である。この療法は治療的方向への変化を生み出すために必要とされる治療構成要素のすべてを持っている。すなわち感情の意識化、認知の再構造化、行動の適応化である。

（四）　認知精神療法は精神力動的精神療法の補助として有用であるが、その効果はＰＴＳＤの二次症状の統御に限られている。

（五）　抗不安薬は、反治療的である。それらは患者が外傷の記憶との取り組みをしなくてすむようにすることによって心理的過程を妨害するからである。（一九九ページ参照）

センターとその使命

このセンターは、アメリカの中西部のさる広大な退役軍人局医療センターの敷地内にある二階建ての建物である。一階には入院受け入れ部門、複数の面接室、外来部門、管理事務室がある。入院患者病棟は上の階にあり、ふつう十三人から十六人の患者と二十二人の常勤スタッフがいる。スタッフは精神科医、医療助手、精神科経験を積んだ看護婦、臨床心理士、ソーシャルワーカーとリハビリテーション・カウンセラーなどである。行政組織としての上下関係はスタッフの専門資格の高低とほぼ一致し、頂点が診療部長（精神科医）で底辺は大学院の学位を持たない治療者（カウンセラーと看護婦）である。

入院病棟には二つの翼《ウィング》があり、一階に通じる階段が双方を分けている。それぞれの翼棟の入口のドアは施錠できるようになっている。西の翼棟は病室とコミュニティ・ルームとその横の看護ステーション、それに集団療法とスタッフ会議のための小部屋がいくつか、バスルームとシャワールームと精神科救急入院のための特殊ベッドと拘束具を備えた部屋が一つある。東の翼棟は治療者の執務室と、主に認知療法に使われる大きい部屋がいくつかある。西の翼棟への扉は深夜と集団療法が行なわれている午前の時間帯は施錠してある。

患者が食事をとるのは別の建物にある共同の大食堂である。食卓は、他の精神病棟の患者と共通で精神病患者の隣りになることもある。センターの患者は、外出許可がないかぎり、治療コースの期間中ずっと敷地内に留まるものとされている。週末外泊は権利ではなく、特別の患者だけに与えられる恩典である。各患者には衣類と私物を格納するための鍵のかかる戸棚が貸与される。自傷他害の武器となる恐れのある物品は所持禁止である。かみそりは、毎朝洗面の前に配られ使用後は直ちに返還しなくてはならない。患者がタンブラーやビンのようなガラス製品を病棟へ持ち込むことは許されない。これらの規則は厳格に強制される。男子病室と私物はいつでも予告なしの点検を受けるものとされ、かりにナイフのようなものが見つかったならば患者は即刻退院となる。患者は治療コースに加わる許可を与えられる前にまず「患者契約」に署名を要求される。この契約は患者にいっさいの暴力行為と威力脅迫の禁止およびいっさいのアルコール飲料または当院の医師が処方していない薬物の使用禁止の契約である（タバコだけは例外であるので患者は超人的大量喫煙者になりがちである）。患者が週末外泊から戻ると必ず尿検査材料を提出するように求められ、また、いつ何どき求められても尿検査に応じなければならない（アルコールと麻薬類服用の検出のためである――訳者）。

患者の大多数が来る経路は四つである。復員軍人局精神保健診療所や、ＰＴＳＤのための入院治療部門のない医療センターのスタッフからこのセンターに紹介されてくる者もいる。またこの医療センターの隣接ビルにある薬物・アルコール乱用病棟から紹介されてくる者もいる。さらに他の復員軍人にセンターに連れてこられて自主的に再入院する者もいる。他の精神科部門からセンターに紹介された患者の多くは非特異的症状によって入院させた者である。自殺企図、全般性不安、抑鬱、暴力行為の既往、解離行動などである。これらの症例において検査のためにセンターに送るようにと医師を動かすものは、特別の徴候でなく患者が軍歴を持っているためであることが少なくない。

患者が、PTSDと診断できる症状の始まりから彼らが最初にPTSDあるいはPTSD類似の診断を受けた時点までに経過した平均年数は十二年である。PTSDと診断されるまでの診断名でもっともありふれたものは、今日PTSDと合併するといわれている障害、たとえば化学物質使用障害（アルコール乱用を含めて）、鬱病、全般性不安、パニック障害か、あるいは分裂病妄想型などのように現在では誤診であったと言われる障害である。センターの診断者と治療者によれば、患者の精神科的問題はとびとびに起こっているのでなく慢性的である。不適応的な行動と生活様式の中にどっぷり漬かって、その結果ますます士気崩壊を来すようになっている。入院患者コースに入る前に、彼らは、診断的評価の期間を通過する。これは重度の人格障害、精神病とPTSDの詐病例を除外するように考案されている。その手順は前の章で述べた。

治療コースは三段階に分けられる。一週間のオリエンテーション、八週間の個人精神療法と集団精神療法と認知的対処技能訓練、二週間の社会復帰段階である。第二の段階を八週間で完了した患者はかなり少なく、大部分はさらに一カ月かそれ以上この段階で足踏みをしていた。プログラムに参加した人のおよそ二分の一が中途で治療コースを離れるが、それは個人的理由か規律違反のための退院かである。強制退院の最大の理由は尿中のアルコールと薬物の検出である。

一九八〇年代初期の間に、さまざまの復員軍人の組織が議会にロビイストを使って働きかけ、復員軍人局医療システムに特別のPTSD治療を提供させることに成功した。これらのグループはベトナム退役軍人の多くがPTSDを病んでいること、そしてこの障害を診断されず、治療されずにいることが退役軍人の（自己破壊的な行動と関連した）死亡率の高さ、精神科有病率と精神病院入院率の重要な原因であると主張した。議会はこれに応えて、法律九八‐五二八号において、「国立センター」の設立を復員軍人局に命じ、モデル治療コースを立案する責任を負わせた。このセンターはこの指令の結果一九八五年に設立され、三つの任務を命じられた。患者にPTSD専門的な医療を提供すること、PTSDの診断、評価、治療に関連する臨床所見を集積して他の復員軍人病院治療部門に広く提供すること、PTSDの病因、症状、治療に関連する研究を行なうことの三つである。この指令のもとに、センターの部長は、センターを、当時PTSDを治療している他の復員軍人病院精神科部門から一頭地を抜くまったく違った治療コースを開発しようと奮起した。そうすればセンターにはかなりおおぜいのスタッフと多額の予算がもらえそうだとも——。一九八五年にはPTSDの精神医学の言説が未成熟の状態であったことを考慮すると、議会の指令はセンターの三つの任務を連結する効力を有していた。センターは、患者治療の経過においてPTSDの知識を蓄積し、そして逆にこの治療技術と過程を向上させるために知識を活用することになるだろう。センター開設直後、この治療を生み出そうとする力に方向づけが与えられると、初代の診療部長は辞任し、精神分析学の抜きんでて強力な信念の持ち主の精神科医（デュロシェ）が後任に指名された。

センターの治療コースは時とともに発展しているが、二つの前提は不変不動である。（一）PTSDの精神力動的中核は反復強迫である。すなわち患者は初めに彼を圧倒した環境を超克しようとするはかない試みのために、障害を引き起こした行動を再演するようにと心理的に強制されている。（二）回復のためには、患者はみずからの外傷性記憶を想起して、集団精神療法の際に担当治療者と患者仲間とに開示し、これを詳細に検討しなければならない。記憶／物語はその人の障害の（解読を待つ）ロゼッタストーンである。患者のベトナム戦後の生活史は一般に不幸と失敗とで飽和状態である。不安定な雇用か慢性の失業か、衝動的な転居、危険行為への嗜癖、触法行為などなどである。外傷の記憶が正しく解読されたならば混沌としている表層に対して（首尾一貫したサブテクスト）が得られる。

週に一度の映画鑑賞とリラクセーション療法は別とすれば、センターの治療活動は、主に語ることである。

語りの大部分が集団精神療法（毎日）、個別精神療法（毎週二度）、自分史を語るセッション（毎週、グループとして）と認知的技能セッション（毎日、グループとして）の際になされ、合理的思考、コミュニケーション技能、価値の明確化そして死と死ぬことという話題について語ることである。どこかがPTSDと関係があるテーマを描いている市販のビデオとテレビ・ショーのビデオを見せられた後に治療者が主宰する討論会が開かれる。語ることは治療法であると同時に患者の進歩の証しでもある。治療者の見地からは、もっとも重要な語りは、患者が自らの心的外傷体験とその後に起こった症状的事件の語りである。治療者は、真剣な語りこそ心的過程の前進運動の証しであると言い、語るという行為、いや語ろうとする努力でさえも、「（外傷性記憶の）処理《プロセシング》」とされる。単純に「作業《ワーキング》」と呼ばれることもある。

たいていの復員軍人局医療システムの精神科部門では、薬物療法が治療の重要な面になっている。しかし、このセンターでは、薬物は重要な役割を持っていない。多くの患者が精神医学的問題のためにこれまで薬物を長期間投与されてきた人たちであるのに――。原則として、センターは薬のない治療環境である。入院するや否や患者は抗不安薬の服用を許されなくなる。これらの薬物は障害と関連した心理的葛藤を「処理」し「徹底操作」する能力を低くするといわれているからである。入院時においてもっとも一般的な薬物種である抗鬱薬の場合、患者は完全に薬物療法を打ち切られるか、耐えられる最小服用量に減らされる。同様の方針が今まで、抗精神病薬を服用していた少数の患者にも適用される。

患者は、治療段階から社会復帰の段階に進むのを許されるには、その前に最初の診断評価の時点で設定された行動基準を満たしているはずだとされる。ひどい睡眠障害で来た男は睡眠パターンが改善されているはずとされる。攻撃性をコントロールすることが問題だった患者は、今彼の怒りをコントロールして、怒りの表現を効果的に処理しているという証拠を示すべしとされる、などである。どの患者も回復途上にいることを示すさらに三種の証拠を示すべしとされる。外傷的事件を公衆の面前で整合的に語れること、この事件を正しく解釈すること、現在の行動で反復強迫の主題と同調しているものを報告することの三つである。

多くの場合、症状行動は患者が入院患者病棟に着いた瞬間に変わる。たとえば、入院の際、患者の多くは自分の暴力的衝動に恐怖していると語る。これはしばしば自分の妻子を傷つけるのではないかという恐怖として表現される。

私が二番目の妻と結婚した後、私の継娘は私の膝の上に座ることがよくあり、私の隣りにぴったりと寄り添うこともありました。私は、明るくふるまおうとしました。それはことに妻のためでもあります。けれども私が娘を見ると、いつでも、私たちがひどい目に遭わせたベトナムの子どもたちの顔が見えるのでした。ですから彼女が傍にいるのは耐えられないことでした。あるとき彼女は私を驚かせるために、こっそり近づいて、そして私を両手で目かくししました。私は彼女をぶち、彼女は深く傷つきました。妻は腹を立て、悲鳴をあげて「あなた気は確かなの？」と言いました。

別の患者たちは、いつも人々が自分たちと闘争を開始したがっているところにいるような気がし、結局は殺されるか、他人を傷つけて、刑務所入りとなるのではないかと心配していると語る。

一旦センターに入院すると、これらの男たちは暴力を振るわなくなり、入院期間を通してずっとそうである。しかし強調される必要があるのは、この種の変化が（徐々に花開くような）「発展」ではないことである。変化は治療プログラムの間に徐々に頭をもたげるのでなく、入院の時点あるいはその直後に生じる。一方スタッフは変化を自分たちの治療実践によるものとしているが、これが最適な説明であるかどうかは疑わしい。この変化は、高度に枠づけされた社会環境における日常生活への患者の適応のためであるというほうが当たっているであろう。ここでは指示どおりの行動をすることが、暴力の禁止を含めて、治療を続けるための必要条件である。もし患者がこれに似た動機づけを与えられたならば、ＰＴＳＤ治療専門の高度に枠づけされた環境でならどこでも（これらの特定な行動にかんして）同じようにやってのけるであろう。その部門の治療の教義が違っていても関係ない。他の復員軍人病院ＰＴＳＤ部門からの証拠はこの結論を支持するものである。

多くの患者はアルコールと麻薬嗜癖のための長い入院治療プログラムを完了した直後にセンターにやって来る。他の復員軍人病院部門における臨床実務と軌を一にして、センターの鑑別評価部門にはＰＴＳＤ患者の間のアルコールと麻薬常用を、障害の中核症状でありまた併発する不安と抑鬱に対する不適応的な反応だという認識がある。ＰＴＳＤと診断された患者のアルコール・薬物嗜癖は「自己投薬 self-dosing」と呼ばれ、通常の依存、嗜癖と区別される。実際は、ＰＴＳＤ症状とアルコール・麻薬嗜癖との因果関係はそれほど単純でなく、症状としての暴力と解離（「フラッシュバック」）の発作がしばしばアルコール・薬物酩酊を契機として生じる。ここでもまた、センターで見られる治療的変化、特に怒りと攻撃性の調整は、治療プログラム特異的なものでなく、環境、特に禁酒断薬にもとづくものと見てよかろう。

治療者はまた、週末外泊の際や病棟に閉じ込められていてセンターの規則と罰則によってみるからにフラストレーションに陥っている時に良い行ないを患者が示すのは、治療プログラムのせいであると考えている。しかしこれも行動が治療プログラムが実際に始まる前に、入院時に突如変化する例である。

けれども、治療プログラムのコースが進むにつれて、徐々に生じる変化があるのも事実である。これらの変化は言語活動に起こる。すなわち患者が自分の考えや感情や記憶についての情報を治療者に伝達する内容である。多くの患者が、時が経つにつれて次第に怒りと悲しみを減らし、自分の情動をコントロールし、自分を信頼するようになれたと思うと報告する。ここでもまた、これらの変化の原因は不明確である。これらの効果を作り出しているのは治療プログラムなのか、これまでのしばしば見捨てられたに等しい状況と異なり、枠づけされて安全な施設環境なのか？　患者は他にも重要な変化を報告する。たとえば悪夢や心を乱す侵入的考えやイメージに悩まされることが少なくなったというようなことである。しかしこれらの報告の重要性を第三者が評価することは容易ではない。ほぼ同じ人数の患者が反対の効果を報告するからである。たとえば悪夢と侵入的イメージの頻度の増加、一回の不機嫌発作の期間延長と身体的愁訴の増加（一般に頭痛や胃腸障害）である。そして治療者は、これらの効果も同じく治療プログラムが（正しい方向に）機能しているプラスの徴候として評価している。こういった評価の背後にある論理は、症状の減少のほうは直接の改善の指標である（患者は自己不協和なイメージと思考を分解し排出している）とし、症状の増加のほうは外傷性記憶に「近づいている」ことの指標であり副作用であって、少しは痛みを伴うが長期的には得るところが大きいとするものである。

治療者が患者の進歩のもっとも明らかな証拠とするものは、大多数の長期在院患者が結局は満足な語りと解釈を出してくるということである。治療者から見れば、こういう回想は患者の独特の病理の証拠であると同時に認知的処理を行なった証拠でもあり治療プログラムの勝利の証明である。この証明はＰＴＳＤの科学的研究の発見によって下から支えられ、センターで起きる別の曖昧な行動変化を治療有効性の証明に変えてしまう（この主張の検証は治療プログラムを完了した退院患者の追跡調査の結果によるはずだと思うが、そういうデータはそもそも存在しない）。

イデオロギーと抵抗

繰り返しになるが、合衆国議会はＰＴＳＤに効率的かつ特異的な治療プログラムを開発することをセンターに命じた。センターは、行動変化を起こさせるプログラムと環境をこしらえあげることは難しくなかった。骨の折れる仕事だったのは、行動の変化を、外傷の記憶、反復強迫などのＰＴＳＤ関連の精神構造と処理方法に連結する機構を開発することであった。この意味において、センターの特筆するべき業績はその知識の生産量である。

センターにおいて臨床知識を作成する過程は三段階に分けることができる。

第一段階は治療者が集団精神療法や個人精神療法の時間に患者から病因論的な語りを引き出すことである。治療者は患者の報告を再話して、このセンターにおける患者の現在の行動の意味を（患者にそして治療者自身に）説明するために新しいストーリーを用いる。

第二段階。それぞれの治療者が第一段階において起きたことの二種類の報告を診療部長に提出する。二種類とは患者の語りと行動の報告と、治療者自身の認知したところと陳述、感情と患者の語りを引き出そうとした時に考えていた目論見の報告である。これは週一度の臨床スーパーヴィジョンの間にも、各集団精神療法の会合の後に続く「デブリーフィング」においても行なわれている。第二段階は第一段階を反映している——という意味は治療者の語りが語り手のことばの意味するところを読み、人（診療部長のことである）によってさらに再話されるという意味である。

第三段階。第二段階の知識生産物は書類に作成されて、部内限りの刊行物や、センターが編集する季刊のPTSDニューズレターに掲載され、また復員軍人局のいろいろな会議に提出されたり、「心的外傷後ストレス障害研究学会」のような専門家集団の総会に提出される論文になる。

この処理過程で、知識は三段階を通る。知識とは語りに与えられる意味と抵抗すなわち語りの意味の動きを妨げるとされている行為に与えられる意味のことである。センターにおいて、抵抗とは、さまざまなラベルを貼られてきた、いわゆる「抵抗」と「ストレス反応」と「行動化」という形をとるもののことである。抵抗は患者と治療者の両方が起こすものとされる。一般には「抵抗」という言葉はマイナスの意味を帯びている。それは単に何らかの事態の発生を防止するというだけの行為という含みだ。臨床において抵抗ということばにはプラスの意味がある。という意味は、語りの内容と似て、さもなくば知りえない外傷性記憶を保持するさまざまな方法だからである。

患者による抵抗

ことばの意味からして外傷性記憶は苦悩に満ちたものということになる。もし苦悩でなくなっているなら、それはすでに代謝されて、症状を作り出す能力がもうなくなっているのである。センターにおける外傷性記憶が特に消化困難で苦悩に満ちているのは、その記憶がしばしば道徳上禁止された行動だからで、たとえば囚人を拷問にかけるとか、非戦闘員や戦友を殺害した記憶だからである。治療プログラムの仕事は患者にこれらの記憶を「処理《プロセス》」するようにさせることである。彼らは「犯罪的行為」の前とその最中と、その後における自己の思考と感情と認知をことばで表現しなければならない。そして集団精神療法の仲間の前でこれを行なわなければならない。

一部の患者は、外傷事件の語りを拒否するか、外傷事件自体はそれとなく伝えても具体的内容にはいっさい口をつぐむ。これは要求への抵抗である。こういう諸君は、頭痛、絶望感、悪夢、自殺念慮が起こるとし、自分の記憶は苦しすぎて想起し、そして（あるいは）語ることができないと言い、想い出せば、また語れば、治療者は（現場に居合わせなかったからなどのために）事件の意味を理解する能力がないという理由を挙げて抵抗の正当化を行なう。「あなたが私の話すこと（実際には話さない）を知るためにはあの時のベトナムにいなければならんな」というこの決定的拒否の形は認識生産過程を根底から覆す。この言動は、治療者でなく患者が患者の外傷性記憶の意味に触れる特権をさずける。患者はまた、反復強迫であるという解釈を拒否することによって抵抗する。今日の病棟での行動が東南アジアで何年も前に起こった事件の再演であるという考え方を拒否するのである。最後に、患者は自分の怒りが無意識の葛藤の中で生じているという考えを斥け、その怒りが症状としては行動化となるという考えを退け、怒りはセンターで我慢を強制されている誤療と屈辱への正当な反応に外ならない、軽く見るなと抵抗する。

治療者は、行動化は抵抗の重篤な表現形式であり、それは統制下に置かれる必要があると確信している。かりに行動化に制限を設けなかったならば、患者は不安になっていくのを自覚すると直ちに立って治療会合から出て行くであろう。これは、患者が「彼らの問題（外傷性記憶のこと）に近づきつつある」まさにその瞬間で治療過程を中断する結果となるであろう。不安はこの記憶に内在する危険への患者の反応であり、怒りはこの記憶に対し患者が和解する能力が発揮できないことに対する反応であり、記憶に記録されている行為の道徳的・心理的な結果から自己を防衛できないが、さりとて記憶の中に彼を押し戻すのを治療者にやめさせられないことへの患者の反応でもある。治療者によれば、行動化とは防衛的な動きであって、患者の感情と経験の言語的表現の代用品である。行動化が抵抗の一形式であるのは、治療過程への全面的参加のために求められるのがまさしくこの言語化（と対象化）だからである。

治療者による抵抗

治療者は、強引に患者を押しすぎたくないもので、それにはもっともな理由がいくつもある。治療者は、外傷性記憶に「手を届かせようとする」患者の努力が苦痛でへとへとになるものであり、この「作業」は治療者が患者と接触している期間の患者の苦痛の水準を下げるどころか悪化させる効果があってもふしぎでないと思っている。たとえば、ある患者がベトナムでのある事件を非常に断片的に報告していたが、それは患者の外傷性記憶に関係がありそうでもありなさそうでもあった。治療者が彼に「ほかに何か」言うように求めた時、彼は辛辣な返事をした。

この間あんたは「話をしなさい」と言った、俺は話をした。あんたは、俺が傷口であるかのように俺を切り開いた。けれどもあんたは全然縫合して閉じてくれなかった。あんたは俺を傷口を開いたままに放っておいた。（中略）俺は良くなるためにここに来た、しかし俺は、来た時より悪くなってここを出そうだ。あんたはわれわれの心を切り開く方法を知っている、しかしそれだけじゃないか。

患者はセンターの実績についての質問をも治療者に浴びせる。

あんたがたはここが始まってから何人の帰還兵を治したか？　え、どうなんだ、俺は知りたくてうずうずしてる。あそこにいる、エディー（部屋のもう一人の患者）はどうだい。顔見知りだ。なあ、エディー、前にここにいたんだろ。な。そしてまた戻ってる。それも最初に保護室に入れなければならなかったんだ。そしてエスコバーもそうだ。彼はここにいた。そして今彼は「解毒病棟」にいる。そしてカリファノもそうだ、彼は毎晩マーケット・ストリートでオカマの売春をしてるっていうじゃないか。あんたがたは彼のために何をしてやったんだ？

患者は他にも、治療者が反論するのに四苦八苦するような文句をつけてくる。特に自分たちの問題の多くは自分たちの社会経済的な現実に根ざしたものだという。たしかに彼らは、戦争に行けなかった、憶病すぎる連中から不可触賤民のように扱われ、彼らをベトナムに送った企業人は今彼らを「クレージー・ヴェトナム・ヴェット」と陰口し、まともな職を与えようとしない。まだまだある。これらの文句に対して臨床的に正しい返答は、これが「病的非難」（他者への責任転嫁）であり、ＰＴＳＤの症状だという認識を持てということである。しかし、多くの治療者は、患者の申し立てに個人的共感を禁じえず、処方どおりの方法によって連中の文句を解釈し直すのは難しいと当初は思う。

治療者は患者に共感の思いを持ってもいると同時に処罰したい心の促しもある。この促しは非協力的な患者に向けられる。回復の鍵となる記憶を隠蔽している疑いの患者、ほんとうは隠そうにも何も外傷性記憶など持っていなくて只乗りのためにセンターに居ついている患者に向かって放たれる。「「あなたの親友が戦死した時どう感じましたか」ときみ（副治療者）が奴に言った時「たぶん、不快だったと思います」と答えた奴がいたが、頬っぺたに一発かましてやりたかったよ。あいつの本質ってあれだ。だよね？」（治療者間の雑談――訳者）。治療者たちは、自分の患者がある残虐行為の共犯をつとめた話のいきさつを語る時、さらに強い処罰衝動を感じないであろうか。この主題は時々臨床検討会の間に顔を出すが、必ずといってよいほど、間接的に、「逆転移」といったベールで包んだ表現になる。私は一例だけ、治療者が彼女自身の怒りの感情を（むき出しで）述べたのを思い出す。それは、彼女の受持ち患者が、若くて不器用なアメリカの兵士を戦友たちが殺害した物語に対しての反応であった（語り手によると、この少年兵が殺されたのは戦闘のお荷物だったためだという）。この一例は残虐行為に関与した兵士たちへの憤りの感情の氷山の一角だろうか？

私が実際に知っているのは患者のほうが自分の治療者に対して虐待者、脅迫者となることがあることで、治療者のほうもこうなると患者に対して怒りと処罰衝動を覚えることがあるだろう。たとえば認知技能訓練グループの際にサイクスという名の患者が、治療者が口にした何かを聞いて腹を立てた。グループは円座を組んでおり、二人の男は隣り合わせだった。サイクスは身体を寄せて来て治療者の面前でがなりたて、治療者の声をまったく聞こえなくした。治療者が話をやめるとサイクスもやめ、治療者が再び話しはじめるとサイクスもまた身体を寄せてきた。サイクスは顔を治療者の鼻の二インチか一インチ前まで近寄せて、肺全体からしぼり出す大声で吠えた。「黙れ、男の腐ったの（実はもっとひどい罵言）。黙れったら……貴様から聞きてえことなんかひとーつもねえ。男の腐ったの……ようし、黙ったな、男の腐ったの……男の腐ったの、貴様のぽっかりあいたアナに蓋をせいよ、男の腐ったの」。物理的暴力はなかったが、サイクスの怒りと治療者にパンチを食わせたい気持ちは聞く者の肌に痛いほど沁みた。

これだけを切り取ると、治療者なら問題なく処理できることだろう。しかし、この非難が十五分も続き、さらに一日に数回も繰り返され、その交替に現れたのはまったく何の作業もできない白けた沈黙であるとすれば、挑発の積み重ねがこの攻撃的な患者に対する治療者の態度に影響しはじめ、この種の連中は非治療的方法で管理しようという誘惑が忍び寄って来ないであろうか。たとえば、患者を逆上させそうな話題を避ける（特に外傷的回想をするように押すことを止める）とか、何とか理由をつけてセンターから退所させる道を探るとかである。

一つの例外

患者契約の際に新入者が告知されることは、「ＰＴＳＤ問題にかかわることが本性上苦痛であること」は否めないけれども、それでもなおかつ、患者は「敢えて開示する責任……と苦痛と不安があってもなお情報の伝達を止めないこと」である。治療プログラムへの参加を認められる患者は皆、外傷性記憶の開示に至る各段階をやりとおす能力があるものという一般的仮定がある。ただし、例外が一つあって、それは開示を達成するだけの「心理学的指向性」（単純にいえば内省・洞察能力）が不十分とされる患者である。この型の患者はセンターの患者の少数派で、たぶん十―二十パーセントだろう。その一部は退役以来知的あるいは認知的欠陥を持つようになった者で、ふつうはアルコール乱用のためである。残りは「新規準（で合格した）兵士 new standards men」である。

ベトナム戦争の期間をつうじて、徴兵年齢に達した男性は一種の試験を受ける義務があった。それは兵役適性テストであって、知的能力と認知能力を測定するものである。一九六六年、国防総省は、ベトナムに必要となる予想兵力量を満たすためには最低限の線引きをぐっと下げる必要があると決定した。この新規準による徴集兵の大部分は以前にＩＱが低いために不適格とされたことのある者だった。彼らを大砲の弾除け代りに使おうとしているのだという非難をかわすために、国防総省は、この徴集兵は主に戦闘支援部隊、たとえば工兵隊や輜重部隊に用いることとし、また兵役を経ることによって市場価値のある技能を身につけ自己評価を高めるなどの個人的利益があると保証した。

センターでは、これから患者となる人たち全員に一揃いの心理テストと面接とを鑑別評価部門で受けさせ、その結果を（第五章で述べた）入院審査委員会に回すことになっている。センターの方針によれば、知能がどうであろうと、すべての復員軍人はＰＴＳＤに対する脆弱性があり、ひとしく治療を受ける権利がある。知能と「心理学的指向性」の評価がなされることもあるが、これによって入院リストから外すことは全然やらない習慣である。これらの評価法が使われるのは、患者の体験の自己報告のつかみどころのなさやまとまりのなさを説明してしまうためである。新規準兵士は治療プログラムに入れても得るところが少ないであろうと確信している入院審査委員もいるが、彼らも公平のために個人的見解を棚上げにしている。これと対照的なのが入院病棟の治療者たちで通常、新規準兵士に対してはこれと違った予想を持っている。外傷的事件だと同定（突き止め）した事件の時点からその開示に成功できる時点まで移動するには、自分の体験と感情とを客体化して言語化する能力がなければならないが、この能力が新規準兵士には怪しいと思われている。

ハーマン・バーンズは新規準兵士であって、これまでセンターのプログラムの「治療段階」を三回繰り返し回った男である。毎回の終わりごとに、彼は最終の「社会復帰」段階に移るための条件を満たしていないとされた。バーンズの医療記録を見ると、小児期に脳外傷を受け、てんかん様発作の既往があった。ベトナムにおいてはトラックの助手であった。一度いや二回以上砲火の下を潜ったようであるが、彼の語りは茫漠としており、食いちがいがあった。担当の治療者たちにはどう結論を出せばよいかわからない代物であった。センターにいた時間の大部分、バーンズはベトナムでは特に怖ろしい体験はしていませんよと言いつづけていたが、七カ月目の終わりが近づくころ、ついに事件を一つ生み落とした。彼がトラックに乗っていて、もう一人の兵士が荷台に腰をおろしていた。なぜかは今の彼は思い出せないが、トラックが停車し、その兵士が車からとびおりた。兵士は道端まで歩いた時に地雷を踏んで戦死した。治療者がさんざん努力したが、バーンズはできないのかしたくないのか、それ以上の具体的なことは何も語らなかった。またこの事件についての侵入的イメージや思考についても一言もなく、その時どう感じたか、その後はどうかにも一言もなかった。バーンズはついに爆発し、俺は覚えてなーい！　と絶叫した。第三回目の治療段階を回った後、主治療者がバーンズは退院する潮時だねとほのめかした。「彼は一目散にできるだけ遠くに逃げて行った。少なくとも今行けるかぎりの遠くまで」。

行動化と限界設定

入院病棟における日常生活は、二つのコントロール・システムをそれぞれ縦軸と横軸として成り立っている。この二つの病院規則の目的はいろいろな抵抗を調整し、形を整え、適切なものにすることである。第一のシステムの目標は「行動化」的行動に限界設定を行なうことである。第二のシステムはセンター独自のイデオロギーを核として編み出された。

「行動化」とは無意識葛藤および衝動を行動として外に表すことである。治療者に言わせれば行動化がコントロールされる必要があるのは、部門全体の安全とその保障に真っ向からたてつき、患者が自己の外傷性記憶に直面化する任務から逃避させ、他の患者を巻き込んでその治療作業の気を殺ぐからである。次の話を読めばいわんとするところがおわかりであろう。

「悲しみと喪失に対するスキル・グループ」の冒頭で、一人の患者が熱弁を振るって煽情的に「グループプロセス」を中断し、自分の外傷体験を語れと圧力を加えた主治療者を糾弾しはじめた。彼に言わせれば、自分の体験はカンボジア国内に侵入する秘密作戦を含んでおり、永久に自分の活動の情報を少しでも漏らせば違法行為とするという誓約書に戦時中に署名している。この点から始めて、彼はこのセンターで日々自分に加えられる数々の中傷と屈辱を目録のように並べ立てていった。そうやっているうちに彼の興奮はいや増すばかりで、ついに彼は自分の座っていた椅子から立ち上がり、頭の上に椅子をふりかざした。三十秒もそうしていたろうか。その間に彼は、二、三席離れたところにいた治療者に罵詈雑言を雨あられと浴びせつづけた。ついで、椅子を床に叩きつけて砕き、大股で部屋から出て行った。この患者は大男で力も強く、彼の行動が皆をその場に釘付けにしたというのはごく控え目な表現である（凍りつかせたというところなのだろう――訳者）。彼が部屋を出て行くと、部屋はしーんとなり、患者は二人いた治療者の目を見ないようにした。治療者の一人がある患者と話し合おうとした時、別の患者が話に割って入って、今起こったばかりのこと、あの男が味わった大変な苦痛のことをどう思うかなどを、弁士よろしくその治療者に向かってたずねてみせた。二人の治療者は患者たちにこの事件を臨床医学の用語で話し合うようにと説得しようとし、これは「行動化」的行動の一例だと匂わせて、患者たちをその方向に向かわせようとした。しかし、無駄であった。治療の軌道はすでに折損しており、残りの時間はただただ空虚であった。

センターはこのような突発事件を統制する方法として、かねて「限界」を設定している。限界とは実際には規則のことであって、患者がどこまでやればＭＤＴＰ（multidisciplinary treatment plan　多学律治療計画）審査会に喚問されるかを明文化している。審査は患者の主治療者が会長で看護部門とカウンセリング部門の代表がこれに加わっている。これは患者が入院部門に入った時点で（患者ごとに）作られ、治療目標（複数）の設定と治療プログラムの各段階における患者の進度のモニターとが任務である（目標は初回評価の時点での患者の訴えに合わせられている）。限界の定義は公的規律ということである。スタッフが一旦これを承認すれば、すべての患者に拘束力を持つ。限界の新設と改訂は毎週の「コミュニティ・ミーティング」（患者・治療者合同集会）において提示され、それからグループ精神療法の集まりにおいて討論の材料となる。

限界の歴史には典型がある。最初は一目瞭然の問題に対する直截的な解決法として登場した。椅子を叩きつけて粉々にし、精神療法の場で暴れまくるといった反治療的行為に対してである。しかし、一旦公布されると、それは独り歩きを始め、予想もつかなかった方向に向かう傾向がある。この過程をわかりやすく叙述する方法として、二つの規則の歴史を辿ってみよう。

第一の規則はヘッドホンの使用についてである。私がセンターにわらじを脱いでまもなく、ジェームズ・ワトソンなる男が入院した。ワトソンは急性精神科病棟から移送された患者で、自殺未遂のためにそこに収容されたとのことである。センターでは夜は平均二時間しか眠らず、昼日中じゅういつもうとうとしていた。目をさますと、他の患者から自分を隔離しようと努力するのだった。デイルームでは、患者はふつう小人数が一かたまりになって、タバコを吸い、コーヒーを飲み、おしゃべりをしている。ワトソンは奥まった場所にある安楽椅子に引きこもり、両眼を閉じて、イヤホンでラジオを聴くのを習わしとしていた。何週間か後、彼のＭＤＴＰ審査会が開催され、ワトソンの行動は症状的（症状の一部）だということになった。「回避行動」だというのである。そして制限を設けるべきだとなった。次回の合同集会《コミュニティ・ミーティング》で、患者は、共同使用区域でイヤホンでラジオやテープを聴くことは今後相成らんと言い渡された。ワトソンがイヤホン事件とは関係のない事件を起こして退院となったのは、それから程なくであった。

数カ月もたたないうちのこと、エディー・ジャクソンという患者が入院してきた。ジャクソンはワトソンよりは口が重くなかったけれども、この男も他の患者の誰一人とも親しい関係をつくれなかった。治療プログラム開始直後、ジャクソンはデイルームでイヤホンを着けているところを目撃された。一人の治療者が、彼に、きみは限界に違反していると注意して、この規則の根拠を説明した。ジャクソンはむっとした気配を毛ほどにも出さずにイヤホンを外した。しかし、二、三日後、ジャクソンはこれみよがしにイヤホンを首にまきつけて集団精神療法の場に現れた。ラジオの音は隣席の人に辛うじて聞きとれるほどのものであったが、セッションの後のデブリーフィングにおいて彼の治療者は「ジャクソンは限界を試している」、これは悪質な行動化の形だという結論を下した。ジャクソンの主治療者によれば、彼の行動は再演でなかろうか、受け入れ面接において、ジャクソンはベトナムでパトロール勤務中取り残されたことがあるような話をしており、彼の外傷が何かは突き止められていないけれども、今の行動と関係があるのではないかとのことであった。これが再演であるとすれば、ジャクソンはグループに捨てられる前に先手を打ってグループを捨てようとしていることになると、この治療者はいわんとしたのである。

ジャクソンは次回のMDTP審査会に喚問された。彼はヘッドホン着用の弁護をした。「皆さんはイヤホンを首につけることには何も言わなかった。皆さんは（イヤホンを耳につけることで）万人を閉め出していると言われた。首につけておけば何でも耳に入ってくる。私は今日のグループ（精神療法）で何か間違ったことをしましたか。へん、ボビー（別の患者）なんか（今日の会合じゅう）ぐうぐうねていましたぜ。でも皆さんは何も言わなかった。私は全部聞いていましたぜ、なのに私に罰を与えようとなさる。こんちくしょう」。ジャクソンは、イヤホンを首のまわりに巻きつけてもいけないという、審査会の限界拡張を受諾した。二、三日後の彼は、集団精神療法に、イヤホンをこめかみにつけて姿を現した。治療者がラジオにスイッチを入れているのかと聞くと、ジャクソンは、「あんた、あんたがわかんなきゃ、どっちだって、え、かまわんだろが」と答えた。第二の患者が付け加えて「この男が誰にも迷惑をかけずに、ここの話も全部聞こえているなら、何が問題なんだ。あれは彼のイヤホンだぜ。あんた方は俺たちに××して喜んでるんだ」。

ここまで来ると滑稽だが、限界はさらに改訂された。「自由時間以外に何ぴともラジオ、テープ・プレイヤー、ヘッドホンを携帯するべからず。自由時間といえども共同区域内ではイヤホンを耳に装着するべからず」となった。

第二の限界はあるスタッフ・ミーティングが発祥の地である。ある治療者が何人かの患者が精神療法と技能とのグループから離れて小用に立つのに気づいた。こんな行為は反治療的であるという合意がすぐに成立した。「これは「自分の問題に直面すること」を強いられた時、それをきっかけとして起こった不安を鎮めようという試みで、だから反治療的だというのです。それじゃすぐ限界を設けなきゃ、それも今からだ、今後会合開始後何ぴとといえども室外に出ることを許さず、としよう」。次回の（職員・患者の）合同集会《コミュニティ・ミーティング》で患者はこの規則を告知され、怒りの声が挙がった。彼らに対しての説明は、禁じられた行為は「問題回避」法の一種であり、きみたちは「大人」なのだから会合に来る前に済ますことは済ませておきなさいというものであった。

　数日後、トミー・スパンという名の患者が精神療法の場を出て小用に行った。彼はＭＤＴＰ審査会に喚問されて自己の行動の説明を求められた。スパンは、スタッフが自分を「どっちにころんでも負け」という立場に立たせたと述べた。スタッフは自分に抗鬱剤の服用を命じたが、これは非常にノドが渇く。その結果、大量に水を飲み、その結果、一日何回も小用に立たねばならぬ――と。スタッフは規則変更を肯んじなかったが、婦長がスパンに毎朝（口渇防止の）トローチを渡すことにしたいと提案した。これでノドの渇きは弱まり水分の摂取も減るだろうというのである。しかし一週間後、スパンは第四回目の限界侵犯の廉で退院させられた。無断でグループを離れた事件だが、小用に行くふりをしただけであった。

　翌日、患者たちは集団精神療法の間じゅう、怒りをこめて、あのスパンという哀れな奴に加えた不正を訴えつづけた。彼は罪なくして追われた、彼には家族も友人もなくて救けの求め先がない、等々――。スタッフはこれらの訴えを一括して行動化的行為と解釈した。この問題は全体集会でもグループ会合でも議題の焦点になりつづけた。スパンの名はついに忘れられ、限界自体が焦点となった。精神療法の中で、何人かの患者が、自分たちにはここの規則についての感じはベトナムでの待ち伏せ攻撃待機中の体験に結びつくと話した。兵士たちは長期間絶対の沈黙を守って伏せの姿勢をとりつづけるのがつねであり、もし、こういう時に小用を催したならばズボンの中にしなければならなかったのがふつうだったというのである。「ここに来て子どものように扱われているが、したい時にオシッコする権利は自力で獲得したものなのだ」。

　この集団的訴えの数週間後、スタッフは限界を修正すると決めた。患者はグループ会合の際は小便をしてもよいことにするが室外に出てはならず、ふつう紙屑箱に使われている金属缶に排尿しなければならない――。この変更直後から何人かの患者はグループ療法中に定期的に排尿を実行しはじめた。しばらくの間は排尿限界は話題にのぼらなくなったが、しかし、一週間後には患者が今度の新限界は困ると訴えはじめた。また一人の患者が集団精神療法の場を離れて男子便所で排尿した廉でＭＤＴＰ審査会に喚問された。患者たちはこの限界は人間の品性を卑しめるものだ、女性治療者の面前で排尿を強制されるし、部屋の中で尿臭のする缶に腰を下すのだから。「私たちがオシッコのためにグループを離れたらグループを中断させるとか言われた。だが、部屋のまん中の缶にオシッコするのはもっと誰かを妨げるのじゃないかね（それともまだマシかね）？」

またしても、患者たちの抗議は行動化的行為として解釈されている。さて数カ月経った。その場は患者にも治療者にも悪臭紛々たる、認めがたいものであったが双方とも引こうとしなかった。限界はそのままであり、患者は精神療法の会合じゅう排尿しつづけた。ついに新しい限界が設定された。患者は週二回に限り男子便所に行って排尿するために会合の場を離れることができる。ただし、それは妥当な時間量でかつ週二回会合の場を離れることが「習慣」となってはならない――というものである。変更が報告されるや否や、改訂への圧力がつのりはじめた。合同集会でも精神療法会合の場でも患者は哲学的な質問を出すようになった。「習慣」とは何ぞや？「妥当なる時間量」とは何ぞや？　週三回とせずに週二回の制限をよしとした理由如何？　かかる気まぐれの制限によって一人の人間をその政府がまさに当人のために創設したプログラムから放逐しなければならぬ理由は如何？――と。

スタッフ（正確に言えば診療部長）のこのような反抗者への対応策は一般に二つである。一つは断乎譲歩しないことである。限界を設定し、改訂を峻拒することである。しかし、この方針は治療者側に重大な道徳心の磨り切れを起こす怖れがある。良心に照らせば、センターたるものがトミー・スパンに抗鬱剤を処方しておいて便所に行く権利を奪うなどということは許されない――。第二の方策は患者をみていて、限界が非現実的だと証明されるたびに限界を修正することである。しかし、いずれの症例においても患者の倦くことを知らない行動化はほどほどの妥協では納まらず、結局エスカレートして前代未聞の愚劣不条理な水準に達してしまった。続く一年半を過ぎてようやく、限界設定にかんする新理論が登場し、診療部長が公布した。限界は公平《フェア》をめざすものでなく、治療的であることを旨とするものである。治療プログラムが限界設定を必要とするのは、塩一つまみほどの安全と秩序が必要だからである。もっとも、治療プログラムが抵抗を必要とするから限界も必要だというのも同じく肝心なことで、この角度から見れば、限界の恣意性が一種の治療用具となっている。治療プログラムは、患者を強制してその症状行動（行動化）を自己吟味するようにし、患者が（そういう行動を）正常な行動とは違った、拘束されたものであることをはじめて直視できるようにするものだからである。

ＭＤＴＰ審査会が限界を強制する第一線の機構であるために、患者はＭＤＴＰ審査会のことを制裁機関のように話し、またその制裁——警告、保護室収容、強制退院——を「刑罰」のように語る。スタッフにいわせれば、またしても患者の解釈はその障害の症状を表しているのである。たとえばメラーという名の患者が自分のＭＤＴＰ審査会に喚問された。彼は限界を越してもわからないかどうかを試した廉で週末外出の特権を失ったと告知された。メラーは怒って、スタッフは自分を軽んじ（彼は家族の祝い事のために外出パスを必要としていたのであった）、不当に扱った（同じような違反をした自分以外の患者が罰せられていない）と述べた。会議の終わりにメラーは好意的な忠告を受けて送り出された、「私たちがここにいるのはあなたを治療するためで罰するためではない。（今のことについて）あなたが考えるべきことはただ一つ、どうして、あなたは私たちがあなたを罰したいと考えたかということである」——。

イデオロギー

「イデオロギー」は、多義的な概念であり、私はこのことばを以下何ページにわたって使うが、その用法によって私なりの意味を明らかにしたい（Geuss, 1981 : chap. 1 ; Thompson, 1984 : chap. 3を参照）。私は、センターに特有な思考と実践の組み合わせに焦点を当てて、これらを「イデオロギー的」と呼んでいるが、それは知識生産過程において抵抗が生じる箇所に重点を置いて戦略的に布置されているからである。つまり物語を引き出して自己の手中に収め、外傷的過去を臨床的現在に結合するなどの過程である。イデオロギーの役目は、患者と治療者に、さもなくばしたがらないことを、せよと強要するか（するべきだと）確信させることである。つまり患者には記憶の秘匿をあきらめて開示するように、治療者には患者に苦痛を与えるように納得させなければならない――。

抵抗に打ち勝つ必要がないからイデオロギーを必要としない精神科施設というものを想像することはできる。治療者が患者をコントロールするのに十分な薬物療法の技術を持っているところではそうなるだろう。そこでは、患者は比喩的にまたは文字通り声を発することなく、治療者と患者との体験世界には共通分母がない。ある種の急性病棟はこのようなものであるし、おそらくＰＴＳＤもまた、いつかはこの方法で治療されるようになるだろう。しかし、センターはこのパターンにあてはまらない。センターは異議の声が飛び交い相克する道徳律が衝突する闘技場であり、そして鎮静薬をまったく与えていない患者が住んでいる場である。

センター独特のイデオロギーは、その特別の使命、その精神分析的真理への左袒、薬物療法の拒否、そして、今まで触れなかったテーマであるが、その特有な分業方式に発している。復員軍人局医療システム（の本部）には精神科部門のための標準的な組織図などない。またこのセンターのような部門のスタッフ配置計画は人物本位で詮衡し編成しないとだめである。センターの場合、組織図はこの地域の復員軍人局長とセンターの事務部長とによって前もって作られていた。

復員軍人病院精神科の分業方式は、職員を職種によって仕分けしている。各職種は、それぞれ別の昇進コースと行政部門を持つ専門職である。すなわち、精神医学、心理学、看護学、ソーシャルワーク、リハビリテーション・カウンセリングと作業療法である。治療部門の組織図を構成する職員の組み合わせはこの部門の臨床的使命と治療の（精神療法的）指向性にもとづくが（薬物に頼る部門は一般に精神療法指向的な部門よりも激務でない）、その年間予算にも（一人の精神科医に支払われる費用は数人のカウンセラーと同額である）、そしてどの病院の何の職種から職員を引き抜く能力にもよる（技倆の低い職員は一般に上級の学位を持つ職員よりも採りやすい）。

センターが精神療法的指向性を持っているため、センターは労働集約型作業となっていて、平均二人の患者につき、平均三人のスタッフを配備している。この比率が経済的に可能なのは、センターが治療者をさほど深く訓練を受けていない職種から主に採用するためである。もっとも、部門に割り当てられた精神科医の席を埋めることは困難であった。その理由の一部は、若い精神科医が、力動精神医学的原理で組織された部門で働くことを好まないことである。その理由の一部はセンターは精神科医二人分の人件費をもらっていて、診療部長と病棟医長であるが、短期間を除いて第二の席は埋められたことがなく、診療部長は時間を割いて、センターのさまざまな部門――入院部門、外来診断評価部門そして教育にたずさわらなければならなかった。

要約すると、センターの職務は、特別の治療プログラムを患者に与えるためにイデオロギーを必要とする。センターの指導者たちは、なるほど他とは違う特別プログラムを開発したが、それはセンターの治療者に不安と恐怖と怒りと欲求不満と不確実感を起こさせるものでもあった。高度に訓練され、経験も深い治療者は、これらの情動を何とかこなすが、技倆の低い職種の治療者はそうはゆかず、臨床実践を避け、そういう情動に被曝する場を避けようとする。センターの自由裁量の及ばないところでいろいろな力が働いていて、臨床スタッフの大部分が、技術が低く経験の乏しい職種から採用されるだろうことはほぼ確かであった。

イデオロギーと語り

センターの臨床的イデオロギーと科学的精神医学の発見した事実は同じ専門用語（「回避行動」「症状的憤怒」など）を使い同じ終着点（DSM-Ⅲの基準項目リスト）を用い、同じ暗黙知の蓄積（外傷性記憶についての考え、過去から現在へと動く外傷的時間）を共有している。科学的言説とは異なり、臨床的イデオロギーは、知のローカルなシステムであり、特定の制度的階層秩序と生産ラインの中に埋め込まれたものである。

臨床イデオロギーと科学的精神医学とは相互依存的な二つの実践である。科学は明確な対象をイデオロギーに与える。科学はPTSDを中立化する。たとえばPTSDに診断者と治療者が出会う場である臨床実践とは独立した存在性を与える。そして、逆にイデオロギーは科学に制度的表層をあたえ、そこには（イデオロギーの）不可視の対象が刻印されているとする。初期のセンターでは、この部門の経験の深い治療者は科学的知識と局所的知識とを、互いに直交する二つのシステムでなく、平行する二つのシステムと考えがちであった。イデオロギーの発展とともに、この見解は徐々に斥けられて、センター特有の臨床実践と日常業務とは、遊離した知の一体系でなく、科学的精神医学が臨床実践の中に浸透したものであるという認識に変わった。

センターのイデオロギー構成の中心は、PTSDについての成文記事一つと多数の口伝の説明である。成文記事は、臨床スタッフの各成員に配布された多数のメモランダム（のどれにも）に書いてある。治療者はこの成文記事を（聖書の「十戒」になぞらえて）「十大命題」とか「ザ・モデル」と呼んでいて、患者についての治療者同士の会話によく登場する。昼間勤務スタッフの成員は、全員単数あるいは複数の患者の主治療者としての責任を負っている。これは患者が進歩してゆく道をしつらえ、また個人精神療法を行なうという意味である。治療者が担当患者について診療部長あるいはその他のスタッフ・メンバーを相手に討論する機会には四種類あって、これが定期的に回ってくる。グループ精神療法後のデブリーフィング（毎日である）、臨床スーパーヴィジョン（週一回である）、ＭＤＴＰ審査会の定期会合（行事予定表をみるとわかる）、そして「限界設定」会合である。つまり、各治療者がセンターの臨床イデオロギーを実践にあたってどう理解しているのかを、知識を持つとされている諸氏の前で随時披露する機会は一年の間に多々ある。

成文記事（十大命題）は定言命題であり、臨床的な話し合いの中では主に以下に記す三種類の語りの形式に表れる。それはフロイト派の概念を下敷きにしている。

スプリッティングの語り

私たちの精神生活は二つの本能的衝動に支配されている。攻撃と破壊に駆り立てる攻撃衝動と、やさしさと愛着の希求に向かわせるリビドー的衝動である。正常においては二つの衝動は融合して一つになっている。いわば互いが互いを中和しているのが正常状態だといってよいだろう。ＰＴＳＤが始まるのは双方の衝動が同時に動員される状況に直面した時である。しかし当人は双方の衝動が同時に満足するような解決策を発見できない。この状況が解消するのは、攻撃衝動がリビドー的衝動との共軛的結合を解いて、攻撃衝動を単独で暴力的な意識的犯罪行為によって満足させる時である。

犯罪行為は当人に対して二つの重大な結果をもたらす。第一は、かつての自己が二つの部分的自己にスプリット（分裂）するということである。すなわち、攻撃的自己 aggressor-self というものが怒りと破壊衝動を核として形成される。また、被害者自己 victim-self というものが攻撃の犠牲者に対する病的な（すなわち融合を起こしていない）やさしさの感情を核として形成される。兵士の事例では、病的なやさしさは戦死した戦友に向かうことが多い。そして戦友の死への悲しみと自分が生き残ったことの罪悪感とが結合して一つになったものとして体験される。このスプリットの特徴は、攻撃衝動の圧倒的優位であり、そのことは、当人が爆発的暴力に向かうという現在の傾向性の説明になる。第二に、当人は自己の行動を支配し統制しようとする実りない努力を続けるが、その努力を行なっているうちに、外傷体験を再演しようとする強迫に屈してしまう。このスプリットした自己たちは自らの反応を誘発した条件を解消しようとするどころか、再生産する方向に向かう。(2)

スプリッティングは、ＰＴＳＤの症状であると同時に、回復のために必要な自己認識と自己開示の諸形式に対する障壁ともなる。スプリッティングが生じると、当人は、自己自身と自己の体験については、もはや部分的自己としてしか語ることができなくなる。それぞれの部分的自己は自らの感情によって囚人のように拘束されている。一つの部分は怒りという感情に囚われ、もう一つの部分は同情と罪悪感という感情に囚われている。したがって、当人は、当人限りの意味においてしか、事件と体験を理解できなくなる。患者の語りが部分的報告以上のものとなることは決してない。それは、患者は一つの事件あるいは体験をどれも二つの物語に分けてしまい、そして両者は共通分母のない別観点からみた物語となってしまう。患者の、あらゆるものを焼き尽さねば止まぬ態の激しい怒りと病的なやさしさとによって、彼の戦争中の物語は、単なる事件の叙述ではなく、事件を積極的に再体験しているのではないかと私たちには感じられるほどの直接性《なまなましさ》と無時間性（当時のままで時間が停っている）とを帯びるようになる。

「回復」ということばは、統合された自己を取り戻し、攻撃的衝動とリビドー的衝動とを融合させて、「過去のいのちを断つ（決定的に過去とする）」ことである。これを達成するためには、当人を外傷性記憶のところまで連れ戻し、放埒な攻撃行為の時まで、スプリット以前の自律性を持っていた時点まで連れ戻さなければならない。事件の真正の知識は症状的行動の源泉の謎を解き明かし、患者は今・ここでの挑発に反応しているのではなく、過去に根ざした内的・心的葛藤に反応しているのであって、これが今日までの自己欺瞞となっていたことを証明する。回復を成就するためには、患者は自らの外傷的行為の実行者であること、また別のコースを選ぶこともできたかもしれないのに、いためつけ破壊するほうを選んだことを、自己の意志による自律的行為であったと認識しなければならない。この公的開示行為をとおりぬけてのみ、患者はＰＴＳＤの無時間性から離脱することができる。

回復が可能であるというのは、リビドー的欲動が二つの可能性の源泉だからである。一つは、病的なやさしさであって、これによって患者は犠牲者たちの苦悩と（自分自身の苦悩を含めて）同一化し、懲罰的な超自我の眼を逃れようとするが、もう一つは、つながり伝えようとする意向であって、これは自分のもっとも深い感情と思考を繋ぎ合わせ、人に伝えようとする促しである。この第二の促し、すなわち「つながり伝えようとする促し」こそ、患者が自己の属する精神療法グループにおいて治療者たちと患者たちに自己の外傷性記憶を開示し（すなわち分かち合い）、処理することを可能にしてくれるものである。リビドー的欲動の病的表現はＰＴＳＤに底流する葛藤をいつまでも続けさせるが、つながり伝えようとする促しこそ、この葛藤を解消させるのに本質的な不可欠なものである。

伝染の語り

「ストレス反応」とは不安をなんとか処理してしまおうとして試みるいろいろな方法のことである。不安は危険によって誘発されるが、ＰＴＳＤの場合には、危険とは外傷的犯罪行為と処罰的超自我と同一物である。ＰＴＳＤ関連ストレス反応は本質的に病的なものである。したがって、回避行動は侵入的な記憶から当人を遮断させてくれるが、同時に当人がおのれの障害の根源と対決し、これを解消することもできなくする。同様に、攻撃的な行動化と病的なやさしさも、過去に別のところで生じた外傷的事件が生んだ不安を「今・ここ」の場で即時的に解決しようとするものである。ＰＴＳＤが過去と現在との境界線を消去するために、「今・ここ」においては解決できる気がするのだが、実際には解決どころか、外傷的状況を再生産するだけのことである。それだけでなく、この反応それ自体が苦痛と機能障害の源泉となる。

ストレス反応は精神療法のセッション、デブリーフィング、MDTP審査会、臨床的スーパーヴィジョンと多くの場において繰り返し取り上げられるテーマである。実際には、治療者はストレス反応という術語を使ってむきだしの攻撃的、破壊的行動をも、治療者が攻撃的意図を「感じる」行動をも、さらに身体的愁訴のような、当人の外傷的事件とその再演の具体的な内容を引き出す過程を妨害する行動をも、一切合財を無差別的に指している。

患者のストレス反応は抵抗の諸形式でもあり、同時に誘惑の諸形式でもある（抵抗は外傷性記憶を回復する障害ともなり、回復の機会ともなるからである）。誘惑というのは、患者はこれによって治療者を外傷性記憶／状況の中に取り込んでしまおうとするからである。患者の自己は二部分に分断されているので、誘惑も二つの形をとる。治療者は患者の怒りを恐れ、自分自身の怒り（と患者をいためつけることのできる自分の力といためつけたい気持ちと）をも恐れ、この二つの恐れと闘う。治療者は不安と葛藤とを体験する。患者の「被害者自己」が治療者を誘惑し、治療者をその障害の中に引きずり込み、「治療同盟」であったものを病的な結びつきに置き換えるのは、この（治療者側の）条件下においてである。ここに至ると、治療者は自己を担当患者の苦悩と同一化し、患者の同盟者に変身して、センターの臨床的支配体制に対立するようになる。そうならない場合には、治療者は患者の怒りに対して自己自身の怒りを以て反応し、患者を痛罵する。この行為をとおして治療者は、患者の病的な人生観を裏付け、患者の攻撃の継続を正当化してしまう。

どちらの形の誘惑を人に嗅ぎつけられても、治療者は「患者と結託して患者の病理の中にはまっている」といわれる。結託とは二重の裏切りである。治療者は担当患者をも裏切っている。それは患者を患者の病理の中に放置するからである。また治療者仲間をも裏切っている。治療的支配体制の基礎である規則とその根拠に対する治療者仲間の信頼感を掘りくずすからである。

ここで、結託をめぐるいろいろな思いがセンターにおいてどのように働いているかを例示したい。私の物語に登場する人物は五人。うち三人は患者（ロジャーズ、トーマス、プレストン）、それと診療部長（デュロシェ医師）、病棟の上級精神療法士（ジェフリーズ博士）である。

一九八七年、フィリップ・ロジャーズという復員軍人が治療プログラムに入れられた。彼は、すでに一九七四年に「精神分裂病、妄想型」と診断されていたベトナム戦争戦闘参加復員軍人である。以来今日まで、彼は主に外来患者として抗精神病薬を用いて「維持」されてきた。一九八六年末に、復員軍人局精神保健クリニックがセンターにロジャーズを紹介して評価を求めた。臨床面接、テスト結果と兵役記録にもとづいて、入院委員会は、ロジャーズの主診断が実際にはＰＴＳＤであり、その症状は入院プログラムに入れるに足りる重篤なものと結論した。元来の診断である精神分裂病は正しくなかったとされた。侵入症状を幻覚と取り違えていたというのである。同様の治療歴を持つ男たちがこれまでセンターに入院し治療に反応したように思われたではないか。

病棟には、集団精神療法の最中には患者が自分の外傷体験を語りはじめると別の患者はこれを妨げてはならないという不文律がある。患者もスタッフも、兵士がそのような事件を語ることは大変な難事業であると承知している。患者は互いに語り手になった者に敬意を払って耳を傾け、彼の開示中もその後も支持と共感のしるしを示すべきものとされている。開示は非常に厳粛な瞬間とされ、誰かが口を開いて語りを始めたとみると、あたりの動きはすべて停止する。（患者仲間が）外傷的な語りに割って入ってよい理由と認められているのは唯一つ、彼を「救う」場合である。それは治療者の質問が、語り手に法外な苦悩を起こしていると思った時に治療者の質問の方向を曲げて語り手を「救う」のである。ロジャーズは、この不文律をあっさり無視したところが例外だった。何度か彼はどうでもよい発言をして外傷の語りに割って入った（彼は自由時間のデイルームの会話にも割って入るという評判が高かった。彼のコメントは筋こそ通っていたが、他の皆が論じていることと無関係だった。しばらくすると、彼は他の患者に敬遠されるようになった）。

彼の治療プログラムの最初の一カ月の終わりに、ロジャーズのＭＤＴＰ審査会は彼の進捗度の見直しをするための会合を開いた。審査会は診断がＰＴＳＤというのは間違いで、実際に精神病であると結論した。彼の障害には（彼を受け入れた根拠の説明になる程度には）ＰＴＳＤの診断項目が認められた。しかし彼は、全面的なＰＴＳＤを発症するのに必要な自我の統合性がなかった（ということになった）。「あそこ（彼の精神）にはスプリットするものなど一つもない」と。

このことから出てくる結論は二つである。ロジャーズが、これ以上センターで治療を受けても何か得るところがあると思うのは現実離れをした考えだろう。また彼は暴力的衝動をコントロールしつづけることなど不可能であるにちがいない。診療部長は相談を受けて結論に同意した。このケースは、数日後にロジャーズが、家庭の用事のために欠席の公認を求めた時に幕を閉じた。彼の要求は断られ、彼は立腹して脅迫的言辞を弄した。かくてＭＤＴＰの会合が召集され、この会合でロジャーズはおのれの脅迫行為の説明を求められた。審査会は彼の説明を聴いてから、彼が患者契約のうち共同体の安全に関する箇所に違反したという理由で退院させた。

およそ四カ月後に、クリス・トーマスという患者が入院患者部門に再入院した。トーマスは、奇妙な物語をすることと自己劇化能力の高さのためにすでに難儀な患者という評判があった。彼はベトナムで空挺旅団の一員だったと主張しているが、彼の語りには現実の地名や部隊名の具体的な情報がいっさい欠けていた。彼が語った事件の最中にどんなことを考え、どう感じていたかを述べるように求めた時には、まったくひとごとのような答えが返ってきた。具体的なことを話せと強要すると、いつも空虚な比喩と常套句を並べ立てた。あるセッションの時、彼は待ち伏せ攻撃で親友たちが殺されたと語った。彼は「あなたはどんな気持ちがしましたか？　あなたは現場にいて戦友の死体を見ていたわけですね。あなたの心の中を通りすぎたものは何でしょう？　どう感じられました？」と尋ねられた。「こぼれたミルクに泣くひまはないというね。もうかることも損することもあらあね」がトーマスの答えだった。

トーマスが具体的な話をする時、話はしばしば荒唐無稽だった。彼は自分の属する分隊がヘリコプター空輸による作戦に参加した時のエピソードを述べた。トーマスはその理由を開示しないが、パイロットは地面すれすれまでヘリコプターを降下させようとせず、兵士に飛び降りろと言った。垂直距離七十フィートだった。治療者は、トーマスに今何て言った？　とたずねた。「それは七階建てのビルの屋上から跳べというようなものですよね。あなたの言っているのはそれでいいのですか？」

「むろんさ」とトーマスは答えた。「ちゃんと脱出したんだ。そして笑い転げたよ」。

このセッションに続くデブリーフィングで、治療者は感想を述べた。「クリスが自分のこと、ベトナムのことを語るのを聴いておられましたね。まるで彼自身が漫画を見て話しているようでしたね」。

彼の物語の内容は抽象的で漫画のようであったが、話のほうは、だいたいいつも劇的で感情がいっぱいだった。ほとんどの場合、彼は、強い感情に圧倒されて報告を完結できないように見えた。したがって、ベトナムで実際に彼に何が起こったかは全然明らかにならずじまいだった。時折、彼の物語は激しいむせび泣きで途切れ、グループの他の患者たちが彼を取り囲んで、慰めのことばをかけたり抱きしめてなだめたりした。こういう涙々の出来事と交替して現れるのは身の毛のよだつ恐ろしい怒りの瞬間だった。トーマスは感情に打ちふるえつつ、彼を「風の中で右に左に揺れるにまかせて」おいた「政治屋ども」を激しく非難した。そして涙々の時も怒りふるえる時も、トーマスはなぜ逆上するのか、その理由をちゃんといわなかった。治療者がこれ以上奥を探ると、必ず彼の苦悩は急速にエスカレートして、これ以上何を尋ねてもすべて逆効果だと思えるところに到達した。

同じ時期に、カール・プレストンが病棟に入院した。かつての空挺部隊員であった。彼は、まじめではっきりとものを言う男で隣りの州の復員軍人医療センターから本センターに紹介されてきた。プレストンは、治療者にとって大の難物であった。週二、三回、集団精神療法の最中に、彼は治療者が「発作」と呼ぶ状態に入った。その怒りの強烈さは見るだに恐ろしく、そして突然始まり、はっきりした誘因はなかった。彼のメッセージは明快でいつも同じであった。自分の勘忍の限度を越えた強制をされたならば、必ず担当治療者のジェフリーズ博士（心理学の博士である──訳者）に大怪我を負わせかねないぞというのである。

患者が脅しをかけることは稀でなかった。時には「社会」や「復員軍人局の官僚」に対してであり、時には一つの全体としてのスタッフに対してである。ほとんどいつも、脅迫は誇大的な語りの一部である。いちばんありふれたものは、患者が公共の場で暴力行為を犯してやると言い、そうすればテレビ局員がかけつけて事件を取材し、夜のニュースで放送されるだろう。すると視聴者が彼の行為を通して「ベトナム復員兵が政府によってくそみその扱いを受け、また復員軍人局とここの治療者諸君にくそみその扱いを受けている」と知ることになるぞという脅しである。しかし、プレストンの脅迫はまったくこれと違っていた。彼はアメリカ国民に対して何を訴えるでもない。彼は単に自分の治療者たちを憎んでいるだけであり、それは治療者たちが自分の苦しみをネタにして金持ちになっていったからであり、連中が「世の中のためにならない」詐欺師だからである。そして彼はここぞという時に、ためらわず治療者たちに報復の暴力を加えた。

「ここぞという時」とは抽象ではない。プレストンは重傷を負わずにベトナムの義務兵役期間を完うしていた。しかし、十年後に交通事故を起こし、左足部を切断した（左足部の切断は二重の意味で苦痛だったと思われる。たいていの人はこれを戦傷と思い込むもので、プレストンはいちいち弁解するか嘘をつくかしなければならない立場に何度も立たされたからである）。今の彼は両松葉杖を使って歩き、椅子から立つのさえゆっくりで大儀そうであった。さしあたり、精神療法の最中に攻撃が起こる恐れはなかった。プレストンはいつもショートパンツを履いてセッションにやってきた。そして治療者を攻撃して延々と熱弁を振るっている時の彼は足の切断部分をむき出しにして上げたり下げたりしていた。センターにいる間に補助具をあつらえており、これで最終的には松葉杖なしで歩けるはずだった。プレストンが治療者にジェフリーズ博士をたっぷり可愛がってやるぞと言ったのはこの装具ができあがってきたときである。彼はまったくの本気でそう言ったのだった。

ジェフリーズ博士はクリス・トーマスとカール・プレストンの担当治療者であり、そのため、この二人の患者は同じ精神療法グループに入れられた。彼らの治療を始めて数週間後、ジェフリーズ博士はどちらの男に対しても「その殼を破る」ことはできないとわかったと副治療者に向かって嘆いた。どんな戦略をとってみても彼らから信頼も協力もかちとれなかった。彼はそれぞれと個人療法とグループ療法を合計して週十時間を共にしたけれども、今もって二人が最初にセンターに来たとき以上のことは何一つわからなかった。またプレストンの脅迫に彼はおびえはじめていた。あるデブリーフィングの最後に彼はこの二人は「性格論的」なものだと言った。重い人格傷害だといわんとしたのである。ジェフリーズ博士は次第に具体的となり、トーマスを「演技性人格障害」、プレストンを「境界型人格障害」と診断するようになった。臨床的見地からは重大な主張であるが、有能な精神療法家であるジェフリーズ博士はその意味を認識していた。プレストンの場合、自我構造が不完全であって、治療プログラムの基礎である「治療同盟」を維持できず、またプレストンの暴力的衝動を封じこめることも期待できないという意味である。言い換えれば、プレストンは、精神病でこそないが、早期に退院させられたフィリップ・ロジャーズと同じ困ったところがあるということである。

センターにある二つの精神療法グループは、それぞれ二人一組の（上級）治療者が（グループ治療者の）スーパーヴィジョンを受け持っており、毎日のデブリーフィングにはこの四人全員が出席する。ジェフリーズ博士がトーマスとプレストンについての入院時診断（すなわちＰＴＳＤ）に疑義を持ちはじめたのはこのデブリーフィングの際であるが、彼のコメントを他の治療者は礼節を損わないで聞こえないふりをした。この状態は診療部長のデュロシェ医師が参加するデブリーフィングの時まで変わらなかった。デュロシェの訪問は予定外であり、ジェフリーズ博士の悩みをすでに聞き知っていたかどうかはわからない。会が始まって程なくジェフリーズ博士は自分の感想を蒸し返し、性格論的問題を持つ患者を治療するのにほとほといやになっているのを自覚していますと述べた。この報告が終わると沈黙が続き、他の治療者たちはうつむいて眼の前のテーブルを見つめていた。ここで、デュロシェ医師が口を開いて、ゆっくりと一語一語吟味しながら語りはじめた。彼がジェフリーズ博士をよく思っていないことは見え見えだった。彼は、この心理士に、トーマスもプレストンも厳重な評価過程を経て合格し、入院委員会も全会一致でＰＴＳＤと診断したことを考えてみよと言った。トーマスのような感情過多と具体性の欠如の組み合わせは、ロジャーズの激怒と同じくＰＴＳＤの特徴ではないか。ジェフリーズ博士が治療しているはずのＰＴＳＤ症状を持っているという理由で、退院させたがっているらしいのは妙ではないかね。（良い）治療者ならばこういう行動こそ治療の機会と考え、「抵抗を受けとめつつこれに屈服しない」ようにするべきことがわかっているはずだ。

それからとどめの一撃となった。デュロシェ医師はジェフリーズ博士に、トーマスおよびプレストンと他の患者とに重要な相違点があると思っているのはどうしてかをちゃんと説明せよと迫った。デュロシェが何をいわんとしているかは部屋中の者に通じた。

「先生は、これは一つの（私のほうの）ストレス反応とお考えですね」とジェフリーズは尋ねた。

「二人の患者がＰＴＳＤであるかどうかを疑っていること自体が（きみの）洞察の欠如を物語っていると私は考えている」がデュロシェ医師の答えだった。

「でしょうか……考えてみます」とジェフリーズ博士は返答した。デュロシェ医師もジェフリーズ博士も（後に）私に説明してくれたことだが、このやりとりでいわんとされていたことは、ジェフリーズ博士が患者の攻撃的自己との共謀へと誘惑されていたということだった。当時は気づいていなかったと思うが、ジェフリーズ博士はその男たちの「センターの外に放り出されたい」という病的目標の実現に協力していたということになろう。この時以後のジェフリーズ博士は、患者の診断についてどんな疑問を抱いても心の中に蔵っておくことにした。

生き残りの語り

スプリッティングと伝染の語りは、センターのイデオロギーの中心を形成しているが、それだけが病棟に行きわたっているPTSDの唯一の原因論ではない。他にも重要なストーリーが二つある。第一は認知的再構成cognitive restructuringの語りであり、これはアルバート・エリス（1977）の「理性的感情喚起療法」とアーロン・ベックの「感情認知療法」（1976）から抜粋した発想と筋書きのごたまぜをもとにしたものである。この語りの主題は、センターの患者が世界を否定的で懲罰的な場として体験していることで、この体験が、たとえば一般化や「読心術」などの特徴的な認知の誤謬と歪曲のためにいつまでも続いていることである。これらの誤解釈が陰性感情、とりわけ怒りを引き起こし、行動化となって自業自得的な状況を発生させる。治療法は教育的指導と「宿題」とであり、患者は、客観的現実に反する思い込みを検証するように命じられる。患者が認知の誤謬を病的なスプリッティングに直接結びつけるところまでは期待されていない。また、患者のほうもこのセッションを口論や喧嘩を回避する「役立つヒント」の出どころとみているようである。

第二の重要な語りは「Chap's Rap」（「牧師の漫談」）である。ここの病院付き牧師は臨床心理学の学位を持ち、特に選ばれて任命されたプロテスタントの聖職者である。彼はセンター専任であり、センター外来部門で上級臨床心理士として仕事をしている。しかし時間の一部はセンターの各種部門に入院している患者の霊的なニーズに牧師として応えることに宛てている。

一九六〇年代、この牧師は三十歳代であって徴兵年齢をとうに過ぎていたが、軍務を志願し、ベトナムに送られ、ベトナムでの彼は歩兵部隊付きの従軍牧師とカウンセラーとなってベトナム駐留を一ラウンド（十三カ月）つとめた。彼はセンターの患者に尊敬されていた。それはちゃんと払うべきものは払った（徴兵忌避などしなかった――訳者）「一人前の男」だという評価のためでもあった。「牧師の漫談」は定例のセッションがすべて終わった後、夕方に行なわれ、話を三つすることになっていた。参加が自由なのは（憲法上）復員軍人病院の患者に宗教関連活動への参加を強要してはならないからである。彼は精力的な講演者であって、彼の語りは聞いて損をしないとされ、大部分の患者が少なくとも一回は出席していた。

牧師の漫談は本質的には心理学的で「霊的な」問題については折にふれて軽く触れるだけであった。実際、話の中では罪 sin は罪悪感 guilt に置き換えてあり、進化生物学が伝統的価値よりも優先され、道徳的権威は理性に従属し、贖罪は認知再構築に置き換えられ、そしてストレスへの積極的対処が償いの代用品になっていた。

語りは判じもののような謎ときから始まる。復員軍人は、残虐行為をはじめとする道義的過誤を犯したという認識とどうすれば共存でき、それを抱えて生きてゆけるのであろうか。これは病棟で何度も何度も繰り返される問いであり、そして臨床イデオロギーは一つの答えを用意している。それはスプリッティングの物語の中にある。このイデオロギーによれば、スプリッティングとは、道徳律違反を罰する役割の超自我に対する防衛である。集団精神療法において（今攻撃的自己として話をしている）患者が自分はベトナムでは「動物以下だった」と語るのを耳にするのはふつうのことである。自分は動物であり、もはや人間でないと言うことは自分を通常の道徳の管轄の及ばないところに置くことに等しい。別の折々には、（今被害者自己として話をしている）同じ男たちが、戦友がどのような拷問を受けて死に、戦友の死体が損壊され、また自分たち（アメリカ戦闘部隊の）全員が政治屋ども平和屋どもにどのように裏切られ、そして、まさしくただ今（PTSD患者の）全員がVAに虐待されているかを聞かされる。今いわんとするところは自分たちには何の権力もないということであるが、道徳的な含意はいつも同じである。患者は釣針を外して逃げるのであるが、今回は彼自身を彼自身の攻撃の犠牲者となった人たちに（あるいは彼の代理人である死んだ戦友に）（見立てて）置きかえて逃げる。「犠牲者をお探しですか。遠くを探される必要はありません。私たちがあなたがたの犠牲者なのですから」というわけだ。部分的自己たちは、患者の道徳的ジレンマを解決する。道徳的判断の領域から外へと患者を連れ出す。しかし犠牲は大きい。患者は、その時人類の全体からみごとに切り離されているからである。牧師の漫談のめざすところは別の解決を提案することである。それは病的なものでない解決である。牧師の語りは、患者を道徳の領域から外に出すのではなく、道徳的判断を下す前提条件を変えるようにする。

彼の筋書きは、戦闘参加兵士は、神経系のどこかにある、心の理性的統御の効かない固定配線型の生き残り回路の支配下にあったということである。単純な回路である。危険の発生源を認知すると蓄積してあったエネルギーが動員されて闘争か遁走かの準備が整う。「戦士」の仕事は闘うことである。だからエネルギーは怒りと攻撃に変換され、破壊的暴力に自己を表現する——敵発見、敵と交戦、敵を破壊、というわけだ。この神経回路への兵士の習熟が生き残る前提条件であり、気づかないうちに生じる。この回路は私たちの先祖の原始人が原生林野で生きていた時代の遺産である。時を経て弱まったとはいえ、なお厳存し、軍事訓練とはこれを再活性化するために行なわれるものだ。

ベトナムでは、危険はいたるところにあり、しかも目に見えなかった。ブービー・トラップ（偽装地雷）はいたるところにあり、ゲリラは平服を着用し、道路の曲り角ごとは待ち伏せがあるかもしれない場所だった。生き残るためには周囲からの刺激に対して即座に反応することが必要だった。情報を高級な心理機能のフィルターをとおす時間的余裕はなかった。時にはその結果、兵士たちが今悔やんでいる行為となった。しかしあえて直視しよう。人類の進化の過程で生き残り回路が発生したのは、格別邪悪でない人たちが道徳的違反をしないですむためではなかったのだ。

牧師の漫談における、ＰＴＳＤ理解の鍵は罪悪感である。語りは行なった行為の客観的責任に対する「現実的罪悪感」とＰＴＳＤを示す徴候である「病的罪悪感」とを区別して別個のものだとする。病的な罪悪感の発生源はもとを辿れば三つである。第一は心理的統御の場が新皮質の外に移り、自分たちの道徳的抑制を解除したという心理的変化に無知だったことである。第二は違反を犯している際に「心理的陶酔 psychological high」を味わった記憶（たとえば敵をいためつける快）が残っていることである。第三は親しい戦友の死の後に生きていることをうれしく思うことに対する反応としての症状である（「生存者罪悪感」といわれている）。

罪悪感はベトナム在勤中でさえ持続的不安の要因となっていた。罪悪感にもとづく不安は「仕返し（報復）される」恐れとなって兵士の意識の中に忍び込み、この不安は、敵がいたるところにいるという現実的恐怖によって倍加された。罪、恐怖、不安は互いに働きあって肥大し、失意と怒りとの火に油を注いだ。その結果、攻撃的行為の爆発はさらに頻繁となり、ますます些細な刺激に反応して起こるようになった。これが残虐行為がしばしば「冷血」に（すなわち激しく強い感情を伴わずに）なされた理由の説明である。

固定配線的な生き残り回路に発する刺激－反応系列は最終的には無限の自己再生回路になる。この堅固不動の罪、不安、攻撃性のサイクルを身につけて兵士たちはベトナムから帰ってくる。復員兵は自らの情緒的苦悩に対して、罪業や憤怒を抑制するよりも不安を抑止しようとする。彼らは一般に、アルコールか薬物の「自己処方」によって不安を抑止しようとする（もちろんこの不適応的行為はＰＴＳＤ特有のものではない）。彼らはまた報復の恐怖を抑制しようとして、ＰＴＳＤ特有の不安制限法を用いる。

牧師の漫談とスプリッティングのイデオロギー的語りとの交点はここである。牧師は「あなたの人生を亡くなった戦友の記念碑にしなさい」というが、それはあなたの処罰はもう済んだ（あなたは死んでいる）のでもう報復を心配する理由はないと告げるのと同じことである。兵士たちは自滅的行動パターンと病的に同一化し、それが貧困に陥り、詐欺に遭い、結婚に失敗するなどの形の懲罰を自らに与えさせている。この自己に課した苦痛によって患者（精神分析用語でいえば超自我よりもむしろ自我）は自己自身の懲罰の行為者になり管制塔となっている。イデオロギーの語りの言い方でいえば、これは被害者自己に関連する戦略である。

これに代わる戦略は自分を変えて無慈悲で万能な生命破壊者、「卑劣な極悪人」になることである。兵士やもと兵士を良心の呵責にびくともしないようにするのはこの怖いもの知らずになる求めである。この戦略が先のよりもうまくいくわけではなく、兵士たちは自らの病理のさらに深い奥へと沈み込む。怒りという攻撃性のただ中で万能感に手が届いたかと思うことはあるが、手につかんだものをよくよくみればそれは罪悪感でしかない。

生き残りの語りは、ここで大団円に到達する。不安や怒りをコントロールしてこの堂々めぐりを破ろうとしても無駄だ。患者の問題の核心は、その不安の根っ子にある罪だからだ。この点で、牧師の語りとセンターのイデオロギーとをへだてる距離が明確となる。センターのイデオロギーでは、罪悪感とは、融合を起こしていないリビドー的欲動の付随現象の一つにすぎず、ストーリーの筋道は、「自己開示」という患者の行為が皮切りとなって、結局はリビドー的欲動と攻撃的な欲動との治療的融合になって終わる。牧師の漫談では罪悪感は何物にも還元できないものであって、ただ「懺悔」と償いとによって赦されるだけである。

あなたはこう言わなければならない。「私はこういう悪事を働きました。私がなぜそんなことをしてしまったか、それをわかっていただけるのに多少役立つ付随的状況があります。私は戦争に行きました。その時、私の価値観の体系は現実の試練を受けたことがまだありませんでした。この価値観は現実と全然合っていませんでした。ベトナムであたりまえのことは故国では狂気だったのです。私の価値観は人間というものが誤りを犯すものだということがわかっていませんでした。しかし、自分の犯したことに説明がつくとしても、私がそのことの責任を引きうけることに変わりはありません……」

こういうものが懺悔であなたの（なすべき）行為である。あなたの償いの行為のほうはあなたが自分は誤りをおかす（弱い）人間であることを認識し、（そういう）自分を赦してやることです。そうしてそれから生き方を変えなさい。今ここでは、生き方を変えるということは治療プログラムにしがみついてやりとおすことです。

二組の語りには重要な相違がもう一つある。牧師の漫談は教育的である。それは臨床的実践行為を何一つ指定するものではない。患者は牧師の漫談について話し合うことはできるが、最後のいささかの勧告は別として、彼らはこれを聞いても何をすればよいというものではない。いや、彼らが話せる「場」には制限さえある。兵士たちは牧師の漫談について集団精神療法中に話すことは自由であるが、しかし、それもこの施設のイデオロギーの総体との交点に向かってゆくかぎりのことである。この交点に達すると、兵士たちはスプリッティングと自己開示の軌道のほうに移らなければならない。牧師の語りは臨床的スーパーヴィジョンにおいては黙殺され、治療者は誰一人として牧師の語りを集団精神療法後のデブリーフィングや、MDTP審査会に持ち込もうとしないだろう（牧師は外来患者部門に属しているから、以上のミーティングのどれ一つにも出席することはない）。

態度の問題

センターのイデオロギーは二つの任務を果たすようにデザインされている。第一は一種の言語ゲームを作って、それをしているうちに患者の外傷性記憶がセンターにおけるその行動と結びつくようにすることである。第二は、この結びつきを行なうことへの抵抗を自分のものにしてしまうか打破することである。

治療者の態度

治療者は、センターの「モデル」とその語りと、それにもとづく臨床実践が妥当でもあり有効でもあることを肯定しているものとされる。（受け入れている）「ふりをしている」だけとみられてしまった治療者は、あいつは「態度に問題あり」といわれる。

新しいスタッフは、復員軍人局が雇用している臨床スタッフの中からセンターが引き抜くのである。求人はまずVAの内部雑誌に募集公告を載せ、応募者は診療部長と上級スタッフの面接を受ける。治療プログラムについて十分な説明を受け、そしてセンターの患者の治療に際して出会う困難（「挑戦」と表現される）を歯に衣着せず話して聞かされる。――だからスタッフの一員になる時には誰でも、どんなところへ入るのかがちゃんとわかっているというわけだ。

センターのスタッフは公務員である。スタッフは「精神衛生専門家」として確固たる権利を持ち、また何をしてよいか何をしてはならないかについての鋭い感覚を持っている。スタッフがイデオロギーの方針に盲従するように圧力をかけられる時は、必ず（むき出しのイデオロギーの言語でなく、具体的な）臨床の言語で表現される。（これに対するスタッフの）抵抗はスタッフの「ストレス反応」に関連させて述べられ、患者の最善の利益に反する作用があるとされる。ほとんど例外なく、この軌道修正を行なう時は臨床的デブリーフィングとスーパーヴィジョンである。行政上の上下関係と専門家としての上下関係とはセンターでは一致しており、だから診療部長が治療者の臨床眼に批判的言辞を吐露する時は、専門家としての見解と上司としての評価の双方を出していることになる。このような労働条件が気に入らない治療者は誰でもこのセンターから別の復員軍人局の治療部門に移る自由がある。

私がセンターにいた間、何人かのスタッフが自発的に去って行き、主に他の復員軍人局の治療部門で、ここより高い地位と高給で働くことになった。同じ期間に三人のスタッフが不本意退職を強いられた。一人のリハビリテーション＝カウンセラーは教育歴詐称のために復員軍人局を解雇させられた。一人の精神科医は、前の（VA以外の）職で医師法違反を犯していたために州の医療審議会が医師免許を剝奪したので解雇された。また一人のカウンセラーは別の部門に強制的配置転換をさせられた。この職員は、創立以来センターにいた人であった。彼女が入院病棟に来て最初の数カ月はさしたる問題もなかったが、あの「モデル」が導入されてから事情が変化した。時とともに彼女が例のモデルの発想と専用言語をわがものにする努力を全然していないのがスタッフにも診療部長にも見え見えになった。臨床スーパーヴィジョンの時、診療部長は彼女に、どうしてモデルになじんでいないのか、モデルを自分の臨床実践に生かせていないのか、ちゃんと説明しなさいと言った。彼女は、もし部長が「自分の発想を学習すること」をさせたいならば、そのためには勤務日中に有給の休業時間を下さるべきではないかと返答した。彼女はこのセンターにずっといたいと言い、配置転換を受けると復員軍人局の異議申立て委員会に提訴したが却下された。

治療者は、例のモデルがおごそかな権威の声であるから、そのイデオロギー路線を踏み外せない。しかし、それだけの理由ではなく、イデオロギーは治療者が次に何をするかを教えてくれる役に立つという意味で尊重されてもいる。それは精神療法のセッション中にどのように時間を使うかを教えてくれる。何を語り、患者に何を語れと求め、どのように面接のヤマ場をつくるようにするべきかなどを教える。また患者が道徳的あるいは臨床的に治療体制の権威に挑戦してきた時には何をなすべきかを教える。すなわち、たとえば患者の怒りにどう応答するか、治療が苦痛を起こす場合にどう対処するかを教える。さらに、イデオロギーはこのイデオロギーが正しいという証拠を産み出している。つまり患者が「問題に近づく」時にどう心身の苦痛が強まるかとか、患者が怒りの時（攻撃的自己）と罪悪感の時（犠牲的自己）とを交替することなどをイデオロギーは正確に予報してくれる。

患者の態度

患者は、モデルと治療プログラムの礎となっている発想に対して抵抗するものとされている。それが患者の障害の本質である（とされている）が、実際には、患者はその思想の一部を斥けるにすぎない。

患者は、PTSDがほんものの障害である、結核並みにほんものである、という考えを受け入れる。これには例外はない。ＰＴＳＤの事実性を否定する者は一人もなく、自分がＰＴＳＤであるという診断の正しさを疑問視する者も一人もいない。専門家のチームに調べられ、果てしないインタビューとテストとを通り抜け、ＰＴＳＤとはどういうものかを書いてある文章を読んで、今の彼はその症状が自分自身の経験と一致することを知っている。患者が診断を受け入れるについてはもう一つ付随的な理由がある。心理的満足である。この診断名は、なるほど病気ではあるが精神病でなく、社会的原因によって起こる可逆的な障害であって精神疾患じゃないと言ってくれる。かつて精神分裂病だと診断されたり、今日まで自分はクレージーになりつつあるのはまちがいないと思い込んでいる者には魅力的な思想である。

患者がＰＴＳＤ障害の事実性と自分に下されたＰＴＳＤ診断とを受け入れる理由はまだある。大部分の患者はＰＴＳＤが有効な治療さえ行なえば治る障害だと思い込んでいる。この確信によって患者は新たな未来があり過去も新しくなるという希望とを持つ。つまり、戦争体験と混乱した戦後の経歴を語り直す機会であり、罪業と苦痛から自己を解放するチャンスであるなどなど——。一部の患者は、治療プログラムのおかげで自己有効感を持てるようになる。自己有効感とは自己の思考と感情の支配を徐々に獲得しつつあるという感覚であり、対人関係の新しく効果的なスタイルを生み出しつつあるという感覚でもある。しかし、この印象は時がたつと弱まり、多くの患者は、このセンターは効果的な治療法を持っていないし、いっそう悪いことにＰＴＳＤは可逆的な状態でないという最終的結論に達する。

ＰＴＳＤの事実性は、センターにいる人すべてに受け入れられているが、患者のほうはＰＴＳＤの正確な原因は何かということについて各種各様の考えを持っている。身の毛のよだつ体験をいくつも経て来た男たちにはＰＴＳＤは独立した一箇の事件が起こすものだという公式の説明はあつらえむきである。ベトナムにおいて海兵隊の「トンネル・ネズミ」をしていた患者カール・メトカフの症例を例にとろう。メトカフの専門は、ベトコン（南ベトナム共産党）軍が司令部と野戦病院に使っている地下トンネル網の偵察であった。任務の際には携帯電灯とナイフとピストルとを装備して、有用な情報を得て帰還することが目的であった。メトカフの最後の任務の時のことである。彼はつい先ほど放棄されたらしいトンネル網に降りて行った。迷路の中を深く入って行ったところで携帯電灯の電池が尽きた。ベトコンのトンネルは非常に複雑なことが多く、何かに偽装した爆弾が仕掛けられていることも多かったので、トンネル・ネズミたちは通ってきた道を戻って出口まで辿りつけるように印を付ける方法をいろいろ発明していた。まっ暗になった中でメトカフは方角がわからなくなり、せっかく壁に付けておいた印が見つからなくなった。彼は暗闇の中をあちこちさまよい歩いた。長い長い時間さまよっていたように思えた。そしてベトナム語の会話が聞こえた。現実だったか想像上の声だったかわからなかった。自分が置かれた状況は絶望的と思い、自決を決意した。その瞬間メトカフはたまたま自分が壁に刻んでおいた印がいくつか目に入って、とうとうトンネルの入口まで戻る道が見つかった。地上に出た彼はなんと所属部隊に置き去りにされたことに気づいて頭が二つに割れそうな頭痛を意識した。メトカフによれば、以来この頭痛は今日まで止むことがなく今の彼の主症状である。ゼロ（痛みがない）から10（目が見えなくなるほどの痛み）までの等級で彼に言わせると7から9の間を揺れ動いているという。

メトカフはベトナムでいくつかの恐怖の体験をしたが、この体験は他から抜きんでたものである。彼も彼の治療者も、これはPTSDの引き金を引いた、拷問のように苦しい体験である（と合意している）。しかし、この種の事件を同定できない患者たちもいる。彼らは同等の恐ろしさを与えるいくつかの体験をこうむったか、異常体験を思い出せないかである。その一部の者は心因性健忘にかかっているかもしれないことを認めているが、PTSDは神経衰弱に似ているという説を立てていて、障害を（メトカフのケースのように）個別の外傷的事件に帰している者もあり、そうではなくて外傷すれすれの事件を多数こうむったことに帰している者もいる（それが自分たちの場合だという）。

もっとも、患者にとっては特異的因果関係という問題は大問題ではない。この問題は時たま集団精神療法の中で触れられることはあるが、行動化行為（「ストレス反応」とされる）の原因にはならない。患者は全員、神経衰弱類似説をとる者でさえも、「一回性の想起可能の特異的事件がPTSDの中心にある」という、このセンターの公式の姿勢を受容すると明言しなければならないだけの動機がある。PTSDは「兵役関連障害」なのである。ということはPTSDと診断された患者はPTSDの結果として今持っている機能障害の程度に応じた補償金をもらう資格が得られるということである。PTSDと何でもいいから機能障害とがあるだけでは補償金をもらう資格が十分ではない。補償査定委員会に「機能障害はPTSDの結果であって」兵役と無関係にたまたま併発した医学あるいは精神医学の問題ではないのだと納得してもらわなければならない。

百パーセント廃疾と判定された者は――これは機能障害のためにいっさいの仕事に就けないという意味であるが――（一九八七年現在）月額一八〇〇ドルの補償金を受け、しかも無税である。センターの患者の申告年収は平均千ドル以下である。機能障害査定の尺度は〇パーセントから百パーセントまであるが、すべての患者は入院期間中は百パーセントの障害であると査定されることになっている。治療プログラムを完了するまでの平均在院期間は四―七カ月であって、ということは退院時には七二〇〇ドルから一二六〇〇ドルの補償金を貯めていることである。機能障害の申請は過去に遡及できる。復員軍人局によって一九七四年に分裂病（兵役非関連障害と定義されている）と診断されたが、一九八七年にPTSDと診断し直された者を例にとってみよう。彼が最初の診断は間違いであるという主張の裏付けを得ることができたとしよう。ということは、一度も分裂病になっておらず、一九七四年以来PTSDとなっていて、ただ診断されていなかっただけということになる。この男が受けとる補償金は「分裂病」であるとして入院していた期間については百パーセントの補償金額プラス同一期間、すなわち一九七四年にまで遡って兵役関連機能障害の程度に応じた補償金額である。遡及請求額は巨額に達することがあり、私のセンター滞在期間中に二人の男がそれぞれ六万ドル、四万四千ドルの申請を行なった。

各人は退院時に査定を受け、診断書が作成される。診断書には診断、症状の重篤度、機能障害の水準が記入される。これは患者の医療記録に編入されるが、補償の等級を決定しない。補償の等級を決定するのは復員軍人局の補償査定委員会である。委員会はセンターの診断や評価に拘束されないけれども、患者たちは退院時の診断書が委員会の決定に影響すると信じている（これは当たっている）。典型的な場合には、低い障害等級を持って入院した患者は等級を上げて退院したいと思い、高い等級で入院した患者はその等級を維持したいと思う。プラスの臨床的評価は物議をかもす恐れがある。それは、査定委員会が補償を認めなくなるか、減額する根拠に利用しそうだからである。このシステムでは医師と（一部の）患者とで正反対の目標ができる。治療者は患者の機能障害を少なくしたいと思うが、患者のほうは反対の結果を作り出したいと思う。治療者たちはこの利害の相克に気づいているけれども、患者が経済的動機から自己の症状を誇張したといって非難されることはない。臨床的に正しい態度とは、治療者たる者は医学という準拠枠内に自らの関心のありかをとどめることであり、この枠内においては、患者というものは、治療者の疑惑と怒りと攻撃性を挑発する手段に自らの症状を（理性的ではなく）病的に用いる者だとなっているからである。

開示（ディスクロージャー）

患者契約は、契約の条件に、各人が自己の外傷性記憶を想起するために断乎努力し、この記憶内容を集団療法の際に開示するべきことを挙げている。秘密厳守を旨とする個人療法の際に治療者に事件を語るだけでは契約条件は満たされない。むろん、治療者の管理外の場所――コミュニティ・ルームや食堂や寝室――で他の患者に開示すればすむものではない。開示を集団療法の際に行なうべしとされるのは、患者当人と治療者とだけでは患者の外傷性記憶を想起し処理するのに必要な心理的資源が欠如しているという考え方にもとづく。新たに加わった患者は、グループの他のメンバーが開示を行なう際の正直さ、強靭さ、公明正大な感情を目撃して、それによって、切れば血が出る自己の苦痛な記憶を開示する勇気と自信とをさずけられる。さらに、開示の公共性、すなわち自己に不利となりかねないきわどい秘密をさらけだすという事実は、建て前としては、治療的環境の基盤である信頼感を強化するはずだとされている。

グループ・プロセス（自分以外の患者からの「フィードバック」がある）はまた、事件の記憶を完全に想起する刺激となり、さもなくば吟味されず、連結されないで放置されるであろう面を客観化し処理するのに役立つとされている。すなわち「グループにおいて提出された語りは必然的に多次元的（多方向的）である。そのことは表向きは特定の他者を名指して語られる時にも変わらない（他のメンバーが話に入ってもよいとされており、また現実に頻繁に入っている）。これと対照的に二者関係の中の語りはもっぱら一方向的なものである。患者は自らのストーリーを治療者に語る」（Lakin, 1988 : 76）。グループという場面設定はさらに二つ以上の目的を果たすとされている。まず兵士に自らの外傷体験が生み出した状況の象徴的再構成を許す。「今・ここ」にある精神療法グループは「あそこであの時」にあった部隊を代表象する。いったんこの代用（現在を過去の代用品にする）が精神療法者の助けによって意識に上ったならば、患者はセンターにおける自らの（症状）行動と病因体験との間に関係があることを認知できるようになるはずである。すなわち、兵士は自らの体験を形成してきた反復強迫を意識するようになるはずである。

患者はおのずから開示に二種類あることを知り、これを区別している。兵士が「事件」というものは真面目な本物の開示であり、兵士が「戦記物語」と呼ぶものはでっちあげた語りである。患者は公的私的なさまざまな機会におおっぴらにこの区別を語る。精神療法の時間の際には要約の形で抽象的に（特定の人物を指さずに）語るか、今は退院している患者を引き合いに出して（あの語りは「事件」この語りは「戦記物語」というふうに）語る。しかし治療者の前で、作り話を今やっている者を告発するために使うことは決してない。これと対照的なことは、治療者が患者に向かってこの区別をすることはまずないことである。臨床にたずさわる者は一般にでっちあげの物語を嗅ぎつけることはできないものだと思っていて、公衆の面前での開示を尊重している。それは、語り手が自分の語りを、実状を知悉している戦闘参加帰還兵の吟味にさらすことになるので、真実の開示を促すもっとも効果的な手段とみているのである。治療中に、患者と治療者とは、頻繁に、本物の物語を復活再生させ（双方が）分かち合う「代価」は高いなあと言う。身体的苦痛（特に頭痛）も起これば、苦悩（「濃縮された悲哀」）もあれば、抑圧も悪夢も不安もあり、そして語りによって「寝ていた子を起こされた」希望喪失感もある。「戦記物語」のほうは痛みもなければ支払う代価もゼロだが、無価値である。

開示はふつう数週間を治療プログラムの中で過ごした後に起きる。開示はもののはずみで起こるものでは決してない。典型的な患者は前もって計画を立てており、その治療時間が終わる前に言いたいことを言い尽くせる時間があることを確認している。治療者は、グループ治療法の時間は予定表どおり、きちんと始め終えるようにすると述べる。セッションが始まるとドアを閉じ、遅刻する者はいずれMDTP審査会の前に引き出される。時計が定刻を指せばセッションを終え、ドアを開き、それ以上の「討議」は禁止である。セッションがあと何分という時に自分の語りを始める患者は治療者の制止を受け、きみにはストレス反応があると告げられる。この行動を繰り返すならば、患者はMDTP審査会に喚問され、きみは「自分の問題（葛藤）を避け」自分の秘密を誇示するという攻撃的行動をとっていると教えられる。秘密の誇示は「（秘密の）分かち合い」と正反対であり、共同体の安全保障感を覆すもので、そのためにグループ過程を邪魔するものとされている。

二、三カ月たっても事件を語れなかった患者は開示を済ませたグループのメンバーに批判されがちである。治療者も患者も「やるべきことをやっていない」この兵士たちを非難する。集団による仕事の重荷（と苦痛）の自分への割り当て分を自分以外の者の背に負わせようとする怠け者であるというわけである。ついにはMDTP審査会に喚問され、そこで「やるべきことをやれと強力な促しを受ける」。記憶の再生あるいは開示は今つらすぎると訴えただけで患者を放免することは、「患者の病的な面で患者と共謀する」こととなるとされる。

繰り返し促されても開示できなかった者は退院させられ、治療者はその退院を「限界設定」（強力に促しても反応がなかった）の一例と記すことになる（患者は退院後三十日以内ならばセンターへの再入院を請求できると決められている）。

患者たちはしばしば、仲間の一人がＭＤＴＰ審査会によって「罰を受け」たことを知ると怒りの反応を示した。「限界設定」という問題は、センターの毎週の（患者とスタッフの）「合同集会」のテーマによくとりあげられる。患者の集団的不満を患者代表がスタッフにぶつけて話し合おうとする時である。この機会をとらえ、また当日のそれより後の時間の精神療法の時間中にも、患者は、ＭＤＴＰ審査会が与える警告、行動制限、強制退院が形を変えた訓練では「ない」こと、これらの行為を「罰」と受け取ることは患者の症状の一部であることを思い出すようにさせられる。このような行為は限界設定を支える一法であり、限界設定はストレス反応を統御する一法であり、そしてストレス反応がよくないものであるのは臨床的な意味に限ってのことである。すなわち、ストレス反応は、患者と治療者の気を、想起と開示と外傷性記憶の処理という仕事から逸らすからである。ストレス反応は患者が「しまった」と思わなければならないことではなく、よしんばそれがタチの悪い言語的攻撃と脅迫であっても弁明と謝罪を必要とするものではない。だから怒りを爆発させた後で弁解したり後悔する患者は、きみが和解を求めるのはストレス反応の続きだよと教えられる。犠牲的自己が攻撃的自己の役割を引き継いだというわけだ。

患者がストレス反応を起こした後にとるべき臨床的に正しい態度とは、自分の行動の源泉が反復強迫であることを理解し、自分の精神療法グループのメンバーにこのことを（自分のことばで）知らせることである。こうすることの意味はこの機会に（彼の病因的事件の機会と同じく）自分が「危害を加えようとする意図を実行に移」すことを積極的に選択したことを仲間に告げることである。この臨床的に正しいとされる態度は一言にしていえば「きみはきみの攻撃性を自分のものとして引き受けなくてはならない」ということである。自己のストレス反応を「自分のものとして引き受ける」ことの効果は、（推定だが）この行動を客観化することである。すなわち、正常反応としての行動とは異なるものだと知ることである。

グループ療法における開示は、「今聴いて後で支払う」（ローンのキャッチフレーズのもじり――訳者）とでもいうべき原則にもとづく患者同士の交換である。患者たちは個々別々に治療プログラムに加わり、個々別々に去るものであるから、各治療グループの人間構成は少しずつ変わってゆく。ある患者が語りを聴かせてもらった人たちと、その患者が語るのを聴いてくれる人たちとは必ずしも同一人ではない。治療者たちにいわせれば、このような条件下で開示を行なうのは語り手たちが信頼感と安全感を持っていることを意味する。自由意志によるこの贈り物は、これから来る患者が開示する心の準備ができるような（雰囲気を持つ）環境を続けてゆく原動力だと言われている（これは事件を開示せずに「秘密を誇示する」者が困った存在だという理由の説明である）。患者がこの種の交換の話をする時のことばの用法は、心理学的でなく、経済学的あるいは道徳的である。彼らの話すことばの中に暗々裡に含まれている考えは、患者がほんものの開示を自分以外の患者が行なうのを聴くと、借りができるということである。多くの者に適切な記憶を模索させ、開示させるようにする力は、治療者が与える促し（開示は回復に至る道だ）と並んで、この義務を遂行しようとする内面の促しである。

治療者は患者間のこの種の交換を仲立ちしてもよいが、開示に加わってはならない。それは治療者自身には開示する値打ちのあるものを持ち合わせていないからである。時には治療者が偽の告白とでもいうべきことを行なう。「きみたちがベトナムで戦っていた間、私は後方のここで戦争反対者だった。私は自分が正しかったと思っているが、きみたちが間違っていたとも考えていないよ」。こんな治療者の開示は患者の目には「戦記物語」並みに無価値でただもう笑えてくるだけのものである。患者と治療者間の開示の交換そのものはありえないが、認め合うことの交換は現実に起こっている。このことがありうるのは、センターのイデオロギーが先取りしているところで、伝染の語りという思想にある。それにしたがえば、分裂した自己は、絶えず治療者を含む自分以外の人々のストレス反応を挑発しようとし、それによって、自分の怒りと攻撃性を正当化し、懲罰的超自我の目を逃れようとする、ということになる。

現実の患者は、あれこれやってみて治療者を挑発して怒らせ、またこの機会をとらえて、言いたいことをうまくことばにし、自分たちと治療者との等価値性を要求する。怒りを示した後の患者たちは相手の治療者が治療者自身も自分の怒りの反応を「自分のものとして引き受けること」を要求しているはずである。「こっちにあてはまることは、そっちにもあてはまる。なあルイス、なんで怒った時に謝らなくちゃならないのは（患者）だけなのかい」。一部の治療者はこのような挑戦を受けた時に患者のストレス反応を認め肯定する心準備を持っている。治療者が肯定すると患者も肯定を以て応える（ベールをかぶせた皮肉であることもある）。同時に治療者は自分たちの怒り（「正常」であり、今ここの事件に発している）と患者のストレス反応（症状的であり外傷体験を繰り返そうとする強迫に発している）とが等価値であるという考えはすべて大急ぎで否定する。

心理道徳性（psychomorality）

病的な情動――といえば主として怒りと罪悪感であるが――、これを同定し統御することがセンターの鍵ともいうべき主要任務である。怒りのほうが強要性の大きい情動である。怒りは絶え間なく注目されることを要求する。怒りは臨床的日常業務の施行を邪魔し、注目せずに放置すれば、暴力に至ることはまず間違いなかろう。暴力は何としてでも避けなければならない。それは、暴力は治療同盟と治療的環境の根底を掘り崩すが、この二つこそ患者が安全に己れの外傷性記憶に向き合い、これを処理してゆくことを可能にするものだからである。

治療者たち

センターにおける臨床家たちは怒りについて語る語り方をいくつか身につけている。認知療法の用語で表現すれば、怒りとは認知の誤謬の所産であり、世界が敵対的な場であるという誤った見方である。スプリットされた自我の語る語りにおいては、怒りとは病的な、抑制されない情動が発する声である。ところが精神療法の時間に起こる、「認め肯定し合うこと」の儀式的交換においては、怒りとはストレス反応の一つということになる。

精神療法の場においては、怒りはプラス的なものマイナス的なものとの双方として描かれる。怒りがマイナス的なのは、怒りは知覚と認知を歪め、自己への理性的な関心をそこね、また、怒りが激語と強迫に変われば、治療者と担当患者との間に楔を打ち込むことになる。これが怒りが認知療法の語りとスプリットされた自己の語りに記号化された形である。しかしながら、怒りをも認め肯定し合うことの交換の中ではプラスの性格を帯びる。怒りは障害ではなく架橋するものとなり、治療的なものとなり、治療者の怒りを患者の怒りにつなぐ心理道徳的なきずなとなる。治療者の怒りは、患者が激語し、治療者にフラストレーションを起こすために、患者を罰したいという衝動として表現される。患者の怒りは、かつて外傷的行為の口火を切った怒りであって、今病棟で強迫的に反復されている怒りである。治療者が臨床的に苦痛を与えてやりたいという衝動を覚えて「自分も患者と同じだなあ」ということばを（同僚に向かって）口にする時の治療者は、治療者と担当患者とを距てる道徳的深淵を踏み越えたのである。そういう瞬間には、治療者の怒りは一つの専門家的な資産に形を変えて「臨床的洞察」となる。これが、治療者が怒りを体験する形であると私は思う。

道徳感情

人間が怒っているかどうかは、その人の出している信号を読めばわかる。患者も治療者もひとしくできることである。発することばの内容、その折の音調、身ぶり手ぶりなどが信号である。患者と治療者とがこの信号を解読する仕方はほぼ同じで、今誰かが怒っていると意見を一致させるのには特に問題はない。人間が「罪悪感」を感じているかどうかとなると、患者、治療者いずれからしても、これは怒りよりも困難である。どちらの例も、主に当人の語りと感想の内容によって判断しなければならないからであり、その解釈のやり方も一つではない。しかし、この場合も、患者も治療者も文化による知識の蓄積を共有しており、どのようなことを語れば罪悪感の信号であるかの見解は一致することが多かろう。

患者と治療者は、誰かが怒りなり罪悪感なりを表しているか否かについては一般に意見が一致するけれども、その時の「怒り」なり「罪悪感」なりにどういう意味を読みとるべきかについては意見が一致しない場合が少なくない。治療者の場合には、この二つの感情の意味は治療実践のあり方によって決まってしまう。認知療法か、スプリッティングの語りか、ストレス反応を認め肯定するかによって答えが決まる。このほうの意味も患者の意識に浸透している場合が少なくないけれども、そこには重要な相違点が二つある。第一に、患者には、このほうの意味を受け入れたい動機の数が少ない。第二に、患者は、患者独自の意味を同時に一組持ち合わせていて、これをも使っているということである。

これからこの二組の意味を述べるわけだが、その前に私はアメリカ人がことばとして口にする各種「感情《エモーション》」と、アメリカ人が実際に体験する各種「感情《エモーション》」と（が必ずしも同一でないので）を対比させてみたい。

英語には感情を表す用語がたくさんあり、人々は感情を表す数々の用語／状態には本質的に共通分母があると思い込んでいる。はたしてそうだろうか。「怒り」「倦怠」「愛」「幸福」「頑固」「希望」「嫌悪」「自尊」「軽蔑」「苦悩」――まだまだあるが、これらを一元的な枠組みの中に収めようとする努力は不毛であるという証明がすでに存在している（Ekman et al., 1972: 39-55）。現実には、これらの用語は必要条件と十分条件とによって括られているのではなく、（ウィトゲンシュタインのいう意味での）家族類似性によってつながっているのである。さらに、これらの用語の大部分は「多音声的」（polyvocalic――OEDなど各種辞典にない。意味は以下に――訳者）である。ということは、単一の語が状況が変われば違った意味を帯びるということであり、さらに人が違えば同一の語が似た状況と思われるところでも意味が変わることもあってよい（Ortony & Turner, 1990 : 323)。

日常会話でも精神医学の論述においても、感情そのものと、認識すなわち知り知覚し概念化する能力とには一つの対照性（対立）がみられる。日常会話あるいは精神医学の論述という通常型の表現では「感情と思考との関係はエネルギーと情報との関係であり、心と頭との関係であり、非合理的なものと合理的なものとの関係であり、好き嫌いと論理的判断との関係であり、衝動的行為と意図的行為の関係であり、弱点のむき出しと自己統御との関係であり、混沌と秩序の関係である」（Lutz, 1988 : 56-57）。感情は、怒りと罪悪感をも含めて、思考と意味づけの結果であって、思考と意味づけの原因ではないという建て前になっている。センターの患者とスタッフとが感情について話し合う時もこの建て前にもとづいているが、病棟内で現れる怒りと罪悪感の姿はそういうものではなく、怒りと罪悪感は三つの構成要素と関連しており、さらにこの三つの構成分が相互に関連し合っている。第一の要素は感覚器を介する感覚的要素（感受《アフェクト》）であり、第二の要素は行動的要素（行動脚本、語りの脚本）であり、第三の要素が弁別的・認知的要素である。[3]

とすれば、現実の感情は認識と対立するものでなく、また認識によって産生されるものでもない。そうではなくて、感情とは認識をとり込みつつ、これを組織する一つの構造である。感情は感情自体の認識作業（と意味賦与作業）とを行なっている。感情は、要素の選択的注意と非注意とによって、認識の場において（場の種々の）要素を突出させて前景（と背景と）をつくり、記憶を動員し、前景に立った認知と記憶とを結合させて、ついには意味の広大な星座的布置に至る。ここに至ればミケーレ・ロサルドォのことばを借りれば、意味は「思考の肉体化 embodied thoughts」として体験される。その意味は多次元的かつ複雑多岐であって、一つの整合的な言語の形態に還元することは難しくなる（Rosaldo, 1984 : 143 ; Ciompi, 1991 : 99）。

怒りと罪悪感のような感情は「自己」を構成する概念群を中心として構造化される。西方世界の自己は、まず心理学的構築物で、「マインド（心、精神）」をめぐるさまざまな観念と同一視される。しかし、自己は同時に道徳的（人倫的）構築物でもあって義務《オブリゲーション》（自己に対する義務、自分以外の人間に対する義務、生ま身の人間でない諸権威に対する義務）にかんするさまざまな観念と連合している。文化がつくりあげたこの自己には三つの基本的特性がある。第一はその人の体験と自分史的語りの主語（「吾《アイ》」「我《ミー》」）(訳注1)であり、第二には目的指向的（意識的）行動の発動者であり、第三にはその行動の責任の所在する座である。さらに、道徳的責任性という概念には単一の内面的管制センターの存在が暗々裡の前提となっている。

例のセンターで表現されている各種各様の感情の語／状況（状況をシニフィアン、語をシニフィエとしているのか――訳者）の中でも「罪悪感」「怒り」「恥辱」は一つの画然たるシステムを形成している。それは感覚のシステムであり、脚本のシステムであり、意味のシステムであって、治療者がこれを例の治療イデオロギーに同化させようと必死に努力しても決して消滅しない。このシステムがどういうものかを述べ、その頑強さ、執拗さを説明したいのであるが、そのために、この三つの感情と連合関係にあるいくつかの意味に全力を集中し、感情と行動脚本のほうは一時棚上げさせていただきたい。意味のシステムを図式化すれば図4のごとくである。

「恥辱」は三つの要素と連合関係にある。第一は今恥辱を感じている当人がかつて行なった（あるいは行なうのをさし控えた）行為そのものである。第二は自己に対するマイナスの判定であり、これは、当人が現在、自分はそうありたい、そうあるべし、そして実際にそうであったといわれたいと思い込んでいたたぐいの人間でなかったという考えにつながる判定である。第三は観衆であって、その前に立つと自分は堕落し、彼らより劣った存在になり果てたと感じるわけである。この観衆とは一つの道徳共同体であって、ただ人がわらわらと集まっているだけのものではない。この道徳共同体の存在は恥辱感の前提条件であり、逆に恥辱を感じる能力を持っていることがこの共同体に所属するための前提条件である。恥辱感のゆえにこの共同体から疎外されるのではない。正反対である。この共同体から疎外されるのは恥辱感の欠如であって、センターではこれを「自己尊敬欠如《セルフ・リスペクト》」と表現している。人を境界の柵外に放逐させるものはこれである。この意味からして、恥辱はきまり悪さ《エンバラスメント》（気恥かしさ）とは別物である。「きまり悪いとは人格全体としての個人へのマイナス判定ではなく、ある状況下の個人についてのマイナス判定にすぎない」(Taylor, 1985 : 75)。

患者たちが一つの道徳共同体であるのは、その戦争体験を中心とする恥辱の感覚の共有にもとづいてのことである。患者たちの告白が価値を生み、贈り物として交換され、贈り物を受けると、それがすべて道徳的な借りとなるのは、この道徳共同体の内部だからこそである。先に述べたとおりである。この種の贈り物を治療者が贈ろうと躍起になるのが滑稽なのは他でもない、治療者はこの共同体に所属できない存在だからである。

「怒り」と連合関係にあるのは次の三つの要素である。第一は、怒りの対象となっている人物が行なう（あるいは行なうべきなのに行なわない）行為である。第二は怒りを感じている当人の知覚であって、それはこの行為が己れに対して何らかの打撃なり損失なりを起こさせた原因であると知覚していることである。そして第三は、この打撃が不当なものであるという認知である（Myers, 1988 ; Lakoff & Kovecses, 1987 : 209-211)。怒りとは自己《セルフ》に対する攻撃に対する反応である。攻撃の結果は何らかの権利の剥奪である。たとえば自己の行動決定権あるいは所有権が奪われ、それは何かが欠損したこと、不完全となったことを意味する。

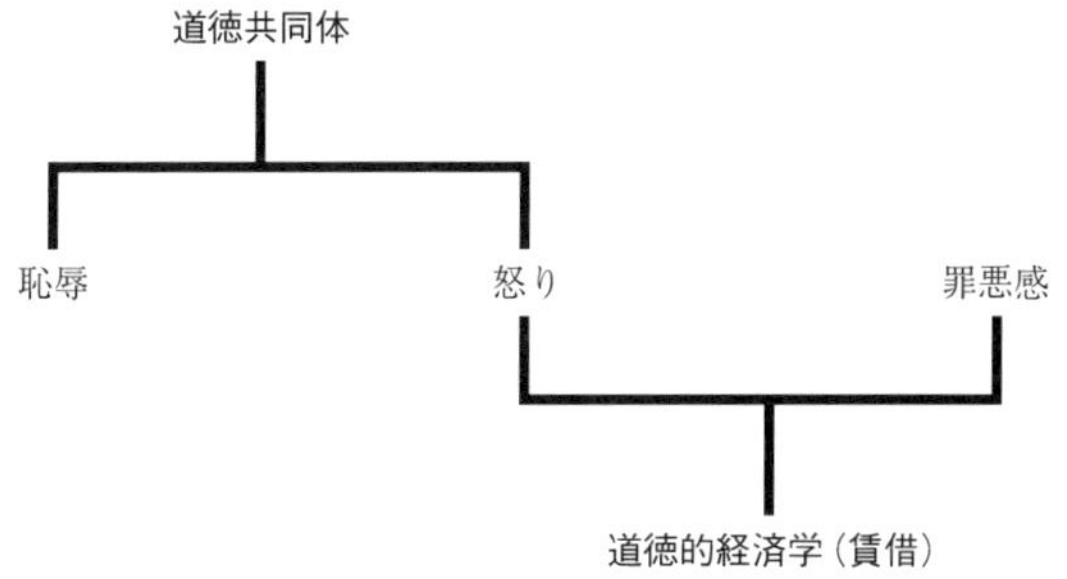

図４　センターにおける道徳感情の配置

この欠損を埋めもどし、自己を修復する方法が報復であり、報復とは怒りの原因となっているものに同等の打撃なり損失なりを与えてやることである。センターではこれは「あいこにする」とか「払い戻させる」と表現されている。

恥辱と怒りとを連結しているものは「自己支配 autonomy」に関連する観念と感覚である。自己支配とは、みずから選択をなす自由であって、この自己支配を可能にするには自己の行動を決定し、自己のイニシアティヴによって開始することができ（当然その行動のもたらす結果に責任をとることができ）、また自分のために何が最善かを正しく決定できなければならない。以上二つの能力が欠けていれば当人を恩恵的な権威機関の手に委ねることも道徳的に正当化されるであろう。それは当人を当人（の「自己破壊的」行動）から守るためか当人以外の人々を当人から守るためかのいずれかである。自己支配は天与の権利であり人間である標徴《しるし》とされている。だから、人から自己支配（自己の行動を決定する能力）を奪うことも、自己支配を要求する根拠（たとえば自己にとって最高の利益は何かを知る要求）を剝奪することも、自己に対する打撃であって、それが現実に行なわれようとその恐れが大となる場合であろうと事態は変わらず、その結果、怒りを誘発する。自己支配の喪失は恥辱であり、怒って然るべき条件下で怒りが出てこないことは、自己支配の喪失を容認することであって、恥を知らないことを意味している。

自己支配が脅やかされた時の患者の正義派的な怒りは、反復強迫、自己のスプリッティング、そして搾取に対して集中する（搾取に対する非難は政治家、戦争利得者、そして治療者が兵士と患者の苦しみをもとに金をもうけ、あるいは今もうけつつあることに向かう）。この怒りはＭＤＴＰ審査会の訓戒的な集まりの際に爆発する。それは、この審査会の主な任務が、患者にいわせれば、自分たちの権利を剝奪することにあるからである。しかしもっとも頻繁に正義派的な怒りが爆発する場は精神療法の場である。来る日も来る日も治療者たちは力を尽くして患者の集団的記憶を個人的記憶に変えようと努めている。集団的記憶とは歴史となった過去の事件に座を持つものであり（これにアクセスするのは患者だけの特権である）、個人的記憶とは心的な事件に座を占めているものである（これにアクセスするのはもっぱら治療者の特権である）。さて、記憶とは自己の存在の証明であり、記録であって、記憶を争う争いは、自己のもっとも価値ある所有物を争う争いである。「これらのこと（事件、体験）の意味をよく知っているのは貴様か俺か、どっちなんだ。おい、それは俺に起こったことなんだぞ、貴様じゃない！」というわけである。治療者は、記憶のほんとうの意味を所有しているのは自分たちだと主張するが、この主張は（患者の）自己を矮小化するのと同じであり、もっと正確にいえば、意識の表層下に隠れた、真実だが破壊的である自己をみつけられることと同じである。

罪悪感は怒りの等価物であり、やはり三つの要素より構成されている。第一に、罪を犯した当事者は自分が正当とされえない（生命などに）完全あるいは部分的破壊を加えたことを自覚している。この破壊は自分にとっては何らかの形での儲け（得《とく》）となっている。たとえば快の増大である。そして、この行為と、当人の抱く、はっきりとはしないが宇宙的規模の払い戻し（出したものは戻ってくる——「因果応報」）があるという考えのために、自分は罰せられて然るべき位置に自分の手で自分を置いてしまったということがわかっている。罪悪感が非常に強くて、罪を犯した者がとうていこれに耳をふさぐことができない場合に選べる選択肢は五つである。第一は、修復あるいは贖罪によって帳簿の収支を合わせようとすることである（修復とは傷つけた相手が事前の状態をとりもどすようにすることである。贖罪とは自己にそれにふさわしいだけの苦しみをみずから与えることである）。第二は、みずからの負い目（負債）を（自分の犠牲者に）勘弁（債務放棄）してもらうか、自分を（何らかの精神的・霊的権威によって）許してもらうことである。第三は「己れの中に起こってしまった変化のほうに自己を合わせることである。それは、変化した己れと合致した生き方を続け、その歪みを己れをさらに歪めて見えなくすることによってなしとげられる」（Taylor, 1985 : 93）。第四は、このセンターの解決法を受け入れ、自らの罪悪感を病的なものとみなすことである。「無垢であった自己を完全に回復することもできず、さりとて変化してしまった自己に己れを合わせることもできない場合には、自分には二つの自己があって、これは別々なのだと考える他に道はないと思われる」（Taylor, 1985 : 96）。第五はおのれの罪に悩みつづけることである。

第一の選択肢が役に立たないのは、患者のたいていはそれにふさわしい道徳的貨幣の貯蓄が全然ないからである。道徳的貨幣とは「善行」であるとか、苦行の実践であって、収支を合わせられる手段である。多くの患者は自分の道徳的負債は巨額にすぎて一生の間に払い切れないとも語り、私が債務を負っている相手はもはや補償できる世界にはいないのだ。それは相手の人たちは亡くなっており、その家族は破壊され、その生命も失われているからだ、とも語る。第二の選択肢も駄目である。その理由は患者の大部分は贖罪と赦免の儀式が意味を持つほどに宗教（いろいろな宗教であってよいが）の信仰がないらしくみえるからである。第三の選択肢は、牧師の漫談の中で触れてあったものであるが、これも患者たちを魅きつけない。大部分の患者はこれは失うものが大きすぎると反論するのであるまいか。ベトナムで犯した罪を「この一帯で並ぶ者なき最低のならず者《マザーファッカー》」になりおおせることでうまくごまかせたとしても、この解決法はここアメリカではたちまち「牢屋行き」を意味している。第四の選択肢はできないことはないが、自己支配の旗を下ろすことを意味しており、患者自身がわかっているとおり、それは恥知らずになることである。したがって、すべての道は第五選択肢に通じるようである。すなわち、罪悪感と正義派的な怒りと、苦悩する戦士の共同体とが永遠に続くことになる。

感情の修辞学《レトリック》

私はセンターにおける患者の恥、怒り、そして罪悪感体験の総体ではなく、これらの感情のレトリックを書いていることを言っておきたい。彼らが体験している「怒り」とは、意味と感情と記憶とから成る一つの宇宙であり、私がさきほど述べた正義派的な怒りはこの宇宙の一部分にすぎない。同じことは恥と罪悪感についても言うことができる。戦士の共同体の中心となっている恥辱感は彼らの恥体験の全体ではない。他にも目に見えない観衆がいる。それは親、子どもたち、助言者、友人であって、兵士はこの人たちにも説明責任がある。

この感情のレトリックにその際立った輪郭と首尾一貫性とを与えているものは何であろうか。それは臨床のイデオロギーである。生命は複雑であり、意識は意味の混沌の上に浮かんでいる。センターで見られるたぐいのイデオロギーは、真理を作るために別種の真実を切り捨てている。この種のイデオロギーは体験を大いに簡素化するものであり、それがイデオロギーの力と誘惑性との源泉となっている。センターのイデオロギーのもっとも目立つ効力はそこから脱出できないような言語ゲームを生み出すことである。このゲームにおいては感情のレトリックが二役を演じている。すなわちそれは（患者にとっては）自己をつくり、（治療者にとっては）抵抗をつくる。この結果が得られるのは怒りの罪悪感からの分離を目指す臨床の営みをとおして、それぞれの感情を心の自律的部分（部分自己）の中に保管することによってである。怒りが罪悪感から分離されると、怒りはその道徳的な力、自己の証しとしての力を失い、病的なものに変わる。あの臨床イデオロギーは、「自己」の道徳的基盤を攻撃することによって、センターの治療プログラムに生命を吹き込んだが、しかし、その結果、意味と感情と行動の脚本とのネットワークを動員して、精巧なすりかえをやらせようとすることとなった。私たちが、外傷性記憶を発見できるのはこのアイロニーにおいてであり、心の奥のひだひだに隠された幽霊映画のようなものの中ではない。

（1）ポール・クラインは、研究者が、精神療法の結果研究の比較をしようとする時に日常遭遇する十九の問題を示している。この障害を考慮に入れて、彼は次のように結論している。すなわち「すべてではなくとも大部分がひどい方法論的欠陥を有する何十もの研究を数え上げたところで、メタ分析の欠陥以外の何かが証明できるなどと思うのはばかげている」（Kline, 1992: 69）。「回復」や「症状代理」などの基本用語の意味が治療原理が違えば深刻に相違することを考えれば、方法論的問題よりも認識論的問題のほうがさらに深刻かもしれない。

（2）センターの診療部長によればスプリッティングについてのこの概念は「本能とその変遷」（一九一五）においてフロイトが述べた本能的衝動論に発するものというが、スプリッティングについての精神分析的概念は一般には対象関係論、特にメラニー・クラインとオットー・カーンバーグの業績と関連したものとされている。スプリッティング概念の起源についてはいろいろの疑問点があるが、それにもかかわらず、スプリッティングのイデオロギーは精神力動的言説の中によく表現されている。

リビドー的欲動と攻撃的欲動との融合の欠如は、スプリッティングの機制に本来的なものであって、それぞれ対応する感情の解離を起こす。したがって欲動の「中立化」もリビドー的感覚と攻撃的感情の混合も起こらず、そして発生機状態にある強烈な感情が体験される。たとえば怒りは激情 rage と感じられるだけである。フラストレーションへの反応としてただちに殺人衝動と自殺衝動とがたやすく意識面に浮上する（Akhtar & Byrne, 1983 : 1015. PTSDにおけるスプリッティングについては Brende, 1983 ; Newberry, 1985 ; Parson, 1986 をも参照のこと）。

対象関係論の文献においてはスプリッティングは正常発達の失敗の結果とされ、今やしばしば境界型人格障害と関連して理解されている（Kernberg, 1985 : 230, 234-238）。さらに最近の対象関係論者たちは外傷体験への被曝によって生じるスプリッティングならば人生のどの段階においてもありうるという見解を提出している。

精神内部のスプリッティングは臨床的場面において自らの鏡面像をつくるという概念は精神医学の文献にもある。すなわち——

病院におけるスプリッティングはこれまで患者に誘発された（中略）強烈な逆転移にかんするいくつかの論文によく描写されてきた。（中略）スタッフ・メンバーは、いつの間にか両極に分かれ、それぞれ相手の陣地に対して、問題の軽さからみれば常軌を逸した激しさで防衛を行なっている自分に気づいてはっとする。患者は、一つの自己表象を一つの治療者集団に示し、そして第二の自己表象を第二の治療者集団に示す。（中略）それぞれの自己表象は無意識的に同一化していると想定される治療者に対応する反応を引き起こす（Gabbard, 1989 : 446）。

（3）「行動の脚本」とは型にはまった行動パターンであって文化的に認知される一つあるいはそれ以上の（名がついていなくともよい）状況に対して社会的に妥当とされるものである。「語りの脚本」とは状況や事件を語る（あるいは叙述する、説明するなどの）パターン化された方法である。行動の脚本と語りの脚本は、演技と語り手（とは意味を暗号化する人）とその聴衆（意味を解読する人）との文化的有能性を前提としている。脚本はしばしば相互作用的・対話的な場の中で演じられるので、演技者は意味を暗号化しつつ同時に解読せざるをえなくなる（すなわち演技者あるいは語り手と聴衆との役割がしばしば入れ換わるのが相互作用的・対話的な場である――訳者）。さらに、実際の出会いは力動的な性格を帯びているので、演技者は、脚本の追加をするとよいと気づくこともあるだろう。それは自分の言動の意味を新しい枠組みの中で捉え直したり、意味についての合意を修正する（必要が生じた場合の）ために好都合だからである。

（訳注1）　中国の古代には厳密にではないがこの用法上の区別があったと推定されている。

第七章　ＰＴＳＤを語る

アルフレッド・ヒッチコックの映画『白い恐怖』（原題 Spellbound——呪文に縛られて、一九四四）において、グレゴリー・ペックはＰＴＳＤに似た外傷性神経症患者を演じている。彼を悩ませている記憶は内容が思い出せないのだが、恐るべき暴力行為と関連していることは確かだった。また彼は平行線の装飾の付いた物体に対する理由不明の恐怖症になっていた。映画の終末では、この恐怖症が彼の外傷体験の視覚面の反映であって、外傷体験にはスキー場の下りのスロープで起きた殺人未遂と事故死とが入っていたことが明らかにされる。以下のページの中で語っている患者の多くと同様、グレゴリー・ペック演ずるところの男は慢性的に怒っており、ほとんど自制の効かない攻撃衝動にひどく苦しんでいる。イングリッド・バーグマン演ずる精神分析医に助けられて、彼は抑圧していた記憶を取り戻し、症状の完治を経験する。これが映画のクライマックスであり、それは「突然の真実の顕現《エピファニー》」の形で起こる。ここで観客はグレゴリー・ペックの内部の眼がおのれの精神内部の舞台に見つめているのと同じ事態をスクリーン上で味わうことができる。

外傷性記憶の回復行為を映画鑑賞行為になぞらえたのは、ヒッチコックが最初ではない。エイブラム・カーディナー（1941）は、それに似たつなげ方をして、回復した記憶の構造が、どたばた喜劇に似ているとしている。ジュディス・ハーマンも『心的外傷と回復』において同じつなげ方をしている。ハーマンはこの本の中で、通常成人の通常の記憶とは、情報が記号化されて直線的な言語による語りとなるものであって、現在進行中の人生物語に同化してゆくものだとして描いている。外傷性記憶はこれと違う。それはイメージと身体感覚が支配的であり、これらの点で幼児の記憶に類似している（Herman, 1992 : 37-38）。治療者の仕事とは「凍りついたイメージと感覚の断片化した構成要素」から外傷性記憶を再構築できるように援助することであり、また「整合性があり、具体的細部がある言語的な叙述文で、時間的、歴史的文脈の中にきちんと位置づけられているものを徐々に組み立てられるように患者を援助することである」（Herman, 1992 : 177）。ハーマンの叙述の最後は映画的な視覚像である。それは、ＰＴＳＤと診断された復員軍人の治療を専門としてきた心理療法家（ジェシカ・ウルフ）が語るところに従っている。「私たちは具体的詳細にわたって次から次へと話してもらいます。ちょうど映画を眺めながらのように。視覚をはじめ五官のすべてを含めてです。私たちは彼らに何を見ているか、何を感じているか、何を考えているのかを尋ねてゆきます」（Herman, 1992 : 177）。

ハーマンは、この考え方はブロイアーとフロイトにまで遡り、二人が百年前に行なったカタルシス法（除反応治療）についての記述に始まるとしている。この患者は、まず催眠状態に入れて、それから自分の記憶を再話してもらい、それに伴う感情を再体験してもらうように催眠誘導を行なった。ブロイアーとフロイトによる報告は映画以前の時代のことであったが、除反応の瞬間に起こることと、私たちが映画フィルムを回して見ている時に起こることとの類似性は、現代人の大部分には明白と思われる。しかしフロイトはカタルシス法に固執しなかった。一九一四年には、フロイトはカタルシス法をやめてはっきりと非映画的な治療形態に置き換えてしまっていた（Freud, 1953 b ［1904］: 250 ; 1958 ［1914］）。その二十年後のフロイトは方法の変化をふり返って、「症状がカタルシス（除反応）に平行して消失したのはほんとうなのだが、全面的成功を収めるには、まったく患者の治療者への関係次第であって、だから「暗示」の効果に似ていることが判明した」（Freud, 1955 d ［1923］: 237）。フロイトはその精神科医としての全生涯をつうじて、彼の臨床的成功は暗示の産物でなかろうかという批判に敏感であった。すなわち概念や意図を人の頭に植え込んで、それを自分の考えだと思わせ、それにしたがって行動しつづけるようにしているのではないかというものである。一八八八年という早い時期にフロイトはすでにそうである可能性をとりあげてシャルコーの業績と関連させながら論じており、シャルコーの臨床所見は、その患者の症状が暗示の所産だと証明されることでもあれば「無価値になってしまうのではないか」と記している（Freud, 1966 a［1888］: 77 ; また Grünbaum, 1984 : 127-139, 157-158, 250, 282-284）。フロイトはこの問題を精神分析という新技法の採用によって解決したが、そのために臨床家の眼は外傷性記憶自体から外れて、患者がこの記憶に到達する途中に据える障害物（すなわち抵抗）に移ることになった。すなわち――、

精神分析においては、どうしても医師が及ぼしてしまう暗示の影響は、患者に課した、自らの抵抗を克服しなさいという課題へと転換される。（中略）暗示が患者の記憶の所産を捏造する危険はいっさい、この技法を慎重に行なうことによって避けることができる。もっとも一般に抵抗が生じるということは、暗示の影響の、人を誤らせる効果を起こさせない保証のようなものである（Freud, 1955 b［1923］: 126. 傍点は著者）。

いいかえれば、他者暗示が生じるとしても、それは正反対の方向に働いて、想起を誘導し、患者が治療前の解釈を受け入れるように促す働きをすると期待されるというのである。

除反応治療の時代の想起の過程は「きわめて単純な形」をとっていた。患者はただ単に「過去の一場面」に連れ戻されるが「患者がこれを現在の場面と混同することは決してなかったようである」。しかし、抵抗に重点を移すと、治療者はもはや「症状がつくられた時間を焦点とすること」にかかずらわることはなくなり、治療者は「現在患者の心の表面に存在しているものをその大小を問わずすべて調べてゆく」ことに努力を集中するようになった（Freud, 1958［1914］: 147, 148. 傍点は著者）。フロイトの報告をみれば、精神分析を受けている症例においても、一部では、臨床的事態は当初、催眠下に置かれているかのように進行することが起こりがちであった。すなわち、絶えず病因的事件へと立ち帰ろうとし、同時に治療者の見解を進んで受け入れたがった

のであるが、いつかは必ず抵抗に遭遇するものであり、一部の例では抵抗は治療開始の時点から存在していたという。それだけでなく、抵抗はいつもまったく同じ形をとった、それは反復強迫であったという。すなわち――、

> 患者は何によらず忘却し抑圧していたものを思い出すのでなく、行動化する。患者は記憶として再生するのでなく行動として再生するのである。患者はそれを反復する、むろんそれをもう一度繰り返しているなどと気づかずに（下略）（Freud, 1958 [1914]: 150, 152)。

> 催眠下で誘導した想起は、実験室で実施した実験のような印象を与えるだけのことであった。分析治療において誘導した反復は（中略）現に存在した生活の一片を彷彿とさせるものである（Freud, 1958 [1914]: 150, 152)。

すでに新しい分業がつくられていた。医師の仕事は抵抗という分析過程における自我の防衛作戦を暴露し、抵抗を患者に認知させることであろう。しかし、このことは分析過程の出発点にすぎないとフロイトは書いている。それは、抵抗が突きとめられても、患者はその後もなお抵抗を継続するものと予想されるからである、という。実際、抵抗が最高潮に達する時点においてしか、分析家と患者とが抵抗に力を補給している、抑圧された衝動を発見する見込みがないという。

> 私がしばしば助言を求められたのは、医師が患者にその抵抗を指摘したのにさっぱり何の変化も起こらないと不満を訴える症例であった。（中略）治療はいっこうに進展していないようにみえた。この暗い予感は必ずまちがいだったことが後に判明した。（中略）抵抗を名づけてもそれですぐに抵抗が止まることなどありえなかった。患者に時間を貸してこの抵抗をよく知り（中略）これを徹底操作し、克服するのを待つ必要がある（Freud, 1958

［1914］：155)。

「患者にかくかくの衝動が存在し力を振るっていることを確信させたのは」抵抗の徹底操作に成功した体験である（Freud, 1958［1914］：147, 155)。

一九一四年以後になると映画というメタファーはフロイトの外傷性記憶概念と合致しなくなった。この流儀の考え方はセンターにおいても座を持っていない。センターは、むろん、フロイト派の病院ではないが、デュロシェ博士の指導下にあるので、結果的には想起についての正統派のフロイト的概念が中心になった組織となり、外傷性記憶の概念も抵抗と反復という概念によって理解されて（目に見えて形となって）いる。

センターにおいては、治療者たちは外傷性記憶にしょっちゅう体当りをしているけれども、アルフレッド・ヒッチコックとジェシカ・ウルフが描き出したたぐいのエピファニーは起こったためしがない。むろん時折「開示」は起こる。これこそがここの治療イデオロギーが要請するところだからであり、開示の語りは時として感情がこもった生き生きとしたものであるけれども、ほんとうのクライマックスはない。いっさいが、そう、語りと感情と寛解のすべてがいっせいに起こる瞬間は、ない。

実際のセンター生活はかなり単調なもので、はてしなく続く語りの時間であり、そこに火花のように、小さいけれども意味ある瞬間瞬間が、雨だれのようにおやみなく降り注いで、時間のいわば句読点となっているというところである。とはいえ、治療者の大部分、そして一握りの患者にとっては単調といっても特別なたぐいの単調であり、語り人の期待ではりつめている単調である。ポール・リクールは語りへの期待を二種類にはっきり区別している。物語、たとえば新刊小説をはじめて聴く、あるいは読む場合には「数多くの思いがけない事件から事件へと移りながら」、物語の終わりは「まさにこの種の事件とこの行動の連鎖」とを必要としていたことが判明するはずだと予期している。いいかえれば、時間は終末に向かって前へ前へと引っぱられている。

しかし、物語がすっかり馴染みのもので何度も聴かされ（読まされ）ている場合には、時間は（この常引力から）解放され、自由に流れ出して前へ後ろへと行ったり来たりする。事件と行動とを辿って思いがけない結末にまで至ることができる能力などは意味を失う。こうなると重要になる能力は、始まりに潜在している終末を感受する能力、終末に潜在している始まりを感受する能力である。「再上演」という精神分析的概念に典型的に現れているこのことがわかっているかいないかが、病棟での時間が「ただ次から次へとはてしなく続くだけ」すなわち「虚しい直線性」と違う点である（Ricœur, 1981 : 170, 175）。

　ここの治療イデオロギーは、どの患者も一つの語りを隠し持っており、それが患者の病原性秘密だという仮定を置くものである。実際には、患者は二重の語り《ダブル・ナラティヴ》を身にたずさえている。最初に語られる語りは独自の人生の語りである。他ならぬこの兵士についての物語、他ならぬその家族、他ならぬその戦時の事件、他ならぬその戦後生活である。しかし、この耳新しい物語一つ一つの内部には聞きなれた同じ一つの物語がある。一九八〇年にはじめてＤＳＭ－Ⅲが語り、今や広まって第六章で記したようなスプリッティングの語りとなったものである。私たちがこれから記録をお示しする会話に一種の整合性を与えることができるとしたら、それはこの二重の語りを感受し理解する治療者の能力にかかっている。

　本章は二年以上にわたる臨床的セッションの再演である。私はやりとりのテープ採録を認められなかったので、この報告は会合中に私が採ったノート類をもとにしている。人の名前は仮名とし、また時には話し手の匿名性を守るために具体的細部を削除あるいは改変した。私の報告は現実のセッションの一部分にすぎないのが大部分である。それぞれの見出しとして付した日付けは形だけのものであり、これを記したのは前回のセッションからの経過時間を示すためである。

　最初のセッション系列の記録は一九八六年で、診療部長のデュロシェ医博がセンターの治療イデオロギーを導入した後、二、三カ月しかたっていない。この時期には患者は反抗的なことが多く、セッションは脱線を繰り返しつつ酔漢の千鳥足のようになりがちだった。第二のセッション系列は一九八七年から始まるが、このころにはスタッフも患者も、深さは違うが、ともにこのセンターの公式の言語ゲームに取り込まれていた。活動の大部分が行なわれたのは病棟にある二つの心理療法グループのどちらかであった。

以下の報告に終始登場するスタッフは三人である。デュロシェ医博と、二人のグループ副治療者であるキャロル・トンプソンとルイス・ジェフリーズ哲学博士である。予め、この三人のことを少々話しておくほうがよいだろう。

当時のデュロシェ医博は五十歳代半ばであった。医学部卒業後、陸軍軍医となって軍務に従事した。それは朝鮮戦争の時であった。もっとも国内勤務であった。その後、精神科レジデント・コース（四年）を修了し、教育分析を受け、続く三十年間は精神科開業医であった。センターに着任する前は別の州に居住しており、診療所を経営する他にある大学医学部の客員でもあり、この州の行刑施設群の司法精神科医の地位にもあった。デュロシェ博士は現在ピーターズバーグ郊外に居を構えている。ピーターズバーグはセンターから約三十マイルの距離の大都市（ただし仮名である）である。彼はピーターズバーグ大学医学部精神科客員教授を委嘱されている。

デュロシェ医博は人好きのする洗練された都会的な男性であるが、（自分の忍耐や寛容などの）限界を試されていると思うと、相手の行動に不快感をあらわにする。スタッフとの関係は一般に友好的で、プラスの関係であり、デュロシェの知的権威が疑いをさしはさまれることはない。少なくとも施設の敷地内では、である。彼は厳格な運営を好み、矯正するべき行動に目を光らせている。矯正が必要な場合、スーパーヴィジョンに織り込んだり、まちがったことをしているスタッフが自分の真の動機と感情に対する洞察が深まる機会を捉えるという工夫をしている。彼は完全にフロイト派の精神分析の立場に立っている。フロイト派の見方は彼のスタッフの多数派には異質であり当惑ものであるけれども、それにもかかわらずデュロシェ医師は素直さと知性の高さと臨床経験の深さによって一般に尊敬されている。

デュロシェ医師は入院患者一人一人の現状を把握しているが、治療的接触は一般に間歇的で、また間接的である。ふつうはスタッフの報告やスタッフとのコンフェレンスを介するものである。患者の大部分は、彼を情に溺れない人で敬意を払わなければいけない人とみている。それは、入院を続けるか退院させるかを決めるのも、退院の際に機能損傷の査定において決定するのも彼だからである。

ルイス・ジェフリーズはデュロシェ医博よりもほぼ十五歳年少である。大学卒業後、法学部大学院に相当するロー・スクールの全課程を修了して弁護士となったが、法律家生活に非常なストレスを感じ、あやうく生命をおとすところだった心臓発作を起こしたが、これは仕事のせいで起こったと本人は考えている。彼は複雑きわまる心臓手術を受けたが、彼にいわせれば、それは立派に外傷体験だった。手術後回復した後、中西部のさる高名な大学で臨床心理学の大学院に学籍登録をした。Ph・D（哲学博士）の学位を取得してからピーターズバーグに戻り、復員軍人病院の脊髄損傷部門の臨床職に就いた。ここの仕事は面白く充実感を覚えた。ジェフリーズ博士はセンターのことを復員軍人局の局内報で知った。ちょうどスタッフ募集中であった。彼がこの新しい計画に魅力を感じたのは、その指向性が力動精神医学的であったことと、患者集団の特殊性であった。センターで働く他にピーターズバーグの郊外で臨床心理室を開業しており、盛業中である。

ジェフリーズ博士は力動心理学の学徒として博学と見識の人であり、デュロシェ博士との関係を一種の師弟関係であると考えている。表面上はデュロシェ医博は忍耐強い教師であり、ルイス博士はよくできる学生ということになるが、ルイスは学習に貪欲であるが、自分が納得できないことは黙っていない人であった。二人の男性の関係は尊敬に欠けるところはなかったが、緊張のゆるむことのほとんどないものだった。

キャロル・トンプソンは二十歳代後半の女性で心理カウンセラーの地位を与えられている。これはジェフリーズ博士より数階級低い地位である。ジェフリーズ博士と同じように彼女も力動心理学に強い知的関心を寄せているが、センターで働くことを一種のインターンシップ（つまり一時的な見習い期間）と考えている。キャロルはひっそりと冷やかな感じ（無関心だろうか？）をあたりに伝えるので、時には受け持ち患者が逆上し、ジェフリーズ博士までが頭に来る。ジェフリーズ博士のほうが基礎代謝が四、五倍高いのであった（安静時もエネルギーが数倍高い――ひいては血の気が多い――という比喩であろう――訳者）。キャロルはピーターズバーグで育ったが、あまり豊かな地区ではなかった。彼女はティーンエージャーの時に両親が事故で死亡し孤児となった。彼女は何かの折にこのことを自分の外傷事件だと患者たちに話すことがあった。

国立戦争関連ＰＴＳＤ治療センター、一九八六年

第一回のセッションで四人の患者が紹介された。フリップ、エディー、クリス、レイである。本人の言によれば、フリップはベトナム戦争中、空軍下士官であった。彼はＣＩＡに出向させられてラオス・カンボジア地域の秘密作戦を援護したが、これらの作戦は正常な戦闘行為とみなされえないために、この事項は彼の軍歴に記入されていないということであった。兵役を離れてからの彼は大学で学士号を取り、結婚し、販売代理業で相当の高収入を得ていた。彼はまずまず裕福な感じを与える人で、障害年金をとることにはいっさい関心がないと定期的にスタッフに告知していた。

フリップのセンターの最初の二カ月は、衰えることのない抵抗の期間であって、時々誰の目にもそれとわかる心身の苦悩の発作が起こって、いわばその句読点になっていた。主な症状は痛みで、頭痛の形をとり、通常は外傷体験を処理しようとするとその後に起こった。彼は治療プログラムの言語を使いこなすようになったが、態度は概して否定的なままであった。四カ月経って、ある撤退の時にベトナムの一般市民たちを銃撃したこと

にかんする物語を開示したが、話の筋はもつれていた。その後まもなくして、プログラムのおかげで何もかもまとまったと言い張った。彼はセンターから自主退院したが、その一カ月後、ある患者が、フリップの軍功は作り話であり、彼はベトナムに一度も行ったことさえないだろうことを示唆する証拠を見せた。本章のセッションは、彼が外傷体験を語る以前の時期のものである。

エディー・ジャクソンはアフリカ系アメリカ人である。彼はアラバマの田舎で生まれ、ピーターズバーグで育って成人となった。彼は結婚しており、自分は熱心なキリスト教信者で毎日曜ごとに教会に行くと陳述している。元落下傘兵（落下傘兵は空挺攻撃だけでなくゲリラ戦の訓練を受け、もっとも危険な任務に投入される）で、数々の戦功を語ったが、そのほとんどが現実離れをしていて、また外傷体験を含むものは一つもなかった。彼はルイスを引き込んで熱心にだらだらとした議論をした。テーマは患者としての、退役軍人としての、人間としての、霊的存在としてのおのれの権利であり、その権利がいかに計画的に侵害されているかであり、侵害者はルイス、キャロル、デュロシェ博士、復員軍人局、合衆国政府であった。エディーは以前にもセンターに入院しており、病棟のスタッフは彼が再入院してくるというニュースを歓迎していなかった。エディーはキャロルに対して特に敵意を抱いていて、それは彼の前回の入院中に彼女がしたとされている何かのせいであった。エディーは他の者にも好かれていなかったが、彼のほうはどこ吹く風のようであった（エディーのイヤホン事件については第六章に述べてある）。

クリスは大男で、ものわかりが悪く、演技的である。元海兵隊員であり、機密作戦に参加していたと主張している。彼は、正式に秘密厳守の宣誓をしているため、彼に外傷を与えたベトナムにおける汚れ仕事の具体的な詳細については何も明かせないと言っている。クリスはセンター開設当初、デュロシェ博士の着任以前に入院していた。また、テレビ放映された反乱にも参加した。彼はかつての戦友といっしょに暮らすためにピーターズバーグの郊外へ引っ越していった。

レイは三十歳代後半の元陸軍兵である。彼はアパラチャ山脈の山村で育ち、キリスト教原理主義の篤信家族出身である（「プア・ホワイト」だと示唆されているわけだ——訳者）。ベトナムでは斥候隊に勤務し、女性相手を含む数回の残虐行為に加担したと申し立てている。彼は不名誉除隊で陸軍を去っているが、後に昇進している。彼は分裂病の診断で複数の復員軍人病院に入院していたことがあった。センター滞在も今回は二度目である。レイは皮肉屋である時もあり、芯から信じ切って心理的に引き裂かれた加害者にして被害者の役を演じる時もあった。彼はふだんは一回のセッションには一つのペルソナを保っていたけれども、時々はグループ精神療法の途中で自己変容を起こし、おのが犯した罪を痛悔し絶望している罪人からまったく後悔などどこへやらの陽気なサタンの息子に移行することがあった。治療者たちによれば、外傷因性スプリッティングの古典的な症例であって、病的なやさしさが充満した被害者自己と脅迫し威嚇する悪の化身の攻撃者自己とに心が分裂しているのである。

一九八六年四月七日、グループ精神療法

エディー　ここは人を服従的にするように設計されている所だ。いろんなもの（才能など）を引き出すんじゃなくて、子どもにしてしまうところだ。どうだ、キャロル？　俺たちをガキ扱いして大人扱いしないのはどういうわけだ。

キャロル　しています。万事はあなたの「大人《メン》」ということばの定義によりますけど。

エディー　ここはまるで幼稚園。俺たちは「青年」扱いさえされていない。

「これ」をやらないなら、「こんなこと」をするなら「チーム」（MDTP審査会）の所へ連れて行かれる、だろ。俺たちには何一つ権利がない。俺たちの考えや気持ちは何度もさんざん踏みつぶされてる。俺が今までここにいるほんとうのわけは、俺が誰かに叩き出された（強制退院のこと）と思うのは嫌だからだ。あんたらの「プログラム」とやらは俺の思考水準より低レベルなんだが！

キャロル　エディー、私は問題は二つあると思う。一つはエディーが子ども扱いされていると感じていること、一つは意志の強さのコンテストがあると感じていること。昨日あなたが戦士のような気持ちだと言ったのは、意志のコンテストをいわんとしたのではない？

エディー　他人が俺をどう見ようと気にしない。

キャロル　エディー、あなたは自分を戦士の立場に置いて……あなたの人生を再体験して……自分の感情を使って世界を意味あるものにしようとしている。

エディー　何でこれを「治療チーム」と呼ぶんだい、キャロル。ほんとうは「しつけチーム」なのに？　ばかげてる（エディーは午後にMDTP審査会へ行くことになっている）。もう一つ、あんたの使う「クライエント」（依頼者）ってことば。俺の「クライエント」の定義は、あんたがたが奉仕する人のはずだ。この定義はここでは当てはまらない――俺たちはあんたらの「患者」だ。

キャロル　してあげることがあるのが患者です。薬を与えるとか。あなたは自分の側に責任があるわけだから「クライエント」です。あなたは目標に向かって自主的に仕事をしているのです。

エディー　あんたは、俺が41A病棟（薬物リハビリテーション病棟）にいた時は患者で、ここではクライエントだと言う。違いは何だ？　41Aにいた時は、治療者にも看護者にもソーシャルワーカーにも話していた。牧師にだって話していたぞ。

キャロル　それは別の考え方のところですね……あなたのいるシステム全体の……薬物療法主体かどうかの違いです。

エディー　俺は41Aの精神療法グループの患者でもあったんだぞ。さあ違いはどこだ？

キャロル　アイデンティティとの闘い――あなたの葛藤との闘いに聞こえる。

エディー　キャロル、あんたがいかにことば遊びをしているか、人の心をもてあそんでいるかをみせつけてやっているのがわからないのか。あんたは俺たちの背骨を折りたい。俺たちがあんたのようにものごとを見ないなら、あんたは俺たちを放り出す。クライエントは選択肢がない。ミーティング（グループ・セッション）を休めばいろいろ禁止される。ここではガイドラインを握っているのはあんたがただ。俺たちの唯一の選択肢は、いわれるとおりにするか出て行くかだ。私としては本音を言ってくれたほうがいい。クライエントを呼ぶ時は「よう、ばか者！」と言えよ。ただ俺には言おうとするな。俺たちがちゃんと問題に取り組んで、こういうばかげたことをやめれば、もっといいプログラムになるんだろうな。耳栓をして、困りごとを抑え込んでしまえばよ。俺がここに来た時は、あんたが医者や看護者といっしょにいるところに行って自分の問題を話すんだろうと思ってたが――こういうあほらしいことを聞かされるんじゃなくてよ。

キャロル（エディーに向かって）どういうふうな感じ？　あなたの中で起こっているのは何？

レイ　あんたのほうが言ってみな、キャロル？　あんたにゃその力があって、俺にゃない。俺がどう感じてるか俺は知らない。知っているのはあんただ。VAでは患者には何の権利もない。六年ほど前、（別の復員軍人病院で）俺は幻覚があるのに叩き出された。俺はVAを訴えた。何が得られたかって？　何も。何の値打ちもないことばかりさ。ここでも同じだ。あんたらはそれを「治療チーム」と言うけど、俺たちをしつけするためにあるんだろう。電気ショックと同じことさ（レイは別の復員軍人部門で電気ショック治療を受けていた）。もう、そうは呼ばないんだろうが、相変わらず使われている。昔と同じものさ。ここのあんたたちは懲罰者だよ。

クリス　ここと刑務所との違いは唯一つ、ここには鉄格子がないことと出て行けるってことだ。ここじゃあ屁のように中身のない話をして時間を無駄にしているだけ。俺はおまえさんたちが話したいと思っていることは聞くよ。でもどうせやくたいもない話ばかりなんだ。キャロルさんよ、あんたの考え方を変えてやりたいね。あんたたちは俺たちに嘘をついてる。月曜と金曜の午後にはセッションはないって言ったろう。

フリップ　先に進もうぜ。あんたら（治療者）は今日何について話し合いたいんだい？

レイ　例のシャワー・カーテンの具合はどうなってるんだ？　俺たちが糞をしたり歯を磨きたいと思うたびに沼を歩いて渡らなきゃならないのはいつまでなんだ？（シャワー・カーテンがこわれてシャワーの水が外にあふれて水びたしのところをとおって洗面所に行かねばならぬらしい——訳者）

キャロル　クリス、今のフィーリングはどう？（クリスは前屈みになり、顔を手で覆っている）

クリス　一人にしておいてくれ。感じなど話したくない。

レイ　ベトナムの話をしたい。……でも最初と最後しか覚えていない。

エディー　俺たちがグループ・セッションでベトナムの話に戻るには三カ月かかるだろう。火曜日にはあいつらが、いつまでも油を売っていないで自分たちのことを話せと言うだろう。

フリップ（ルイスに向かって）　どうしてあんたは率直に答えないんだ？　俺たちが何か尋ねると、俺たちの質問へのあんたがたの答えは必ず質問だ。

一九八六年四月八日、グループ精神療法

クリス　ベトナムでは、よく「現実世界」の話をしたもんだ……俺たちが後にしてきた世界のことさ。でも帰還したらなかったよ。

ルイス　君のほうが変わったということはありえない？

レイ（ルイスに向かって）　あんたが戦争反対派になった時にあんたは変わったかね？　裏切り者め。俺は三日間家に帰っていたが、その時はみんなして俺を避けたんだ。かみさんも家族も親友までもだ。俺は一刻も早く戻りたかった。

ルイス　変わったのは君だ。エレベーターの中でレイプされた女性を例にしてみると——

フリップ　そんな比較はたくさんだ。

ルイス　彼女はエレベーターに乗るのが怖くなる。

クリス　その同じ女を例にして、彼女がエレベーターに乗るたびごとに繰り返し繰り返しレイプされることを想像してみろ。その彼女が俺たちだよ。

ルイス　私が言いたいのは要するに、戦闘体験は、戦闘区域にいただけでも、外傷体験になるということだ。その後では人間は変わってしまう。何を優先するかの優先順位も変わるし、脳も組み替えられる。これは異常でも病的でもない……が、きみはこの過程の途中で動きがとれなくなったのだ。

フリップ　あの××しいオリエンテーション・ビデオは「選択の自由」を説いてやがるのに、今あんたは俺たちの意志に逆らって俺たちに「壁」を見に行かせようと強制している（オリエンテーション・ビデオによると、すべてのクライエントは良くなりこれまでの生き方を改め再出発する自由がある。「壁」とはワシントンにあるベトナム戦没者記念碑の複製で各地を巡回させているものである）（壁を見学に行かせているらしい――訳者）。

クリス　あんたは俺たちを犬みたいに訓練している。正しいことをすれば背中をなでて、しなかったら罰を与える。そして自分たちの言うことは何でも俺たちが機械的に信用するものとしている――。

ルイス　このプログラムの治療者は他の治療専門家と別段変わっていない。歯医者とも同じだ。自分の信頼する人のところへ行けよ。

フリップ　それが街でたった一人の歯医者だったら話は別だろう――俺だってここで少しは信頼を積み重ねてきた……でもそうするたびに、途中であんたが障害物を置く……あのいまいましいオモチャの「壁」め。

ルイス　精神療法という仕事は、君らを現在に留めて問題を見つめることだ。僕らが君らを箱に入れるのは行動化という大通りから切り離すためだ。僕らは「そのことを話してください」と言う。箱の中に閉じこめられるのはつらい。君たちが僕らを信頼しないのなら、つらさは無駄になる。「壁」の見学も、その一部だ。罰でもいじめでもない。

さらに三人の男性が次のセッションに登場した。スタンとカールとゲーリーである。この時点で、スタンはセンターに来て約五カ月経っており、「卒業」を前にした「再突入段階」（宇宙船の大気圏への再突入になぞらえた命名である——訳者）にいた。カールは第六章に紹介しておいたが、そこには彼の死ぬぞという脅しと発作的な行動にかんしてルイス・ジェフリーズとデュロシェ博士とが評価で対立したとある。ゲーリーはアフリカ系アメリカ人で、三十歳代半ばである。ピーターズバーグ生まれで、ベトナム戦争末期にヘリコプター機動歩兵として勤務した。軍務に就く以前から彼はドラッグを使っていたが、ベトナムで重症の常習者となった。センターへ入所した時点で、彼は犯罪行為への関与で起訴されており、裁判は結審に至っておらず、診断と治療の次第が次回の法廷を多少左右するだろう。ゲーリーはドラッグの解毒を受けてから後にセンターへやって来た。包帯で吊った右手は二カ所ですぱっと折れていて、入院時の面接によれば、それは仕事仲間によって彼に送られた一種のメッセージだった。彼はエネルギーの高い魅力的な男で、頭がよくて弁が立つ。ゲーリーはベトナムで身の毛のよだつことをしたと主張し、自分は「無意味なジェスチャー」で済ます域を超えていると言う。話すことは安っぽい。死者が墓から甦ることはない、四肢欠損の廃兵が五体満足に戻ることはない、とか。ゲーリーは神経学的な症状をも持っており、その検査を受けていて、薬物濫用と大量飲酒の結果ではないかと疑われている。

一九八六年四月二十日、グループ精神療法

エディー　あんたが俺のＭＤＴＰの話を持ち出したから、どういうものだったかを話すよ（ここでエディーへの不平不満の項目が並べ立てられた）。あいつらも俺に話せと言った。だからあんたたちが提案することにつかともな。

いては何でも話す。そうすりゃ道を間違わないだろうし、女房と過ごす時間もできる。たぶん、女房以外の誰

ルイス　ただ「話すこと」だけが問題じゃない、エディー。君の感じていることをグループで分かち合う

（ことばにする）必要があるんだ。

ゲーリー　（ルイスに）　とぼけたことを言って人を怒らせるのが目的なんだな。

ルイス　怒りを起こさせるのは僕の発言じゃない。怒りの出どころは別のところだ。当人の内側からだ。

ゲーリー　あんたは「スタートレック」（米国の人気SFテレビ番組）のミスター・スポックみたいに喋るな。

いつも理屈を言う。あんたには何かが欠けてるよ。クローン人間かな。あんたは口をきく本みたいだ。人間が

話してるみたいじゃない。ロボットみたいな話し方だ。彼女も同じさ。人がほんとうはどう感じているかを聞

いても何の共感もない。あんたら二人には感情ってものがない。そこに座って分析するだけ。人が質問すると

返事も質問。あんたら二人がここにいる必然性がまったくわからない。あんたらがここで見つけ出したいもの

は本屋でも見つかるさ。おお、あんたらには用はねえ——口がないのか、何も言いやがらねえ。え、あんたら

が解決の一部でなけりゃ、あんたらも問題の一部だ。誰かが本にないことをあんたに言うと、「論理的」じゃ

ない——か。俺個人としてはあんたは好きだよ、ルイス。そのプレッピーな格好（富裕階層の行く私立高校ふう

のお坊ちゃんスタイル）で花に水をやっていると頭の上をアブがブンブンって感じだ。でもあんたはちゃんとや

れてない。俺たちに全然フィードバックを返してない。俺はあんたが影一つでも投げてよこしたとは思わない。

まるで吸血鬼だ。俺たちが欲しいのは情報だ。でもあんたはそれを集める道具を持たない。さあ、ルイス。言

ってみろ。俺が何を考えているかを……今の今、何を感じているかを。

ルイス　君が言うのだ。

ゲーリー　でも、あんたには俺が今何を考えているかわかるんだろう！　俺が言う必要はない！

ルイス　君は欲求不満で苛立ってがっかりしているようだ。でも君の中で起こっていることを私が言い当てられるわけではない。

ゲーリー　じゃあ、あんたの次のステップはなんだい？

ルイス　僕にはわからないが、誰かわかるかな？　ゲーリーの態度について、誰か仮説がたてられるか。

スタン　俺がここにいる間に見た限りでは、ルイスもキャロルも俺たちで俺たちの行動を検討することを望んでいるんだ。そうすれば自分の人生を何とかしていけると――

ゲーリー　でもそれはこいつのやり方で、ベトナムと関係ない。まったくのたわごとだ。

ルイス　その指摘には賛成できない。

ゲーリー　言いたいことを言えばいいが、あんたの話は俺のレベルを超えた雲の上の話だ。俺にはたわごとを指図しないでくれ。人をばかにするのはやめろ、そうすりゃ、こんなにややこしくなることはないだろう。

一九八六年四月二十二日、グループ精神療法

ゲーリー　あんたの治療成功率はどのくらいだい？

キャロル　疑っても不思議はないことね。でも――

ゲーリー　疑ってるのじゃない。ここを卒業した奴の名前を一人でも知りたいだけだ。フラッシュバックや悪夢なんかまったくなくなった奴の。

カール　アルコール病棟へ行けば、奴らが治療して更生したアル中の名前を教えてくれるがね。このプログラムは俺たちを娑婆へ戻してくれるんだろうな。俺ははるばるノースカロライナからここへやって来て、アルコール病棟に四十一日いた。俺がここへ入るためにあんたたちが作った条件だ。ここまで辿りつくのに俺はいろいろと手数をかけてる。もう何か答えが欲しい。

フリップ　このプログラムはどうせ変わらない。こっちが自分を変えなきゃならない。でも俺は今混乱状態にいる。俺の気分は分刻みで変わる。お前ならこのプログラムから何か得るものがあるよ、カール。その他のものはことわればいい。

カール　俺とあんたと違う点が一つある、フリップ。俺はVAに何年も通ってる。PTSDよりずっと前からな。VAはあれしろこれしろと脅してから娑婆に戻すんだ。（治療者たちに向かって）答えはあるのかと俺が尋ねた時に俺をたぶらかさないでくれよ。どこのVAもいっしょさ。患者対スタッフ。俺たちに奴らのルールは要らない。奴らは俺たちを人間扱いするべきだ。たわごとはもうたくさんだ。国中どこへ行っても同じたわごとを聞かされる。

一九八六年四月二十五日、グループ精神療法

ゲーリー　俺にこのプログラムが必要なのは、傷夷軍人機能障害プログラムに入る証明書が必要だからだ。今まで俺が見たところでは、このプログラムは俺に何もしてくれていないね。ちゃんとやっているふりをせにゃならんのは、あっちのプログラムに入るためにあんたらの推薦状をもらうためさ。

ルイス　自分で内面を変えなければきみは変われない。

ゲーリー　報酬が大きければ、俺は四カ月以内で変わってやる……

カール　この管理された環境で行動を変えるのと、そのあと実社会で生活するのとは大違いだってことがわかるか。スタッフの考えや要求に従わなかったら放り出されるんだぜ。（ルイスに向かって）PTSDを治療する資格のある心理士とない心理士とではどこが違うんだ？　あんたは専門の学校へ行って専門の訓練を受けたのか？

ルイス　臨床心理学科で訓練を受けて……実習生になって……多くの患者を治療した……プライベートの患

者も……対麻痺《つい》の患者も。

カール　とにかく、センターがスタッフを選ぶべきじゃない。俺たちが選ぶべきだ。PTSDなのは俺たちだから。PTSDじゃない奴がどうやってPTSDが治療できるのか、俺にはわからん。結局、このプログラムは人体実験じゃないか！　あんたはPTSDがどういうものかわかってない。フリップはここに二カ月半いるが、たいして役に立ったと（フリップは）思ってない。ある週末に両親と妹とその子どもに会いに行ったが、うまくお相手がつとまらなかったんだから。

ほぼ一週間後に次のような臨床デブリーフィングが行なわれた。ルイスが臨床イデオロギーのいくつかの点について懐疑を漏らし、また、そのイデオロギー内容を治療者仲間がどの程度理解しているかに疑問を抱いていることがわかるだろう。

一九八六年四月二十八日、臨床デブリーフィング

ルイス　さあ、すべてのことの「再演 reenactment」だ！　五カ月前までの僕らは「再演」なんて聞いたこともなかったが、いまじゃあ――

キャロル　エディーが今日のコミュニケーション・グループで何と言ったか聞いた？「家族は僕の話に全然耳を藉さなかった」って。これこそ「再演」。これが彼のベトナムでの体験。ある地点で彼は部隊に見捨てられてる。それから後に部隊の無電係になった、つまり部隊の「耳」よ。

ルイス　キャロル、落ち着いて。彼らの言っていることには、ベトナムと関係ないこともある。

キャロル　彼らの話す体験がベトナムの話でなくたっていい。ベトナム以前にあった体験でもいい。しかし、そういう体験もベトナムの事件を隠すスクリーン記憶かもしれない。そしてあなたと私とのこのこと（見解の相違）も「再演」よ。

ルイス　キャロル、きみは専門用語をつなぎ合わせているだけだよ――フロイトの焼き直しだ。とにかく、今の僕らの話を何人の人（スタッフ）がわかると思う？　スプリッティングについてのカーンバーグの本のこのページを何人が理解できただろう。僕たち三人だけじゃないか。きみと僕とピーター（臨床部門の長）だけだ。マルコム（ルイスと同じく臨床心理学の博士号を取得しているスタッフの一員）でもこの考えがほんとうにわかっていると思うかい？　僕はどうかと思う。それに看護者に至っては、こういうことのどれ一つにもごくぼんやりした知識さえない。今やっと認知療法のいろいろを理解するのに必死になってる。それなのに一対一の関わりだろう――こんなことで、僕らが話していることをクライエントがわかると思う？　彼らは「手が届いている」、彼らは「吸収している」ときみは僕に言いつづけているが。ほんとう？　どうやって彼らがやれてる？

キャロル　彼ら（今のスタッフ）がジェームズ・チャーチ（別の精神療法グループの患者）を再突入段階に入れられるとは私には信じられない。またシンディーの下した評価についても（シンディーは臨床心理学実習生）。チャーチのＭＤＴＰは何にもわかっていないのかしら？　私たちの規準は、クライエントは自分で自分の外傷事件を解決しなければいけないとうたっている。チャーチがしたことはすべて、外傷事件を語っている……

ルイス　きみは信じられないくらい無邪気だな。彼らはわかっていないに決まっているだろ。なるほど、きみと僕との間には意見の合わないことが山ほどある。それに僕にもきみの言っていることが時々理解できない。でも、少なくとも僕らは同じ土俵にいる。僕ら二人の大きな違いは、僕はモデルを手段としてよいと思っていることだ……私は理論も手段として信じることにしてる、同じことだ。僕はモデルを使えるかどうかで判断して、自分に合ってる感じがしたら採用すると決める。きみは反対に、モデルを信じ切ってＰＴＳＤの他の理解の仕方をいっさい排除してる。こういうきみの癖は、スタッフがきみに対して否定的な反応をする理由の一つだ。つまりきみの硬直性だ。

キャロル　フリップのいろいろな痛みは彼がいつも携えている（彼が出会った）数々の死のカタログになってるけれど、あなたは気づいていた？　彼はいつも唇の隅に指を置いているでしょう。あそこは彼の戦友のスティーヴが撃たれた場所。そこから弾が入って頭を傷つけた。フリップが言うには、スティーヴは肩も撃たれて、フリップも慢性的に肩が痛む（スティーヴの死はフリップの語ったいくつかの外傷事件の一つである）。

国立戦争関連ＰＴＳＤ治療センター、一九八七年

さて、その約一年後である。デュロシェ医博の「モデル」は進化して最終形式に達していた。スタッフと患者とは、程度はまちまちでも、とにかく公式の言語ゲームに取り込まれていた。それは「ストレス反応」概念を中心として組み立てられたゲームだった。どの断章も主題は明々白々だから説明文は不要だろう。ここまでのページに登場した患者はすべて退院していた。

最初のセッションは、マリオンとロジャーとアルヴィンという三人の男が話題の中心になっている。マリオンは他州の復員軍人病院部門から紹介されてきた。センターでは元空挺隊員のロジャーと親友になった。マリオンは海兵隊に服務し、軍犬の訓練をしていた。彼がベトナムに着任してまもなく、彼の犬は他の海兵隊員によって故意に殺された。彼はただの歩兵となり、補充要員としてライフル中隊に入った。海兵隊を除隊した後も犬の訓練を続け、それが現在の生業である。彼はスター患者である。たちまち規則やセンター言語を覚え、治療イデオロギーをたちまち実行する。

グループ精神療法とは、患者同士の会話により進行するものとされている。ただこれは理想であって、センターでは理想どおりにゆかず、治療的意義のある会話になるかどうかは、治療者の絶え間ない介入次第である。

この点で、マリオンとロジャーのいるグループは特殊だった。この二人はグループを動かしつづけることに熱心で、またその能力を持っていたのである。

三人目の患者アルヴィンは、友人のいない、しょんぼりした、小柄な男である。六十歳に見えるが、実際は四十歳である。軍務を離れてから、アルコール漬けになり最低生活を送っていた。現在の住まいはもう一人の復員軍人といっしょにセンター付近の保安林に建てた掘っ建て小屋である。以下のセッションではこのほかに何人かの患者が話をするが、彼らについて今紹介することは不要と思う。

私の記述はマリオンの外傷体験の開示から始まる。これはマリオンの重大な瞬間である。この開示によって再突入段階へと移行できるようになったからである。彼が詳述する事件は、このプログラムの描く外傷体験にぴったりあてはまり、それはマリオンが他の患者に語ったもっと胸くその悪くなる事件とは対照的である。

一九八七年二月十九日、グループ精神療法

マリオン　俺たちの分隊は孤立した。ＮＶＡ（北ベトナム陸軍（正規兵））は俺たちの陣地に手投げ弾を放り込める距離に接近していた。三六〇度全周射撃をすると奴らは接近を中止したが、射撃を止めるとまた手投げ弾を投げ込んできた。隣りにいた海兵隊の歩兵は地面に横たわり、毬のように体を丸めて泣いていた。俺がそいつのそばへ寄るたびに手投げ弾がもっと飛んできた。俺が射撃に戻ると、そいつは飛び上がってわが軍の陣地から逃亡した。俺はその背中を撃った。何年も俺は自分は正しいと思ってきた。今は有罪だと感じている。彼はたったの十八歳だった。彼にははじめての射ち合いで、荷が重すぎたんだ。

一九八七年二月二十四日、グループ精神療法

マリオン　俺は今アルヴィンに対して本気で攻撃性を感じてる。ここに俺より二週間以上長くいるのに、自

分の外傷コンプレックス（外傷性記憶）も再演も、まだ全然ない。引きこもってプログラムの許すぎりぎりまで一人にしておかれている。俺はアルヴィンの力になりたい。彼に対して攻撃性を感じていたくない。俺はアルヴィンの中にたくさんの俺自身を見ている。

キャロル あなたの再演のどの点がアルヴィンによって引き金を引かれているのかな？

マリオン 引きこもりかな。うん、引きこもりだ。シェリル（彼の現在の恋人）と俺との関係と同じパターンだ。父親が俺に接する接し方と同じだから大嫌いなんだ。正面切って話すとまったく返事をしないんだから……

キャロル お父さんがあなたに返事しなかった時、あなたは心の中で何を感じていた？

マリオン 怒りだ。俺はこう尋ねたかった。なぜ俺にこういうことをするのか？ 何を感じているのか言ってくれ？ 心の中を通り過ぎてゆくものは何だ？ と。ここのアルヴィンを見ていると、まったく家に戻った気になる。

キャロル ベトナムに戻った気にもなる？

マリオン うーん、あんなに孤立したと感じたことはそうなかった。あの事件はたぶん例外で、俺はあの海兵隊歩兵が射撃をしていないのを見て、それから逃亡するのを見た。俺はフラストレーションと怒りとを覚えた。おや、おかしいな、今、アルヴィンまであの歩兵に見えるんだ。彼が膝を抱えている姿、クッションの上で体を丸めている様子がね。

ロジャー その男が撃たれたのも同じ理由だったんだな。つまり「関わっていない者」だということだ。

キャロル あなたはベトナムで見捨てられたと感じた。孤立無援を感じた。敵はあなたに向かって押し進んできて、あなたは自分が頼れると思っていた人に頼れなかった。あなたは怒りを感じて――

マリオン まったくだ。俺は将校どもに対してものすごい怒りを感じていた。奴らは俺たちのリーダーということになっているのに、俺たちの分隊を最前線に配置した。北ベトナム正規軍が造作なく俺たちを包囲し孤立させられる所へ、奴らが俺たちを配置したのは最初から誰の目にも見え見えだった。

キャロル　その感情はここで、センターで、どういうふうに個人的感情になったのでしょう？　アルヴィンに向けた感情に入ったのでしょうか？

マリオン　グループの中で俺たちは皆で彼を助けようとしてきたよね。俺たちは彼の処理を手伝おうとしているのに、彼の返事は攻撃的だ。彼のほうからは何も出さない。

（長い沈黙）

アルヴィン　ここは俺が降りるべきだな。俺はプログラムを離れる。九月には戻ってこよう――あることがうまくいったら、その後で。

ロジャー　そりゃいい、アルヴィン。あんたはいい男だ。これも彼の攻撃性の一端にすぎない。俺たちがからんできたと、そして俺たちのせいで自分は出て行かなきゃならないと、彼は俺たちに思わせようとしている。

キャロル　アルヴィン、自分が何に対して反応しているのか、気づいてる？

ロジャー　なあ、アルヴィン。あんたが九月に戻ってきたらあんたに腹を立てる男があと六人ふえているぜ。いいのか？　あんたの戦術は、人に自分に対してすまないと思わせることだ。俺たちはいつの間にかあんたを放り出しているってわけだ。俺が今攻撃的になっていることはわかっている。なぜかもわかっている。でも、彼は俺たちの言うことに何一つまったく反応しない。彼以外の俺たちはやるべきことをやっている。アルヴィンは阿呆らしいことはしないんだ。彼は俺たちを裏切ってる。俺たち全員で家屋を移動させている時に、家の裏で一人だけ大酒を食らっているようなものだ。そいつがアルヴィンだ。そう感じているのは患者だけじゃない。スタッフ・メンバーがアルヴィンに対して欲求不満を漏らしているのを聞いたことがあるよ。

キャロル　私たちが今していることは何でしょうね。アルヴィンの再演に対して反応しているのか？　私たちはアルヴィンと協力して、彼がベトナム体験を再演しつづけるのをさらに駄目押ししているのか？　彼と共謀しているのか？　レナード、どう思う？

レナード　俺にとってアルヴィンはもういないも同然だ。彼は行ってしまった。消えてしまった。俺は心の中で奴を殺しちまった。

ロジャー　アルヴィンが留まるなら、部屋の隅にいて、残りの俺たちとは離れているべきだ。そうすれば、俺たちは彼に働きかけたりしなくて済む。彼が眼の前にいると、グループが壊れる危険がある。

マリオン　アルヴィンがグループにいると、開示をしたくないという気になってしまった。彼の前ではだ。

キャロル　私たちは自分自身のストレス反応をみつめてこれをワークしなければならない。いつもこれを頭に置いておく必要がある。アルヴィンを含めて、一人一人は結局は自分に責任があり、自分自身の選択に責任がある。アルヴィンは彼独自の選択をしつつある。けれども、私たちはまだ私たちのストレス反応をみつめなければならない。

マリオン　俺たちは重大なことをここで分かち合ってきたなあ。これまで誰とも分かち合っていなかったことだ。でもアルヴィンはまったく分かち合わなかった。

部外者の私からすれば、マリオンとロジャーとがワークしているのをみていると不愉快だった。執拗さと信心家のふりと何でも一般論にする正論との三つ組は見るのも不愉快だった。キャロルは何が起きているかに鈍感だったわけではなく、予想どおり自分の感じている不安を治療プログラムのレトリックに翻訳して、「私たちは自分のストレス反応に注意しなければ（後略）」と述べている。セッションの後で、マリオンは、キャロルこそストレス反応を行動化し、彼女の未解決の葛藤をマリオンとロジャーとに置き換えていたのではないかといんぎんな態度でそれとなく告げていた。もしそれが当たっているとしたら、彼女は彼らに感謝しなければなるまい。

次のセッションはキャロルの応答から始まる。このミーティングが特筆に値するのは、ジェームズがレナードを心理学化することによってグループの作業を進行させた、その努力のためである。

一九八七年二月二十五日、グループ精神療法

キャロル　今日はまず、昨日のグループにおける私自身のストレス反応を認めることから始めたいと思います。

マリオン　それは嬉しい、キャロル。アルヴィンの態度があのままでは俺はグループを続けていられなかった。二日前、アルヴィンはレッドマン（他の患者）にここを出る計画をしていると言っていた。それで、彼がいなくなる前にその態度についてあいつに教えてやる機会があってよかったと思った。

キャロル　自分のストレス反応を観察していくことは大切よ。自分の攻撃性を調整するために。

マリオン　俺は調子いい。自分と平和条約を結んでいる。もうすることは何もないという感じだ。昨日のグループは少し不快だった。でも何時間か経つと、俺は自分にできることはすべてやろうと決心した。あの男は黙り込んでいるだけで何も分かち合わないという指摘を受けるべきだった。彼が拒絶することによって俺たちの攻撃性を沸き上がらせていることを彼は知るべきだった。俺は自分の攻撃性を処理しているし、悲哀感はまるでない。

キャロル　ストレス反応はいつもあるもの。まめにモニターしていくもの。

マリオン　俺がここに来てまもなくの頃は、それができなかった。「この野郎」と言って、あいつの首を絞めていたかもな。俺にとって大事なことは自分の攻撃性を処理することだ。アルヴィンが出ていくとか開示しないことよりもずっと大切だ。あっちのほうは悲しいとは思わない。彼はここのいい機会をものにしなかっただけのことだ。

ロジャー　一週間前、俺はあいつをおちょくってやりたいという願望が起こった。だから、俺はこころを開いた（一つの事件を開示した）が、それは奴もそうするだろうと思ってのことだ。でも彼はそうしなかった。昨日はいくらか欲求不満が解消したよ。ここに来る前の俺だったら、あいつのことを愚弄していたかもしれないし、他の奴が俺にそうしていたかもしれないな。

マリオン　キャロル、俺は昨日のきみを攻撃的だと感じた。俺がこのプログラムに入った頃は、自分の攻撃性を認識できなかった。でも今は自分の中の攻撃性を認識できている。

キャロル　ああ、私も自分の攻撃性を認める。昨日、私たちは全員怒りと攻撃性とを（何かに）置き換えていた。

マリオン　アルヴィンは絶えざる再演そのものだ。あの男は一度もその外に出たことがなかった。あの男が出て行くことを決めてちょっとほっとしている。悲しいのは唯一つ、彼が好機を活かせなかったことだ。（しばらく沈黙）彼はほんとうに落ち込んでいた。抑鬱だった。もし彼があれ以上落ち込んだら、もう一度自殺を試みかねないと思うよ。

キャロル　ヘンリー、あなた、おとなしいわね。アルヴィンへの反応はどう？

ヘンリー　俺かい？　俺はスタッフの無能さに呆れているだけだ。あの男はここに五週間もいて、そのあいだに何もしなかった。そしてあんたたちは彼が何かするよう仕向けることができなかった。俺は他のＰＴＳＤプログラムにいたことがあるけど――

キャロル　それはこういう時にはよくある反応ね。ヘンリーの発言は、私たちのストレス反応の知識を総動員して、検証するべきもの。

ヘンリー　うーん、俺はアルヴィンの中に自分の姿がたくさん見える。もし選べるならば、俺はこれからも沈黙していよう。

マリオン　俺にはヘンリーの言っていることの中にいろいろなことが聞こえるぞ。ストレス反応も聞こえるがスタッフに向けた攻撃性も聞こえる。彼が分裂させているのが聞こえる――「われわれ」と「彼ら」との分裂を。これはたぶんヘンリー自身のベトナム体験の結果なんだな。

キャロル　レナード、昨日あなたはアルヴィンを頭の中で殺したと言ったね。あなたは今自分の攻撃性にどう反応しているのかな？「殺す」とはずいぶん思い切ったことばだけど。

レナード　ちょうど今、俺は大量の××しいものに反応しているところだ。自分自身に対する攻撃性に反応しているところだ。俺はまた抑鬱になっている。自分をまとめるスペースが欲しい。それにいまいましい身体問題がここのプログラムの上に重なっている。頭痛が再発した。眠れない。そして自分が殺してやりたいと思っていることでますます自分を責める。（自殺企図の後）入院した時の状態にかなり近い。ここに来る前は自分の問題を他人のせいにしていた。今は自分こそ責任を持つべき人間だと認めている。そう自覚したけど、そのせいでいっそう抑鬱的になる。

キャロル　あなたが受けるべき質問は、レナード、なぜ今なのか、なぜ今頭痛が再発したのかよね？　なぜ自分には今、殺したいという願望があるのか？　はたしてアルヴィンに対する反応なのか、傷つけたいというあなたの欲求は？　あなたが自分の全「責任」について語り、自分の考えを責めているというのは自分の力を完璧で全面的なものと信じているしるしで、またあなたが自分以外の全世界から力を奪いたいとしているしるしよね。

レナード　違う。俺がわかっているのは、殺したいと思うことは倫理的に正しくないということだけだ。

マリオン　それは悪循環だ、レナード。あんたは殺したくなってストレス反応を起こしている。そして罪悪感を感じ、また殺したくなる。でも、殺したいと考えるだけならかまわないんだ。

レナード　俺にとって考えることは実行することだ。俺はそういうふうに育てられてきたし、そう思わざるをえない。
ジェームズ　あんたの問題は、レナード、自分の思い込みを捨てたくないというだけのことだ。あんたは、自分をかわいそうだと思いつづけたいだけだ。
キャロル　レナード、ジェームズが言っているのは、あなたがストレス反応の中に留まりたがっているということです。あなたはそれを捨てたくない。それは他の人たちにとってとても攻撃的なことです。あなたは自分のイメージにすがって生きていて、そのことも一つの攻撃反応ですね。
ジョニー（レナードに）きみにこんなことを言うジェームズに、きみは怒っているかい？
ジェームズ　レナード、一度だけでも自分を罰しないほうを選んでみろよ。もし俺に「ジェームズ、このげす野郎」と言いたければ、そのままそう言えばいい。言えよ、このジェームズは受け止めるから。
レナード　無理だ。できない。これが俺の感情なんだ。殺したいと思う自分を責めるってことは。
ジェームズ　レナード、それがあんたの感情なのは、あんたが自分の感情にしておきたいからだ。
キャロル　おのれの攻撃性の犠牲になりたくないと、そして他人を自分の犠牲にしたくないと、この二つを決断しなければ。あなたには危害を加えたい意志もあるけれども、人と関わろうという意志もあることを認識しなければ。あなたは同時に二つを持っているのだから。
ジョニー　これがヤマだな、この感情の両方を同時に持ち合わせることができることが。この理解が回復への道だ、レナード。
ジェームズ　やれよ、レナード、俺にその大口を閉じろと言ってみろ。おまえが考えていることはわかってるんだ。「ジェームズは俺の友達だ」と思ってる。が同時に、俺にうるせえ《シャラップ》、放っといてくれとも思っている。おまえは俺を傷つけたいとも——だができない。やれよ、レナード、俺にうるせえ《シャラップ》と言えよ。

キャロル　顔が笑っているわ、レナード。あなたの再演に私たちは今共謀しているのか？　覚えていて、レナード、あなたにはストレス反応に留まって、こころを閉ざしたままでいるという選択もある。人を傷つける意志と関わろうという意志との間で分裂しつづけることもできる。しかし、分裂しているとあなたは再演しつづけになるということを覚えておいて。ここに留まれば、あなたは何年もここに留まることになる。葛藤を処理する代わりに、葛藤を持ちつづける、ずっとずっと。

ジョニー　レナード、僕らに対する攻撃性は感じるけれど、それでもきみはぼくの友達だよ。

レナード　この二十年間、ベトナム以来ずっと、俺の過ちだ。

キャロル　その「過ち」ということば、それもあなたのストレス反応です。そのように感じること――つまり、自己を非難すると感じることは、あなた自身がしている決定です。

ヘンリー　レナードの中に自分を見るのは簡単なことだ。俺も同じ××問題を抱えまわってるからな。自分を罰するのが俺のやり方だし、俺はそれを捨てたくない。第二遠征の時、俺はあることをした。しなくてもよいむごいことを。俺はクリスチャンとして育った。週に二回は教会へ行ってた。しかしベトナムで四日間過ごしたら、俺はこの信仰を持ってたら信仰に殺されちまうと悟った。最初の遠征は国のためだった。しかし二度目の遠征はむなしく死んでゆく仲間のためだった。俺は無我夢中だった。とうとう俺の指揮官にそろそろおまえはベトナムを去る時期だと言われるところまでいってしまった。自分のしたことのために自分を罰していることはわかっている。だがこのいまいましい奴は厄介払いできない。いつもこのように感じていたわけじゃない。この四、五年来だ。で今じゃＰＴＳＤの治療を受けて自分のしたむごい事柄を理解するようになったわけだ。

一九八七年三月一日、グループ精神療法

ジョニー　僕はまだアルヴィンに対して苦い思いがある。最後になっても初めと同じだけしか彼のことを知らずに終わったってこと。彼は金をもらえるようになるためにここへ来たんじゃないかなと思う。たぶん、次の傷病手当をもらえるように手配したんだ。

マルカム（キャロルとルイスの後任の心理療法士）　僕らには自分の攻撃性に気づき、それを観察《モニター》して後を追いつづける必要がある。クライエントがここを出ようと決めたら僕らは——

ジェームズ　あんたは、アルヴィンが出て行くのは俺たちの影響が大きいと言いたいのか？

マルカム　大きいとか小さいとか言っていない。それに一部のスタッフは彼がいなくなるのを知って喜んだことも認めざるをえない。

ジェームズ　事実は、アルヴィンはグループの中に座り込んで、俺たちをまんまと欺したということだ。あいつは開示をしようとするふりをして、みんながこんどこそと期待して椅子の向きを変えてそっちを向いたことが何度もあった。ところが、何にもなしだった！

マルカム　わかった。アルヴィンはその時、権力の座についていたんだ。あれが他のクライエントを支配し操る彼の流儀なんだな。

次の部分では、マーティンとジャックの二人の患者が中心である。マーティンはピーターズバーグの労働者地区に育った。高校卒業後、海兵隊へ入隊し、一二ラウンドのベトナム遠征《ツアー》に軍曹として従軍した。海兵隊勤務十二年後に除隊し、ピーターズバーグへ戻った。その後、近くのロックスバラへ引っ越し、そこで結婚して精肉包装業に就職した。三年前に包装工場が閉鎖されて失業の身となった。マーティンは現在、ロックスバラの復員軍人寮に入居している。

ジャックは約半年前にもセンターの患者だった。彼はノースカロライナで育った。大学卒業前に海軍に入り、

SEAL（海軍奇襲部隊員）としての訓練を受けた。ジャックはベトナムへ送られ、長距離偵察隊に属して二ラウンドの遠征義務を果した。この時期に彼はベトナム外での特殊作戦にも参加している。二度目の遠征義務の最中に彼は精神の破綻を起こし、帰国させられた。長期の入院の後、彼は（休学していた大学に復帰し、全単位を修了して）心理学の学位を取得した。続いて彼は、オートバイ・クラブに入った。このクラブは正常でない営業形態で経営されていた。今から三年前にクラブから身を引いた。

一九八七年三月二十七日、グループ精神療法

ルイス　外傷事件の忘却は葛藤に始まる。本人は思い出したくない。葛藤はいつも本人を元来の事件へ追い戻すけれども、本人は戻りたくない。これが本人が「忘れる」理由だ。ストレス反応は本人のために二つのことをする。第一は、本人は葛藤と直面する必要がなくなる、第二は本人が自己を罰することだ。自分のケーキを両手で持ちながら食べることをゆるしてくれる（通常は否定形で「二つよいことはできない」意味だが、ここでは「できないはずの二つおいしいことをさせてくれる」意味である——訳者）。本人が外傷コンプレックスの葛藤を解決するなどということはしなくてすむようにしてくれる。僕らは事がこのように運ぶことを知っている。だからこそ、僕らはきみたちがここでするすべてのことを再演だと仮定できるのだ。少なくとも、別だというちゃんとした証拠を手にするまではきみたちもそう仮定したほうがいい。もちろん、きみたちのやることなすことすべてが再演じゃないことはあたりまえだ。だからこそきみたちはここにいる。そのいる理由の一つは、つまり、どの行動が再現なのかを見定めるためだ。戦闘訓練という仕事は一つには攻撃性についての葛藤の一部を除去することで、その結果きみたちは攻撃的になれたというわけ。第二次世界大戦のような戦争では、社会もこの葛藤の除去を助けた。ああいう戦争では、社会が兵士にその攻撃性は善だといってくれる。戦争が終わると、社会は兵士の帰郷を歓迎する。でもベトナム戦争で起こったことはそうではなかった。

マーティン　だが、言っとくが、俺たちはベトナムでは攻撃的になるのに何の問題もなかった。

ルイス　オーケー、マーティン。例を挙げてくれ。ただ「俺たち」じゃなくて「俺」を使ってくれよ。

マーティン　えーと、ある村を焼き払えという命令を受ける。こっちは家を燃やそうとしているが、東洋人《グック》一人が火を消そうとする。奴はあんたに刃向かうだろうし、あんたは奴をやっつけられることを奴に示すだろう。あんたは奴を追っ払うこともできるし、いためつけてぐうの音も出ないようにすることもできる。それとも、いつも俺たちがやっていたようにもできる。奴を撃ち殺すんだ。

ルイス　その「グック」ってことばは、僕らが人間を非人格化する時、物体に変えてしまう時の好い例だな。それは僕らのすることを楽にしてくれた——。

マーティン　俺は自分がそのことばを使ったことを意識していなかった。

ヘンリー　俺の攻撃性はアメリカ人に向かってる。とりすまして信心家ぶって偽善的なアメリカのもの言わぬ多数派《サイレント・マジョリティ》に対してだ。俺の幻想は奴らにペスト菌をまき散らすことだな。そうできたら、たぶん少し満足するだろう。

ルイス　オーケー、ヘンリー。これからきみがしなくちゃならないのは、自分の言ったことを検討して、きみがそう言った時に、なぜそれを言ったのかを自分に問うてみることだ。それは、僕らが「置き換え（ずらし）」といっているものだ。きみの攻撃性のほんとうの標的はどこか別のところにある。その人たち、つまりサイレント・マジョリティに対するきみの告発は当然あってよいものだろう。しかし、きみは彼らを自分の怒りの標的に使っている。真の葛藤の源泉は、サイレント・マジョリティへの反感の中に隠されている。もしきみが考えめぐらす時間があるならば、その底に二つのものが見つかるはずだ。第一は加害の意志、第二は自罰の意志だ。きみは「論理的には」もっともなことを考えるのをやめる必要がある。アメリカの多数派に対して感じている否定的感情は妥当かどうかということは棚上げにする。きみには感情的、心理学的に納得できることを考えるのが必要だ。

ヘンリー　スタッフはいつもそのモデルに戻ってゆくんだな。あんたは、ここの患者は全員同じ条件で、同じ問題を抱えているようなふうな言い方をする。

ルイス　だがそれがまったくもってそのとおりだ。きみらはそうなんだ！　きみたちは同じ心理過程を持っている。僕もだ。まあ聞いてくれ。胃潰瘍はどれもまったく同じだ。たとえ痛みという主観的体験は人によって違うだろうとも。そして治癒するまでの時間の長さも万人が同じじゃない。僕らのモデルによると、人はおのれの攻撃性を恐れ、ストレス反応はこのことを当人から隠してくれる。しかし、たとえどんなに現実が恐ろしく、どんなにきみの事件が恐ろしくても、もっと恐ろしいのはそれと対決して決着をつけないことだ。現実に直面することは、現実を否認するよりも、いつだってずっとつらい。しかし現実はいずれにせよそこにあって、それを否認してもほんのわずかの間、気が楽になるにすぎない。

一九八七年四月四日、グループ精神療法

キャロル　自分に向けて言ってごらんなさい。「私は自分自身と自分の周囲の人を二十年間にわたって罰してきました」と。言ってごらん、ジャック。あなたはここでやめるという選択ができるのよ。

ジャック　聞いてくれ、キャロル。時に夜なか、不安が身体を頭の天辺から足の先まで走り抜ける感じがある。電流みたいだ。ベトナムで始まった。ただの感じじゃない。不安だ。ひどい胸の痛みと呼吸困難がいっしょに起こる。心臓発作そっくりだ。野戦病院へ行かされて心電図を取られた。医者どもはどこも悪くはないと言った。単なる過呼吸だと言った。こういう気分になった時には、紙袋を口にあててその中の空気を呼吸しろと言って、抗不安剤ディアゼパムを一包み持ち帰らせた。だが、けっきょくこの発作は再発を繰り返した。今も起きる。

キャロル　あなたはそれを何と呼んでいるの？
ジャック　うーん、これが「パニック発作」と呼ばれているのは知ってるよ。でも、当時は知らなかった。
キャロル　いいえ、私が言いたいのは、モデルの言語を使ってなら何と呼ぶかということ。あなたが入門段階で学んだモデルのよ。
ジャック　よくわからないよ、キャロル。僕の心は今混乱してる。
キャロル　モデルによると、私たちは二つの衝動に支配されている。攻撃性と性とである。そして――
ジャック　キャロル。この発作が起きたら、絶対にやりたいとは思わないし、それが僕の攻撃性だとは信じられないよ。
キャロル　この出来事、つまりあなたの呼吸困難についてよく考えてみなければならないわ。罪とあなたの自罰願望という観点から考えなければ。私たちは、あなたの葛藤に触れる必要がある――
ジャック　自罰願望って？　まさか、違うよ。ものすごく恐ろしいことなんだよ。息ができないんだ――心臓が――
キャロル　あなたは胸の傷で死んだ誰かを知っている？　この質問に随いてゆける？
（ジャックが突然立ち上がる。）
ルイス　どうしたんだ、ジャック。きみの感情は、きみの考えは？
ジャック　畜生！　ちょうど今、ものすごい不安の重荷を感じてる。僕には考えがたくさん押し寄せてくる。俺が帰国しようとしていた時、二度目にベトナムを離れつつあった時のように、ずらりと並んだ棺桶のことを考える。僕はこんなふうになりたくない（ジャックは見るからに動転している）。そのことは喋りたくない。救いようのない気持ちだ。僕はここでストップしたい。
キャロル　考えを口に出しなさい。ここではあなたは安全よ。

ジャック　いや、大丈夫じゃない。

（次の三十分間、ジャックは会話に加わらなかったが、徐々に落ちつきを見せた。）

ジャック　第二ラウンドの終わりごろ、僕はベース・キャンプで自分のライフル銃とその他の装備をいくつか叩き壊した。かなり状態がひどいってんで病院へ送ることに決まった。医者は僕に言った。「きみの子ども時代の話をしてください」。控えめに言ったって、それはどうでもよいことだった。実際、ここで行なわれていることに相当似ていたよ。僕にいろいろ話しかけた結果、彼らの解決策は、僕に抗精神病薬のクロールプロマジンを与えて飛行機に乗せ、合衆国の海軍病院に送り届けて厄介払いすることだった。病院では、ベトナム時代に知っていた男と同室になった。二人とも拘束衣を着せられて、クロールプロマジンの注射が続いた。僕はそこに二年近くいた。僕はものすごく怒っている。ルイスが今話しているのを見つめていると、頬っぺたをひっぱたいてやりたくなる。知らない人の後に立つと、顔を殴ってやりたくなる。理由はないよ。それから不安でいっぱいになる。

ルイス　なるほどね。きみは加害意志を体験する。そして、実行しなければ結果は不安だ。この不安はきみの自罰法だ。

ジャック　じゃあ、僕はこの不安をずっと抱えつづけるしかないか。そして爆発する。次に起きるのは警官が僕をしょっ引くことだ。僕は警察署をがたがたにする。すると、次に気がつくと病院で目を覚ます。ぼこぼこに殴られてる。ベトナムじゃ不安発作が起きるとその後鬱になった。そして、よく独りでこう考えた。おまえは自分がおりたいところから何千マイルも離れたところにいる。そして、おまえがすぐしたいことは母さんに会うことだ。聞きたいことはただ一つ、母さんが「おまえはほんとうに問題なし《オーライ》だよ」と言ってくれることだと。

ルイス　なぜこの何年間かずっとそのことにしがみついている？

ジャック　しがみついているだって——僕はそのためにずっときちんと服薬してきたんだ。僕はディアゼパムの注射を受けるために朝の三時にVA病院へ車で向かったんだ。僕がそれにしがみつく理由なんかない。もう止めさせてくれ。僕らはもう小一時間ここで止っている。別のことへ進もうよ。

（キャロルとルイスはジャックの顔をみつめつづける。沈黙。ジャックは椅子を回して二人に背を向ける。）

ジャック　忘れてくれ、おまえたちはここにいない。

ルイス　（ジャックに向かって）　それをことばにしろ、ジャック。きみが今感じていることをことばにしてみろ。

キャロル　あなたはシャッターをおろしたね、ジャック。それでいい。私たちはいつでもこれに戻ってこれる。ヘンリー、あなたは人を傷つける恐怖のために人を避けるとも言ったでしょう。

ルイス　きみはどうしてこの選択肢だけに限ってしまうのだろう、ヘンリー？　どうしてあれかこれか、傷つけるか愛するかでなければならないのか？　どうしてこの二分裂でなければならないんだ？

ヘンリー　そのとおり。俺が人間関係を持って最初にするのがそういうふうな二分裂なんだ。

ルイス　でも、きみはいつでも後戻りできる。後戻りして、自分の攻撃性の出どころを見つけるという選択肢がいつだってある。

キャロル　昨日、私たちがここに（患者の中に）泥棒がいるかもしれないと考えた時、あなたはグループに対してとても怒ったでしょう。あなたはその男の「はらわたを抜いて」やりたいと言った。ベトナムで起きた何かにまで辿れますか？

ヘンリー　そう、「はらわたを抜く」ってことばには、俺には特別な意味がある。このことばは、俺の部隊のある男が、中尉のテーブルに耳をいくつか放り出した時のことを思わせる。耳はまだ血で濡れていて、中尉は怒ったね。だって、中尉は報告書を書き直さねばならなくなったからだ。（書き上げていた）報告書は血まみれになったから。俺たちの部隊は、死体数確認《ボディ・カウント》のために、確実に殺した証拠として耳を持ち帰る方針だった。していた時には狩りを思い出していた。ご存じと思うが、猟に出てシカの跡を追い、撃ち殺してから死体のはらわたを抜く。

ルイス　でも昨日はそのことばをグループに向かって使ったんだ。

ヘンリー　ああ、わかっている。あのように感じたくない。俺はそんなに押し黙っているとは感じていない。たぶん、俺は狂っているんだろう。俺はバプティスト信者として育った。毎週水曜と日曜には教会へ行き、バイブル・キャンプにも参加した。十八歳になった時にベトナムに行った。あの国でたった三日過ごした後で俺は十六歳の少年を殺した。俺は自分の宗教を疑いはじめた。自分をこんな立場に置いてこんなことをさせるのは、いったいどんな神なんだと自問自答した。初めに覚えたのは寂しさだった。だが、その後、周囲が「やるっきゃない」と俺に教えはじめ、大尉や軍曹はほんの短期間で一人殺せたことを祝福した。しばらくたつと、俺はこの戦闘計画にはまりこんだ。足をなくしたり、他のひどい目にあった連中を見たが、それはもう気にならなかった。それが心地よくなりはじめ、戻って第二ラウンドをやった。俺は復讐したかったし、できるかぎりの破壊をやりたかった。

ルイス　ヘンリー、自分のことを話す時のきみは「選ばれた」人のイメージを僕らに与えつづけている。きみはたった三日後に殺人をするように選び出された。きみは祝福のために選び出された。そして、きみがすでに話した事件のように、自分が（ベトコン）トンネルを降りて行くように、そして他のみんなと離れる（見捨てられる）ように選び出された。そして昨日、ここできみを選び出す奴、つまりきみに盗みを働くような奴がいたら傷つけてやりたいと話していた。ここにはパターンがある、何度も繰り返されているパターンが。

一九八七年四月六日、グループ精神療法

ルイス　私たちがここにいるのは例のモデルの勉強のためではありません。私は皆さんの先生でなく、皆さんは私の学生ではありません。モデルのことは私たちほどくわしく知る必要はありません。皆さんの仕事はモデルをご自分の状況にあてはめることができるようになることです。精神療法においては隅に引っ込んで静かにしていることはできません。よくなるためには語らなければなりません。

ジャック　僕は時には語りたくなる、みんなの心をかきみだしちゃならない気がして――。語ると僕の怒りが皆に伝わってしまう。そうする時はまちがっているとわかってる。それは、皆に僕の怒り狂っているのを感じさせたいという自分の意図が感じられるからだ。

ルイス　ジャック、そこでストップ。「ねばならない」ことを話さないこと。それじゃ「道徳論」になっちまう。汝かくすべし、かくすべからず――。「まちがった」ことについては語らないこと。皆さんの仕事は、この機会をとらえてご自分の行動をみつめること、ご自分の行動をストレス反応とみることです。人の心をかきみだす時も、自分の怒り狂いを人に感じさせようとする時も――。正しいかまちがっているかの問題ではありません。遡ればどこに行きつくかの問題です。

一九八七年四月七日、グループ精神療法

ジャック　今日はどうもおちつかない。ゆうべはひどかった。息がしにくかった、僕の不安発作が始まった時、ベトナムみたいだった。

ルイス　ベトナムで不安を起こさせたのは何？　何がゆうべ不安を起こさせたの？　共通点は何？

ジャック　わかりません。昨夜はそれを追いかけてみようとしました。私は何かを恐れているようです。何でしょう。死ぬことでしょうか。心臓発作でしょうか？　何もかもが心臓の故障をそっくりなぞっています。息がつけなくなります。けれども、暑さと温度の高さのせいで起こったのだと決めました。

ルイス　ベトナムでその感じが最初に起こった時、どんなことが起こっていた？

ジャック　ニクソンがいずれ軍を引き揚げると宣言しました。私たちは出撃の数を減らしました。ベース・キャンプで過ごす時間が長くなりました。ウェイトリフティングをしたりビールを飲んだり。しかし、それが起こった日にはなかったですね。何も特別なことを思い出せません。毎日のくだらない繰り返しだけでした。

ルイス　ふーん、ゆうべ、大きなストレス反応と再演とがあったわけだ。もっと先まで遡ろう。

ジャック　一つだけ大きな恐怖があります。この恐怖はまた一から起こりそうです。それはクロールプロマジンをノドまで無理につめこまれて野戦病院に送られることです。それが僕の心臓のためでないのはわかってました。心臓なら百ぺんも検査しましたから。

ルイス　自分を説明するために自分自身の外に出つづけているね。モデルに沿って行こう。モデルは道具だ。探し求めているものを与えてくれる道具だ。地図だ。仮説をチェックアウトするための。モデルは自分自身に焦点を当てるのを助けてくれる。

ジャック　汗が出はじめました——頭はズキンズキンとしていました——ベッドから抜け出てました——夜勤のナースに話しかけました——トランプのペイシェンスをしました——ベッドに戻りました。万事もとに戻ったみたいでした。ところがまた一から始まりました。この下に何が隠れているか知りたいです。

ルイス　ジャック、きみはもう知って*いる*。それを意識している。きみがそれを認知する時は、苦しいだろう。だからきみはその蔽いをとらないのだ。

ジャック　連中は海軍病院で電気ショックをかけました。目がさめた時、これまでで最悪の苦痛でした。

ルイス　きみが避けるほうを選びつつあるのがわかる——ショック療法の話をすることで攻撃を続けている。

（セッションは別の患者に焦点が移る。十五分経つ。）

ジャック　この心の競走《マインド・レーシング》は傷つきます。言いたいです、「ファック・イット」と。

ルイス　とはいえ、マインド・レーシングはきみにそれよりひどい苦痛を回避させてくれている。これまでにひどい痛みに遭ったことがあるかい。それを楽にしたいと思う？　ではもう一つ別の痛みを起こすといい。すると気が散って前の痛みが楽になる。不安はきみの重要なもので、きみの行動を規定する。あんまり小さな不安だときみの行動の動機にならないで終わるけど。

ウィリアム（ヘンリーに）この二カ月、ここのプログラムはあんたの役に立ったと思うかね。

ヘンリー（とてもおだやかに）何一つよくなったとは思わない。俺は違ったことを何一つしていない。俺は自分を粗末に扱ってない。しかし、この三年は粗末にしてこなかったぞ、ドラッグとアルコールを断ってからは。ドラッグとアルコールを捨てたら、自分はよくなると思った。ところがそうじゃなかった。私は親友とも離れていなければならなかった。人間的接触も人間関係も遠いいままだった。一九八一年に、俺は病院に送られた。俺はやられた（電気ショックを）、植物にさせられた。さる弁護士が自分で思い立って、俺を精神病院に入れた判事に面会を求めて、俺を再鑑定するようにしてくれた。俺を鑑定した医師団はテヘランのアメリカ大使館員で人質になっていた人たちを鑑定したのと同じ医師団で、俺はＰＴＳＤで、この病院にいるべき者じゃないと述べた。俺はあの判事がしたことで判事を非難しない。あの頃の俺は暴力男だった。病院でも、人々に唾を吐きかけていた。俺はセーリムヴィル復員軍人病院に移された。景色がよくて、クロールプロマジンは使われなかった。ＡＡとＮＡ（匿名断酒会と匿名断薬会）の積極分子になって、アルコールとドラッグを断つほうを選んだ。それはよいことだという気持ちであったし、俺は自分が生涯アルコール兼薬物嗜癖者であるという事実を受け入れた。しかし今、ふり返ると、俺は何一つ得なかったことがわかる。俺はヴァンダルズ・モーターサイクル・クラブに入り浸っていた。俺はモンゴルズ（暴走族の名称か――訳者）といっしょにジグザグ運転をよくやった。クラブではたくさんの友人ができたけれども、この友人たちをあきらめた。今は何をやりたいのか考え中だ。

ジャック　僕も十二年間モーターサイクル・クラブに入ってた。僕は人生は一回切りだとよく考えたし、僕の流儀でやってゆこうと思ってる。もっとも、めちゃくちゃになって目をさますのには疲れた。僕は深酒をしたし、このまま行けば死んじゃうことがわかっていた。僕は四十回電気ショック療法を受けた。入院も三度だけじゃない。何もかもで傷つく。治療でも傷つく。二日酔いで目をさますのでも傷つく。ここにいるのでも傷つく。不安発作でも傷つく。だが選んだのだ。余分の重荷二つは必要ない。アルコールとドラッグは。

ルイス　うん、人生はさくらんぼが鉢いっぱいじゃない。現在のことでストレスと怒りを覚えても、過去のあれこれを持ち出して、それをジャッキ・アップしていっそう強めねばならぬことはない。現在のレベル・スリーの怒りに過去のレベル・セブンの怒りを加える必要などない。きみは、なぜ、私は自分に向かってこれをしているのだろうとたずねるだろう。ショック療法は、ある種の問題に対しては、合法的な処置だ。急性抑鬱症に何度も苦しんでいた患者を覚えている。一度なると八カ月続く。自分の問題に対していつも電気ショックをしてくれと求めていた。

ジャック　じゃ、その男はほんもののクレージーだったんだ。（ヘンリーに向かって）治療中、意識があった？

ルイス　ジャック、きみは回避しよう、逃げようと一所懸命になっている。しかもまた攻撃性にひっかかってる。なぜ、攻撃性を行動化する代わりに攻撃性について語ろうとしないか。このところで何を考えていた？

ジャック　頭の中がまっ白。きみも心の中で競り合いが起こっている時は、何一つ考えていないだろう。

ルイス　な。ジャックは自分が攻撃的であることを知っている。顔に浮かぶ微笑みをみよ。

ジャック　ルイス、今日は俺の誕生日。

ルイス　きみは八十二歳で、十二歳に戻りつつあるはずだ。おおっと、こりゃひどく攻撃的だった！

一九八七年四月十二日、グループ精神療法

ジャック（ポールという患者に）　ここのプログラムの最大級の欠点は何々だと思う？

キャロル　ジャック、今のあなたの狙いを自分で何とみてる？　ポールにその質問をすることの狙いです。

ジャック　昨日の「明晰に考えよう」（認知的スキルのセッション）で、ポールは三カ月以上腹を立てたことがないと言った。マーガレットとジャニーン（この「明晰に考えよう」セッションを管理しているナースたち）はポールを怒らせようとさんざん努力したが、正常な反応をするばかりだった。スタッフの攻撃がすごかった時でも――ほんとにすごかった、キャロル。そんな条件でも正常な反応を出せるのなら、僕の攻撃性の原因を理解するのを助けてくれるかも、ね。僕の高水準の攻撃性を維持しているものを――。彼はこのプログラムをやめると決めたのだから、彼がどういう印象を持ったか、知っておきたい。

ポール　怒りというものは存在するし、これからいつも存在しつづけるだろう。もっとも、僕の怒りは昔よりも低くなってる。途中で立ち上がって出て行かずにはおれなくなりはしないし。

マーティン　とにかく、万人に等しとはゆかぬわな。クレイトン（マーティンの最親友）が昨夜たずねてきて、ここにいた。俺に尋ねつづけるんだ。「どうして、きみは爆発する？　きみは昔モルトン（復員軍人病院）にいた時のきみと同じ男じゃない。それが、ここのプログラムがきみにしたことなら、僕はプログラムのどこも好きじゃない」（モルトンVA病院ではマーティンは抗不安薬を服用していた）。

ジャック　スタッフの皆さん方が皆さんのプログラムの弱点をほんとうに知っているとは思わない。

ポール　基本的には偉大なプログラムだ。六カ月前ほどハイレベルの攻撃性を来る日も来る日も持っていたってことは今はない。今の僕はこう考えることができる――フラストレーションのいちいちに「くそったれ、この××野郎」と言わねば気がすまないってことはない。強烈な攻撃性の情動がある日舞い戻ってくるだろうことはわかっているが、その時も「ストップ！」と言えるような気がする。ここに最初に来た時には、自分の中をみつめたくなかった。そこに何があるかを知っていたから――。だが、僕は断然内面をみつめた。僕はそいつと顔と顔を突き合わせた。そして、それも僕の一部だと認めてやった。だが、今の僕は自分が好きだ。僕は自分もけっこうナイス・ガイだと認めている。欠点はいくつかあるし、そのために哀れな欠陥野郎になることもありうる。だが、今はその部分もコントロールできる。

キャロル　あなたがひとりごとで言っていたように、私にも攻撃的な部分があります。でも、私は選んでいます。私はこのよくない行動のために自分で自分を呪ったりしません。行動化か再演かの二者択一を続けてゆく必然性はないのです。「明断に考えよう（セッション）」の時のスタッフのストレス反応のような、外面的なものに焦点を当てる必要はありません。

ヘンリー　聴いてほしい。ベトナムで俺を狙って撃ってきた連中は（北ベトナム軍の軍服の色の）黒い制服を着ていなかった（アメリカ軍の同士打ちだということ――訳者）。黒い服のほうは俺には何でもない。攻撃的な意味をかくし持っていない。セッションが済んでから、俺の服がストレス反応を起こしているもとなのに気づいて、私室に行って着替えて、別の服で昼食に行った。

キャロル　かりにそれがあなたの今の意識的体験でないとしてもその意味はいずれ理解されるようになるでしょう。同じことは昨日のあなたの感想の意味についてもいえます。ベトコン（南ベトナム解放戦線）が自分の敵ではないと語ったことです。

ヘンリー　ああ、そのとおり。ベトコンに、俺たちが彼らの立場になったらしただろうと同じことをしているだけだ。俺は彼らに対して怒りを抱いてなどいない。俺の怒りは戦争のスポンサーだった連中に向かっている。

キャロル　それは「私の怒りはアメリカ人全員に向かっている」ということと同じ意味です。

ポール　毎回毎回がなぜ「再演」になるんだ？　スタッフの話をきいても僕はまだ、そのとおりだと納得しておらんよ。

ジャック　僕の行動を過去の何かの行為に関係づけることができる部分ではそれを肯定してます。しかし、ほんとうは僕自身の体験がないところではその発想をすっと受け入れることはできません。また、ほんとうは治療者じゃない人が僕の行動は再演だと教えてくれても、はいはいということはできません。キャロル、ここのナースは精神科ナースですか？　他の精神科部門からここに来たのですか。精神医学ぜんぶをここセンターで勉強したのですか。

キャロル　スタッフは全員が治療者です、ジャック。

ジャック　ね、キャロル、僕はスタッフを分裂させつつありますか？　ここでは患者のほうが正しいことは絶対にありえないですよね。完全に正常な行動をしてもスタッフは「あれはストレス反応だった」と言いますが、ほんとうに正常な反応であることが僕にはわかっており、だから――。

キャロル　あなたがベトナムで正しくやれなかった時の何に似てる？

ジャック　ベトナムで僕がしたのは仕事です。僕の四半期ごとの軍歴記録書をみてください。能力不足な仕事をしたといわれたことは一度もありません。僕のいた作戦部隊では上官の監督はほとんどなくて、それに――

ポール　完全な人間は一人だけ――そしてそのために十字架につけられたまうた。

ジャック　僕に対する攻撃性はすごく高いなあ――ね、キャロル。あなたの攻撃性のことじゃない。僕自身の攻撃性のことを言っているのです。ここに来た時は実に高くて――

キャロル　でも、私に対するあなたの怒りのことを私に話して。あなたの攻撃性が高すぎるようになっても、私たちはそれを何とか扱える。

ジャック　キャロル、きみは僕のいうことを何でも処理するが、その仕方は、僕が実際に感じているのとちょっとちがうのだなあ。僕がいうことはいちいち必ず判定されて私に返ってくる。僕は水槽の中にいる魚みたいな気がする。ほとんど迫害みたいだ。スタッフは僕の怒りのために僕を見下している。僕は、私が正しいことは何一つできないとあなたが感じているように感じてしまう。あなたが僕が正しいと感じて下さった時も、あなたはもう一つ向こう側にある動機がみつかるまでつつきまわられました。僕にＰＴＳＤがあるからですね。あなたが僕を萎縮させるのは、僕のいうことは一つ一つ分析されると知っているからです。僕はいつも平衡点から離れたところにいます。僕は傷つきやすく、僕の周囲の人たちを動かすことはできないと思っています。

キャロル　今の今、心に浮かぶ考えは何？

ジャック　メス鹿ちゃん（キャロル）を椅子から放り出したいという考えです。僕は言語化しようとしているんですよ！　僕はあなたをきらいになろうとしていたのです。あなたとあなた、お二人ともです。でも、今はしていません。僕はあなたに語りかけていると時々希望が持てないという感じがします。僕は三秒間に十五種類もの感情を次々に経験することがありますので、一つ一つを覚えてられません。僕は頭の中が怒りでいっぱいのような気がします。また、僕の他の感情は鈍くなっています。僕はここの人たちの一部にそれとなく注意してやりたいのです。ルールがあるのはいいことです。今の今ですって？　僕の耳は怒りでいっぱいです。僕には怒りが聞こえます。

キャロル　ジャック、でもあなたはとても平静に思える。他の人たちはどう思っているでしょう？

ポール　奴は抑圧してやがるのさ！

キャロル　ジョニー、あなたはどう、どう思ってる？

ジョニー　わからない。ジャックが「メス鹿を椅子から放り出して」やりたいと言い出した時、私は動転しました。俺は場を離れて漂っていった。外の音を聴きはじめた……鳥の声、トラクターの音……

（ジャックは自分の椅子を動かして壁際に押しつけ、輪の外に出た。キャロルはその行く手を目で追った。）

ジャック　僕はグループでは怒らない。僕の怒りをその原因になっている人たちからここの連中に転移しようとはしません。僕は誰が原因になっているか知っています。ここにいる人たちは不愉快ではありますが、僕も同じぐらい不愉快でしょう。僕はポールに対して攻撃的であった責任を認めます。特に昨日の「明晰に考えよう」でです。しかし、ここから出て行くという彼の決心に個人的責任があるという気はしていません。それは僕の罪悪感の対象ではありません。それは、あなたがベトナムと関係させて質問なさるその対象ではありません。ポールを卵の泡立て器にかけたのはスタッフです。あの男はオリヴァー・ノースよりもよく持ちこたえましたね。

ポール　スタッフによる私への攻撃のように感じました。もっとも患者で私の自己信頼を強めてくれる人が何人かいました。ジャックも、彼らが噂をばらまいていた私の行為を「正常な反応」だと言って、私を支持してくれました。しかし、私はセンターで始めた仕事を終えていません。私は外来患者として続けようと計画しています。

ジャック　スタッフの何人かからのキスが欲しいな。……僕はひどい目にあった時はちょっぴりやさしいこころを示してくれるのが好きだな。

キャロル　あなたの追加攻撃にありがとう。

ジャック　ありがとう、あなた。

一九八七年四月十三日、グループ精神療法

ジョニー　俺は思い出した。銃撃戦を交えた後、一人をヘリコプターに載せた。俺たちは奴の身体を持ち上げた。しかし、奴を機内に入れてしまうまでに奴の身体は砕かれて二つになった（負傷者をヘリに収容する途中で銃弾が命中したのであろう――訳者）。はじめてベトナムに着いた時、俺は残虐行為が行なわれているのを見ると抗議したものだ。けれども、俺も殺戮の光景の一部になってしまった。そして無我夢中で仕返しをやっていた。俺は四肢切断は厭だったんだが――

キャロル　いつ、仕返しに夢中になってしまったのですか？

ジョニー　徐々に。ここがその一線と言えるところはない。よく葬儀をやった。それから戦死した者のヘルメットを墓標にのせることもあった。それから軍楽隊が小太鼓をタタタタタタと打つ。それを済ませると市《まち》に繰り込んでへべれけに酔う。それからまたがんがんする頭を抱えて叢林《ブッシュ》に戻る。

ジャック　ベトナムで米兵の死体を見るたびに、いつも、あ、僕でなくてよかったと思った。

マーティン　俺たちの隣りの大隊長に新しい大佐殿が着任して、これが軍功を焦る奴で、大隊をＮＶＡ（北ベトナム正規兵）が待ち伏せしている中へと引っぱって行ったものだから、海兵隊員の死屍累々さ。俺のほうの大隊は二日間このＮＶＡを追いかけた。三日目は戦場掃除だ。海兵隊員の死体を積み上げる。多すぎてヘリコプターに積みきれない。死体の一部は兵員輸送車（機械化歩兵のための戦車に似たキャタピラ付きの車輛）のまわりに紐でゆわえつけた。その日は一日中、涙を流したり反吐を吐いたりさ。ケサン基地に戻ると海兵隊司令官のウォルト大将がいて、もうB52超重爆撃機は要らないと言う。「ここは海兵隊の独擅場だ」とぬかす。当時の推定死傷率は七十パーセントだったんだが、ウォルトは自分の名を成さしめたかった。奴は陸軍も要らない、空軍も要らないと言った。眼の前に整列している特殊部隊を投入した。八八一高地（ケサン基地のこと）は一日に二千発の射撃を受けた――ロケット弾と臼砲弾だ。ＮＶＡのパトロール隊はわが軍の前線を四六時中精密に調べ上げてる。ケサンで海兵隊員がしたことは、基地に入ってくる砲火を引き受けて、パトロール隊を出してＮＶＡが鉄条網にとりついていたらこれを一掃して、毎日朝になると丘の下へとＮＶＡを追い落とす。これだけが日課（米軍は夜襲はやらないのがルールである。夜間は基地の内側をパトロールし、朝になってから門を出て追撃する――訳者）。ＮＶＡはケサンのまわりに小便をひっかけていたわけじゃない。取ろうと思ったらいつでもケサンを取ってしまえたろう。これは奴らには陽動作戦だったんだな。本命はカンボジアを通る補給線（ホ・チ・ミン・ルート）を動かしつづけることだった。

キャロル　グループとしてはここまでのところで問題を検討すべきです。まとめると、喪失感、希望の欠如、いのちのはかなさ、怒り、そして、「今・ここ」と「かつて・彼方」との間をつなぐきずなです。

ジャック　僕もアンシャウの大殺戮の後の戦場掃除を手伝った。――米兵三千の戦死だ。あの臭気。兵士は泣いては反吐を吐いてた。いっさいを終えた時、僕が感じたのは一種の空虚感だ、何かが去ってもう戻ってこないみたいな。僕は牧師の葬礼には欠席した。葬礼はもっとわるくする、もっと空虚にするだけだ。僕は戦友二人とベトナムにいっしょに来た、ずっと訓練を共にしてきた奴らだ。二人とも着いた月の終わりに戦死した。パトリックスはヘリコプター作戦で未帰還だった。もう一人は首を射たれた。弾丸は頭の天辺に抜けた。僕は今三十八歳だが、しあわせだった思い出は十八歳が最後だ。

キャロル　ヘンリー、あなたはどう?

ヘンリー　俺は楽天家だったが、楽天主義をなくしちまった――

ジャック　きみがここに入ってきた時、きみの脆いところはきみにもだろうけれど皆に丸見えだった。ベトナム以来、僕は何一ついいことをやろうとしてもやれないことが身に沁みてわかってる。僕がさわると何でもだめになる。僕はつながりを誰とも持てなかった。僕のいちばんの友達は砲兵軍曹だった奴だが、酒を飲んで死んじまった。僕はモーターサイクル・クラブに入った。（その期間）僕は僕専用の貝殻の中にもぐり込むことができた。それでよかった。（暴走で）ベトナムにいた時そっくりの恐怖を感じた。それもよかった。（当時の状態は）今みたいに、こういうところに入るべきものだったとは思わない。（ここにいるのは）ベトナムから僕を連れ出した時に××野郎が僕にしたせいだ。クロールプロマジンと電撃のせいだ。僕はこうならなくてもよかったんだ。

ピーター　ベトナムでは努力目標がなかった。何かをやりとげてしまうということは許されなかった。奴ら（支配層）は人間をベトナムに送って無駄死にさせただけじゃないか。

キャロル　でセンターも――そんなものなの。

ピーター　ああ、ＰＴＳＤには治癒というものが存在するのかね。ルイスが言ってたが、俺たちがここに入っているのは「治癒に至る途上の回復」のためだって。

ヘンリー　ここへ来るまでに読んだものにはどれもＰＴＳＤに治癒はありえないとあった。

キャロル　ＰＴＳＤについては治癒ということばを私たちは使いません。ＰＴＳＤは「疾患《ディジーズ》」じゃないからです。ＰＴＳＤは「障害《ディスオーダー》」です。このことばには、私たちと皆さんとが回復過程で共同作業をしなければならないという意味が入っています。また私たちは「対処する《コーピング》」ということばは使いません。私たちが使うのは、関係を持とうという気持ちを攻撃したい気持ちよりも優位に立たせるということばです。これが、皆さんがやりにここへ来た仕事です。

マーティン　俺をむかつかせるものを教えてやろう。こういうことはみんな〝あいつら〟が俺たちの帰国を歓迎して下さる仕方の一部だ。つまりだ、ここに人を集めているのもワシントンのための計画で、ベトナム帰りに「ようこそお帰り」をしてくださるためだ。俺がやれるなら、この集まりのためにあそこに下りて行って大道のまん中で小便してやりたい。

一九八七年四月十九日、グループ精神療法

ジャック（しおたれて打ちひしがれている）　そしてパトロールの終わりにはもうくたびれ果てて。ただもう、腰をおろして眠りたかった。信じられないくらい年をとったと感じた。以来、老人だと思ってた。今はいらつかされてると感じる。

キャロル　あなたを狙っていらつかせているのは誰？　このいらつき感に耐えていることは、その感じを生かしておくことです。
ジャック　俺は怒りを生かしつづけてもちっとも困らない。第二回目のベトナム遠征の時に、ある大きな村の攻撃に加わった。村の周囲の三分の二は陸軍が包囲していた。陸兵はタコツボ壕の中に入っていた。わが軍のヘリコプター一機が村の外側に着陸した。俺がヘリコプターにもたれてタバコを一服した時に射撃が始まった。コブラ型ヘリコプター・ガンシップ（機関砲を備えた攻撃用大型ヘリコプター）が機体を傾けながら降下して村に大量の砲火を注いだ。煙のために何も見えなかった。いやーな臭い――ありとあらゆるものが燃える臭いがした。村に入った。いたるところが死体、死体だった。俺の近くに老婆と少女がいた。老婆は死んでいたが、少女は生きていた。少女は片脚を失って、地面の上を円を描いてのたうちまわっていた。涙を流していたが、こそとも音をたてなかった。俺と肩を並べていた海兵は拳銃を取り出して少女の頭を撃った。俺はことの全体、このすべてにまったく憂鬱になった。いらいらした。俺は人間をめちゃくちゃにしてやりたいという他は考えもしなくなった。そしてそのとおりにした。相手が誰かは気にもかけなかった。米兵も殺したでしょう。ヘリコプターに戻って帰還したが、操縦士を殺したくなって、抑えるのに苦労した。ヘリのドアを開けてM16軽自動小銃で一匹の豚に向かって弾倉を撃ち尽した。今の俺は誰彼なしに憎い。俺の怒りには特に誰という標的はない。

一九八七年四月二十一日、グループ精神療法

ルイス　マーティン、まだ（色）眼鏡をかけているね。まだ外す心の準備ができないのかな？
マーティン　あんたが高光度蛍光灯のスイッチを切ってくれるのが先だ。VAで俺は光過敏症だと言われたと言ったじゃないか。頭痛を起こさないためにはこのレンズが要る。VAが処方したレンズだ。

ルイス　それを外さなければいけないとなったら腹を立てるだろうか。
マーティン　もちろん。
ルイス　その怒りについて話してくれないか？
マーティン　やだ。ただ腹が立つだけ。
ルイス　だが、きみの怒りの下にあるものに手を伸ばすのがきみの仕事だ。その眼鏡はストレス反応で、ものごとを閉め出す一法で、きみの心的外傷をすっぽり隠しているシンボルだ。
マーティン　午後のグループ療法では蛍光灯の光度を下げていたじゃないか。
ルイス　あのう、この部屋では光度を下げる装置がついてないので、スイッチを切るか切らないかだ。スイッチを切るとコミュニケーションの力が弱くなる。その眼鏡を着けるというきみの選択は道徳からすれば悪いことじゃない。けれども、それはきみを傷つけるものだ、短期間の痛みから守ってくれるとしてもだ。

（ここでヘンリーが同じ外傷的事件をもう一度語る。それは彼が非戦闘員を殺害した話。ある箇所で彼は「フレンジー」（乱心）という単語を使った。）

マーティン　「フレンジー」ってどんなものか、わかってるな。作戦中の俺たちの状態よ。何も考えない。反応しようとするだけ。ある村を攻撃したが、NVAのために八時間釘付けになった。とうとう、ガンシップを無線で呼んだ。NVAは退却を開始。そこで村を攻撃した。南北戦争の光景のよう。走り入る。悲鳴。目に映るものが海兵でなきゃ何でも射つ。村民がいたるところでうろうろ、俺たちとNVAの通る路から逃げようとする。NVAとの戦闘が終わると、大佐殿は村を燃やせと命令。俺が小屋を燃え上がらせると少年が一人走り出てきた。十二歳ぐらいだった。俺は首根っ子をつかんで地面に投げ倒し、そこにじっとしておれと命じた。だが、彼は飛び上がって逃げようとしたので、同じことをもう一度してやった。彼に背を向けていた時に、子どもはナタのほうに手を伸ばした。私の脚に切りつけるためだ。だが、俺とペアを組んでいたジョージが一部始終を見ていて、銃剣で子どもの首を刺した。子どもは死んだ。ベトナム正規兵そっくりだった。で、俺は死体に弾倉が尽きるまで弾丸を射ち込んだ。事が終わってみると、死体が約八百。海兵隊員、北ベトナム正規兵、村民、犬と猫。米兵の死体をヘリに積めとのお達し（マーティンはサングラスを外す）。ジョージと俺とが見たのは、俺たちの分隊の新参者が二人、海兵隊員の死体をさぐって金品を盗んでいやがる。いっそ撃ち殺してやりたかったんだが、二人で考えて分隊長の軍曹のところに引き立てて行くことにした。翌日、俺たちはまた攻撃で、S・2（野戦情報部）の予想は損耗率六十パーセント。あの二人は選抜された。そして――その日を生きとおせなかった。

ドナルド（黒人帰還兵）　その二人は黒人だったか？

マーティン　そうだ。だが、そのことは全然効果がなかった――えーと、何も意味しなかった、えーと、俺の感情をも左右しなかった（適切な表現に苦しんでいる――訳者）。

ドナルド　ここでの俺の「初日」から人種（差別）感を感じてた。今、それがマナイタの上にのぼったので喜んでる。自分とは違う人々について白か黒かで考えるのは嫌いだ。黒人全体が泥棒じゃない。黒人にも善人も悪人もいる。白人も同じだ。俺がベトナムに降り立った日、まだ空港にいて、配属先への輸送機を待っていた時、俺の傍の白い奴が白い奴にこう言ってた。「ブッシュ（叢林）に入ったらベトナムのニガー（黒んぼ）をゲットする（殺す）んだ」って（もとよりベトナムに黒人はいない。無知と根深い黒人憎悪と――訳者）。

キャロル　人種差別主義と人種的偏見はいつでも攻撃性が利用できるようになっている既成品の裂け目です。

マーティン　あのう、スタッフがあの映画『ブラッド』を見せた時ひどく気分がわるくなった（『ブラッド』はベトナム戦争で戦っている黒人兵についての映画である）。俺がベトナムにいた時は合衆国の人種問題改善の第一波の時だった。私のペアは黒人でスパンクといったが、彼は（たぶん地雷に）吹き飛ばされて……（マーティンは話を続けようとして苦悶する。ついに圧倒されて声を挙げて泣く）。

キャロル　マーティン、心の中にはどんな思いがある？

マーティン　わからねぇ。いっしょに騒いで、くにに帰る話をしたことを思ってる。いっしょに話して飲んで、別れた恋人の話をして泣いた。あんたはあいつらといっしょに泣いてくれるか（マーティンは再び精神の破綻を起こす）。それからまた、あんたらは言う、それでどうしたと、それから新しいシガレットに火をつけるだろうさ。ベトナムはクレージーな場所だ。怒りと報復がどれだけ積もっていることか。なにもかにも切れば血の出る刃がついていて、死体処理人（衛生兵のこと）に（トランキライザーで）鈍らせてもらえればありがたいと思うだろうな。

ルイス　他の皆さんはどう感じてますか？

ドナルド　マーティンが自分の感じていることを分かち与えてくれたのがうれしい。それでマーティンの気が軽くなるといいんだが。俺の気分を軽くしてくれたんだから。これは俺の問題でもあると思う――ものごとを心の中にしまっておくことは。

ジャック　きみ（マーティン）が言ったことはそっくり全部いただいた。

ヘンリー　マーティン、分かち合いをしてくれてありがとう。

マーティン　あのいまいましい映画の晩以来ずっと心にかかえ込んでいた。あの映画を見て逆上したのは、あのフィルムにあるような人種暴動を起こす暇など（実際のアメリカ軍には）なかったこと（マーティンは再び涙ぐむ）。

（ここで五分経つ。その間に他の患者が話している。）

マーティン　今朝、午前三時ごろ、俺の窓の外にごみ収集トラックが来て、ダンプスター（大型の鉄製ゴミ容器、元来商品名）を吊り上げては二度とり落した。俺はベッドを二つに引き裂きたくなった。俺の心にはあのいまいましい村のイメージが浮かんだ。で、眠れなくなった。起床時間までその村のことを考えつづけた。

ルイス　マーティン、サングラスをなぜ外したの？　なぜ、あの時に。
マーティン　自分が声を挙げて泣きたいのがわかったからだ。
ルイス　あの時に戻れ、マーティン。何を感じていたかを見つめろ、きみの考えを。きみは内面をみつめられた。関係を持とうとする気持ちに上げ潮が起こっていた。
キャロル　そして回復しようとする気持ちにも。
ピーター　きみは村の子どもが「北ベトナム正規兵そっくりだ」と言ったが、それはその時のきみの感じか、今のきみの感じか、どっちだ？
マーティン　当時の感じです。
ピーター　それから後、その感じはきみにとって変わったかどうか？
マーティン　変わらない。ぜんぜん。俺はあの子どもを捕虜にしてARVN（南ベトナム政府軍）の訊問官に引き渡すまで生かしておきたかった。訊問官が何をするかはわかっていた。拷問だ。私の心には一点の疑いもなかった。いきなり拷問から始める。ぐずぐずなどしていない。あの子はあそこで死んでしあわせだったんだろうな。話さなくても、ARVNはあれを殺したろう。逝くのが何時間か早かっただけのことだ。どのみち死ぬしかないことはわかってた。俺は情報が欲しかっただけだ。ところが俺の脚を切り落そうとした。襲撃が済んだ時、俺たちは偉いという感じを持った。北ベトナム正規軍を村から追い出したのだから。
キャロル　あなたは今日よいスタートを切った。
ジャック　ある砲兵軍曹が僕に言ったことがある――「小さなゴキブリも大きなゴキブリになる」。

一九八七年四月二十五日、臨床的デブリーフィング

ルイス　私たちはもう限界設定をしないのかな。言いたいのは、いつまでマーティンにサングラスを着けさせておくかだ。

キャロル　今の私たちは私たちのストレス反応を対象にしてワークするのです。

ルイス　それは答えになってない。「私たちのストレス反応」ってどういう意味だと思う？

キャロル　そう、私たちはまだ限界設定をしている。もし限界設定に失敗したら、それは私たちのストレス反応です。しかし、あなたの質問は攻撃的に聞こえます。

ルイス　私は外の寒風吹きすさぶところにとり残された思いだ。私は彼をこの地点まで引き上げてた。で、これからどうするかだ。

キャロル　いいこと。あなたの質問は猛烈に攻撃的です。私に「この売女《ばいた》、俺はプログラムで作業してるところだぞ、おまえはどうなんだ」と言ってるみたい。私はあなたがどう持ってゆこうとしているか、見当がつきません。「キャロル、きみはマーティンにサングラスをはずしなさいと言わなきゃならない」といいたいのね。

ルイス　先週のいつだったかピーター（臨床部長でモデルの作成者である）が私たちに再演し逃避するクライエントに直面するために限界設定はもう要らなくなったところまで来たのではないか？　と言っていた。治療同盟の内部では限界設定はもう許されないのではないか？　わがモデルは限界設定を必要としないという了解のようなものができていないか？　私が必要としていないことをきみに気づかせているところがあったのか？

キャロル　私はあなたの怒りを聞いてそれから――今朝の私は何をなすべきかがわからないで放っておかれた。

ルイス　えー、僕の怒りは何をするのか知らされていなかったからだ。

キャロル　金曜日、マーティンがサングラスをかけてグループに来た時、あなたは彼に選択権を与えたのです。それなのに今のあなたは腹を立ててる。私はマーティンに対するあなたの怒りを感じ取っています。

ルイス　そのとおり。

キャロル　そして、自分は適切な介入をしているのかどうか、ということでワナにかかったような気がしている。金曜日にはたしかによい介入みたいな気がした。今はマーティンに仕組まれた（彼のワナにはまった）みたいに思っていない？　あなたは選択権を与えて、それから――

ルイス　こんなふうにものごとを放っておくことは彼にダメージを与えていることだ。彼はワークをするか、MDTPに行くかだ。私は行かせたい。

マルカム　MDTPで彼に向かって何というつもり？

ルイス　きみはグループへサングラスをつけてくるのをやめなさいと。

マルカム　で、あなたの説明は――

ルイス　もう説明はした。彼はサングラスをかけることがストレス反応かもと認知している。だが彼はまだ、サングラスをつけることが攻撃性だ、人を傷つけたいという意図だということは理解していない。今の時点ではモデルをごく初歩的にしか理解していない。

キャロル　デブリーフィングですると思われていることについてはまだ質問がいくつかある。なぜ私たちは内容に引っかかっているのか――マーティンのサングラスを出すとか引っこめるとか？　私たちは尋ねるべきです、今なぜ私たちは再演をしているのか？　と。私たちは過程を見るべきです。

ルイス　ここ以外で内容をとりあげる時間も場所もないじゃないですか。ほんとうは、来る日も来る日も同じことを、そう、サングラスのことを言っているのはばかばかしいと思ってます。

マルカム　きみは彼をグループ内で処理するのがいい、セッションの初めに。もし彼が反応しなかったら、その時は――

キャロル　昨日、マーティンは一対一の面接後に頭が割れそうな頭痛を起こしていました。

ルイス　クライエントがこういうこと――サングラスをかけること――をこれからしようとするのを知った

ならば、本人にするなというのは私がすごく攻撃的にみえるだろうな。さて、ほんとに私は出かけなければならない。

キャロル　ルイス、私たちが今の今現実に処理すべきことは、私たちがあるところに達するといつも、あなたはなぜ「僕は出かけたい」というかです。十分間に二回言ってます。

ルイス　私たちはいつまでも続けられるじゃないか、分析を。ランチに間に合わなくなりそう。

キャロル　オーケー。じゃこうしましょう、マーティンがサングラスをかけて入ってきたら、私たちはノーといいましょう。彼が言い張ったらＭＤＴＰを開きましょう。

私はこの章の最後に臨床スーパーヴィジョンを一つ持って来る。この会合は週一回開かれて、臨床スタッフ全員が出席する。デュロシェ医博は、その日までの一週間に治療なりコメントなりを自分が注目したスタッフ・メンバーに集中する。以下の会合はフィオーナを中心にしてまわる。彼女は四十歳代前半のナースである。センターに入った時の最初の職務は医療と管理だった。次に認知スキル・セッションを運営し、また一対一のセッションで治療者として行動するように命じられた。今回は彼女は担当の患者の一人ジェームズ・ティレルをとりあげている。アフリカ系アメリカ人で陸軍の復員兵である。

一九八七年五月一日、臨床スーパーヴィジョン

デュロシェ医博　昨日のデブリーフィングにおいて、患者たちが「戦争犯罪者」としてのイメージがあることが明るみに出されたね――拷問に関与し、女性をレイプし、児童を殺害した等々の人たちであるということだ。

フィオーナ　それはジェームズ・ティレルの開示と関連してでした。彼はＧ・Ｉ（米兵）を一人処刑しています。この男を陥れてから殺害したのです。ジェームズはこの男は××野郎だと言っています。自国兵を結果的に何人か殺しているのですね。ジェームズはある機会に語りました。その男は手投げ弾を敵に向かって投げたのですが、自軍の近くに着弾しました。彼はこの事件の直前に、おまえは手投げ弾を投げてはいけないと命令されていました。ジェームズはこの男の直属上官の将校に面会を求め、一件を話しました。ジェームズによると、その将校はジェームズに「おまえにまかせる」と言ったそうです。ジェームズは、退出してその男のところに行き、ぶん殴ったところ、後になって、その男は「私は何をしたというのです？　私はまちがったことをしたと思っていません」と言いました。ジェームズはその男を「お金持ちのぼんぼんでおよそ苦労知らずで、どんなになっても生きるだけの図太さが欠けていた」と叙述しています。そして、彼なんかを戦闘員として送って来るべきでなかったのだと言っています。そういってからジェームズは私の眼をまっすぐにみつめました。私は彼の視線を受け止めてみつめ返しました。三十秒もたったでしょうか、続きを話すように頼んで「ジェームズ、私に話しなさい」と言いました。それから彼は話しました。そのものずばり「俺はこの××野郎を殺した。してよかったと思った。今もしてよかったと思ってる。彼と俺とは兵舎の外に出て歩き、彼に俺の前を歩け、あの樹の並んでいるところに向かって歩けと命じた。彼が私の前になった時、俺は射った。それから、前に回って、ＡＫ47（ソ連モデルの突撃銃、戦利品であろう――訳者）で頭を射ってとどめを刺した。こうしておくと、死体が本国に送還された時に悶着が持ち上がらないだろう。それから俺には見えた、そいつの眼球が眼窩から外れて顔の上にぶら下っているのが」。そしてジェームズは、これを語る段になると自分の眼をこすりました。

デュロシェ医博　彼の語りがきみに及ぼした作用は？

（フィオーナは涙を流していたが一瞬後には泣くのを止めた。）

フィオーナ　最初、私は非常な攻撃性を感じましたが、それからセッションが終わるまで心の闇の中をあれこれ手さぐりしていました（彼女は再び涙を流した）。私は、その少年がジェームズにまちがったことをしたことさえわからないと言っている姿が眼に浮び、また、手投げ弾を投げて自軍の兵士の生命を危険にさらした少年の姿も浮かび、双方が交互に現れました。また、こういうことはどの戦争でも起こることだという事実と、ジェームズは戦犯だという考えとの間を揺れました。セッションが終わってジェームズが部屋を出て行った時、私は自分に自分の考えを語りました。そのとおり、ジェームズはまさしく最低の××野郎だと。私はこれが私の攻撃性であり、私のストレス反応だということがわかっていました。これまでも、他のスタッフがこのような開示を聞いたと語っているのを聞いていました。でも、私が聞かされるとは思ってもみませんでした。

デュロシェ医博　まだきみは、（ジェームズが）犠牲者（だという考え）と攻撃者（だという考え）との間を揺れ動いているね。私たちが目にしているのはきみのストレス反応だろうか、きみの道徳的判断だろうか？

フィオーナ　ストレス反応のほうですが、私にも何が正しくて何がまちがっているかについての信条はあります。

デュロシェ医博　私たちは皆そうだ。この質問は大事だが——このことはきみの治療態度にどのような影響を及ぼしたか？

フィオーナ　そうですね、このことが起こった時、私は自分自身を動員して戦闘体制をとりました。そして彼は非常に攻撃的になりました。

デュロシェ医博　自分自身を動員する？　どういう意味？

フィオーナ　私は自分に言いきかせました。これはベトナムでジェームズに起こったことで、それ以来彼がずっと背負っていたものだと。私は自分に言いきかせました。彼の攻撃性の中で彼と共謀しているのだ——と。

デュロシェ医博　きみは彼の攻撃性に対して自己に総動員令をかけたというわけだね。あなたの動機となった促しは彼の攻撃性に対処しようというあなたの意向だね。昨日、きみは、きみの攻撃性によって彼を戦争犯罪人としていたね。今日のきみはすすり泣きとやさしさとによって彼を犠牲者としている。私が今話したことに対するきみの反応は？

フィオーナ　混乱しています……

デュロシェ医博　ジェームズはきみの行動をどう評価していた？

フィオーナ　はじめ、私の反応に混乱していたようです。私の頭の中で起こっていることを彼はわからなかったのです。それから彼は私に腹を立てました。

デュロシェ医博　私たちはきみを評定しているのではない。わかっているか？

フィオーナ　いいえ、わかっていません。私は途方に暮れています、混乱しています。

デュロシェ医博　いや、おそらく、きみは混乱していない。きみは今、腹を立てているのだ。昨日、腹を立てたように、ジェームズにだ。だが、今はきみは私に腹を立てているね。なぜかって？　きみの心に何が起こっている？　私に対するきみの怒りについて話してくれたまえ。

（沈黙）

デュロシェ医博　きみは立ち往生していない、ね？　やさしいことじゃない、ゆっくりしてなさい。

（沈黙）

デュロシェ医博　ジェームズが黙っている時、きみは何を言う？

フィオーナ　ただアイ・コンタクトをしつづけます。

デュロシェ医博　私は今きみとよいアイ・コンタクトを保っている。私は攻撃的かね？　私ときみとはどこにいる、フィオーナ？　きみは私に対するきみの怒りと格闘しているのかい？

フィオーナ　はい。ジェームズは私にこう言いました。「俺はあんたの耐久力に感嘆する。俺を本題から外らせない」と。今起こっていることも同じです。

デュロシェ医博　ジェームズはきみを好きになれそうだし、きみは私を好きになれそうだな。これで私たちは前進できる、立ち往生しないで。私をどんな名前で呼びたい。私に何を言いたい。

フィオーナ　わかりません。たぶん、こう言いたいのでしょう、「真剣に聴いてください、ミスター！」と。

デュロシェ医博　続けたまえ。

フィオーナ　ええ、私の感じ方はこうです。私はとても腹を立てています。ああ、いけません。私はモデルを信じています。問題は私の道徳的判断が邪魔をすることです。

デュロシェ医博　たぶん、きみはモデルに道徳的判断を下しているのだ。

フィオーナ　私は熟練していません。私は十分知らないのです。せんせいはどこまでモデルの中に人を深入りさせます？　せんせいはジェームズのような人をどこまで導いてゆきます？　せんせいは彼を傷つけようとは望んでられません。せんせいが能力不足で混乱してられたら……（フィオーナは再び涙を流す）。

デュロシェ医博　きみがモデルについて語る時は実は私について語っているのだ――人々を傷つける私についてだ。

フィオーナ　私は自分のことを語っているのです。

デュロシェ医博　フィオーナ、きみは私について語っているよ。私が人々を傷つけたら、きみは私を何と呼ぶ？　犯罪者？

フィオーナ　そうでしょうね。

デュロシェ医博　きみが私に使うだろう用語ときみがジェームズのような患者に使うだろう用語との間には心理学的関係があるのだよ。私たちは今ここで何をやっている？

フィオーナ　私のストレス反応を分析しているのです。私がここで仕事を続けられるようにと。これがやれなかったら、私は患者の治療はできません。そしてここにおれません。

デュロシェ医博　やめて行きたくなる？　きみが犯罪者の人々相手に苦闘しているとしたら——

フィオーナ　きわどいのは、ジェームズのことが私自身の攻撃性の核心に触れていることです。

デュロシェ医博　あなたが犯罪者であるという心配もしているかい？　そのことをいつか考えたことがある？　過去に今恥ずかしく思うことをあなたはしたことはない？　自分にあって自分自身が好きでないことを物語る何かをしたことはない？　時々、私たちは、自分が刑務所にいないのは確率のおかげでしかないことに気づく。私たちは罪せられても仕方ない行為をしてしまったことに気づく。このことに悩まされると私たちは時にこの感じを自分以外の人間に投影し、その人たちを犯罪者と呼ぶ。このことと昨日とはどのようにつながっているのだろうか、きみは犠牲者になりたくなかった。それできみは攻撃者になった。それからきみはこれをジェームズに投射した。それから私に。このことについてはどう思う？

フィオーナ　少しわかります。それは秩序を与えてくれます。

デュロシェ医博　秩序だって？　どういう意味？

フィオーナ　コントロールです。

デュロシェ医博　何をコントロールするの？

（沈黙）

デュロシェ医博　私たちが担当の患者にどのような道徳的判断を下すかということについてのあなたの理解をコントロールするのだね？

フィオーナ　はい。

デュロシェ医博　ではあなたがこのことをこれまで言えなかったのはなぜ？

フィオーナ　それが私自身の闇の部分に触れるものですから……

デュロシェ医博　それは私たち皆と変わらないよ。（他の出席者に向かい）何かコメントは？　プロセシングは残り十五分です。

ドナ（フィオーナのようなナース）　私の以前の一対一面接の患者は戦争犯罪者とレッテルを貼ってもよい人でした。でも彼が去った時、私はそういう考えを捨てました。しかし、彼が去る決心をするのに私の及ぼした力の部分をみつめざるをえないことはわかっています。

デュロシェ医博（ドナに）　フィオーナはジェームズとのことを処理しなければならないだろうか。彼女は、彼の反応が彼女の行動にとって何だったかを知ろうとしなければならないだろうか。

ドナ　いいえ。それはたぶん、私に「ノー」といわせたものと同じことでしょう。それが私のクライエントに対する私の強烈な感情です。私のストレス反応です。

デュロシェ医博　きみのストレス反応は、きみの過去の行動の記憶を保護しようとするきみの試みでありうるのだよ。それとも、私はきみに無理にことばを押しつけているかな?

ドナ　とんでもありません。そういうことを私はしていたでしょう。

デュロシェ医博　では、きみは今ならフィオーナにどう反応するかな。

アーリーン（別のナース）　犠牲者にして迫害者として。私は泣きました。私の眼にはあとからあとから涙が湧いてきました。しかし、私は自分がフィオーナとジェームズの犠牲者と同一化しているのか、それとも私自身の考えと同一化しているのかはわかりません。

デュロシェ医博　きみは自分を私の犠牲者のように感じているね、きみのフィオーナとの同一化によって?

ドナ　さあ——私はそれは壁で囲んで切り離していますけれど。

ヴィンセント（心理療法家）　フィオーナは、ジェームズを開示しなさいと強く押しすぎたかもしれないと思っていると言っていました。そして、今、せんせいは彼女に開示させようとして彼女を押してられます。フィオーナは言っています、ジェームズに「私に言いなさい、ジェームズ」と言ったと。今、せんせいは彼女に言っておられます「前進だ、私に言いなさい」と。

デュロシェ医博　このことの間のきみの経験は何だった？

ヴィンセント　私はせんせいにいら立ちました。フィオーナをつついて刺激したこと、彼女に圧力をかけたことにです。

デュロシェ医博　きみは私にどれだけ腹を立てた？

ヴィンセント　いや、私は、ただ苛立ったと言ったつもりです。何も、せんせいを車で轢いて、せんせいの口を引きさくように感じたのではありません。

（いっせいに笑う。）

デュロシェ医博　だがきみは今そうしてるじゃないか。

キャロル　同一化の問題に苦しんできました。犠牲者としてであると同時に犯罪者としてです。つまり、犯罪者であるとしてさらしものにされると――

デュロシェ医博　百パーセントまちがいなく残虐行為にかかわった帰還兵相手の治療はきみたちの犯罪者的傾向を目ざめさせ、きみたち自身の体験を思い出させるものだ。私たちがそのことを認めることができてもできなくても、事情は変わらない。

フィオーナ　よかったのはI《アイ》-五八〇号線（センターの外側を走っている州際ハイウェー）に（交通標識の）三角錐を並べておいてくれていたことです。昨日、センターを出てから、三つの三角錐に衝突しました。一つを轢きました。それは私の車の下に入り込んでとれなくなりました。そして私はハイウェー・ポリスに道路脇に寄せて停車するように命じられました。

デュロシェ医博　そこに犯罪者との同一化が表に出てきているね。あなたは残虐行為を犯す心の準備ができていたね。

フィオーナ　そう思います。

デュロシェ医博　さて、皆さんはまだ三角錐の二つや三つを踏み倒して轢きたいね……や、ありがとう。

（会合終わる）

第八章　外傷性記憶の生物学

重症の「シェルショック」症例にみられる徴候と症状とには内分泌腺および植物神経系の病変を指示させるものが少なくない……クライルは、そのショック研究の中で、脊髄と副腎と甲状腺と脳との相互関係が存在すると認定している。「環境からの刺激は脳に達し、脳にエネルギーを遊離せしめ、このエネルギーが次に他の器官と組織を直接間接に活性化する。その中には甲状腺と副腎もあるというわけだ」

（英国陸軍省「シェルショック」研究委員会、一九二二）

ＰＴＳＤの誕生は精神医学の知識形成に歴史的な変化を起こさせた。この変化の中から現れたのは逞しくなった、科学としての精神医学であった。それは進歩とはすなわち検証可能な仮説を用いて事実を蓄積することであるとするものであった。「仮説は反駁と闘って生き残ろうと猛烈な努力をすることによって洗練されてゆく……科学の進歩とは反証された理論を捨ててその後釜にこれから反証されるべき理論を据えることである」(Wallace, 1988: 140)。精神医学の論文執筆者は「検証可能性 testability」という概念をカール・ポッパーの反証主義 falsificationism （科学的命題は科学的に反証可能性がなければならない）を中心概念とする認識論に拠っていた（Faust & Miner, 1986）。しかしながら、ポッパー流の反証主義と科学としての精神医学との間には重要な違いがあるので、私はこれから精神医学において現在通用の理論展開のスタイルを指す時には十九世紀アメリカの哲学者パースの「有謬主義 fallibilism」という用語を使うことにしたい。

科学としての精神医学において、仮説の検証とは、他領域の科学において確立済みの基準と手続きに従うことを意味する。大部分は科学的医学に従うわけである。たとえば無作為盲検法の使用である（Klerman, 1986 : 25）。この手続きに従えば、必ず統計学的技法と確率論的思考とが必要とされるようになる。すなわち、不確実性と偶然性のレベルを決定し統制しようとする意志であり、また母集団を代表させようとしたサンプルにもとづく観察から一般化を行なおうとする願望である。統計的技法は自然科学の分野間の一領域内の技術移転が容易である。それは、統計的方法は合理性を精製純化した形であって、主観性を払拭した推論であり、その対象の内容と文脈とにかかわらないからである。

法則 rule の役割は曖昧さを除くことにある。曖昧さの最小限度が数学の公式である。不確実性が最大であり、判定が最大の苦役となる領域こそ、統計学の法則が腕を振って、その科学分野から曖昧なもの、個人的な歪み、主観的なものを排除するのに適した理想的な領域であろう。現在のわれわれの客観性概念の意味するところは、前述の曖昧性等の要素がないということが定義の大きな部分を占めていて、推論を機械のように自動化する夢を託されているところ大である。したがって推論の機械化をめざす統計技術が規範の性格を帯びるようになっているとしても驚くには当たらない。かつて確率論は判断を記述することをめざしたが、これに対して現代の統計学的推論は客観性の名において判断を追放してその後釜に座ることをめざしている（Gigerenzer et al., 1988 : 228）。

他の科学分野と同じく、精神医学においても、仮説検証の基本は確率計算である。研究者にはこの計算にもとづいて観察結果が実験仮説を確証（正当化）していたかそうでなかったかを言う権利がある。この手続きを行なうには、研究者は、これで確証したと主張できる一線を定める基準を持っていなくてはならない。統計的技法にはいろいろあるけれども、科学的精神医学は有意性 significance という尺度をたいへんひいきにしている（その代わりに使える技法、たとえば信頼区間法 confidence interval やベイズの定理にもとづく推論 Bayesian inference は使用頻度がぐっと少ない）。研究者はこの方法を用いて自分の出した結果の確率を計算して、自分の実験仮説が正しかったか、「それを帰無する仮説」が正しいかを択ぶことになる。帰無仮説とはその結果が単に偶然によって生じたのではないかとする仮説である。しかし、この二つの仮説のどちらかを選ぶ前に、研究者は有意の差をどれだけにするかを決めなければならない。そのやり方の一つは「アルファ・レベル」を立てることである。すなわち、偶然である確率がこのレベルを越えれば帰無仮説が正しいとするのである。「アルファ・レベル」はまったく申し合わせで決められている。そのルーティンは統計学と疫学の教科書類に記されている。しかし、申し合わせは今日の科学のいかなる領域においてもアルファ・レベルは1/20すなわち $P<0.05$ より上げてはならないと決められている。結果がこの水準を上まわっているのに否定仮説をしりぞけ（ということは自分の仮説を肯定す）る研究者は「タイプ1のエラー」を犯したといわれる。科学雑誌編集者は、アルファ・レベルの限界を1/20以上に設定しても、レベルを論文の執筆者の自己判断にゆだねても、別に統計学の定理に反したわけでもないし、論理の基本原則を何一つ犯したわけでもない（Gigerenzer et al., 1988 : 78）。しかし、そのような方針に出ようとする編集者はいないであろう。投稿原稿を査読する編集委員の有能な人でそうする人はいないだろう。このような逸脱は精神医学には特に破滅的打撃である、精神医学が医学の上下関係の中では低い位置に甘んじている現状を認めれば――。

統計学の教科書を読めば「タイプ2のエラー」にも注意せよとある。どういうことかというと、場合によっては、アルファ・レベルが厳格にすぎて、したがって、帰無仮説を認めると誤まるといわんとしているのである。そういうことが起こる場合とは、予想した効果（結果）が現れてはいるのだけれども、その数が少ない（P＞0.05）場合であって、そういうことが起こるのは、実験対象集団が予想外の属性を持っていて、それが妨げになる場合である。たとえば比較対照集団の持つ医学的あるいは社会的特性が両集団間の相違を弱める場合である。

精神医学において確率計算が実際にどう使われているかを見るならば、タイプ1のエラーとタイプ2のエラーとは事実性 facticity のそれぞれ別個の考え方を反映していることがわかる（他の科学分野と同じく、確率とは科学的精神医学においても「真実」の代理人の役割を果している。私は「事実性」ということばを確率的推論にもとづいた知見を指すために用いることにする）。タイプ1のエラーは事実性を白か黒かの二分法的 dichotomous な変量にする形の時に起こる。とは単一の決定的な一線によって陽性所見と陰性所見とに分けるという意味である（Faust & Miner, 1986 参照）。タイプ2のエラーは事実性を連続的変量に変えてしまう。とは有意差$\frac{1}{20}$の確率は$\frac{1}{15}$の確率より強いというわけである。しかし、$\frac{1}{15}$の確率だって$\frac{1}{10}$の確率より強いではないか（Riegelman & Hirsch, 1989 : 34-37）。

いずれの基準も精神医学の論弁において使われている。二分法的基準も連続的基準もである。雑誌論文や研究会の抄録をみると、この二つを言語学的なマーカーによって区別することができる。「統計学的に有意である statistically significant」という表現がいちばん目立つが、これは二分法的基準に合致する結果を意味している。論理的には、事実性にかんして、二分法のほうが連続法よりよい基準である根拠は何もない。しかし、実際上は二つの基準は対等ではない。実験研究でも疫学的研究でも、その結果を有力雑誌の「正論文」として掲載するかどうかの決定においては二分法がはるかに有利である（Bailar & Mosteller, 1992 : 316-317 ; MacRae, 1992 : 94 ; Ware et al., 1992 : 185-186, 188-189, 196-197）。二分法的基準がすぐれているのは、別々の発表者の論文の結果を寄せ集めるのに便利だからであり、また、精神医学の研究者、編集委員などが「より硬い（しっかりした）」科学で用いられている基準に匹敵するものでありたいという欲望にもとづいている。

このことにもとづいて精神医学的論弁では実験結果は三種類に区別される。

（一）検証可能性と事実性の基準を満たしている結果の場合。これは「事実 facts」と呼んでよい。

（二）この基準は満たしていないが、なお棄却されない結果（Wallace, 1988 : 140 の「部分的真理」論を参照のこと）の場合。これは「所見 findings」と呼ぶのがよい。それは対照群を置かない薬物試験のような非基準的な手順の結果であるか、そうでなければ統計学的有意性に達しなかった結果である。事実性は有謬主義科学においては連続的な性質のものである（同時に二分法的な性質でもある）から、研究者はその所見を棄却せずに、それを知識のネットワークに織り込んでその一部とすることもゆるされるのである。

（三）結果が基準を満たさず研究者がこれを棄てる場合。これは「棄却結果 discarded results」である。

「事実」対「所見」の区別がはっきりしてきた道筋を逆に辿り直すと一九三〇年代の有意検定の始まりに、そして現代統計学の建設者R・A・フィッシャーの著書に至る。フィッシャーによれば、ある自然現象が存在するということは――、

> 単一の実験ではこれを認定しえないのであって、実験、あるいはその改良版を、他の実験室あるいは別個の条件下で繰り返してさらに有意な事実が得られることを必要とする。したがって、有意な結果のみならず有意でない結果をも発表するべきである。そうでなければ、実験が有意な結果を生んだ頻度を正しく反映した論文にならないからである……

（このように）フィッシャーは有意検定 significance testing を自然現象の証明から区別したが、フィッシャーの

側の書き方がずさんだったためと、彼の初期の論文だけがもっぱら読まれたためとが相まって、この二つは同一物とされて、統計学的に有意な単一の結果にもとづいて自然現象を証明するという行為に拍車をかけてしまった (Gigerenzer et al., 1988 : 96)。

「事実」「所見」「棄却結果」は私の自前の術語なのだが、精神医学の研究論文全体に存在する（が名指されることのない）陳述のカテゴリーをよく描き出してくれる。たとえば『アメリカ・ジャーナル・オヴ・サイカイアトリー』（アメリカ精神医学雑誌）の最近のＰＴＳＤにかんする論文から採った次の文言を見ていただきたい。冒頭の引用はすべて、本文の「結果」と題した項から採ったものである。これは著者が実験の結果を記載する項である。

事実とは――「予想したとおり、ＰＴＳＤを有する被験者はプラセボー条件においても痛覚脱失反応を示した。……そのうえナロキソンがこの反応を消去した」。本文では確率水準を 0.03 あるいはそれ以下としている。この結果は論文の「結論」の項にもう一度記されており、修飾限定句はいっさいない。すなわち「本研究のデータは有意のナロキソン可逆性痛覚脱失反応を証明する」(542, 543)。

所見とは――「これら（心拍数と皮膚コンダクタンス）はＰＴＳＤの被験者のほうが対照被験者よりも大となる傾向があった。しかし、心拍数にかんしては、ぎりぎりのところで統計学的有意差がなかった」（傍点は私）。これらの結果は結論の項に持ち込まれて、ＰＴＳＤのこの下位サンプル群を他から区別するには「足りなかった」と記されている。その位置は、もう一度見直してみると、著者の主張に合致する他の所見と並記されていることがわかる。

棄却事実――「ＰＴＳＤの被験者は第一のビデオテープを見せた後、対照群よりも低い痛覚の強度と不快感とを示す傾向があった。（中略）けれどもこの差は統計学的に有意でなかった」(542. 傍点は私)。この結果は

「結果」の項にしか書かれていない。

時には意味あり

私がこれまでいいたかったのは、科学者としての精神科医には事実性について語るのに二つの方法があり、それは二分割法か連続法かであって、この二つの方法は事実と所見との暗黙の区別の中に反映しているということであった。これからの私は事実と所見との関連をもう一つ別のやり方で見てゆこうと思う。それは「時」という概念をとおしてである。

科学的言説が成長してゆくのは、現実世界が事実をこれっぽっちも漏らすまいぞと抵抗しつづけているように見える最前線に体当りをしつづけているからである。理論が危機に陥るのは現実側の抵抗地点であり、だから、新しい知識の源でもありうるわけである。この光で照らしてみれば、危機に陥った理論を救い出そうとして費した努力は必ずしも無駄ではないことになる。「科学の成長に貢献するように持ってゆくまでには」どんな理論でも斥けてはならない（Popper, 1972 : 30）。しかし、実際問題として、どの時点でルールなり慣習が行きすぎになったかを決める方法があるのだろうか。どの一点で理論なり仮説なりを維持しようとする欲求が合理性を失うのだろうか？　いつ実験の結果がこれは弱すぎるとして所見に算え入れないことにするのだろうか。「（実践上は）ポッパーの科学法則はかくあるべしとした原則にあてはまるかどうかの評価は科学者たちが「反証」ということばをどう解釈しているか次第で変わる。また、「反証」ということばの意味も百パーセント研究者たちの科学技術的判断次第で動く」（Mulkay & Gilbert, 1981 : 398）。どの科学領域においても残す価値のある結果と棄ててしまうべき結果との間に引かれる一線は流動的であって、異議申し立てがあるのがふつうである。そうでなくなった時はその理論なり仮説なりが全然注目される力を失った時である。知識生産者のネットワークによって最終的な一線がどこに引かれるかは偶然性の戯れにゆだねられている。たとえば興味を促すものがいろいろあるとか、その個人なりグループなりが知識生産に必要な手段（金銭、支援制度、患者など）に自由に近づける力を持っているかどうか、関係者が展開するそのレトリックの巧拙と気力などである(Mulkay & Gilbert, 1981 : 403 ; Latour, 1987)。

ギルバートとマルケイの著書『パンドラの箱を開ける』（*Opening Pandora's Box*, 1984）は科学者たちが語るその辺の事情の記録である。この本のインフォーマント（情報提供者）たちは生物科学者である。その言説をコンテクスト（文脈）によって二つに分ける。第一は「公式的《フォーマル》コンテクスト」であり、これは査読者のいる雑誌のために執筆した論文と専門学会で発表した原稿である。「非公式的《インフォーマル》コンテクスト」はギルバートおよびマルケイとの会話のことである。公式的コンテクストは一種の「経験主義的プログラム empirisist program」が支配しており、その底にはインフォーマントの「科学的知識とは反証可能な仮説と巧妙な実験と研究法の完全公開との所産である」という信条がある。読者も聴衆も科学的知識とは高度にルーティン化された手続きの所産であり、有能な科学者が同じルールによれば同じ結果が容易に得られ、そして科学者の行動と信条とは「非個人的な自然界の経験論的特性から問題なくかつ不可避的に」流れ出ているという印象を受け取る。

ところが、非公式なコンテクストに置かれると、インフォーマントたちは「経験主義的プログラム」と、ギルバートとマルケイが「偶発的プログラム contingent program」というものとの間を往ったり来たりするようになる。偶発的プログラムになると科学者たちはルールに従う態度からはっきり外れた研究の実態を語り出すのである。インフォーマントは語る——情報の鍵の部分は実験を雑誌論文に書く時には決まって除いてしまうのだと。もし除かない場合でも、その実験を正確に反復して追試するために必要な全情報を漏れなく記すことのできる論文などありえないというのであった。さらに、かりにその情報を提供することが可能であったとしても、研究者というものは他人の実験を正確に追試してやろうなどという気には絶対になれないものなんだ、経済的に考えても専門家としての立場からしても――とまでいうのであった（Gilbert & Mulkay, 1984 : 52–56）。

　インフォーマントたちに、この二つのコンテクストの話し方の食いちがう点を証明してほしいと求めたところ、その返答はこの二つの間になんとか橋を架けようとする一種の語り narrative となった。その語りでは、いや科学における知識生産はけっきょく積み重ねであってそのうち自己修正力が働くんだという第二の論拠を持ち出して、偶発事にゆだねられているという先に述べた感想を、その中に包み込んでしまうのであった。ギルバートとマルケイはこの動きを「真理はいずれ顕現するという装置 truth will out device」と名づけた。すなわち「実験的証拠は時がたつにつれて次第に明白かつ決定的となるものであり、科学者が偶発的因子を認識し、割り引き、ついには除去できるようにさせてくれるものである」というわけだ（Gilbert & Mulkay, 1984 : 56）。この装置をとおすことによって知識生産は目的論的過程ということになる。妥協とルール順守からの逸脱とは避けられないもので、欠陥のある、あるいは予測できない偶発性をはらんだ真理（知識の地位を要求するもの）を生産してしまう。しかし、このような真理は一時的でローカルなものであり、終着目標に達する一手段である（これが、所見とは、その欠陥のゆえに有効な仮説と事実とに至る捷径であるというのが有謬論者の考え方である）。科学の永遠の真理は、その生誕の場であった文脈依存的、折衷主義的なものの中から頭角を現し、そうしてそれを超越するというわけだ。しかし、インフォーマントたちが頭を切り替えて経験主義的プログラムに戻った時には、真理が規律を与える概念である現在と、真理が永遠である未来との区別は消失してしまった。この時点で研究者たちの「科学的断定と観察下にある経験論的世界とは区別がつかなくなってしまうのだ」（Gilbert & Mulkay, 1984 : 109–110）。

精神医学を（再）生物学化する

ギルバートとマルケイが生物科学者にみた推論のスタイルは精神医学の研究者にも共通である。科学的精神医学者の特徴は時間といずれ姿を現す真理（「真理は必ず顕現する」という仮定）との観念が科学は一つであるunity of sciencesという思い込みと結合していることである。この文脈においては「ユニティ」（一元性）ということばには二重の意味が隠されている。一つの意味は科学は共通の方法論すなわち「科学的方法」によって連結されているという意味である。もう一つの意味は、科学は二重性を持った一つの階層秩序《ヒエラルキー》に組み入れられているということである。一つは自然のヒエラルキーである。そのレベルはもっとも単純なもの（原子以下の物質）から始まってもっとも複雑なもの（人間意識のいろいろな面たとえば記憶）に至るヒエラルキーである。そして、これに対応して科学領域のヒエラルキーがある。基礎には物理科学があり、中間に生物科学があり、頂点に心理科学、行動科学がある。有謬説の研究者はこのヒエラルキーのそれぞれのレベルに真理を認める。生物学的真理もあり、心理学的真理もある、など。しかし下のレベルで発見される真理ほど濃密であり信頼できる。それだけでなくレベル間の関係は非対称的である。高いレベルにおいて見いだされる典型的な現象は高度に複雑でしばしば了解しがたく、下のレベルに位置する現象は、複雑性が少なく理解しやすく、前者は後者によって説明される（Charlton, 1990参照）。

いろいろな評論家が唱えている、アメリカ精神医学は生物学化しつつあるという見解、たとえば「生物学的精神医学は新しい精神医学とされ、これによって精神医学は医学内の地位が向上し、「主流医学」に属するようになるだろう」（Gaines, 1992: 190）は、この文脈において理解されなければならない。ギューズはこの変化を現実回帰であると記している。精神医学は「医学の一分枝であり、医学は生物学の一形態である」。そして精神症状の心理学面は「各種脳体系における過程の乱れ」の表層（二次的）現象である（1989 :317）。この宣告への抵抗を選ぼうとする精神科医は存在するが、この連中が自分たちの姿を敵に包囲された劣勢の軍隊になぞらえているのは面白い（Eisenberg, 1986 ; Reiser, 1988 ; Charlton, 1990）。

アメリカの精神医学にはいろいろと重大な変化が今起こっているが、それらをまとめれば精神医学の再生物学化 *rebiologization* というほうが正確ではあるまいか。一九二〇年代から一九三〇年代にかけてまでは、精神医学の研究者も臨床医も精神障害に対して身体論的説明を模索する傾向があり、また発見もあった。続く三十年間に主な流れは方向を転じて人格と精神内界の葛藤とにもとづく理論に向かった。それらは直接間接にジークムント・フロイトの仕事と関連していた。また社会心理学の線に沿った精神衛生運動にも向かった。こちらはアドルフ・マイヤー、ウィリアム・メニンガーらの発想と結びついていた。すなわち――、

（現在）一部の精神科医で「器質論的精神の持ち主」といわれている人たちは多くの精神の病いの型がほんとうに物理的あるいは化学的原因を持っていると思い込んでいる。（中略）さらに年期のはいった少数の精神科医は遺伝が精神病の重要な原因であると思い込んでいる。いつの世にも多数派は（中略）目に見えるとおりの臨床像をそのまま受け取ってそれを症状によって記述する人たちであった。これらの人たちと対照的に、「力動論的方向性の dynamically oriented」精神科医、すなわち症例を人格内部の心理学的諸力の欠陥あるいは方向づけの誤りにもとづいて分析する精神科医が続々その数を増しつつある（Menninger, 1948 : 256-257）。

一九五〇年ごろになると、合衆国の精神科主任教授の過半数はどこかの精神分析学会の会員であった。しかし、さらに十年たたないうちに、主流は再び方向を転じて、精神障害を「疾患である」と定義し直し、歴史上のものとなっていた生物学的医学と精神医学とのつながりを新たにした。今日も、精神の病いに対する精神力動的および環境論的アプローチは中心からますます離れて漂流しつづけており、「科学的研究の世紀における疾病

学者と神経生物学者の圧倒的な巨砲の敵でなくなっている」(Eisenberg, 1986 : 498)。もっとも、生物学から離れる動きは戦争の外傷神経症の場合にはあまりはっきりとみられていなかった。第一次世界大戦以来一貫して生物学的解釈が重要性を持ちつづけてきた（たとえば Kardiner, 1941 : chaps. 3, 4, 5 ; Grinker & Spiegel, 1945 : chap. 7)。

科学的精神医学は生物学の勃興期初期以来、二つの形の変化を起こしていた。かつての遺伝的劣格性の重視は消失に向かい、研究者も臨床家も生物学的病因学を現実のものとするための強力な技術を手にした。精神医学と生物学とを再び連絡した絆にはさまざまなものがある。精神活性薬物は診断分類を特異的生化学過程と結びつけてくれた（フェノチアジンは分裂病に、三環系抗鬱剤とモノアミンオキシダーゼ抑制剤と選択的セロトニン再取り込み抑制剤は鬱病に、炭酸リチウムは双極性障害に、など)。画像診断技術、たとえばＰＥＴ (positron emission tomography) は脳の病理解剖と病態生理を画像にして提出してくれた。一般医学的診断をモデルとして精神医学的診断を行なう標準化された疾病学体系もあった。分業も進行して、それが精神科医の眼をこころと心理療法とから引き離した（これらはますます臨床心理士とソーシャル・ワーカーの担当するものとなってゆく)。医師の眼はますます向精神薬の一般医学的使用に向けられつつある (Klerman, 1986, 1990 ; Sabshin, 1990 ; Scadding, 1990 ; Sharfstein & Goldman, 1989)。

有謬論的見地から展望すれば、自然の連続性は（原因のヒエラルキーを意味するものであって)、それは（「科学的方法」によって意味を与えられている）科学の一元性に反映しているということになる。この展望は科学的精神医学にとって二重の重要な意味がある。第一に、それは精神医学に科学の中に正式の座席を用意してくれる。それは生物学的医学の隣りである。第二に、それは他の科学に属している、自然の下方のレベルの中に精神障害の病因を求め、身体化テクノロジーを研究にとりいれる戦略を正しいものとしてくれる。身体化テクノロジーとは生物学的要因を可視的（すなわち操作的）に、また計測可能にしてくれる技術である。

長年のあいだ、どうも（中略）精神の病いの原因とその治療の有効性についてさまざまな学派がいろいろな主張をしていたが、そのどれを妥当であると確定し、どれを証明がなく経験的証拠による裏付けもないとして却下する、第三者的な独立性を持った手段はなさそうにみえたのだが……

しかし、過去二十年間に、この状況は劇的に変化した、特に合衆国においては……

精神病理学研究における経験論的アプローチは主として新しい（科学史家クーンのいう意味での）パラダイムの出現と関係づけられている。その方法は主として生物学的研究と薬物療法および行動療法の評価とに応用されてきた……

精神病理学におけるこの新しいパラダイムは現代の科学哲学の二つの側面を強調しているものである。すなわち、（一）現代科学の精髄は実験室および診察室における実験的方法およびそれに準じる方法をとおして仮説を検証することにある。また、（二）現象の数量化は（中略）欠かせない（Klerman, 1986 : 24-25）。

研究者が事実と所見との区別をしなければならない義務は、科学と自然とのこのヒエラルキーがあるためであり、精神医学がそのヒエラルキーの中に座を占めたいと求めているからである。そうすれば統計的有意性と実験的手法のれっきとした基準を保持することが義務となるのである（これは科学的方法の「ナットとボルト」である）。この義務によって、科学的精神医学には事実の貧弱な言説がたくさん生まれはしたが、他方、精神医学の研究者と執筆者とに時間かせぎをゆるしたのである。それは所見を吟味し、事実へと成熟させるための時間であり、さらに事実を（研究テクノロジーを経由して）結合させることによって事実の豊かな科学、たとえば神経内分泌学や分子生物学に至るいとまを与えたのであった。

外傷性記憶の神経生物学

この章では以後、ＰＴＳＤの生物学的研究物語を二つ検討することにしよう。第一はＰ・Ｋ・ピットマン、Ｂ・Ａ・ヴァン＝デア＝コルク、Ｓ・Ｐ・オァ、Ｍ・Ｓ・グリーンバーグによる「ＰＴＳＤにおける戦闘関連刺激に対するナロキソン可逆性痛覚脱失反応」(Naloxone-Reversible Analgesic Response to Combat-Related Stimuli in Post-Traumatic Stress Disorder) であり、『アーカイヴズ・オヴ・ジェネラル・サイカイアトリー』(*Archives of General Psychiatry* 一般精神医学宝函、四七巻、一九九〇、五四一―五四四ページ) に掲載されている。第二はＪ・Ｗ・メイスン、Ｅ・Ｌ・ジラー、Ｔ・Ｒ・コステン、Ｒ・オストロフ、Ｌ・ポッドによる「ＰＴＳＤ患者における尿中遊離コルチゾール・レベル」(Urinary Free-Cortisol Levels in Post-Traumatic Stress Disorder Patients) であり、『ジャーナル・オヴ・ナーヴァス・アンド・メンタル・ディジーズ』(*Journal of Nervous and Mental Disease* 精神神経病雑誌、一七四巻、一九八六、一四五―一四九ページ) に掲載されている。直接これらの論文に当たる前に、この方面に明るい読者ならば本文を読む際に頭の中にあるはずの背景知識を略述することにする。(1) ストレスの神経内分泌モデルをよくご存じの読者はここから四一一ページまで飛ばしていただいて差支えない。

ストレス反応にかんする現在主流の生物学的説明は神経系から始められる。神経系は機能的な部分にわかたれたコミュニケーション・センターというイメージで描かれている。その部分はいろいろな形で（一）外的環境と別の身体部分と神経系の別の部分とからやってくるメッセージを処理し、そして（二）他の身体部分と神経系の他の部分に向かうメッセージを発生し、伝達する。

神経系内部においてはメッセージは電気的インパルスの形で伝達される。隣り合う神経細胞間のシナプス（神経接合部位）をこえる時にはインパルスは神経伝達物質という手段を用いる。これは通常神経終末で分泌される化学物質で、次いで神経終末から放出される。神経伝達物質には現在五十種類以上があると推定されているが詳細に研究されているものは数種類だけである。この少数の中にはカテコールアミン類がある。ノルアドレナリン（高峰譲吉を発見者と認めないアメリカでのみノルエピネフリン、NORという）、アドレナリン（同上の事情でアメリカでのみエピネフリン、EPI）、ドーパミンである。ノルアドレナリンとアドレナリンとはひろく精神医学界において抑鬱障害と不安障害（PTSDはこれに算入されている）とをはじめとするいくつかの精神障害の病因と症状形成とに一定の役割を演じているものと考えられている。

ノルアドレナリンとアドレナリンとは神経伝達物質としてもホルモンとしても働く。ホルモンであるということは、内分泌器官によってつくられ循環系に運ばれて標的組織のレセプター部位に到達するということである。神経伝達物質としては、中枢神経系と交感神経系において合成され、ホルモンとしては副腎髄質で合成される。ノルアドレナリンと違って、アドレナリンは神経系には比較的少量しか存在しないが、副腎髄質において合成されるカテコールアミン類のおよそ八十パーセントがアドレナリンである。

PTSDの研究者と著作執筆者とは主にストレス反応という見地から交感神経 - 副腎系および辺縁系におけるノルアドレナリンとアドレナリンの演じる役割に注目している（図5をみられたい）。

中脳の一部である視床下部は交感神経系と副交感神経系との統合が行なわれる重要部位である（交感神経系と副交感神経系とは自律神経系（不随意神経系）を構成している）。PTSDの著作執筆者と研究者が交感神経系と副交感神経系とに関心を持つのはストレス反応において中心的役割を果たしているからである。これらのシステムはアドレナリン作動性ニューロン（その神経伝達物質はノルアドレナリンである）とコリン作動性ニューロン（その神経伝達物質はアセチルコリンである）とがつくる一つのネットワークであり、脳を循環系と副腎を

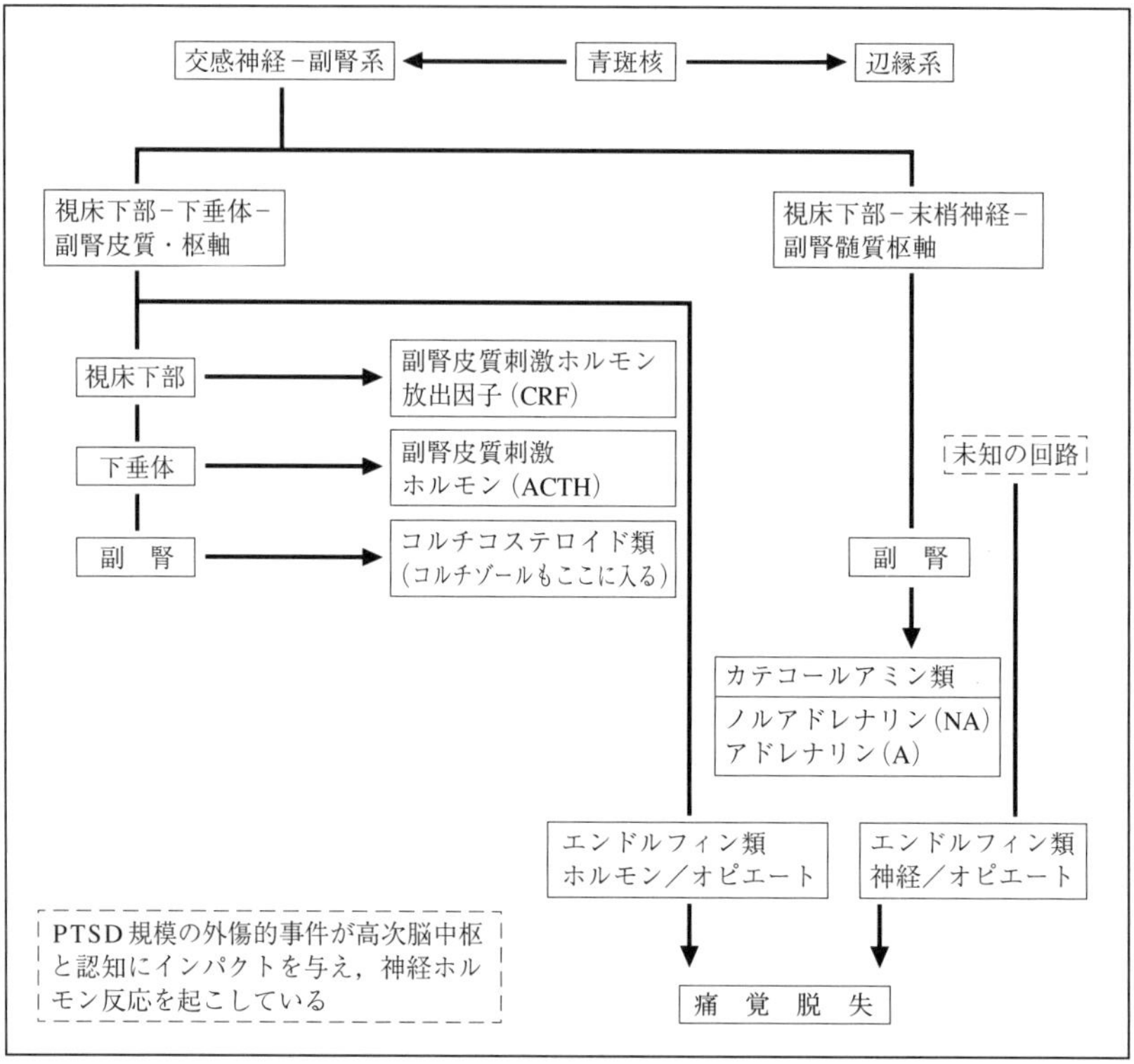

図5　PTSDのストレス反応に関与する化学物質（一部）

はじめとする各種の器官とに連結している。何よりもまず、このネットワークは副腎が分泌する各種ホルモン、心拍数、血圧、心拍出量、循環、呼吸を制御するものである。

視床下部はアドレナリン作動性ニューロンを介して交感神経系に連絡があり、これが副腎からの分泌を制御するルートは二つある。第一のルートは視床下部に隣接する脳下垂体を経由する。視床下部は副腎皮質刺激ホルモン放出因子（corticotropin-releasing factor, CRF）を分泌し、これが脳下垂体を刺激して第二の物質ＡＣＴＨ（副腎皮質刺激ホルモン）を放出させ、これがこんどは副腎皮質を刺激してコルチコステロイド（副腎皮質ホルモン類）を分泌させる。第二のルートは交感神経系を通るインパルスによって副腎に至るもので、脳下垂体を経由しない。視床下部は副腎髄質を刺激してノルアドレナリンとアドレナリンとを合成させ放出させる（第三のルートが存在し、これは視床下部を脳下垂体を介して甲状腺に連結するものであるがストレス反応の文献の中にはまだ大きな位置を占めるに至っていない）。

脅威と危険（ストレッサー）の知覚は交感神経‐副腎システムを一体として刺激し、二つのルートを介して放出を促す。大量の副腎髄質カテコールアミン類（特にアドレナリン）が放出され、また大量のＣＲＦ、次いでＡＣＴＨ、そして次にはコルチコステロイド類が放出される（コルチコステロイド類のうち、ストレス反応においてもっとも重要な役割を演じるのはコルチゾンである）。このようにして個体は動員されて「闘争か遁走かfight or flight」の体制に入る。中枢神経系は警戒体制に入り覚知性（意識レベル）は増大する。（刺激を受けてから）反応までの時間は加速される。心拍数と心拍出量とは増大し、血圧は上昇し、血流は内臓から転じて脳と横紋筋とに移動し、血糖値は上昇し、小気管支は拡張じ、呼吸数は増大し深呼吸となる。

ここではストレスは二つの意味で用いられている。ある時には「闘争か遁走か」反応のすべての場合を指すのに用いられる。ある時にはストレッサーが圧倒的あるいは不可避的であるためにその個体の対処能力を越える場合、あるいは対処能力を消耗させてしまうことが明らかな場合を指す。「ストレス」が「外傷」とされ、ＰＴＳＤの文献に載るのは第二の用法においてである。

個体が最初は反応誘起的であった刺激（ストレッサー）にもう一度被曝した場合には、視床下部‐下垂体‐副腎皮質経路は反応性を失い、コルチコステロイドの放出量は正常に復帰する。これと対照的なのが下垂体‐交感神経系‐副腎髄質経路で、副腎は相当の長期間カテコールアミン類を放出しつづける。この相違は高次の神経中枢と認知伝達とがこの二つの経路に及ぼす影響にも認められる。アドレナリンの放出は未曾有で思いがけない状況あるいは個体がストレスフルな刺激との遭遇を予期して身構える状況と関連し、ノルアドレナリンの放出は注意、見張りあるいは努力の持続を要求される状況と関連しているのではないか。研究者たちはそう考えている。

高次の脳中枢と心理学的過程とがストレス反応の神経生理を修飾するといわれている。実験によっても疫学的現実によっても、同じストレスフルな環境にさらされた人々が必ずしも同じ形で反応するわけではないという証拠は山ほどある。ある者はコルチゾンとカテコールアミンの血中濃度を急速に上昇させるが、内分泌反応がごくわずか、いやまったくない個体もある。反応性の差異は同一の物理的環境をどのように知覚するかの差異を反映するものであり、この知覚の差異はその体験の差異、発達史の差異、現実のモデルの差異に帰せられる。

辺縁系

脳幹には青斑核 locus caeruleus といわれる神経核が存在している。ノルアドレナリン・ニューロンより成る一つのシステムがこの青斑核から出て枝分れしつつ大脳皮質をはじめ脳のほとんどの部分に到達している。しかし青斑核の主なニューロン投射路は辺縁系に至るものである。辺縁系は、「内臓脳」ともいわれ、皮質外套の下に位置している。このシステムは、脳下垂体、海馬、扁桃核を包含し、個体の外的環境に対する情動反応を制御し、また個体の情動状態と運動系および内臓系の活動とを統合している。

辺縁系は脳の中でもノルアドレナリン作動性細胞の密度が最大の部位である。青斑核内のアドレナリン作動性細胞一箇が同時に海馬と扁桃核と大脳皮質とに神経線維を送ることができる。辺縁系は、生体の感覚状態の変化を大脳皮質ニューロンに「意識」させることによって、その個体の知覚と記憶とに情動の色彩を帯びさせる。辺縁系は知覚と記憶とに恐怖、怒り、嫌悪、快楽、寂寥、驚きを注ぎ入れる。このようにして辺縁系は環境と記憶の中のどの部分が注意を必要とし行動を求めているかを告知するのである。

青斑核を辺縁系に連結する軸が視床下部を副腎に連絡する軸とが交叉する、まさにこの交点でストレス反応が起こるのである。

エンドルフィン類

視床下部（前部）、扁桃核、海馬はまた、オピエート物質受容体細胞の密度が高いところでもある。ある種のストレッサーに暴露されると、この受容体が活性化され、脳内にエンドルフィン（内因性オピエート物質）の分泌を刺激するといわれている。この受容体活性化・エンドルフィン分泌反応は「ストレス誘発性痛覚脱失 stress-induced analgesia」現象を説明するものといわれている。これは、個体がストレス反応中あるいはその後に痛みを感じないか感じても感受性が低下している状態である（これは鍼術による痛覚脱失に似ている）。この形の痛覚脱失はまた実験動物が回避できないショックに暴露された時の受身性を説明するともいわれている (Bloom, 1985; Baldessarini, 1985; Rose & Sachar, 1981; Snyder, 1986; van der Kolk et al., 1985; Weiner & Taylor, 1985 参照)。

ＰＴＳＤの神経生物学

ＰＴＳＤの生物学的説明は三つの発想にもとづいている。第一は「通常の」ストレス反応を説明する生物学的過程は、ＰＴＳＤの病因と症状と慢性性をも説明するということである。第二は、通常のストレス反応の生物学的効果は一過性であるが、ＰＴＳＤのＰＴＳＤたるゆえんはいつまでも続く神経生理学的変化だということである。第三は、ＰＴＳＤの症状とその慢性性を説明するためには心理学的過程をも考慮に入れる必要があるということである。

ＰＴＳＤの外傷的事件の刺激は大量のノルアドレナリンのシナプスへの放出を促すといわれている。これによって青斑核から辺縁系に至る伝導路の「長期増強 long-term augmentation」「強力化 potentiation」を来すとされ（van der Kolk et al., 1985）、またコルブ（1987）によれば闘争行動にかかわる側頭葉 - 扁桃核複合におけるシナプス構造の変化を来すという。それはまた交感神経系にニューロン・レベルの変化を生じさせ、交感神経系は過敏となって自律神経性の覚醒が起こりやすくなる（Mason et al., 1990; Watson, 1988 をも参照）。

ＰＴＳＤにおいてニューロン・レベルの変化が起こるという直接の証拠はない。しかし、研究者たちにはそういうことがあるとすればどんなものとなるかがわかっている。神経伝達物質に対するニューロンの感受性はその伝達物質に対するニューロン側のレセプターの数と分子的特性とによって決まる部分がある。これらのレセプター特性はニューロンの生化学的環境の変化に反応して変化することが知られている。たとえば高レベルの内因性モルヒネ様物質の存在がいつまでも続く場合である。とすれば、ＰＴＳＤの場合には、ノルアドレナリンの洪水が、（アドレナリン作動性）ストレス反応経路群を走るインパルスの活動を「増幅 augment」するような変化の幕を切っておとすであろう。この効果はヴァン＝デア＝コルクらによって「記憶の神経生理学的対応物 neurophysiological analogue of memory」と名づけられた（1985 : 318）。これは身体の記憶であってその記憶は第一章に記してあるとおりである。コルブは身体の記憶を「現在用いられる方法によってはまったく探知できない（中略）微妙な神経化学的変化」と述べている（1987 : 993）[2]。

心理学的次元の説明の基礎は学習理論であり、また条件（づけられた）嫌悪刺激と無条件嫌悪刺激との相違である。ＰＴＳＤにおいては無条件刺激は外傷的事態そのものである。この刺激への暴露は極度の過覚醒状態を引き起こす。この事態が進行する間にも環境には脅威性を持たない要素が存在している。たとえばいろいろな匂いや音である。これが心理的にその無条件刺激と融合する。この場合の非脅威的要素が条件刺激というものであり、これに対して個体は本来は無条件刺激に反応したのと同じ反応をするようになる（Keane et al.,

1985 ; van der Kolk et al., 1985)。

この生物学的・心理学的説明はＰＴＳＤの症状群を次のように説明するとされている。すなわち――

（一）「ＰＴＳＤのモデルとして現実に可能な最良の生物学的モデルは、動物を避けることができないショック inescapable shock, IS にさらすことである」(van der Kolk et al., 1985 : 316)。ＰＴＳＤにおいてもＩＳにおいても、個体は圧倒的なストレッサーにさらされる。個体はいつストレッサーがやって来、いつ去るかを予見できず、これに対して効果的に闘うこともできず、さりとて逃げることもできない。実験によればＩＳは当初は中枢神経系に大量のノルアドレナリン放出をうながす刺激となるようである（これが神経伝導路の増強が起こる時点であろう）。ノルアドレナリンは最終的には枯渇する。需要が供給を上まわっているからである。ＰＴＳＤにおいては、この枯渇効果は「慢性の孤立無援」感となって現れる。慢性ノルアドレナリン枯渇はＰＴＳＤ患者の「やる気が出ない、仕事の能率が上がらない、すべてを蔽う狭まり感」（マヒ、アンヘドニア（「失楽症」）など）を説明し、同時にその一過性の刺激、特に条件刺激に対する過敏性をも説明してくれる。悪循環が生じるのである。ノルアドレナリン枯渇がやる気のなさなどを生み、これが孤立無援状態を生み、これがまたノルアドレナリン枯渇を起こす、などなど (van der Kolk et al., 1985 : 317)。（ＰＴＳＤにおける慢性の孤立無援状態は、ＩＳによる外傷をこうむった動物にみられる「学習された孤立無援状態」に対応する。この動物がＩＳに再被曝される時には、動物は状況に対して全面的に屈伏し、痛みの発生源から身を離す機会が与えられてもそうしようと全然しなくなる)。

（二）自律神経過敏性とセットになっている行動は過剰反応性である。ＰＴＳＤの全症状の中でそのあらわれとなるものは驚愕反応、侵入イメージ、侵入記憶、悪夢、（条件）刺激に対する過剰反応傾向、情動調整困難であり、また特にむつかしいのは怒りをしずめることである。

（三）外傷体験中におけるノルアドレナリンの大量放出は「超限的記憶 hypermnesia」を起こす。これは病因となっている事態の具体的細部がその人の記憶の中に固定されてしまうことである（Pitman et al., 1987をみよ）。超限的記憶が起こりやすいのは青斑核の単一ニューロンが辺縁系と側頭葉新皮質とに同時に神経枝を送ることができるという事実があるからである。側頭葉新皮質とは長期記憶の蓄積されている場である。超限的記憶と過剰反応性とが結合していると考えると、条件嫌悪刺激にさらされた後に起こるフラッシュバックや異常に生々しく細部の明瞭な（エイデティックな）悪夢の説明がつく。

（四）青斑核と視床下部との内部のシナプス路の変化は、攻撃性の表現と睡眠の規則性とに関連した脳部分に対する大脳皮質の抑制的制御を損傷する。この変化は自律神経系の過敏状態と相まって、爆発的な怒り、入眠困難、通眠困難を起こす。これらはPTSDにしばしば生じるものである。

（五）PTSD犠牲者がその外傷体験に似た刺激にさらされる時にエンドルフィンが放出される。エンドルフィンは憤怒、適応不全、パラノイア、抑鬱などPTSDにしばしば伴う感情を減少させ、その人の自己統御感を強化してくれる。PTSDになっている人はしばしば穏やかな状態と苛立っている状態との間を振り子のように往復する。ヴァン＝デア＝コルクらによれば、これは外因性モルヒネ類によって起こる事態に似ているという。モルヒネは青斑核におけるニューロンの発火率をゼロにし、穏やかな状態をつくり出す。オピエート（モルヒネ様作用物質）離脱症候群とは青斑核のノルアドレナリン作動性ニューロンの過剰活動と対応したものので、その特徴は不安の増大、苛立ち、怒りの爆発、不眠、警戒性過剰である。「オピエート離脱の際の症状とPTSDにおける過剰活動とが似ているのは驚くほどである」（1985: 320）。エンドルフィン放出が行なわれることによって一時的軽快がみられるが、これまた自己嗜癖のサイクルをつくってしまう。不安→エンドルフィン放出→軽快→エンドルフィン枯渇→過剰活動→不安→以下同じ、である。

エンドルフィンによる自己嗜癖の成立は、PTSD犠牲者が外傷体験に似た状態に何度も陥る理由である。外傷を受けた帰還兵で警官になった者、あるいは暴走族になった者、あるいは外傷を持っている現役兵士が危険な任務を志願しつづけるのはこれである。

デュエムの命題

神経ホルモン理論はＰＴＳＤの基準となる症状を時間と因果律とがつねに正しい方向を持っている説明体系につなぐものである（第四章でこの問題を論じたところを読み合わせていただきたい）。そのうえ、この理論はＰＴＳＤ分類の本来的一元性を特有の生物学的機構があるということによって肯定してくれる（たとえば van der Kolk et al., 1985）。この理論はＰＴＳＤの生物学的研究を建設するための一つの青写真でもある。次の項においてはこの研究の二つの例を詳しく検討しようと思う。

その二つの論文は少なくとも二つの点でＰＴＳＤについての生物学的研究を代表している。すなわち、研究者は多数の所見をつくったが事実はわずかしかつくらなかったことが一つ、もう一つはその語り口がピエール・デュエムが記載したパターンに倣っていることである。科学哲学者であるデュエムは、かくかくの条件下である特定の結果が生じるであろうと予言したけれどもその結果が生じなかった場合の研究者は、自分の方法に欠陥があったという補助仮説を樹てて元来の仮説を救おうとするものだという。「星が理論の予言したところになければ天でなくて望遠鏡がわるいのだ」というわけである（Hacking, 1985 : 115, 187, 251。この命題のデュエム版は知性主義的であり物質主義的なハッキング版と対照的である［Hacking, 1992 b : 30–31, 52–55］）。ＰＴＳＤの研究者たちは、予言した結果が生じなかった場合を説明するのにまったく同じ戦略を用いている（ピットマンの場合）。これを補う補完的戦略があって、それは、元来の仮説に媒介変数を追加挿入してなぜ観察結果が生じたのかを説明する戦略である（メイスンもピットマンも）。第一の戦略は防御的であって、研究者が研究の開始以前に持っていたものを保存させてくれる。第二の戦略はそれよりも生産的である。それは、防御的であると同時に、新しい発見をすでに確立している事実と引用とのネットワークの中にはめこむテクニックである。私は次の二つの研究を述べてからこの点に立ち戻りたいと思う。

ＰＴＳＤ患者における尿中遊離コルチゾン（Mason et al., 1986）

メイスンらは別々の五つの診断名を持つ精神科患者の尿のコルチゾン濃度を比較している。五つとはＰＴＳＤ、妄想型分裂病、大鬱障害、未分化型分裂病、双極性障害である。主な発見は、ＰＴＳＤのコルチゾンのレベルは臨床内分泌学的に正常範囲より低いということとＰＴＳＤのレベルは妄想型分裂病に似ているがそれ以外のグループとは有意の差があるということである（Mason et al., 1986 : 145）。

ノルアドレナリンとアドレナリンの水準を測定してわかったことは「ＰＴＳＤ患者は低い値で安定したコルチゾン・レベルを保っているが同時に尿中ノルアドレナリンおよびアドレナリンのレベルが非常に増大している」ことであった。これは予期しない発見であった。それは「急性ストレスの実験研究においてはコルチゾンとノルアドレナリンの濃度とはしばしば相ともなって上昇するのがふつうの経験だった」からであり、このほうが神経ホルモン理論との整合性がある（Mason et al., 1986 : 147. 傍点は著者。また Kosten et al., 1987）。

この予期しなかった結果に対して「ありうる説明」とは、ＰＴＳＤ患者特有の心理学的機構が「脳下垂体‐副腎皮質系に選択的な抑制的影響を行使している」という説明である。精神内分泌学の基礎研究においてこれまでに確定していたこととして、ある種の心理的防衛機制、特に否認が慢性的に尿中コルチコステロイド濃度に対して強力な抑制効果を行使しうるということがある」。この補助仮説を支援しようとして著者らは白血病児の両親についての研究論文を一つ引用している。この研究は「心理的防衛の有効性とその時の脳下垂体‐副腎皮質活動との間には強い相反関係があることを証明した」といわれている。「心理的防衛の有効性と副腎皮質の活動との間の一般的関係」について後からつけ加えられた研究も引用されている。それは乳房腫瘍の生検の順番を待っている女性と初歩的訓練期間の新徴集兵士の研究である（Mason, 1986 : 147）。

メイスンらは同様の防衛がＰＴＳＤを持つ帰還兵にも生じていると主張し、「否認とスプリッティングとがふつうに用いられ（中略）だから特徴的な反応のマヒ numbing と自分以外の人たちからの疎隔感」がＰＴＳＤの特徴となるのだと引用する（スプリッティングの説明については第六章をみていただきたい）。このことがＰＴＳＤを持つ人たちのコルチゾン・レベルを低くしており、このことは神経ホルモン理論と合致している。ＰＴＳＤ患者と妄想型分裂病患者の類似性を一般理論の場に持ち出して、分裂病患者についての研究を一つ引用している。それは「急性精神病性解体と錯乱という初期段階には一貫してコルチゾン値はきわめて高く、また不安定であるが、その後に妄想体系が成立して、患者の（自己と世界との）組織化の主要な枠組みになるとコルチゾン・レベルは低い値となり、非常に固定した値となる」ことを発見したものである。これらの発見は「妄想型的適応システム」を示唆するものであり、それは「慢性的に脳下垂体‐副腎皮質システムを相対的に低い精神内分泌学的緊張度に維持」しようとするものである。メイスンらによれば、同様の適応システムはＰＴＳＤと診断された人たちにもみられる。「主に投射の機制を使用し、自分以外の人間、特に権威者を信用しないというテーマを使う」ことがＰＴＳＤと診断された人々の間にみられることをいおうとしている四つの研究が引用してある（Mason et al., 1986 : 147-148）。

しかし、脳下垂体‐副腎系の活動を障害（コルチゾン・レベルを低下）させる心理的機制がなぜ、同時に交感神経‐副腎系の活動（ノルアドレナリンおよびアドレナリン）に影響しないのかは謎である。こうなると補助仮説をさらに拡大して、「何らかの認知体制が選択的にコルチゾンを抑制しつつカテコールアミンのレベルは高いままでよいとするのであろう」となる。心臓の冠動脈障害を起こしやすいタイプＡの被験者は「選択して反応する課題を与え達成度を上げようとする圧力をかけると、これに反応して」同じ結果を示すという研究が引用されている（Mason, 1986 : 148）。

PTSDにおける戦闘関連刺激に対するナロキソン可逆性痛覚消失反応（Pitman et. al., 1990）

ピットマンらは二つの仮説から出発する。第一は、PTSDを持つ復員兵が戦闘関連刺激にさらされると、エンドルフィンが放出されて痛覚消失が生じるということ、第二は、この痛覚消失はナロキソンによって打ち消される（可逆性である）ということである（Pitman et al., 1990 : 541）。

実験の対象となった集団は八人のベトナム戦争復員兵でPTSDを（と精神障害とを同時に）持つ者であった。対照群《コントロール・グループ》は八人の復員兵で現在精神障害もなくPTSDの既往もなかった。両グループは年齢と「激戦度」とをマッチ（対偶）させてある。

実験はこのようなものである。全員に「中立的な」ビデオテープを見せ、つづいて（ベトナムにおける戦闘をドラマ化した）映画『プラトーン』のビデオ部分を十五分間見せ、前後に三十分間中立的なビデオを見せる。ビデオを見せる三十分前に全員の静脈にチューブを入れておく。最初のビデオテープの直前に被験者はナロキソンかプラセボーとして食塩水のいずれかを一定量注入する。同じく第二（戦闘）および第三（中立）のビデオを見せる直前にブースター効果を起こす少量を追加する。「ナロキソン注入による心身の変化を認めて報告した被験者はいなかった」（Pitman et al., 1990 : 542）。

この研究ではいろいろな生理学的変数を測定している。痛みの強度と不快感、自律神経系の興奮度（心拍数と皮膚電導度）、ホルモン濃度（ノルアドレナリン、アドレナリン、コルチコトロピン、コルチゾン、そしてナロキソン可逆性であることがわかっている二種類のオピエート・エンドルフィン）である。痛覚の測定には電熱刺激器を各人の前腕に当てた。そのたびごとに、被験者は自分の痛みの強度と不快感とを（スケールによって）何度と評価する。これには標準化した方法を用いた。

さらにこの研究においては、「情動状態」（幸福、悲哀、恐怖、驚愕、憤怒、嫌悪、罪業感）と「情動次元」（覚醒度、快感度、自己統御感覚）とを自己申告させている。

生理学的覚醒度のデータはビデオ上映の全期間中に収集している。情動の自己申告、痛覚の段階づけ、（血液サンプル採取による）ホルモン濃度はそれぞれのビデオテープを見せた後に収集している。二週間後、各員に同じ実験を行なった。ただし薬物にかんしては（グループを）交替した。第一回が食塩水だった者には二度目にはナロキソン、ナロキソンだった者には食塩水としたのである。

神経ホルモン理論によれば、戦闘のビデオテープにさらすと、ＰＴＳＤを持つ復員兵にははっきりした内分泌反応が生じるはずだと予測される。実際、ストレス反応の核心部分は、エンドルフィンの放出よりも、この内分泌反応だとされていた。ところが、この研究では、ＰＴＳＤ群と対照群との間の内分泌反応に有意の差を発見しなかった。またエンドルフィン類（ベータ＝エンドルフィンとメテンケファリン）の濃度にも有意の差はなかったのである。発見されたのはＰＴＳＤを持つプラセボー・グループにおける有意の痛覚脱失効果である。彼らは『プラトーン』を見た後で痛覚度に有意の低下を報告している。ところがそれ以外のグループはすべて増大したと報告した（Pitman et al., 1990 : 543）。

いいかえれば、ＰＴＳＤの復員兵士が他の戦闘復員兵とちがうのは、一点、『プラトーン』を観るというストレスフルな事態後に痛覚脱失効果を体験したということである。ナロキソンを投与すると、痛覚のスケールは対照群の報告した程度となってしまう。これは痛覚脱失効果が、ナロキソンによる可逆性を持つエンドルフィンによることを示唆するものである。異常なのは痛覚脱失効果がそれと同時に起こると予測されていた内分泌反応も起こらず、二種類のエンドルフィン類の上昇も起こらなかったことである。著者らの反応はこれに二つの仮説を立て、そのどちらかだとすることであった。

第一の仮説はPTSD兵士はほんとうは予測どおりのホルモン反応を起こしているのであるけれども、技術に問題があったために探知できなかったのではないか、というものである（もっと頻繁にホルモンのサンプル採取をすればよかった、また午後にやればよかった。するともっとはっきりしたのではないか。視床下部‐脳下垂体‐副腎皮質系の反応性が高まるのは午後だとされるからである［Pitman et al., 1990 : 544］）。

無言語記憶

これに代わる仮説は――この所見はそのままで正しい。PTSD群と対照群との間には有意のホルモンの差異はなかった。けれども、これでは一般理論はくつがえらない。著者たちは「不安障害の神経内分泌学的研究のさる総説」を引用して「この総説には、強い不快感を証拠立てる行動を起こす実験的刺激を人間の被験者に与えると、しばしば末梢血液のホルモン変化は少量であったり、一貫性がなかったり、そもそも現れなかったりすると記してある」としている（Pitman et al., 1990 : 544. 傍点は著者）。このことと、痛覚脱失効果という観察所見とはどうしたら両立するのであろうか。その説明のために、別の総説を引用している。それはエンドルフィン類には四種類あって、それは「オピエート／神経性」「オピエート／ホルモン性」「非オピエート／神経性」「非オピエート／ホルモン性」なのだという。ここで「神経性」とか「ホルモン性」というのは放出のメカニズムを指すことばである[3]。ピットマンらは、自分たちの実験は「オピエート／ホルモン性」群に属するエンドルフィンを調べていたので、これがまちがいのもとだったと論じている。実際には、ナロキソン可逆性痛覚脱失は未知の回路によって働く神経的メカニズムによって放出されるオピエートによって生じていたのではないか――と（Pitman et al., 1990 : 544）[4]。

いずれの研究においても予測していた結果は生じなかった。事実はあってもごくわずかであるが、発見の数は多かった。彼らのやったことは、ＰＴＳＤをストレスの神経ホルモン理論に連結する事実と引用とのネットワークの中に、基準を満たさない研究結果をはめこむことであった。神経内分泌学には事実が豊富であり、土台には実験生物学という相当に威信の高い認識の学がある。さらに、神経ホルモン過程には目に見えるしるし《トークン》が入手しやすい。ホルモン分泌と自律神経系興奮を同定し、定量に測定する技術と測定法の標準化されたものがすでに存在している。尿中コルチゾンのようなトークンでもその説明のパワーは強力であり、類推のもととなっているデータ（回避不能ショックを与えられた動物モデル）とその本来の目標（ＰＴＳＤ復員兵）とに多数の対応があることを意味するものである。

　神経ホルモン説がＰＴＳＤ研究者に与える利点は他にもある。それは復員兵の外傷性記憶についての言語的報告に関連して第四章で論じた問題に一つの解答を用意してくれる。それは時間を正しい方向に乱れることなく流れるようにするにはどうすればよいかという問題である。神経ホルモン説は研究の場所を言語と意味から生物学的状態と物質へと下方の水準に移してこの問題を解決する。研究者は事実と所見とを得るためにもはや人間にたずねず、血液と尿とに聞くことになった。

　この移動を正当化するものは、研究者が、患者のベトナム戦争体験と、実験動物に回避不能ショックを与えることを含む実験との間に相似性があるとすることである。この相似性を活かしておくためには、復員兵の病因的事態が均質でないことを無視するか、少なくとも辻褄合わせをしなければならない。現在の障害を、生命を危険にさらした戦闘場面にまで遡って辿れるＰＴＳＤ復員兵は一部であるが、彼らでさえも、事態の多く（おそらくは大部分）は「闘争か遁走か衝動」をうまく実行できた話が中心になっている。しかし、回避不能ストレスの定義は闘争も遁走もできないことである（第一次大戦の例のほうがぴったりする。塹壕や掩体の中にうずくまり、来る日も来る日もたえまない砲撃を受けている兵士のイメージであり、砲弾が炸裂すると生きながら埋葬される兵士たちのイメージである）。回避不能ショックというモデルは、兵士がその病因的事件をつくり出す側である場合ではいかがわしくはないか。暴力の犠牲者でなく加害者であるから。

この相似性にはまだもう一つ反論がありうる。それは「回避不能ショックモデル」はきわめて単純な種類の記憶にもとづいていることである。すなわち――

> ラットにおいては消去後一年たっても（ということはラットの寿命の三分の一以上である）嫌悪記憶はただ一回の試行だけでもとの激しさをとりもどしうる。このことは条件づけられた恐怖が本質的に永続的であって、消去は明らかにはかないことを示している。この現象は外傷性記憶が多年月冬眠状態にありながら、その後何らかのストレッサーによって、あるいはもともとの外傷と遠い昔に関係があった刺激とによって思いがけなく引き出されるという、ごくふつうの臨床所見を説明するたすけになるのではないか（Charney et al., 1993 : 296）。

さて実験室のラットに使った場合の「記憶」ということばはＰＴＳＤと診断された人々の語る外傷性記憶に使う場合と同一の意味なのであろうか？　これもまた第四章で述べたウィトゲンシュタインの「家族類似性」の一例なのであろうか？

相似性による推論とは、出発側と目標側との特性を対偶《マッチ》させることであるが、ルールによって決定されるものではない。科学においては相似性による推論はテクノロジーと社会的関係とによって押し進められる。社会的関係というのは、知識生産者のネットワーク内の意味の取り決めによるからである（第四章をみていただきたい）。このネットワーク内部では回避不能ショックは「ストレス」という本質的要素を介して目標側に連結される。「回避不能ショック」はこの（ストレスという）要素を精製純化する。すなわち、それから言語を剝ぎとり、主観性を一掃し、その物理的存在を神経路に刻み込む。ＰＴＳＤにかんする著作執筆者や研究者にこの相似《アナロジー》を使わなければならないかどうかをきいても仕方がなく、どのようにしたらこの相似を説得力のあるものになるかをきくほうがまだしも建設的であろう。

十九世紀このかた観察されてきたとおり、外傷をつくる潜在力を持つ同一の事態にさらされても人間が皆同一の反応を示すわけではない。神経内分泌モデルはこの所見に対して、大脳新皮質は個性化の場であるとし、これをストレス反応回路の一つの鍵的要素とすることによって辻褄合わせをした。新皮質は環境ストレッサー（入力）と中枢神経系のそれ以外の部分との中間に位置して、個体間、グループ間の神経活動と内分泌との差異を説明する責任を負わされた。

ただ今吟味した二つの研究においては、語りの整合性をつくりあげるために、戦略的な（肝腎の）瞬間において新皮質にスイッチを入れたり切ったりしている。メイスンらはＰＴＳＤ群のコルチゾン・レベルは「正常下位」の範囲にかたまっていることを発見している。このかたまる傾向は統計学的に有意であるが、そのことに臨床的な意味があるのであろうか。説明の役に立つのであろうか。意味があり、役に立つというためにはまず、なぜＰＴＳＤのコルチゾン・レベルが「正常」であるかを説明しなければならない（「正常」とは正常な身体の男性について確定した範囲内のことである）。次になぜ（その範囲内で）低いのであるかを説明するのが順序である。

第一の疑問に対してこの研究者たちの解決法は、このコンテクストにおいては正常と異常との区別は無意味であると証明することであった。正常と異常との区別は内分泌疾患を焙り出すためにつくられたもので、自分たちの仮説によって説明される現象、すなわち内分泌の働きの差異のためではなかったからである。こうなると重要な所見はＰＴＳＤのコルチゾール・レベルが「かたまる」ことである。すなわち、かなり狭い値の範囲内にあること、そして、無作為抽出男性グループに現れることはまずなかろうということである。しかし、なぜ低レベルなのであろうか。神経内分泌説は高い値になると予測させたのではなかったか。個体に闘争か遁走かに備えた態勢をとらせるのではなかったか。メイスンらの答えは、慢性の覚知性向上状態は不適応的であり、心理的防衛――否認、スプリッティング、妄想的観念形成がこれに逆らって分泌量を押し下げるというものである。このようにして、新皮質というスイッチを最後の瞬間、論文を書き上げている段階でオンにすることによって「語り」は完成した。学説と観察所見との仲直りにはぎりぎり間に合ったが、適切な質疑応答には遅すぎた。

　ピットマンらの論文はこれよりも野心的であって、神経内分泌回路に沿ったあらゆる部位を当たってみている。予測しなかった所見が二つあった。一つはPTSDを持つ男性の各種ホルモン分泌は戦闘刺激ストレッサーにさらされた後に上昇しなかったことであり、二つ目はナロキソン可逆的痛覚脱失はどの場合にも起こったことである。この論文の読者は「語り」の閉じ方を二つ与えられてどちらかを選べといわれる。予測したとおりにホルモンの変化は起こったのであるが探知できないものであったか、さもなくば予測した変化は起こらず、エンドルフィンは未知の神経回路を介して放出されたか――である。

　この実験の進行過程でみられた対照性でもっとも大きいのは自己申告による「情動状態」である。『プラトーン』のビデオを見た後、PTSDを持つ兵士たちは、「嫌悪」と「悲哀」を対照群の二倍量報告し、「罪悪感」を五倍量報告した（この数値はナロキソン・グループ同士を比較したものである）。この論文をみると、この実験の生物学的所見は慎重に脱構築されているのに対して、PTSDグループについても非PTSDグループについても、その「罪悪感」「嫌悪」「悲哀」の意味については特に注意が払われていない。もっとも、この時点で新皮質のスイッチをオフにするとはなかなかよい「語り」のセンスである。それはPTSDについての生物学的ストーリーを持とうとするという目的はけっきょく外傷性記憶を新皮質、すなわち「罪悪感」とか「嫌悪」という言語を介して把握される場所から移動させて、脳のそれよりも原始的な部分に収めることであり、そこは復員兵士には手が届かないかもしれないが、研究者が入場の特権を有する場所だからである。

納め口上《エピローグ》

ＰＴＳＤの鍵は脳化学にある――科学者たちの発見。

『ニューヨーク・タイムズ』一九九〇年六月十二日号

たった一回の圧倒的な恐怖が脳の化学状態を変えうる……科学者の発見が進行中である……

動物と人体との新研究は脳の特別な場所がこの変化をこうむっていると……

「破壊的な外傷の犠牲者たちも生物学的には決して同一ではない」とイェール大学の精神科医で国立ＰＴＳＤセンター臨床神経科学部長デニス・チャーニー博士は語る……

次の段階はＰＴＳＤの底にある独特の脳機構に対抗できる薬を開発することだと研究者たちは語る……

脳の変化の発見は「外傷性ストレス」なるものが存在するか否かの議論に決着をつけつつある……

「科学的な批評家たちは独特の生物学的な基盤の明確な証拠を要求していたのであったが」と（チャーニー博士の同僚）クリスタル博士は語った。「私たちは今それを手にしている」。

（1）ストレスの生物学の一般論は Rose, 1984; Watkins & Mayer, 1982, 1986を読まれたい。ストレス・システムの障害の概論は Chrousos & Gold, 1992を読まれたい。ＰＴＳＤ特異的な心理＝生物学的メカニズム研究の概説は Charney et al., 1993を読まれたい。

（2）最近の研究は、実験室において健康人（ＰＴＳＤと診断されない人）集団を対象として行なわれ、外傷性記憶に（イメージ論的、記号論的）認知論的成分を加えている、これは共通の（記憶増強）メカニズム（すなわちβ-アドレナリン駆動ストレス・ホルモン・システムの活性化）を介するものである（Cahill et al., 1994）。

（3）「神経内分泌的 neuroendocrine」ということばは「神経ホルモン的 neural-hormonal」よりも狭い術語である。前者は導出管のない腺のみを指し、後者は脳内で放出されるホルモン類を包含している。

（4）オピエート（モルヒネ類似物質）と非オピエートとの区別はこの二つのエンドルフィン群のレセプター・サイトが異なるという事実にもとづくものである。神経性とホルモン性との区別は（一）エンドルフィン性痛覚脱失は、ある場合には、その内分泌腺を除去あるいは不活性化した後も持続するという事実、（二）すべてのエンドルフィン性痛覚脱失は神経系の損傷によって弱まり、さらには消滅するという事実にもとづいている。したがってエンドルフィン類の放出がホルモン的な出所まで辿れない時（ケース1）、それは神経によって放出されているものと仮定することができる（Watkins & Mayer, 1986; Watkins & Mayer, 1982も）。

結論

一九九四年、アメリカ精神医学界は公式疾病学の第四版を刊行した。この新しいマニュアル、DSM‐ⅣはDSM‐Ⅲが樹立したクレペリン式枠組みを継承している。障害は一般にモノテティックなカテゴリー（範疇）によって表示され、それぞれは明快なクライテリアル・フィーチャーのリストによって束ねられている。このマニュアルと先行版とのもっとも明白な相違はことばのあやであるが、もう一つは祖先伝来の主題である「精神障害」の主義にかんするものである。DSM‐Ⅲ、DSM‐Ⅲ‐Rにおいては精神障害という用語は当時のアメリカ精神医学会を代表する各学派、各党派のすべてを満足させるように定義されていた。すなわち——、

> 精神障害はいずれも個人の内部に生起し典型的にはある一筋の苦痛な症状（苦悩）あるいは自由度低下 impairment と関連する臨床的に重要な行動的あるいは心理学的症候群すなわちパターンとして概念化してある。（中略）さらにある一箇の行動科学的、心理学的、生物学的機能障害が存在するという推論が存在している
> （American Psychiatric Association 1980: 6. 傍点は著者。American Psychiatric Association 1987: xxii をもみよ）。

この定義は一種の約定書とみなして読むべきものである。それは精神障害の領域における相対立する流派すなわち精神分析学派、行動科学派、還元主義的生物学派、折衷派の出してくるさまざまな要求を調整し融和させせ

ることを目的としてつくられたものである。ところがＤＳＭ－Ⅳはこの約定書を破棄して「精神障害」を本質的に生物学的に捉える考え方への一元化を推し進めた。

> 本書の題は『精神障害の診断統計マニュアル』であるけれども、精神障害なる語が「精神障害」と「身体障害」とに画然たる一線を引く心身二元論なる還元主義的アナクロニズムの尾を引くことばであるのは遺憾である。「精神的」障害の中に大いに「身体的なもの」が、そして「身体的障害」の中に大いに「精神的なもの」があることには強大な文献の裏付けがある（American Psychiatric Association, 1994 : xxi）。

とうに過去のものとなった二元論をくさすこの種の言い草には格別の新味はない。それは一九五〇年代以来の（精神医学界の）空気であって、ＤＳＭ－Ⅳは、ＤＳＭ－Ⅲ時代に読者の多くがすでに周知だったことを明文化しただけのことである。すなわち「精神」障害というものは自然界のさまざまな領域にまたがっており（したがって当然）科学のさまざまな分野にもまたがっているということである。心身二元論は、精神生活と心理学的諸過程とをその生物学的基盤と絶縁させるものであるから、せっかく精神医学特有の認識論（第八章をみよ）をつくりあげた精神医学的有謬説の基盤である自然の階層秩序と科学の階層秩序とに真向から逆らうものである。心身二元論（その旗手は力動精神医学である）と有謬説との闘いにおいて、二元論は敗れて場外に去った。

ＤＳＭ－ⅣはまたＰＴＳＤの記述にいくつかの変更を行なった。そのうち二つはまあ小さな変更である。まず、小児のＰＴＳＤの現象面を巨細に注意するようになった。たとえば、症状としての侵入現象は児童においては「ほとんど内容を認めない恐怖夢」の形をとりうることに注意せよというアドヴァイスがある。繰り返し心をかき乱す苦しい夢をみる児童は、外傷性記憶の可能性を臨床家たる者は考えねばならない――。第二は、ＤＳＭ－ⅣはＰＴＳＤの疾病分類上の境界線を引き直し、新たに短期のストレス反応現象を独立させて「急性ストレス反応」と命名した。これは病因的事件から一カ月以内に始まり、発症後一カ月以内に終息する一つの症候群である。

ＤＳＭ‐Ⅳにおける最大の変更は、ＰＴＳＤにかんする病因的事件の定義すなわち「ストレッサー基準」の変更である。第四章において私はこの「ストレッサー基準」項目がＰＴＳＤ症候群を一つのものとし、これを他の点では変わらないが非外傷性病因を持ち別個の診断を付された症候群、特に不安障害と抑鬱障害とがさまざまな形で統合したものと区別する決め手となっていることを具体的に説明した。ＤＳＭ‐ⅣとＤＳＭ‐Ⅲ‐ＲにおいてはＰＴＳＤ発症の契機となる事件は二つの項目と連合したものであるべきだとされる。

項目一　外傷的事件は通常の人間体験の範囲を超えていること。

項目二　その事件は、それを体験する者のほとんど誰にもきわめて苦痛であること。

一九九〇年代の初め、ＤＳＭ‐Ⅳ作業班はＰＴＳＤの定義の妥当性を評価し直す小委員会をつくり、変更の勧告を行なった。小委員会の報告は、右の二項目は改訂するのが望ましく、その理由は、項目一のほうは「漠然として信頼が置けず」、項目二のほうは外見はほぼ同一の事件に対する反応は人によって異なるという事実に目をつぶっていることであるというものであった（American Psychiatric Association, 1991 : H : 15）。

第一の項目を「漠然」というのはいささか妙である。何がどうあろうとも、外傷的事件は必ず通常の人間体験の範囲外にあるという、項目の核心的観念は正確すぎではないか。この定義はベトナムで例外的な類いの戦いを闘ってきた兵士の例外的な体験／記憶に寸法を合わせて裁断したものであった。この定義に問題があるのは、単純なことで、ルーティンにＰＴＳＤと診断される多数の症例に合わないというだけである。マニュアルが言っていることと診断担当者がやっていることが違っていることは非常に多い（この点については第四章および五章を参照のこと）。小委員会の挙げた第二の点は、恐怖を起こさせてしかるべき事件に対する主観的反応

（の多様性）に注目せよといっているのであるが、これまた、ＰＴＳＤの正式の記述と広く宜《よ》しとされている診断実践とに整合性が欠けていることを明らかにしている。この問題はＰＴＳＤの黎明期から診断担当者には自明のことであったが、当時まで無視されるか、雑多な補助仮説をつくりあげて説明をつけていたのであった。

ＤＳＭ－Ⅳ作業班は小委員会の批判を容れてその勧告する変更を採用した。

項目一　外傷を受けた人とは過去に死（現実の死あるいは死の脅威）あるいは重篤な傷害（自己あるいは他者の身体的完全性が損なわれる脅威を含む）を体験し、あるいは目撃し、あるいは直面化させられた人である。外傷的事件に「直面化」させられた中には、「家族あるいはその他の近しい人の、不意打ちの、あるいは暴力的な死、重篤な損傷あるいは死あるいは傷害の脅威について知らされること」を含むことありとする。

項目二　外傷を受けた人の、以上の事件に対する反応には強度の恐怖、または孤立無援感、または戦慄恐怖《ホラー》を含むものであったとする（American Psychiatric Association, 1994 : 424, 427–428）。

ＤＳＭ－Ⅲ、ＤＳＭ－Ⅲ－Ｒと同じく、病因的事件と症状の発来との中間期間には期限が設けられていない（「症状」の発来といったが正確には「社会的、職業的あるいはその他の重要な活動領域における臨床的に有意な苦悩あるいは機能損傷」（American Psychiatric Association, 1994 : 429）を起こすに足る症状のことである）。

この変更の結果、ＤＳＭ－ⅣではＰＴＳＤ診断に動員できる体験と記憶の多様性が大きくなった。この改訂された基準に従えば、死と傷害への遭遇が異なった人に異なった形での影響を及ぼすということの他に、異なった人は現実的な「脅威 threat」について非常に異なった考え方を抱いていてもよいということをも認めなければならなくなった。また、（直接の遭遇ではなくて）死あるいは傷害の報告も十分外傷性ストレスとなりうることをも認めなければならなくなった。最後に、（項目二の改訂において）いっさいの限定形容詞抜きで「反応 response」という術語を用いているが、このことによって、事実が生じてから長い時間が経った時に苦悩感

（強烈な恐怖など）に気づいた症例をもPTSDの診断に含めてよいこととなる。これは第四章においてDSM-Ⅲ、DSM-Ⅲ-Rとからめてとりあげた場合である。DSM-Ⅳは、外傷の犠牲者が自分の外傷の重要な点――感情を含む――がPTSDの徴候であることに思い当たる力がないことを読者に注意している。『ニューヨーク・タイムズ』に最近載った論説は、PTSD研究者へのインタビューにもとづいて、そういう人こそPTSDを起こすリスクの高い人たちである、たとえ事件から二十年経っていても――と述べている。すなわち――、

> 明らかに動揺を秘めた平静さを以て反応する人々が特に外傷後の苦悩のはなはだしい問題を起こしやすい人たちの可能性がある。（中略）この問題は数カ月いや何年か経つまで浮上してこないこともあってよい、と権威筋は語っている（下略）。
>
> チャールズ・マーマー博士によれば、危機においてPTSDのリスクのもっとも大きい人たちとは「人生の情動的難題に直面すると、自己の感情に目をつぶったり、感情を自分の中にしまいこむことによって対処しようとする人である。（中略）感情をいわば床の敷物の下に掃き入れて隠そうとする人ほど、外傷の際に解離を起こしやすい」(Goleman, 1994 : 20)。

この改訂の実践上の効果はストレッサーの基準が現在行なわれているところと一致したことである。改訂された分類によって、それまでの規則のもとでPTSDと診断されていた人で、診断からはみ出る人は一人もいない。たとえば、殺人や嘆かわしい身体損傷を平然と与えて後悔していない復員兵の心的外傷も新しい診断からはみ出ない。寒風吹きすさぶ屋外に取り残される者は一人も出ない。この改訂によって兵役関連年金の受給権を失う者はいないのである。

改訂されたＰＴＳＤとそれ以前の版の記載事項には以上の連続性があるけれども、ＤＳＭ－Ⅳの刊行は重大事件である。それは外傷性記憶の本国帰還を告げるものである。外傷性記憶をベトナムの密林と高地地方から故郷に連れ戻すという行為だったのである。外傷性記憶の最近の歴史を支配していたものは、ベトナム戦争の帰還兵の体験と復員軍人局がＰＴＳＤ研究とＰＴＳＤ特異的治療に出した資金とかけた発破とであった。しかし、この状況は変わりつつあるようである。ベトナム戦争帰還兵の記憶と福祉と不平不満とはアメリカ人マジョリティの関心が薄れつつあることである。その外傷原性となった苦しみは、カンボジア、ボスニア、ルワンダその他において新たに発生した目を蔽いたくなる残虐行為と新たに生じた犠牲者の前に光を失いつつある。ベトナム戦争帰還兵の集団的記憶は薄れて、それよりも古くて、記憶もさだかでない朝鮮戦争、第二次大戦におけるヨーロッパと太平洋戦域の戦いの記憶と一つになりつつある。ベトナム帰還兵が老いて影薄くなり、その政府内のパトロンも優先事項を新たにしつつあり、かくて外傷性記憶の歴史の一章は終わりに近づきつつある。

訳者あとがき

1

本書は、Allan Young: *The Harmony of Illusions—Inventing Post-Traumatic Stress Disorder*, Princeton University Press, Princeton, New Jersey, 1995 の全訳である。原題『幻想の調和』は凝った題で、長すぎる副題抜きでは内容を推定しえないという判断によって、邦訳では内容に即した『ＰＴＳＤの医療人類学』とした。

医療人類学とは、医学・医療を研究対象として客観的に研究する人類学の新しい分野である。神戸大学医学部精神神経科時代の訳者の一人（中井）のところで日本の精神医学教育を研究したハーヴァード大学人類学部大学院生（当時）のジョシュア・ブレスラウ君のジョークによれば「医者を動物みたいに考えて（客観的に）研究する学問」ということになる。本書は、目下特に米国で流行のＰＴＳＤを真っ向からとりあげて、これに縦横に解剖のメスをふるったものである。こういうものは医者には書けない。それは、医者が事態にコミットしているからでもあるが、意識的無意識的に医師の立場にわが身を置いてしまうからでもある。医師が「人類最古の職業」の一つであるからには、この眼のうつばりは牢固として抜きがたいものがあるだろう。

いっぽう、医療人類学はきわめて若い学問である。それは人類学の一分枝であり、非西欧社会の医学・医療実践の人類学的記述の学から出発して、徐々に、現代社会の生々しい医療の現実に接近する途上にある。本書のように一つの疾患の歴史的・理論的・臨床的根拠を徹底的に洗おうとしたのは、ひょっとするとはじめてではないだろうか。少なくとも、医学の概念が本格的な科学的認識論の批判の洗礼を浴びたのは、最初であろう。しかも、取り上げたのは他でもない、精神医学界だけでなく知的公衆の間でも論議のやかましいPTSDである。本書以外のPTSDについての研究書は、私の知るかぎりすべて、精神科医、臨床心理学者によって書かれている。本書のユニークな位置はまずそこにある。一九九八年ウェルカム医療人類学賞受賞もゆえなしとしない。

2

では、著者アラン・ヤングとはどういう人であろうか。彼から送られてきた、三人称で書かれた自己史を主として示そう。多少の要約はゆるされたい。

ヤングは一九三八年三月三十一日、アメリカ合衆国ペンシルヴァニア州フィラデルフィアに生まれた。米国独立宣言の地であり、幼年時代の街は第二次大戦下、軍艦、商船の建造などに湧いていたはずである。彼はペンシルヴァニア大学人類学部を卒業し、大学院修士課程はワシントン大学でおくった後、ペンシルヴァニア大学人類学部博士課程に移って、人類学でPh・D（哲学博士）を取得した。文化人類学はアメリカ的科学として隆盛期にあった。彼が医療人類学の始祖とみなすモデルはイヴァンズ＝プリチャードで、そのアザンデ族における魔術、呪術、オラクルについての研究である。しかし、彼の独自性は、方法論と科学哲学の筋金であり、学生時代に強い影響を受けたのはマルクスとウィトゲンシュタインで、この延長上に最近では本書に出てくるラドウィク・フレック、またやはり本書に引かれている科学哲学者、イアン・ハッキングに負うところが大だという。本書第二部「外傷体験の変容」、特に「外傷的時間の構造」には彼のこの面が躍如としていよう。

3

彼の最初のフィールドはエチオピアであった。支配的部族アムハラ族の一地方において医学思想と実践の調査を行なった。関心は彼らの医学的推論のシステムと、医療専門家における知識の世代間伝達にあった。最初のフィールドに出ながらも、同じ時期に彼は医療人類学のあるべき理論と方法論についての多くの論文を書いて注目されている。

次に彼は一九七九年と八一年の二回、ネパールを短期間訪問し、首都のあるカトマンズ渓谷で、主に「ヒンドゥーの漢方」であるアユールヴェーダ医学の実態を研究した。当時、ネパール政府はＷＨＯに協力して、近代医学薬物と同等の効力のあるアユールヴェーダ医学の薬物を発見し、これを採用して安価な医療を国民全体に提供しようとしていた。彼は、この方法の歴史を調べ、関係行政官にインタビューを繰り返し、アユールヴェーダ医科大学にも入っている。

ネパール政府の最初の意図は壮大であったが、結局は、このプログラムを利用して厚生省におけるアユールヴェーダ医学の威信を高めることに堕していった。その際にアユールヴェーダ医たちのとった戦略を彼は分析した。一つは、近代医学の医科大学でアユールヴェーダ医学の講義を行なわせ、その時間数を増やすというもので、もう一つは、医師の称号を従来の低位置から近代医学の医師なみにする称号一元化の戦略であった。彼は、この運動の関与者が同時に複数の目的を追求し、その際、公衆衛生とか社会福祉などの美辞麗句でほんとうの動機や目的を美化する過程をまのあたりにした。この体験をとおして得られた政治的・歴史的感覚は、ＤＳＭ‐Ⅲの成立、ＰＴＳＤカテゴリーのＤＳＭ‐Ⅲへの編入の過程に十分生かされている。

4

一九三八年生まれの彼はベトナム戦争世代に属する。かねて一九五九年の大学在学中に陸軍将校に任官され、在学中とエチオピア滞在中、軍務参加を猶予されていた。ベトナム戦争たけなわの一九六七年、彼は召集されて、歩兵将校としての訓練を受けた。「重い心でこの命令に従った、私個人はこの戦争に反対だったから」と彼は記している。しかし、彼はもはや大尉として約二五〇人の部下を率いる立場であった。共に訓練を受けた部下の中にはベトナムでの戦闘経験者もいた。新しい部下を連れてベトナムに赴けという命令を受けた直後、命令は撤回されて、彼は実際にベトナムの土を踏むことはついになかった。ペンタゴンの参謀本部付き情報将校に引き抜かれ、陸軍参謀総長ジョンソン大将の指揮する計画の責任者となったからである。それは捕虜問題であった。第二次大戦の際フィリピンで日本軍の捕虜となった大将は捕虜問題に関心が強く、ベトナム軍による米兵捕虜の現状を把握することと、ハーグ陸戦条約を戦争終了後にゲリラ戦の盛んな現代に合わせて改定する準備とを彼のチームに課した。彼はその過程で、任務期間の一九六七年から六九年にかけてベトナムで起こっていた怖ろしい出来事の記録に接する機会を得た。

5

ネパール研究を終えた彼は招かれて、一九八五年から一九八八年にかけて、ベトナム帰還兵ＰＴＳＤ治療の新精神科施設で人類学的研究を行なった。フィールドワークじゅう、自身が一端に触れたベトナム戦争の現実が念頭を離れなかったという。本書をつらぬく気迫は、彼のベトナム戦争体験と無関係ではありえない。彼は戦争がもっとも苛烈だった時期に不意に部下と別れて内地勤務に転じた。ある意味では彼は生存者《サヴァイヴァー》であり、生存者としての責務を彼が感じたとしてもふしぎではなかろう。

6

本書の「意図は外傷性記憶の臨床的・科学的知識の認識論を探究することにあった。この意味では、精神医学にかんする彼（ヤング）の現在の研究も、エチオピア高地の現地人医療者についての初期の研究の延長であり、発展である」と彼は書いている。

彼の主著である本書は、当然、初期の研究からの首尾一貫した帰結であろうが、他方、四半世紀をつうじての政治的、歴史的、理論的成熟の成果でもある。そして、「彼（ヤング）の研究は記述人類学的であるが同時に歴史的でもある」と述べているとおり、伝説を歴史に置き換える大きな一石を投じた書である。

本書は、強い主張《ストロング・オピニオン》の書である。実際、著者の主張は、外傷性記憶という記憶は十九世紀後半に生まれた新しいタイプの記憶であって、それ以前にはなかったというショッキングなものである。その骨子は特に、「日本版への一九九九年の序説」xxixページ以下を読まれたい。著者は、最後に将来のＰＴＳＤの運命の三つの可能性を予想しているが、これはPTSDを文化依存症候群と考えているにひとしいことである。「序説」はもちろん、「日本版への序説」も日本人読者のための「親切」な解説でなく、ここで著者は、むしろ、本文よりも歯に衣きせずに言いたいことを語っている。この二つによって著者の意図と本書の構成とを知ることができる。

7

本書の構成も内容要約も二つの序説に尽くされているが、日本の私たち独特の本書の読みどころもあるだろう。「あとがき」の筆者にとってインパクトの強かったところをいくつか挙げれば、

(一) 戦争神経症の概念の源泉となった第一次大戦の過酷な真実である。この戦争は日本から遠いところで戦われ、日本は海軍の一部が太平洋と地中海という周辺で参加したにすぎず、むしろわが国は戦争景気に湧いた。開戦直後、英国政府は三個師団の派遣を要請し費用負担を申し出たが、加藤高明外相はただちに拒否し、その後フランスからの要請にも断然応じなかった。この時代の日本外交は驚くほど冷静かつ合理的であったという(山内昌之『帝国と国民』岩波書店、二〇〇四年)。戦線には当時、インド、アフリカ各地、カナダ、オーストラリア、ニュージーランドの兵が投入されていた。オーストラリア、ニュージーランド両軍のダーダネルス海峡の入口ガリポリ半島における惨状は未だに両国の国民的トラウマとなっていると聞く。日本軍が同じ運命に遭ったとしたら歴史はどうなっていただろうか。しかし他方、日本陸軍は、第一次大戦に参加しなかったために、近代戦の現実を知らず、日露戦争型の装備で第二次大戦にのめりこむのである。延べ七年にわたる「シベリア出兵」にその原型がすでにある。掠奪などの不軍規も(石光真清『誰がために』参照)。

いずれにせよ、この大戦は、一会戦に数十万の死者を出しており、しかも、会戦の結果が無意味であって戦線の位置をほとんど変えなかったこと、基本的に銃剣を以てする白兵戦で戦われ、毒ガスや戦車など近代兵器の登場も白兵戦の悲惨を倍加するのみであった。英国のプロ兵士が開戦後満一年を待たずに全滅したなどは私の知らなかったことであった。ここで、伝統的な外傷神経症史は、先覚者、聖者としてのリヴァーズを登場させるが、彼だけでなく、医

師の描いてきた外傷神経症の歴史の「脱神話化 Entmythologisierung」は、第一部における瞠目点である。

（二）一九八〇年にアメリカ精神医学会の公式診断マニュアルとなったＤＳＭ‐Ⅲは、建前は国際診断基準ＩＣＤの地方版でありながら、その精密さ、膨大さ、付属の手引き、臨床応用書の多さによって、公文書のような読みにくい文章にもかかわらず、ＩＣＤを圧倒し、米国内では、訴訟社会を繁栄して弁護士、民間保険関係者に医師よりも多く売れ、国外では、一国また一国とその国の伝統的分類体系を圧倒し、独自診断体系の最後の牙城フランスにも一九九〇年代に浸透して、文字どおりのグローバリゼーションが完成した。このＤＳＭ‐Ⅲの成立事情も、その中に、ＤＳＭ‐Ⅲの理念からみれば異端児であるＰＴＳＤが導入されたいきさつも、私には本書を読んではじめて明らかになったことである。

ＤＳＭ‐Ⅲとその後継者ＤＳＭ‐Ⅲ‐Ｒ、Ⅳは、二十年間、ＤＳＭ帝国主義といわれるほどに世界の精神医学を支配したが、この精神医学の規格化によって、本元の米国で医学生、特に優秀な分子の精神医学志望者が数分の一に激減した。また、次第に、この体系の弱点である発達的観点を中心とし、カテゴリー的でなくディメンジョン的である発達精神病理学派がフロイトなどの力動的精神医学と生物学的精神医学との連携の上に台頭しつつあるが、ＤＳＭ体系は、依然、精神医学界のみならず、社会的にも一つの制度《インスティチューション》の位置を獲得しており、共通語《リングア・フランカ》としては半恒久的に存在するかもしれない。

（三）ＰＴＳＤ概念の論理構造と脆弱点である。これは、ＰＴＳＤ概念の単純な否定でなく、矛盾や弱点を自覚することから科学の新たな発展が生まれることは、何も物理学に限らないことのはずである。

（四）一九八〇年代における復員軍人局の治療センターのシステムと、そこにおける治療実践の実態も驚きであった。所長が頑固なフロイディアンであるのをはじめ、グループ治療場面における開示の強要、時にナンセンスに近づく硬直的な所内規定、治療対象や動機の問題など、多くを挙げるに及ぶまい。実態はこのようなものであったのか、と改めて思う。著者は、このように受傷後二十年近くを経過し、その間にありとあらゆることを経験している者は研究対象としてもっとも不適当であるとして、対照的にマクファーレンのオーストラリア叢林火災の消防士研究、アレグザンダーの北海油田倒壊犠牲者を処理した警官研究をＰＴＳＤ研究の模範として挙げる。

しかし、現在盛んな生物学的素因研究の対象としては、ベトナム戦争の復員軍人に如くはないのが現実であった。施設にとどめて多数を継続的に研究できるからである。もっとも、彼らも歳を取った。本書に出てくる復員軍人はなかなか威勢がよいが、一九九〇年代のＰＴＳＤ治療施設を訪問した日本精神科医の直話によると、現在の彼らは、かつての慢性結核病棟患者、慢性精神科病棟患者の多くのように、受動的・無気力な存在だそうである。もっとも、私の同僚が視察した患者が、本書と同一人物であるわけではない。

その他、読者は、いろいろな発見をなさるであろうかと思う。

なお、記憶論について、あとがきの筆者は、約三歳以前の記憶と以後の記憶とは多くの点において異なっており、外傷性記憶は古型の記憶に属するという仮説を立ててきたが、それは別のところで何度か記したので、付記に止める。

一九八九年、著者はクリーヴランドのケース・ウェスターン・リザーヴ大学を辞職し、米国を去ってカナダに移り、モンレアル（モントリオール）のマッギル大学に移った。現在の彼は、大学の社会学的医学研究部門の主任教授であり、人類学部および医学部の教授を兼ねている。モンレアルに本拠を置く、文化精神医学研究ネットワークのメンバーでもある。

8

ベトナム戦争は、一九六四、五年に始まり、一九七三年に終わったとされているが、ワシントンのベトナム記念碑に記録されている戦死者は一九五七年から一九七五年に及ぶ。米国史上最長の戦争であり、史上最初の敗戦であった。最初のテレヴァイズド・ウォー（テレビ中継戦争）であり、多くの印象的写真と相待って、米国をはじめ、各国に烈しい反戦運動が起こった。

米国は、その「進歩と繁栄を維持するために必要な人物」を徴兵免除し、また、富裕階級の多くは子弟を州兵に入れるなど、さまざまな手段で徴兵逃れを図った。このことは、従軍兵士に「われわれは米国に必要とされていない人間だ」という感情を生んだ。徴兵を免除された知識人が反戦運動の側に立って、英雄視されたために、戦後、この怨恨は、さらに深いものになった。兵士たちは「パレードも旗もなく、ただ小川がさらさらと石の上を流れる」故郷に独り帰っていった。一九七〇年代は、米国にさまざまの亀裂が生じた時代である。ＰＴＳＤの認知も、それを癒そうとする一つの試みであった。これは、フェミニズム運動が性的外傷後のストレス症状がこれと同一であるという発見を生み、精神医学に外傷の重要性を再認識させた。しかし、同時に、その成立の事情からして、ＰＴＳＤは高度に政治的であることを免れなかった。

なお、ベトナム戦争については、わが国の若い研究者による優れた業績、生井英考『負けた戦争の記憶――歴史のなかのヴェトナム戦争』（三省堂、二〇〇〇年）がある。また、わが国から遠い戦争だったが戦争神経症概念の成立に欠かせない第一次大戦の悲惨については、モードリス・エクスタインズ『春の祭典――第一次大戦とモダン・エイジの誕生』（金利光訳、ＴＢＳブリタニカ、一九九一年）に詳しい。

9

本書の翻訳の企画は、阪神・淡路大震災の翌年、一九九六年春に神戸で行なわれた多文化間精神医学会の会場ロビーに訳者たちが集まったところから始まる。震災の余波はまだ人々の心に生々しかった。私たちは、心的外傷とその治療を熱情を籠めて語る実践者・精神科医ハーマンの『心的外傷と回復』と、ＰＴＳＤ概念を冷静に批判的に論じつつ米国における治療の必ずしもバラ色でない実態を客観的に記すヤングの本書とを、同時に出版することを構想した。両者はともに必要と思われた。概念は批判的に導入されなくてはならない。

内藤と私を除く訳者たちは、多かれ少なかれヤングと面識があって、皆ヤングの翻訳の担当を希望した。結局、ハーマンは私が単独で訳することになった。これは一九九六年春から初夏にかけて三カ月ほどで仕上げた。共訳というものは一般に時間と手数がかかるもので、「あとがき」の筆者が中途で病気をしたことも手伝って、一九九五年の出版直後に著者から原本を贈られながら、ハーマンとの同時出版どころか、五年後になったのは、「あとがき」の筆者の責任である。

もっとも、本書は、その本性からして、科学書と同じようには古くならない。これは、本質が歴史的かつ記述人類学的研究だからであって、その点では文化精神医学者で精神医学史家であったエランベルジェの仕事と通じるものがある。こういう事実調査にもとづく批判的提示なくしては、外国の概念の移入は上滑りにならざるをえないと私は思う。精神医学にもその例がないとはいえない。

翻訳の分担については、

大月康義、第一章、第二章、第四章／下地明友、第五章、第八章／辰野剛、第三章、第六章／内藤あかね、第七章である。中井は、全文を訳語、文体を統一し、一貫性を強めるために全文を書き直し、各訳者に校正刷の分担分を送付して、さらに訂正を求めた。最終的文責は中井にある。

最後に、私に本書を贈られ、翻訳の契機となり、いろいろな質問に答えられたアラン・ヤング先生、かなり手数のかかる本書の編集には仕上げの時期の母堂の逝去にもかかわらず終始尽力されたみすず書房の守田省吾さんに深く感謝します。また、大阪大学大学院、臨床心理学専攻の酒井佐枝子さんには心理テストについてご教示いただいたことにお礼申し上げます。

二〇〇一年一月、神戸にて

中井　久夫

人名索引

＊ 特記しない者の多くは PTSD 研究者である

ア 行

アイゼンク，ハンス Eysenck, Hans（イギリスの心理学者，フロイト批判者） 194
アブラハム，カール Abraham, Karl（ドイツの精神分析学者） 102
アルプワックス，モーリス Halbwachs, Maurice（フランスの精神科医） 181
アレグザンダー，フランツ Alexander, Franz（ドイツ生まれの精神分析学者） 129
アンドリーセン，ナンシー Andraesen, Nancy（アメリカの精神科医） 152, 153, 157, 172
イェランド，ルイス Yealland, Lewis（イギリスの精神科医） 88-95, 108, 114
ヴァン＝デア＝コルク，ベッセル van der Kolk, Bessel（アメリカの精神科医，外傷神経症研究者） 22, 41, 406, 412-415
ウィルソン，ミッチェル Wilson, Mitchell 133-138
エランベルジェ，アンリ（南アフリカ生まれ，カナダの精神科医，精神医学史家） Ellenberger, Henri 26, 27, 47, 54
エリクセン，ジョン Erichsen, John（イギリスの外科医） viii, 4-9, 12, 15, 16, 23, 24, 37, 71, 174, 193, 200
オッペンハイム，ヘルマン Oppenheim, Hermann（ドイツの神経学者） 14, 15, 23, 37, 64, 75, 79, 93

カ 行

カーディナー，エイブラム Kardiner, Abram（アメリカの戦争神経症研究者） viii, 120-126, 180, 200, 202, 326, 404
カーンバーグ，オットー Kernberg, Otto（アメリカの境界性障害研究，治療者） 324, 346
キャノン，ウォルター・B. Cannon, Walter B.（アメリカの生理学者） 15-24, 43, 44, 46, 47, 109, 113-115
キーン，テレンス Keane, Terence 185-187, 189, 206, 208, 210, 256-258, 412
クライル，ジョージ・W Crile, George W.（イギリスの精神科医） 15-17, 21-24, 43, 44, 46, 47, 109, 113, 115
クライン，メラニー Klein, Melanie（ハンガリー生まれのイギリス児童精神科医） 324
グリンカー，ロイ Grinker, Roy（アメリカの精神科医） 123, 124, 404
グールド，スティーヴン・ジェイ Gould, Stephen Jay（アメリカの進化生物学者） 47, 190
クレペリーン，エーミール Kraepelin, Emil（ドイツの精神医学者）（「ネオ・クレペリン派」をもみよ） 75, 128-133
——に対する精神分析家の批判 130

サ 行

サッスーン，シーグフリード Sassoon, Siegfried（イギリスの詩人） 50, 92, 112
サロウェイ，フランク Sulloway, Frank（科学史家，フロイト研究者） 47
シェイクスピア，ウィリアム Shakespeare, William（イギリスの大劇作家） vi, xvi
ジェームズ，ウィリアム James, William（アメリカの心理学者） 17

ジャクソン，ジョン・ヒューリングズ Jackson, John Hughlings（イギリスの神経生理学者） 27, 42, 47, 56, 109, 113
ジャネ，ピエール Janet, Pierre（フランスの心理学者） viii, x, 15, 31-37, 39, 42, 43, 48, 49, 167, 175, 198
自動症について 31-34
自動書記について 32-33
注意散漫について 32
治療的分解について 48, 49
シャルコー，ジャン＝マルタン Charcot, Jean-Martin（フランスの神経学者，精神科医） viii, 12-16, 40, 42, 46, 54, 70, 95, 96, 167, 328
ジンメル，エルンスト Simmel, Ernst（ドイツの思想家） 102, 107
ストレイチ，ジェームズ Strachey, James（フロイト英訳全集の翻訳者） 40
スピッツァー，ロジャー Spitzer, Roger（アメリカの精神科医，DSM 体系の発案者） 131, 133-138, 142, 145, 150, 151, 186, 202
スペンサー，ハーバート Spencer, Herbert（イギリスの功利主義哲学者） 16, 17, 27, 46, 47, 56, 109, 113
セリエ，ハンス Selye, Hans（カナダの内分泌学者，ストレス学説の創始者） 43

タ　行

ダーウィン，チャールズ Darwin, Charles 17
チオンピ，ルツ Ciompi, Luc（スイスの精神科医） 318
テア，レノア Terr, Lenore（アメリカの精神科医，性被害の治療者） 193
デジュリーヌ，ジョナサン Dejerine, Jonathan（フランスの神経学者） 76
テーヌ，イポリット Taine, Hippolyte（フランスの歴史家） 33
テューク，D. ハック Tuke, D. Hack（イギリスの精神科医） 29

ハ　行

パヴロフ，イワン Pavlov, Ivan（ロシアの生理学者） 15, 21, 22, 26, 47
ハースト，アーサー Hurst, Arthur 62, 70, 76, 77, 79, 93, 95, 115
ハッキング，イアン Hacking, Ian xv, 30, 146, 149, 415
ババンスキ，ジョゼフ Babinski, Joseph（フランスの神経精神科医） 95, 96, 193
ハーマン，ジュディス Herman, Judith（アメリカの精神科医，心的外傷研究・治療者） viii, x, 46, 108, 109, 112, 119, 193, 202, 326, 327
ハロウィッツ，マーディ Horowitz, Mardi xiii, 151, 159, 167, 198, 199, 208
ヒッチコック，アルフレッド Hitchcock, Alfred（アメリカの映画監督） 326, 330
ピープス，サミュエル Pepys, Samuel（イギリスの海相・日記作者） v, vi
ヒューム，デイヴィッド Hume, David（イギリスの哲学者） vi
フィッシャー，R. A. Fisher, R. A.（イギリスの統計学者） 397
フェレンツィ，シャーンドル Ferenzi, Sándor（ハンガリー生まれの精神分析家） 102
フーコー，ミシェル Foucault, Michel（フランスの哲学者） xvi, xvii
ブラウン，ウィリアム Brown, William 78, 79, 96-98, 115
プルースト，マルセル Proust, Marcel（フランスの小説家） 47, 48
ブレスラウ，ナオミ Breslau, Naomi（アメリカの精神科医，PTSD 研究者） 161, 182, 183, 196, 202
ブロイアー，ヨーゼフ Breuer, Josef（オーストリアの精神科医，フロイトの共同研究者） x, 37-39, 175, 327
フロイト，ジークムント Freud, Sigmund（オーストリアの精神科医，精神分析の創始者） viii, x, 15, 37-43, 47, 85-87, 101-107, 174, 175, 180, 324, 327-330, 403
戦争神経症論 101-107, 119-121, 167
フロレンス，モーリス（「フーコー，ミシェル」をみよ）
ペイジ，ハーバート Page, Herbert（イギリス

の外科医）　9, 16, 18, 23, 24, 37, 71, 174, 175, 200
ヘッケル，エルンスト　Haeckel, Ernst（ドイツの生物学者，ダーウィニズムの鼓吹者）　47
ヘッド，ヘンリー　Head, Henry（イギリスの神経解剖生理学者）　55, 108
ベルグソン，アンリ　Bergson, Henri（フランスの哲学者）　48
ヘルツァー，ジョン　Helzer, John　182, 183, 185-189
ベルナール，クロード　Bernard, Claude（フランスの生理学者）　49
ベルネーム，イポリット　Bernheim, Hyppolyte（フランスの催眠研究家）　31, 46, 54
ポッパー，カール　Popper, Karl（オーストリア，イギリスの科学哲学者）　393, 399

マ　行

マイヤー，アドルフ　Meyer, Adolph（アメリカ精神医学の父）　133, 403
マイヤー＝グロス，W.　Meyer-Gross, W.（ドイツの精神科医．イギリス精神医学の再生に尽力）　135
マクドゥーガル，ウィリアム　McDougall, William（アメリカの行動主義心理学者）　93, 98, 99, 115, 176
マクファーレン，A. C.　McFarlane, A. C.（オーストラリアの災害精神医学者）　194-198
ミケール，マーク　Micale, Mark（アメリカの歴史家，エランベルジェ研究者）　13, 44, 114
ムージル，ローベルト　Musil, Robert（オーストリアの小説家）　255
メニンガー，ウィリアム　Menninger, William（アメリカの精神科医，精神医学校主宰者）　125, 403
モット，フレドリック　Mott, Fredrick　61, 62, 64, 66, 74, 79, 93-95, 102, 114, 115
モンテーニュ，ミシェル　Montaigne, Michel（フランスの思想家，『エセー』の作者）　54

ラ　行

リヴァーズ，W. H. R.　Rivers, W. H. R.（イギリスの人類学者，医師）　x, 42, 46, 50-60, 78-88, 90, 92, 93, 107-114, 119, 175, 180, 193
　原始感覚と感覚について（ヘンリー・ヘッドとともに）　55, 56
　西欧・非西欧の医学信仰と実践の合理性について　50-54
　フロイトとの対比　x, 59, 60, 85, 86, 101, 102
　無意識について　59, 60
　リヴァーズをめぐる誤解　87-93
　ルイス・イェランドとの対比　90-93
リクール，ポール　Ricœur, Paul（フランスの哲学者）　330
リフトン，ロバート　Lifton, Robert（アメリカの社会心理学者）　149-153
リボー，テオデュール　Ribot, Théodule　27-29, 36, 42, 48, 110, 113, 167
ルナン，エルネスト　Renan, E.（フランスの歴史家）　42
ルリア，A. R.　Luria, A. R.（ロシアの神経学者）　29
レヴィ＝ブリュール，リュシアン　Lévy-Bruhl, Lucien（フランスの人類学者）　52-54
ロック，ジョン　Locke, John（イギリスの哲学者）　vi
ロフタス，エリザベス　Loftus, Elizabeth（アメリカの証言信憑性研究者）　193

事項索引

ア　行

ICD（「国際疾病分類」をみよ）
暗示　suggestion（「ババンスキ，ジョゼフ」をもみよ）　35, 53-60, 93-97, 111, 327, 328
　暗示神経症　suggestion neurosis　85
　——とメラネシア医学　57
　自己暗示と他者暗示　autosuggestion and heterosuggestion　53, 54
　理性との相違　58, 59
意識状態　states of consciousness
　下意識（シャルコー）　subconsc.　25（ジャネ）　33-35
　交替意識　alternating consc.　29
　第二意識（ブロイアー，フロイト）　second consc.　38
　二重意識　double consc.　29, 48
　無意識（リヴァーズ）　unconscious　59-60
　夢遊病　somnambulism　29-33
　有機的意識（リボー）　organic consc.　48
ヴードゥー死　voodoo death　19-21
エンドルフィンと自己嗜癖　endorphins and self-addiction　xiv, xv, 22, 23, 411, 414, 418-420, 424, 426
オートグノシス　autognosis　97-101, 111

カ　行

外傷後ストレス障害　post-traumatic stress disorder（PTSD）（「外傷性記憶」「外傷的時間」「外傷的事件」をもみよ）
　疫学的研究　epidemiological research　181-191
　矛盾，疫学的所見の　182-185
　不整合性の説明　185-191
　診断基準　diagnostic criteria　147, 148, 158-160
　偽性PTSD　factitious PTSD　192
　治療　therapies（「士気崩壊問題」をもみよ）
　行動療法　behavior therapy　255-257
　効率比較　relative efficiency　261, 262, 323
　認知療法　cognitive therapy　257-259
　薬物療法　pharmacotherapy　259
　歴史　viii, 146-160, 200-202
　反対，DSM - Ⅲ に PTSD を入れることへの　150, 155, 156, 187
外傷性記憶　traumatic memory
　映画的映像　cinematic imagery　121, 326-333
　記憶消化の失敗，PTSD における　failure to metabolize memories in PTSD　xiii
　寄生的映像　parasitic imagery　vii, 25, 27, 35, 39, 42, 104, 111
　反復強迫　repetition compulsion　106, 121, 278-284
　フラッシュバック　flashbacks　170
外傷的時間　traumatic time　x, 160, 161, 178
　——と因果律　191-199
　時間の均質化　homogenization of time　197-199
外傷的事件　traumatic events
　語源　etymology of “trauma”　3
　道徳的多元異質性　moral heterogeneity　175-179, 421
　類型学　typologies　173-175, 195-197

解体（病理解剖学的）（ジャクソン） pathoanatomical dissolution (Jackson) 56-58
科学（「有謬主義」をみよ）
過去の医学化 medicalization of the past 41
語り narrative（「オートグノシス」をもみよ）
——の整合性 243-245, 330, 331, 422, 423
診断的—— 211-252
病因的—— 288-303
環境論的アプローチ（精神障害への）（「マイヤー，アドルフ」をもみよ） 123, 133
感情論理 affect logic ix, 48, 174, 175, 314-323, 424
記憶 memory（「オートグノシス」「外傷性記憶」「健忘」「集団的記憶」「超限記憶症」をもみよ） vi, vii, 3, 23, 26, 41, 42, 99, 168, 321, 422
寄生的記憶 parasitic memory（「外傷性記憶」をみよ）
機能的障害 functional disorders 11, 68-70
恐怖 fear（「感情論理」「戦慄恐怖」「闘争・遁走・凍結反応」をもみよ） 15ff., 59, 80-85
苦痛の記憶と等価値の—— equivalent to the memory of pain 15, 16
局地的知識 local knowledge（「類推的推論」をもみよ） 172, 173
『ギルガメシュ叙事詩』Epic of Gilgamesh vi, viii, 200
苦痛 pain 16, 47
外科的ショック surgical shock（「ショック」をみよ）
幻想の調和 harmony of illusions xiv
健忘 amnesia（「意識状態」「記憶」をもみよ） 3ff., 99-101
後催眠暗示 post-hypnotic suggestion（「暗示」をみよ）
交替人格 alternating personalities 29, 33
国際疾病分類（世界保健機構） International Classification of Diseases (World Health Organization) 130, 133
告白（「懺悔」をみよ）
国立 PTSD 治療センター National Center for the Treatment of Post-traumatic Stress Disorder（「外傷後ストレス障害」「語り（診断的，および病因的）」「補償金，外傷原性障害に対する」をもみよ） xii, 263-323
——の効率 266-270
——の歴史 265, 266
イデオロギー 285-288, 331, 347
外傷的事件を開示する disclosing traumatic events 309-314
患者選択 264, 265
限界設定 limit-setting 278, 279
診断（の）実際（践） 205-211
スタッフ 262-264
治療プログラム 263-267
治療方針 therapeutic orientation 259, 260
抵抗行為 act of resistance 270-276, 278, 303-306
固定観念 fixed ideas 35, 36, 43, 48

サ　行

罪悪（罪悪感） guilt（「感情論理」をもみよ） 13, 175, 176
詐病 malingering（「補償金，外傷原性障害に対する」をもみよ） 70-73
懺悔 confession 26
シェルショック shell shock（「ショック」をみよ）
士気崩壊問題 demoralization thesis 259, 260
自己（「オートグノシス」をもみよ）
——と記憶 vi, vii
——と忘却 28, 29
語りとしての—— 28, 36
事実 facts xvi, 145, 146, 393
——対所見（発見） 396-398, 405
——の三角測量 triangulation 189, 190
——の妥当性 validity 142-144, 169, 190
——豊富科学 fact-rich-sciences 405, 421
失神 syncope 12, 121
集団的記憶 collective memory（「記憶」をもみよ） 179-181
情動 emotion（「感情論理」をみよ）
ショック shock（「神経生物学」をもみよ）

外科的ショック　surgical shock　5-7, 10, 15, 16, 20
シェルショック　shell shock　viii, 60-65, 67, 73-76, 86, 114, 393
身体的証拠の欠如　62
情動性ショックと（脳）振盪性ショックの相違　74
神経性ショック　nervous shock　ix, 3ff.
——の綜積（クライル，キャノン）summation (Cryle, Cannon)　19-21；（ブロイアー，フロイト）(Breuer, Freud)　37, 38
除反応治療　abreactive therapy　38, 95-99, 107, 123, 124, 327, 328
進化的自然主義　evolutionary naturalism　47, 59, 80-83
新基準兵士　new standards men　276-278
新クレペリン派　neo-Kraepelinians（クレペリーン，エーミール」をもみよ）　131-134, 145, 152, 156, 427
神経症　neurosis（「戦争神経症」をもみよ）
暗示神経症　suggestion neurosis　85
外傷神経症　traumatic neurosis　14
禁圧神経症　repression neurosis　85
現実神経症　actual neurosis　39, 40
現行疾病分類からの削除　133-135
精神神経症　psychoneurosis　38
神経衰弱　neurasthenia（「不安神経症」をもみよ）　63, 73, 75, 114
——と第一次世界大戦時の将校　and World War I officers　78-85
神経性ショック　nervous shock（「ショック」をみよ）
神経生物学　neurobiology（「キャノン，ウォルター，B」「クライル，ジョージ，W」「ショック」をもみよ）
——と神経伝導路の増量　and augmentation of neural pathways　47, 411-413
——の研究　415-420
ストレスの——　17, 20, 115, 406-411, 426
PTSD の——　411-415, 421-424
神経病質人格　neuropathic personality　67, 79, 114
神経模倣症　neuromimesis（「模倣症」をみよ）
真実（真理）　truth（「事実」をもみよ）　xvi, 396, 397
心身二元論　mind-body dualism　428
「診断保留（神経性）」分類　"not yet diagnosed (nervous)" classification　64
心臓異常活動（「DAH」をみよ）
新パヴロフ派　neo-Pavlovians　22, 26, 42, 43
ストレス反応症候群　stress-response syndrome（「外傷性記憶」「神経生物学」をもみよ）　xiii, 198, 199
——と素質・ストレス・モデル　and the diathesis stress model　199
科学的推論の諸形式（「事実」「統計学的推論」「有謬主義」をみよ）
スプリッティング（精神内界の）　splitting (intrapsychic)　324
精神障害の診断
事例性　caseness　170, 171
診断基準　diagnostic criteria
——の信頼性　reliability　139-142
高技能選択肢と低技能選択肢　high and low skill options　140
特異性と敏感性　specificity contrasted with sensitivity　168, 169
診断技法（テクノロジー）　diagnostic technologies
研究診断基準（RDC）　Research diagnostic Criteria　141, 142
構造化臨床面接（SCID）　Structured Clinical Interview　145, 146
診断面接調査表（DIS）　Diagnostic Interview Schedule　144-146, 185, 187-190
事態衝撃尺度表　Event Impact Scale　208-211
PTSD 自己診断マニュアル　self-diagnosis manual for PTSD　206
ミネソタ多面的人格目録（MMPI），PTSD 下位尺度　Minessota Multiphase Personality Index, PTSD Subscale　206-211
分類診断　diagnostic classifications
信頼性との関係　relation to reliability

143, 144
妥当性　validity　143, 144, 169, 189, 190
『精神障害の診断・統計マニュアル』（「DSM」をみよ）
戦争神経症　war neuroses（「ショック」「神経衰弱」「DHA」「ヒステリー」をもみよ）　60-115
――の性的起源　104, 105
戦慄恐怖　fright（「恐怖」「闘争・遁走・凍結反応」をもみよ）　10, 13, 65
綜積　summation（「ショック」をみよ）

タ　行

第一次世界大戦と戦争神経症　20, 44-46, 50-115, 421
第二次世界大戦と戦争神経症　123-126
超限記憶症　hypermnesia（「記憶」「健忘症」をもみよ）　29, 34
治療体制　therapeutic regimes　（「国立 PTSD 治療センター」をもみよ）
分析的体制と訓練的体制　analytical regimes contrasted with disciplinary regimes　85-88, 92, 93
臨床的指向性，アメリカ精神科医の　clinical orientation of American psychiatrists　259-261
DAH　63, 76, 77
DSM（『精神障害の診断・統計マニュアル』）Diagnostic and Statistical Mannual of Mental Disorders
第一版（初版）（DSM - Ⅰ）　132, 133
第二版（DSM - Ⅱ）　133, 134
第三版（DSM - Ⅲ，DSM - Ⅲ - R）　viii-xi, 23
――は神経症性障害を排除した　133-137
『読書の友』（*Reading Companions*）　202
力動精神医学者による反対　135-139
歴史　126-142
第四版（DSM - Ⅳ）　427-432
抵抗（フロイト）　resistance（Freud）　41, 111, 112, 327-330
テクノ現象　technophenomenon（「事実」をもみよ）　xv
鉄道脊椎　railway spine　viii, 3ff.
電撃療法　89-95
統計学的推論　statistical reasoning　190, 393-399
闘争・遁走・凍結反応　fight-flight-freeze response（「不可避的ショック」をもみよ）　15-23, 57, 81, 114
疼痛　pain（「苦痛」をみよ）

ナ　行

内分泌系　endocrine system（「神経生物学」をみよ）
偽記憶症候群　false memory syndrome　192

ハ　行

反復強迫　repetition compulsion（「外傷性記憶」をみよ）
ヒステリー　hysteria（「模倣症」をもみよ）　viii, 12, 13, 33, 37-39, 57, 114
――と詐病　70-73
――と戦争神経症　62-64, 73, 74, 77-85
――と第一次世界大戦時の将校　78-80
職業軍人には稀である　71, 83, 84, 174, 176, 177
創傷に接木された　grafted to wounds　65, 66
病原性秘密　pathogenic secret（「外傷性記憶」をもみよ）　3, 26, 27, 31, 32, 41, 43, 107
病理学の正常化　normalization of pathology　42, 115
不安　anxiety　76, 84, 85, 101-107
――神経症　anxiety neurosis　82, 84
不可避的ショック　inescapable shock　20-23, 411-414, 421-424
フラッシュバック　flashbacks　170
分類　classification（「精神障害の診断」「類推的推論」をもみよ）
アリストテレス的――　aristotelian　126, 172
家族類似性　family resemblances　165-167, 171, 173, 180

妥当性　validity　142-144, 169, 189, 190
標本例と典型例との相違　contrast between exemplary and typical cases　167, 170, 171
ポリテティックな分類　polythetic cl.　164-166, 180
モノテティックな分類　monothetic cl.　164-166, 169, 170, 180
兵役関連障害　service-connected disorders（「(復員軍人局の方針）補償金，外傷原性障害に対する」をみよ）
ベトナム帰還（復員）兵　Vietnam War veterans　xii, 147-158, 182-193, 201, 202-252, 263-323, 334-392, 418-425, 429-432
変質　degeneration（「神経病質人格」をみよ）
補償金，外傷原性障害に対する　compensation paid for traumatogenic disorders　xi, 9, 10, 14
詐病への動機　xi, 9, 10, 14
シェルショックとの比較　114
精神医学の PTSD 認知をめぐる対立の動機　155-157
復員軍人局の方針　155-157, 308, 309, 432

マ　行

夢遊病　somnambulism　29ff.
物語（「語り」をみよ）
模倣症　mimesis　11, 42, 57, 72, 95

ヤ　行

薬理学革命，精神医学の　pharmacological revolution in psychiatry　131, 132, 404
有意差吟味法　significance testing（「統計学的推論」をみよ）
有謬主義　fallibilism（「新クレペリン派」をもみよ）
——と目的論　and teleology　400, 401
科学の階層秩序における精神医学の位置　psychiatry's place in the hierarchy of the sciences　402, 403, 421
精神医学研究における——　in psychiatric research　393, 394, 403-406, 415, 416, 427, 428
ポッパーの反駁可能性主義との違い　distinguished from Popperian falsificationism　393, 394
夢内容（外傷後の）　dream content (posttraumatic)　121, 122, 202

ラ　行

類推的推論　analogical reasoning（「分類」をもみよ）　171-173, 421-424
——と意味の彷徨変異（ゆらぎ）　and meaning variance　172, 180, 421-424

引用文献

Adrian, E. D., and Lewis R. Yealland. 1917. "The Treatment of Some Common War Neuroses." *Lancet* i:867–872.

Akhtar, Salman, and Jessica P. Byrne. 1983. "The Concept of Splitting and Its Clinical Relevance." *American Journal of Psychiatry* 140:1013–1016.

Alam, Chris N., and Harold Merskey. 1992. "The Development of the Hysterical Personality." *History of Psychiatry* 3:135–165.

Alexander, D. A., and A. Wells. 1991. "Reactions of Police-Officers to Body-Handling after a Major Disaster: A Before-and-After Comparison." *British Journal of Psychiatry* 159:547–555.

Alexander, Franz G., and Sheldon T. Selesnick. 1966. *The History of Psychiatry*. New York: Harper and Row.

American Psychiatric Association. 1952. *Diagnostic and Statistical Manual of Mental Disorders*. Washington, D.C.: American Psychiatric Association.

———. 1966. *Diagnostic and Statistical Manual of Mental Disorders*. 2d ed. Washington, D.C.: American Psychiatric Association.

———. 1980. *Diagnostic and Statistical Manual of Mental Disorders*. 3d ed. Washington, D.C.: American Psychiatric Association.

———. 1987. *Diagnostic and Statistical Manual of Mental Disorders*. 3d ed., revised. Washington, D.C.: American Psychiatric Association.

———. 1994. *Diagnostic and Statistical Manual of Mental Disorders*. 4th ed. Washington, D.C.: American Psychiatric Association.

Andraesen, Nancy C. 1980. "Post-Traumatic Stress Disorder." In *Comprehensive Textbook of Psychiatry /III*, 3d ed., ed. Harold Kaplan, Alfred Freedman, and Benjamin Sadock, 1517–1525. Baltimore: Williams and Wilkins.

Arbib, M., and M. Hesse. 1986. *The Construction of Reality*. Cambridge: Cambridge Univ. Press.

Armstrong, S. L., L. R. Gleitman, and H. G. Gleitman. 1983. "What Some Concepts Might Be." *Cognition* 13:263–308.

Atkinson, Ronald M., Robin G. Henderson, Landy F. Sparr, and Shirley Deale. 1982. "Assessment of Vietnam Veterans for Post-Traumatic Stress Disorder in Veterans Administration Disability Claims." *American Journal of Psychiatry* 139:1118–1121.

Atran, S. 1985. "The Nature of Folk-Botanical Life-Forms." *American Anthropologist* 87:298–315.

Azam, E. 1876. "Le dédoublement de la personnalité suite de l'histoire de Félida X." *Revue Scientifique*, 2d ser.: 265–269.

Babington, Anthony. 1983. *For the Sake of Example: Capital Courts-Martial 1914–1920*. New York: St. Martin's Press.

Babinski, Joseph F. F., and Jules Froment. 1918. *Hysteria or Pthiatism and Reflex Nervous Disorders in the Neurology of War*. London: London Univ. Press.

Bailar, J. C., and F. Mosteller. 1992. "Guidelines for Statistical Reporting in Articles in Medical Journals." In *Medical Uses of Statistics*, ed. J. C. Bailar and F. Mosteller, 181–200. Boston: New England Journal of Medicine Books.

Baldessarnini, Ross J. 1985. "Drugs and the Treatment of Psychiatric Disorders." In *The Pharmacological Basis of Therapeutics*, ed. A. G. Gillman, L. S. Goodman, T. W. Rall, and F. Murad, 387–445. New York: Macmillan.

Barker, Pat. 1991. *Regeneration*. Harmondsworth: Penguin.

Barnes, Barry, and David Bloor. 1982. "Relativism, Rationalism and the Sociology of Knowledge.' In *Rationality and Relativism*, ed. Martin Hollis and Steven Lukes, 21–47. Cambridge, Mass.: MIT Press.

Barnes, Barry, and David Edge. 1982. "The Culture of Science." In *Science in Context*, ed. Barry Barnes and David Edge, 65–74. Cambridge, Mass.: MIT Press.

Bayer, Ronald, and Robert L. Spitzer. 1985. "Neurosis, Psychodynamics, and *DSM-III*." *Archives of General Psychiatry* 42:187–196.

Beard, George. 1880. *A Practical Treatise on Nervous Exhaustion (Neurasthenia), Its Symptoms, Nature, Sequences, Treatment*. New York: William Wood.

———. 1881. *American Nervousness, Its Causes and Consequences*. New York: G. P. Putnam.

Beck, Aaron. 1976. *Cognitive Therapy and the Emotional Disorders*. New York: International Universities Press.

Benison, Saul, A. Clifford Barger, and Elin L. Wolfe. 1991. "Walter B. Cannon and the Mystery of Shock: A Study of Anglo-American Co-Operation in World War I." *Medical History* 35:217–249.

Berios, German E. 1985. "Positive and Negative Symptoms and Jackson: A Conceptual History." *Archives of General Psychiatry* 42:95–97.

Beveridge, A. W., and E. B. Renvoize. 1988. "Electricity: A History of Its Use in the Treatment of Mental Illness in Britain during the Second Half of the 19th Century." *British Journal of Psychiatry* 153:157–162.

Blashfield, Roger K. 1984. *The Classification of Psychopathology: Neo-Kraepelinian and Quantitative Approaches*. New York: Plenum.

Blashfield, R., J. Sprock, D. Haymaker, and J. Hodgin. 1989. "The Family Resemblance Hypothesis Applied to Psychiatric Classification." *Journal of Nervous and Mental Disease* 177:492–497.

Bloom, Floyd E. 1985. "Neurohormonal Transmission and the Central Nervous System." In *The Pharmacological Basis of Therapeutics*, ed. A. G. Gillman, L. S. Goodman, T. W. Rall, and F. Murad, 236–259. New York: Macmillan.

Bloor, David. 1976. *Knowledge and Social Imagery*. London: Routledge and Kegan Paul.

Boehnlein, J. K., and J. D. Kinzie. 1992. "Commentary. DSM Diagnosis of Post-Traumatic Stress Disorder and Cultural Sensitivity: A Response." *Journal of Nervous and Mental Disease* 180:597–599.

Bowler, Peter. 1988. *The Non-Darwinian Revolution: Reinterpreting a Historical Myth*. Baltimore: Johns Hopkins Press.

Brende, Joel O. 1983. "A Psychodynamic View of Character Pathology in Vietnam Combat Veterans." *Bulletin of the Menninger Clinic* 47:193–216.

Breslau, Naomi, and Glenn C. Davis. 1987. "Post-Traumatic Stress Disorder: The Stressor Criterion." *Journal of Nervous and Mental Disease* 175:255–264.

Breslau, Naomi, Glenn C. Davis, and Patricia Andreski. 1994a. "Risk Factors for PTSD Related Traumatic Events." Manuscript. *American Journal of Psychiatry* (in press).
Breslau, Naomi, Glenn C. Davis, Patricia Andreski, Belle Federman, and James C. Anthony. 1994b. "Epidemiologic Findings on PTSD and Comorbid Disorders in the General Population." Manuscript.
Breslau, Naomi, Glenn C. Davis, Patricia Andreski, and E. Peterson. 1991. "Traumatic Events and Post-Traumatic Stress Disorder in an Urban Population of Young Adults." *Archives of General Psychiatry* 48:216–222.
Brett, Elizabeth, Robert Spitzer, and Janet Williams. 1988. "*DSM III-R* Criteria for Post-Traumatic Stress Disorder." *American Journal of Psychiatry* 145:1232.
Breuer, Josef, and Sigmund Freud. 1955 [1893–1895]. *Studies on Hysteria*. Vol. 2 of *Standard Edition of the Complete Psychological Works of Sigmund Freud*. London: Hogarth Press.
Brill, Norman Q., and Gilbert Beebe. 1955. *A Follow-Up Study of War Neuroses*. Washington, D.C.: Government Printing Office.
British Medical Association. 1919. "Special Clinical Meeting of the Section on Medicine: War Neuroses." *Lancet* i:709–720.
Brown, William. 1919. "War Neurosis: A Comparison of Early Cases Seen in the Field with Those Seen at the Base." *Lancet* i:833–836.
Brown, William. 1920. "The Revival of Emotional Memories and Its Therapeutic Value." *British Medical Journal* i:16–19, 30–33.
Burns, David. 1980. *Feeling Good: The New Mood Therapy*. New York: New American Library.
Bury, Judson S. 1896. "Diagnosis of Functional from Organic Disease of the Nervous System." *British Medical Journal* ii:189–192.
———. 1918. "Pathology of the War Neuroses." *Lancet* ii:97–99.
Cahill, Larry, Bruce Prins, Michael Weber, and James L. McGaugh. 1994. "ß-Adrenergic Activation and Memory for Emotional Events." *Nature* 371:702–704.
Canguilhem, Georges. 1991. *The Normal and the Pathological*. New York: Zone Books.
Cannon, Walter B. 1914. "The Interrelations of Emotions as Suggested by Recent Physiological Research." *American Journal of Psychiatry* 25:256–281.
———. 1929. *Bodily Changes in Pain, Hunger, Fear and Pain*. Boston: Charles T. Branford.
———. 1942. "'Voodoo' Death." *American Anthropologist* 44:169–181.
Cantor, N., and N. Genero. 1986. "Psychiatric Diagnosis and Natural Categorization: A Close Analogy." In *Contemporary Directions in Psychopathology: Toward the DSM-IV*, ed. T. Millon and G. Klerman, 233–256. New York: Guilford.
Cazeneuve, Jean. 1972. *Lucien Lévy-Bruhl*. Oxford: Blackwell.
Centers for Disease Control. 1988. "Health Status of Vietnam Veterans: I. Psychosocial Characteristics." *Journal of the American Medical Association* 259:2701–2707.
Charcot, Jean-Marin. 1889. *Clinicial Lectures on Diseases of the Nervous System Delivered at the Infirmary of la Salpêtrière*. London: New Sydenham Society.
Charlton, Bruce. 1990. "A Critique of Biological Psychology." *Psychological Medicine* 20:3–6.

Charney, D. S., A. Y. Deutch, J. H. Krystal, S. M. Southwick, and M. Davis. 1993. "Psychobiologic Mechanisms of Post-Traumatic Stress Disorder." *Archives of General Psychiatry* 50:294–305.

Chrousos, George P., and Philip W. Gold. 1992. "The Concept of Stress and Stress System Disorders: Overview of Physical and Behavioral Homeostasis." *Journal of the American Medical Association* 267:1244–1252.

Ciompi, Luc. 1991. "Affects as Central Organizing and Integrating Factors: A New Psychosocial/Biological Model of the Psyche." *British Journal of Psychology* 159:97–105.

Clark, Michael J. 1983. "'A Plastic Power Ministering to Organisation': Interpretations of the Mind-Body Relation in Late Nineteenth-Century British Psychiatry." *Psychological Medicine* 13:487–497.

Clarke, Edwin and L. S. Jacyna. 1987. *Nineteenth-Century Origins of Neuroscientific Concepts*. Berkeley: Univ. of California Press.

Collie, John. 1917. *Malingering and Feigned Sickness, with Notes on the Workmen's Compensation Act, 1906, and Compensation for Injury, Including the Leading Causes Thereon*. London: Edward Arnold.

Collins, H. M. 1992. *Changing Order: Replication and Induction in Scientific Practice*. 2d ed. Chicago: Univ. of Chicago Press.

Colquhoun, John Campbell. 1836. *Isis Revelata: An Inquiry into the Origin, Progress and Present State of Animal Magnetism*. 2 vols. London: Longman, Brown, Green, and Longmans.

Connerton, Paul. 1989. *How Societies Remember*. Cambridge: Cambridge Univ. Press.

Copeland, J. 1981. "What Is a 'Case'? A Case for What?" In *What Is a Case?* ed. J. K. Wing, P. Bebbington, and L. Robins. Boston: Blackwell Scientific Publications.

Crabtree, Adam. 1993. *From Mesmer to Freud: Magnetic Sleep and the Roots of Psychological Healing*. New Haven: Yale Univ. Press.

Crile, George W. 1899. *An Experimental Research into Surgical Shock*. Philadelphia: Lippincott.

———. 1910. "Phylogenetic Association in Relation to Certain Medical Problems." *Boston Medical and Surgical Journal* 163:893–904.

———. 1915. *The Origin and Nature of the Emotions*. Philadelphia: W. B. Saunders.

Culpin, Millais. 1931. *Recent Advances in the Study of the Psychoneuroses*. London: J. and A. Churchill.

———. 1940. "Mode of Onset of the Neuroses in War." In *The Neuroses of War*, ed. Emanuel Miller, 33–54. London: Macmillan.

Daly, R. J. 1983. "Samuel Pepys and Post-Traumatic Stress Disorder." *British Journal of Psychiatry* 143:64–68.

Darwin, Charles. 1965 [1872]. *The Expression of the Emotions in Man and Animals*. Chicago: Univ. of Chicago Press.

Davidson, Jonathan., D. Hughes, D. G. Blazer, and L. K. George. 1991. "Post-Traumatic Stress Disorder in the Community: An Epidemiological Study." *Psychological Medicine* 21:713–721.

Davidson, Jonathan, Harold Kudler, William Saunders, and Rebecca Smith. 1990.

"Symptom and Comorbidity Patterns in World War II and Vietnam Veterans with Post-Traumatic Stress Disorder." *Comprehensive Psychiatry* 31:162–170.

Davidson, Jonathan., H. Kudler, R. Smith, S. L. Mahorney, S. Lipper, E. Hammett, W. B. Saunders, and J. O. Cavenar. 1990. "Treatment of Post-Traumatic Stress Disorder with Amitriptyline and Placebo." *Archives of General Psychiatry* 47:259–266.

de Mouillesaux, ———. 1789. "Rapport sur une somnambule magnétique." *Annales de la Société Harmonique des Amis Réunis de Strasbourg* 3:1–87.

Dean, Eric T. 1992. "The Myth of the Troubled and Scorned Vietnam Veteran." *Journal of American Studies* 26:59–74.

Dejerine, Jonathan, and E. Gauckler. 1915. *The Psychoneuroses and Their Treatment by Psychotherapy*. Philadelphia: J. B. Lippincott.

Duncan-Jones, P., D. A. Grayson, and P.A.P. Moran. 1986. "The Utility of Latent Trait Models in Psychiatric Epidemiology." *Psychological Medicine* 16:391–405.

Dworkin, Gerald. 1988. *The Theory and Practice of Autonomy*. Cambridge: Cambridge Univ. Press.

Eder, Montague D. 1916. "The Psycho-Pathology of the War Neuroses." *Lancet* ii:264–268.

Eder, Montague D. 1917. *War-Shock: The Psycho-Neuroses in War Psychology and Treatment*. Philadelphia: P. Blakiston's Son.

Eisenberg, Leon. 1986. "Mindlessness and Brainlessness in Psychiatry." *British Journal of Psychiatry* 148:497–508.

Ekman, Paul, Wallace V. Freisen, and Phoebe Ellsworth. 1972. "What Emotion Categories or Dimensions Can Observers Judge from Facial Behavior?" In *Emotion in the Human Face*, 2d ed., ed. Paul Ekman, 39–55. Cambridge: Cambridge Univ. Press.

Ellenberger, Henri F. 1970. *The Discovery of the Unconscious*. New York: Basic Books.

———. 1993 [1966]. "The Pathogenic Secret and Its Therapeutics." In *Beyond the Unconscious: Essays of Henri F. Ellenberger in the History of Psychiatry*, ed. Mark Micale, 341–359. Princeton: Princeton Univ. Press.

Ellis, Albert. 1977. *Handbook of Rational Emotive Therapy*. New York: Springer.

Engelhardt, H. Tristram. 1975. "John Hughlings Jackson and the Mind-Body Relation." *Bulletin of the History of Medicine* 49:137–151.

English, Peter C. 1980. *Shock, Physiological Surgery, and George Washington Crile: Medical Innovation in the Progressive Era*. Westport, Conn.: Greenwood Press.

Enoch, David, and William Trethowan. 1991. *Uncommon Psychiatric Syndromes*. 2d ed. Oxford: Butterworth, Heinemann.

Erdelyi, Matthew H. 1990. "Repression, Reconstruction, and Defense: History and Integration of the Psychoanalytic and Experimental Frameworks." In *Repression and Dissociation: Implications for Personality Theory, Psychopathology, and Health*, ed. Jerome L. Singer, 1–32. Chicago: Univ. of Chicago Press.

Erichsen, John E. 1859. *The Science and Art of Surgery*. Philadelphia: Blanchard and Lea.

———. 1866. *On Railway and Other Injuries of the Nervous System*. London: Walton and Maberly.

Erichsen, John E. 1872. *The Science and Art of Surgery*. 6th ed. London: Longmans, Green.

———. 1883. *On Concussion of the Spine, Nervous Shock and Other Obscure Injuries to the Nervous System, in Their Clinical and Medico-Legal Aspects*. William Wood: New York.

Eysenck, Hans, and S.B.G. Eysenck. 1975. *Manual of the Eysenck Personality Questionnaire*. Seven Oaks (Kent, U.K.): Hodder and Stoughton.

Faust, David, and Richard A. Miner. 1986. "The Empiricist and His New Clothes: *DSM-III* in Perspective." *American Journal of Psychiatry* 143:962–967.

Feighner, J. P., Eli Robins, Samuel Guze, R. A. Woodruff, G. Winokur, and R. Muñoz. 1972. "Diagnostic Criteria for Use in Psychiatric Research." *Archives of General Psychiatry* 26:57–63.

Fleck, Ludwik. 1979 [1935]. *Genesis and Development of a Scientific Fact*. Chicago: Univ. of Chicago Press.

Florence, Maurice. 1994. "Michel Foucault, 1926–." In *The Cambridge Companion to Foucault*, ed. Gary Gutting, 314–319. Cambridge: Cambridge Univ. Press.

Fontana, Alan, Robert Rosenhecht, and Elizabeth Brett. 1992. "War Zone Traumas and Post-Traumatic Stress Disorder Symptomatology." *Journal of Nervous and Mental Disease* 180:748–755.

Frances, Allen, and Arnold Cooper. 1981. "Descriptive and Dynamic Psychiatry: A Perspective on *DSM-III*." *American Journal of Psychiatry* 138:1198–1202.

Frances, Allen, H. A. Pincus, T. A. Widiger, W. W. Davis, and M. B. First. 1990. "*DSM-IV*: Work in Progress." *American Journal of Psychiatry* 147:1439–1448.

Frank, Jerome. 1961. *Persuasion and Healing*. Baltimore: Johns Hopkins Univ. Press.

———. 1973. *Persuasion and Healing*. 2d ed. Baltimore: Johns Hopkins Univ. Press.

———. 1991. *Persuasion and Healing*. 3d ed. Baltimore: Johns Hopkins Univ. Press.

Frankel, Fred H. 1994. "The Concept of Flashbacks in Historical Perspective." *International Journal of Clinical and Experimental Hypnosis* 42:321–336.

Freud, Sigmund. 1953a [1900]. *The Interpretation of Dreams*. Vols. 4 and 5 of *Standard Edition of the Complete Psychological Works of Sigmund Freud*. London: Hogarth Press.

———. 1953b [1904]. "Freud's Psychoanalytic Procedure." *Standard Edition of the Complete Psychological Works of Sigmund Freud*, 7:97–108. London: Hogarth Press.

———. 1955a [1919]. "Introduction to Psycho-Analysis and the War Neuroses." In *Standard Edition of the Complete Psychological Works of Sigmund Freud*, 17:205–210. London: Hogarth Press.

———. 1955b [1920]. "Memorandum on the Electrical Treatment of War Neurotics." In *Standard Edition of the Complete Psychological Works of Sigmund Freud*, 17:211–215. London: Hogarth Press.

———. 1955c [1920]. *Beyond the Pleasure Principle*. In *Standard Edition of the Complete Psychological Works of Sigmund Freud*, 18:3–143. London: Hogarth Press.

———. 1955d [1923]. "Two Encyclopedia Articles: (A) Psycho-Analysis." In

Standard Edition of the Complete Psychological Works of Sigmund Freud, 18:235–254. London: Hogarth Press.

———. 1957 [1915]. "Instincts and Their Vicissitudes." In *Standard Edition of the Complete Psychological Works of Sigmund Freud*, 14:109–140. London: Hogarth Press.

———. 1958 [1914]. "Remembering, Repeating and Working-through." In *Standard Edition of the Complete Psychological Works of Sigmund Freud*, 12:147–159. London: Hogarth Press.

———. 1962 [1896]. "On the Etiology of Hysteria." In *Standard Edition of the Complete Psychological Works of Sigmund Freud*, 3:62–68. London: Hogarth Press.

———. 1964a [1923]. "Splitting of the Ego in the Process of Defense." In *Standard Edition of the Complete Psychological Works of Sigmund Freud*, 23:271–278. London: Hogarth Press.

———. 1964b [1938]. *Moses and Monotheism: Three Essays*. In *Standard Edition of the Complete Psychological Works of Sigmund Freud*, 23:3–137. London: Hogarth Press.

———. 1966a [1888]. "Hysteria." In *Standard Edition of the Complete Psychological Works of Sigmund Freud*, 1:39–57. London: Hogarth Press.

———. 1966b [1892]. "On the Theory of Hysterical Attacks." In *Standard Edition of the Complete Psychological Works of Sigmund Freud*, 1:151–154. London: Hogarth Press.

Fuller, Richard B. 1985. "War Veterans' Post-Traumatic Stress Disorder and the U.S. Congress." In *Post-Traumatic Stress Disorder and the War Veteran Patient*, ed. William Kelley, 3–11. New York: Brunner/Mazel.

Fussell, Paul. 1975. *The Great War and Modern Memory*. New York: Oxford Univ. Press.

Gabbard, Glen O. 1989. "Splitting in Hospital Treatment." *American Journal of Psychiatry* 146:444–451.

Gaines, Atwood D. 1992. "Medical/Psychiatric Knowledge in France and the United States: Culture and Sickness in History and Biology." In *Ethnopsychiatry: The Cultural Construction of Professional and Folk Psychiatries*, ed. Atwood D. Gaines, 171–201. Albany: State Univ. of New York Press.

Gasser, J. 1988. "La notion de mémoire organique dans l'oeuvre de T. Ribot." *History and Philosophy of the Life Sciences* 10:293–313.

Gauld, Alan. 1992. *A History of Hypnotism*. Cambridge: Cambridge Univ. Press.

Gersons, Berthold, and Ingrid Carlier. 1992. "Post-Traumatic Stress Disorder: The History of a Recent Concept." *British Journal of Psychiatry* 161:742–748.

Geuss, Raymond. 1981. *The Idea of Critical Theory: Habermas and the Frankfurt School*. Cambridge: Cambridge Univ. Press.

Gigerenzer, Gerd, Zeno Swijtink, Theodore Porter, Lorraine Daston, John Beatty, and Lorenz Krüger. 1989. *The Empire of Chance: How Probability Changed Science and Everyday Life*. Cambridge: Cambridge Univ. Press.

Gilbert, G. Nigel, and Michael Mulkay. 1984. *Opening Pandora's Box*. Cambridge: Cambridge Univ. Press.

Gillespie, R. D. 1942. *Psychological Effects of War on Citizen and Soldier*. New York: W. W. Norton.

Goldstein, Jan. 1987. *Console and Classify: The French Psychiatric Profession in the Nineteenth Century*. Cambridge: Cambridge Univ. Press.

Goleman, Daniel. 1994. "Those Who Stay Calm in Disasters Face Psychological Risks, Studies Say." *New York Times*, 17 April.

Goodwin, Donald W., and Samuel B. Guze. 1984. *Psychiatric Diagnosis*. 3d ed. New York: Oxford Univ. Press.

Gosling, F. G. 1987. *Before Freud: Neurasthenia and the American Medical Community, 1870–1910*. Urbana: Univ. of Illinois Press.

Gould, Stephen Jay. 1977. *Ontogeny and Phylogeny*. Cambridge: Harvard Univ. Press.

———. 1981. *The Mismeasure of Man*. New York: W.W. Norton.

Gowers, W. R. 1903. *Diseases of the Brain and Cranial Nerves, General and Functional Diseases of the Nervous System*. Vol. 2 of *A Manual of Diseases of the Nervous System*. Philadelphia: P. Blakiston's Son.

Graham, J. 1984. *Handbook of Psychological Assessment*. Oxford: Oxford Univ. Press.

Green, Bonnie L., J. B. Lindy, M. C. Grace, and G. C. Gleser. 1989. "Multiple Diagnosis in Post-Traumatic Stress Disorder, the Role of War Stressors." *Journal of Nervous and Mental Disease* 177:329–335.

Grinker, R. R. and J. P. Spiegel. 1945. *War Neuroses*. Philadelphia: Blakiston.

Grob, G. N. 1991. "Origins of *DSM-I*: A Study in Appearance and Reality." *American Journal of Psychiatry* 148:421–431.

Grünbaum, Adolph. 1984. *The Foundations of Psychoanalysis: A Philosophical Critique*. Berkeley: Univ. of California.

———. 1993. *Validation in the Clinical Theory of Psychoanalysis: A Study in the Philosophy of Psychoanalysis*. Madison, Conn.: International Universities Press.

Gutting, Gary. 1994. Preface to *The Cambridge Companion to Foucault*, ed. Gary Gutting, vii–viii. Cambridge: Cambridge Univ. Press.

Guze, Samuel B. 1989. "Biological Psychiatry: Is There Any Other Kind?" *Psychological Medicine* 19:315–323.

Hacking, Ian. 1982. "Language, Truth and Reason." In *Rationality and Relativism*, ed. Martin Hollis and Steven Lukes, 48–66. Cambridge, Mass.: MIT Press.

———. 1984. "Five Parables." In *Philosophy in History: Essays in the Historiography of Philosophy*, ed. Richard Rorty, J. B. Schneewind, and Quention Skinner, 103–124. Cambridge: Cambridge Univ. Press.

———. 1985. *Representing and Intervening: Introductory Topics in the Philosophy of Natural Science*. Cambridge: Cambridge Univ. Press.

———. 1986. "Making Up People." In *Reconstructing Individualism: Autonomy, Individuality, and the Self in Western Thought*, ed. Thomas Heller, Morton Sosna, and David Wellberry, 222–236. Stanford: Stanford Univ. Press.

———. 1992a. "'Style' for Historians and Philosophers." *Studies in the History and Philosophy of Science* 32:1–20.

———. 1992b. "The Self-Vindication of the Laboratory Sciences." In *Science and Practice and Culture*, ed. A. Pickering, 29–64. Chicago: University of Chicago Press.

———. 1992c. "Statistical Language, Statistical Truth and Statistical Reason: The Self-Authentication of a Style of Scientific Reasoning." In *The Social Dimen-*

sions of Science, ed. Earnan McMullin, 130–157. Notre Dame, Ind.: Univ. of Notre Dame Press.

Halbwachs, Maurice. 1980. *The Collective Memory*. New York: Harper and Row.

Haley, Sarah. 1974. "When the Patient Reports Atrocities: Specific Considerations of the Vietnam Veteran." *Archives of General Psychiatry* 30:191–196.

Hargreaves, G. Ronald, Eric Wittkower, and A.T.M. Wilson. 1940. "Psychiatric Organisation in the Services." In *The Neuroses of War*, ed. Emanuel Miller, 163–179. London: Macmillan.

Harris, Ruth. 1985. "Murder under Hypnosis in the Case of Gabrielle Bompard: Psychiatry in the Courtroom in Belle Époque Paris." In *The Anatomy of Madness: Essays in the History of Psychiatry*, ed. W. F. Bynum, Roy Porter, and Michael Shepherd, 2:97–241. London: Tavistock.

———. 1989. *Murders and Madness: Medicine, Law, and Society in the Fin de Siécle*. Oxford: Clarendon Press.

Head, Henry. 1922. "The Diagnosis of Hysteria." *British Medical Journal* i:827–829.

Helzer, John, and Lee Robins. 1988. "The Prevalence of Post-Traumatic Stress Disorder." *New England Journal of Medicine* 318:1692.

Helzer, John, Lee Robins, and L. McEvoy. 1987. "Post-Traumatic Stress Disorder in the General Population." *New England Journal of Medicine* 317:578–583.

Hendin, H., and A. P. Haas. 1991. "Suicide and Guilt as Manifestations of PTSD in Vietnam Combat Veterans." *American Journal of Psychiatry* 148:586–591.

Herman, Judith L. 1992. *Trauma and Recovery*. New York: Basic Books.

Hesse, Mary. 1966. *Models and Analogies in Science*. Notre Dame, Ind.: Univ. of Notre Dame Press.

———. 1988. "Theories, Family Resemblances and Analogy." In *Analogical Reasoning: Perspectives of Artificial Intelligence, Cognitive Science, and Philosophy*, ed. David H. Helman, 317–340. Dordrecht, Netherlands: Kluwer.

Holmes, David S. 1990. "The Evidence for Repression: An Examination of Sixty Years of Research." In *Repression and Dissociation: Implications for Personality Theory, Psychopathology, and Health*, ed. Jerome L. Singer, 85–102. Chicago: Univ. of Chicago Press.

Horowitz, Leonard M., D. L. Post, R. De Sales French, K. D. Wallis, and E. Y. Siegelman. 1981. "The Prototype as a Construct in Abnormal Psychology: 2. Clarifying Disagreements in Psychiatric Judgements." *Journal of Abnormal Psychology* 90:575–585.

Horowitz, Mardi. 1976. *Stress Response Reactions*. New York: Basic Books.

———. 1986. *Stress Response Reactions*. 2d ed. New York: Basic Books.

———. 1993. "Stress-Response Syndromes: A Review of Post-Traumatic Stress and Adjustment Disorders." In *International Handbook of Traumatic Stress Syndromes*, ed. John P. Wilson and Beverley Raphael, 49–60. New York: Plenum.

Horowitz, Mardi, Henry C. Markman, Charles H. Stinson, Bram Fridhandler, and Jess. H. Ghannam. 1990. "A Classification Theory of Defense." In *Repression and Dissociation: Implications for Personality Theory, Psychopathology, and Health*, ed. Jerome L. Singer, 61–84. Chicago: Univ. of Chicago Press.

Horowitz, Mardi, N. Wilner, and W. Alvarez. 1979. "Impact of Event Scale: A Measure of Subject Stress." *Psychosomatic Medicine* 41:209–218.

Hurst, Arthur F. 1918. *Medical Diseases of the War*. London: Edward Arnold.

———, ed. 1941. *Medical Diseases of the War*. 2d ed. London: Edward Arnold.

Israëls, Han, and Morton Schatzman. 1993. "The Seduction Theory." *History of Psychiatry* 4:23–59.

Jackson, Bruce. 1990. "The Perfect Informant." *Journal of American Folklore* 103:400–416.

Jackson, John Hughlings. 1931a. *Selected Writings of John Hughlings Jackson*. Vol. 1. London: Hodder and Stoughton.

———. 1931b. *Selected Writings of John Hughlings Jackson*. Vol. 2. London: Hodder and Stoughton.

James, William. 1896. *Principles of Psychology*. Vol. 2. New York: Holt.

Janet, Pierre. 1889. *L'automatisme psychologique: Essai de psychologie expérimentale sur les formes inférieures de l'activité humaine*. Paris: Alcan.

———. 1898. *Névroses et idées fixes*. Paris: Alcan.

———. 1901. *The Mental State of Hystericals: A Study of Mental Stigmata and Mental Accidents*. New York: G.P. Putnam.

———. 1925. *Psychological Healing*. New York: Macmillan.

Johnson, Mark. 1993. *Moral Imagination: Implications of Cognitive Science for Ethics*. Chicago: Univ. of Chicago.

Jones, A. Bassett, and Llwellyn J. Llwellyn. 1917. *Malingering or the Simulation of Disease*. London: Heinemann.

Jordan, B. Kathleen, William Schlenger, Richard Hough, Richard Kulka, Daniel Weiss, John Fairbank, and Charles Marmar. 1991. "Lifetime and Current Prevalence of Specific Psychiatric Disorders among Vietnam Veterans and Controls." *Archives of General Psychiatry* 48:207–215.

Jordan, Edward Furneaux. 1880. *Surgical Inquiries, Including the Hastings Essay on Shock, the Treatment of Surgical Inflammations, and Clinical Lectures*. London: J. and A. Churchill.

Karasu, Toksoz. 1986. "The Specificity versus Nonspecificity Dilemma: Toward Identifying Therapeutic Change Agents." *American Journal of Psychiatry* 143:687–695.

Kardiner, Abram. 1941. *The Traumatic Neuroses of War*. Washington, D.C.: National Research Council.

———. 1959. "Traumatic Neuroses of War." In *American Handbook of Psychiatry*, ed. Silvano Arieti, 245–257. New York: Basic Books.

Kardiner, Abram, and Herbert Spiegel. 1947. *War Stress and Neurotic Illness*. New York: Paul B. Hoeber.

Keane, Terrence M., Anne Marie Albano, and Dudley Blake. 1993. "Current Trends in the Treatment of Post-Traumatic Stress Disorder." In *Torture and Its Consequences: Current Treatment Approaches*, ed. Metin Basoglu, 363–401. Cambridge: Cambridge Univ. Press.

Keane, Terrence M., J. M. Caddell, and K. Taylor. 1988. "Mississippi Scale for Combat-Related Post-Traumatic Stress Disorder: Three Studies of Reliability and Validity." *Journal of Consulting and Clinical Psychology* 56:85–90.

Keane, Terrence M., John A. Fairbank, J. M. Caddell, R. T. Zimering, and M. E. Bender. 1985. "A Behavioral Approach to Assessing and Treating Post-

Traumatic Disorder in Viet Nam Veterans." In *Trauma and Its Wake*, ed. Charles Figley, 257–294. New York: Brunner/Mazel.
Keane, Terrence M., and D. G. Kaloupek. 1982. "Imaginal Flooding in the Treatment of Post-Traumatic Stress Disorder." *Journal of Consulting and Clinical Psychology* 50:138–140.
Keane, Terrence M., P. Malloy, and J. Fairbank. 1984. "Empirical Development of an MMPI Subscale for the Assessment of Combat-Related Post-Traumatic Stress Disorder." *Journal of Clinical and Consulting Psychology* 52:888–891.
Keane, Terrence M., and W. E. Penk. 1988. "The Prevalence of Post-Traumatic Stress Disorder." *New England Journal of Medicine* 318:1690–1691.
Kendell, R. E. 1988. "What Is a Case?," *Archives of General Psychiatry* 45:374–376.
Kernberg, Otto. 1986. *Severe Personality Disorders*. New Haven: Yale Univ. Press.
Kirk, Stuart A., and Herb Kuchins. 1992. *The Selling of DSM: The Rhetoric of Science in Psychiatry*. New York: Aldine de Gruyter.
Kitcher, Patricia. 1992. *Freud's Dream: A Complete Interdisciplinary Theory of Mind*. Cambridge, Mass.: MIT Press.
Klein, Donald, and Judith K. Rabkin. 1984. "Specificity and Strategy in Therapy Research and Practice." In *Psychotherapy Research*, ed. Janet Williams and Robert L. Spitzer, 306–329. New York: Guilford Press.
Klerman, Gerald L. 1984. "The Advantages of *DSM-III*." *American Journal of Psychiatry* 141:539–545.
———. 1986. "Historical Perspectives on Contemporary Schools of Psychopathology." In *Contemporary Directions in Psychopathology: Towards the DSM-IV*, ed. Theodore Millon and Gerald Klerman, 3–28. New York: Guilford Press.
———. 1989. "Psychiatric Diagnostic Categories: Issues of Validity and Measurement." *Journal of Health and Social Behavior* 30:11–25.
———. 1990. "Approaches to the Phenomenon of Comorbidity." In *Comorbidity of Mood and Anxiety Disorders*, ed. J. D. Maser and C. R. Cloninger, 13–37. Washington, D.C.: American Psychiatric Press.
———. 1991. "The *Osheroff* Debate: Finale." *American Journal of Psychiatry* 148:387–388.
Kline, Paul. 1992. "Problems of Methodology in Studies of Psychotherapy." In *Psychotherapy and Its Discontents*, ed. W. Dryden and C. Feltham, 64–86. Buckingham (U.K.): Open Univ. Press.
Kolb, Lawrence C. 1985. "The Place of Narcosynthesis in the Treatment of Chronic and Delayed Stress Reactions of War." In *The Trauma of War: Stress and Recovery in Vietnam Veterans*, ed. S. M. Sonnenberg, A. S. Blank, and T. A. Talbott, 211–226. Washington, D.C.: American Psychiatric Press.
———. 1987. "A Neuropsychological Hypothesis Explaining Post-Traumatic Stress Disorder." *American Journal of Psychiatry* 144:989–995.
———. 1989. "Heterogeneity of PTSD." *American Journal of Psychiatry* 146:811–812.
Kolb, Lawrence C., B. C. Burris, and S. Griffiths. 1984. "Propranolol and Clonidine in Treatment of the Chronic Post-Traumatic Stress Disorders of War." In *Post-Traumatic Stress Disorder: Psychological and Biological Sequelae*, ed. Bessel A. van der Kolk, 97–105. Washington, D.C.: American Psychiatric Press.
Kosten, T. R., J. W. Mason, E. L. Giller, R. B. Ostroff, and L. Harkness. 1987.

"Sustained Urinary Norepinephrine and Epinephrine Elevation in Post-Traumatic Stress Disorder." *Neuroendocrinology* 12:13–20.

Kraepelin, Emil. 1902. *Clinical Psychiatry: A Textbook for Students and Physicians*. New York: Macmillan.

———. 1973 [1920]. "Comparative Psychiatry." In *Themes and Variations in European Psychiatry*, ed. S. R. Hirsch and M. Shepherd, 7–30. Charlottesville: Univ. of Virginia Press.

Kramer, Milton. 1985. "Historical Roots and Structural Bases of the International Classification of Diseases." In *International Classification in Psychiatry: Unity and Diversity*, ed. Juan Mezzich and Michael von Cranach, 3–29. Cambridge: Cambridge Univ. Press.

Kravis, Nathan Mark. 1988. "James Braid's Psychophysiology: A Turning Point in the History of Dynamic Psychiatry." *American Journal of Psychiatry* 145:1191–1206.

Kubey, Craig. 1986. *The Vietnam Vet Survival Guide*. New York: Facts on File.

Kucklick, Henrika. 1991. *The Savage Within: The Social History of British Anthropology, 1885–1945*. Cambridge: Cambridge Univ. Press.

Kulka, R. A., W. E. Schlenger, J. A. Fairbank, R. L. Hough, B. K. Jordan, C. R. Marmar, and D. S. Weiss. 1990a. *Trauma and the Vietnam War Generation: Report of Findings from the National Vietnam Veterans Readjustment Study*. New York: Brunner/Mazel.

———. 1990b. *Trauma and the Vietnam War Generation: Tables of Findings and Technical Appendices*. New York: Brunner/Mazel.

Lachar, D. 1974. *The MMPI: Clinical Assessment and Automated Interpretation*. Los Angeles: Western Psychological Services.

Lakin, Martin. 1988. *Ethical Issues in the Psychotherapies*. New York: Oxford Univ. Press.

Lakoff, George. 1990. "The Invariance Hypothesis: Is Abstract Reasoning Based on Image-Schemas?" *Cognitive Linguistics* 1:39–74.

Lakoff, George, and Zoltan Kovecses. 1985. "The Cognitive Model of Anger in American English." In *Cultural Models in Language and Thought*, ed. Dorothy Holland and Naomi Quinn, 195–211. Cambridge: Cambridge Univ. Press.

Lambert, Michael J., David A. Shapiro, Allen E. Bergin. 1986. "The Effectiveness of Therapies." In *Handbook of Psychotherapy and Behavior*, 3d ed., ed. Sol L. Garfield and Allen E. Bergin, 157–211. New York: John Wiley.

Latour, Bruno. 1987. *Science in Action: How To Follow Scientists and Engineers through Society*. Cambridge: Harvard Univ. Press.

———. 1993. *We Have Never Been Modern*. Cambridge: Harvard Univ. Press.

Laufer, Robert S., E. Brett, and M. S. Gallops. 1985a. "Symptom Patterns Associated with Post-Traumatic Stress Disorder among Vietnam Veterans Exposed to War Trauma." *American Journal of Psychiatry* 142:1304–1311.

Laufer, Robert S., E. Brett, and M. S. Gallops. 1985b. "Dimensions of Post-Traumatic Stress Disorder among Vietnam Veterans." *Journal of Nervous and Mental Disease* 173:538–545.

Laufer, Robert S., M. S. Gallops, and E. Frey-Wouters. 1984. "War Stress and Trauma: The Vietnam Veteran Experience." *Journal of Health and Social Behavior* 25:65–85.

Laufer, Robert S., T. Yager, E. Frey-Wouters, and J. Donnellan. 1981. "Post-war Trauma: Social and Psychological Problems of Vietnam Veterans in the Aftermath of the Vietnam War." In *Legacies of Vietnam: Comparative Adjustment of Veterans and Their Peers*, ed. A. Egendorf, C. Kadushin, R. S. Laufer, G. Rothbart, and L. Sloan, vol. 3. Washington D.C.: Government Printing Office.

Leed, Eric J. 1979. *No Man's Land: Combat and Identity in World War I*. Cambridge: Cambridge Univ. Press.

Leese, Peter J. 1989. *A Social and Cultural History of Shellshock, with Particular Reference to the Experience of British Soldiers during and after the Great War*. Ph.D. diss. Milton Keynes: Open University.

Lepore, Randall F. 1986. *Post-Traumatic Stress Disorder: V.A. Disability Claims and Military Review*. Boston: Dominus Vobiscum Publications.

Lévy-Bruhl, Lucien. 1985 [1905]. *How Natives Think*. Princeton: Princeton Univ. Press.

Leys, Ruth. 1994. "Traumatic Cures: Shell Shock, Janet, and the Question of Memory." *Critical Inquiry* 20:623–662.

Lewis, Thomas. 1917. *Report upon Soldiers Returned as Cases of "Disordered Action of the Heart" (D.A.H) or "Valvular Disease of the Heart" (V.D.H.)*. London: His Majesty's Stationery Office.

———. 1920. *The Soldier's Heart and the Effort Syndrome*. New York: Paul B. Hoeber.

Lifton, Robert. 1967. *Death in Life: Survivors of Hiroshima*. New York: Random House.

———. 1973. *Home from the War: Vietnam Veterans, Neither Victims Nor Executioners*. New York: Simon and Schuster.

Lindy, J., B. L. Green, and M. C. Grace. 1987. "The Stressor Criterion and Post-Traumatic Stress Disorder." *Journal of Nervous and Mental Disease* 175:269–272.

Livesley, W. J. 1985. "The Classification of Personality Disorder: I. The Choice of Category Concept." *Canadian Journal of Psychiatry* 30:353–358.

Loftus, Elizabeth, and Katherine Ketcham. 1994. *The Myth of the Repressed Memory: False Memories and Allegations of Sexual Abuse*. New York: St.Martin's Press.

Luria, A. R. 1968. *The Mind of a Mnemonist*. Cambridge: Harvard Univ. Press.

Lutz, Catherine. 1988. *Unnatural Emotions: Everyday Sentiments on a Micronesian Atoll and Their Challenge to Western Theory*. Chicago: Univ. of Chicago Press.

McDougall, William. 1920a. "The Revival of Emotional Memories and Its Therapeutic Value." *British Medical Journal* i:23–29.

———. 1920b. "Four Cases of 'Regression' in Soldiers." *Journal of Abnormal Psychology* 15:136–156.

———. 1926. *An Outline of Abnormal Psychology*. London: Methuen.

McFarlane, Alexander C. 1986. "Post-Traumatic Morbidity of a Disaster: A Study of Cases Presenting for Psychiatric Treatment." *Journal of Nervous and Mental Disease* 174:4–14.

———. 1988. "Relationship between Psychiatric Impairment and a Natural Disaster: The Role of Distress." *Psychological Medicine* 18:129–139.

McDougall, William. 1989. "The Aetiology of Post-Traumatic Morbidity: Predisposing, Precipitating and Perpetuating Factors." *British Journal of Psychiatry* 154:221–228.

———. 1993. "Synthesis of Research and Clinical Studies: The Australia Bushfire Disaster." In *International Handbook of Traumatic Stress Syndromes*, ed. John P. Wilson and Beverley Raphael, 421–429. New York: Plenum Press.

MacLean, Paul D. 1990. *The Triune Brain in Evolution*. New York: Plenum.

MacRae, K. D. 1992. "Statistics in Psychiatric Research." In *The Scientific Basis of Psychiatry*, ed. M. Weller and M. Eysenck, 75–110. London: W. B. Saunders.

Marsden, C. D. 1986. "Hysteria—A Neurologist's View." *Psychological Medicine* 16:277–288.

Mason, John W., Earl L. Giller, T. R. Kosten, R. Ostroff, and L. Podd. 1986. "Urinary Free-Cortisol Levels in Post-Traumatic Stress Disorder Patients." *Journal of Nervous and Mental Disease* 174:145–149.

Mason, John W., Earl L. Giller, T. R. Kosten, and Rachel Yehuda. 1990. "Psychoendocrine Approaches to the Diagnosis and Pathogenesis of PTSD." In *Biological Assessment and Treatment of PTSD*, ed. Earl L. Giller, 65–86. Washington, D.C.: American Psychiatric Press.

Mellman, T. A., C. A. Randolph, O. Brawman-Mintzer, L. P. Flores, and F. J. Milanes. 1992. "Phenomenology and Course of Psychiatric Disorders Associated with Combat-Related Post-Traumatic Stress Disorder." *American Journal of Psychiatry* 149:1568–1574.

Menninger, W. C. 1948. *Psychiatry in a Troubled World: Yesterday's War and Tomorrow's Challenge*. New York: Macmillan.

Merskey, Harold. 1991. "Shell-Shock." In *150 Years of British Psychiatry*, ed. German Berios and Hugh Freeman, 245–267. London: Gaskell, Royal College of Psychiatrists.

Meyer-Gross, W., E. Slater, and M. Roth. 1954. *Clinical Psychiatry*. Baltimore: Williams and Wilkins.

Mezzich, Juan. 1989. "An Empirical Approach to the Definition of Psychiatric Illness." *British Journal of Psychiatry* 154 (suppl. 4):42–46.

Micale, Mark S. 1990. "Charcot and the Idea of Hysteria in the Male: A Study of Gender, Mental Science, and Medical Diagnosis in Late Nineteenth-Century France." *Medical History* 34:363–411.

———. 1993. "On the 'Disappearance' of Hysteria: A Study in the Clinical Deconstruction of a Diagnosis." *Isis* 84:496–536.

———. 1994. "Charcot and *Les Névroses Traumatiques*: Historical and Scientific Reflections." *Revue Neurologique* 150:498–505.

Michels, Robert. 1984. "First Rebuttal." *American Journal of Psychiatry* 141:548–551.

Miller, Emanuel. 1940. "Psychopathological Theories of Neuroses in War-Time." In *The Neuroses of War*, ed. Emanuel Miller, 105–118. London: Macmillan.

Millon, Theodore. 1986. "On the Past and the Future of the DSM-IV." In *Contemporary Directions in Psychopathology: Toward the DSM-IV*, ed. T. Millon and G. L. Klerman, 29–70. New York: Guilford Press.

Morris, Edwin. 1867. *A Practical Treatise on Shock after Surgical Operations and*

Injuries, with Especial Reference to Shock Caused by Railway Accidents. London: Robert Hardwicke.
Mott, Fredrick W. 1916. "The Lettsomian Lectures on the Effects of High Explosives upon the Central Nervous System." *Lancet* i:331–338, 441–449, and 545–553.
———. 1917. "The Microscopic Examination of the Brains of Two Men Dead of Commotio Cerebri (Shell Shock) without Visible Injury." *British Medical Journal* ii:612–615.
———. 1918a. "Neurasthenia: The Disorders and Disabilities of Fear." *Lancet* i:127–129.
———. 1918b. "The Psychology of Soldiers' Dreams." *Lancet* i:169–172.
———. 1919. *War Neuroses and Shell Shock*. London: Henry Frowde, Hodder and Stoughton.
Mulkay, Michael, and G. Nigel Gilbert. 1981. "Putting Philosophy to Work: Karl Popper's Influence on Scientific Practice." *Philosophy of Social Science* 11:389–467.
Musil, Robert. 1953. *The Man Without Qualities*. New York: Perigree Books.
Myers, Charles S. 1940. *Shellshock in France 1914–18: Based on a War Diary*. Cambridge: Cambridge Univ. Press.
Myers, Fred R. 1988. "The Logic and Meaning of Anger among Pintupi Aborigines." *Man* 23:589–610.
Myers, Greg. 1990. *Writing Biology: Texts in the Social Construction of Scientific Behavior*. Madison: Univ. of Wisconsin Press.
Needham, Rodney. 1980. *Reconnaissances*. Toronto: University of Toronto Press.
Newbury, Thomas. 1985. "Levels of Countertransference toward Vietnam Veterans with Post-Traumatic Stress Disorder." *Bulletin of the Menninger Clinic* 49:151–160.
Ofshe, Richard, and Ethan Watters. 1994. *Making Monsters: False Memories, Psychotherapy, and Sexual Hysteria*. New York: Scribner's.
Oppenheim, Hermann. 1888. *Die traumatischen Neurosen*. Berlin.
———. 1894. *Lehrbuch der Nervenkrankheiten für Arzte und Studirende*. Berlin: S. Karger.
———. 1911. *Text-Book of Nervous Diseases for Physicians and Students*. Vol. 2. London: T. N. Foulis.
Ortony, Andrew, and T. J. Turner. 1990. "What's Basic about Basic Emotions?" *Psychological Review* 97:315–331.
Otis, Laura. 1993. "Organic Memory and Psychoanalysis." *History of Psychiatry* 4:349–372.
Ourousoff, Alexandra. 1993. "Illusions of Rationality: False Premises of the Liberal Tradition." *Man* 28:281–298.
Page, Herbert W. 1883. *Injuries of the Spine and Spinal Cord without Apparent Mechanical Lesion, and Nervous Shock, in Their Surgical and Medico-Legal Aspects*. London: J. and A. Churchill.
Parfit, Derek. 1984. *Reasons and Persons*. Oxford: Clarendon Press.
Parry-Jones, Brenda, and William L.L. Parry-Jones. 1994. "Post-Traumatic Stress Disorder: Supportive Evidence from an Eighteenth Century Natural Disaster." *Psychological Medicine* 24:15–27.

Parson, Edwin R. 1986. "Transference and Post-Traumatic Stress Disorder: Combat Veterans' Transference to the Veterans Administration Center." *Journal of the American Academy of Psychoanalysis* 14:349–375.

Pavlov, Ivan P. 1927. *Conditioned Reflexes: An Account of the Physiological Activity of the Cerebral Cortex*. London: Oxford Univ. Press.

Penk, W., R. Robinowitz, J. Black, M. Dolan, W. Bell, W. Roberts, and J. Skinner. 1989. "Co-Morbidity: Lessons Learned about Post-Traumatic Stress Disorder (PTSD) from Developing PTSD Scales for the MMPI." *Journal of Clinical Psychology* 45:709–728.

Perconte, Stephen, and Anthony J. Gorenczy. 1990. "Failure to Detect Fabricated Post-Traumatic Stress Disorder with the Use of the MMPI in a Clinical Population." *American Journal of Psychiatry* 147:1057–1060.

Pick, Daniel. 1989. *Faces of Degeneration: A European Disorder, c. 1848–1918*. Cambridge: Cambridge Univ. Press.

Pitman, Roger K. and S. P. Orr. 1990. "The Black Hole of Trauma." *Biological Psychiatry* 27:469–471.

Pitman, Roger K., S. P. Orr, D. F. Forgue, J. B. deJong, and J. M. Claiborn. 1987. "Psychophysiologic Assessment of Post-Traumatic Stress Disorder Imagery in Vietnam Combat Veterans." *Archives of General Psychology* 44:970–975.

Pitman, Roger K., B. A. van der Kolk, S. P. Orr, and M. S. Greenberg. 1990. "Naloxone-Reversible Analgesic Response to Combat-Related Stimuli in Post-Traumatic Stress Disorder." *Archives of General Psychiatry* 47:541–544.

Popper, Karl. 1972. *Objective Knowledge: An Evolutionary Approach*. Oxford: Clarendon Press.

Porter, T. M. 1992. "Quantification and the Accounting Ideal in Science." *Social Studies in Science* 22:633–652.

Pritchard, D. A., and A. Rosenblatt. 1980. "Racial Bias in the MMPI: A Methodological Review." *Journal of Consulting and Clinical Psychology* 48:263–267.

Pruyser, P. 1975. "What Splits in Splitting? A Scrutiny of the Concepts of Splitting in Psychoanalysis and Psychiatry." *Bulletin of the Menninger Clinic* 39:1–46.

Reiser, Morton F. 1988. "Are Psychiatric Educators 'Losing the Mind'?" *American Journal of Psychiatry* 145:148–153.

Renan, E. 1923 [1890]. *L'avenir de la science: Pensées de 1848*. Paris: Calmann-Lévy.

Ribot, Théodule A. 1883. *Diseases of Memory: An Essay in the Positive Psychology*. London: Kegan Paul, Trench.

Richards, Graham. 1992. *Mental Machinery: The Origins and Consequences of Psychological Ideas, Part One: 1600–1850*. Baltimore: Johns Hopkins Press.

Ricoeur, P. 1981. "Narrative Time." In *On Narrative*, ed. W.J.T. Mitchell, 165–186. Chicago: Univ. of Chicago Press.

Riegelman, R. K., and R. P. Hirsch. 1989. *Studying a Test and Testing a Study: How to Read the Medical Literature*. Boston: Little, Brown.

Rivers, W.H.R. 1906. *The Todas*. London: Macmillan.

———. 1916. "The FitzPatrick Lectures on Medicine, Magic, and Religion." *Lancet* i:59–65, 117–123.

———. 1917. "Freud's Theory of the Unconscious." *Lancet* i:912–914.

———. 1918. *Dreams and Primitive Culture: A Lecture*. Manchester: Manchester Univ. Press.
———. 1919. "Inaugural Address." *Lancet* i:889–892.
———. 1920. *Instinct and the Unconscious: A Contribution to a Biological Theory of the Psycho-Neuroses*. Cambridge: Cambridge Univ. Press.
———. 1923. *Conflict and Dreams*. London: Kegan Paul, Trench, Trubner.
Rivers, W.H.R., and Henry Head. 1908. "A Human Experiment in Nerve Division." *Brain* 31:323–450.
Robins, Eli, and Samuel B. Guze. 1970. "Establishment of Diagnostic Validity in Psychiatric Illness: Its Application to Schizophrenia." *American Journal of Psychiatry* 126:983–987.
Robins, Lee N., and John E. Helzer. 1986. "Diagnostic and Clinical Assessment: The Current State of Psychiatric Diagnosis." *Annual Review of Psychology* 37:409–432.
Robins, Lee N., John E. Helzer, J. Croughhan, and K. S. Ratcliff. 1981. "National Institute of Mental Health Diagnostic Interview Schedule: Its History, Characteristics, and Validity." *Archives of General Psychiatry* 38:381–389.
Rorty, Amélie O. 1985. "Self-Deception, *Akrasia* and Irrationality." In *The Multiple Self*, ed. Jon Elster, 115–131. Cambridge: Cambridge Univ. Press.
Rosaldo, Michelle Z. 1984. "Toward an Anthropology of Self and Feeling." In *Culture Theory: Essays on Mind, Self, and Emotion*, ed. Richard Shweder and Robert LeVine, 137–157. Cambridge: Cambridge Univ. Press.
Rosch, E. 1977. "Human Categorization." In *Studies in Cross-Cultural Psychology*, ed. N. Warren, 1:1–49. New York: John Wiley.
Rose, R. M. 1984. "Overview of Endocrinology and Stress." In *Textbook of Endocrinology*, 6th ed., ed. R. H. Williams, 645–671. Philadelphia: W. B. Saunders.
Ross, T. A. 1941. "Anxiety Neuroses of War." In *Medical Diseases of the War*, 2d ed., ed. A. Hurst, 135–160. London: Edward Arnold.
Roth, Michael S. 1989. "Remembering Forgetting: *Maladies de la Mémoire* in Nineteenth-Century France." *Representations* 26:49–68.
Royal College of Physicians of London. 1955. "Mott, Sir Frederick Walker, K.B.E." In *Munk's Roll: Lives of the Fellows of the Royal College of Physicians of London, 1826–1925*, 358–359. London: Royal College of Physicians of London.
———. 1955. "Yealland, Lewis Ralph." In *Munk's Roll: Lives of the Fellows of the Royal College of Physicians of London, 1826–1925*, 465. London: Royal College of Physicians of London.
Royal Society of Medicine. 1916. "Special Discussion on Shell Shock without Visible Signs of Injury, January 25, 1916." *Proceedings of the Royal Society of Medicine, Section on Psychiatry* 9 (part 3):i–xliv.
———. 1919. "Report." *Lancet* i:437–438.
Rycroft, Charles. 1968. *A Critical Dictionary of Psychoanalysis*. Harmondsworth: Penguin.
Sabshin, Melvin. 1990. "Turning Points in Twentieth-Century American Psychiatry." *American Journal of Psychiatry* 147:1267–1274.
Salmon, Thomas W. 1917. *The Care and Treatment of Mental Diseases and War*

Neuroses ("Shell Shock") in the British Army. New York: War Work Committee of the National Committee for Mental Hygiene.

Sassoon, Siegfried. 1936. *Sherston's Progress*. London: Faber and Faber.

Scadding, J. G. 1990. "The Semantic Problems of Psychiatry." *Psychological Medicine* 20:243–248.

Schacter, Daniel L. 1982. *Stranger behind the Engram: Theories of Memory and the Psychology of Science*. Hillsdale, N.J.: Lawrence Erlbaum.

Scott, Wilbur. 1990. "PTSD in DSM-III: A Case in the Politics of Diagnosis and Disease." *Social Problems* 37:294–310.

Selye, Hans. 1950. *The Physiology and Pathology of Exposure to Stress: A Treatise Based on the Concepts of the General-Adaptation-Syndrome*. Montreal: Acta.

Sharfstein, Steven S., and Howard Goldman. 1989. "Financing the Medical Management of Mental Disorders." *American Journal of Psychiatry* 146:345–349.

Shepherd, Michael. 1994. "Neurolepsis and the Psychopharmacological Revolution: Myth and Reality." *History of Psychiatry* 5:89–96.

Shorter, Edward. 1992. *From Paralysis to Fatigue: A History of Psychosomatic Illness in the Modern Era*. New York: Free Press.

Showalter, Elaine. 1985. *The Female Malady*. New York: Pantheon.

Sierles, Frederick, Jang-June Chen, Robert McFarland, and Michael Taylor. 1983. "Post-Traumatic Stress Disorder and Concurrent Psychiatric Illness: A Preliminary Report." *American Journal of Psychiatry* 140:1177–1179.

Silver, Jonathan M., Diane Sandberg, and Robert Hales. 1990. "New Approaches in the Pharmacotherapy of Post-Traumatic Stress Disorder." *Journal of Clinical Psychiatry* 51 (suppl. 10): 33–38.

Slobodin, Richard. 1978. *W.H.R. Rivers*. New York: Columbia Univ. Press.

Smith, C.U.M. 1982a. "Evolution and the Problem of Mind: Part I. Herbert Spencer." *Journal of the History of Biology* 15:55–88.

———. 1982b. "Evolution and the Problem of Mind: Part II.John Hughlings Jackson." *Journal of the History of Biology* 15:241–262.

Smith, G. Elliot. 1916. "Shock and the Soldier." *Lancet* i:813–817.

———. 1922. "The Late Dr. W.H.R. Rivers." *Lancet* i:1222.

Smith, Roger. 1992. *Inhibition: History and Meaning in the Sciences of Mind and Brain*. Berkeley: Univ. of California Press.

Snyder, Solomon. 1986. *Drugs and the Brain*. New York: Scientific American Library.

Solomon, Susan D., Ellen Gerrity, and Alyson Muff. 1992. "Efficacy of Treatments for Post-Traumatic Stress Disorder." *Journal of the Americal Medical Association* 268:633–638.

Sparr, Landy, and Loren D. Pankratz. 1983. "Factitious Post-Traumatic Stress Disorder." *American Journal of Psychiatry* 140:1016–1019.

Spence, Donald. 1982. *Narrative Truth and Historical Truth*. New York: W.W. Norton.

Spencer, Herbert. 1855. *Principles of Psychology*. London: Longman, Brown, Green, and Longmans.

Spiegel, David, and Etzel Cardena. 1990. "New Uses of Hypnosis in the Treatment of Post-Traumatic Stress Disorder." *Journal of Clinical Psychiatry* 51 (suppl. 10):39–43.

Spitzer, Robert L., Jacob Cohen, Joseph Fleiss, and Jean Endicott. 1967. "Quantification of Agreement in Psychiatric Diagnosis." *Archives of General Psychiatry* 17:83–87.

Spitzer, Robert L., Jean Endicott, and Eli Robins. 1978. "Research Diagnostic Criteria." *Archives of General Psychiatry* 35:773–782.

Spitzer, Robert L., M. B. First, J.B.W. Williams, K. Kendler, H. A. Pincus, and G. Tucker. 1992. "Dr. Spitzer and Associates Reply." *American Journal of Psychiatry* 149:1619–1620.

Spitzer, Robert L., Miriam Gibbon, Andrew Skodol, Janet Williams, and Michael First. 1989. *DSM-III-R Casebook: A Learning Companion to the Diagnostic and Statistical Manual of Mental Disorders (Third Edition, Revised).* Washington, D.C.: American Psychiatric Press.

Spitzer, Robert L., and Janet Williams. 1980. "Classification in Psychiatry." In *Comprehensive Textbook in Psychiatry/III*, 3d ed., ed. H. I. Kaplan, A. Freedman, and B. J. Sadock, 1035–1072. Baltimore: Williams and Wilkins.

Star, Susan Leigh. 1992. "The Skin, the Skull, and the Self: Toward a Sociology of the Brain." In *So Human a Brain: Knowledge and Values in the Neurosciences*, ed. Anne Harrington, 204–228. Boston: Birkhäuser.

Stone, Martin. 1988. "Shellshock and the Psychologists." In *The Anatomy of Madness: Essays in the History of Psychiatry*, ed. W. F. Bynum, R. Porter, and M. Shepherd, 2:242–271. London: Tavistock.

Strachey, James. 1962. "The Emergence of Freud's Fundamental Hypotheses." In *Standard Edition of the Complete Psychological Works of Sigmund Freud*, ed. James Strachey, 3:62–68. London: Hogarth Press.

Sulloway, Frank. 1983. *Freud, Biologist of the Mind.* New York: Basic Books.

Taine, Hippolyte. 1870. *De l'intelligence.* Paris: Hachette.

Talbot, John, and Robert L. Spitzer. 1980. "An In-Depth Look at *DSM-III*: An Interview with Robert Spitzer." *Hospital and Community Psychiatry* 31:25–32.

Tambiah, Stanley J. 1990. *Magic, Science, Religion, and the Scope of Rationality.* Cambridge: Cambridge University Press.

Taylor, Gabrielle. 1985. *Pride, Shame, and Guilt: Emotions of Self-Assessment.* Oxford: Clarendon Press.

Terdiman, Richard. 1993. *Present Past: Modernity and the Memory Crisis.* Ithaca: Cornell Univ. Press.

Terr, Lenore. 1994. *Unchained Memories: True Stories of Traumatic Memories.* New York: Basic Books.

Thompson, John B. 1984. *Studies in the Theory of Ideology.* Berkeley: Univ. of California Press.

Trimble, Michael R. 1985. "Post-Traumatic Stress Disorder: History of a Concept." In *Trauma and Its Wake*, ed. Charles R. Figley, 5–14. New York: Brunner/Mazel.

Tuke, D. Hack, ed. 1892. *A Dictionary of Psychological Medicine.* Philadelphia: Blakiston.

Turner, William A. 1916. "Arrangements for the Care of Cases of Nervous and Mental Shock Coming from Overseas." *Lancet* i:1073–1075.

Tversky, Amos, and Daniel Kahneman. 1981. "The Framing of Decisions and the Psychology of Choice." *Science* 211:453–458.

Ursano, R., and J. E. McCarroll. 1990. "The Nature of a Traumatic Stressor: Handling Dead Bodies." *Journal of Nervous and Mental Disease* 178:396–398.

Vaillant, George E. 1984. "The Disadvantages of *DSM-III* Outweigh Its Advantages." *American Journal of Psychiatry* 141:542–545.

Vaillant, George E., and Paula Schnurr. 1988. "What Is a Case?: A 45-Year Study of Psychiatric Impairment within a College Sample Selected for Mental Health." *Archives of General Psychiatry* 45:313–319.

van der Kolk, Bessel A., M. Greenberg, H. Boyd, and J. Krystal. 1985. "Inescapable Shock, Neurotransmitters, and Addiction to Trauma: Toward a Psychobiology of Post-Traumatic Stress." *Biological Psychiatry* 20:314–325.

van der Kolk, Bessel A., and Onno van der Hart. 1989. "Pierre Janet and the Breakdown of Adaptation in Psychological Trauma." *American Journal of Psychiatry* 146:1530–1540.

Wallace, Edwin. 1988. "What is 'Truth'?: Some Philosophical Contributions to Psychiatric Issues." *American Journal of Psychiatry* 145:137–147.

Walters, G. D., R. L. Green, T. B. Jeffrey, D. J. Kruzich, and J. J. Haskin. 1983. "Racial Variations in the MacAndrew Alcoholism Scale of the MMPI." *Journal of Clinical and Consulting Psychology* 51:947–948.

War Department. 1946. "Psychiatric Nomenclature." *Journal of Nervous and Mental Disease* 104:108–199.

War Office Committee. 1922. *Report of the War Office Committee of Enquiry into "Shell Shock."* London: His Majesty's Stationery Office.

Ware, J. H., F. Mosteller, F. Delgado, C. Donnelly, and J. A. Inglefinger. 1992. "P Values." In *Medical Uses of Statistics*, ed. J. C. Bailar and F. Mosteller, 181–200. Boston: New England Journal of Medicine Books.

Warnock, Mary. 1987. *Memory*. London: Faber and Faber.

Watkins, L. R. and D. J. Mayer. 1986. "Multiple Endogenous Opiate and Non-Opiate Analgesia Systems: Evidence of Their Existence and Clinical Implications." *Annals of the New York Academy of Science* 467:273–297.

———. 1988. "Organization of Endogenous Opiate and Nonopiate Pain Control Systems." *Science* 216:1185–1192.

Watson, I.P.B., L. Hoffman, and G. V. Wilson. 1988. "The Neurophysiology of Post-Traumatic Stress Disorder." *British Journal of Psychiatry* 152:164–173.

Weiner, Norman, and Palmer Taylor. 1985. "Neurohormonal Transmission: The Autonomic and Somatic Nervous Systems." In *The Pharmacological Basis of Therapeutics*, ed. A. G. Gilman, L. S. Goodman, T. W. Rall, and F. Murad, 66–99. New York: Macmillan.

Weissman, Myrna, and Gerald L. Klerman. 1978. "Epidemiology of Mental Disorders." *Archives of General Psychiatry* 35:705–712.

Widiger, T. and A. Frances. 1985. "The *DSM-III* Personality Disorders." *Archives of General Psychiatry* 42:615–623.

Williams, Janet, Robert Spitzer, and Andrew Skodol. 1985. "*DSM-III* in Residency Training: Results of a National Survey." *American Journal of Psychiatry* 142:755–758.

Wilson, Mitchell. 1993. "DSM-III and the Transformation of American Psychiatry: A History." *American Journal of Psychiatry* 150:399–410.

Wittkower, Eric, and J. P. Spillane. 1940a. "Neuroses in War." *British Medical Journal* i:223–225, 265–267.

———. 1940b. "A Survey of the Literature of Neuroses in War." In *The Neuroses of War*, ed. Emanuel Miller, 1–32. London: Macmillan.

Wolfsohn, Julian M. 1918. "The Predisposing Factors of War Psycho-Neuroses." *Lancet* i:177–180.

Wright, Lawrence. 1994. *Remembering Satan*. New York: Knopf.

Yager, Thomas, Robert Laufer, and M. S. Gallops. 1984. "Some Problems Associated with War Experiences in Men of the Vietnam Generation." *Archives of General Psychiatry* 41:327–333.

Yapko, Michael D. 1994. *Suggestions of Abuse: True and False Memories of Childhood Sexual Trauma*. New York: Simon and Schuster.

Yealland, Lewis R. 1918. *Hysterical Disorders of Warfare*. London: Macmillan.

Yehuda, Rachel, Steven M. Southwick, and Earl L. Giller. 1992. "Exposure to Atrocities and Severity of Chronic Post-Traumatic Stress Disorder in Vietnam Combat Veterans." *American Journal of Psychiatry* 149:333–336.

Young, Robert M. 1990. *Mind, Brain, and Adaptation in the Nineteenth Century: Cerebral Location and Its Biological Context from Gall to Ferrier*. New York: Oxford Univ. Press.

著者略歴

(Allan Young)

1938年アメリカ合衆国ペンシルヴァニア州フィラデルフィア生まれ．1959年ペンシルヴァニア大学人類学部卒業．1974年同大学人類学部博士（Ph. D）．ニューヨーク大学，ケース・ウェスターン・リザーヴ大学などをへて，現在　カナダ・ケベック州モントリオール（モンレアル）のマッギル大学社会学的医学研究部門主任教授，人類学部・医学部教授．著者は本書によって1998年度ウェルカム医療人類学賞を受賞した．

訳者略歴

中井久夫〈なかい・ひさお〉 1934年奈良県生まれ．京都大学医学部卒業．神戸大学名誉教授．著書『中井久夫著作集――精神医学の経験』全6巻別巻2（岩崎学術出版社，1984-91）『最終講義――分裂病私見』（みすず書房，1998）『徴候・記憶・外傷』（みすず書房，2004）ほか多数．訳書にエレンベルガー『無意識の発見』上下（共訳，弘文堂，1980）のほか，みすず書房からはサリヴァン『現代精神医学の概念』『精神医学の臨床研究』『精神医学的面接』『精神医学は対人関係論である』『分裂病は人間的過程である』ハーマン『心的外傷と回復』バリント『一次愛と精神分析技法』（共訳）『エランベルジェ著作集』（全3巻）パトナム『解離』など多数．

大月康義〈おおつき・やすよし〉 1952年北海道旭川市生まれ．北海道大学理学部数学科，札幌医科大学卒業．現在大月クリニック勤務．論文「憑依と精神科臨床――歴史と文化の視点から」（『臨床精神医学講座』23所収，中山書店，1998）．著書『語る記憶――解離と語りの文化精神医学』（金剛出版，2011）．

下地明友〈しもじ・あきとも〉 1947年沖縄県宮古島生まれ．熊本大学医学部卒業．熊本大学医学部精神神経学講座助教授を経て，現在，熊本学園大学大学院社会福祉学研究科教授．著書『〈病い〉のスペクトル――精神医学と人類学の遭遇』（金剛出版，2015），「臨床誌 clinico-graphy 試論――普遍 - 文化結合 - 個人症候群「複合」，臨床のエコロジー，あるいは臨床トポロジー論」（『文化精神医学序説――病い・物語・民族誌』所収，金剛出版，2001）他．

辰野 剛〈たつの・つよし〉 1954年長野県生まれ．昭和大学医学部卒業．現在　桜台診療所院長．

内藤あかね〈ないとう・あかね〉 1965年東京生まれ．南山大学文学部卒業（文化人類学専攻）．1993年ジョージ・ワシントン大学大学院アートセラピー学科修了．文学修士．現在　甲南大学文学部非常勤講師，同大学人間科学研究所客員特別研究員．

アラン・ヤング
PTSDの医療人類学
中井久夫・大月康義
下地明友・辰 野 剛・内藤あかね
共訳

2001年2月15日　初　版第1刷発行
2018年4月 9 日　新装版第1刷発行

発行所 株式会社 みすず書房
〒113-0033 東京都文京区本郷2丁目20-7
電話 03-3814-0131(営業) 03-3815-9181(編集)
www.msz.co.jp

本文印刷所 三陽社
扉・表紙・カバー印刷所 リヒトプランニング
製本所 松岳社
装丁 安藤剛史

ISBN 978-4-622-08697-0
[ピーティーエスディーのいりょうじんるいがく]

エリオット・S・ヴァレンスタイン

精神疾患は脳の病気か？

向精神薬の科学と虚構

功刀浩 監訳
中塚公子 訳

みすず書房

BLAMING THE BRAIN

The Truth About Drugs and Mental Health

by

Elliot S. Valenstein

First published in 1998 by Free Press,
a division of Simon & Schuster, Inc.

ポールとマーシャ、カールとスーザン、クララとヘレン、マックスとローラに
——これからも本を必ず書けるとはかぎらないから

精神疾患は脳の病気か？　目次

第一章　はじめに

米国の精神医学界はその主張を、「母親に責任あり」から「脳に責任あり」に変えたと言われている。精神障害の原因が家庭における初期経験に根ざしていると考えられていたのはさほど昔のことではない。だが現在では、脳の化学的なバランスのくずれが原因であるという考え方が、専門家にも一般の人にも受け入れられるようになっている。現在の通説では、統合失調症の原因は神経伝達物質のドーパミンの過剰、うつ病はセロトニンの不足であり、不安障害やその他の精神障害は、他の神経伝達物質の異常によるものということになる。脳の神経化学的現象が、精神障害の原因であるだけではなく、個性や行動が人によって違うのはなぜかをも説明できると信じられている。二〇〜三〇年の間にこのような根本的な変化がいかに生じたのだろうか。得られている証拠とこの理論はつじつまが合うのか。生化学的な説明を行い、薬の投与による治療を推し進めることは、誰の利益になり、この利益はいかに推し進められているのか。精神障害を生化学的に説明し、あらゆる心理学的・行動学的問題の対処に薬への依存度を増していくことの長期的に見た意味合いとは何か。本書はこれらの問題に答えようとするものである。遅きに失したとも思えるが、現在の生化学説の基礎の仮定の検証を試みた。

一九四五年ごろから一九六〇年にかけては、精神障害の原因について、いまとはまったく違ったふうに考えている人がほとんどだった。実際には精神保健の専門家のほんのひとにぎりだけが正統的な精神分析療法を行っていたにすぎなかったが、当時この分野では、さまざまな精神障害の原因を精神分析的手法で解析し治療を行うのが最善だという考え方が支配的だった。一九五〇年において、精神分析理論に熱心に取り組んでいない医師が主要な精神科の主任になることはほとんどありえなかったのである。(1) 個人開業の精神療法家は、何年もかけて患者の精神障害の原因を心の奥底に見つけ出そうとした。このような方法の価値や基礎理論は、現在、完全には否定されてはいないものの、精神保健の専門家の大多数によって疑問視されている。今日、精神疾患患者の混乱した思考と行動の原因は、生化学的に異常を示す脳にあると考えられているため、症状は「分析」されず、むしろ診断を下すための資料として利用され、出された診断をもとに適当な薬が処方されることになる。精神科の主任や医局員のほとんどが生化学的なアプローチで精神疾患の治療に、現在、取り組んでいる。

考え方が根本から変わったことは、次の例からも明らかだ。精神科の研修医は、もはや集中的な精神療法の訓練を受けることはなく、定期的に精神療法を受ける患者を一例も担当することなくトレーニングを終了する場合が多い。(2) 一九五〇年代には、統合失調症の研究において、同時に精神療法が行われずに薬のみ投与される対照グループが含まれていたら、間違いなく倫理的に問題があると謗られたが、一九七〇年には状況ががらっと変わって、薬が投与されず心理療法のみを受けるグループが含まれると今度はこちらが非倫理的だということになった。(3)

このような変化の兆しが現れたのが、一九五〇年代だった。偶然に、気分や精神状態を変化させることのできる薬がいくつか発見された後のことである。この薬を精神疾患患者に試してみると、精神疾患のいくらかの症状が軽減された。患者の多くが穏やかになり、介護者の負担が軽くなった。はじめのうち、個人開業の精神科医は薬による治療にきわめて懐疑的だったが、費用を切り詰めるのが緊急課題だった大病院では、薬は広く利用されることになった。一九六五年までに、統合失調症治療薬として販売された新しい抗精神病薬のソラジン（クロルプロマジン）を指定する処方箋が五〇〇〇万枚以上出された。それ以外のうつ病や不安症状の治療薬も、種々入手できるようになった。当初、個人開業の精神科医は、こうした薬を精神療法を補助するものとしてのみ試してみるつもりだったが、しだいに薬への依存度を増して集中的な精神療法を行わなくなっていった。今日、精神科医がほとんど薬のみで治療を行うことはけっして珍しいことではなく、一年間の売り上げが数十億ドル規模になる向精神薬も、かなりの数にのぼる。

いわゆる「精神医学における薬理学的大変革」に関する本が最近多数出版されたのも、精神疾患に対する通念がいかに大きく変わったかを物語っている。こうした大衆向けの本は「心の分子」「気分の化学」といった言葉を使い、精神作用の重要な面は脳の神経化学的現象で決定されるという概念を読者に伝えている。化学的なバランスのくずれが、うつ病、統合失調症、不安障害、強迫性障害の原因であるだけではなく、摂食障害、暴力、アルコール依存症、病的賭博、買い物依存症等の多くの不適応症の原因にもなると考えられている。また、実に多様な人の性格、たとえば、内気な性格から自己主張の強い性格、消極的から攻撃的、危険回避型から興奮指向型、じっと達成を待てる性格から待てない性格等がすべて、一つか二つの脳の神経伝達物質の活性の違いによって生じるとされる。自信をもてるかどうかは脳のセロトニンの量次第であり、快感は脳のドーパミンの活性に依存するといった具合である。

最近の本は、脳の神経化学的現象と精神状態の関係を誇張したり、ねじ曲げているものが多い。ワシントン大学のある精神科医が、「セロトニンが枯渇しつつある現代」、「世界的規模でうつ病が流行している」と書いている[4]。しかし、実際には脳のセロトニンの減少が世界中で起きている証拠は微塵もないのだ。またある本では、ピューリッツァー賞を受賞したサイエンス・ライターが、主要な性格や行動の特徴はノルアドレナリンとセロトニンのバランスで制御されるという「革命的な」発見があったと書いているが[5]、確かな証拠があるわけではない。ある種のかすかな傾向をあたかも確立した事象のように書き、矛盾する証拠には適当に目をつぶることによって、人気作家の多くは、複雑な人格が二つの神経伝達物質のバランスに支配されていると思わせるように腐心している。薬が人格の「表面上の」変化を生じさせることができると、現在、実に多くの人々が信じていることは、さして驚くべきことではない。現在、脳の神経化学によりなにもかもが説明がつくと考えられるようになり、「化てもっと素敵な人生を」という標語に変えるべきだと言う人さえ出てきている。

学を利用して毎日をもっと素敵に過ごす」〔デュポン社がかつて宣伝に使った有名な標語〕という標語を「化学を利用し

今日、医師が精神障害の患者にする一般的な説明は、生化学的なバランスのくずれが病気の原因であり、糖尿病にインシュリンが効くように、薬で治療が可能だというものである。医師の多くが、その説明は正しく、科学的研究できちんと裏づけられていると確信しているようだが、なかには確信できない医師もいる。だがその人たちでさえ、インシュリンのたとえは、向精神薬の服用を嫌う傾向のある患者を説得するのに有効であることを認めている。製薬会社は、薬が有効だというメッセージを医師と薬を将来服用するかもしれない人の双方に伝えるのに非常に大きな影響力をもっているし、患者支援団体も、この方面では卓越した役割を担っている。精神的な問題に専門家の助けがどうしても必要な人々を鼓舞するために、製薬業界に大きな資金の援助を受けていることも多い諸支援団体が、薬による治療の有効性や、脳の神経化学的現象と精神疾患の関係を誇張したり、ときには歪曲することさえある。通常、精神的な問題を抱えた患者やその家族は、問題は生化学的なものであると是が非でも信じたい。というのは、この解釈であれば、不幸にも従来の心理学的理論についてくる精神病という不名誉なレッテルから逃れられるからである。

この本を通して私が主張したいのは、脳の神経化学的現象と精神医学的問題や人格や行動との関係についてのこうしたあらゆる主張のもととなる証拠や議論が、とうてい納得のいくものではなく、間違っている可能性が高いということである。精神医学的問題の元凶の生化学的なバランスのくずれを向精神薬が修正するのだという主張のもとになっている科学的論拠は実に脆弱である。こうした考え方は実証されていない仮説にすぎないが、いろいろな思惑から、実証済みで説明しやすい理論として強力に推し進められている。この考えから実に多くの事柄が影響を受ける可能性があるため、証拠や基礎理論をこれまでよりさらに徹底的に検証することが、ぜひ必要となる。

驚くべきことに、ほとんどの精神疾患患者で、化学的なバランスのくずれがあるという確かな証拠はなにもない。それにもかかわらず、多くの医師は患者に、化学的なバランスのくずれがあるというふうに説明する。だが、生きている人間の脳の化学的な状態を評価するための検査法は、存在しないのが現実だ。死亡した精神疾患患者の脳において、ある種の神経伝達物質の活性の過剰・不足があったという報告はあるが、そのような関係が見つからないという研究者もいて、決定的ではない。せいぜいのところ、多数の患者から得たデータの平均的な傾向ということにすぎないし、こうした研究において多くの患者の脳の神経化学的現象は調べたところまったく正常だったので、彼らの精神的な問題が化学的なバランスのくずれからきていると論じるのは難しい。

また、「正常な」人、すなわち精神障害の病歴がない人の脳の神経伝達物質の活性が過剰または不足の兆候があることさえある。さて、ここで一つ認識しておかねばならないのは、化学的な異常がある種の精神疾患の発生と大いに関連があるということが明らかになったとしても、それをどう解釈すべきかがわかったわけではないということである。そのような化学的な「異常」は、病気の原因というより、ある精神疾患にともなうストレスや行動上の特色によって引き起こされたものかもしれない。さらに、向精神薬自体が、化学的なバランスのくずれを生じさせることもあることもよく知られている。精神疾患の「原因」と「結果」が混同されがちである。

最初の向精神薬が偶然発見されたときには、神経化学の知識があまりにも未発達であったため、精神疾患の生化学説を提唱したり、薬がいかに脳に作用しているかに何らかの説明を加えることは不可能だった。精神障害の化学説がはじめて登場したのは、市場に出た最初の薬が、脳に存在することが当時すでに知られていたごく少数の神経伝達物質に作用しているらしいとわかったときだった。それが現在では、脳の神経伝達物質として働く物質の数は一〇〇を超すと推定されている。しかも向精神薬のほとんどが当初考えられていたよりももっと数多くの神経伝達物質に作用することが明らかになっている。[6] それにもかかわらず、長い間、理論の方はほとんど変わっていない。理論の妥当性を疑わせる証拠がたくさん得られたにもかかわらずである。この理論に執着するのは、取って代わるべき理論がないだけではなく、薬による治療を推し進めるのに好都合だからである。

長足の進歩をとげた神経化学や神経薬理学の知識と、精神疾患の原因や薬が精神に変化を及ぼすメカニズムに対するあまりに初歩的な理解の両者が、ないまぜにされる傾向がある。向精神薬の発見に大いに刺激されて、神経化学と神経薬理学の知識は目ざましく進展した。脳の中には考えられていたよりはるか多くの神経伝達物質が存在することだけではなく、こうした「化学的媒体」それぞれが脳の中のどこに局在するかも判明した。ニューロンが酵素反応で前駆物質から神経伝達物質を作る方法や、それぞれの神経伝達物質がいかに特異的な標的(「受容体」)に作用するかも理解できている。また、いろいろな神経伝達物質の作用を停止させるメカニズムや、ある条件下で作用が延長されるメカニズムもわかった。薬がこのようなニューロンの関与する反応にどのような影響を与えるかを解明するのに、神経薬理学は多大な貢献をした。しかし、こうした新しい知識をもってしても唯一例外的に攻めあぐんでいるのは、精神疾患を説明するのに提唱された化学説のすべてであり、この新しい知識をすべて統合しそれを精神の状態に関連づけるのは、容易になるどころかいよいよもって手ごわい仕事になっている。

科学者や臨床医や製薬会社の予想では、神経化学や神経薬理学の新しい知見により、「知能ミサイル」とも呼びうる薬を作り出すことができるようになるという。これは、それぞれの精神疾患の原因となる生化学的な異常箇所を狙い撃ちして治す試みであり、しかも現在販売されている薬につきものの副作用がないという。ところが神経伝達物質セロトニンの歴史を見ると、なぜ、向精神薬の「魔法の弾丸」が現れるという予測を盲目的に信じないで懐疑的な姿勢を貫く必要があるかがわかる。セロトニンがはじめて脳で発見されたとき、一つの受容体だけに作用すると考えられたが、現在では、少なくとも一五のセロトニン受容体があることが知られている。技術の進歩によって、その中の一つの受容体のみに作用する薬が近い将来開発される可能性があるが、これらの受容体の働きや、精神状態との関連については現在ほとんどわかっていない。一つ一つの精神状態が、さまざまな神経伝達物質と、多数の神経伝達物質が存在する脳の中に遍く存在する脳回路とによって影響を受けていると考えるのがいろいろな証拠から妥当だと思われる。さらに、現在までに得られている知見から、それぞれの神経伝達物質と受容体が、さまざまな行動学的・精神医学的現象に関与していることが示唆される。特定の神経伝達物質または受容体とある精神状態の間に、単純で唯一の関係があるとは考えにくい。

薬による治療を支持する人たちのほとんどが、生化学的原因説を奉じる理由として、ある化学的なグループに属する薬が、特定の精神疾患の症状を軽減するのにどれも有効であることが多いという事実をあげる。しかし、病気の原因と有効とされる治療法の間の関係は非常に紛らわしいものである。医学の歴史には、病気の原因に直接に作用することなく、その病気の症状を緩和する治療法の例が山ほどある。現在完全に否定されている前頭葉ロボトミーやインシュリン昏睡療法等の治療法は、その時代には精神病の治療に有効だと言われた。ちょうど現在薬物療法が有効だとされるように。最近の多数の研究から、うつ病には薬を使うよりも電気けいれん療法（ECT）が有効である可能性も示唆されている。ある種の精神障害の治療に、比較的簡単な精神療法のいくつかが、薬と少なくとも同程度に有効であるという確実性の高い証拠があがっている。病気を治すのに有効だとされる治療法と、病気の原因の関係が往々にして希薄であることを、この本の後の章で議論する。また、症状が改善されたかどうかの判断がいかになされるのか、政治的・経済的要因がその判断にいかに影響を与えるかについても論じた。薬による治療が成功したという主張は誇張され、副作用は控えめに書かれることが多い。

そう思わない読者諸氏もおられるかもしれないが、私がこの本を書いたのは精神障害の治療に薬を使うことに反対しているからではない。薬は精神障害の治療に有用だと私は思っている。はっきりさせておきたいのは、私は患者を治療する立場になく、薬による治療、精神療法、行動療法に賛成や反対をするいかなる理由ももたず、医師でない治療者と精神科医の間の意見の相違があってもどちらかに肩入れするつもりがないことである。また、精神と行動を生物学的に説明することに反対しているということもない。実のところ、私は四〇年以上、生物学的精神科学者として、脳やホルモン等の生物学的な要因や薬が、行動にどのように影響を与えるかを研究してきた。生物学的要因が行動に大きく影響するということを、私は科学者として確信している。端的に言えば、この本を書く理由は、私が何かに賛成だからでもなく反対だからでもない。この本は別のところから出発している。

ある人が精神障害になりやすいかどうかには生物学的要因が関与すると私は確信しているが、生物のメカニズムには、たんに神経伝達物質や脳の神経化学的現象というもの以外のものが含まれる。私は生物学的要因の重要性を確信している。だが、あらゆる生物学的要因の影響がいかに行動や精神状態に現れるかに、社会的要因と精神医学的要因が等しく大きな影響を与えているという信念ももっている。こう言っても、何ら驚くべきことではなく、生物学的要因や環境要因が相互依存して影響力をもつことに異論を唱える人は現在、おそらくほとんどいないだろう。しかし精神科医たちは、日々の精神障害をもつ患者の治療において、他の要因に目もくれずに、投薬と化学的説明のみを行うという状況にますます追い込まれつつある。ここに大きな危険が潜んでいる。

どのように科学的概念や説明は生まれ、また、しだいに変化していくかについて、私は昔からずっと興味をもってきた。この本を書き始めたとき、向精神薬の偶然の発見が、精神障害に対する人々の考え方に革命的な変化をもたらしたことを追ってみようと思っていた。現在、精神障害は脳の化学的な欠乏あるいは過剰が原因であると広く信じられており、精神療法家でさえ「会話療法」が有効なのは、脳の神経化学的現象に変化を及ぼすからだろうと、この時流の生化学説に肩入れする。[7] あらゆる精神的変化は脳の何らかの変化をともなうのは事実だが、この主張には物証が乏しい。精神療法において、どんな脳の変化が起こるのかや、それがどのように患者の症状の改善に結びつくかについて、ほとんど何もわかっていないのだ。

この本が単なる科学の進歩の話にならないことに、私ははじめから気づいていた。最初の向精神薬が導入されたとき、それに反対するグループがある一方で、その使用や精神障害に対する新しい考え方を推し進めることに熱心なグループも存在した。クロルプロマジンや他の初期の向精神薬が発見されたとき、神経化学や神経薬理学は未発達だった。一九五〇年初頭、精神薬理学という分野は存在さえしていなかったのである。さまざまな精神障害の治療薬の使用量が増加するにつれて、この分野は発展し成熟を遂げた。このような背景を俯瞰するとき、偶然の発見、科学・心理社会的、経済的要因が相互に絡み合い、精神障害の概念が変化していったというおもしろい話がそこにあるように思えた。

手はじめに、最初の向精神薬の発見について文献を追った。文献を行きつ戻りつし、初期の精神障害の理論や脳生理学と神経化学、またそれらが時代とともにどのように変遷したかについて学んだ。私は先にあらすじをつくることをしなかった。なぜなら、文献を渉猟するうちにおのずと結論が導き出されるべきだと考えたのであり、逆は望まなかった。そのため、仕事は遅々として進まなかったが、いままで知らなかった文献に辿り着くという利点は確かにあった。それに、筋書きにきちんと沿うように仕事をすると、どうしてもただの骨の折れる仕事になって、発見の喜びがともなわない。実験や臨床の文献を読み、証拠や理論を包含する社会的、知的な背景を検証しているうちに、本書の目的はしだいに変化していった。どのように変化が起きたかの歴史を書きたいといまでも思っているが、生化学説の正当性を主張するための証拠と議論を検証するのも同じように重要なのだと考えるに至った。この本を書き始めたとき、私の意見はかたまっていなかったが、かたまっていくにつれ、できるだけ自分の意見を明快に論じたいと思うようになった。本書が契機となり、薬と精神障害について現在何が主張され、また実際何が明らかになっているのかについての議論が開始されることを期待している。遅きに失した感はあるが。

二章では、主要なグループの向精神薬がいかに発見されたかという興味深い話をとりあげる。どのように、薬による治療が広く受け入れられるようになったかや、薬の効果が精神疾患の原因についての理論に大変革をもたらしたかを理解するのに必要な知的社会的背景を、ここに書かれた歴史から知ることができる。三章では、こうした薬の作用メカニズムを説明するのに化学説が考え出されて提唱されたことと、さまざまな精神疾患の原因として何が考えられるかを論じる。提唱された化学説の証拠と議論は、この章でできるだけ明快にかつ説得力をもつように提示したつもりであり、なぜ多くの人がこの議論を確かな科学的基礎の上にあるものとして受け入れるようになったかを明らかにしようと考えた。四章では、化学説の証拠と議論をさらに批判的に検証した。この章では、決定的であるとされる証拠の多くが、実は追試による再現が難しいことにも言及している。それに、そうしたものは非常に限られた神経化学と神経薬理学の知識しかない状況で得られた証拠であり、他の解釈も可能なのである。

五章では、実験的証拠の信憑性の検証からさらに一歩先にある問題と議論について取り上げる。具体的には、精神障害の原因と結果の混同、有効な治療法から精神疾患の原因を推測する際の問題点といったテーマを扱う。またここには、還元主義の限界、精神と行動がどこまで遺伝学で説明されうるか、薬がある精神障害に特異的に効くというのは本当か、精神障害の分類に科学と政治が果たした役割についての議論もある。六、七章では、経済的・心理社会学的要因や特定の利益団体が「精神障害の生化学説」を推し進めたさまざまな方法を検証した。この二つの章では、製薬業界が薬の開発を推し進めるのに多大な影響力を行使すること、影響力を行使するためのいろいろなやり方について論じている。加えて、精神科医や医療保険会社や患者支援団体が薬物療法と精神疾患の化学説を推し進める手段についても論じている。さまざまな療法の効果を評価するのに、精神保健の分野で医師の免許をもつ人ともたない人の間でくいちがいがあることもここで論じた。八章では、この本を通して取り上げた、提唱されている仮説や理論の根拠となっていると考えられる、主要な通説を振り返る。この章ではまた、本書に対する批判を予想し、それに対し答えを用意してみた。また、私たちが向かっている方向の意味するところを議論した。

序はこれで終わる。まず、すべての始まりになった発見の話から始めよう。

第二章　向精神薬の発見

彼らが飲んでいるワインに、彼女（トロイのヘレン）は薬（ネペンテス）を盛った。
それによって、すべての苦しみや争いが鎮まり、あらゆる悪が忘却されるように。

——ホメロス

それとも、おたがいに、理性をとりこにするという気違い草の根でも食らったのか？

——ウィリアム・シェイクスピア『マクベス』

心の病いは、医者にはどうにもならぬのか？

——ウィリアム・シェイクスピア『マクベス』

病理学的基礎の明らかでない病気では、特効薬の発見は常にふとした発見に由来する。
向精神薬の歴史は、その格好の例といえる。

——ウォルター・スニーダー[1]（一九九〇）

人間の歴史を通して精神に変化をきたす作用のある薬が使われてきたことが、多くの証拠からわかっている。[2]けし、コカ、幻覚作用のあるきのこ類、サボテン、その他の向精神性の物質を含む植物が描かれている絵画や彫刻や工芸品等が種々発見されている。なかには数千年前のものもある。こうしたものや、果物や穀物を発酵させてアルコール飲料をつくる非常に古い大きな桶が見つかっていることから、感情、気分、知覚、思考に変化を及ぼす物質の存在が、古くから広く知られていたことがわかる。[3]このような向精神性の物質は、食べられる植物を探している過程で偶然発見されたものにちがいない。それが後になって、宗教儀式や神秘的な儀式で利用されるようになったものと考えられる。

このように向精神性物質の利用には長い歴史があり、幻覚誘発物質によって引き起こされる精神状態が精神錯乱と類似していることにも人々は気づいていたはずだ。ところが、この類似性の意味を真剣に検討した人は比較的最近までいなかった。長い年月の間には、精神錯乱は脳に作用する体液や化学物質によって引き起こされるという主張も時折なされたが、神経化学の知識が十分でなかったので、この説は発展することなく終わった。(4) たとえば、ヒポクラテス派(紀元前およそ四六〇〜三六〇)は、精神疾患は脳の異常な「体液」の状態によるものだと主張したと言われているし、また、それからずっと後の一八五二年には、ドイツのハレの医師ハインリッヒ・レアーが「脳の化学的・物理的に微小な変化でも……精神障害の原因になりうる」と考察した。(5) その約三〇年後、近代神経化学の創始者ツディクム(一八二九〜一九〇二)は次のように書いている。

体内でつくられた有毒物質の脳への影響が顕在化したものが、精神錯乱の諸形態であることは間違いない。ちょうどアルコール依存症で、体外でつくられ体内に入りこんだ比較的単純な有毒物質による影響が蓄積されて精神異常が起きるのと同じように。神経化学的現象の詳細な解明がなされたら、こうした有毒物質は必ず単離できるであろう。そうなれば、待望の解毒剤の発見や、有害物質がつくられる原因と過程に対する対処法の発見という快挙も期待できるはずである。(6)

一八八〇年代において進歩的なツディクムの発言ではあるが、彼のアイディアを進展させるのに必要となる知識と技術は、それから半世紀以上の間、未発達のままだった。ツディクムは、体内でつくられる有害物質がアルコールと同じように正常な精神の機能をかき乱すのではないかと考えていたが、神経伝達物質の関与については何も言っていない。ドイツの精神科医エミール・クレペリンは一八九〇年代に「薬物心理学(pharmaco-psychology)」という新語をつくった。(7) だがやはり、精神疾患の治療については一度も言及していない。研究生活の初期に、実験心理学の創始者として有名なヴィルヘルム・ヴントの研究室にいたクレペリンは、化学物質を利用して正常な心理作用を研究するという意味で「薬物心理学」という言葉を使ったのだった。

一九三〇年代になってやっと、未来に対する有益な示唆に富むジクムント・フロイトの発言があったが、それでもこの発言に刺激されて精神障害の化学的基礎を築こうという人は現れなかった。

……体外物質で、血液や組織に入ると直接的に作用して快感を引き起こすとともに、知覚力を鈍らせて、不快感を感じなくさせる作用をもつものもある。……しかし、体の化学成分の中にも同様な作用を示すものがあるにちがいない。このような病的症状を示す病気が少なくとも一つ知られている。躁病である。薬の投与なしで、このような中毒と似た症状が生じる。……ひじょうに残念なことに、この精神過程に対する毒性に関しては、いままで科学的な研究が行われてこなかった。

（ジクムント・フロイト『文明とそれの不満』、一九三〇年）

フロイトは同じ年に、マリア・ボナパルトに宛てた手紙の中で、その主張を繰り返し、将来、化学的研究から神経症や精神病の病理メカニズムが理解されるはずであり、遠い先のことかもしれないが、化学療法が可能になる日が来るだろうと述べている。

精神病と神経症のメカニズムが本質的にかわらないことはわかっているが、変化に必要となる刺激の量がつかめていない。有機化学的研究の進展、もしくは内分泌学を通じた有機化学的理解が、将来の発展の鍵になるだろう。遠い将来をにらんで、精神病のあらゆる症例を分析的に研究しておくべきである。こうした知識が、将来、化学療法に繋がっていくものと考えられるからである。(8)

フロイトは、コカインが精神に及ぼす影響に大いに興味をもったが、精神障害の原因や治療法に関するフロイト理論に、初歩的な化学的考察を加えることはしなかった。ヨーロッパの精神科医の多くは、精神疾患の原因が脳で発見されるだろうと考えていたが、化学的な異常よりむしろ、形態学的な異常に着目していた。もっともこの時代、神経化学についてほとんどわかっていなかったことを考えれば、当然とも言える。後で詳しく述べるが、神経生理学者のほとんどが、脳の神経細胞どうしの情報伝達は、化学的ではなく電気的に行われているとまだ信じている時代だった。

二〇世紀前半のヘンリー・デイルらによる研究により、末梢神経系（脳や脊髄の外）のシナプスにおいて、ニューロン間やニューロンと筋肉間のシグナルの伝達に、ノルアドレナリンが関与していることが証明され、オットー・レーヴィの研究から、迷走神経（vagus nerve）が「迷走する化学物質」（vagus stuff）を放出して心臓の動きを緩やかにすることが明らかになっていた。この物質は神経伝達物質のアセチルコリンであることが後に同定された。それでも、この研究結果は脳には当てはまらないだろうという意見が、当時、大勢を占めた。というのも、脳のニューロン間の情報伝達は化学的ではなく電気的な刺激によるものだと考えられていたのだ。一九三〇年代に、アセチルコリンを利用して統合失調症の治療を試みた精神科医が数人いたが、これはアセチルコリンが脳の神経伝達物質と認められていたからではない。ウォルター・フリーマンが完成させた経眼窩ロボトミー術の初期の開発にたずさわったイタリア人の精神科医A・M・フィアンベルティは、統合失調症患者の治療として、アセチルコリンを使って血管性ショックを与えた(9)。統合失調症患者の症状が、発作や脳の外傷で軽減されたという話が、この時代、巷の医師の間でちらほら聞こえていたのだった。一九三〇年代は、他に治療法がない精神障害の場合、症状を改善できる可能性がある方法があれば何でも試すべきであるという考えが大勢であり、精神科医が実験を躊躇しなければならない理由はほとんど見当たらなかった。

一九三〇年から一九五〇年にかけて神経化学についての知見が増したが、この後の時代における神経化学に関する人々の関心の高まりとくらべれば、この間の進歩は比較的緩やかだったと言ってもいいだろう。ケルンの大学教授ヴォルフガング・デ・ボールが、精神薬理学の最初の教科書を書いたのが、一九五六年である。それ以前のエミール・クレペリンと同じく、薬を利用する理由は、正常な精神機能について実験心理学者が抱く疑問に答えることであり、精神障害の治療の研究手段としてではなかった。(10) 後で詳しく述べるが、神経化学の研究では、製薬業界が大きな役割を担うことになり、サンド製薬の理事のエルンスト・ロスリンが国際神経精神薬理学会(International College of Neuropharmacology) 初代会長となった。

ＬＳＤの発見とその後

一九四三年のサンド製薬の化学者によるリセルグ酸ジエチルアミド（ＬＳＤ）の発見が契機となり、化学物質が精神障害をいかに引き起こすかについての関心が、精神科医と神経薬理学者の間で大いに高まった。ＬＳＤは非常に強力な幻覚剤で、少なくとも表面的には、統合失調症の知覚・思考障害に似た幻覚症状と錯覚をもたらす。しかし、ＬＳＤの発見がそのまま、精神病の化学説の構築に繋がったわけではない。一九四〇年代は、精神分析主流の時代であり、初期のＬＳＤへの関心は、精神療法の補助的薬剤として利用したいというものが大半だった。ＬＳＤの利用で、潜在意識に容易に近づけるのではないかと期待された。もっともこれはけっして珍しい試みではなかった。たとえば、著名な精神分析医のハリー・スタック・サリヴァンは「精神療法の前に患者の緊張をときほぐすために」、「三日から一〇日」アルコールを飲ませることもあった。(11) 一九五四年、ＬＳＤの活性成分が特定され、セロトニンと似た化学構造をもつ物質であることが明らかになった。このとき、精神病の幻覚症状はセロトニンの活性の異常によるものではないかとの説を出した人たちもいた。(12)

　ＬＳＤは偶然に発見された。初期の向精神薬の発見は、この一〇年後でもやはり偶然でしかなかったように。ＬＳＤは最初、ライ麦や小麦等に寄生する麦角菌から見つかった。麦角は大量に摂取すると毒性を示し、死に至ることもある。また、けいれん疾患や、中世に聖アンソニーの火として知られた壊疽の原因にもなる。(13)毒性があるにもかかわらず、一九世紀の大半で、陣痛を誘発させたり産後に止血するのに、助産婦や産科医によって広く使用された。(14)一九三〇年代に、エルゴノビンが子宮の収縮を引き起こす麦角の活性成分であることをバーゼルのサンド製薬の科学者たちが突き止め、同製薬の化学者アルベルト・ホフマンは、産科用にエルゴノビンを大量に調製する方法を開発した。その過程で、エルゴノビンの誘導体が種々つくられることになった。ＬＳＤ‐25（二五番目の誘導体）の研究が行われていた一九四三年四月のある日、ホフマンが微量のＬＳＤ‐25を使って実験していると、めまいで立っていられなくなった。(15)サンド製薬の上司に宛てたホフマンのメモを引用する。「目を閉じるとまるで夢の中にいるようで、次から次へと異様な光景が現れました。奇妙な形で、強烈な万華鏡のような色彩でした」。ホフマンは、これがＬＳＤ‐25のせいではないかと疑いをもった。そこで、薬効を調べる際の常識的な量である二五ミリグラムだけ摂取して結果をみることにした。ところがＬＳＤ‐25はきわめて強力なので、この量はとんでもなく多かったのである。ほとんどの薬剤の量は、一グラムの一〇〇〇分の一のミリグラムで表されるが、ＬＳＤの量は一グラムの一〇〇万分の一のマイクログラムで表される。ホフマンはこのときの体験を次のように記している。

　視界の中のすべてが揺れ動き、湾曲した鏡に映っているかのように曲がって見えた。……家具はグロテスクで恐ろしい形になり、隣の女性Ｒさんを見ても、私には誰であるかわからず、色のついたお面をかぶった邪悪な魔女に見えた。……周囲が悪鬼のような様相に変わっていくとともに、さらにひどいのが、自分自身の変わりようだった。何か自分でしようと思っても、周囲と自分が崩壊していくのを食い止めようともがいても、何もできない。悪魔が私の体に入り込み、私の体と精神と魂を我がものにしていた。私は飛び上がり金切り声を上げ、悪魔を追い払おうとしたが、ふたたび元のソファーに沈み込み、何もできずに横たわるだけだった。……気が狂うのではないかと怖くてしかたがなかった。私は、どこかの違う世界、違う場所、違う時間に連れていかれていた。体は無感覚になり、気が抜けてしまい、おかしかった。私は死ぬのだろうか。生と死の間にいるのか。時折、私は自分の体を抜け出していた。我が身に起こっているとんでもない悲劇を外から鮮明に観察していたのだった。(16)

ホフマンが正常な精神状態に戻るには一四時間かかった。サンド製薬のホフマンの同僚数人もＬＳＤで同様な実験を行った。ＬＳＤが脳の神経化学的現象に影響を与えるメカニズムや、この作用から統合失調症に関するどのような知見が得られるのかについて考察するための基礎知識もほとんどない状況で、サンド製薬はＬＳＤを治療薬として開発し商業ベースにのせられないかと検討を開始し、この薬の臨床応用に興味を示していた精神科医に、薬と資金の提供を始めた。ＬＳＤで誘発されるサイケデリックな体験が、眠ったまま放置されている創造的芸術的な人格領域を開拓したいと願うある種の人たちの心を虜にした。これより以前にいくつかの幻覚誘発剤で実験を行っていたオルダス・ハクスレーは、この薬によって神秘的・宗教的な体験ができ、詩人、芸術家、聖人の精神世界を追体験できると述べている。(17)雑誌『ルック』の一九五九年版に「ケーリー・グラントが生まれ変わったわけ」という題の記事が載った。ケーリー・グラントが、女性を心から愛し、その女性を幸せにすることができるような強い人格に変わったのは、ＬＳＤによるというものであった。グラントがゴシップ記者のジョー・ハイアムズに語ったところによれば、治療でＬＳＤを六〇回以上服用し、そのせいで「若い女性に非常に好かれるようになった」という。(18)こうした話や、信憑性に欠けるが心惹かれる話がいくつか伝えられると、あちらこちらで好き放題に「試用」されることになった。服用した人の生命に危険が及んだり、取り返しがつかない精神障害に見舞われることも、ときにはあった。(19)ハーバード大学で学生にＬＳＤの試用をそのかしたとして解雇されたティモシー・レアリーが、一九六三年、ＬＳＤを「使い、すばらしさを体得し、社会に背を向けよう」というキャンペーンを始めたために、ついに、あらゆるＬＳＤの研究に厳しい制限が課されることになった。

一九五五年から一九六〇年代終わりごろまで、ＬＳＤの臨床研究は、この薬をいわば「いじくり回している」にすぎなかったが、ＬＳＤを使って治療ができないかを議論するいくつかの国際会議がこの間に開催された。[20] 生物学志向の雑誌『神経・精神疾患雑誌』（*Journal of Nervous and Mental Disease*）の一九五八年の論文を読むと、フロイトの概念がその時代の精神科医の精神障害に対する考え方にどれくらい影響を与えていたかがわかる。ＬＳＤは「原始化を促す物質」であり、「自己の境界を失わせ、自己の防衛機能を破壊し、非人格化と現実感喪失、茫洋とした感覚と超自然な経験を生じさせ、原始的なイメージの出現とフロイトの一次過程への回帰を促す[21]」とある。ＬＳＤは精神療法の過程を速めると考えられたので、ヨーロッパでは、ＬＳＤを利用して精神療法の短期化が行われ、「サイコリティック療法」（psycholytic therapy）と呼ばれた。大量のＬＳＤがサイケデリックな経験を引き起こし、それに恐れおののいた患者が正気になることもあると主張する精神療法家もいた。しかしＬＳＤで誘発された状態が、飲酒の習慣から脱け出すための洞察を得る助けになることについて、精神分析的説明を試みる人もそれ以上にたくさんいた。心理学者のエイブラハム・マズローはアルコール依存症患者に対するＬＳＤの影響を調査した研究から、「至高経験」が大きな治療効果を与えうるという自説を再確認したと述べた。[22] また、ＬＳＤが処置しにくい痛みを和らげるという人もいる。イルカの研究をしているジョン・リリーの報告によると、ＬＳＤが、イルカの人間とのかかわり方に甚大な影響を与えるという。[23] ＬＳＤを用いた怪しげで危険をはらむ研究が数多く行われたため、サンド製薬は一九六三年になって、この薬の供給先を米国精神保健研究所と在郷軍人局と各州の精神保健局に限定した。が、時すでに遅く、ＬＳＤは違法なルートを通じて「路上」でたやすく入手できるようになっていた。

さまざまなＬＳＤの「研究」が続々と行われたが、発見から一〇年以上が経過してやっと、脳にこの薬が作用するメカニズムが提起されるのに十分な知見が蓄積されるに至った。アルベルト・ホフマンは、ＬＳＤが神経の伝導とシナプスの結合に何らかの変化を与えるのではないかと考えていたが、これらの点については追究しなかった。ホフマンは、ＬＳＤの研究がおそらく何らかのかたちで精神病の理解を促すのではないかと推察したものの、幻覚誘発薬というのは、瞑想や宗教と同じく、人間の宇宙での位置を理解させるものであるという点を強調したかったらしい。いわく、「ＬＳＤが、広大でより深遠な世界の神秘的体験を目指した瞑想の助けとなる物質となりうることこそ重要である。このように使われるならば、聖なる薬としてのＬＳＤの本質と作用の特色にぴったりと合う」と[24]。

精神状態に影響を与える薬の多くが、脳の神経伝達物質の活性に変化を与えることで作用するという概念形成に大きな貢献をしたのが、ジョン・ガッダム（後のジョン・ガッダム卿）である。当時、エジンバラの薬理学の教授だったガッダムは、実験動物において、セロトニンの子宮への作用を阻害するのがＬＳＤであることを発見した。一九五三年のことだった。そして、ハーバードの若いベティ・トワログ博士が脳にセロトニンが存在することを発見した後に[25]、ガッダムは、ＬＳＤが脳のセロトニンの阻害薬になって、幻覚症状を引き起こすのではないかと述べ、一九五四年には、正気であるためには脳のセロトニンが必要であるという仮説を発表した。精神状態が神経伝達物質の作用に依存し、向精神薬は脳の神経伝達物質に作用することによって精神状態を変化させるという概念が、はじめて明文化されたのである。発見されたばかりのクロルプロマジンも同様だとされた。新たに発見された抗精神病薬や抗うつ薬の作用メカニズムを説明するための仮説がすぐつくられることになるが、これはそうした方向での大きな一歩であった。

精神疾患の化学療法――はじめの三つ

一九五〇年代にクロルプロマジン（ソラジン）と初期の抗うつ薬が取り入れられる前から、臨床医はさまざまな化学物質を使って、患者の症状を軽減しようとしてきた。だが、こうした治療からは、精神疾患の原因についての化学説が生まれることはなかった。ある期間、患者を落ち着かせたり、のしかかる過重な管理の問題から職員の気分を解放するために、オピエートやバルビツールのような鎮静剤が使われたが、こうした薬は間に合わせの薬物としかみなされず、精神疾患の治療薬とは考えられなかった。過興奮の神経系が躁病をつくりだし、神経の「消耗」がうつ病の原因になるという説があったが、これらの説が発展することはなかった。想定された異常な神経の状態を、計量できなかったからである。一九世紀後半あたりから二〇世紀前半にかけて、スコポラミン、アトロピン、抱水クロラール、ブロム剤、バルビツール剤、モルヒネを適当量混ぜ合わせた「カクテル」が用いられた。そこには鎮静剤が加えられていた。このカクテルは、焦燥の強い患者や躁病の患者を鎮静化するのに使われた。

鎮静剤は、持続睡眠療法でも使われた。この療法は、ある種の精神病性の症状や薬物依存症に有効な治療法だと考えられていたものであり、スコットランドの医師が始めたものとされている。一八九七年のこと、急性躁病の女性を日本から家族の住む上海へ移送するよう頼まれたその医師は、この取り扱うのが難しい患者の面倒をみてくれる看護師が見つからなかったため、女性をブロム剤で深い眠りに導き、ハンモックに乗せて船に運んだ。五〇〇マイルの移動のほとんどにおいて、女性はブロム剤で誘発された睡眠状態にあった。そして女性が上海で目をさますと、「精神障害のかけら」さえもなかったと報告されている。(26) 同様な話があちこちにあった。一九二〇年代の初頭に睡眠療法を広めたのが、スイスの精神科医ヤーコブ・クレージである。クレージはいろいろなバルビツール剤を組み合わせて使い、患者が食物をとるときと排便のときに短い半覚醒状態にする以外は、持続睡眠状態が続くようにした。彼はこのやり方で統合失調症を治療できると信じていた。この治療法は米国ではあまり流行しなかったが、ほぼヨーロッパ全域で取り入れられ、この治療法で精神病患者の治療が成功したという報告が数多く出された。後に、英国のモーズレー病院の医師エリオット・スレーターは、睡眠療法は「三〇年代初期に急性精神病を治すための方法で多少とも有効性がある唯一のものだった」と語っている。(27)

向精神薬の新時代が始まる前に広く利用されていた精神障害治療の化学療法がもう二つある。メトラゾールやインシュリンによる治療が一九三〇年代半ばに導入され、二～三年のうちに、両方とも世界のあちこちで広く採用されることになった。当初、メトラゾールはほぼあらゆる種類の精神障害の治療に使われたが、数年にわたる使用の結果、おもにうつ病の治療に絞りこまれていった。一方、インシュリンはほぼ統合失調症だけに使われた。このような精神疾患の化学療法がすでに行われていたことが、一九五〇年代初期にクロプロマジンが受け入れられる下地となった。

合成医薬のメトラゾール（化学名ペンチレンテトラゾール、ヨーロッパでの商品名カルジアゾール）は、化学的に樟脳（カンフル）に似ている。樟脳は、極東で何世紀も「強壮剤」として使われている植物の活性成分である。メトラゾールが大量に投与されると、激しいけいれんが引き起こされる。ハンガリーの精神科医で脳の研究者であるヨーゼフ・ラースロー・フォン・メヅーナは、てんかんと統合失調症をひとりの患者が同時に患うことは稀であるという当時の言い伝えに関心をもち研究していた。彼の仮説は、てんかんが統合失調症の精神的症状を緩和することもあるという巷の医師の間でささやかれていた話にもとづいている。メヅーナは、統合失調症患者が、樟脳を使ってけいれんを誘発させる治療の後に快方に進むという報告を書いたが、後になって、樟脳はうつ病の治療に最も効果があるという周囲の見解に合意した。(28)彼は、はじめ樟脳を使ったが、後にメトラゾール（カルジアゾール）に切り替えた。メトラゾールによる治療は、骨折に繋がるような激しいけいれんを引き起こす可能性もあったのに、一九三〇年代後半から一九四〇年初頭に広く使われた。

メトラゾールによるショック療法を患者は嫌がり、注射されまいと病棟を逃げ回るのを追いかけなくてはならなかった。電気けいれんショック療法は、一九三〇年代後半に導入され、一九四〇年代には、それまでのメトラゾールによる治療に完全に置き換わった。というのは、その方が処方するのに容易でかつ安全だったからである。一九五〇年代には、けいれん療法が有望視された。持続的な思考の障害がうつ病を引き起こすと考えられたが、その原因となる保続性の神経活動をけいれん療法が断ち切ると考えられた。この時代、記憶は反響回路に保存されるものと仮定され、脳の発作はそれを断ち切ると考えられた。ある種の神経ループの持続的な活動が記憶を担っているという考え方をする人は、現在ほとんどいない。

メトラゾールは合成医薬であるが、インシュリンは天然のホルモンである。インシュリンは血液中のグルコースを細胞内に移動させるのに必要であり、インシュリンの欠乏が糖尿病の一つの型の原因である。適度の濃度のインシュリンがあると、空腹感が起こることが知られている。これはおそらく、インシュリンの作用で血液中のグルコースの大半が体の細胞内に取り込まれ、その結果、脳のいわゆる「インシュリン検知器」に達するグルコース量が下がるからであろう。脳のグルコースの濃度が低いと、このグルコース感知器がシグナルを出し、それによって空腹感と食欲が起こる。また一方で、インシュリンを大量に投与すると、脳細胞からほとんどのグルコースが失われ、機能麻痺し、けいれんや昏睡に至る。

一九三〇年代にウィーンの療養所で働いていたマンフレート・ザーケルは、薬物依存者に少量のインシュリンを投与し、食欲増進を図った。ある日のこと、間違ってインシュリンを大量に投与してしまったところ、けいれんが引き起こされたのだった。(29) その患者が回復すると、以前のように薬物をほしがらなくなった。そこで、ザーケルは、薬物依存の治療に意図的にインシュリンによるけいれんを利用しはじめた。薬物依存者の患者のひとりがたまたま統合失調症でもあった。インシュリンが引き起こしたけいれんでその患者の精神状態に改善が見られたと判断したザーケルは、この観察をもとに昏睡とけいれんを生じさせるべく綿密な毎日のインシュリン投与プログラムを開発し、これが統合失調症の有効な治療法だと確信するようになった。一九三〇年代半ばに米国に移住し、ザーケル・インシュリン療法は世界のいろいろな場所で採用されることになった。一九四〇年ごろ、米国の半数以上の精神科治療施設で、統合失調症の治療にインシュリンを使っていた。クロルプロマジン等の統合失調症薬が導入された一九五〇年代にもまだ、米国の精神病院に一〇〇以上の「インシュリン病棟」があったのである。精神科医がクロルプロマジン等の薬に興味を移し、また、インシュリン療法の効き目が言われていたよりずっと小さいことが優れた対照研究で示されると、インシュリン療法はついに使われなくなった。[30]

インシュリン療法の作用メカニズムを説明するための理論が提案されたが、これを見ると、当時の精神科医が精神障害をどのようにとらえていたかがわかる。ザーケルは、インシュリン療法を生理学的に説明することを試みたが、その理論はあいまいで実証的な研究をすることはできなかった。たとえばこんな具合だ。統合失調症では、脳の系統発生上若い部位（大脳の新皮質のようなごく最近進化した部位）が冒されて、脳の古くて原始的な部位が支配的になっている。脳の古い部位の活性が異常に高い統合失調症において、インシュリン療法はこの高い活性の部位を選択的に「抑え込む」。その結果、脳の血統発生上で古い部位と若い部位の健全なバランスが何らかの方法で取り戻されるのではないか。ザーケルの説明はこのようなものだった。統合失調症の原因やインシュリン療法の作用メカニズムに関する彼の生理学的理論は真剣に扱われることもなかったし、自分でも、インシュリンがどう作用するかよくわからないと認めることさえあった。

インシュリンの作用メカニズムの説明を試みる際には、たいていは、精神分析の概念が利用された。著名な精神科医スミス・イーリー・ジェリフが行った推測は、インシュリン療法と統合失調症に関する多数の精神科医の考えを代表している。[31] ジェリフは、発達神経学のきわめて未熟であいまいな概念と、自分自身のさまざまな精神分析の経験を混合することを試みた。ジェリフは、次のように言う。

インシュリンによる昏睡は、原始的な自己愛的万能感を与える子宮内部の状態に患者を連れ戻す……より表層にある超自我の支配から完全に解放されるのがわかる。世界は恐ろしいものから愛情にあふれたものになり、初期性感帯が解き放たれ機能を始める。……この種の精神療法は、ずたずたにされた自我を元に戻すのに重要であるのではないかと私は思っている。[32]

ジェリフは、治療の最後にプロタミンインシュリンのような、作用がゆっくりでより持続性のある型のインシュリンを使って、患者が「死の恐怖との境で」バランスを保つようにすれば、治療効果はもっと持続的なものになるかもしれないと述べた。このような「理論」は、そのときの知的風潮を反映してはいるが、科学的な発展を可能にするような明確さをもって語られることはなかった。

メトラゾールもインシュリンも精神疾患の化学療法ではあるが、どちらからも精神疾患の化学説に行き着くことはなかった。メトラゾールとインシュリンの脳に与える効果は、激しいけいれんや昏睡のようにあまりに粗暴であり、こうした脳へのとんでもなく大きな効果から生理学理論が容易に発展することはありえなかった。しばらくの間、時計を動かしつづけるために、時計をテーブルに打ちつけるようなものである。精神疾患の化学説が生まれるのに必要だったのは、脳のどこか特定の化学反応に作用する薬だった。徐々にではあったが、一九五〇年代に基礎は築かれていった。しかし、こうした初期の歴史を見ると、効果的な治療法が何もなかった時代にもかかわらず、精神科医は患者の治療のために試しうる身体的な治療はたいてい何でも、自ら進んで試してみようとしていたことがわかる。

身体的な治療は精神科医が医学界において信用をかち得るための手助けとなり、いわゆる「神経疾患」の患者の治療をしていた神経科医としかるべくやり合うことができるようになった。精神科医は、その当時、他の医者から特に低く見られていた。精神科医の理論はおかしなほど抽象的で「科学としての医学」の範疇に入らないと、他の大多数の医者たちは考えていたのである。医学部に独立した精神科があることは稀で、神経科医が、今日のいわゆる精神障害の患者の治療を引きうけるのが常だった。それが、メトラゾール、インシュリン、電気ショックといった身体療法によって精神医学は他の医学分野と同様な様相を呈するようになる。おそらく皮肉も混じっているのだろうが、ニューヨークの精神科医ルイス・カサメジャーは、インシュリンとショックの療法は「神経学を鞍から振り落とす」のに成功したと表現し、「ショック療法は患者に益があったかどうか疑問だが、精神医学にとって大いに有益だったことは疑いようがない(33)」と付け加えた。一九八〇年ごろに医学部や精神科研修医時代において吹き込まれた教えを思い出しつつ、ある精神科医は次のように述懐している。

精神医学は一九五〇年代の神経遮断薬（抗精神病薬）の登場のあと、ぐっと近代化し科学的に変わったと教わりました。精神疾患を、確固とした科学的基礎にもとづくものとして生物学的に説明したいという精神科医の熱い気持ちがそこにあります。……生物学的な精神科医がどれほど自分たちをれっきとした医師だと思われたかったか、また、精神科以外のあらゆる医師たちから受け入れられたかったかがそこに見てとれます(34)。

近代のはじまり

向精神薬は、その薬のもついちばんの薬効によってグループ分けされる。抗精神病薬（抗統合失調症薬、神経遮断薬、メジャー・トランキライザーとも呼ばれる）、抗うつ薬、不安緩解薬（抗不安薬、マイナー・トランキライザーとも呼ばれる）、気分安定薬（リチウムやその後に出たいくつかの薬）に大きく分けられる。[35] 気分安定薬はおもに、うつと躁の間の気分の大きな揺れを小さくするために使われる。

この四つのグループに属する薬で初期に発見されたものはすべて、まったく違った目的のために研究が進められているうちに偶然見つかったものだったが、神経化学の知識が乏しく、精神疾患の原因についての共通見解がほとんどない状況では、実際にはそれ以外はありえなかったのである。しかし、これは精神医学だけに特別な事情なのではなく、科学の重要な発見は偶然に頼ることが実に多いものだ。たいていの場合、偶然に発見されたものを説明するための理論がつくられ、また新しい情報が付け加わり受け入れられると、それに応じて理論も進化し変化を遂げる。ところが、精神疾患に対する薬の作用メカニズムを説明するために提唱された最初の理論は、その後いろいろなことが明らかにされたにもかかわらず、まるで完全に正しいかのようにそのまま展開されていった。後で詳述するが、このように初期の理論が固持されたのは、取って代わるべき理論がなかったからだけでなく、それがいろいろなグループの利益を追求するのに好都合だったからである。

統合失調症治療薬の発見

クロルプロマジン——新しい時代の幕開けを告げた薬

クロルプロマジンの発見が、近代精神薬理学の始まりを告げたと言われている。そのときすぐ、そう認識した人はほとんどいなかったが。この時代、精神科医は、統合失調症は脳の障害か心的外傷をともなう心理社会的な経験によって引き起こされると思っていた。脳の障害を治したり人生の経験の痛手を払拭するのに薬が有効であるというのは非現実的であり、馬鹿げていると思う人もいた。精神分析家は、精神疾患の原因は無意識の領域の抑圧された願望・恐れ・空想の中に見つかるはずであるという信念があったので、薬による治療という概念はあまりにも単純で、彼らの基本的な考え方を脅かすものと映った。また、統合失調症は脳の変性疾患だと信じている人たちにも、薬による治療はナンセンスだった。クロルプロマジンが開発され初めて精神疾患患者に臨床試験が行われたフランスにおいてさえ、精神科医はこの薬による治療に明るい見通しをもてなかった。フランスの精神科医は、後になって否定された「治療法」を数多く見てきたので、クロルプロマジンの最初のうたい文句をそのまま信じることができなかったのである。

精神科医はクロルプロマジンの試用に消極的だったのに、その事情が一転したのは、少なくとも三つの要因がある。まず、統合失調症には他にとってかわる有効な治療法がなかったという単純な事実である。第二に、この薬を影響力のある精神科医が推奨したことである。第三には、六章で述べるが、製薬業界が一団となって大々的なキャンペーンを実施したことである。当初、大きな病院の精神科医がクロルプロマジンの採用に踏み切った。個人開業の精神療法家はほとんどが反対であったし、そうでなくとも、導入に熱心というわけでなかった。後に精神療法家の多くが態度を翻すことになったが、これはクロルプロマジンによって、統合失調症患者であっても精神療法が可能となり、また「その底に潜む情動的な問題を自ら話す」ようになるという数々の報告に触発されたからである。(36)

クロルプロマジンは、そのころ合成染料開発のために研究されていたフェノチアジンという名の化合物のグループに属する。一九世紀半ば、コールタール業のドイツ人化学者たちが大学の有機化学者と共同して、植物から抽出した天然染料にかわる合成有機染料の開発に携わっていた。繊維業が急速に発展し、良質の合成染料がどうしても必要とされていたのだ。一八五六年に、一八歳の英国の化学者ウィリアム・パーキンが、偶然だが、コールタールを蒸留して得られる、フェノチアジンに似た化合物が染料になることを発見した。これは、発光性ガスの副産物だった。一八八三年に、フェノチアジンの合成にハイデルベルクの化学者アウグスト・ベルンセンが成功すると、研究は大きく前進した。化学構造が、重要な染料であるラウトの紫やメチレンブルーと、基本的に同じであることがわかった。

大きな製薬会社の多くが合成染料を製造する化学系企業としてスタートしている。長年の間、薬の研究は合成染料の収益で経済的に支えられた。英国におけるガイギー社の製薬事業は、一九四八年に、ランカスター郊外の工場の町ローズの、労働者の住宅と軒を連ねたいちばん端の一軒家で始まる。英国のガイギー社はそれまで工場で使う染料を生産していたにすぎず、製薬関係では当初、スイスの親会社から送ってきた二、三の薬を袋づめにするだけだった。製薬企業としては、かなりつつましいスタートである。

フェノチアジンや合成染料を研究しているうちに、化合物のいくつかが、医学で有用かもしれない生物学的活性をもつことがわかった。[37] フェノチアジンに活性があったからこそクロルプロマジンの発見に繋がったのだが、そのフェノチアジンの活性というのは、ヒスタミンの作用の中和である。すなわち抗ヒスタミン薬としての作用だった。ヒスタミンの役割に関心が集まったのは、それよりずっと以前の一九〇〇年代初頭である。ヘンリー・デイル卿が麦角菌の研究をしていたときに、アレルギー反応やアナフィラキシーショックにおける重要な成分を単離した。[38] この物質がヒスタミンである。ヒスタミンの作用を和らげることができる抗ヒスタミン薬は、収益性が高い薬であることが明らかになった。

一九四〇年代に、パリのローヌプーラン社は、さまざまなフェノチアジン化合物の生理作用を研究し、医学への応用の可能性を探っていた。いくつかの化合物で抗ヒスタミン活性が見つかった。フェノチアジンには、この他いくつもの興味深い生理作用があることがわかった。たとえば、低体温化（体温制御の欠損）、筋緊張の減少、吐き気の抑制、バルビツール剤による鎮静作用の増強等で、ときには軽い多幸感を生じさせることもある。初めのうち、商売になる抗ヒスタミン薬開発の掛け声のもとで、これらは正当ではない「副作用」とみなされたが、後になって、それらのうちいくつかがさまざまな医学的問題に対処できる可能性をもつものとして研究されることになった。たとえば、筋緊張の低下作用は、パーキンソン病患者への臨床試験に繋がり、フェノチアジンは震えを減少させ自発的な運動を促進するという報告が出された。一九四三年には早くも、数人のフランス人の精神科医が抗ヒスタミン薬を興奮した躁状態の患者に落ち着かせるのに使用している[39]。

精神科医にクロルプロマジンを使用させるのに最初に成功したのが、フランスの外科医アンリ・ラボリである。ラボリは麻酔科医のP・ユグナーと、手術後のショック症状の軽減の目的のために研究していた[40]。術後ショックはストレスに対して起こる神経内分泌反応であり、時として命にもかかわる。ラボリの目標は麻酔前投薬を開発することだった。彼はこうしてできた麻酔前投薬を「カクテル・リティック（遮断カクテル）」と呼ぶことにし、外科手術のショックで起きることのある致死性の反応を減らす効果を期待した（「リティック」という言葉は、弛緩させる能力という意味である）。フェノチアジン薬のもつ抗ヒスタミン作用に加え、この薬のもつ、バルビツール剤の鎮静作用の増強効果、体温調節の緩和、ある種のカタレプシー（蠟屈症）の誘発（姿勢がいろいろなまま、「ろうのような堅さ」で、患者の身体が長時間固定される）、吐き気を抑制する作用のいずれもが、手術前に投与するリティック・カクテルの成分の性質として有用であると考えられた[41]。

ラボリがリティック・カクテルとしてどういうものが適当かと考え始めたのは、彼がフランス海軍付きの外科医として、チュニジアのビゼルトの海軍病院に勤務していたときであり、ちょうど第二次世界大戦が終わってまもなくのことだ。そのすぐ後、ラボリはパリのヴァル・ド・グラース国軍病院に移った。化合物のプロメタジンがラボリの求めていたものに近い活性があるようだったので、ローヌプーラン社に許可を得て患者の一部に試してみた[42]。プロメタジンをカクテル・リティックに加えてみたところ、なんと外科の患者に不思議な無痛覚が生じたのだ。患者が痛みを感じなくなり、モルヒネを使う必要がなくなることもあった。ラボリは、プロメタジンで引き起こされる「無痛覚」を、「幸福感にあふれた静寂……患者はゆったり超然とした表情を浮かべ、穏やかで眠たげである」と描写している[43]。この時点で、ラボリは「神経質で心配性の地中海人」と彼が呼んでいた患者の手術の現場に、軍の精神科医が立ち会ってくれるよう依頼した。

確かに手術後の患者が穏やかでゆったりしていると、彼は私の意見に同意した。しかし、彼の観察はここで終わり、それ以上のことを考えなかったようである。精神科患者への応用も可能なはずであるのに。(44)

このときには、抗ヒスタミン薬が眠気を誘うこともよく知られていた。超然とした無関心な態度もこの薬の特徴であることが、アレルギー治療にこの薬を使った医師数人から報告された。ある医師の報告では、抗ヒスタミン薬を服用中のタクシー運転手が赤信号を無視してチケットを取られることがあったということである。このタクシー運転手は赤信号に気がついたのに、「止まらなくてはいけないとまで、気が回らなかった」らしい。(45)

この時点で、ラボリは、プロメタジンの類似物で中枢神経系へのより大きな作用をもつものがないか、ローヌプーラン社の化学者たちに問い合わせた。(46) 後でわかったことだが、この会社の化学者の中に、フェノチアジンの中枢神経系への作用を研究していた人たちがいて、プロメタジンに似た化合物をすでに合成していたのだった。(47) ローヌプーラン社の研究者たちは問い合わせに対し、彼らが実験的に合成したＲＰ４５６０（後にクロルプロマジンと命名される）がラボリが必要としているものかもしれないと返答した。(48)

一九五一年十一月、ラボリは、ヴィルジュイフ精神病院の若い精神科女医を被験者にしてクロルプロマジンの毒性の試験をした。薬は静脈注射された。しばらくして、トイレに行こうと立ち上がろうとした彼女は、意識を失って倒れるということがあったため、ヴィルジュイフの精神科の主任はクロルプロマジンの試験を中止させることにした。だが、ラボリはヴァル・ド・グラース病院に場所を移して、この薬の特性を探る研究を続けた。クロルプロマジンについてのラボリのはじめての論文が出された一九五二年には、すでにローヌプーラン社では、クロルプロマジンの種々の生理作用を確認済みであり、その中には、精神医学で使えそうなものも含まれていた。

クロルプロマジンはそれ以前から睡眠療法（二一ページ参照）の補助薬として研究され、電気けいれん療法とともに利用されていた。[49] ラボリのはじめての論文が出る前に、クロルプロマジンが強度のうつや不安を緩和する効果があると主張した人もいたし、幻覚や妄想を軽減できると主張した人もいた。統合失調症患者にクロルプロマジンを投与し、それまで聞こえていた声が聞こえるかと質問すると、聞こえはするがその「声」はもう気にしなくてもすむ程度になったという答えが返ることがよくあった。クロルプロマジンが幻覚を取り去ったのではなく、「一時停止させた」という解釈を行う人もいた。[50] ラボリの最初の論文が出る前にローヌプーラン社で研究されていたクロルプロマジンの精神医学的効果については、社内報にしか掲載されなかったが、一九五一年にはそのうちいくらかが公表された。[51] クロルプロマジンは実際、多くの生理活性があったので、ローヌプーラン社では、この薬に、多くの作用をもつ薬という意味のラルガクチル（Largactil）という、すべての可能性を込めた名前をつけた。

一九五二年に出されたラボリのクロルプロマジンに関するはじめての論文で、外科手術における有用性が手短かに紹介されている。術後がだいぶ楽になり、痛み止めにモルヒネを処方する必要がない場合も多いとある。この論文は、この薬を麻酔薬とみなして書かれたものだが、「超然とした態度」と記述される精神面での影響にも簡単に触れている。[52] ラボリの次の論文は同じ年に出された。そこには、クロルプロマジンの影響下にある手術後の患者はゆったりと落ち着き、周囲に無関心で超然としていると書かれている。自律的な（直感的な、または情緒的な）反応の低下をかえって有効に利用できる領域においてこの薬は役立つだろうし、薬によって誘発されるゆったりとした精神状態を精神医学でうまく利用することもできるはずだとも書かれている。ラボリはある討論会で、クロルプロマジンは「まさに薬によるロボトミー」であると同僚が評したことを伝えている。[53] 薬による眠気や無関心な態度のことについて強調することもあった。[54]

ラボリはパリのヴァル・ド・グラース病院の精神科医J・アモンに、クロルプロマジンを患者に試用するように勧めた。一九五二年二月のアモンの報告では、扱いの難しい躁病の患者にクロルプロマジンをバルビツール剤と鎮痛剤とともに投与したところ、落ち着きを取り戻し、ついには退院に至ったと書かれている[55]。アモンは、この薬は精神医学で有用なはずだとはっきり認識していたが、彼の報告の評価はなかなかに難しい。というのは、クロルプロマジンが他の薬と併用されたり電気ショック療法が先行して行われていたりしたからである。

クロルプロマジンを精神医学に導入した功績を認められているのが、パリのサンタンヌ病院にいたフランス人精神科医ジャン・ドレとピエール・ドニケルである。彼らの論文が最初のものというわけではなかったが、一九五二年五月から七月にかけて、クロルプロマジンの試験結果に関する彼らの論文六報が発表された。これらの論文にはラボリによる観察は言及されていない[56]。ドレとドニケルの論文が際立っているのは、クロルプロマジンが単独に使われたことと、「この製品（クロルプロマジン）は一般に麻酔薬・鎮痛剤・催眠薬の増強剤として使用されているが、単独で使用されうるものである」という結論だった[57]。

当初、ドレとドニケルも他の人たちと同様に、クロルプロマジンが躁病患者の気持ちの高ぶりを抑える働きを強調していたが、精神病患者の錯乱や妄想を緩和する働きがあることも記述している[58]。さらに、クロルプロマジンによって動きが遅くなり、服用中の患者がじっと動かないこともよくあるが、注意力や思考力はあるらしく、質問には適切に答えるとも述べている。クロルプロマジンで無関心な態度が生まれ、患者を「まるで見えない壁があるかのように」周囲から切り離すというふうに表現された。それまでにも、クロルプロマジンには抗ヒスタミン作用はほとんどなく、脳のように「中枢から」作用するようだという観察の報告があったが、これが正しいことをドレとドニケルは確認した。

クロルプロマジンは神経遮断薬と呼ばれた。この言葉はドレがつくったもので、神経系に何らかの方法で作用しその活動を抑えるという意味である。クロルプロマジンが中枢神経系に作用していることを示唆するのは、パーキンソン病で見られる運動障害に類似した運動効果を生じさせる事実である。パーキンソン病は脳の異常によるものだと考えられていた。だが、ドレとドニケルには、脳のどの部位にクロルプロマジンが作用するかについての直接的な情報をもっていなかった[59]。骨格筋の運動の調節能力が大きく損なわれることに関連する「錐体路徴候」に対し、クロルプロマジンの運動効果は神経学者に「錐体外路系徴候」と呼ばれている。この名は、筋肉の大きな動きを制御する前頭葉の「運動野」にある錐体形の細胞に由来する。脳の「錐体外路系」は、脳の皮質下の構造、特に大脳基底核が制御する細かい運動の調節を担っている。錐体外路系が損傷すると震えが起き、体を思うように滑らかに動かせなくなる。クロルプロマジンはこれと類似した効果を引き起こすようであった。

一九五二年の末ごろには、ドレとドニケルはクロルプロマジンが精神病的思考や錯乱を緩和する効果があるかもしれないと主張しはじめ、この薬が統合失調症と緊張病のいくつかの症例で有効だったと報告したのだった。しかし彼らが重点を置いたのは、やはり、クロルプロマジンが情緒的に行きすぎた状態を緩和し、気分を改善する作用だった。たとえば、神経質な妄想症の患者がクロルプロマジンを数日服用すると、従順で明るくなるということを例にあげて述べた。しかし当初、こうした観察結果は精神科医の興味をあまり引きつけなかった。ある学会でクロルプロマジンの報告をすると、そこには精神科医の出席はほとんどなく、司会者は、時間がないので急ぐようにせかしたとドニケルは後になって述懐している[60]。

一九五二年、ローヌプーラン社では、臨床試験のために（ラルガクチルという名で）クロルプロマジンの生産が始まっていた。彼らはサンプルを九ヵ国、一一五人以上の研究者に送付した[61]。クロルプロマジンには生理作用が数多くあるため、医学に応用するさまざまな方法が模索されていた。いろいろな使い道が考えられたが、いくつか代表的なものをあげてみると、麻酔薬として手術中に「冬眠」状態を作り出す手段として、また、船酔いの制吐薬としても検討され、それ以外にも、やけど、ストレス、感染、肥満、パーキンソン病、てんかんの治療に使えないかも検討された。一九五三年には、ドレとドニケルはスイスや英国の研究者たちとともに論文を出し、クロルプロマジンは閉鎖された病棟の雰囲気を変えつつあり、拘束の必要もなくなったと述べた。ドレやドニケルやフランス、スイス、英国の研究者たちの得た経験が伝えられ、モントリオールのハインツ・レーマンやフィラデルフィアのN・ウィリアム・ウィンケルマン・ジュニアの報告等が公表されると、しだいにクロルプロマジンの臨床試験は、精神病への応用に絞り込まれていった。(62)

臨床試験が種々行われた結果、ほぼ統一見解が生まれた。それは、クロルプロマジン投与で、患者が超然となり、周囲に無関心で緩やかな態度に変わり、それまで介護が難しかった興奮状態の患者でてんてこまいの病棟が様変わりするというものであった。多くの報告で、クロルプロマジンが、躁病患者や興奮の強い患者に特に有効であることが強調された。クロルプロマジンで多幸感が生じる場合もあることが報告されたが、これは一致して観察されていたわけではなかった。前頭葉ロボトミーの先駆者だったウォルター・フリーマンらはクロルプロマジンの効果を「化学的ロボトミー」と呼ぶこともあった。(63)前頭葉ロボトミーとクロルプロマジンによる治療法が、困難な患者を制御するのに交互に利用された。二〇世紀前半のカリフォルニアにおける精神疾患患者治療の身体療法の歴史を書いたジョエル・ブラスローは、その著書の中で、ストックトン州立病院のある精神科医が書き残した一九五五年のメモから次のように引用している。

三八歳の女性で病院に収容されて一〇年。今日、この女性を診察。ソラジン（クロルプロマジン）をまず投与し、次いで二回めのロボトミー手術をするかどうか思案中。興奮しているこの女性は支離滅裂で、自分の過去の重要な出来事もわからなくなっている。また、医療チームに対しては自閉的で奇異な様子で接している。精神運動はつねに何かにせきたてられているようで、激しく、ときに制御不能である。彼女はソラジン投与が適当な患者だと考えられていた。だが拒絶症で薬を飲ませることができないなら、非経口で（栄養補給チューブを差し込んで）投与する必要があるかもしれない。ソラジンを十分な量使った後に、二回めのロボトミーを考えるべきか。カルテを見ると、一九四九年のロボトミーは成功していないことが明らかだから。(64)

この症例では、クロルプロマジンによる処置が適当だと考えられ、二回めのロボトミーは行われなかった。前頭葉ロボトミーとクロルプロマジン療法の両方のおかげで、混乱した精神病的思考過程は減少したという。幻覚や妄想もまったく消えてなくなったわけではないが手に負えないものではなくなり、患者の不平は少なくなった。また、強迫観念も御せないものでなくなり、不安、うつ、メランコリア（ひどいうつ状態）が減少したという報告も出された。しかし時間が経過すると、クロルプロマジンがうつ病緩和に特に有用であるというわけでもないと書かれた報告が多くなっていった。クロルプロマジンの作用メカニズムについてあまりわかっていなかったため、この薬とロボトミーの効果を区別したいと考えていた精神科医たちは、ロボトミーと違ってクロルプロマジンでは、ロボトミー手術直後によく観察されるような精神錯乱、過活動、失禁が生じないことを指摘することを忘れなかった。

一九五二年末には、ローヌプーラン社は、ヨーロッパのいくつかの国でクロルプロマジンの販売を始めるための手はずを整えた。英国での販売は、ローヌプーラン社の子会社のメイ・アンド・ベーカー社が行い、イタリアではラルガクチルという名でファルミタリアが、ドイツではメガフェンという名でバイエル薬品が販売することになった。薬の試供品は他の国々の精神科の病院にも直接送られ、一九五三年十一月には、五〇〇人以上のスイスの精神科医がバーゼルに集まり、クロルプロマジンの試験報告を行った。バーゼル・シンポジウムは精神薬理の薬のみを取り上げた最初の討論会であり、クロルプロマジンに関する報告は、その効用を認めるものが多かった。[65]

モントリオールのヴェルダン病院の精神科医ハインツ・レーマンはクロルプロマジンが精神症状を緩和することを北米ではじめて報告したというわけではない。[66]だが、大西洋のこちら側（北米側）にこの薬を導入した功績が認められている。ドイツ生まれのレーマンは、ドイツで教育を受け精神科医となった後、一九三七年、難民としてカナダに渡ってきた。彼は、モントリオールの大きな精神病治療施設（ヴェルダン・プロテスタント病院、現在のダグラス病院）に就職することができた。ここでは、精神科患者一六〇〇人以上に対し数人の医師で切り盛りしていた。レーマンは、施設が「かなり劣悪」な条件に置かれていたと記述している。彼は、重い精神病やうつ病に生物学的原因があると確信していた。そのころこうした病気の有効な治療法がなかったため、何でも試してみようと思っていたと、後になって言っている。たとえば、カフェインの大量投与、サルファ剤の注射、「進行麻痺」の治療にマラリアによる発熱を利用する（七章二六六ページ参照）ように、チフス抗毒素を用いて発熱を引き起こす方法の利用である。テレビン油（刺激軟膏の一成分）を腹筋に塗り、白血球を増やす原因となる無菌化した膿瘍をつくりだそうとさえした。こうした「勇猛果敢な治療」の根拠となる何らかの理論がたとえあったとしても、それは脆弱であり、こじつけの類だった。たとえば、テレビン油を使った例では、これによって白血球が増加し、精神障害を引き起こした感染症を打ち負かすのに役立つ可能性があるというものだった。「有望な結果」が多数報告されたが、どれも長くはもたなかった。

一九五三年春、ローヌプーラン社の営業マンが、クロルプロマジンの試料をレーマンの秘書のもとに置いていった。メモがつけられていて、そこには「これはすばらしい薬です。文献をお読みいただけたら、わかっていただけると思います」とあった。このころ「精神医学界の真っ当な医師であったなら、薬の研究をすることはなかった。ショック療法か、そうでなければいろいろな精神療法を採用していた」と、レーマンは後になって述懐している。(67)そのような状況にあったが、彼はもらった文献を読むと興味が沸き起こり、病院職員のボランティア数人に対しクロルプロマジンを試してみた。その後、ひとりの精神科の研修医に精神科患者を対象にした臨床試験を一緒にしないかと誘いをかけた。患者七一人が選ばれた。これは、ドレやドニケルの報告に、興奮した患者にいちばんよく効くとあったことを考慮しての選定だった。レーマンの報告には、クロルプロマジンが「興奮状態にある精神科患者を制御するのに役立ちうる特性をもつ」とある。また、躁病患者が薬によって理性に従うようになり、ベッドで休むことさえ嫌がらなくなったとも記述されている。しかし、レーマンはクロルプロマジンの有用性を躁病だけに限定しなかった。ほとんどすべての種類の過度の興奮の症状を制御できるという、他の薬にはない有用性があるようだと、彼は考察している。適応があると考えられたのは、緊張型統合失調症、統合失調感情障害、てんかんによる意識混濁状態、ロボトミー手術直後または数ヵ月後に生じる興奮状態、器質毒性による錯乱状態等である。(68)

全般的に、試験結果は良好だったが、ときには例外もあった。患者の中には眠気に悩まされる人もいたが、治療が進むとこの症状は治まった。投稿した論文の中で、レーマンは、患者の中にはぼうっとして見えたり、周囲に対し無関心になる人もいるが、意識は損なわれず、問いかけにちゃんと応対すると書いている。だが、次のように、クロルプロマジンの有用性に限界があることも述べている。

この新薬を精神神経症の万能薬と考えるべきではない。一日に一〇〇〜二〇〇ミリグラム程度の適度の量を経口投与して、患者の緊張が解きほぐされる兆しがない場合、量を増やしても効き目はないのが普通である。環境から心的外傷を引き起こす要因が取り払われず、強い葛藤が持続しているのであれば、クロルプロマジンは精神療法の補助薬にしかならない。(69)

しかし、レーマンはクロルプロマジンを大いに推奨した。、論文が出版される前にすでにローヌプーラン社はレーマンの結果を多くの人に知らせたため、出版前の原稿のコピーを送ってくれという依頼が殺到したのだった。レーマンの論文は「クロルプロマジン、精神運動興奮と躁状態に対する新しい抑制薬」という題であった。クロルプロマジンで躁病や焦燥状態の患者はかなり快方に向かったが、この研究の被験者の一部だった慢性の統合失調症患者数人はよくならなかった。ところが論文が出た後もその患者たちにクロルプロマジンの投与がたまたま続いていたところ、彼らの症状が改善していることにレーマンは気づいた。レーマンは後になってこのときのことを振り返り、慢性の統合失調症を薬で治癒できるなどと当時誰も信じていなかったと言っている。しかし彼はこれをヒントに研究を進め、クロルプロマジンの長期使用で、二〇～二五パーセントの慢性統合失調症患者を「救うことができる」ことを発見した。これはまさに「奇跡」以外の何物でもないとレーマンは思った。三つめの研究として、急性統合失調症患者を対象に試験が行われた。数人の同僚は「それをする前に、インシュリン昏睡療法を試さないのか」と疑問を発したのだが。研究の結果、クロルプロマジンが急性統合失調症にも劇的な効果があり、クロルプロマジンはインシュリン療法や電気けいれん療法と同じくらい有効であるとレーマンは結論した。[70] 皮肉なものだ。なぜなら、その後行われた対照研究によって、インシュリン療法の効果はかなり誇張されたものであることがわかったし、電気けいれん療法も今日では統合失調症に効くと考えている人はほとんどいないからである。錯乱した思考や妄想的な考えがクロルプロマジンで緩和されるという報告はそれ以前にもいくつかあったが、それらは往々にして説得力が十分になく、焦燥の強い躁病患者の治療にクロルプロマジンが有用であるという報告に補足的に書き添えた程度のものだった。クロルプロマジンを使って統合失調症の治療に成功したというレーマンの報告は、この薬の有効性を、進行性で治癒の見込みがほとんどないとされていた症状に対しても広げうるという点で大いに役立った。

　クロルプロマジン療法にも副作用があった。患者の中には眠気に悩まされる人もいて、特に治療の初期では顕著だった。血圧が下がり蒼白になることもあり、かなり深刻なものもあった。患者が治療に反応しない場合、レーマンは投与量を何度も文献に書かれた推奨値より上げた。患者の中には黄疸症状を示す人も出た。また、パーキンソン病の症状が現れたとの神経科医の指摘にあわてたりもしたと、レーマンは後になって言っている。皮肉なことに、クロルプロマジンは当時「震顫《しんせん》麻痺《まひ》」と呼ばれていたパーキンソン病の治療に試用されていたのだったが、それ以前に、クロルプロマジンはパーキンソン病様の運動を生じさせる作用をもつという報告が出されていた。ドレとドニケルは、運動への作用とクロルプロマジンの精神面の効果が「平行する」と確信していた。両者に何らかの因果関係があるとは思えなかったが、両者の効果は不可分であると信じていた。運動への作用が出現するまでクロルプロマジン量を上げると、それによって望ましい精神面の効果が得られる。ドニケルは長いあいだその信念をもちつづけ、ずっと後の一九八三年においても「薬の各グループにおいて、神経遮断性（運動効果を生じさせる薬と定義される）作用をもつ化合物は抗精神病作用があり、それ以外のものにはない」とその信念を綴っている。[71]

ドレとドニケルはクロルプロマジンが引き起こす副作用である運動作用をあまり気にしていなかったようだが、気にかける人たちもいた。一九五四年、スイスの精神科医H・ステクはクロルプロマジン（あるいはレセルピン）を連続して長く使うと、パーキンソン病と他の錐体外路系運動障害が起こると報告した。この論文が公表され、この事実を確認できたということも伝えられたため、抗精神病薬によく付随する外観の悪化をともなう進行性で持続的な副作用を懸念する声が広がった。[72]この運動障害は「遅発性ジスキネジア」と呼ばれる（症状が出るのが遅く、向精神薬を長期使用した後に出るのが普通なので、「遅発」という名がついている）。口の動かし方がグロテスクで、律動的に舌が外にはみ出すという外見的特徴を呈するようになる。遅発性ジスキネジアは、現在、パーキンソン病と区別されるが、両者とも同じ大脳基底核の神経回路の一部が関係していると考えられている。

一九五〇年代初頭、ローヌプーラン社は、米国でクロルプロマジンを販売してくれる製薬会社を探していた。いくつかの会社に当たってみたが、はっきりとした販売の方向性をもたない薬に賭けてみようとする会社は見当たらなかった。だがちょうどそのころ、「市販薬」のみ扱っていたスミスクライン&フレンチ社（SKF社）が、「調剤」（処方）薬の市場に業務を拡大させようとしていた。SKF社の新社長フランシス・ボワイエは、一九五二年にクロルプロマジンの米国での販売権を獲得したが、どのように売り出せばよいか悩むところだった。当初、ボワイエはこの入手した薬は吐き気を抑える制吐薬であると思っていた。この薬が精神医学でも使いうるという認識もあったようだったが、SKF社の一九五三年二月一三日付けの記録には、クロルプロマジンを精神医学に応用する研究は「まだ限られたものである」とあり、一ヵ月後に書かれた覚書には、四つの領域（吐き気、かゆみ等の皮ふ病、全般的鎮静作用、精神医学的状態）の開拓を目指すことが記述されている。ここでは「すべての領域での研究を奨励するため広く薬を配布すること」がよしとある。(73)

一九五三年の秋までには、SKF社はクロルプロマジンの販売のしかたを絞り込んでいたようである。アンリ・ラボリとピエール・ドニケルが米国の外科病院や精神医療施設をいくつか回ったときに資金援助をしたのがSKF社であった。一九五三年七月付けの社内記録には、「わが社の臨床医をヨーロッパに派遣し、その情報からラボリとドニケルをこちらに招待することにした。この二人が、クロルプロマジンの価値を米国の外科と精神医学界の「権威」に説得してくれることを願っている」との記述がある。(74)外科病院でのラボリのデモは全般に不調だった。実験に使われた犬の心臓が細動を始め、何匹かが酸素欠乏で死亡した。さらに、米国の麻酔科医と外科医は人工冬眠に興味を示さず、ラボリの「カクテル・リティック」の効用や彼のショックの概念的説明に大きな期待をもつ人はいなかった。SKF社のクロルプロマジンを外科医や麻酔科医に販売する計画は、急速に後退した。

時同じくしてドニケルは、米国の東海岸、クリーヴランド、シカゴ、モントリオールの有名な精神科治療施設を多数訪れた。ドニケルの講演により、多くの精神科医はクロルプロマジンを試す気になったのだった。そこでSKF社は、クロルプロマジンを精神科治療薬として販売することに努力を集中させはじめた。一九五三年十一月の社内録によると、そのときすでに六〇〇人以上の医師と二〇ほどの「一流の精神科治療施設」にこの薬を供給していた。一九五四年五月には、SKF社はソラジンという商品名で精神科用に販売を行っている。今日の常識からすると、このような短期間で、薬の獲得、研究所での試験と臨床試験、販売のための米国食品医薬品局（FDA）の認可獲得、生産、販売・キャンペーンをすべて行うのは不可能といってよい。

SKF社が米国でソラジンの販売を開始したとき、ソラジンが精神科で使われた実績はわずかしかなかった。

州の精神科治療施設や在郷軍人局病院で少しだけ臨床試験が行われていただけであり、それも小規模で、九〜一〇人の患者を対象とすることもあった。ニューヨーク医学研究所のヘンリー・ブリルはローヌプーラン社が送ってきたレーマンの未発表論文の一つを読み、クロルプロマジンを患者に試してみることにした。ブリルは、クロルプロマジンを使うと、たしかに患者や病棟が静かになり、問題も減り、患者の妄想や幻覚が軽減されたと感じた。SKF社の臨床試験状況に関する報告書（一九五三年七月一〇日付）には次のように書かれている。「精神医学の分野では、フィラデルフィアのシドニーヒルマンセンターのN・W・ウィンケルマン・ジュニア博士により研究が行われている。ウェスタンリザーブ大学でボンド博士が、チューレーン大学ではヒース博士が大々的に研究を始める計画がある。オーバーホルザー博士は、一九五三年九月一日ごろにはセントエリザベス病院で研究を開始する予定である」。一九五三年十一月五日のSKF社の社内録によれば、「ソラジンを六〇〇人以上の医師に供与。当社が研究用として薬を供給する規模としては過去最大。じきに、月、アンプル三〇〇〇本と錠剤一万個になると予想される」とある(75)。

ソラジンの販売は一九五四年五月に始まった。ちょうど同じ月に、ウィンケルマンの臨床試験の結果も公表された。米国で行われたクロルプロマジンの研究で公表されたのはこれが最初であった。ウィンケルマンはSKF社からソラジンの提供を受け、その臨床試験が始まってすぐに、効果は目ざましく、特に不安定で興奮した患者に効き目があると、SKF社に手紙を書いていた。ウィンケルマンは出版した論文の序において、クロルプロマジンが条件反射反応を失わせたというシモーヌ・クルボアジェ（ローヌプーラン社の生理学者）の報告を、「精神医学的見地からして、たいへん刺激的(76)」であると言っている。クルボアジェは実験の詳細を公表しなかったので、ラットの「ロープをよじ登る」条件回避反応をクロルプロマジンが妨害するというその結論は、実際には評価するのが難しかったのであるが(77)。

ウィンケルマンの臨床試験は、異例なほど長引いた。彼は連続して最長八ヵ月のソラジンの投与を行った。被験者一四二人はさまざまな人たちであり、うち六五人は神経症患者、一五人は統合失調症患者、五人は精神生理学的障害をもつ患者、二七人は興奮状態の老年患者、一〇人は焦燥の強い躁病患者、六人はてんかん患者、あと残りは神経学的疾患をもつ患者であった。最後のグループは、薬の投与量を決めるのに必要だった。症状が改善したかどうかの評価は、ウィンケルマンの主観による評価と患者や家族や友人の意見と情報だった。彼の出した結論は以下であった。

それ（ソラジン）は、精神分析的精神療法の代替物ではけっしてなく、適応症を明確にした真の治療薬として使われるべきである。この薬は、深刻な不安、恐怖、強迫観念を軽減し、妄想的な精神病を快方に向かわせ、躁病や極度の焦燥状態にある患者を落ち着かせ、攻撃的で焦燥した老年患者を静かで扱いの楽な患者に変えるという点において際立っている。[78]

ウィンケルマンは「精神分析的精神療法」にしかるべき敬意を表することを忘れなかったが、彼の結論はつまるところ、ソラジンは、うつ病以外の、精神医学が直面するあらゆる種類の精神障害の治療に有益であるというものだった。その当時、精神分析理論が支配的だったので、ＳＫＦ社は薬の有効性をもっと強く主張してほしいとは注文できなかった。ソラジンを精神科治療薬として販売するかどうかの決断に大きな影響を与えたのが、フィラデルフィアのウィンケルマンの試験とモントリオールのハインツ・レーマンやヒューストンのベイラー医科大学の精神科医ジョン・ヴァーノン・キンロス゠ライトの報告だった。[79]ＳＫＦ社は、薬による治療に非常に好意的である医師と反対の医師を注意深く見極め、前例のない三つの段階から成るキャンペーンを実行した結果、ほとんどすべての障害を克服できた。そして販売担当者のもっとも楽観的な利益予測を凌ぐ収益を得ることができた。販売開始後一年以内に、ソラジンを指定する処方箋は二〇〇万枚以上発行された。

当初、クロルプロマジンが病院の精神科を様変わりさせていることを認めていた精神科医でさえ、こうした事態に対し、この薬はあらゆる精神疾患をなくし他のすべての治療法に取って代わることができるような万能薬ではないと声をあげた。ほとんどの精神分析家はクロルプロマジンに批判的であり、彼らに共通の意見は、この薬は「すばらしい鎮静剤」にすぎないというジュール・マッサーマンの言葉に代表される。しかるに一九五五年の春、『タイム』誌は、大きな治療施設の医師たちによるクロルプロマジンの使用を批判している精神分析家を叱責し、次のように述べた。

象牙の塔にこもって批評している人たちは、赤レンガ大学（比較的新しい大学）の実用主義者が患者の「深奥に存在する精神病理」をつかんでいないから病気を治せないと文句を言う。批判する側の医師たちが患者が世間から引きこもる原因として考えつくのは、近親相姦の衝動に対する無意識な葛藤だとか、五歳のときに兄弟の貯金箱からお金をくすねた思い出だとかだ。赤レンガの世界から見ていると、これは一見高尚のようでいて実は無意味な議論をしているように見えるのである。[80]

クロルプロマジンへの興味はどんどん大きくなっていった。一九五五年一〇月、クロルプロマジンと神経遮断薬に関する第一回国際専門家会議がパリで開催された。一九五七年には、アンリ・ラボリとピエール・ドニケルとハインツ・レーマンに、米国公衆衛生学会の権威あるアルバート・ラスカー賞が贈られた。受賞理由は、クロルプロマジンの精神医学への導入と「薬の投与が主要な精神病の臨床的経過に影響を与えることを証明したこと」だった。一九六五年までに、世界中でクロルプロマジンに関して公表された論文は一万報に達した。一九七〇年には、ＳＫＦ社のソラジンの総売り上げは一億一六〇〇万ドルを越え、同社の売り上げのかなり大きな割合を占めるようになった。

米国でソラジンが驚異的に売り上げを伸ばしていたものの、クロルプロマジンや他のフェノチアジン系薬物について厳密な対照研究を行う必要があった[81]。初期の研究では、二重盲検試験やプラセボ（偽薬）対照試験や他の治療歴のない患者を無作為に配置して行う試験をしていたものはほとんどなかった。数年にわたり、いろいろと議論され、計画づくりが行われ、いくつかの連邦議会委員会での証言も行われた後、米国精神保健研究所（NIMH）に予算がつき、適切なあらゆる対照を含む研究を六週間計画で実施する運びとなった。このプロジェクトは一九六一年四月に開始され、九つの病院においてクロルプロマジンや他の二つのフェノチアジンをプラセボと比較する研究が行われることになった[82]。

NIMHで実施された研究によって、初期の非対照研究で得られていた結果の正当性が確認され、フェノチアジンの有効性が強く支持されることになった。研究では、七五パーセントの患者に「良好」あるいは「非常に良好」な改善が認められ、五〇パーセントでは「軽い症状がある」状況さえなくなったと判断された。フェノチアジンを投与された患者のうち、全部足し合わせると九五パーセントにおいて何らかの改善があったと報告された。また、薬を使った治療の結果、かえって悪化した患者はいなかった。試験された他のフェノチアジンでも同じように効き目がみられ、クロルプロマジンもそれと変わるところはなかった。この研究結果は、製薬会社にとって追い風となった。巨大なクロルプロマジンの市場はまだ成長を続けていて、そのシェアを製薬会社は狙っていたのだった。ところが、この報告はフェノチアジンを信奉するあまり、無批判でありすぎたかもしれないと思う。たとえば、「重大な」副作用が見られないという報告は、まったくもって驚きに値する。というのも、最近行われた他の研究者による研究報告では、フェノチアジンを投与された患者の最大六一パーセントに錐体外路系の副作用（パーキンソン病、ジスキネジア、運動性不穏状態）があると報告されているのだ[83]。また、プラセボを与えられた患者のほぼ五〇パーセントにも、実際に改善があった。もっとも、その改善は一般に、薬を投与された患者に見られる質的な改善には及ばないとのことだったが。

フェノチアジンが広範囲の急性統合失調症性の精神病を緩和させるというＮＩＭＨの結論は、この薬がたんなる精神安定剤ではなく、特異的な「抗統合失調症薬」になりうるのではないかという期待が広がるのに大きな役割を果たした。このように一〇年余で、クロルプロマジンは「外科手術に役立つ自律神経安定剤」から「新型の鎮静剤」あるいは精神運動の不安焦燥を治す精神安定薬へ、さらには特異的な「抗統合失調症薬」と考えられる段階まで歩を進めた。[84]クロルプロマジンは引き続き、焦燥の強い患者と躁病患者に使われはしたが、しだいに統合失調症の治療薬とみなされるようになっていった。また、たとえば総合病院の精神科での診療や外来の患者に対する治療といった精神病院以外のいろいろな場所でも、フェノチアジンを安全にきちんと使用することができるという報告も出された。ＮＩＭＨ後援の研究の結果が一九六四年出版されると、それが大きな契機となり、精神科医がもっていた薬による治療へのわだかまりがほぼ解消されることになる。だが中には、フェノチアジンの有効性について意見を保留する人もいたが。[85]

フェノチアジンの驚異的な売り上げ高は、この薬が広く採用されるようになったことを意味する。だがその一方で、作用メカニズムは謎のままだった。クロルプロマジンの発見は偶然であり、なぜ精神医学で使用されるようになったかといえば、とにかく効いたからであった。ただし何に最も有効であるかについての意見は変遷しつづけたが。ＮＩＭＨ所長のロバート・フェリクス博士は、一九五八年の「精神疾患の薬物療法の専門家」会議の議事録出版に際し、その序文を次のように書いている。「私の無礼を編集者と会議出席者にお許し願いたいのだが、私は、この会議は「無知の交換」の場であったように思う。われわれは、薬が行動に及ぼす影響について悲しいほど無知であり、精神疾患における薬の使用についてはさらにひどい状況であることを、皆さんも同意されるのではないか」と。[86]

ドレとドニケルは、クロルプロマジンが精神疾患を緩和させるメカニズムについて、脳の錐体外路系の構造が関与しているらしいと言った以外は、なんの説明もしなかった。説明した部分に関しても、錐体外路系構造が損傷を受けたときに見られる効果とよく似た運動効果をこの薬が引き起こすことから推論したにすぎない。クロルプロマジンがいかに精神疾患を軽減するかという初期の「理論」はたんなる推測であり、擬神経学の薄いベールに覆い隠された感があった。たとえば、ラボリは、クロルプロマジンには視床から大脳皮質への神経伝達を抑える作用があり、それによって刺激の衝撃が弱められ「無関心なゆったりとした状態」が生じると考えたが[87]、この推論には根拠はなかった。

当初、ウィンケルマンは、クロルプロマジンが「前頭葉ロボトミーに似た効果を引き起こす」ことから、大脳の前頭葉に作用するのではないかと考えた。その後、彼はこの考えを改め、一九五七年の論文では、クロルプロマジンが「無関心な態度」を引き起こすのは、脳幹の網様体（reticulum formation）の働きを阻害するからだと説明した。網様体は系統発生的に古い神経系であり、脳の中心部に広がり、覚醒の働きをもつと考えられている。名前は網のように見えることに由来する（reticulum は網を意味する言葉の短縮形）。クロルプロマジンが網様体に作用するという仮説がつくられたのは、その当時、脳のこの部分に注目が集まっていたからにすぎないらしい。網様体は興味、記憶、学習、注意等、さまざまなことできわめて重要な働きをしていると主張した研究者たちもいた。神経科医のジョフリー・ジェファーソン卿はこうした風潮を批判し、網様体は、目に見えるものは何でも支配しようとする巨大な国際カルテルのように扱われていると述べた[88]。今日、網様体は神経化学分野の文献でお目にかかることはあまりなくなっている。

この分野の開拓者がクロルプロマジンの作用を説明することができなかったとしても、彼らのせいではない。その当時、信頼性のある理論をつくるだけの科学的基礎がなかったのだ。一九六六年においてさえ、この方面に精通した二人の精神科医による精神科治療薬の作用についての説明は次のようなものにすぎなかった。当時としては最上のものではあったが。

新しい化合物から、いくつかの行動障害の病態生理学的解明がなされる希望があった。というのは、新薬が内因性物質に類似しているか、あるいは内因性物質の代謝に影響を及ぼしているかのどちらかであるからだ。この内因性物質というのが、何らかの方法で気分や行動に影響を及ぼしているのである。神経行動学的メカニズムと生化学との驚くべき関係がいくつか見つかっている。それを見ると、研究の将来について私たちがまったくもってわかっていないことを強く実感させられる[89]。

ハロペリドール――新しいタイプの抗統合失調症薬

クロルプロマジンの作用メカニズムがわかっていなかったにもかかわらず、この薬の販売で巨額な収益が見込めたため、製薬会社は類似した薬を開発し特許を得ようと、化学構造の変換に着手した。クロルプロマジンより販売量の勝るフェノチアジンには、チオリダジン（メレリル）やチフルオロペラジン（ステラジン）等があった。そうこうするうちに、違うタイプの抗統合失調症薬（抗精神病薬）がポール・ヤンセンと若い共同研究者たちによって偶然見つけられた[90]。一九五〇年代後半、ポール・ヤンセンは父親が起こしたベルギーの小さな製薬会社で働いていた。この会社は研究を手がけず、特許も所有していなかったが、ノーブランドの薬の生産・販売でそれなりにうまくいっていた。しかし、独自の薬を開発しなければ、会社が大きく発展する見込みは薄かった。彼は兵役中に、使える時間の多くを医薬品化学と薬理学の研究に費やし、既存の薬の化学構造を変換する技術を身につけ、向上させた。兵役が終わると、ヤンセンは、自らつくった薬の誘導体〔もとの分子の一部を変化させて得られる、同種の物質〕で特許をとり独自の製品として販売する計画を立てた。最初の二、三種類の薬が順調に行き、ベルセに会社を移転させ、大きな建物に入居することができた。そして、ここでなされた発見によって、この会社は抗精神病薬市場の最大手の一つに成長していった。

ベルセで、ヤンセンと同僚たちは、オピエートに似た鎮痛作用をもつ有望な物質を偶然見つけた。この薬にも、既存の抗精神病薬で生じる鎮静、平穏化、筋固縮の現象が観察された。この新しい化合物の抗精神病作用を増強するために、いろいろな誘導体をつくったところ、偶然にも新しいタイプの薬であるブチロフェノンができた。このころ、統合失調症薬になりうる可能性のある薬に対しては、精神運動を活性化するアンフェタミン活性を阻害するかどうかをチェックするのがルーチンになっていた。アンフェタミンを大量に摂取すると、幻覚や妄想などの急性統合失調症の発症によく間違えられる諸症状が現れることが知られていた。そのため過活動と常同行動〔同じ動作をえんえんと繰り返す行動。一一七ページ参照〕を引き起こすアンフェタミンの活性にもとづいた動物モデルが、抗精神病薬評価の試験に利用された[91]。一九五七年、ハロペリドール（ハルドール）による、動物に常同行動を誘起するアンフェタミン活性に対する阻害作用が、クロルプロマジンのそれより何倍も大きいことがわかった。ハロペリドールは、販売された最初のブチロフェノンにつけられた名前である。

リエージュ大学の精神科で臨床試験が行われ、ここでハロペリドールの活性が確認され臨床における有用性の証拠が得られた。ハロペリドールへの関心は高く、臨床試験が終わった直後にヨーロッパで普及し、少し遅れて米国でも普及した。ヤンセンの推測によれば、発見から一〇年間で、ハリペドロールに関する論文が一〇〇〇報以上発表された。ハロペリドールは、他の抗精神病薬と同じように、遅発性ジスキネジアという名の運動障害を引き起こすことがよくある。抗精神病薬の効果は、遅発性ジスキネジアを引き起こす傾向と何らかのつながりがあるというドレとドニケルの意見に、ポール・ヤンセンも賛成であった。遅発性ジスキネジアでは持続的に外観が悪化していく可能性があったが、ひどい精神障害を緩和できるなら、代償として高くないと一般に考えられた。

現在、ハロペリドールの場合とは別の神経伝達物質を標的とする新しい抗精神病薬もあるが、それについては次の二つの章に譲るべきであろう。次の二章では、統合失調症の生化学説と提唱された抗精神病薬の作用のメカニズムについて論じる。

抗うつ薬の発見

モノアミン酸化酵素阻害薬

精神科患者にクロルプロマジンがはじめて試験されてからほんの二、三年後に、イプロニアジド（米国での登録商品はマーシリッド）という薬がうつ病に効くという報告が発表された。イプロニアジドが発見された経緯は、クロルプロマジンと同様にたんなる偶然からであった。第二次世界大戦中に、ドイツ人はV-2ロケットを開発し、これで英国の町を爆撃した。V-2ロケットの燃料の一つがヒドラジンであった。戦後になって、大量にあったヒドラジンの在庫の大半を、製薬会社はきわめて安価で手に入れた。ヒドラジンは爆発性もあり毒性もあるが、他の化学物質と結合させるかあるいは構造を変換させると、新しい化合物ができる。そのうちいくつかは、医学で利用できる可能性のある特性を有していることがわかった。結核がそのころまだ医学上の大問題だったので、こうした新しい薬の試験には、当然のように抗結核菌作用の試験も含まれていた。一九五一年、ニュージャージー州ナトリーのホフマン・ラ・ロッシュ社の研究者たちが、イソニアジドとイプロニアジドの二つのヒドラジン化合物が結核菌の阻害剤として効くことを発見した。二つの薬は臨床試験を経て、結核治療薬として販売されることになった。[92]

一九五二年の復活祭のころ、イプロニアジドとイソニアジドを使った治療を受けた結核患者が病院の廊下で楽しそうにダンスしているという記事が新聞に出た。当初、多幸症は困りものの副作用と考えられたが、この作用をうつ病治療に使えないかと考える人が出てきた。ジャン・ドレが率いるグループを含むいくつかのグループが、イプロニアジドとイソニアジドを精神科患者に試用しはじめた。ジャン・ドレは、クロルプロマジンが抗精神病薬として有用であることを報告したフランスの精神科医である。だが、ちょっと試したところで成果がでなかったので、初期の試験はすぐ取りやめになった。現在では、この薬は投与してから数週間たってはじめて抗うつ病効果が現れることがわかっている。

数年が経過して、イプロニアジドがうつ病を緩和する明らかな証拠が臨床試験からもたらされた。試験に参加した人は誰もが、この薬が心理学的作用をもつことを認めたが、その効果は一定しなかった。たとえば、一九五四年に公表された研究結果では、四五人の患者がイプロニアジドを与えられた試験で、五人が躁病になり、妄想病的な状態になった人が二人、明らかに多幸的になった人が三人いた[93]。すべての医師が、イプロニアジドがうつ病に効くと認めたわけでもなかった。一九五九年でも、イプロニアジドが抗うつ薬としての実効性を証明する対照研究は二つしかなく、その両者において、薬とプラセボで効果に大差があるわけではなかった[94]。ネイサン・Ｓ・クラインと彼の共同研究者Ｊ・Ｃ・ソウンダースとＨ・Ｐ・ルーマーは一九五六年、ニューヨークのロックランド州立病院でいろいろな群から成る患者たちに対し、イプロニアジドを試してみた。これは、プラセボ対照群を含む「対照」臨床試験ではなかったが、それより以前に行われた臨床試験と異なり、今回は患者は少なくとも五週間ずっとイプロニアジドの投与を受け、試験期間の終わるころにはいくらかの患者、特にうつ病患者の症状に改善が見られた。クラインはイプロニアジドをうつ病治療に有効な「精神賦活剤」と呼んだ。クラインの別の報告には、彼の診療所のうつ病患者の中に「症状が完全に払拭された」人もいると書かれている。後になってクラインは、「精神医学史上、そのように〔明瞭に〕効果を示した最初の薬物による治癒であった」と語った[95]。

クラインはロックランド州立病院の研究部長であり、精神医学界の重鎮でもあった[96]。亡くなったのは一九八三年のことである。社交家だった彼は、生前、影響力のある人たちとの人脈も豊富で、しかるべき手を打って彼の研究結果が注目されるように努めた。クラインのイプロニアジドの試験結果の概要は、なんと一九五七年の『米国連邦議会本会議記録』に載ったのであった[97]。彼の最初の報告が出てたった一年で、マーシリッド（イプロニアジド）は四〇万人の患者に使われたと、後年、クラインは書いている。[98]

ネイサン・クラインは、イプロニアジドの抗うつ病作用の発見の業績で、権威あるアルバート・ラスカー賞を受賞した。が、そこには芳しくない一面もあった。クラインの共同研究者のひとりであるJ・C・ソウンダースが、先に思いついたのは自分であり、イプロニアジドの研究は自分のほうが先に始めていたと言いはじめた。[99] ソウンダースは訴訟に踏み切った。当初は、H・P・ルーマー（もうひとりの共同研究者）も加わり、自分たちにもラスカー賞が与えられるべきだと主張した。訴訟が長引いたが、ソウンダースは結局、賞金の三分の一を手に入れることに成功した。

イプロニアジドは多くの症例でうつ病を緩和することに有効だったが、この薬やすべてのモノアミン酸化酵素阻害薬（MAO阻害薬）には、深刻な副作用がある。モノアミン酸化酵素（MAO）は、アミノ酸誘導体のチラミンの代謝を促進させる。MAO阻害薬がこの酵素を働かないようにすると、体内でチラミンが蓄積して危険なレベルに達する。高濃度のチラミンを含む身のまわりの食品には、熟成したチーズ、ワイン、漬けものやその他の嗜好品があり、こうした食品を食べた患者で体内のチラミンが危険なレベルまで上昇し、激しい頭痛、黄疸、急激な血圧上昇といった症状が出たり、ときには命に危険が及ぶような大出血が起きることもある。MAO阻害薬の投与を受けている患者は、チラミン含量の高い食物の摂取を制限しなくてはならない。こうした危険性のある副作用のため、MAO阻害薬のいくつか（イプロニアジドを含む）は、米国食品医薬品局により一時的に使用が禁止された。一九六四年からはイプロニアジドの使用が許可されたが、医師がきちんと経過をチェックすることが条件になっている。現在販売されているMAO阻害薬には、ナルディルやマープランといったものがある。MAO阻害薬は抗うつ薬の中でよく使われているというわけではないが、現在よく使われている三環系抗うつ薬で治療効果が上がらない患者に対し、試してみる価値があると考えられている。

三環系抗うつ薬

イプロニアジドの有効性を証明する試験が行われていたのとほぼ同時期に、違うタイプの抗うつ薬が発見された。この新しいタイプの抗うつ薬は、化学構造として三つの環状構造をもつため、三環系抗うつ薬（TAD）と呼ばれている。三環系抗うつ薬の発見もまた、偶然の賜物だった。今回は、研究者たちが睡眠療法の改良を試みているときに見つかった。先述したが、ある種の精神病の症状に有効であると考えられる持続「睡眠療法」の誘発剤として、ブロム剤とバルビツール剤が使われていた。睡眠療法は現在行われなくなったが、一九六〇年代にはヨーロッパの多くの病院で利用されていたのであった。たとえば、著者が一九六一年にソビエトと東ドイツ（GDR）の精神病院を訪問したときには、いわゆる電気睡眠（脳に電流を流して、無意識状態を誘導する）が精神疾患患者の治療の常套手段として利用されていた。

一九五〇年代に、スイスの精神科医ローランド・クーンは、睡眠療法を改良するため、さまざまな薬を試していた。試した薬の中には、フェノチアジンに類似したものも含まれていた。再度繰り返すが、フェノチアジンに類似した薬には眠気を引き起こす作用があるのだ。その種の薬で、スイスの製薬会社のガイギー社で作られたものがイミプラミンであり、化学構造がフェノチアジンと非常に似ていた。試してみると、イミプラミンは眠りを誘発しないどころか逆であることに、クーンは非常に驚いた。イミプラミンは患者に活気を与え、気分を高揚させる働きがあるようだった。この観察に続く三年間に、クーンはイミプラミンで五〇〇人以上の精神科患者を治療した。そして一九五七年の終わり、チューリッヒの国際精神医学会議でクーンは研究結果を発表したが、それに対する反応はまちまちだった。「私たちの論文に興味を示してくれる人もいたが、懐疑的な人も多かった。しかし、これはさして驚くべきことではない。それまでのうつ病の薬物療法の歴史は、まったく否定的なものだったから[100]」

クーンは重度のうつ病患者の症状をイミプラミンがめざましいばかりに緩和したと報告したが、激越性うつ病や躁病や統合失調症の患者の症状はかえって悪化させる傾向があった。クーンは後にイリノイ州のゲールズバーグ州立病院で講演を行い、その中で、イミプラミンはたんなる刺激薬や「多幸薬」ではないとの彼の結論を述べた。アンフェタミンのような刺激薬はうつ病には効かないというのが、その理由だった。次に引用するクーンのうつ病に対するイミプラミンの効果の記述は実に説得力がある。

患者が自分から起き出し、大きな声でテンポよく話している。顔も前より生き生きして、自ら何かを始めるようになった。社交性が戻り、生活を楽しみ始めている。ゲームに参加し、明るさが出てきた。笑みも戻ってきた……患者は気分がよくなったと言い、しんどさも手足のだるさも胸のつかえも消え、ほっとした気分になっている。精神運動抑制に繋がっていた全身の制止症状が消えた。人の言うことがわかるようになり、自分で新しいことを考えることができるようになったと、本人がはっきりと言うのだ。それまでは頭の中を同じことばかりが始終占領して、苦しい思いを続けてきたのだが……現実にはなかったものも含む過去の罪というものに悩まされていたのに、いま、頭の中をいっぱいにしているのは、将来の計画である。罪責妄想、貧困妄想、心気妄想が目に見えて減った、患者は「もうそんなことは考えなくなった」とか「その考えが頭の中に入ってこない」とはっきり言う。自殺衝動も完全になくなるか、減退するか、あるいはあったとしても御しやすくなった……急に叫び声やうめき声を上げることもなくなった……以前は眠ってもそれはしかたなく眠っていたり、眠ってもかえって疲れたのが、普通の心地よい眠りに変わった……完治も少なからずあり、患者もその家族も、久しぶりにいい状態になったと認めている。[101]

クーンの観察によれば、二、三日治療すると突如改善の徴候があることもあるが、たいていは一週間から四週間後によい徴候が現れる。ゆっくりのことも急なこともある。クーンによれば、患者が完全に治ったと断定して

も、イミプラミンの作用は

常に対症的でしかない。薬の投与が途切れると、症状がぶりかえす。たいていは二、三日後に、同じ程度の症状が出る。そしてまた、薬の投与を始めると、症状がふたたび治まる。適当な症例に対しては、実験的にこのように症状を引き起こしたり抑制したりもできる。[102]

最初の抗うつ薬イプロニアジドが出てからほぼ一年たった一九五八年に、ガイギー社はイミプラミン（トフラニール）の販売を開始した。エラビルやアナフラニールといった三環系抗うつ薬も他の製薬会社から発売され、たいへんな売れ行きだった。一九八〇年までには、抗うつ薬の処方箋が一年に一〇〇〇万枚出されるようになった。そのほとんどで三環系抗うつ薬が指定された。理由は、三環系抗うつ薬がたいてい（必ずというわけではないが）、ＭＡＯ阻害薬より効き目があり、重い副作用がでることが少ないからである。しかし、イミプラミンや他の三環系抗うつ薬にもいくらかの副作用があり、また、この薬が効かない患者が存在する。三環系抗うつ薬は、ノルアドレナリン、ドーパミン、セロトニンの再取り込みを阻害するので、選択性の高い薬があれば副作用が抑えられるのではないかと考えられた。三環系抗うつ薬の三つの神経伝達物質全部に対する影響はそれぞれで同じではなかった。結局、セロトニンの作用を選択的に増強する薬に関心が集中するようになり、このような性質をもつ新薬が熱い期待をもって迎えられた。その理由は、次の二つの章で説明する。

躁病とその他の気分障害のためのリチウム療法の発見

躁病とその他の気分障害にリチウムが効くという発見もまた、偶然だった。この場合には、精神疾患の原因を探る研究がずっと行われていたことが背景にあったが、リチウムの利用はまったく偶然だったといってよい。後で詳しく述べるが、リチウムが使われたのは、水溶性のリチウム塩が簡単に手に入ったからであって、治療効果があらかじめ期待されていたわけではなかった。しかし、リチウムには興味深い歴史があり、躁うつ病を緩和させる作用が発見される前からずっと、医学でのいろいろな応用が考案されていた。

リチウムは、一八一七年、スウェーデン人化学者ヨハン・アウグスト・アルヴェッドソンによって石から抽出された金属元素である。名前は、石を意味するギリシャ語 lithos に由来する。他の金属とともに海中に存在し、湧水の水源でも見つかる。また、動物や植物の体の組織にも存在する。リチウムは軽くて強いために、冶金、陶器、電池、冷却材、除湿剤等、工業的にいろいろに応用されて利用されている。

リチウムは、過去にさまざまな医学的問題を解決するために使われたが、効いたかどうかは実に怪しい。たとえば、臭化リチウムは、神経の興奮を抑えると考えられたことから実験的にてんかん治療に使われたし、リチウム塩は、腎結石や軟骨に堆積した尿酸塩を溶かす目的で広く使われ、また痛風の治療にも用いられた。しだいに、リチウムの効能がふえていき、リチウム錠剤や、いわゆるリチウム泉の湧水のビン詰めが大量消費されるようになった。米国では、痛風、リウマチ、腎結石、膀胱結石、水腫、糖尿病、湿疹、神経痛に特に効くというふれこみの水が、ファームビルリチア水、バッファローリチア水、タッカホーリチア水、ロンドンベリーリチア水等のさまざまな名で販売された。ヴィッキー、アポリナリス、ペリエ等の、現在ヨーロッパの市場に出回っている天然水の多くは、はじめのうち、リチウム含量が多いことを宣伝文句としていた。ジョージア州リチアスプリングスといった人気温泉地の多くが、湧水に治療効果が出る程度のリチウムを含むと宣伝していた。ところが、一九一〇年には、ほとんどのこうした「水」は少量のリチウムしか含まないことが証明されたため、コロンビア特別区最高裁判所は次のような裁定を下した。

バッファローリチア水を飲んで効き目の出る量のリチウムを摂取しようとするのなら、毎日一五万から二二万五〇〇〇ガロンを飲まなくてはいけない。……ポトマック川の水は問題の水より、一ガロン当たり五倍のリチウムを含んでいる。[103]

躁病や他の精神障害に対しリチウムが有効かもしれないという声が、ずいぶん前からあった。この種の話を重要視すべきではないのだろうが、興味深いものがなくはない。たとえば、五世紀のアフリカのヌミディア出身の医師カエリウス・アウレリアヌスは、躁病の治療のために、「アルカリ泉等の天然水」を飲むことを勧めたと伝えられている。[104] 中世には、いくつかのヨーロッパの鉱泉地の湧水を飲むと、躁病が治るという人もいた。こうした湧水に含まれる金属元素については、現在も何もわかっていないというように、この種のリチウムの歴史はきわめて不確かで、こうした話は「医学的逸話」とみなすべきであろう。

一九世紀の中ごろ、英国とスカンジナビアに、躁病やうつ病の治療にリチウムを勧める医師たちがいた。[105] リチウムが、リウマチや痛風治療にかなり広く使われていたころのことだった。英国の内科医A・B・ガロッドは、関節疾患と躁病の間に関係があると考える医師のひとりだった。体の関節部分の炎症の原因が何かはわからないが、それが脳の炎症も同時に引き起こしているのではないかと推測していた。実際、躁病はよく「脳の痛風」と呼ばれ、ガロッドは躁病の治療にリチウムを毎日摂取することを勧めていた。そのリチウム量は、現在使われる量とほとんど変わらない。それから二〇年ほどたってからのことになるが、心理学で「情動の理論」（ウィリアム・ジェイムズも同じ理論を独立して提唱した）で有名なデンマークの神経科医カール・ランゲは、「周期性うつ病」の徴候をリウマチ性症状と呼び、リチウムによる予防を推奨した。同様の考えをもつ医師は他にもいて、最も有名なのは、英国の医師アレクサンダー・ヘイグであろう。六版（一八九二～一九〇七年）まで出た彼の著書『尿酸』には、「憂うつ病」と痛風につながりがあると書かれている。しかし一九一〇年には、痛風とリウマチの意味がそれまでと変わり、精神医学とのかかわりは忘れ去られていった。

アイディアが、時代を先んじることもある。ニューヨークのベルビュー病院の著名な神経科医で前公衆衛生局医務長官のウィリアム・A・ハモンドが、早くも一八七一年に、躁病の治療にリチウムを勧めている。

近ごろ、私は急性躁病の症例で臭化リチウムを使っている。大脳の血管の血液量を減らす作用の薬や、神経興奮を鎮める作用をもつ薬より、気に入っている。それにはわけがある。臭化リチウムの速効性が、急性躁病の症例に処方するのに特に適しているのだ。量は多くすべきであり、二～三時間ごとに六〇グラム以上繰り返し投与し、睡眠状態が誘発されるか、もしくは数回の投与が終わるまで続けるとよい。患者に影響が出始めたら、一日に三～四回、量を少なくして継続投与する。[106]

一九四〇年代、リチウム塩は食卓塩（塩化ナトリウム）の代替物として広く販売された。少し以前から、塩化リチウムがしょっぱいことが知られていたので、一九四〇年代に高血圧の患者に低塩化ナトリウム食事療法が行われるようになると、リチウム塩が一般の食卓塩の代替物として売られるようになった。一九四八年には、ウェストソル、フードソル、ソルティソルト、ミロソルの四つの主要ブランド品が米国の食品店の棚を占めていた。当初、大量のリチウム錠剤を摂取すると有毒であるという報告が数件あったものの、問題視されることはなかった。ところが一九四九年、ミシガン州アナーバーのA・M・ウォルドロン博士が『米国医師会誌』（JAMA）に発表したレターの中で、彼の患者で食塩の代替品としてウェストソルを使っていた四人に、震え、歩行困難、筋力低下、かすみ目といった症状が現れ、一人は重症であると報告したところ、[107]情勢は一変した。このレターが引き金となり、ウェストソルによるものと考えられる死亡例がいくつか報告された。[108]うち一件はクリーブランド診療所からのものだった。『タイム』誌は「代替食卓塩問題」と題するリチウムの毒性の事件を報告する記事を掲載し、『米国医師会誌』の編集者のモリス・フィッシュバインは、新聞とラジオ局に、その危険を人々に警告するよう依頼した。米国食品医薬品局は「すぐにこの危険きわまる毒物の使用をやめよう」という手厳しい警告文を出した。同時に、この代替食塩の各州での流通を禁止すべきであるという勧告も行った。実際に、リチウムによって死亡した人の数は、極度のナトリウム不足による死亡にまぎれて明らかになっていないが、リチウムが引き起こす心機能低下によって、うっ血性心不全の患者の一部が危険な状態に陥った可能性は否定できない。

第二次世界大戦中に、オーストラリア医療隊の医師ジョン・ケイドは日本軍に捕らえられ、三年半、収容所で過ごした。収容所にいる間に、彼は一緒に捕虜になっている人の一部で発病していた躁病が何らかの代謝分解物（体内の自然な化学反応の結果生じる代謝産物）の過剰な蓄積が原因ではないかと考えはじめた。その物質が脳に対して毒性があるのではないかと、推測したのである。この考えは、直感的なものでしかなく、この代謝産物がほんとうに存在するとしても、それが何であるかまったく見当もつかなかった。それにもかかわらずケイドはこの考えに執着し、戦争が終わると、この直感の正しさの証明に取りかかった。

彼の研究のアイディアは概念として単純すぎるきらいがあるだけでなく、これといった道具もなく、食料貯蔵庫での実験を強いられた。ケイドは、その当時、メルボルン郊外のバンドーラにある精神病院で働いていたが、実験用のモルモットのほとんどを自分の家の裏庭で飼わなくてはならなかった。体内に蓄積する代謝産物がなんであるかまったくわからなかったので、彼はできるだけ広く網を張ることにした。朝早く、躁病、うつ病、統合失調症の患者の尿を集めることから始めた。一日のこの時間帯に、問題の代謝産物が最も濃縮されるのではないかと考えたのだった。台所の冷蔵庫に尿のサンプルを保存し、それをモルモットの腹部に注入してみた。この実験は、患者の尿の中に蓄積したくだんの代謝産物の量の違いによって、動物が何らかの異なる反応を示すのではないかという推測にもとづいている。[109]

実験で使ったモルモットはすべて尿を注入された後に死んでしまったが、躁病患者の尿を注入されたモルモットがいちばん早く死んだとケイドは確信した。彼はモルモットの死因は尿素だと結論を下したが、すぐにこの仮定に二つの大きな問題点があることが明らかになった。まず、すべての場合で、尿素濃度が致死量に至っていないことがわかったこと、第二に、患者のグループによる尿の尿素濃度の違いがないことが明らかになったことである。そこでケイドが次に考えたのは、尿に他の何らかの物質、「量的修飾物質」というようなものがあり、動物に注入されると尿素の毒性を強めるのではないかということだった。その量は診断によって違いがあるという理論だった。ケイドは、いくつかの尿素毒性の修飾物質の存在を仮定する必要を感じた。彼のつくった仮説は、尿酸が尿素の毒性を増強し、クレアチニンが尿素の毒性の保護をし、未確認の物質がクレアチニンのこの保護効果を帳消しにするというものだった。研究の進展にともない、ケイドの「理論」はどんどんと柔軟性を失っていき、場当たり的になっていった。

一九七九年に出版された小さな本の中で、リチウム療法を発見した時の胸の内をケイド本人が、次のように綴っている。

　精神病理学的理論をもとにした精神療法が治療や予防にまったく役立たないことを考えると……医学的モデルで説明する方がいいのではと思えた。とにかく、躁病とうつ病の患者は、医学的な意味でまさに病気であると思われた。しかし、これらに類似した病状はあるだろうか？
……そのため、躁病は体を循環している何らかの代謝産物の過剰が原因であり、それに対し、うつ病はそれが不足する状態だと説明したらどうか。
しかしそうであっても、その特性について皆目、見当もつかずに、どのように研究したらいいのか？　そのとき、私は単純にこう考えた。もし躁病が、過剰に存在し体内を巡る、何らかの物質が原因であるならば、なにかが尿に排出されるだろう。尿の中に証拠があるはずだと。はじめに、躁病とうつ病の患者の尿サンプルの間で検知しうる違いがないかのきわめて大ざっぱな毒性のスクリーニング試験を行うのが最善だと思われた。実験は洗練されたものとはほど遠かった。躁病、うつ病、統合失調症の患者の尿の濃縮サンプルを、量を変えながら、モルモットの腹腔に注入する実験を行った。「正常」コントロールを使って、同じ実験も行った。実験に使われた動物は、どの場合も同じ様相を呈して死んでしまい、同じ毒素の存在が示唆されたが、躁病患者の尿が他のグループのものよりはるかに毒性が強いと、私は感じた。尿素がその原因物質であることが判明したが、躁病で毒性が大幅に増すのはなぜか。

この時点で、ケイドは、尿酸のような物質が尿素の毒性を高め、クレアチニンのような物質が尿素の毒性からヒトを保護していると推測しはじめた。尿酸は溶けにくいので、実験するのが難しかった。そこで、溶けやすいという理由と、たまたま薬局で手に入るというだけの理由で、尿酸リチウムを代替物として利用することにした。すると驚いたことに、リチウムには予想とは反対の作用があることが見つかった。ケイドはその経緯を次のように記している。

驚いたことに、毒性は予期していたよりはるかに小さかった。予想に反して、クレアチニンのように保護効果があった。それで、リチウム塩そのものの効果を確認する必要が出てきた。試してみるとすぐに、リチウム塩にはモルモットに対する鎮静効果があることがわかった。モルモットは完全に目を覚ました状態だったが、ほぼ二時間後には静かになり、「驚愕反射」や、体をひっくりかえされても興奮して「立ち直り反射」を示すことがなくなった。私はこの観察から、リチウム塩を躁病の興奮状態に試してみる気になった[110]。

ケイドのモルモットは、投与されたリチウムの量が毒性を示す濃度に近かったために静かになったのではないかと思うと、ネイサン・クラインは後年言っている[111]。後にリチウム療法を世に認めさせた功績をもつ精神科医のモーンス・ショウの出した結論もほぼ同じである。

四〇年を隔てて振る返ると、ケイドの発見にはおかしな部分があるのに気づく。彼自身がこの研究は論理的に展開したと考えているにしては、偶然の発見という言葉がいつも繰り返し使われる。実験における論理展開は、けっして明快ではない（腹腔内の尿素の作用を中和する化合物が、なぜ、精神医学の関心事になるのか）。実験に使われたモルモットが不活発になったのは、毒性が出るほどリチウムを投与されたからであり、リチウムのもつ固有の鎮静作用によってではなかったのではないか。私が試してみたところ、毒性が出るほど大量に投与しないかぎり、モルモットでもラットでもそのような効果を生じさせることができなかった。しかしこれが実に驚異的なのだが、一つのアイディアが探究心旺盛なケイドの頭に閃き、治療を模索するために彼が引き続き行った実験がやがて実を結び、世界中の躁うつ病患者の人生を一変させることになったのである[112]。

ケイドはどの場合でもつねにそうしていたというのは賞賛されるべきことだが、炭酸リチウムの安全性を確かめるのにまず自分自身で試してみた。二、三週間リチウムを自分自身に投与し、安全性に自信をもってからはじめて、患者に臨床試験を行った。一九人の患者にリチウム療法を施した。そのうち一〇人が慢性もしくは周期性躁病だったと記述にある。一九四九年の『オーストラリア医学雑誌』にのった彼の最初の報告には、リチウムが投与された一〇人の躁病患者全員に、精神病的な興奮状態の著しい改善が見られると記述されている。[113] リチウム療法を受けた躁病患者第一号（症例1、ＷＢ）は五一歳で、五年間以上前から、慢性躁病の興奮状態にあった。

彼はそわそわして不潔で、荒れることもあり、いたずらやちょっかいも出したがる。もう長いこと、看護職員の手を煩わしてきたし、これからもそうである公算が大だった。一九四八年三月二九日、日に三回のクエン酸リチウム一二〇〇ミリグラムの投与が始まり、四日目には楽天的な性格である治療者には彼がよくなっているように見えたが、これは希望的観測かもしれないとも思った（その日はエイプリルフールだった！）。看護職員は委託されていたわけではないが、忠実に職務を遂行した。しかし五日目になると、患者は落ち着きを増し、きちんとして抑制がきき、注意力が少しずつ増しつつあるのが明らかだった。そしてそのとき以来、着実に快方に向かった……彼に対してさらに二ヵ月間、経過観察が行われた。

彼は完全に回復したので、一九四八年七月九日、再入院の予定もなしに退院した。ただし症状を安定させるために、日に二度、三〇〇グラムの炭酸リチウムの服用が課された。

クエン酸リチウムを彼が嫌がったために、炭酸リチウムに変更された。彼はすぐ元の仕事に戻り、楽しげに働くようになった。

六ヵ月後、彼の躁病の症状がこれまでになく悪化し病院に戻ってきたとき、私はひどく絶望的な気持ちになったが、彼の兄弟の話を聞いて少しほっとした。話してくれたことによると、ビルは何ヵ月間も快調だったので自信過剰になり、薬を飲むのも面倒になって六週間前に薬をやめてしまったという。その後、彼はだんだんといらつきはじめ、おかしくなったという。そこで、すぐさま、炭酸リチウムの投与を始めたところ、二週間後には正常に戻った。一ヵ月後のカルテには、完全によくなり、退院し職場復帰可能と書かれている。[114]

六人の統合失調症患者の興奮は治まったが、基本的な病理現象の幻覚と妄想は変わらなかったと報告されている。最初のグループの三人の慢性うつ病患者もまた、良くもならず悪くもならず、変化がなかったと記されている。

この結果は、たしかに劇的なものである。もしケイドが無名ではなく、しかも精神疾患の薬物療法に対し懐疑的な風潮がなければ、多くの精神科医がリチウム療法を試そうとしたものと思われる。リチウムを使って「精神病的な興奮」を治療できたというジョン・ケイドの第一報は、一九四九年に出版された(115)。この論文は「もし時や状況がもう少し悪ければ、出版できなかったのではないか」と彼は後に言っている。この論文が出たのが、米国でリチウムに対するアレルギー感情があるときだったし、ケイド自らが書いているように「無名の精神科医が小さな病院で一人で行った研究であり、研究の方法論を学んだこともなく、幼稚な技術で設備もほとんどなかったということで、特に米国では聞く耳をもつ人はいるはずがなかったし、実際にもそのとおりだった(116)」

リチウムに毒性があるという報告があったため、この薬を積極的に試したかもしれない人たちまで、手を出さないことになってしまった。ケイドもまた、リチウムの安全性を憂慮していたふしがある。というのは、彼の患者第一号（先に書いた症例1、WB）が死亡したが、これについて彼のどの出版物にも記述がない。ケイドの未発表の臨床試験のメモを調べたことがあるニール・ジョンソンによれば、WBの精神状態は、薬をやめると必ず悪化し、数回入退院を繰り返していたという(117)。治療開始して約二年後に、WBは、間代性けいれんを起こし、心拍数が減り、意識を失って亡くなった。ジョンソンは、ケイドが出版物の中でわざとリチウムの副作用を小さく見せかけていたと断言する。当時メルボルンにいたサミュエル・ガーションによれば、明らかにケイドはリチウムの安全性を心配していて、一度使うのをやめたという(118)。ケイドの最初の報告が出た翌年、二つの小論文が『オーストラリア医学雑誌』に掲載された。どちらも、リチウムが原因だと考えられる死亡症例が取り上げられていた(119)。ケイドの最初の報告が出て五年経っても、リチウム療法について書かれた論文はたった八報であり、そのうち二報が死亡症例について触れていたから、精神科医がこの療法に二の足を踏んだのもさして驚くべきことではなかった。

リチウムが心機能低下を引き起こすという報告に加え、甲状腺腫が引き起こされたという報告もあった。この道の権威が書いた次の二つの文章を読んだ精神科医は、リチウム療法を試そうという気持ちがそがれたのではなかろうか。

躁病患者にリチウム（毒）療法をするのは誤りで、人道的見地から遺憾に思う。（エイブラハム・ウィクラー、一九五七年）[120]

リチウムイオンは、治療に応用できず、現在わかっているかぎり、生物学的機能はない。実際に薬理学的に興味がもたれるとしたら、このイオンの毒性のみであろう。リチウム塩が低ナトリウム食の調味料として使われて毒性が見つかったという経緯がなかったら、この毒性も学術的な興味を引きつけるにすぎなかったであろう。（『グッドマン・ギルマン薬理書――薬物治療の基礎と臨床』、一九五八年）[121]〔邦訳は廣川書店、一九八六年〕

リチウムの毒性を心配する声が上がったため、リチウムの濃度を安全な範囲に保つ技術が開発されることになった。オーストラリアでは何人かの研究者が、血清中のリチウム濃度を測定し記録しはじめ、効果がありしかも安全な薬の最少量を決める努力がなされた。リチウム療法の安全性を高める上で最も貢献したのは、バッファロー大学のジョン・タルボットだった。[122]タルボットは動物やヒトで試験を繰り返し、一九五〇年、血清中のリチウム濃度をモニターする技術の開発に成功した。これにより、血液中のリチウム濃度をルーチンでモニターする基礎が築かれ、後にリチウム療法を安全に行えることにつながった。

リチウムの毒性を憂慮する声もあったし、また、躁病にリチウム療法が有効であるという一致した見解があったわけではけっしてなく、ケイドの結果が追試できたとする報告もあったが、追試できないというものもあった。米国よりヨーロッパの方がこの治療に興味をもつ人が多かった。特にフランスの精神科医はリチウム療法に興味を示した。これは、天然水に薬効があるということを、フランス人が受け入れやすかったことが一因だろう。しかし、リチウム療法を最も発展させたのは、オールフス大学精神科病院勤務の若いデンマークの精神科医モーンス・ショウの研究だった。ショウは個人的な理由から、躁うつ病の文献を調べていた。というのは、彼の兄弟が再発性の気分障害で重度の症状にずっと苦しんでいたからだった。ケイドの論文を偶然見つけたショウは、リチウムを試してみることに決めた。それも、注意深く対照研究を行うことにした。リチウムの治療における有効性を認めた一九五四年のショウの論文は、精神医学では初の「二重盲検法」を用いた薬理学的な研究だった（「二重盲検」試験では、患者も試験を行う側も、それぞれの被験者に実薬が与えられているのかプラセボが与えられるのかを知らされない）。ショウは患者に対し、最初に実薬を、次にプラセボを、その次にふたたび実薬を投与するという手順を踏んだところ、躁病治療に対する有効性の証明として説得力があるものになった。炎光分光分析を用いて血液中のリチウム濃度をモニターしていたが、リチウム療法に危険が予想されなかったわけではなかったことをショウは認めている。ショウはその後もリチウム療法の研究を続け、一九五九年には、一五〇人以上の患者を治療し、八〇パーセントの成功率があると報告した。

ショウと共同研究者たちは、リチウムを用いた患者全員について経過を注意深く観察し、リチウムは躁病に効くだけではなく、躁うつ病のうつ病相の再発も防ぐことができると結論した。英国のカンタベリーの精神科医G・P・ハーティガンをはじめとする医師たちは、リチウム療法によって、躁うつ病患者の両方向への気分の揺れが抑えられることに気づいた。ハーティガンはこの薬を、あらゆる気分に対して有効な安定薬として利用することを提案した。ショウはハーティガンを訪ね、彼の行った観察を論文として発表することを勧めた。[123]そしてずっと後の一九八一年になってショウは、時として何ヵ月も続いた彼の兄弟のうつ症状に関しては、その再発がリチウム療法で一四年間完璧に抑えられ、機能面からすれば、完全に治っていると報告した。

ヨーロッパ大陸の精神科医たちでリチウム療法を行う人が増えていたが、英国や米国では、まだ疑いをもつ人たちが多かった。サミュエル・ガーションは、米国で、リチウム療法を早い時期に推奨した医師の一人だった。先述したように、ガーションは、一九六〇年、ミシガン州のイプシランティ州立病院に移る前に、オーストラリアでジョン・ケイドと同じ病院にいたことがあった。ガーションとアーサー・ユワイラーは、一九六〇年にリチウム療法の有効性についての総説的論文を書いた。これは、米国においてリチウム療法に対する関心を高めるのに大いに貢献したが、それでもこの療法を採用することへのためらいは大きかった。(124)

ありがたくないことに一九六〇年後半、『ランセット』に、モーズレー病院のバリー・ブラックウェルとマイケル・シェパードによる批判的内容のレターが数篇掲載された。その中で彼らは、「リチウム療法の神話」をつくりあげているのは、対照を用いない研究、間違った統計、病状改善の評価における主観的な判断基準、自然治癒の要素の無視、患者の作為的抽出であると批判した。(125) 患者の数人は慢性患者でなかったとも彼らは言及した。有名な疫学者で、モーズレー病院の精神医学のオーブリー・ルイス特別講座教授のシェパードは、リチウムを「害があって無意味なもの」とみなした。(126) 革新的な意匠を誇るショウの研究は、研究デザインが革新的であり、精神医学の他の研究にくらべてきちんとした対照研究だったが、紙上討論の末、懐疑的な風潮がさらに強くなるのは避けられなかった。

ついに人々のリチウム療法に対するためらいに終止符を打ったのが、ショウと共同研究者たちが公表したある研究結果である。彼らは、まず人々の疑念を払拭するために、良心のとがめる二つの実験を行わざるをえなかった。一つは、対照グループの躁病患者に有効性が想定されている療法を行わないというもので、もう一つは明らかに効果が上がっている療法を受けている患者においてこの療法を中止するというものだった。実際には、八四人の患者にリチウムを投与した後で投与をやめ、プラセボに切りかえた。この研究は二重盲検で行われたので、患者も評価する側も、プラセボが与えられたのか、あるいはリチウムが与えられたのかを知らなかった。プラセボの投与で明らかに症状がぶり返した患者に、リチウムの再投与を行った。加えて、データが統計学的意味がある段階まで蓄積された後、実験を中止することが、前もって決められていた。一九七〇年の『ランセット』誌に公表された結果は、疑念をさしはさむ余地がないものだった。治験は六ヵ月かかった。このときまでに、プラセボに切り替えられた患者の半分以上が再発し、リチウムの投与をずっと受けていた患者は誰も再発しなかった。

米国食品医薬品局は、リチウムの承認をためらっていた。理由は、毒性を疑う声があり、有効性についても同様だったからである。しかし一九七〇年には、躁病の治療に限定して、ついに承認したのだった。再発性のうつ病に対しては、リチウムを使うことは許可されなかった。「現在、炭酸リチウムを使用できるのは、躁病で躁症状の再発を防ぐ目的の場合だけである。その他の効果に関する確証は得られていない」とされた[127]。

精神科医のサミュエル・ガーションとネイサン・クラインとロナルド・フィーヴの三人は、それぞれのやり方で、リチウム療法が認められるのに重要な役割を果たした。初期には、ガーションの総説的論文が、リチウム療法を精神科医に認知させるのに貢献した。精神科医たちは実施することに依然消極的だったが。すでにいくつかの国際会議でリチウム療法の成果を並べていたネイサン・クラインは一九六八年、『米国精神医学雑誌（*American Journal of Psychiatry*）』に「リチウムが本来の姿を見せはじめた」と題する影響力に富んだ巻頭言を書いた。そこには、「二〇歳になった精神薬理学のシンデレラのリチウムが、ついに、しかるべき主要な地位を手に入れようとしている」とある。

一九七〇年代初期に、脚光を浴びるのを好むことで知られていた精神科医ロナルド・フィーヴは、ジョシュア・ローガンと、テレビの全国ネットのトーク番組にたびたび出演した。ローガンは『チャーリーのおばさん』『ミスタア・ロバーツ』『南太平洋』『キャメロット』の脚本家兼監督だった。ローガン自身が以前からフィーヴの患者であり、リチウム療法を始める前の三〇年間、ひどい気分変動に苦しめられてきたことを番組の中で語った。リチウム療法を始めて四年半たったころ、気分変動が治まり、それまでになく仕事がはかどるようになり、現在は、二つの音楽コメディと自叙伝を同時に手がけているとも語った。フィーヴは、テレビ放映される米国医師会主催のパネル・ディスカッションにローガンを招待した。そして、その後に行われた記者会見に彼らは応じた。このローガンの成功談によって、リチウムが劇的な変化をもたらすことが何百万人の知るところとなった。

一九七五年、フィーヴの一般向けの著書『気分変動――精神医学の第三革命』が出版され、すぐに四ヵ国語に翻訳された。一九八〇年までに、英語版だけで一〇〇万部以上売れた。[128] この本には、多数の創造力に恵まれた人たち（ウィリアム・イング、シルビア・プラース、バルザック、ヴァン・ゴッホ、ヘンデル、シューマン、ロッシーニ）や政治家（エイブラハム・リンカーン、セオドア・ルーズベルト、ウィンストン・チャーチル）が、創造力に富む「高揚した」時期と何もできないうつの時期が交互に訪れるのに苦しんでいたと書かれている。創造性の「高い」時期が「軽躁病」であり、躁病とつながりがあると言われる創造性に富む高エネルギー状態であるが、極端にはならず、現実性も社会性も失われていない点で躁病と区別することが可能だという。フィーヴは、「ひどい気分変動から一〜三週間で解き放たれて正常に戻った」患者の症例について書いている。

うつ病はおそろしい。躁病はその二卵性双生児とも言えるものだ。しばし、魅力的に見えたりもするが、実はもっとおそろしい。躁病が進行すると、うつ病のただ中にいるよりさらに危険なのだ。しかし、現実の世界でそれと同じくらい脅威なのは、こうした病気は容易に治療可能であり、簡単に制御できることを、愚かしくも意固地なまでに知ろうとしないことである。[129]

フィーヴは、精神分析や会話による治療法の類がどれも有効でないことを強調し、躁うつ病は代謝性障害であるという信念を表明している。いわく「代謝という言葉を使うのは、うつ病の原因が、身体の化学的現象や代謝の異常であり、ストレスや生活上の問題ではないという意味である」[130]。環境の要因を排除するため、フィーヴは、この病気が遺伝性であるという信念を述べている。論理としては完璧なものになっていないが、「躁病とうつ症状は、遺伝子が伝える生化学的原因によって起こるものに違いない。というのは、会話による治療法よりむしろ化学的療法ですぐに治るからである」と彼は言う[131]。もちろん、リチウム療法が精神療法より効き目があるということだけで、躁うつ病が遺伝性であるという証明にはならない。

製薬企業は儲かる見込みのない薬を開発するのに投資をあまりしてこなかったと、よく言われる[132]。リチウムの販売に興味をもつ製薬企業は見当たらなかったため、米国神経薬理学会は自らの名前で新薬申請（ＮＤＡ）を提出することを考えたが、一九七〇年になると、ローウェル研究所とチャールズファイザー・アンド・カンパニーがリチウムの販売に興味を示した。そして、三つのリチウム製剤、エスカリス、リソネイト、リセインの申請が米国食品医薬品局に承認されることになった。しかし、リチウムの価値が広く認められている現在においても、リチウムの売り上げは収益性の高い薬には及ばないと言われている[133]。

うつ病治療にリチウムが受け入れられにくかったのは、気分障害の「生体アミン仮説」のためだと言う人もいる。この理論については次の章で扱うが、手短かに述べると、神経伝達物質の生体アミン（ノルアドレナリン、ドーパミン、セロトニン）が躁病では過剰活性で、うつ病では異常に低活性だという仮説である。そのため、一つの薬が、同じ神経伝達物質の活性を高めたり阻害したりすることを信じることは難しかった。精神科医ジョゼフ・メンデルスは次のように感想を述べている。

気分障害の生体アミン仮説というのは、躁病でアミン作用が過多でうつ病では不足するという理論であるが、この説が信奉されていたために、この分野の第一人者たちの多くが、うつ病と躁病の双方に有効な薬理学的治療法があるという考えに頑なに抵抗することになったと私は思っている。急性躁病にリチウムが効くということが認められるとしても、抗うつ効果もあるかもしれないとは考えようとしなかった。私たちがこの問題に取り組み始めた一九六〇年後半に行われていた議論を思い出す。その当時、この種の研究に資金を出すのを嫌がる一般的傾向もあった。というのは、研究助成金の決定にかかわる多くの人が、古典的なアミン仮説に深く染まっていて、私たちが発展させようとしていたアイディアに抵抗を感じていたようだった。(134)

今日、リチウムとその後開発された「気分安定薬」の有効性が広く受け入れられている。最近のケイ・ジャミソンの著書『躁うつ病を生きる――わたしはこの残酷で魅惑的な病気を愛せるか？』が、破滅的な気分変動に対しリチウムが有効であることを人々に認知させるのに、大いに役立っている。(135) 躁うつ病についての著作も多い精神分析医のジャミソンは、自分自身が躁うつ病であった。彼女は、この病気が患者本人にとってどんなものであり、リチウムがどう効いたかということについて、生き生きと綴っている。リチウムを投与しても効かないときには、カルバマゼピンやバルプロ酸などの数種ある抗けいれん薬のどれかが、リチウムの代替薬として、あるいはリチウム療法の補助剤として効くこともある。ただし、後で詳しく述べるが、既存の「気分安定薬」にはまったく反応しない躁うつ病患者もかなりの割合で存在する。

マイナー・トランキライザーの発見――抗不安薬

最初の抗不安薬は、感染性のグラム陰性菌に効く薬を探していた研究者によって偶然発見された（ふたたび繰り返すが、抗うつ薬のイプロニアジドは、結核治療に使われたときに患者の中に多幸的になる人がいたことから偶然発見された。最初の不安薬も同様に、偶然の発見である）。デンマークの医師ハンス・クリスチャン・グラムが開発した着色剤で検出されないのが、グラム陰性菌である。ペニシリンが一九四五年に出回るようになってから比較的すぐに、ペニシリンは多くの感染症治療にきわめて有用な抗生物質ではあるが、グラム陰性菌には役立たないことが明らかになった。

最初の抗不安薬の発見に大きな役割を果たしたのが、フランク・バーガーである。バーガーは、チェコスロヴァキアのピルゼンで生まれ、プラハで医学の研修を終えてまもなく、一九三七年に母国を離れ、英国に移住した。戦後の一九四五年に、バーガーは英国の製薬会社に細菌学者として職を得、ここで化学者のウィリアム・ブラッドリーと一緒にグラム陰性菌に効く薬を探し始めた。彼らが興味をもったのが、フェノキセトールである。この薬がグラム陰性菌に効くという主張があったが、試してみたところ、望むような効力はなかった。ブラッドリーはフェノキセトールの誘導体をつくり、新薬を目指した。すると、一つの誘導体に効力があるのを見いだした。そこで、バーガーはこうして見つけた新薬メフェネシンの安全性を確かめるために、マウスやラットや他の小型実験動物に投与してみた。すると思いがけないことだったが、この薬によって筋麻痺と随意運動の消失が引き起こされたのである。動物を背を下にしてひっくり返しても、自ら立ち直ることができなくなった。筋力は失われたが、意識はしっかりしていて、他の「植物神経の」（内臓の）徴候と同様に、心拍数も呼吸も正常だった。一、三時間すると、完全に元の状態に戻った。

メフェネシンはきわめておもしろい薬だった。少量を動物に投与すると、筋肉には目立った徴候は現れないが、動物はとてもおとなしくなった。また、いわゆる「催眠」薬でよく起こる初期の興奮が観察されなかった。(136) メフェネシンは患者に試用され、一九四六年、バーガーとブラッドリーは、患者の緊張が解け、不安の症状が緩和されるが、意識は障害されないと報告した。(137) この効果は「精神安定作用」と呼ばれた。この言葉は、バーガーとブラッドリーが、レセルピンという薬の性質を表すのにその七年前に使ったものであった。(138) しかし、メフェネシンには大きな欠点があった、代謝が速いため、作用時間が短すぎるのだった。

メフェネシンを発見してまもなく、バーガーは米国に移住し、ロチェスター大学医学部の小児科の准教授になった。ロチェスターにいる間に、彼は製薬会社カーター・プロダクツの顧問も務めた。この会社はおもに市販薬の「カーターの小肝臓薬」で知られていた。一九四九年、バーガーはロチェスター大学を辞し、ウォレス研究所（カーター・プロダクツの子会社）に移り、メフェネシンを改良するための研究に取りかかった。メフェネシンの作用が短いのは、筋弛緩薬としては有利だったが、不安を抑えるための薬として利用するには大きな足かせだった。一九五〇年五月、メプロバメートという薬の試験が行われ、他の化合物よりはるかに優れていると思われる結果が得られた。特に、研究所内で飼われていたアカゲザルがよく見せる凶暴さを抑える効果が際立っていた。おとなしくなったアカゲザルのビデオが作製され、それを見て、メプロバメートに興味をもつ人がふえた。

ヒトへの臨床試験が行われ、メプロバメートが眠気を起こさせずに不安を抑える効果があることが報告された。ワイス研究所はウォレス研究所からメプロバメートを販売するライセンスを得た。米国食品医薬品局から許可がおりるとすぐ、ワイス研究所は「エクワニル」という名で販売を開始した。ウォレス研究所の商品名は「ミルタウン」だった（「ミルタウン」という名は、ウォレス研究所のあったニュージャージーの町ミルタウンからとったものである）[139]。ミルタウンとエクワニルの大々的なキャンペーンが行われた。精神安定剤として、あるいは少々構造を変換したものが怪我した後のけいれん抑制のための中枢作用性筋弛緩薬として販売され、すぐに爆発的なヒット商品になり大きな収益が上がった。売り上げは一年に一億ドルを超え、バーガーはウォレス研究所の所長に就任した。そしてミルタウンは日常的に使われる言葉になった。これは、数えきれないほどの雑誌が「ハッピーピル」「心の平和の薬」「幸福への処方」といった題の記事を載せたことによるところが大きい。喜劇俳優ミルトン・バールは、自らを「ミルタウン」・バールと称し、ユーモア作家のS・J・ペレルマンの一九五七年の著作の題名は『ミルタウンへの道』であった。

メプロバメートを導入するのに上げ潮の時だった。それまで不安の治療に使われてきたフェノバルビタールのような長時間作用するバルビツール剤の安全性に対して懸念する声が上がっていたからである。[140] ミルタウンとエクワニルは習慣性をもたらさない安全な非バルビツール剤として宣伝された。その真偽のほどは、一八九八年のバイエル社のヘロインの宣伝文句の「コデインを含む咳止め薬と違い、安全で習慣性をもたらさない咳止め薬」というものと、さして変わらなかった。メプロバメートはバルビツール剤より安全に使える範囲が広いが、完全に安全だというわけではなく、習慣性をもたらす可能性もあった。ずっと使用すると耐性ができて、薬の必要量が増していく。バルビツール剤と同じく、メプロバメートを服用するのをやめると、興奮過剰や過度の心配性になりやすく、ときにはけいれんが起きることもある。このグループの薬は、結局一〇年後には、バリウム〔ジアゼパムの米国商品名〕のようなベンゾジアゼピンに取って代わられた。ベンゾジアゼピンはより効力が強く、眠気は生じさせないと考えられている。

ベンゾジアゼピンの発見も偶然の賜物である。ミルタウンやエクワニルでもたらされた巨額な収益を目の当たりにして、他の製薬会社は同じような性質をもつ薬を探しはじめた。特許を取って競合製品として販売するために、化学的に類似した薬（アナログ）を探すのは、製薬会社の常套手段である。うまくいったら、少なくとも同程度の効き目があり、副作用が少なく、違う薬として特許がとれるだけの構造の違いのある薬が見つかる可能性がある。こうした手段は「特許を取れるだけのぎりぎりの差異を追求する」方法と言われている。

ベンゾジアゼピンの発見も偶然によってであったが、これは予期せぬ化学反応からまったく異なるグループの薬ができたというものだった。ここでもう一度繰り返すが、抗精神病薬のハロペリドールが見つかったのも偶然でしかなかった。一九三〇年代の初期、化学者のレオ・スターンバックはポーランドのクラクフ（ヤギェウォ）大学で博士課程終了後の研究を行っていた。彼はいくつかのキナゾリン化合物をすでに合成していた。染料に使えたらいいと考えていたのであり、生物学的な活性に興味をもっていたわけではなかった。ナチスが台頭しドイツ軍が迫りつつあるなか、スターンバックはポーランドを離れ、バーゼルのホフマン・ラ・ロッシュ製薬に入社した。ところが一九四〇年になると、またもやドイツ軍が国境を越え、スイスに侵攻する可能性が出てきたため、同社はスターンバックをニュージャージー州ナトリーにある小さな支社に移動させた。そのナトリーでは、メプロバメートに近い特質をもつ薬の開発に関心がもたれていたのだった。スターンバックは、それまで扱ったことのある四〇のキナゾリン化合物が、鎮静剤や筋弛緩薬や抗けいれん薬としてして使えないか、片っ端から試していった。だが、結果は否定的で、ホフマン・ラ・ロッシュはこのプロジェクトの中止を決めた。

スターンバックは後になって振り返り、次のように語っている。そのすぐ後、ちらかった実験室を整頓していると、まだ試していないよいキナゾリン化合物があるのを見つけた。よい結果を期待したからではなく、やりかけた仕事を終わらせようと、この最後の化合物の試験をしてもらうために、薬理の主任だったローウェル・ランドールのもとへ薬を送った。結果は、この化合物が抗不安（不安を抑える）薬や筋弛緩薬として、メプロバメートよりはるかに優れているというものだった。たとえば、凶暴な猿にこの薬を少量与えると、おとなしくなったが、敏捷性は失われていなかった。動物実験では、クロルプロマジンの性質のいくらかをもち合わせていることもわかった。ではなぜ、先に試験した四〇のキナゾリンが活性がなかったのに、この薬だけ活性があるのかという疑問が当然出てくる。答えは、化学の中に見いだされた。化学反応が違った方向に進んだため、キナゾリン化合物をつくったつもりが、できあがったのはキナゾリンではなく、現在ベンゾジアゼピンとして知られている新しいグループの薬であり、その最初のものだったのである。この化合物はクロルジアゼポキシドと命名された。ときに「メジャー・トランキライザー」と呼ばれる抗精神病薬とは異なる「マイナー・トランキライザー」としての可能性を探るために、さらに試験が行われた。鎮静作用をもつ薬という意味の言葉にはこれ以外に「アタラクティック」（ataractic）というものがあるが、これはギリシャ語の ataraktos という「心の平和」「完全な落ち着き」

「混乱しない」というような意味合いの言葉に由来する。

不安の治療に有望と考えられたクロルジアゼポキシドや他のマイナー・トランキライザーは、実験的に負荷をかけた状態においた動物を使った実験でまず試験された。ラットが空腹時に食物のレバーを押すようにしつける訓練がまず行われた。ラットがほぼ一定の速度でレバーを押すようになった後、照明を不規則に二、三分点灯するようにした。光がついているときにラットがレバーを押すと、食物とともに軽い電気ショックが与えられた。予想に違わず、ラットはおなかがすいていても、光がついているときには、食物のレバーを押すのをためらうようになった。また、光がつくと、神経質な行動（排便と過剰なまでの毛づくろい）をするようにもなった。ところがクロルジアゼポキシドのようなベンゾジアゼピンを与えると、ショックを与えられてもレバーを押す傾向が見られるようになり、前のように神経質なようすはなかった。モルヒネや他の鎮痛剤ではクロルジアゼポキシドと同じ効果が得られないため、行動の変化は、クロルジアゼポキシドが痛みの感覚を麻痺させたからではなく、この薬によりラットがショックに動じなくなったためだと結論された。この試験がヒトの不安を研究するためのよいモデルであるかどうか疑念が残るが、ヒトの不安を減らす効果をみる臨床試験の前に、どの薬を候補にして薬効を試すかを判断する目安にはなると考えられた[141]。

ホフマン・ラ・ロッシュの医薬部門ディレクターは、精神科医数人に、患者に対するクロルジアゼポキシド試験に協力してくれるよう説得した。はじめのころの臨床試験結果は思わしくなかった。というのは、試験の対象がおもに、運動失調や精神障害を患った老年患者だったからである。しかし、一六〇〇人の患者にさらに試験したところ、当初の思わしくない結果は、「不適当な量」を「不適当な患者」に投与した結果であるということになった。そして、この薬は特定の目的に対し利用されうると判断された。メプロバメートはおもに「外来の神経症患者」に使われ、クロルプロマジンや他のフェノチアジンはおもに精神病患者の治療に使われた。一方、メプロバメートでは弱すぎ、フェノチアジンでは強すぎる「中間的な」患者が多数いたのである。

米国でクロルジアゼポキシドの特許が一九五八年五月におり、一九六〇年、米国食品医薬品局はクロルジアゼポキシドの販売を承認した。ホフマン・ラ・ロッシュ社はリブリウムの商品名でこの薬の販売を開始した。より単純な構造の類似品もつくられた。その中で最も有名なのが、ジアゼパム（商品名バリウム）であり、抗不安薬としても筋弛緩薬としても莫大な売り上げを記録した。オキサゼパム（ワイス研究所の商品名「セラックス」）といった類似の薬は、もっと後になって販売された。ベンゾジアゼピンは、これまでもっとも商業的に成功した薬の一つである。一九七五年に米国だけでも、ベンゾジアゼピン（「ベンゾス」）を指定する処方箋一億枚が出され、国民の一五パーセントが日常的なちょっとしたストレス等の理由でそのグループのどれかの薬を服用したことになり、女性の五人に一人、男性の一三人に一人が、マイナー・トランキライザーを服用していると推定された。

ベンゾジアゼピンに、ゆゆしき問題が発生した。ベンゾジアゼピンは不安を抑えるには有効である場合が多いが、習慣性をもたらす。ある推定によれば、米国にはバリウム常用者が約一〇〇〇万人いるということだった。現在、研究者の一部に、バリウムや他のベンゾジアゼピン常用者の推定は誇張だったのではないかという人もいる。[142] しかし、ローリングストーンズの歌「マザーズ・リトル・ヘルパー」の歌詞のように、あまりにも多くの女性たちが毎日をなんとかやり過ごすのに、日常的に薬による「救済を求める」ようになっていたのは疑いようもなかった。[143]

ベンゾジアゼピンの代謝産物で活性を保持するものが体内で何日も残存し、それらとアルコールや他の薬との間で相互作用が起きる可能性が生じる。この危険性は高く、たとえば、一九六九年のジュディ・ガーランドの死は、アルコールとベンゾジアゼピンの相加作用が原因であるとされている。エドワード・ケネディを委員長とする米国上院調査委員会が調査に乗り出し、公聴会が開催された結果、バリウムとベンゾジアゼピンを指定する処方箋の数は著しく減少した。一九七五年に米国食品医薬品局はベンゾジアゼピンとメプロバメートを「スケジュールⅣ」というカテゴリーの薬に指定し、薬剤師に、処方した薬の報告を求め、比較的短時間にかぎっての服用を指導するよう依頼した〔スケジュールⅣは依存の危険性が非常に低いものである〕。このように制限が課されて販売が少々落ちたものの、抗不安薬はいまでも処方される頻度が最も高い薬の一つであり、現在、米国で抗不安薬を指定する処方箋が一年に七〇〇〇万枚出されていると推定されている。現在使われている抗不安薬（精神安定薬）で人気のあるものに、バリウム、リブリウム、ザナックス〔アルプラゾラムの米国商品名〕、アチバン〔ロラゼパムの米国商品名〕がある。

初期の向精神薬のすべてが、偶然に発見されたことを見てきた。その作用メカニズムや重大な副作用に関する知識がほとんどないままに、これらの薬はいとも簡単に採用された。精神疾患に有効な治療法がなく、薬の必要性が高かったので、可能性があるものならなんでも試す価値があると考えられたのだった。向精神薬が非常に儲かるということもすぐ衆知の事実となった。当初、向精神薬の市場は、おもに公立精神病院であった。そこでは、患者の数に対して職員が少なく、効果的な治療法もなかった。薬の使用が推し進められたのは、経費縮小と患者の世話をする職員の負担軽減が目的だった。その後、治療の対象となる精神的な問題の範囲が大幅に広がり、専門家の助けを求める人の数が急激に増え、特に抗うつ薬や抗不安薬等の市場が急速に拡大した。製薬会社と公的機関が巨額な資金を向精神薬の基礎および応用研究に投入しはじめた。薬がどんな作用をしているか、脳が通常どのように精神状態を制御しているかについて示唆する何らかの情報があるのか、精神疾患では何がうまく機能しないのか等について、いろいろな学問分野の研究者たちがエネルギーを集中的に注ぎ込んで研究を始め、精神薬理学という新しい分野ができた。そして、薬の作用と精神疾患を説明する生化学説が提唱された。だがこれは、後で詳しく説明するが、その時代で利用できる神経化学のほんの少しの知識を基礎にしたものでしかなかった。この理論が定説となり、後に、妥当性を疑わせたり矛盾をつきつけるような証拠が出てきたにもかかわらず、弁護され支持され、熱心に推し進められている。その理由については、後の章で詳しく述べる。

第三章　薬の作用の理論と精神疾患の生化学的原因説

ねじれた分子がなければねじれた思考もない。[1]
——ラルフ・ジェラルドの言葉とされる

当初、薬で精神障害を治療できるという主張には、疑いの目が向けられた。精神疾患の根っこにあると考えられていた抑圧された葛藤を、薬が取り除くことができるとは、精神科医の多くは信じることができなかった。薬が一時的に何らかの兆候を緩和しうると譲歩したとしても、すぐにまた別の徴候が現れるはずだと考えていた。無意識の恐れ、願望、葛藤を患者自身が意識してはじめて持続する助力が得られるはずで、これは精神療法でしか達成できないというのが、大多数の精神科医の信念だった。

しかししばらくすると、こうした批判は空虚な響きをもつようになった。薬による治療によって、重病患者で実際に症状が緩和されうることがわかったのだ。今度は、同じ患者を精神療法で治療できるという主張には厳しい目が向けられることになった。また精神療法が有効だとしても、非常にゆっくりで手もかかり、多数の精神障害者に大きな影響力を発揮することができなかった。これに対し薬を使うと患者の管理が楽になり、うなぎ上りに上昇を続ける入院患者の世話の費用が削減できるのだった。さらに、巨大な向精神薬の市場が見込まれていた。この要因と、薬の作用メカニズムを解明したいという知的欲求とによって、新しい分野である精神薬理学に多くの人が惹きつけられていった。

歴史的背景

化学的に説明することへの抵抗

初期の向精神薬はすべて偶然に発見された。そこには、発見を手助けする理論がないに等しかった。薬の作用メカニズムを知りたいと考えた科学者たちは、まず同じ病気に効く一群の薬で共通する特質を探した。この方法の論理は明快であるが、研究者たちがこのやり方で進むのを阻む重大な欠陥があった。向精神薬が最初に発見されたとき、神経科学の知識はゼロに近かったのである。末梢神経の研究から得られた神経伝達物質の知識はあったが、その知識は末梢神経のみに当てはまり、脳の神経化学的現象にはあてはまらないと考えられていた。指導的な地位の神経生理学者たちは、少なくとも脳のニューロン間の情報伝達は電気的であり、化学的ではないとの信念をもっていたのである。末梢神経で化学的に情報伝達が行われる証拠は、おもに交感神経の研究から出たものだった。交感神経というのは、内臓器官や腺に作用する神経のことであり、緊急事態の発生に対し準備させるもので、この応答を「闘争逃避反応」という。交感神経系の興奮によって、副腎髄質（核）の抽出物によるのとほとんど同じ効果が生じることが、一八九九年に報告されていた[2]。副腎髄質の抽出物はエピネフリンと命名され、市販されるようになるとアドレナリンという名に変わった。一九〇四年、ケンブリッジのトリニティ・カレッジの学生のT・R・エリオットは、交感神経の興奮時にニューロンがアドレナリンを放出するのではないかと考えた。「（ニューロンの）興奮が末梢神経に到達するたびに化学的刺激物質が放出される。それがアドレナリンではないか」というように[3]。著名な英国の神経薬理学者のヘンリー・デイル（後のヘンリー・デイル卿）は化学的伝達説に懐疑的だったが、エリオットに研究室のポストを与えた。デイルは最終的にはこの考えの正当性を認め、さらに、副腎の抽出物や交感神経から生じる、この類似した効果を担っているのはアドレナリンではなくノルアドレナリンであることを証明して、研究を進展させた(4)。しかしこの仕事は、神経生理学者の主流のものの考え方から遠く孤立したものだった。

「火花とスープ」の闘い

一九四〇年代からクロルプロマジンが発見された一九五〇年代にかけて、第一線の神経生理学者たちは、ニューロンのシナプス間隙の伝達は電気的であり化学的でないと主張していた。たとえばジョン・フルトンの『神経系の生理学』というような影響力の大きい教科書に、次のような記述があった。

シナプス間隙における神経インパルスの伝達が、神経線維に沿った伝導と基本的に違うという証拠はない。最近の研究から、アセチルコリンが独自の形の「シナプスの伝達物質」であるという考え方は捨て去るべきだということが示唆される。アセチルコリンの放出は本質的に神経の活動電位と関係があり、シナプス間隙の伝達と同様に、神経インパルスの神経線維に沿っての伝導のメカニズムにも必須な役割を果たしていると思われる(5)。

同書の新しい版で、フルトンは次のように結論した。「化学的媒介物質が神経終末で放出され、次のニューロンや筋肉に直接作用するという考えは、このように、多くの点で満足できないものである」と(6)。広く採用された生理心理学の教科書の一九五〇年版において、クリフォード・モーガンとエリオット・ステラーは、二つのニューロンの間のシナプス間隙における伝達は、最初の細胞の電気的変化によって次の細胞の膜も脱分極するというかたちで行われていると説明し、化学的伝達説を否定している(7)。化学的伝達の考えを認める人はなかなか増えなかった。スティーヴン・ランソンの古典的教科書『神経系の解剖学的構造』の一九五三年版の中でも、化学的伝達の考え方は、主流の電気的伝達説以外にもこういう考え方があるという例として扱われているにすぎない。[8]

この問題の議論がいまだ続いていたのだが、一九五〇年代半ばになると、「神経科学者」（この言葉は、このころまだ使われていなかった）の多くが、脳において少なくとも一部のニューロン間で化学的伝達が行われていると確信するようになった。だが、著名な神経生理学者の中にも「シナプスにおける電気発生」が通常のシナプス間の伝達のメカニズムであると言いつづけている人もいた。[9] 電気的伝達か化学的伝達かの論議は時に過熱し、「火花とスープの闘い」（the war of the sparks and the soups）と呼ばれた。化学的伝達の立場の代表がヘンリー・デイルであり、電気的伝達の立場の代表がジョン・エックルスだった。[10]

最初の抗精神病薬や抗うつ薬が発見された一九五〇年代では、脳の化学についての知識があまりにも少なかったので、これらの薬の作用メカニズムを説明する方法はほとんど何もなかった。ドレとドニケルがクロルプロマジンの最初の結果を報告したとき、フランスの精神科医のピエール・ピショーは彼らとすでに親交があった。一九五五年のある会合に出席したピショーは、そこではクロルプロマジンの治療効果のみが討議され、作用メカニズムを議論することはできなかったと、後年になって語っている。

当時、脳の生化学について今日知られているようなことは何も知られていなかった。一九六〇年代初頭になってはじめて、神経遮断薬と抗うつ薬の作用における神経伝達物質の役割や、神経伝達物質の異常が病気の過程に関与している可能性が語られるようになった。[11]

一九六〇年代初頭、研究者たちは、向精神薬が脳の神経伝達物質に対して作用しているのではないかと考え始めた。これには、スウェーデンの組織化学者と薬理学者のグループの研究の影響がある。脳の薄片にホルムアルデヒドの蒸気をあてると、生体アミンがいろいろな色の蛍光を発することを彼らは発見した。たとえば、ノルアドレナリンは明るい緑色に、セロトニンは黄色に蛍光発色する。それにより、ノルアドレナリンやセロトニンが脳のどこに局在するかが明らかになり、後になってドーパミンの局在する箇所もわかった。ところがこうしたアミンが、脳でどのような働きをしているかについては、依然わからないままだった。[12] しかし、これらの神経伝達物質が神経終末で蓄積され、神経の発火でシナプスに放出されることが明確に証明されると、「電気説」を固持していた人たちも、脳で化学的伝達が行われていることを否定しがたくなった。[13] 一方それより前に、薬理学者、生化学者、生理学者、生物学志向の精神科医が、幻覚誘発薬が神経伝達物質に働きかけることにより作用する証拠を提出していたのだった。こうしたことから、向精神薬が神経伝達物質の活性に変化を与え、精神障害がある種の神経伝達物質の活性の過剰または欠乏によって生じるのではないかと推測する人たちが現れた。

並行してなされた進展――エモーショナル・ブレイン

一九世紀後半、ヨーロッパの数多くの研究者たちは、脳の一部を電気的に刺激したり除去して（「破壊実験」）、行動に対する影響を観察する技術を開発した。この脳と行動の関係を探る研究のほとんどは、大脳皮質に関してのみに限られた。というのは、表面の下に隠れている部分を探るのに必要な技術が、当時、ほとんどなかったからである。しかし、一九世紀から二〇世紀に変わるころ、何人かの研究者たちが固い針金（電極）を脳深部に差し込むことを始めた。それによって、皮質下の構造を刺激したり切除することができるようになった。一九〇八年は、大きな進展の年だった。著名な英国の神経外科医のヴィクター・ホースリーと彼の共同研究者だった生理学者のR・H・クラークが、脳のほぼすべての部位に正確に電極を挿入する方法を開発した。これは現在、定位脳手術と呼ばれている。

数人のヨーロッパの研究者たちは、口蓋のすぐ上に位置し脳の底の部分である視床下部を刺激する試みを始めた。その中でも有名なのは、ウィーン大学のJ・カープラスとA・クレイドルの一連の研究である。研究成果は一九〇九年から一九二八年にかけて出版された『脳と交感反応（*Gehirn und Sympathicus*）』という本に出ている。動物の視床下部のいろいろな部位を刺激すると、情動とかかわる自律性の（内臓の）反応が誘起される。そうした反応にはたとえば、瞳孔の収縮と拡張、血圧と心拍数の変化、発汗、腺分泌などがある。

それ以外で大きな進歩をもたらしたのが、チューリッヒのヴァルター・ヘスの実験だ。彼は、完全に覚醒しあまり拘束されていない状態に置いた猫を使って、脳の深い部分に刺激を与えてみた。ヘスは間脳（おもに視床と視床下部）のさまざまな部位を刺激して、無制限の摂食行動、激しい怒り、その他の情緒的な応答といったさまざまな反応を惹起させるのに成功し、一九二〇年代から始めたこの仕事で一九四九年にノーベル賞を受賞した(14)。ヘスの研究に鼓舞された世界中の研究者たちは、彼の方法をそのまま踏襲するか少し変更して研究を行い、その後しばらくの間、脳の皮質下のいろいろな部位の電気刺激で惹起される行動に関する報告が相次いだ。特に、視床下部の刺激により、摂食、飲水、怒り、攻撃、捕食行動、睡眠、性行動といった生物学的に重要な数多くの行動が引き起こされることがわかった。一九五〇年には、多くの証拠から、視床下部が、情動と関係のある内臓の応答を統合するだけではなく、動物の適応のための行動、たとえば食物、水、交尾の機会を求めたり攻撃的な行動を行うために、非常に重要な役割を果たすことが明らかになった(15)。

快感と報酬を得る脳回路の発見

この分野の発見に関して、マッギル大学の心理学者のジェームズ・オールズとピーター・ミルナーの一九五四年の報告ほど人々の関心を集めたものはなかった。これは、ラットを使って視床下部と近接する脳の領域を電気的に刺激すると、ラットが大きな快感らしきものを感じていると思われるという内容だった。レバーを押したり、ある行動をとった場合にこの脳の領域に電気刺激を与えると、ラットは脳の刺激を求めてそうした行動をとるようになることを、オールズとミルナーは発見した。[16] 彼らの報告によれば、脳の「快感」または「報酬」回路と後に呼ばれることになった部位に電極が差し込んであるときには、ラットは脳の刺激を求めて、レバーを何度も繰り返し押す（「自己刺激する」）という。ラットはこの刺激を非常に欲しているために、一定の範囲の応答をしたときにいつも「報酬となる脳刺激」を与えれば、容易に「条件づけ」できた。脳の刺激と組み合わせて学習させると、動物は「熱くなったり冷めたりする」ゲームに乗せられ、いったん、正しい応答ができるようになると、報酬に脳の刺激が与えられるかぎり、それを繰り返した。[17]

すぐにわかったことだが、「自己刺激」はラットだけの現象ではない。研究を行ったすべての哺乳類で同じ応答が観察され、ヒトでも同じ脳の部位を刺激したら同様な応答をすることがいくつかの証拠から示唆されている。「報酬を与える脳回路」のもつ意味にとても大きな興味が寄せられ、この回路が進化の中で形づくられてきた意味合いについていろいろな見解が提出された。これは、「やる気を出すための燃料」であるとか、食物であれ性欲であれ欲求を満たすことで得られる快感と報酬であるといった見方もある。また、快感と報酬は目的志向型の行動を維持させるためのシステムであり、重要で記憶に残さなくてはならない経験に「印をつける」方法であると説明する人たちもいた。こうした考え方から、食欲、性欲、快感、論理的に思考する能力の欠如等のさまざまな精神障害の機能障害の多くが、「脳の報酬回路」の何らかの欠陥が原因によるものではないかと考えられるようになった。

脳の化学的刺激

一九六〇年代のはじめには、電気的刺激だけではなく化学的刺激も、快感と報酬を惹起することができることが発見された。さまざまな脳の領域に化学的刺激を与えると行動に変化が現れるが、その変化のパターンを予測できるという報告がそれまでにもいくつかあった。脳に差し込んだカニューレ（細い管）を使って、化学物質を皮質下の領域に注入する試みがなされた。たとえば、スカンジナビアの研究者ベンクト・アンデションは、ヤギの視床下部に高浸透圧の塩水を注入すると、即座に水を飲み始めるのを観察し報告した。一九五三年のことだった。この水を飲む応答はただの反射反応ではないようだ。というのは、ヤギは明らかに、報酬として水を飲むことができるような応答であれば何でも学習しようとしていたのである。[18] 研究者の中には、同じやり方で、天然のホルモンを含む他の化学物質がどのような行動を惹起するか研究を開始した人たちもいた。一九五六年、心理学者のアラン・フィッシャーは、ある種の「性」ホルモンを視床下部の特定の部位に注入すると、ラットが巣作りや子どもを取り返す行動といった母親的な行動をするようになると報告した。視床下部の違う部位にテストステロンを注入すると、雄のラットの性的活動は異常なほど激しくかつ持続的なものに変わった。[19] こうした報告は、特に塩やホルモンのような化学物質の影響を受けやすい部位が脳の中に種々あり、この重要な領域が活性化されると、自然な意欲が誘発される証拠と考えられた。高浸透圧の塩水とホルモンは、生物としての必要を示す血中のシグナルだとみなされた。

こうした初期の脳の化学的研究では、脳を刺激するのに神経伝達物質を用いたものは皆無だった。神経伝達物質を使うことは誰も思いつかなかったのだろう。なぜなら、先にも書いたが、脳のニューロンがシナプス間隙を通しシグナルを送るのに、化学物質を利用しているという考え方は広く受け入れられていなかったからである。しかし一九五五年から一九五七年にかけて変化が現れた。当時エール大学にいたホセ・デルガドとポール・マクリーンが別々に報告を出した。内容は、アセチルコリンや化学的に類似した合成化合物で猫の脳を刺激すると、その部位の違いによって、怒り、痛み、睡眠、喉を鳴らすことやその他の快感の表現といった実にさまざまな応答が得られるというものだった[20]。アセチルコリンは末梢神経において神経伝達物質として広く認められたものであったが、こうした初期の研究で重要だったのは電気的刺激に代わるものを見つけることであった。しかしこのような方法は、脳の中での正確な機能部位の場所をつきとめる技術としてはあまりにも粗雑だと考える人もいた。こうした初期の論文の中で脳の神経伝達物質の議論に最も近づいていたのは、一九五七年に書かれた簡潔できわめて独創的な論文である。そこには、アセチルコリンを注入する部位として海馬を選んだのは、ここに酵素コリン・アセチラーゼが高濃度で存在し、アセチルコリンが「ニューロンのシグナル伝達で重要な働きをしている可能性がある」からだとある[21]。このころはまだ、脳の化学的伝達が確立していない時代であり、科学論文を書く人たちは、脳で発見されたアセチルコリンやセロトニンやノルアドレナリンは神経伝達物質と「推定される」というふうに書き、不確かなことをにおわせている。

心理学者のセバスチャン（ピート）・グロスマンは、どの神経伝達物質系が活性化されたかによって、同じ脳の領域でも異なる行動が惹起されることをはじめて報告した。この研究はグロスマンが学位論文として一九六〇年エール大学に提出したものであり、彼と彼の先生にあたるニール・ミラーはホセ・デルガドとポール・マクリーンのアセチルコリンで脳を刺激した初期の研究を知っていた[22]。彼は、ラットの視床下部に挿入した細管（「カニューレ」）を通してノルアドレナリンやアセチルコリンの結晶を挿入した。グロスマンによれば、視床下部の特定の部位にコリン作動性（アセチルコリンのような物質）の刺激を与えると、渇水状態にないラットが水をほしがり、空腹なラットでも食欲が減退する。また、同じ脳部位をアドレナリン作動性（ノルアドレナリンのような物質）の刺激を与えるとちょうど逆になり、満腹のラットが食物をとり、渇水状態のラットでさえ水を飲まないようになるという[23]。グロスマンは、後になって、アセチルコリンの作用を阻害するアトロピン等の薬を与えると、渇水状態のラットがいつもより水を飲まなくなり、ノルアドレナリンの作用を阻害するジベンジリン等の薬を与えると、空腹なラットでさえあまり食べなくなることを発見した[24]。これらの結果から、重なるところはあっても機能的に異なる脳のシステムが複数あり、いろいろな神経伝達物質がそれらを区別して活性化することが示唆された。

一九六五年、ニール・ミラーは『サイエンス』に独創的な総説を投稿した。この中でミラーは、行動の多くがさまざまな神経伝達物質によって制御されているのを証明する実験を選び、紹介した。ミラーは、ノルアドレナリンとアセチルコリンによる刺激や阻害が、食べ物や水に対する欲求に特異的な影響を与えているというグロスマンの発見を非常に大事なものとしてとらえていた。ミラーがこのときまだ、脳での神経伝達物質の作用の重要性を正当化する努力をしなくてはいけなかったというのは今日では不思議に思えるが、一九六五年の時点でさえ、アセチルコリンとノルアドレナリンは末梢神経の神経伝達物質として認められているということを、ミラーは読者に念押しせざるをえなかった。そして、こう問いかけた。

同様なシグナル伝達の暗号が脳でも利用されているのだろうか。もしそうなら、特定の行動形態と関係があるのだろうか。視床下部にはアドレナリンとノルアドレナリンが特にたくさん存在することが生化学者たちによって明らかにされている。それらは、そこで何をしているのだろうか。

そのときのミラーの結論は、食べることと飲むことといった生物学的に必須なある種の行動に限定されていた。行動および体内の生理に関わる成分の全身的なホメオスタシスのシステムは、脳の中の少なくともいくつかの領域と同じく化学的な信号を利用したニューロン回路を使っている証拠が集まってきている[25]。

さまざまな神経伝達物質が種々の意欲を制御しているという考え方はしだいに受け入れられていった。しばらくすると、行動神経科学者たちは、脳の特定の神経伝達物質が、飢えや喉の渇きや攻撃やその他の行動を制御していると主張するようになった。

一九六〇年代には、快感と報酬を制御しているのはどの神経伝達物質か、あるいはそのことから向精神薬の作用メカニズムや精神障害の原因を理解するうえでどんな意味があるのかを研究するために、報酬として電気的刺激とともに脳の化学的刺激も、研究手段として利用されるようになった。この分野の初期の研究の大部分は、心理学者のラリー・スタインが行ったものである。早くも一九六二年に、彼はこの研究の基礎となる理論について次のように述べている。

> プラス方向への支援や報酬が十分でないと、行動や気分が消沈することは誰もが知るところである。正常な人間は、愛する者や目ざす目標を喪失したとき、あるいは、一般に「報酬」が少ないときに、意気消沈する。ラットが学習で獲得した行動でさえ、報酬がなくなれば、弱められ失われる。
>
> 正常な人間やラットと異なり、うつ病患者は周囲から通常の量の報酬刺激が与えられても、絶望的な気分のままである。報酬が与えられても元気にならないのは、うつ病患者の神経報酬系に何らかの欠陥があるか、病的に機能低下していることを示唆する。「原発性うつ病」で損なわれているのは、報酬系それ自体の中にある何かではないか。[26]

スタインは、「報酬系」はうつ病とかかわりがあるのではないかと考えた。スタインを含む複数の研究者らはさらに、統合失調症患者にとって目的を設定した活動が難しかったり、彼らの思考過程が乱れたりすることの原因が、この脳回路の何らかの損傷によるのではないかとも推論した。ラットが「報酬の脳刺激」を求めてレバーを押す自己刺激の頻度に対し、抗うつ薬や抗精神病薬を含むさまざまな薬がいかに影響を与えるかを明らかにしようと、数多くの研究者が取り組みはじめた。その後、報酬と快感を担うのはノルアドレナリンかドーパミンかという論争に発展した。そのような細かい点はさておき、結局、「脳の報酬系」は神経伝達物質である生体アミンが担うことが、広く受け入れられるようになったのだった[27]（神経伝達物質の生体アミンというグループに、ノルアドレナリンやドーパミンは属している）。生体アミンを放出させる薬をごく少量でも脳に注入してもらおうと、動物が自己刺激をする現象が、この議論の証拠としてとりあげられた。また、脳でノルアドレナリンやセロトニンやドーパミンをつくるニューロンの局在する部位がスウェーデンの研究者により特定されると、生体アミンの神経伝達物質が局在する部位と、電気的・化学的刺激が報酬になる部位がほぼ一致することが明らかになった。この脳の領域は、摂食、飲水、性行動、睡眠といった多くの行動が、刺激で誘発できる部位でもあり、また精神障害においては、こうした行動に障害が見られる場合が多い。

向精神薬の生化学的説明

こうした観察がいろいろなされたために、向精神薬が精神障害を緩和するのは、この薬がある種の神経伝達物質系の欠陥を治すからだという考え方がだんだん認められるようになっていった。先に述べた電気的・化学的刺激実験が引き続き行われる一方で、神経薬理学者たちはさまざまな向精神薬が神経伝達物質の作用にどのような影響を与えるかに関するデータを蓄積していった。初期の研究では、脳は扱われなかった。例をあげるとわかりやすいだろう。まずセロトニンが子宮を収縮させることが明らかになり、その後、少量のＬＳＤがこの効果を阻害することが発見された。セロトニンが脳にあることがわかると、ＬＳＤの精神に与える効果は、脳のセロトニンの阻害ではないかと考えられた。これは、統合失調症はセロトニンの欠如が原因ではないのかという憶測から、小さいが一歩前進だった。すぐ後で説明するが、レセルピンやその他の初期の向精神薬も生体アミン系に作用することが発見されると、この線に沿った推測に好意的な人が増えていった。ドーパミンが脳の神経伝達物質であるという発見があり、ここから統合失調症はセロトニン系よりむしろドーパミン系の異常によるという理論の形成に繋がっていく。(28) この経緯については、次の章で述べる。

うつ病の理論と抗うつ薬の作用

最初の抗うつ薬であるイプロニアジドは、結核患者にこの薬を投与したところ多幸的になる人がいるという観察が報告されたことによって、偶然に発見された。神経伝達物質である生体アミンの関与をうかがわせる最初の手がかりは、ノースウェスタン大学医学部生化学微生物学教室の化学系の微生物学者アルバート・ゼラーによってもたらされた。一九五二年、ゼラーは、結核菌に対するイプロニアジドとイソニアジドの有効性について研究していた。ある種の抗生物質や合成抗結核菌薬の有効性は、微生物の酵素を阻害する作用にあることが知られていた。そこでこれをヒントに、ゼラーと共同研究者は、イソニアジドとイプロニアジドが哺乳類の酵素も阻害することを突き止めた。研究の結果、この二つのうち、抗うつ薬として有効性がより高いイプロニアジドの方が、哺乳類の酵素のモノアミン酸化酵素を阻害する力も、より大きいことがわかった。

モノアミン酸化酵素はアドレナリンやノルアドレナリンの不活性化に重要だと考えられているため、この酵素を強力に阻害すると、交感神経系の刺激に類似した副作用が出現するのではないか。

イプロニアジドはイソニアジドよりモノアミン酸化酵素を阻害する効果が大きく、気分を高揚させる効果が大きいところから、ゼラーらは、生体アミンの作用が長びくことが、抗うつ薬としての有効性の理由であるのではないかと考えた[29]。この仮説を大きく後押ししたのが、レセルピンの研究である。レセルピンはインドで長く使われた歴史があったが、このころやっと欧米の医者や薬理学者が関心をもち始めていた。

レセルピン——インドの奇跡の薬

レセルピン、あるいはインドジャボク〔ラウォルフィア・セルペンティナ〕という植物（この植物の根は蛇に似ている）の未精製の抽出物が、一九五〇年代初頭、欧米の精神医学に導入された。ちょうどクロルプロマジンが患者に試用されているころだった。インドでは、この植物の抽出物が一〇〇〇年以上も薬として使われてきた。鎮静作用があり、赤ちゃんをおとなしくさせたり、不眠症、高血圧、ヘビ咬傷、精神障害等、多くのものに効くと考えられた。レセルピンにまつわる話はたくさんある。多少怪しげであるが、マングースがコブラと戦う前にこの植物を食べるという話も伝えられている。欧米では、この植物に治癒力があるという話は信憑性がない言い伝えとして捨て去られていたが、欧米で学んだインドの医師たちが、インドジャボクを用いて重症患者の治療に成功したことを論文にして発表すると、事情は一転した。一九三〇年代に最も初期のレセルピンについての科学的報告が出されたが、インドの医学雑誌に掲載されたため、欧米に影響を与えることはほとんどなかった[30]。しかし一九五〇年のはじめになると、スクイブ社が、血圧を下げるのにインドジャボクが有効だという報告に興味をもった。また、他の製薬会社もインドジャボクの他の特性に興味を示し、一九五三年には、チバ社の化学者がこの植物の活性成分の単離に成功し、アルカロイドであることが確認された。この活性成分はレセルピンと命名され、チバ社はセルパシルという商品名で販売を始め、他の製薬会社も別の商品名で売り出した。

一九五三年、『ニューヨーク・タイムズ』のある記事が、スクイブ社の人たちの目にとまった。インドのアーメダバードのR・A・ハキム博士が、七〇〇人以上の統合失調症患者をインドジャボクで治療したことで、金メダルを受けたというものだった。[31] ちょうどすぐその後のことだったが、ニューヨーク州オレンジバーグのロックランド州立病院の精神科医ネイサン・S・クラインはスクイブ社にいた友人に接触して、新しい研究プロジェクトのための資金協力を要請した結果、二人の間で取り決めが成立し、クラインは自分の研究に必要な資金を貰うかわりに、レセルピンを自分の統合失調症患者に試してみるということになった。[32] クラインはスクイブ社のラウディクシン、すなわちレセルピンを多数の統合失調症患者に試験してみた。結果はかなりばらつきが大きかったが、クラインは、レセルピンを投与した後に劇的に症状が改善したいくつかの症例を選び報告した。報告には、不安感で苦しんでいた少数の患者が、リラックスして自分で生活していける状態になったと書かれていた。幻覚症状のあった統合失調症患者何人かは、治ったわけではないが、幻覚以外のことについても考えることができるようになったともある。しかしクラインは、レセルピンが彼の言う慢性病患者の「統合失調症の病的過程」に変化を与えたとは思わなかった。程度の差こそあれ、大部分の患者は穏やかになったが、クロルプロマジンを投与された患者のように周囲に無関心になったように思われた。クラインの報告には、攻撃的な患者がかなり従順に変わり、強迫的な患者にも良好な結果が見られるともある。この報告ではレセルピンの効果がいまひとつだと示唆されているにもかかわらず、クラインはすぐに「精神病院での利用が勧められる鎮静剤」としてレセルピンを推奨したため、州の精神病院ですでに定員を超えて収容している現実を緩和できる一策になるかもしれないという熱い期待がこの薬に寄せられることになった。

一九五五年、精神科医ポール・ホックがニューヨーク州の精神保健長官に任命されると、州の精神病院の九万四〇〇〇人のすべての患者に対しレセルピンの投与を推奨する発言を行った。府知事のスタッフであったエーヴレル・ハリマンは、ホックが州知事に会えるよう取り計らった。州の精神病院にいるすべての患者にレセルピンを投与するには一五〇万ドルかかるというホックの試算に対し、投資に精通した銀行家であったハリマンは、資金の用立ては問題なくできると答えたと伝えられている。それからしばらくすると、ニューヨーク州の精神病院ではレセルピンが日常的に使われるようになった。[33] レセルピンには、精神病治療に使われていたクロルプロマジンや他のフェノチアジンと同様に、永続する運動障害（「錐体外路系症状」）といったような重大な副作用があった。それにもかかわらず、レセルピンは一九五〇年代終わりから一九六〇年代はじめにかけて非常に多く使用された。使われなくなったのは、クロルプロマジンや他のフェノチアジンの方が有効性が高いことが一般に認められるようになってからのことである。クロルプロマジンや他のフェノチアジンも同じように重大な副作用があったのだったが。レセルピンは今日ほとんど使われることはないが、この薬の薬理学的特性を探る研究によって、うつ病や躁病の理論的基礎が築かれ、これが今日まで私たちの考え方に強く影響している。

レセルピンの神経薬理――重要なモデル

うつ病の生化学説の進展にきわめて重要だったのが、レセルピンの神経薬理学的研究だった。一九五五年に、メリーランド州ベセズダの米国保健研究所（NIH）のバーナード（スティーヴ）・ブロディらは、レセルピンが脳のセロトニン濃度を下げると報告した。[34] これは、向精神薬が神経伝達物質の活性に変化を与えるというはじめての明快な証明だった。ブロディの研究は、LSDがセロトニンの活性を低下させるというジョン・ガッダムの報告（一九ページ参照）に鼓舞されて行われたものである。しかしLSDは向精神薬ではない。ブロディの報告がこの分野に多大な影響を与えたのは、一つには、彼の研究室は神経薬理学の最前線にいると目され、世界中から研究者たちが集まっていたせいもある。たとえばアルヴィド・カールソンもレセルピンのセロトニンに対する作用が発見された当時、ブロディの研究室にいた一人で、その後スウェーデンに戻った彼は、同僚のニルス゠オーケ・ヒラルプとともに、脳のノルアドレナリン濃度もレセルピンで低下することを明らかにした。[35] 後にドーパミンが脳に存在する別の神経伝達物質であることがわかると、カールソンとヒラルプは、レセルピンがドーパミンも減少させることを報告した。このようにして、脳に存在する三つの主要な生体アミンのノルアドレナリン、セロトニン、ドーパミンがすべて、レセルピンの作用で減少することが明らかにされた。[36]

うつ病の生体アミン仮説の確立

レセルピンの神経薬理学的理解に突破口が開かれたことで、レセルピンを使った動物実験が多数行われるようになった。世界中の研究者たちは、単純な反射運動から、複雑な、条件づけされた情動的な応答までの広範囲の行動にレセルピンがいかに影響を与えるかについて調べていった。[37] 動物にレセルピンを投与すると、短期間は興奮し、活動量が増えるが、その後は長く不活発な状態になることが観察された。実験動物は身をかがめ、緊張病にも似た動きのない状態になることが多かった。この第二段階は数日続くこともあり、その間、その動物はうつ病になっているように見えた。レセルピンの神経薬理学的作用の研究がさらに進められ、この薬の二つの作用（興奮とその後の不活発）について説明が可能になった。神経伝達物質のアミンは、シナプス間隙に隣接したニューロンの末端付近に位置するシナプス小胞と呼ばれる小さな保護「袋」の中に通常蓄えられていることも発見された。レセルピンが作用すると生体アミンが小胞の中から外に漏れ出し、隣接するニューロンを刺激するのが、第一段の興奮である。しかしすぐその後、漏れ出した生体アミンがモノアミン酸化酵素の作用で壊れる（「代謝される」）。この分解によって、神経伝達物質の生体アミンが長い間欠乏することになり、長時間不活発でうつ病のように見えるのはこのためだと考えられる。

薬が神経伝達物質の活性にさまざまなかたちで影響を及ぼすというようにこの方面での理解が進んだのは、レセルピン投与前に抗うつ薬のイプロニアジドが投与されたとき生じる驚くべき効果の観察が契機になっている。両方の薬の影響で動物は非常に活発でほとんどエネルギー過多の状態になり、レセルピンによって通常もたらされる第二段階の不活発状態は起こらなかった。しかしイプロニアジド単独では活動性を上げることはなかった。この驚くべき結果は、米国保健研究所の研究者が見いだした次の事実によって説明されることになった。すなわち、イプロニアジドは神経伝達物質の生体アミンを分解し作用を停止させるモノアミン酸化酵素の生産を、阻害することがわかった。一方、レセルピンには、シナプス小胞に保護された生体アミンが外に漏れ出すのを促す作用があることが見いだされた。しかし、動物実験でレセルピン投与前にイプロニアジドを与えると、モノアミン酸化酵素がほとんどないために、これらの神経伝達物質を不活化できず、興奮の時間は長くなり、その後のうつ症状は現れない。この実験から得られた知見は抗うつ薬の神経薬理の解明にきわめて有益で、いわゆる「うつ病の生体アミン仮説」が提唱されることにすぐにつながっていった。

ラットに対し行ったレセルピンとイプロニアジド投与実験と同じものを、ガイ・エヴェレットとJ・トーマンは、サルに対しても行った。彼らは一九五九年に発表した論文の中で、さまざまな薬が生体アミンの作用に変化を与えるメカニズムについての当時の知見すべてと、これらの薬の気分を変動させる活性とを比較検討した。エヴェレットとトーマンは、他の研究者に先駆けて、生体アミンの活性の大小が気分を決定するとはじめて明確に発言した。

脳の中に存在する中枢作用性のアミンが、ヒトの通常の活動量や一般的反応性において果たしている役割を推測することができよう。こうしたアミンが過剰になると、人はいらいらし、落ち着かず、攻撃的になる。これと反対に不足した場合には、うつや全身の倦怠となって現れる。イプロニアジド療法において好ましい反応が得られるのは、このようにして、アミンを代謝するモノアミン酸化酵素が阻害された後に中枢のカテコールアミンの増加が起こるからである。

こんなに単純なシステムが健康と病気における活動量や反応性のあらゆる違いを決定すると考えるのは乱暴に見えるかもしれないが、現在まで動物実験で得られた証拠はきわめて再現性が高く、動物やヒトの行動を理解するうえでの生化学的な核心に触れている可能性が高い。これらの物質がどのように中枢に作用しているかは、まだよくわかっていない(38)。

ガイ・エヴェレットとJ・トーマンは、特定の神経伝達物質の関与をほのめかすことはしなかったが、生体アミン活性の欠乏がうつ病であり、過多が躁病であるということを、他の研究者に先駆けて提唱した。自然発生のうつ病およびいわゆる「レセルピン誘発性うつ病」の両方に対する薬の有効性は、生体アミン活性を高める能力に依存するという仮定に、生体アミン仮説は大きく依拠している。うつ病患者の中枢神経系で生体アミンが欠乏し、躁病患者では過多であるという仮定に関して、直接的な証拠はないとエヴェレットとトーマンははっきり警告しているが、彼らの書いた概論は、生体アミンが気分を制御するという考えを推し進めるのに大きな役割を果たした。

ところが、イミプラミンや他の三環系抗うつ薬の働きは、気分障害の生体アミン仮説と矛盾しているように見えるのだった。三環系抗うつ薬はモノアミン酸化酵素を阻害しない。当時、この酵素のみが生体アミン活性を停止できると考えられていた。うつ病の生体アミン仮説の初期の提唱者の一人であるエリック・ヤコブセンは、理論にいくつかの問題があるのを認めていた。カフェインやアンフェタミンは生体アミン活性を高める薬であるが、ヤコブセンはこれらに抗うつ効果がないことへの疑問をぬぐえなかったし、三環系抗うつ薬の作用も説明できなかった。一九五九年秋、彼はイミプラミンのうつ病緩和のメカニズムを説明できる薬理学的作用はまだ知られていないと述べている。「このことにおけるイミプラミンの作用がどうなっているのかについては、いまだ完全な謎であり、将来の解明が待たれる。まだ何もわかっていないため、予備的な仮説さえもつくることができない」と。[39]

三環系抗うつ薬が抗うつ薬として有効なのに、カフェインとアンフェタミンが抗うつ薬として有効でないのはなぜかをヤコブセンは説明できず、ノルアドレナリンとセロトニンに対しこれらの薬が異なる作用をするのではないかと推測した。ノルアドレナリンの活性が上昇すると中枢神経系全体が刺激され、気分が高揚し、「精神的エネルギーが増加する」のではないかとも言っている。動物の脳にセロトニンを注入すると、活性化ではなく眠りが誘発されるので、気分を高揚させるのにノルアドレナリンの方がセロトニンより重要だというのが彼らの結論だった。セロトニンとノルアドレナリンの活性レベルのどちらがうつ病に決定的な影響を与えているかという議論は今日まで続いている。今日の抗うつ薬の多くは、これらの神経伝達物質の両方に作用するようである。セロトニンもノルアドレナリンもともに生体アミンであるが、化学的な違いによりさらに分類でき、セロトニンのようなインドールアミンと、ノルアドレナリン、アドレナリン、ドーパミンのようなカテコールアミンに分けられる。それで、ノルアドレナリンが気分を制御するのにより重要だと考えていた人たちは、ノルアドレナリンの欠乏がうつ病の原因としてより重要だという考えを強く打ち出すために、自らの説をうつ病の「カテコールアミン仮説」と称するようになった。

三環系抗うつ薬の謎の解明

三環系抗うつ薬の問題を解決することで気分障害のカテコールアミン仮説を救ったのが、ジュリアス・アクセルロッドたちであった。生体アミンの代謝の理解に多大な貢献をして一九七〇年にノーベル賞を受賞したアクセルロッドは、自らいわく、まったく「予期せぬ研究生活」を送ることになった人である。[40] 一九三三年にニューヨーク市立大学を卒業した彼はいくつかの医学校に願書を出したが、どこからも入学が許可されなかった。アクセルロッドは企業の衛生検査室のテクニシャンとして、月二五ドルの仕事にありつき、食品に加えるビタミン補助薬を試験していた。夜間にニューヨーク大学に通い苦学して修士号を得たが、一生この検査室にいるつもりだった。ところが、化学実験の腕前と化学の問題解決能力の双方の才覚がニューヨーク市界隈で認められはじめ、他から来ないかという誘いがかかるようになった。

アクセルロッドはニューヨーク大学のゴールドウォーター記念病院のバーナード（スティーヴ）・ブロディのグループに加わった。彼はブロディに励まされて、さまざまな化合物の体内での変化を研究し、研究のおもしろさを知るようになる。一九五〇年には、スティーヴ・ブロディとともにベセズダの国立心臓研究所に移った。仕事はどんどん認められていったが、博士号をもたない彼は昇進できなかった。そこで一九五五年、四二歳にして休暇を取り、ジョージ・ワシントン大学で博士号をとることにした。この大学で彼は生体アミンの代謝に関する論文を書き、学位論文として提出し受理された。この学位論文は、今日まで多数出版された彼の論文の中の重要なものの一つである。そしてついに、アクセルロッドは米国精神保健研究所に自分の小さな研究室をもつことができた。そのころ、研究のほとんどは、「交感神経作用薬」の代謝性変化の追跡に費やされていた。「交感神経作用薬」はアンフェタミンやメスカリンのような薬のことで、末梢神経のノルアドレナリンの生理学的効果によく似た活性をもつ。

当時、統合失調症の理論として提唱され、よく議論されているものが二つあった。統合失調症はノルアドレナリンの代謝と関係があるとするものと、アドレナリンの代謝と関係があるとするものであった。どちらの理論でも、統合失調症の原因は、体内の天然物質の分解（代謝）の過程の化学的異常の結果生じる有毒物質とされた。ニューオーリンズの精神科医のロバート・ヒースは、統合失調症の血液中から異常な「代謝産物」（物質が代謝された後に残る生成物）を単離したと主張した。これを動物やボランティアの被験者に注射すると、統合失調症様の症状が誘発されるという。ヒースはこの物質をタラクセイン taraxein と呼んだ。これは、混乱、または精神の障害を意味するギリシャ語 taraxis からの造語である。[41] 同様な理論を提唱したのが、カナダ人のエイブラム・ホッファーとハンフリー・オズモンドである。サスカチェワンで働いていたこの二人の精神科医は、アドレナリンが空気にさらされると、赤い色素ができることを報告した。異常な「代謝産物」であるアドレノクロムが生じたのである。ホッファーとオズモンドは、アドレノクロム（「赤い斑点」という意味）が幻覚症状や統合失調症的思考過程をつくりだすのだと主張した。ホッファーもオズモンドもアドレノクロムを自らに試して、その影響を報告した。

摂取して一〇分後、天井の色が変わり照明がまぶしくなったように、オズモンド博士には思えた。目を閉じると明るい色彩の点から成る模様が見え、それがしだいに魚の形に変わっていった。海の底にいるか、あるいは水族館で色鮮やかな魚の群れを見ているかのようだった。一瞬、自分が水槽の底のイソギンチャクになったように思えた……研究室を出ると、「廊下が薄気味悪くぞっとした感じに見えた」（オズモンドによる報告）。「床の割れ目が意味するものはいったい何だと考えた。なぜこんなにたくさんあるのかとも思った。病院の建物から外に出てみた。見慣れたその建物はかどばって見知らぬもののようだった。街をドライブすると、家々になにか特別な意味があるように見えたが、言葉に表現できない。ある窓のランプの灯が、私には驚くほど優雅で色鮮やかに感じられたが、友人たちにそれを話すと、彼らにとってはなんということもないようだった」

オズモンド博士がアドレノクロムを二度目に試したときは、人間に対する感情が失われた。「エイブ（ホッファー）の家に車で戻るとき、車の前を通行人が横切った。ひいてしまうのではないかと思ったが、それを傍観者のようにおもしろおかしく見ている自分に気づいた。実際ひきはしなかったけれど。私はもう人間でなく、植物か石のような気がしてきた……動かないものに対する感情が増していき、人間に対する感情や興味がなくなっていった」……翌日、彼（オズモンド）は、科学の会議に出席し、その間に次のメモを書いた。「エイブへ。こいつがまだ効いている。奇妙なことに、ストレスを感じると一五分くらいたって、ぶり返すようだ」[42]

非常に重要だと考えられたのは、ストレスにより異常な知覚が急に現れるという点だった。というのは、ストレスはアドレノクロムの前駆体と考えられるアドレナリンとノルアドレナリンの分泌を促すことが知られていたからである。米国精神保健研究所の精神科医でこの研究所の所内研究を指揮していたシーモア・ケティは、アドレノクロム説に大きな興味を示し、ホッファーとオズモンドの研究をテーマとするセミナーを開いた。そのとき聴衆の中にいたアクセルロッドは、行われた発表に刺激を受けたのだった。というのも、彼は精神保健研究施設に職を得たばかりであり、精神障害に関連した研究をする必要を感じていたからだ。体内でアドレナリンがどのように変化するのかについて　研究するための環境もよく整っていた。ホッファーとオズモンドの説をアクセルロッドに実証させたいと考えたケティは、体内や脳におけるアドレナリンやノルアドレナリンの代謝の追跡に利用するために、ニューイングランド・ニュークリアー・コーポレーションに注文し、放射性同位元素（トリチウム）でラベルしたアドレナリンとノルアドレナリンを入手した。[43]

アドレナリンが空気にさらされるとアドレノクロムがつくられるが、アクセルロッドはこの物質が体内でつくられる証拠を得ることができず、アドレノクロム説とタラクセイン説は結局棄却されることになった。しかしその過程でアドレナリンやノルアドレナリンについてきわめて多くの知見が得られた。そして、三環系抗うつ薬の作用はそれによって説明されることになった。そのころ、モノアミン酸化酵素によるノルアドレナリンの酵素的分解が、この神経伝達物質の作用を停止させる唯一の方法だと一般に考えられていたが、アクセルロッドらは一九六一年に『サイエンス』に掲載された論文の中で、末梢神経で他のメカニズムが存在することを証明した。一九六六年にワシントンで開かれたシンポジウムにおいて、アクセルロッドはジャック・グロウィンスキーとレスリー・アイバーソンとともに、次のように述べている。

多くの抗うつ薬が、末梢のアドレナリン作用性シナプスにおけるノルアドレナリンの（再）取り込みを阻害することが、しばらく前から知られている……中枢神経系（すなわち脳）で抗うつ薬が作用する際も、同様な現象が中枢アドレナリン作動性シナプスで起こっている可能性が示唆されていた。この仮説では、ノルアドレナリンとドーパミンが中枢アドレナリン作動性シナプスにおける神経伝達物質であり、中枢アドレナリン作動性シナプスは末梢アドレナリン作動性シナプスと特性が似ていると考えられる。脳の中で、放出されたカテコールアミンが前シナプス神経終末への再取り込みによって、同様に不活化される。この再取り込みのメカニズムを阻害する抗うつ薬は、脳の中に放出されたアミンの作用を増強する働きがある。(44)

アクセルロッドらは、放射性ラベルをしたノルアドレナリンをラットの脳に注入し、それのどれくらいが細胞に取り込まれるかを調べた。先にラットに三環系抗うつ薬を投与し、その後に同様な実験も行った。すると末梢神経でも脳でも、三環系抗うつ薬はノルアドレナリンのニューロンへの再吸収（再取り込み）を阻害したのだった。モノアミン酸化酵素による酵素分解がノルアドレナリンの作用を停止させる唯一の手段ではなく、ノルアドレナリンはシナプスから再取り込みというかたちで取り除かれることでも阻害されることが明らかになった。こうして、モノアミン酸化酵素阻害薬と三環系抗うつ薬の二つのグループの抗うつ薬は、神経伝達物質のアミンの作用を「増強させる」（高める）ことが証明された。前者はモノアミン酸化酵素の作用を阻害し、後者は神経伝達物質の再取り込みを阻害することによる。再取り込みのメカニズムを図3-1に示す。

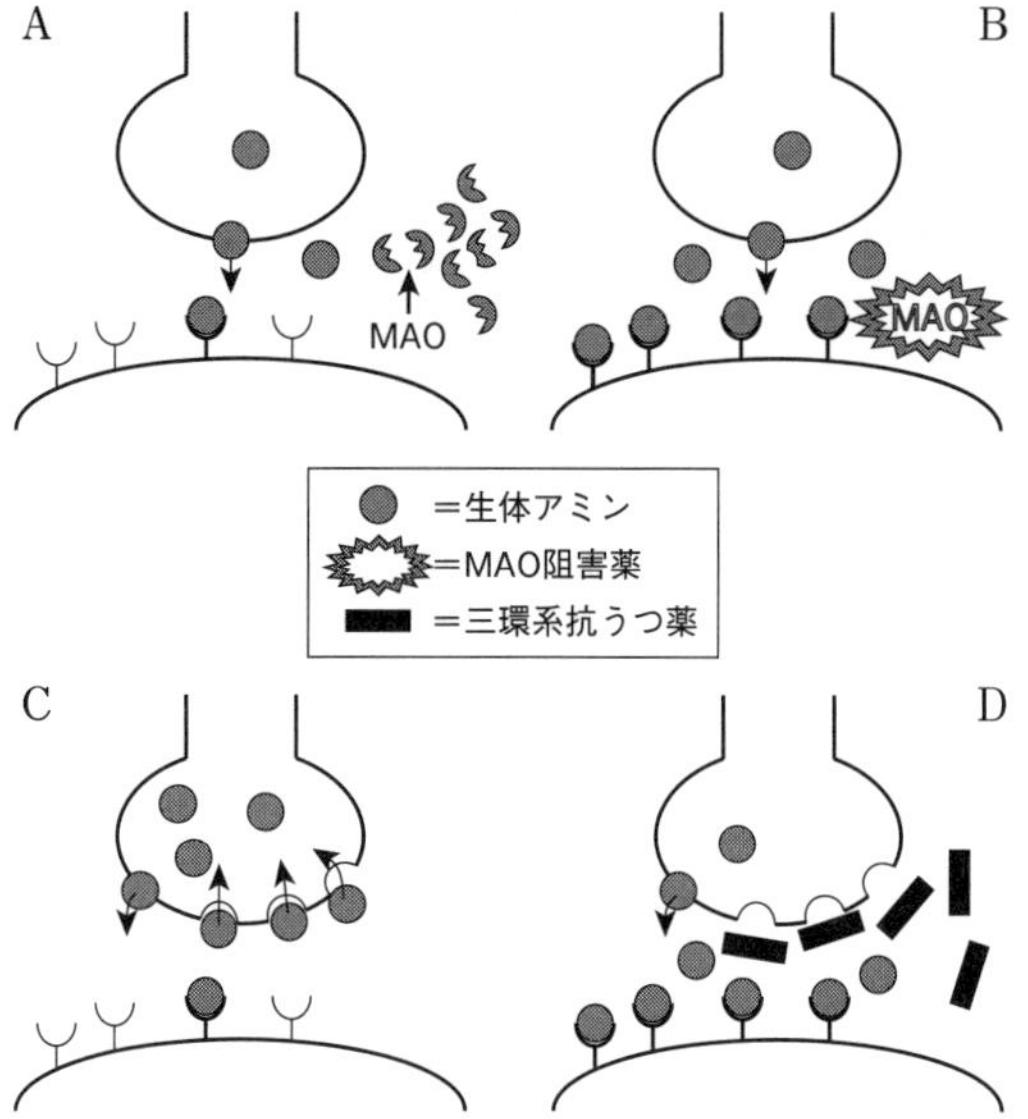

図3-1　2つの主要な抗うつ薬の作用仮説の比較：モノアミン酸化酵素阻害薬（MAO-I）と三環系抗うつ薬（TAD）．
A）酵素のモノアミン酸化酵素（MAO）が生体アミン（神経伝達物質）を壊す（分解または不活化する）ことによって，神経伝達物質の作用が停止すると考えられていた．B）MAO阻害薬はこの酵素の作用を阻害する．その結果，神経伝達物質がシナプス後受容体に作用する時間が長くなる．C）その後，ジュリアス・アクセルロッドらは，神経伝達物質の作用を停止させるのは，主に，神経伝達物質を放出したシナプス前ニューロンへの神経伝達物質の再取り込みであることを証明した．D）三環系抗うつ薬は神経伝達物質の再取り込みを阻害することによって，神経伝達物質の作用する時間を長くする．神経伝達物質はシナプス間隙でしばらくの間，シナプス後受容体に作用を続けることが可能になる．

情動の生体アミン仮説の確立

米国精神保健研究所は影響力が強く、そこに属する研究者による三つの重要論文によって、気分障害の生体アミン仮説が広く受け入れられるようになった。そのうち二つは一九六五年に発表された。この二つの論文の結論は、うつ病と躁病の二つの気分障害は脳の生体アミンの異常活性によるというものであり、提出された証拠と議論は両者でほぼ同じだった。たとえばウィリアム・バニーとジョン・デイヴィスは共著の論文の中で、生体アミンを高める薬は多くのうつ病患者の治療に有効であるが、レセルピンのような薬は「高血圧患者に使うとかなりの頻度で深刻なうつ症状を引き起こす」というように臨床データを概括して記している。彼らは、証拠にいくつかの大きな溝があることをちゃんと認めていた。たとえば、次のように書いている。

うつ病患者の脳でカテコールアミンの代謝が変化しているという証拠はいまだ得られていない……本論文では、NEP〔ノルアドレナリンのこと〕に注目したが、うつ症状に関与している可能性のある神経成分が他にもある。すなわち、セロトニンとドーパミンだ。(45)

米国精神保健研究所の研究者たちは、カテコールアミンであるノルアドレナリンが気分障害でいちばん大事な働きをするという説を確立するのにますます本腰を入れて取り組むようになっていった。ジョゼフ・シルドクラウトは一九六五年に発表されたもう一つの重要論文の中で次のように言っている。

ノルアドレナリンの欠乏と不活化をもたらすこれらの薬は、中枢作用によって鎮静やうつ症状を引き起こす。一方、ノルアドレナリンを増加・増強する薬は、行動の活性化や興奮と関係があり、一般にヒトに抗うつ効果をもたらす。こうした発見から……多くの研究者によって感情障害の病態生理の仮説がつくりだされた。この仮説は、「感情障害のカテコールアミン仮説」と呼ばれ、少なくともいくらかのうつ病はカテコールアミンの絶対的なまたは相対的な欠乏と関係があるというものである。特に脳の中の機能的に重要なアドレナリン作動性受容体において、ノルアドレナリンが重要である。逆に、気分が高揚するのはこれらのアミンの過剰と関係がある。(46)

アンフェタミンのようないくつかの薬がカテコールアミン活性を上昇させるにもかかわらず、抗うつ薬として有効性ではないというこの説にとって不利な事実があることをシルドクラウトは認めていたし、バニーとデイヴィスが指摘したように、躁病患者やうつ病患者においてカテコールアミン活性の異常が示されていないことも認めていた。しかし、シルドクラウトは、いくつかの「逃げ道」を用意し、うつ病患者や躁病患者の脳の中にあるべきアミン濃度の異常が実証できないことを、問題視されないように工夫していた。その第一の工夫は、ノルアドレナリンの過剰と欠乏が脳の特定の部位のみに存在し、脳全体の濃度を測定した場合検出できない可能性があるという指摘である。シルドクラウトは、うつ病がどれもみな同じだというわけではないので、気分障害のカテコールアミン説が一部の患者グループのみにあてはまる可能性も指摘している。さらに、うつ病患者ではノルアドレナリンの濃度が正常であっても、この神経伝達物質の受容体が不足している場合もあるとも述べている。(47)

二年後の一九六七年、シルドクラウトと米国精神保健研究所の上級の精神科医であるシーモア・ケティが、「生体アミンと情動」という題の論文を共著で出した。この論文は『サイエンス』の一面トップの論文として掲載された。(48)シルドクラウトとケティは、気分を制御するのはセロトニンではなくノルアドレナリンの方であると強く主張した。レセルピンによってノルアドレナリンとセロトニンの両方の濃度が減少するが、薬理学的研究から、レセルピンによるうつ病の原因となるのはノルアドレナリンの減少であることが明らかだと、彼らは言う。シルドクラウトとケティは、気分の指標として動物の行動に現れる興奮を利用し、ノルアドレナリン活性が上昇しているときは興奮した行動が生じ、対照的に、セロトニン活性のみが上昇し「ノルアドレナリンの増加が見られないときは、興奮した行動が観察されない」と報告した。また、先述のラットの自己刺激の研究で明らかになった「脳の報酬系」が、おもにノルアドレナリン濃度の変化に応答するとも述べた、さらに、うつ病を緩和するための電気けいれん療法や躁病の治療に用いられるリチウム療法も、ノルアドレナリン濃度に対し最も大きな効果を及ぼすとも言っている。

シルドクラウトやケティたちがカテコールアミン仮説を支持するために提示した証拠と議論は、その時代には説得力があったが、次の章で詳しく述べるように、今日では信じる人が少なくなった。(49)しかし、ここで一つ付け加えると、シルドクラウトとケティはセロトニンの関連性を極力低く見積もったが、当時、逆の結論を提出した人もいた。アルヴィド・カールソンである。カールソンの観察によれば、ノルアドレナリンの再取り込み阻害に最大の効果を与えることによりこの神経伝達物質の働きを持続させる三環系抗うつ薬は、動物の運動活性を高めるが気分は必ずしも高揚させない。これと対照的に、セロトニンの再取り込みをおもに阻害する薬は、気分を高揚させるが、運動活性は高めないようだった。カールソンは患者に臨床試験を行い、セロトニンの再取り込みを阻害するのに最も有効な三環系うつ病薬が、抗うつ薬として最も有効であり、ノルアドレナリンの再取り込みを阻害する働きは、薬の効き目には影響を与えないと結論した。(50) セロトニンとノルアドレナリンのどちらが重要かという問題はまだ決着がついていないし、抗うつ薬の作用メカニズムとうつ病の原因については、一九六〇年代と同じく今日でも明らかになってはいない。この問題全体については、次の章でさらに徹底的かつ批判的に論じる。

抗精神病薬と統合失調症の生化学的原因説

脳の神経伝達物質の問題に関する議論が決着していなかった一九五〇年代半ばに、神経伝達物質と精神障害との関連性に着目しはじめた神経薬理学者たちが大勢いた。ノルアドレナリンとセロトニンがうつ病に関係があるとされる一方で、ドーパミンは統合失調症に関係があると考えられるようになっていった。しかしそれ以前に、幻覚誘発性植物の作用の研究成果から、統合失調症とセロトニンとの関係が示唆されていた。一九五四年、『サイエンス』に載ったロックフェラー医学研究所のD・W・ウリーとE・ショウの論文には、LSDやハルマリンやヨヒンビンやその他の幻覚誘発性植物から得られる薬はすべてセロトニンの平滑筋への作用を阻害すると記載されている。(51) 彼らはさらに議論を進めて、脳でセロトニンが発見されているということは、こうした薬による精神の変化は、脳の中で薬によりセロトニンが欠乏することが原因ではないかと論じている。ウリーとショウの結論はこうである。「もしそれが正しければ、たとえば統合失調症のような自然に発症する精神障害は、薬の作用ではなく、脳の代謝異常によるセロトニンの欠乏の結果だと説明できる可能性がある。薬によってもそうした精神障害は惹起できるが」。彼らは、自然に発症する精神障害はセロトニンで治療できると推測した。

ウリーとショウの一九五四年の論文は、自然に発症する精神障害が生化学的異常によって生じる可能性をはっきりと述べた最初のものの一つである。その前に、著名な英国の薬理学者のジョン・ガッダム卿（一九ページ参照）も、ＬＳＤが末梢神経におけるセロトニンの生理作用のいくつかを阻害することを証明した後に、セロトニンの欠乏が精神障害の原因ではないかと推測していた。[52]

二年後の一九五六年四月、ニューヨーク科学アカデミー主催の学会において統合失調症の主な原因と考えられるものとして取り上げられたのは、いまだセロトニンだった。「精神症状誘発薬（psychotomimetic drugs）と向精神薬の薬理に関する研究会」を米国精神保健研究所の精神科医のシーモア・ケティが組織し、[53] ＬＳＤとセロトニンと統合失調症との関係について多くの参加者が討議した。それ以前には、前述のようにジョン・ガッダム卿が、ＬＳＤがセロトニンの活性を阻害する証拠の主要なものを提出し、セロトニンの欠乏が統合失調症の原因かもしれないという推察をしていたが、それだけですべての説明がつくわけではないことも指摘していた。また、エルゴメトリンやジベナミンのような物質もセロトニンを阻害するが精神異常を惹起せず、ＬＳＤと同様な精神異常を引き起こすメスカリンはセロトニンを阻害しないということにも言及していた。[54]

米国保健研究所のスティーヴ・ブロディとパーカスト・ショア共著の論文は、「セロトニン仮説」に救いの手を差し伸べようとしたものである。彼らは、セロトニンとともにノルアドレナリンも関与して統合失調症を引き起こす可能性を示唆した。[55] 彼らの指摘によれば、ＬＳＤや他の精神症状誘発薬の研究から、精神機能の障害は脳のセロトニン活性の不足が原因である可能性が大だが、ガッダムが指摘しているようにこの考えにはいくつも問題があるとも述べている。さらに、レセルピンとクロルプロマジンの双方が統合失調症を緩和するが、レセルピンのみが脳のセロトニン濃度に大きな影響を与え、クロルプロマジンはノルアドレナリンのみに作用しているようだと言っている。にもかかわらず、米国とフランスの精神科医を対象にした調査で、統合失調症の治療にレセルピンよりクロルプロマジンの方が有効であることが示唆された。セロトニンは統合失調症のすべてを担っているわけではないのは明らかだった。

そこでブロディとショアは折衷案を考えついた。それは、セロトニンとノルアドレナリンの微妙なバランスが精神が正常に機能するのに必要で、どちらかの神経伝達物質の濃度が一定の領域をはずれると統合失調症が進行するというものである。自律神経系の交感神経と副交感神経の作用からの類推と、クロルプロマジンやレセルピンの末梢的な効果から考えると、セロトニンとノルアドレナリンのどちらの活性も精神のバランスのくずれを引き起こす原因になりうるものの、両者の綱引きという新たなメカニズムを彼らは提唱したわけである。他にも、似たようなノルアドレナリンとセロトニンの関与の理論を提唱した人たちもいたが、データが蓄積されていくにつれて理論はどんどん複雑になっていき不満足なものになっていった。ついには、統合失調症のドーパミン仮説に席を譲ることになった。

統合失調症のドーパミン仮説

統合失調症の「ドーパミン仮説」の起こりは、パーキンソン病でこの神経伝達物質が果たす役割の発見と密接な結びつきがある。統合失調症の治療に用いられるクロルプロマジンやレセルピンや他の抗精神病薬は、パーキンソン病患者に見られるような「錐体外路系」の運動障害をしばしば起こすことがよく知られていた。傑出したドイツの精神科医H・J・ダッセは、「抗精神病薬が効果を生じるときには必ず錐体外路系の副作用が起きる」

という多くの人たちの見解に合意し、抗精神病薬を使った治療の効果の経時変化を追跡するために、「手書き試験」(handwriting test) を考案した。患者は毎日同じひとくだりの文章を書くことを要請された。なぜかというとパーキンソン病でも病気の進行とともにそうなるように、この薬が効くにつれ、筆記の文字がどんどん小さくなる傾向があるからである。[56]

パーキンソン病患者では脳の黒質の領域に異常があるという病理学者の報告が、それまでにいくつか提出されていた。[57] それによれば、黒質という名の由来である特徴的な黒い色素をもつ神経がパーキンソン病で大量に欠損しているということだった。スウェーデンの組織化学者らが脳の主要なドーパミンの経路は黒質において始まることを証明した。すると、パーキンソン病の原因はドーパミンの欠乏によって生じ、抗精神病薬によって誘発されるパーキンソン病に似た症状は、ドーパミン活性の阻害によって生ずるのではないかと推察する人が出てきた。実際、スウェーデンのアルヴィド・カールソンらの一九五七年の報告によれば、実験動物にレセルピンを投与して生じるパーキンソン病に似た症状は、ドーパ (ドーパミンの前駆体) 投与によって阻害されるが、セロトニンの前駆体では阻害されなかった。[58] しかし、この観察がなされてから臨床応用への試みが実施されるまで数年かかり、パーキンソン病の治療にL-ドーパが広く使われるようになるには、一〇年以上もかかった。

パーキンソン病患者でドーパミン欠乏が起きているのではないかというスウェーデンの研究者たちの推測は、一九五九年に実証された。ウィーンの神経薬理学者のオレー・ホルニキーヴィッツがパーキンソン病で死亡した患者の脳を調査したのだった。ホルニキーヴィッツは、脳をヨウ素で染めてみた。ドーパミンがあれば、ヨウ素でピンクに染まる。後年、彼は、尾状核と被核 (ドーパミンが高濃度で含まれることで知られる線条体の中の二つの脳の領域) を調べたとき経験した胸の高まりを次のように語っている。

コントロールの試料ではかなりたくさんドーパミンが含まれているためピンク色に染まったのに対し、パーキンソン病患者から抽出した線条体の入った試験管では、ピンク色に染まらなかった。いまでは説明する必要もなくなっているが、パーキンソン病における脳のドーパミンの欠乏を、その瞬間、はじめて私はこの目でとらえたのだった。[59]

後に、パーキンソン病患者の脳のドーパミン濃度は通常の二〇パーセントほどしかないことが証明された。このとき、セロトニンとノルアドレナリンの濃度は通常と変わらないか、正常に近い値を示した。しばらくして、ホルニキーヴィッツとオーストリアの神経学者ヴァルター・ビルクマイヤーは、レボドーパ（L－ドーパ）を使ってパーキンソン病患者の治療を開始した。レボドーパというのはドーパミンの前駆体であり、血液脳関門を通過し脳に入ることが可能である。彼らは、短期的に良好な結果をいくらか得て一九六一年に論文発表したが、この治療によって同時に、吐き気や嘔吐、その他の副作用も生じることがわかった。数回行われた試験ではどちらともいえない結果だったが、一九六七年、ブルックヘヴン国立研究所のジョージ・コツィアスらは、投与量を低い方から少しずつ上げていけば副作用がはるかに少なくてすみ、大多数のパーキンソン病患者でL－ドーパ療法が有効であることを報告した。[60]

ドーパミンの欠乏がパーキンソン病の根底にあることが確立されたことと、抗精神病薬がパーキンソン病のような症状を引き起こすという事実から、抗精神病薬の作用はドーパミン活性の阻害であり、統合失調症はドーパミン活性の過剰により生じる可能性が強く示唆された。しかし、統合失調症患者で異常に高濃度のドーパミンが存在する証拠を得ようとする試みは成功しなかった。もっとも、統合失調症患者の脳に異常に高濃度のドーパミンが存在しなくても、通常の濃度のドーパミンに過敏に反応することもありうる。この先の進展について理解するのに、「受容体」の概念がきわめて重要なので、神経伝達物質の「受容体」の概念がいかに築かれたかについて、ここで少しだけ本筋から離れてお話することにする。

一九世紀の終わりごろ、英国の生理学者のジョン・ニューポート・ラングリーは、自律神経の神経終末にいろいろな薬を作用させ、それによって生じる刺激の大きさをみる実験をした。自律神経というのは、内臓器官や腺に刺激を与える末梢神経のことをいう。ラングリーが実験に使った薬の中に、ニコチンとムスカリンがある。ニコチンは、一八二八年タバコの葉から単離され、一八八九年ごろ、化学的に同定された。一方ムスカリンは、毒キノコのベニテングダケから得られたアルカロイドであり、その薬理学的特性は一八六〇年代にはじめて文献に登場する。ラングリーは、この二つの薬は神経伝達物質のアセチルコリンを利用する神経の一部を刺激するが、アセチルコリン作用部位の中で、この薬の影響を受けなかったり両者で異なる「麻痺」が生じる場合もあることを見いだした。この麻痺は、シナプスを介しての伝達のすべてが遮断されることで起こる。このからくりを理解するには、薬と細胞の間の相互作用に着目すべきだとラングリーは考えた。同じ薬に対するさまざまな応答の仕方を説明できるような細胞内の異なった物質を想定するとうまく説明がつくのである。この薬と細胞の相互作用を説明するのに、「受容物質」（receptive substance）という言葉をラングリーは発案した。(61)

しばらくすると、ラングリーのつくった「受容物質」という言葉は短く「受容体」（receptor）と呼ばれるようになった。ムスカリンとニコチンの両方ともアセチルコリンシナプスを刺激するが、違いがあることもわかった。アトロピンという薬が、アセチルコリンシナプスにおいてムスカリンの作用を阻害するが、ニコチンの作用は阻害しなかった。この実験から、少なくとも二種類のアセチルコリン受容体が存在することが結論された。ムスカリン受容体とニコチン受容体である。このような重要な発見から、ある神経伝達物質の受容体がいくつかのグループに分類されるという概念がはじめてつくられた。受容体がさらに細分化されるという概念は向精神薬の作用に関する現代の理論にきわめて重要であり、後にもう一度取り上げる。

受容体の概念形成を大いに推し進めたのは、当時ロンドン大学教授であり後にエディンバラ大学に移ったアルフレッド・クラークである。(62)一九二〇年代、クラークは薬の濃度を変えて細胞の応答の変化をみる一連の量的な実験をしていた。微弱な応答をなんとか生じさせることのできる投与量である閾値と、最大の薬の応答を得ることのできる最少濃度を決定していった。微小注入法（マイクロインジェクション）を用いた実験を行ったところ、薬を直接細胞内に注入すると効かないのに細胞表面を薬を含む溶液に接触させると効くという現象が、多くの薬で起こることを彼は発見した。この観察から、薬の多くが細胞の表面すなわち細胞膜のみに作用すると彼は結論した。さらに、さまざまな薬の分子の大きさと、細胞表面の面積の計算も行った。すると、細胞の表面全体が薬の分子に覆われるよりずっと前に、薬の最大効果が生じることがわかった。ということは薬は細胞膜表面全体に作用するのではなく、膜上に分散する何らかの装置に作用する、と考えると話はうまくいく。このような実験から、クラークは受容体の特性について洞察力に富む結論をまとめ、発展性のあるモノグラフとして一九三三年に発表した。

> 細胞に作用を及ぼすぎりぎりの薬の量を測定してみたところ、よく効く薬で得られた値では、薬分子が細胞の表面のごく一部を覆うことができるだけだった……。
> 　薬の作用のいちばん簡単なモデルとして考えられるのは、細胞表面の特定の受容体に薬が結合するというものである。この特定の受容体は細胞全表面のごく一部でしかないだろう。(63)

　受容体というのは想像上の構造物にすぎなかったが、クラークと彼の弟子たちは、実験結果から、薬と受容体に関するさまざまな特性の推察を行った。その推察は驚くほど正しいことが後になってわかっている。たとえば、拮抗薬（antagonist）というものが受容体に作用すると、作動薬（agonist）がもたらす効果を阻害するのではないかと推測した。また、細胞がもつ受容体の数が変化することが、薬の効き目がその時々で違うことの一因だとも推論した。クラークは、注意深く定量的な実験をし、得られたデータを持ち前の洞察力をもって分析することで、最も妥当なモデルとしてこうした変化の存在を予測した。現在では、放射性ラベルした薬を特定の受容体に結合させ、放射能量を測定する「シンチレーション・カウンター」を用いて、受容体の数やさまざまな薬の受容体結合能を計量することができるようになっている。

抗精神病薬が統合失調症に効くのはドーパミン受容体を遮断することによるのではないかとはじめて言及した人の一人が、オランダのナイメーヘン大学の薬理学教授J・M・ファン・ロッサムである。一九六六年のことだった。先にも述べたが、パーキンソン病患者に見られる運動障害がドーパミンの欠乏によって生じることがこのころには知られていた。ファン・ロッサムは、逆も正しいことを先に証明していた。アンフェタミンやコカインのような精神運動刺激薬によって引き起こされる運動活性の上昇は、ドーパミン受容体の刺激でも起こることを示したのだった。その後ファン・ロッサムは、ラットにおいて、抗精神病薬がアンフェタミンによる運動活性化作用を阻害することや、ハロペリドールのような強い抗精神病薬は特にこうした活性が強力であることを発見した。試験したこれらの抗精神病薬は、ノルアドレナリンの拮抗薬としては弱いため、ファン・ロッサムは次のように結論した。

> 神経遮断薬（抗精神病薬）が脳のドーパミン受容体を遮断することによって作用するという仮説は、いくつかの選択的で有効性が高い神経遮断薬を用いた予備実験で実証されている……神経遮断薬がドーパミンの受容体を遮断するという仮説の実証が進めば、統合失調症の病態生理学的理解が大きく進展するだろう。ドーパミン受容体の過剰刺激が病因の一部であるということになるかもしれない。そのような過剰刺激の原因として、ドーパミンの生産過剰、ドーパミン様の活性をもつ物質（メトキシ誘導体）の生産、ドーパミン受容体の異常な感受性等が考えられる。(64)

抗精神病薬はドーパミンによって引き起こされる血圧変化を抑制するが、臨床的に有効な抗精神病薬ほどこの血圧変化の抑制作用が大きいことを、ファン・ロッサムは自らの議論の正当性を支持するものとして取り上げている。アンフェタミンが引き起こす運動効果は神経遮断薬で抑制されるが、この抑制がアンフェタミンの投与量を上げることで解除できることを例に挙げて、ドーパミン受容体への結合において抗精神病薬はドーパミンと競合するのではないかと彼は主張した。彼の研究結果はいろいろな解釈ができるが、全体としては「ドーパミン仮説」を支持するものだと彼は結論している。ドーパミン仮説というのは、抗精神病薬はドーパミン受容体を遮断することで作用し、統合失調症の病理生理現象の一部にドーパミン受容体の「過剰刺激」があるというものである。

ほぼ時を同じくして、アルヴィド・カールソンも抗精神病薬のドーパミン活性に対する作用を研究していた。最初に出た結果が首をかしげたくなるようなものだったので、彼は統合失調症の「ドーパミン仮説」をもう少しで放り出しそうになった。しかし結局は、疑問点を解決し、現在知られているようなドーパミン系（それとおそらく他の神経伝達物質系）のメカニズムに関する知見をもたらすことになった。動物にドーパミン前駆体のＬ－ドーパを与えると脳のドーパミン濃度が上昇し、動物は活発になることを彼は知っていた。Ｌ－ドーパと一緒に、抗精神病薬を投与された動物は、活発にはならなかった。もし抗精神病薬がドーパミンの効果を阻害したらこうなるはずだとカールソンが予期していた結果であった。しかし、カールソンが不思議に思ったのは、抗精神病薬によってドーパミンの「代謝産物」のＨＶＡ（ドーパミンの主要「代謝産物」もしくは分解物であるホモバニリン酸）が脳の中でかなり増加することだった。この現象を解明する努力をしているうちに、抗精神病薬の作用メカニズムやドーパミン系がこの薬の作用を相殺する現象への理解が進むことになった。この一見矛盾したように見える結果の矛盾を解くことをできる方法をカールソンは思いついたのだ。それは、ドーパミン受容体が抗精神病薬に遮断されることでフィードバック信号の強さが変わり、結果的にドーパミン細胞の発火が促され、神経終末での

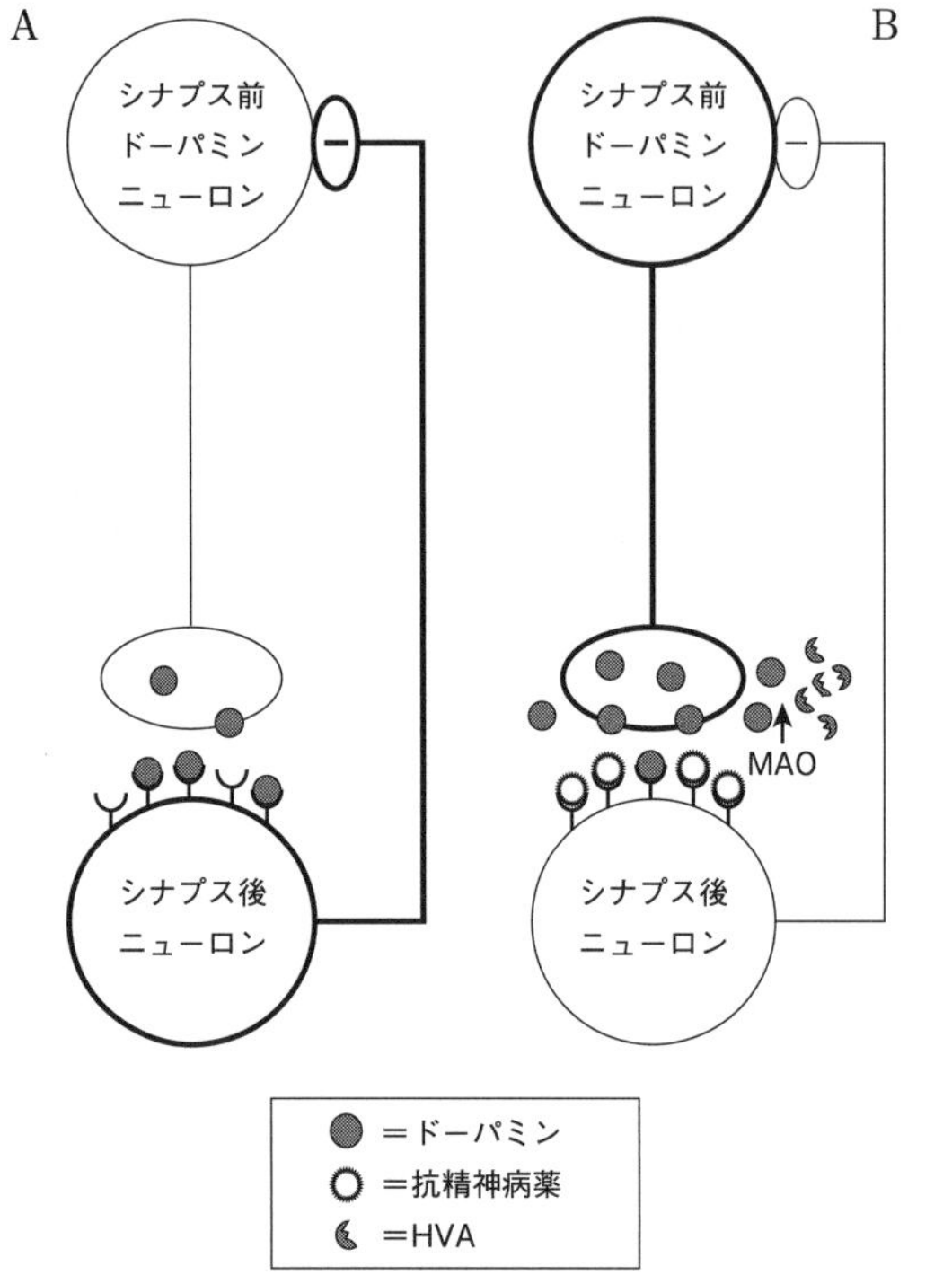

図3-2　アルヴィド・カールソンによる説明：抗精神病薬がドーパミン濃度とドーパミン代謝産物にいかに影響を与えるか？ A）放出されたドーパミンがシナプス間隙の向こう側に存在するシナプス後ニューロン上のドーパミン受容体を活性化すると，神経の「負のフィードバック」回路がシナプス前ニューロンを抑制し，その結果，ドーパミンの放出量が減る．B）抗精神病薬がシナプス後ニューロン上のドーパミン受容体を遮断すると，「負のフィードバック」信号が弱くなり，シナプス前ニューロンからのドーパミンの放出量が増加する．シナプス後受容体が抗精神病薬で遮断されているため，シナプス間隙でドーパミンが蓄積され，モノアミン酸化酵素（MAO）によって分解されて代謝産物のホモバニリン酸（HVA）が生じる．

ドーパミン放出量が上昇するというものだった。この推論は正しかった。図3-2のようなシステムがあることが現在わかっている。

現在ドーパミン系について知られていることは、おもにカールソンの研究がもたらしたものである。しかしあらゆる抗精神病薬がセロトニンとノルアドレナリンも阻害するとされていた時代に、統合失調症を緩和させるのに最も重要なのがドーパミンの阻害であるということを主張することは難しかった。それでは統合失調症を緩和させる薬の作用の要が、ノルアドレナリンやセロトニンの活性の阻害ではなくドーパミンの活性阻害であるという証明はいかになされたのか。この問題に挑戦したのが、トロント大学のフィリップ・シーマンたちである。彼らは、さまざまな抗精神病薬の臨床的有効性とドーパミン活性阻害効果の相関関係を調べた。薬の効き目として、臨床的効果が現れるのに必要な最少投与量を目安とした。効き目の大きい薬は投与量が少なくてすみ、効き目の弱い薬は同じだけの効果を得ようとすると投与量を多くする必要がある。薬が神経伝達物質の作用を阻害するのには、いろいろな方法が考えられる。たとえば、薬が神経伝達物質の合成を阻害することもありうるし、前シナプスニューロンからの神経伝達物質の放出の阻害もありうるし、また、神経伝達物質が結合する受容体を遮断することもありうる。

シーマンらは、臨床的に有効な薬ほどドーパミンの放出阻害活性が大きいことを見いだした。はじめてこの結果が公表されると、人々は大いに興奮した。ドーパミンの放出の阻害が、抗精神病薬の有効性の原因であることの確実性の高い証拠が提出されたと感じたからであった。ところがこの興奮はすぐ冷めてしまった。というのは、この実験は試験管内（*in vitro*）で行われたもので、患者で行われたわけではなく、実験動物でさえ行われていなかったことや、脳の組織の一片でドーパミン放出阻害に必要な薬の量は、臨床的に使われる薬の量の数百倍であることが知られるようになったからである。そのため、得られた結果が実際の状況に適用できないと考えられた。シーマンは「残念ながら、これらの阻害作用はすべて、臨床での値よりずっと高濃度で生じた」と認めざるをえなかった[65]。

一九七五年になると、トロントのシーマンのグループとボルティモアのジョンズ・ホプキンス大学医学部のソロモン・スナイダーが率いるグループが、新しい技術を導入した実験を行った。ドーパミン受容体に結合し受容体を遮断することによる、ドーパミンの阻害作用の相対的能力を、さまざまな薬において測定するものであった。この二つのグループは、臨床的に利用されている程度の濃度で、さまざまな抗精神病薬の薬としての有効性とドーパミン受容体結合能に、高い相関関係があることを報告することができた[66]（図3-3）。

スナイダーが後年記しているように、「ドーパミン作用の阻害が統合失調症を緩和するのなら、統合失調症的異常は過剰なドーパミン放出かドーパミン受容体の過敏といったものと関連づけられるはずだと推測される」[67]。

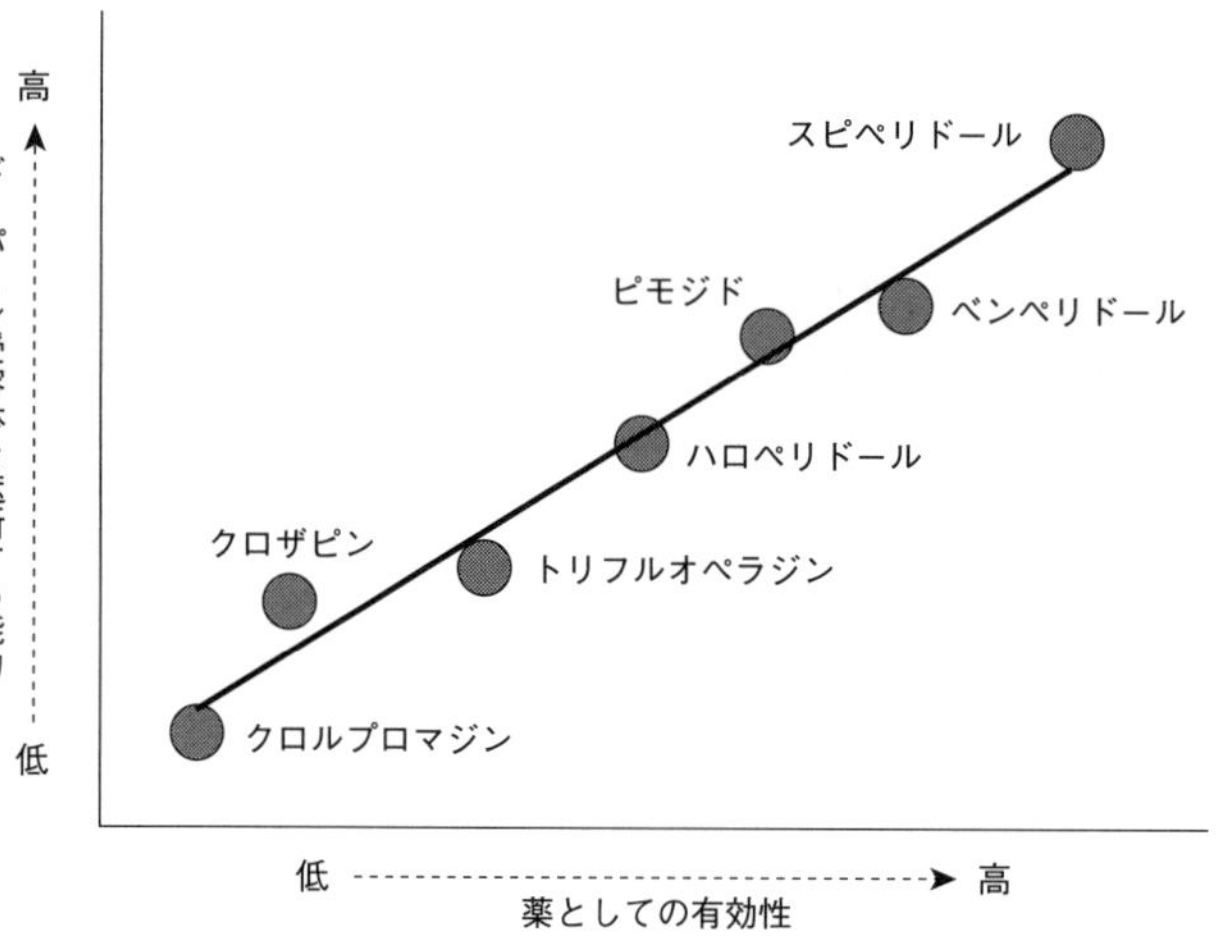

図3-3　統合失調症薬のドーパミン受容体を遮断する能力と薬の有効性の相関関係を示す図．ただし，さまざまな統合失調症薬で有効な投与量には大きな個人差があるため，両者の相関関係が強く見えるようなデータが採用された可能性がある．

スナイダーはしかし、「実際の統合失調症的異常ではニューロンを介してドーパミンに関与する他のシステムも働いている可能性があり」、そのためドーパミンの関与が直接的か間接的かわからないとも言っている。いずれにせよドーパミンが統合失調症の病因に大きな役割を果たしているらしいというのが彼の結論だった。

ちょうどそのころ、精神運動刺激薬であるアンフェタミンの研究が行われていたが、ここからも、過剰なドーパミン活性が統合失調症の原因となることが示唆されていた。アンフェタミンは、第二次世界大戦中、長時間連続して任務にあたるパイロットや軍人の注意力を持続させるためによく使われた。この薬は、知的な仕事や肉体労働の遂行能力を上昇させる働きをもつが、投与量が多いと、まるでスーパーマンになったような気になる多幸症（精神的な「高揚」）を引き起こすこともあり、また、ときには統合失調症に似た幻覚や妄想をもたらす(68)。

第二次世界大戦直後、アンフェタミン濫用が多くの国で深刻な社会問題になった。アンフェタミンを長期に使用すると奇異な行動が見られるようになり、救急病棟に収容され妄想型統合失調症と診断されるということも多かった。効き目がより強いメタンフェタミンを摂取した場合には、暴力的ふるまいが目立つようになる。一九九四年に行われたある研究によれば、暴力的な犯罪で捕まった人の四五パーセントが、メタンフェタミン試験で陽性反応を示した。

一九六〇年代に、アンフェタミンのもつどの効果が統合失調症的症状を引き起こすのかを研究しようという機運が高まった。アンフェタミンがノルアドレナリンやドーパミンやセロトニンの活性を上昇させることが証明されていたが、統合失調症と結びつくものがあるとしたら、それがどれなのかは明らかになっていなかった。[69]当然のことながら倫理上の問題があるため、ヒトに「アンフェタミン精神病」を発症させる実験はごく稀にしか行われなかったが、動物実験は大いに行われた。[70]アンフェタミンの投与量が多いと、同じことを何度も何度も繰り返す行動が引き起こされた。これは「常同行動」(stereotyped behavior)と呼ばれ、「アンフェタミン精神病」の動物モデルとして広く用いられるようになった。[71]

アンフェタミンを投与する前にノルアドレナリンかドーパミンかセロトニンのいずれかを阻害する薬を与えて実験すると、ドーパミンを阻害した場合のみアンフェタミンによる常同行動の発生を止めることができた。もちろん動物の常同行動は統合失調症ではないが、アンフェタミンの作用で妄想症になった人にもよく何らかの常同行動が観察された。アンフェタミンの作用による人の常同行動は麻薬の世界でよく知られていて、特別な呼び方がいくつかある。たとえば、スウェーデンではパンディング(punding)、サンフランシスコのヘイトアシュベリー地区ではニックナッキング(knick-knacking)という通称が用いられた。人の常同行動で典型的なのは、確認の繰り返し、ものの分解、並べ替え、すみずみまでの掃除だったり、ときには調査、探索、詮索行動といったもので、これらは将来的に妄想的思考に発展する可能性があった。[72]エヴェレット・エリンウッドとエイブラハム・サディロフスキーはアンフェタミンの作用で偏執症性妄想を経験した人の言葉を伝えている。

私は手がかりをあちこち探しました。じゅうたんの下や絵の裏側も。いろいろなものを分解もしましたし、虫眼鏡を使って雑誌の文中のピリオドに暗号が隠されていないか探しました。［ボーイフレンドの行動の］謎がとけるかもしれないと思ったので。(73)

ドーパミン活性の過剰が統合失調症の原因であるという考え方は、アンフェタミンに誘発される常同行動の研究からさらに支持されることになった。ドーパミン活性の阻害のみがこの行動を抑制できたからである。このように、ドーパミン活性の過剰が統合失調症の原因だという見方は、ドーパミン受容体を遮断することが抗精神病薬共通の作用であるという認識とともに、ますます受け入れられるようになっていった。しかし、統合失調症がドーパミン活性の過剰で起こるという直接的な証拠は何もないということもわかっていた。最初は、ドーパミン阻害がこの病気の緩和にきわめて有効であるという事実からの推論にすぎなかった。ドーパミン活性の過剰が統合失調症患者の脳で起きているという証拠を見つけたという報告が現在いくつか出されているが、この証拠は議論の余地があるので次の章で詳細に論じる。そこで証拠とそれにもとづく推論についてもっと批判的に検証する。

リチウムと気分障害

躁病のリチウム療法を発見したジョン・ケイドは、当初、精神病の原因となる有毒物質が精神病患者の尿の中にあるのではないかと探していた。前章で述べたが、リチウムを利用したのは偶然にすぎなかった。リチウムの尿酸塩が水溶性で都合がよかったのである。後にケイドがいろいろな精神疾患の患者にリチウムを試してみると、躁病患者には治療効果が現れるように思われた。彼の結論はリチウムが鎮静剤であるというものだったが、その作用メカニズムを説明することはできなかった。その後、躁病患者だけではなく、ある種のうつ病患者でもリチウム療法が有効であるという他の研究者からの報告が出された。それに対し多くの人々は、一つの薬が躁病患者を沈静化し、同時にうつ病患者の気分を高揚させられるはずはないと、はなはだ懐疑的になった。リチウムは、異常な両方向の気分の揺れを抑制することで気分を正常化するように見えたが、どうしてそれが起こりうるのか誰もわからなかった。リチウム療法がどのくらい効くのかについての評価もまちまちで、しかもどのような症状があるかによっても違っていた。しかし平均的には、約六〇パーセントの患者で躁うつ病の再発を防ぐ効果があると言われている。同じような患者にプラセボを与えても二〇パーセントに改善が認められるので、躁うつ病患者の約四〇パーセントがリチウム療法で治療効果を得ることになる。

一つの薬が、躁うつ病患者と躁病患者とうつ病患者の三者をいかに治癒するかについては、端的に言えば、まだ未解決である。リチウムの作用を解明しようとする試みでは、リチウムの神経伝達物質への影響を中心に研究された。リチウムがノルアドレナリン活性を減少させ、セロトニン活性を上昇させるという主張も出たが、これは他の研究者によって確認されなかった。さらに、神経伝達物質に対する急性（短期）の影響と慢性（長期）の影響が異なることがわかって解釈が難しくなった。リチウムはニューロンのナトリウムやカルシウムと一部置き換えることができる。これらの電解質はニューロンの興奮と神経伝達物質の放出を調節することが知られている。リチウムはまた、タンパク合成に必要なある種の細胞内の酵素を阻害する。成体になっていないショウジョウバエやカエルに早期にリチウムを投与すると、異常な成長がよく起きることも知られている。有り体にいえば、リチウムの効果は実に多くて、このうちどれが病気の治療効果と関係があるか明らかになっていないのである。

現在注目されるようになっている説は、受容体の活性化に対するニューロンの応答能力にリチウムが影響を及ぼしている可能性である。ここで注目している作用は、（細胞膜上というより）細胞の中で起きるもので、いわゆる「セカンドメッセンジャーシステム」に関与する。[74] 神経科学者のいわゆる「ファーストメッセンジャーシステム」は、神経伝達物質（またはホルモン）が細胞膜上に存在する受容体に作用し、細胞に「メッセージ」を伝えるシステムである。この受容体がメッセージを次にその神経細胞内の「セカンドメッセンジャー」に伝えることによって、一連の化学反応が開始され、ニューロンの応答に変化をもたらす。この仮説は推測の部分が多く確立したものではないから、あまり詳細に立ち入ることを避けて、リチウムが何らかの方法でセカンドメッセンジャーを阻害するのではないかと言われていることだけ記しておこう。どの細胞においても、内部のセカンドメッセンジャーが不足すると、すべての神経伝達物質による効果が弱まる。もしうつ病と躁病の両方ともがそれぞれ別の神経伝達物質系の活性過剰によって起きるのであれば（その証拠はないが）、すべての神経細胞で神経伝達物質に応答する能力を弱めることによって、双方向への大きな気分の揺れを防げるかもしれない。これは非論理的な仮説であるとは言わないが、現在でもほとんど推測の域を出ない。

ここで心に留めておくべき大切な点は、うつ病や統合失調症では、その治療は神経伝達物質の過剰や欠乏を正常化させる行為とみなされているが（これも確証されているとはとても言えず、そのことは次の章で詳しく述べる）、リチウム療法で治せる病気は、リチウム欠乏が原因だと考えられていないことである。リチウムが緩和しているいかなる症状についても、リチウムが原因を正常化していると推測する根拠は見あたらない。またカルバマゼピン（テグレトール）やバルプロ酸塩（デパケン）のような抗けいれん薬はリチウムとは異なる神経薬理学的特性をもつが、これらも多くの場合、躁うつ病の治療にリチウムと同じくらい有効である。[75] 多数の躁病、うつ病、躁うつ病の患者が、リチウム療法や抗けいれん薬の恩恵を被ってきたのは事実だが、治療効果が歴然として見られる患者は割合で言えば普通言われているよりはるかに少ない。このことは、後にもう一度議論する。さらに、これらの薬の作用メカニズムを説明するために提唱された理論は、いずれもあまり支持を得ていないことも認識すべきである。

不安と抗不安薬とベンゾジアゼピン受容体

ベンゾジアゼピン系の薬、バルビツール剤、メプロバメートの内、ベンゾジアゼピン系の薬が他の二つよりずっと安全性が高いが、三者ともが同様に、不安を緩和し、鎮静作用をもたらし、筋肉を弛緩させる。これらの薬は、同じニューロンの構造体（基質）に作用する可能性があると考えられた。同じような薬効をもつ薬が同じ構造体に対し作用しているかどうかを検討する方法に、「交差耐性」試験がある。薬の耐性とは、薬が繰り返し投与されると最初と同じ効果を得るのにより多くの量が必要になるような、薬の有効性が弱まる傾向を言う。「交差耐性」試験は、まず一つの薬を繰り返し投与しこの薬の耐性をしっかりつくってから第二の薬に変え、耐性が移行していないと仮定したときの第二の薬が効くはずの量を投与する。もし耐性が移行していると判明すれば、二つの薬が同じニューロンの物質に作用しているか、あるいは少なくとも緊密な関係にある構造体に両者が作用していると考えられる。

一九六〇年代初期に行われた研究で、バルビツール剤とメプロバメートとベンゾジアゼピン薬の間に交差耐性があるだけではなく、これらの三つの薬のどれもがアルコールとの間にも交差耐性があることが明らかになった。これらの薬のどれか一つに耐性が成立すると、他のものすべてにも交差耐性ができた。ということは、これらの薬がすべて同じ物理的構造体か、お互いに影響を受けあう緊密な関係にある構造体群に作用していることが示唆された。しばらく前から、アルコールとこれらの薬が非常に近い関係の構造体群に作用するのではないかと言われていた。というのはこれらの薬のいずれかとアルコールを同時に摂取すると、効果が増幅され危険域に達することが知られていたからだ。実際に、バルビツール剤、メプロバメート、ベンゾジアゼピンのどれかとアルコールを同時に摂取して、呼吸困難に陥って死亡した例がいくつも知られていたのである。

研究の次のステップは、バルビツール剤、メプロバメート、ベンゾジアゼピン共通の作用を見つけることであった。調べたところ、すべてが神経伝達物質のγ-アミノ酪酸（GABA）に作用することがわかった。GABAはニューロンの活動を阻害すると考えられている。GABAの作用を受けると、ニューロンは自発的な活動が弱まるのである。脳のシナプスの二五パーセント以上に存在すると考えられるGABAは、神経の興奮を抑制する点で重要な役割を果たしていると考えられる。バルビツール剤、メプロバメート、ベンゾジアゼピンすべてが、GABAニューロンによる抑制効果を高めることがわかった。そのため、これらの薬は、内因性の神経伝達物質GABAのもつ神経抑制効果を増強する（高める）作用があるものと思われる。

ベンゾジアゼピンは不安や筋肉のけいれんを治療するのに最も普通に使われる薬なので、これらの薬が脳のどこに作用しているかを正確につきとめるための努力が連携してなされた。他の受容体の位置を決めるのに使われたのと同じ技術を使って、スイスやデンマークの製薬会社のもとで働く研究者たちは、ベンゾジアゼピン薬が結合する受容体の位置をつきとめるのに成功した。[76] 放射性同位元素でラベルしたベンゾジアゼピン系薬物を用意し、脳のいろいろな領域の組織を入れたシャーレのそれぞれに加えた。この方法でベンゾジアゼピンが結合する受容体が脳のどの領域に存在するかが決定された。いわゆる「競合結合実験」によって、さまざまなベンゾジアゼピンの相対的な受容体結合能が測定され、その結果、結合能と不安を減少させる効力は比例すると結論された。[77] そのため、薬の抗不安作用は、このベンゾジアゼピンの受容体を介して行われると仮定されるようになった。

ベンゾジアゼピン受容体には直接結合しないが、GABA受容体で行われる抑制作用を増強することによりベンゾジアゼピン受容体の作用を補足する薬が数多く知られている。バルビツール剤やメプロバメートやアルコールはこの類のようだ。どれも受容体は別物であるが、GABAによるニューロンの抑制をそれぞれの方法で増強する。そのため、ベンゾジアゼピン受容体-GABA受容体複合体の存在が想定されている。両者は別物だが密接な関係があり、ニューロンからのＧＡＢＡの放出を増強させる能力によって、ベンゾジアゼピンやメプロバメートやアルコールやバルビツール剤が、お互いに作用を増強することが可能になる。

ベンゾジアゼピン受容体-ＧＡＢＡ受容体複合体は、何らかの方法で恐れや不安を調節していると言われている。恐れや不安は、動物に危険への注意を喚起する場合は適応的な感情である。危険が遠のいたとき、恐れや不安を減少させることができる能力も適応的なものである。そのため、恐れと不安のスイッチをオンオフする脳のメカニズムは進化の過程で「選択によって獲得されたのではないか」と推論することも可能である。ベンゾジアゼピン受容体複合体が筋肉のけいれんも抑えるのは、適当な程度までの恐れと不安は適応的であるという考えとつじつまが合う。筋肉のけいれんは過剰な反応であるが、恐怖にともなって筋肉が適度に収縮するのは適応的な反応である。なぜなら、それにより動物は「応答する準備」ができ、万一「逃げたり闘ったりする」のが必要になった場合には、「即座に応答する」ことが可能になるからである。生きながらえるための応答を可能にする感情と応答の準備が、共通のメカニズムで結ばれているのは合理的であるといえる。

ベンゾジアゼピン薬に反応できる受容体が自然選択によって進化したというのは無理があると思う人が多かった。しかし、ベンゾジアゼピンに化学的に類似した脳の（天然の）内因性物質に応答するように受容体が進化したと考えればどうだろう。それ以外に、脳の中にベンゾジアゼピン受容体が存在する理由がありうるだろうか。ベンゾジアゼピンに似た脳内の内因性の神経伝達物質を探す努力がなされ、少数の候補が挙がったが、不安を減少させる作用を担っていると研究者たちを納得させられるだけの特性をすべてもつ物質は、現在のところ見つかっていない。β-カルボリンという名の一群の物質が脳から抽出されている。人に注射すると、不安を引き起こし、ときにはパニック反応も誘発する。β-カルボリンはベンゾジアゼピン受容体に作用することが知られているが、その作用はベンゾジアゼピン薬と反対である。そのため、ベンゾジアゼピンの作動薬としての作用を阻害するだけではなく逆の作用もあるという意味で「逆作動薬」（inverse agonist）と呼ばれている。β-カルボリンへの関心は高いが、生理的（「自然な」）条件下で不安やパニック反応を引き起こす働きを担っていると信じる研究者はほとんどいない。

さらに、パニック発作は乳酸ナトリウム、カフェイン、二酸化炭素といったさまざまな物質によって引き起こされることがわかっているが、これはパニック障害をもつ人のみに起こる現象である。通常の人では、これらの物質でパニックは起きない。エレベーターや飛行機を怖がる人は、そうしたものの中に入るとパニックを起こす可能性があるように、環境の刺激によりパニックが起きることがあることも知っておくべきであろう。

不安発作やパニック障害が、ベンゾジアゼピン受容体-ＧＡＢＡ受容体複合体の機能障害が原因で起きるかどうかはまだ決着していない。パニックや不安を引き起こす物質の多くは、この脳の受容体に作用していないようである。不安を改善する薬にはブスピロンなど多数あるが、これらはベンゾジアゼピン受容体複合体に作用しない[78]。

前方に目をやると

薬理学的知識が増すにつれて、精神障害の生化学説に関する疑問はどんどん増えていった。仮説が最初につくられたころ考えられていたよりはるかに多くの神経伝達物質が脳にあることが明らかになった。二、三の神経伝達物質系のみに作用すると考えられていた薬が、脳の中のたくさんの変化を起こすことが現在知られている。そのため薬の治療効果が何にもとづくのかを解明することが非常に困難になっている。数多くの新しい治療薬が、初期の理論で必須とされた薬理学的活性をもたない。過去に説得力があると考えられた証拠や議論が、新しい知見によって弱められている。現時点ではどの仮説も完全に正しいわけではないことは明らかであり、しかもそれに取って代わる仮説が提唱されていない。ところが、精神障害の原因や薬が効く理由についてわかっていないことを認めようとせず、自らの事情から既存の学説を推し進め重大な問題点を取り繕おうとするグループがたくさん存在するのである。

第四章　証拠を精査する

「魔物は細部に潜む」

精神疾患の最初の化学説が提唱されたとき、神経伝達物質はまだ四つか五つしか同定されていなかった。それに一線の神経生理学者の中にも、脳でのニューロン間のシグナル伝達がおもに化学的に行われていることを認めない人たちもいた。現在、化学伝達は普遍的に受け入れられ、神経伝達物質、あるいは「神経修飾物質」として機能する化学物質が一〇〇種以上見つかっている。「神経修飾物質」もニューロンの活動に影響を及ぼす。二つのニューロンの間のシナプス間隙の伝達に限定されてはいないが。情報を伝えるペプチド、アミノ酸、ホルモンといった多数の「神経修飾物質」が脳の中だけでなく身体のさまざまな器官で作られる。それらの中には長距離を移動し、脳の中の特定の部位にある受容体に到達するものもある。神経伝達物質で、一五もの違った種類の受容体に結合するものもあり、そのそれぞれから違う一連の生理学的変化が開始されるものと推定されている。この圧倒されるような複雑さに加え、受容体は数、感受性、状態をつねに変化させているため、引き続き進行する現象が目まぐるしく変化することになる。

神経薬理学についてこれまで得られた知見に比して、この五〇年の間に精神障害の生化学説がほとんど変わっていないのは実に驚くべきことである。例をあげてみよう。うつ病の最も初期の理論は、セロトニンかノルアドレナリン、あるいはその両者のバランスに注目したものだった。それはいまでも変わっていない。統合失調症の場合も同様である。最初の理論はセロトニンに大いに注目してノルアドレナリンは重要視しないものだった。ドーパミンという違う神経伝達物質があることがわかった一九六〇年代に、原因を推論する上でドーパミンが中心的な位置を占めるように理論の主流が変わった。それからだいぶ時間が経過したが、最近販売されている抗精神病薬を見ると、ドーパミンが統合失調症で主要な役割を担っているといまでも考えられていることがわかる。このように保守的な傾向が見られるのは、幸運にもはじめから理論の筋道が正しかったからなのだろうか？　いや、そうではないだろう。この背後に、二つの事実があると思う。第一に、無知を認めるより、間違った理論を保持するほうがましだとする考えがあることである。第二には、よく売れている薬と類似の薬を開発しようという製薬会社の思惑があり、そのために既存の理論を見直すことなく支持したほうが都合がいいことがあげられる。

向精神薬がいかに精神障害を緩和させるかの説明は、この薬によってどんな化学変化が起きているかというところから先へ進むことはほとんどない。精神医学の文献で、セロトニンやドーパミンの活性の過剰や不足が、いかに、あるいはなぜ、ある精神障害を引き起こすのかを説明しているものはほとんどない。目指すは心理現象の解明であるが、神経化学とこの心理現象の間のひじょうに大きな隔たりを埋めようとする試みはほとんど行われていない。薬と脳の神経化学的現象との関連についての知見が大きく増加したことは疑いようがないが、向精神薬の作用メカニズムや精神障害の原因の解明に果たして近づいているのだろうか。こうした問題に対し答えられないまま、精神障害の化学説が科学的に確かなものであるかのごとく、広く推し進められている現状について論じたいと思う。

この五〇年間、精神障害の中で仮説に関する推論が最も行われたのは、うつ病と統合失調症である。本章における実験的あるいは臨床的根拠の評価は、この二つの障害を中心に行う。ただし、他の精神障害の原因に関する理論にも同様の批判が適用できることを念頭に置いている。枝葉末節には違いがあるだろうが。神経伝達物質の異常が精神障害の原因であるという理論を確立したとされる論拠のうち、主要な二つをこれから検証する。一つ目は、ある精神障害の治療に最も有効な一群の向精神薬は、いずれも同じ神経伝達物質の変化を脳内で引き起こす傾向があるというものである。精神障害を惹起する薬による神経伝達物質の変化の研究からも、きわめて似た議論が出ている。第二の論拠は、特定の精神障害の患者の脳に特徴的な生化学的異常が見つかっていて、それらは、向精神薬に関する神経薬理学的な知見から予測されることと矛盾しないという主張である。これはまだ本書で議論していない。どちらの場合でも事実を批判的に検証していくと、それらの根拠が精神疾患の生化学説のいずれの裏付けともなりえないことがわかる。

抗うつ薬とうつ病の場合

一九五〇年代に最初の抗うつ薬が発見されてしばらくすると、神経伝達物質の生体アミンの作用にもとづく理論がつくられはじめた。一九六〇年代初頭までに、二つの主要な抗うつ薬であるモノアミン酸化酵素阻害薬と三環系抗うつ薬が、両者、異なるメカニズムを通してではあるが、ノルアドレナリンとセロトニンの活性を高めることが明らかになった。代表的なモノアミン酸化酵素阻害薬はイプロニアジドの後継のマープラン〔イソカルボキサジドの商品名〕、ナーディル〔フェネルジンの商品名〕、パーネイト〔トラニルシプロミンの商品名〕等であり、三環系抗うつ薬はトフラニールやジャニミン〔イミプラミンの商品名〕等である。さまざまな実験手法を駆使して研究が行われ、セロトニンかノルアドレナリン濃度か、あるいはその両者のバランスがうつ病の原因となり、薬による治療の有効性もそこから説明されうるという議論が展開された。レセルピンを人間に投与するとうつ症状が引き起こされるという報告も、セロトニンやノルアドレナリンのうつ病における重要性を示唆するのに大きな役割を果たした。

動物にレセルピンを投与すると、不活発になり反応が鈍くなることに気づいている人はたくさんいた。レセルピンによりヒトでもうつ病相が誘発されるという報告があった。うつ病患者は、焦燥状態にある場合を除けば、一般的に不活発であり反応が乏しいので、動物にレセルピンを投与して不活発になった状態が、ヒトのうつ病の実験モデルとして広く利用された。神経薬理学的研究から、レセルピンはノルアドレナリン（カテコールアミン）やセロトニン（インドールアミン）を含むすべての生体アミンの濃度を枯渇させることが明らかにされたが、どちらの神経伝達物質がうつ病の原因に関与しているかについては、意見が分かれた。たとえば、アルヴィド・カールソンは、先にレセルピンを投与した動物に、ノルアドレナリンでなくセロトニンの前駆体を投与すると、通常の活発な状態に戻ることを発見し、セロトニンはうつ病にとって重要な神経伝達物質の生体アミンではないかという説を提唱した[1]。一方、ジョゼフ・シルドクラウトとシーモア・ケティは、セロトニンではなくノルアドレナリンの欠乏が動物を不活発にするという観察をもとに、反対の意見を表明した。セロトニンとノルアドレナリンのバランスこそが大切なのだと主張した人もいた。しかし、これらの結論の論拠は脆弱であり、不完全でもあった。また、議論の説得力を高めるために、例外は都合よく隠ぺいされることがよくあった。

いくつもの影響力のある総説的文献が人々に与えた印象とは異なり、たいていの人ではレセルピンによって臨床的うつ病が突如引き起こされることはない。しかし当時、セロトニンかノルアドレナリンの欠乏がうつ病の原因だと主張する人々は、それが確固たる事実であるように断言するのが常だった。たとえば『サイエンス』に載った反響の大きかった論文の中で、シルドクラウトとケティは次のように言っている。「そのような薬によって誘起されたうつ病は、自然発症のうつ病と区別できないと、観察をもとにして多くの人が言っている……動物では、レセルピンによる鎮静効果が見られる。これが、ヒトのうつ病の動物モデルになる可能性が研究者の間で指摘されている[2]」

しかし、ペンシルヴェニア大学の精神医学科のジョゼフ・メンデルスと薬理学科のアラン・フレーザーが明らかにしたように、関連した文献をさらに注意深く読んでみると、レセルピンによって真の臨床的うつ病が引き起こされるのは稀であることがわかる。たくさんの量のレセルピンを何ヵ月も投与しても、患者の六パーセントのみがうつ病様の症状を呈するにすぎない。その上、この六パーセントの患者をよく調べてみると、レセルピン投与の後に真のうつ病になったように見えた人たちは、みんな、うつ病の前歴があることがわかった。そのため、メンデルスとフレーザーが出した結論は、レセルピンがうつ病を引き起こすのではなく、「この病気になりやすい少数の人に」うつ病を再発させるというものだった。(3)

レセルピンがうつ病を突然引き起こすという考えは、対照群との比較を行っていない研究や症例報告にもとづいていた。こうしたものは無批判で受け入れられたが、有望な対照研究であっても反対の結論に到達したものは、無視も同然だった。バーンスタインとカウフマンは、五〇人のグループにレセルピンを投与する試験を行い、うつ病発生率の有意な増加はないと報告している。一二人の患者で、「擬態うつ」が観察されたが、これは「精神運動の働きの鈍化をともなう過剰の鎮静化」の結果ではないかという。この一二人は「疲れて」「気力」が欠如しているように見えたが、臨床的うつ病とは言えず、ひとりとして「自殺念慮や自責的になる傾向もなく、泣いたりふさぎ込んだりもしていなかった」。(4) 二、三の研究で、レセルピンに抗うつ効果が見られたという報告さえあった。(5) レセルピンがうつ病を引き起こすという考えが無批判で受け入れられたのは、この病気がセロトニンやノルアドレナリンの活性の低下によって引き起こされるという時期尚早に受け入れられた理論にぴったり合うからであった。(6)

ノルアドレナリン、セロトニン、ドーパミンのいずれかの合成を阻害する薬を患者に投与する実験がいくつも行われ、それらの研究の総説がメンデルスとフレーザーによって書かれた。(7) 彼らが書いた総説によって、セロトニンかノルアドレナリンのどちらかの欠乏がうつ病の原因だとする、いかなる理論にも手痛い打撃が与えられてしかるべきだったのだが、実際、無視されたも同然だった。彼らはこの研究において、ノルアドレナリン、セロトニン、ドーパミンが著しく減少しても、ヒトではうつ病が惹起されないという結論を出したのだった。動物では、あまり動かなくなったり、隅で体を丸めていたりするので、うつ症状に見えることが多いが。これ以外にも、うつ病の生体アミン仮説の提唱者でさえ以前に言及していたことだが、アンフェタミンやコカインのような、セロトニンやノルアドレナリンの活性を上昇させる薬がうつ病に有効でないという事実もある。これは、仮説から推論されることと明らかに矛盾する。

セロトニンないしノルアドレナリンの活性の低下がうつ病の大きな原因であるという見方にもとづくうつ病の仮説には、いずれも他にいろいろな問題があった。ノルアドレナリンやセロトニンに対し影響をほとんど与えないのにうつ病に効く薬があるのはなぜかを説明できなかった[8]。もう一つの問題は、ほとんどの抗うつ薬は、ノルアドレナリンとセロトニンの活性を上昇させる以外にいくつもの違った効果を引き起こすことである。たとえば、三環系抗うつ薬の多くは、神経伝達物質のアセチルコリンに顕著な効果をもたらす。ミズーリ大学医学部の精神医学の臨床教授であるレオポルド・ホーフスタッターは同僚のマクラム・ギルギスとともに、神経伝達物質のアセチルコリンがうつ病できわめて重要な役割をしていると主張する。多くの抗うつ薬がアセチルコリン活性を減少させることや、アセチルコリンを高めるフィゾスチグミンやある種の有機リン系殺虫剤のような薬がうつ病相を惹起することがあることを彼らは指摘している[9]。ホーフスタッターとギルギスは「うつ病の病因と治療において」、神経伝達物質のアセチルコリンが大きな役目を果たしているという結論を支持するいくつかの証拠をまとめ、総説を書いた[10]。抗うつ薬の有効性は、脳の側坐核のドーパミン受容体を活性化する能力とも関係づけられるという最近の報告もある[11]。ここで見落としてならないのは、うつ病のアセチルコリン仮説、またはドーパミン仮説の方が、ノルアドレナリンやセロトニン説より優れているわけではなく、うつ病を説明するのに出されたあらゆる生化学説は、都合のいい証拠のみに注目し、発見された事実のいくらかを無視したり、誇張したり、ときには歪曲することとさえあるということである。

うつ病の生体アミン仮説のいずれにとってもきわめて厄介なのが、抗うつ薬が気分を高めるのにかなり時間が必要だという事実である。抗うつ薬は、一、二日のうちにセロトニンやノルアドレナリン活性を最大に上昇させるが、気分に良い変化が見られるのは数週間たってからである。その間に、ひじょうに多くの生化学的変化や脳の変化が起こる。抗うつ薬の最初の効果はおもに生体アミン活性に現れるとしても、薬による治療が何週間も続くと、脳の中に二次的、三次的な効果が起こり、さらにフィードバックも生じうる。こうした変化の多くに生体アミンは関与しない。抗うつ薬による治療効果のメカニズムを正確に理解しようとすると、このことは大きな問題になる。薬物治療の三週間の期間に起こりうる脳の変化の数はおびただしい。どの変化からも新しい一連の変化が開始され、その複雑さは測りしれない。

生体アミン受容体感受性亢進《こうしん》仮説

生体アミン仮説の基本概念の修正や微調整により、この仮説を苦境から救い出そうとさまざまな試みがなされた。その一つがうつ病の「感受性亢進仮説」である。これは、抗うつ薬を投与すると、一、二日でノルアドレナリンやセロトニン濃度が最大になるのに、患者の症状の改善は数週間かかるのはなぜかを説明しようとしたものである。この仮説によれば、うつ病患者の重要ないくつかの生体アミン受容体が「感受性亢進状態」になるということになる。受容体の感受性とは、神経細胞の外膜上の受容体の数のことである。細胞に多数の受容体が存在すれば（受容体の感受性亢進状態）、細胞は神経伝達物質が低濃度でも応答する。感受性亢進状態では、生体アミン濃度は低く保たれる。というのは、細胞にとって刺激過多のときの応答の形になるからだ。すなわち、「負のフィードバック回路」が活性化され、生体アミン濃度が減少する（「負のフィードバック回路」については図3-2、一一四ページ参照）。動物実験から、抗うつ薬の投与後、数週間して受容体が「感受性亢進」状態から「低感度」

状態に変わるという証拠が示されている。このことが、抗うつ薬が気分を高揚させるのに長い時間的遅れが生じることを説明できるのではないかと期待されている。この仮説を探究することで興味深い神経薬理学的知見が得られるかもしれないが、うつ病や抗うつ薬の作用メカニズムを説明する助けとはならない。この仮説にとって都合が悪いことに、抗うつ薬の中には、きわめて重大であるはずの受容体の感受性に変化をもたらさないものがある。また、しばしばうつ病に有効性を発揮する電気けいれん療法も、このきわめて重大であるはずの受容体の感受性変化をもたらさない。さらに、うつ病患者が受容体の「感受性亢進」を有している証拠はないし、そのような「感受性亢進」が存在するならば起こるはずの生体アミンの低濃度の状態もない。

うつ病の人にはセロトニンかノルアドレナリンの欠乏があると、しょっちゅう自信たっぷりに言われているが、その根拠の実際はこの主張と矛盾する。現時点では、患者の脳のノルアドレナリン濃度やセロトニン濃度を測定することはできない。脳の神経伝達物質の量の見積りは間接的証拠からの推定にすぎず、その間接的証拠にもいくつか弱点がある。研究者の中には、尿や脳脊髄液の中の生体アミンの分解物（代謝産物）を測定することで、脳の神経伝達物質のおよその量を推定しようとする人もいる。この方法の基礎になる仮定は、尿や脊髄液の中の生体アミンの代謝産物の濃度は、脳内で使われている神経伝達物質の量を反映するということである。しかし、うつ病患者でノルアドレナリンやセロトニンの代謝産物の異常な濃度を見つけようという試みはうまくいっていない[12]。

うつ病患者で、ノルアドレナリンかセロトニンの代謝産物の濃度、またはその両方の濃度が低い人もいるが、大多数はそういうことはない。値はまちまちだが、いくつかの研究から平均値を出すと、うつ病患者のわずか二五パーセントでこれらの代謝産物の濃度が低下しているとするのが妥当だ。うつ病患者の中にはノルアドレナリンの代謝産物の濃度が異常に高い人も実際にいるが、うつ病患者の大多数は正常の範囲内である。一方で、うつ病に罹ったことのない患者でも、これらの代謝産物の濃度が低い人もいる。いずれにせよ、何が計測されているかが問題として重要である。というのも、尿や脳脊髄液中のノルアドレナリンやセロトニンの代謝産物は脳に由来するものは半分以下で、残りの半分は身体のさまざまな器官に由来するからだ。

うつ病の病因を脳のモノアミン酸化酵素の量にもとづいて説明しようという試みがなされている。くり返すが、この酵素は生体アミンを分解（不活化）し、その作用を失わせる。脳の中のモノアミン酸化酵素の濃度が高いと、生体アミンの作用が失われ、欠乏と同様な効果が生じる可能性がある。モノアミン酸化酵素の量は血小板で測定でき、その測定値は脳の中のモノアミン酸化酵素の量を反映していると言われている。この「血小板研究」から、うつ病患者でモノアミン酸化酵素の濃度が異常に高く、有効な抗うつ薬治療が行われるとこの値が正常値に戻るという説も出されている。しかしこれも追試では結果が再現されなかった。また、うつ病患者でモノアミン酸化酵素の濃度が高くない人もたくさんいるし、精神医学的に正常な人々の中にも濃度の高い人もいるといったことが、ここでも言えるのである。

モノアミン酸化酵素濃度が関与しているとか、他の異なる生化学的システムが関与しているというようなさまざまな結果が得られると、それが患者の中のある集団のみに当てはまるというように説明するのが常套手段になってきている。精神科医たちは、その時々に、症状や薬への反応や想定されるうつ病の原因にもとづいて、患者を細かく分類する。臨床の研究者たちは、体内の何らかの生化学的問題によって引きおこされると考えられる「内因性」うつ病と、周囲の環境における経験に原因があると考えられる「反応性」うつ病とに分ける。またそれ以外に細かく分類するならば、患者が無気力で反応が見られない「抑制型」うつ病、患者の不安が強く、じっとしていられない「激越型」うつ病などの区分がある。うつ病患者の中には食欲や性欲を失い不眠症にも悩まされる人もいるし、食べることや性行為にのめりこんだり、睡眠を貪る人もいる。また統合失調感情障害のような混成の症状を呈する人もいる。この統合失調感情障害というのは、うつ病に加えて統合失調症のような妄想的な思考過程が現れる病気である。

このような分類に意味があるときもあるが、うつ病の亜型と何らかの生化学的異常に関連があるという証明はまだできていないし、どの亜型が薬による治療に反応するかも、現在、予想することができない。たとえば、「内因性」うつ病の患者が「反応性」うつ病の患者より薬に反応すると仮定するのは無理でもないように思えるが、実際はそうならないようなのである。また、何らかの生化学的な観察値とうつ病の何らかの亜型に関連があるという確かな証拠はまだない。

提唱されているうつ病の生体アミン仮説のどれもが正解ではないことは証拠から明らかである。過去にこうした仮説が正しいと思われたのは、仮説に適合する証拠のみを取り上げ、合わないものは無視した結果である。また、適当な形で説明できない少数の事柄は例外とし、さまざまな生体アミン仮説がまるで基本的に正しいことのように総説や教科書で扱われることがよくある。「王様はほんとは裸だ」と、誰か言わないのか。うつ病の原因や抗うつ薬がうつ症状を緩和する理由については解明されていないと主張する人はいないのか。そういった人を待っていても、何も、いいことはない。

プロザックと他の選択的セロトニン再取り込み阻害薬——静けさの科学

セロトニンの宣伝

世界中でこれまで三〇〇〇万人がプロザック〔フルオキセチンの商品名、日本では未承認〕を服用し、それよりさらに数百万くらい多い人数の人たちが、他の何らかの選択的セロトニン再取り込み阻害薬（ＳＳＲＩ）を服用したことがあると推定されている。こうした薬が大量に売れるのは、うつ病の原因においてセロトニンがきわめて重要な役割を果たしているという理論が背景にあるからだが、それと同時に、セロトニン濃度を上昇させると、精神上、行動学上のあらゆるプラスの影響が現れると信じる人が増えているからでもある。セロトニンを高めることが、人間の望ましい特質のすべてを獲得する方法として広く奨励されている。望ましい特質とされるものの例を少しだけあげると、自信、創造性、安定した情緒、成功、達成、社会性、高い活動力といったものである。高いセロトニン濃度が幸せや落ち着きのもとになるというこの新興宗教のような信仰を、これに懐疑的な人たちは「静けさの科学」(science of serenics)〔serenics というのは、SERotonin「セロトニン」と SERENe「静けさ」と -ics「学問を意味する接尾語」からの造語だと思われる〕と名づけている。

脳の活動に変化を与えうる化学物質は一〇〇以上あり、セロトニンはその一つにすぎないが、この物質がこれほど多くの特質の調整役であると考えるのが合理的なことか考えてみるべきであろう。それが正しいなら、脳の中に存在する他のすべての化学物質は何のためにあるのか。多くの人々がセロトニンのみが決定的な役割を担うという主張を確立したものと受けとめたいと願っているのは、複雑な問題に対して簡単な答えを人々が強く欲していることの証左である。精神科医ピーター・クレイマーの著書『驚異の脳内薬品(*Listening to Prozac*)』〔邦訳は同朋舎、一九九七年〕は、セロトニン濃度が上昇すると驚異的なことが起こるというイメージを広めるのに大いに役立った。この本の語り口は人々を魅了する。クレイマーが中立的で客観的であるように感じられるからである。たとえば、プロザックの効能が検証されることなしに、精神的に病気になっていない人の性格を精神科医が変えるのは正しいかどうかという倫理的な問題が本の中でとりあげられている。読者は、生まれてはじめて幸せであり仕事もはかどりいい調子だという患者自らの言葉に触れ、プロザックで人生が好転した人たちの様子を本の中で目の当たりにすることにより、自分でもその薬がほしくなる。多くの人がこの傾向を呈するために、ピーター・クレイマーはかえって倫理的な問題の心配をせざるをえない羽目になった。

クレイマーの本は人の話を集めたものなので、読者は、本に書かれていることがプロザックによる典型的な現象かどうかをきちんと評価することができない。人の話を集めてまとめた形の医学の本は信頼できなかったり、誤りを含むことが実に多い。プロザックを臨床的にときどき利用している精神科医数人によれば、クレイマーの本に書かれているような驚異的な変化は稀なのに、プロザックを飲めば誰にでもそれが起こると思わせるようにクレイマーはうまく書いていると言う。シャーウィン・ヌーランドは、クレイマーの本の書評でこの点について、次のように言っている。

プロザックを飲めば、「プロザックの魔法の力」をいとも簡単に誰もが体験できるので、この薬の存在がこれまで考えられもしなかった倫理的問題を社会につきつけていると、『驚異の脳内薬品』の読者は感じるのである。「精神薬理学的美容整形術」（作者がつくった言葉）を利用して、自分を自信満々の人間に変えてしまうのは正しいことなのだろうか？　魔法のような薬の力の誤用を防ぐのに、医師たちは何をすべきだろうか？(13)

プロザックと市販の他のSSRIのどれかをうつ病患者に投与し、客観的に観察すると、トフラニール〔イミプラミンの商品名〕、エラビル〔アミノトリプチンの商品名〕、パメラ〔ノルトリプチンの商品名〕といった標準的な三環系抗うつ薬との間に違いがほとんど見られなかった。SSRIの長所は、全員ではないが一部の人において副作用がないために、薬の服用を中止しなくても済む可能性が高いことである。副作用が少ないことは確かに重要である。だが、平均的な人に対するSSRIの有効性を誇張して語るのは望ましくない。

一般の人々がプロザックの名を意識したのは、人気のある雑誌に記事が出たことがきっかけとなった。その一つの例は『ニューズウィーク』の一九九〇年三月二六日号である。その表紙にはプロザックの錠剤が大きく描かれ、そこに「画期的な抗うつ薬」という言葉も添えられた。この雑誌の記事では、プロザックと他の抗うつ薬の有効性を比較する数値は示されていない一方で、プロザック信者の個人的な体験の「証言」は載っている。しばらく後の一九九四年二月七日号の『ニューズウィーク』の表紙では、「内気、忘れっぽさ、心配性、怖がり、執着にさよなら！　ひと粒飲めば、科学の力であなたの性格が変わります」というふうに、プロザックがもつとされている人格を高める力が強調されていた。

ジュディス・ワートマンとスーザン・サフスは『セロトニンによる解決法』を共著で出版している。本の大半はやせる方法と気分を爽快にすることについてだが、それ以外に過食症をはじめさまざまな症状が低セロトニンが原因で起こるとも書かれている。「ストレス、心配、うつ、緊張、いらいら、混乱、怒り、精神的疲労で苦しんでいる人の体内でうまく機能していないと考えられる、主な神経伝達物質の一つが、セロトニンである」と。(14)犬が始終ひっかいたり自分の足をなめたりすることで飼い主を苛立たせることがあれば、獣医ですら、プロザックを犬に処方するのである。

うつ、攻撃性、自殺、ストレス、自信欠如、失敗、衝動の制御不能、過食、種々の「薬物乱用」といった好ましくない精神状態や行動的特徴のほぼすべてが、セロトニン濃度の低さのせいにされている。大衆向けの記事だけがそうなのではなく、精神医学の専門誌でさえ、低セロトニン濃度が多くの好ましくない特質の原因だというような書き方をしているのだ。だがそこでは、言葉の使われ方がより慎重で学術誌的である。専門誌の論文では、好ましくない特質について述べるときにはつねに、低セロトニンがうつ病の原因であるという言い方をしないで、「低セロトニンが関与している」と表現する。だが、それを読んだ人たちがそこから感じとるのは、記述されている症状のほとんどがセロトニン濃度を上げる薬の投与で治るというメッセージである。

セロトニンで本当にわかっていること

セロトニン代謝産物を気分や行動に結びつける実際のデータは、ばらつきがあり複雑であることが多く、多数の論文の結論が与える印象とは違う。たとえばある研究では、調査したうつ病患者のグループのほぼ半数で脳脊髄液のセロトニン代謝産物5-HIAA濃度が異常であると結論された。ところが、異常濃度の患者のうち半数のみが、すなわち被験者全体の四分の一が5-HIAA濃度が低く、残りの人はむしろ平均より高い値を示していたのだった。その上、被験者の半分で5-HIAAが正常域だった。こうした結果から脳脊髄液における5-HIAA濃度はうつ病の指標として適当でないと考えられるが、この論文の著者たちは、気分障害の患者の一部で「セロトニンうつ病」があるという仮説をここから引き出している(15)。他の研究では、躁病とうつ病の患者の両方で5‐HIAAが少ない傾向が見出された。この結果は、低セロトニン濃度がうつ病や自信欠如と関係があるという概念を支持するものでは決してない(16)。「脳脊髄液の5‐HIAA——自殺の生化学的予測因子か？」という題の論文が出された。ここには、セロトニン濃度がうつ病や自殺を予測するのに役立つかもしれないと書かれている。この論文の研究成果は次のようにまとめられている。

うつ病にともなう生物学的現象の中で、セロトニンの代謝回転の変化がここ数年脚光を浴びている。自殺者の死後脳の低セロトニン濃度と、うつ病患者の脳脊髄液のセロトニン代謝産物、5‐ヒドロキシインドール酢酸（5‐HIAA）の低濃度が確認されたことがとりわけ、うつ病におけるこの神経伝達物質の役割を裏づける主な証拠となっている(17)。

自殺しようとする人や暴力的な人は、5‐HIAAが低いという報告がいくつかある。攻撃的なサルもセロトニン濃度が低いと言われている。これらの結果は、統計的に有意であっても、強い相関があるわけではなく、「正常な」対照群と攻撃的な人や自殺志向の人のセロトニン代謝産物の濃度の分布にかなりの重なりが見られる。このことから、攻撃的な動物や人、または自殺者のセロトニンの低濃度は、そのような動物や人の抱えている大きなストレスに付随するものであり、彼らの行動の原因ではないと推論する研究者たちもいる。たとえば、アカゲザルの研究で、母親から引き離され、他のサルと一緒に育てられたサルは、セロトニンの代謝産物の濃度が低く、攻撃的行動が多い。また、当然かもしれないが、大人になったときの社会的能力に乏しい(18)。母親から引き離されたことが原因であって、セロトニン濃度は一つの結果にすぎないのではないのか。低セロトニン濃度がうつ病や自殺の唯一の原因だという考えは、断じて正しくない。さまざまな経験によってもセロトニン濃度は下がることが示されているのである。いろいろ考え合わせると、行動と人格とセロトニン活性の関係は希薄であり、間接的で因果関係がないものであろうと考えられる。

精神科医は、うつ病だけでなくさまざまな障害に対し、プロザックや他の選択的セロトニン阻害薬を処方している。たとえば、強迫性障害、パニック障害、さまざまな食物関連の病気（拒食症と過食症等）、月経前緊張症候群（PMS）、注意欠陥多動障害（ADHD）、境界性人格障害、薬物やアルコール依存症、偏頭痛、対人恐怖、関節炎、自閉症、子どもの行動と情緒の問題で特によく処方されている。[19] 特異的な薬理作用をもつことが利点とされる薬が、このような種々の症状の治療のために処方されるのは、一見、矛盾しているように見える。最近の薬は作用がより選択的になってきていると言われるが、それらが、それぞれの精神障害の原因である特異的な生化学的異常を正すことによって作用するという概念が正しいとは考えにくい。同じ薬に応答する症状には、その基礎に共通した病因があると言われる。しかしこうした主張をする人たちは、基礎にあるものが何かを明確に示すことはできないし、客観的で理論が堂々巡りしない形でその存在を示すことができない。そのため、主張はむなしい響きをもち、説得力に乏しく、自己弁護に懸命であるように見える。

薬の開発における進展

現在、薬の開発と言えば、なにがなんでも特異性の高い薬を目指す傾向があるが、この特異性は薬理学的な効果に関するものであり、行動、精神、情動への効果に関するものではない。[20] 最初のころの向精神薬は薬理学的特異性が比較的低く、数多くの神経伝達物質に作用した。しかし現在、製薬企業は、唯一の神経伝達物質系だけに作用する薬をつくりだすことができるようになっている。特定の系の受容体の一つのサブタイプのみに作用する薬をつくりだすことも将来的に可能なはずだ。どの神経伝達物質も、数種の受容体に作用することが現在わかっている。その受容体の各々は異なる機能をもつと推測されているが、受容体のどれかのサブタイプを活性化または阻害した場合、その結果どんな変化が生じるかはほとんどわかっていない[21]。各々の神経伝達物質系に属する受容体の数は新たな発見によってどんどん増えている。たとえば、セロトニンの場合、一五種の受容体（5-HT$_{1\sim15}$）がすでに確認されているが、当然、それ以外にもまだ見つかるだろう。さらに、その一五種類の一つ一つがまた細分化される。たとえば、受容体の5-HT$_{1}$だけでも、少なくとも四つのサブタイプが見つかっている（5-HT$_{1a}$、5-HT$_{1b}$、5-HT$_{1c}$、5-HT$_{1d}$）。新しい実験薬がセロトニン受容体の特定の亜種に選択的に結合することが示唆されると、現在売られている薬と比較して、有効性や副作用においてより優れているかどうかを調べる臨床試験が大急ぎで検討されることになる。

受容体の一つのサブタイプに選択的に結合する薬を開発するのは、以前はお金も時間もかかり実に退屈な作業であったし、その構造は科学者が設計し合成できるものに限定されていた。ところが現在では、その全過程が自動化されている。一例をあげると、民間療法の薬草からの抽出物等から、なにか有望と思われる化合物が見つかれば、すぐさま受容体のサブタイプのどれかに選択的に結合するかどうかを調べられる装置にかけるということが行われる[22]。

しかし現在、受容体の特定のサブタイプに結合する化合物を探す研究が行われているのは、「山がそこにあるから」山に登るというのと事情はさして変わらない。受容体の特定のサブタイプを活性化したり阻害することで、行動および精神の状態がいかに影響を受けるかについての情報はないに等しい。製薬会社が興味を示すのは、たいてい、ただたんに受容体の新しいサブタイプが発見されたからであって、その受容体に有用な特質があるという情報によってではない。薬の発見が偶然に負うところが多いことを考えると、この方法で役に立つものが見つかる可能性を排除できないが、やっていることは「暗闇の中で猟銃を撃って狩りをしている」ようなものであることは承知しておくべきだ。

現在入手できる抗うつ薬の主要な三種は、モノアミン酸化酵素阻害薬、三環系抗うつ薬、選択的セロトニン再取り込み阻害薬（ＳＳＲＩ）である。ＳＳＲＩは実は三環系抗うつ薬の一種だが、セロトニンに対し選択性が高い点で区別できる。プロザックという商品名で一九八六年に売り出されたイーライリリー社のフルオキセチン〔日本では認可されていない〕はＳＳＲＩである。これがこの種のもので最初の薬であり、また最もよく知られたものである。現在は、ファイザー社の支社のローリグ社のゾロフト〔一般名セルトラリン、日本での商品名はジェイゾロフト〕やスミスクライン・ビーチャム社のパキシル〔一般名パロキセチン〕が市場に出回っている。一九九七年八月までの一二ヵ月の期間に、ＳＳＲＩを指定する処方箋は三五〇〇万枚以上発行された。リリー社のプロザックの売り上げだけで一八億ドルを越え、ファイザー社のゾロフトの売り上げも一二億ドル近くになっている。[23] さまざまな食事制限や医師による経過観察が重要であるモノアミン酸化酵素阻害薬は、今日ではあまり使われなくなってきている。

現在、新しい抗うつ薬のＳＳＲＩが導入される際には、既存の薬より作用の選択性が高いというのが宣伝文句になる。たとえば、ネファゾドン（商品名セルゾン）はセロトニン受容体$5\text{-}HT_2$にほぼ特異的だと言われている。また、新抗うつ薬のフレシノキシンは、セロトニン活性を高めると考えられるが、これはセロトニン受容体の「作動薬」（天然の神経伝達物質と同じように、受容体を活性化する物質）としての作用によってであり、ＳＳＲＩのような再取り込み阻害によってではない。[24] ネファゾドンとフレシノキシンのいずれの場合にも、セロトニンの活性の上昇が見られるが、これは一方が再取り込みを阻害して作用を持続させ、一方がセロトニン受容体を直接に活性化することによる。この二つの作用が異なった効果を生む理由や、実際、違いがあるのかどうかについては明らかではない。それ以外にも、ベンラファキシン（商品名エフェクサー）のような新しい抗うつ薬もある。これは、ノルアドレナリンとセロトニン両方の再取り込みを選択的に阻害すると考えられていて、うつ病におけるノルアドレナリンの役割を完全に捨て去るわけにいかないことが示唆される。一九九六年秋、米国食品医薬品局の承認を受けた抗うつ薬が、オルガノン製薬のミルタザピン（レメロン）である。レメロンもノルアドレナリンを活性化しセロトニンもいくらか活性化するが、これは再取り込みの阻害や作動薬としての作用ではなく、これらの神経伝達物質の放出量を増やすことによって有効性を発揮する。レメロンはセロトニンの放出をいくらか促進するとともに、二つのセロトニン受容体のサブタイプ（5-HT$_2$と5-HT$_3$）に特異的に結合することがわかっている。それによって、副作用が少なく、しかも有効性が高くなることへの期待の声もある。

ある種の新抗うつ薬はセロトニンにまったく作用しないとの報告がある。たとえば、英国で抗うつ薬として承認されているレポキセチン（エドロナックス）は「選択的ノルアドレナリン再取り込み阻害薬」であると、ファルマシア・アンド・アップジョン社は言う。エドロナックスの宣伝文句は、うつ状態と社会的機能の改善効果があることである。このエドロナックスは、ＳＳＲＩの特性をすべてもっているがセロトニン系にはまったく作用しないと一般的に言われている。新しい抗うつ薬の中には、ドーパミンやノルアドレナリンの再取り込みを阻害するが、セロトニンの再取り込みを阻害しないものもある。[25]

うつ病の原因についての真の理解がないなかで、抗うつ薬の開発はおもに試行錯誤で進んでいる。製薬会社は、既存の薬とは異なる生体アミン受容体の組み合わせに対し作用する薬を開発している。その組み合わせによっては、競合する薬に対し優位性を主張できるものが得られないかと期待してのことだ。うまくいった場合の収益は巨額だから、薬を販売するまでに必要な投資や危険性に見合うはずである。一九九七年、開発および臨床試験のさまざまな段階にある抗うつ薬は約一二五あった。しかし、新薬の開拓はごく限られた範囲内でしか行われていない。ほとんどの実験段階の薬は、さまざまな組み合わせの生体アミンの再取り込みを阻害するように設計されている。抗うつ薬の開発とうつ病についての理解の現在の状況が、権威ある教科書に次のようにまとめられている。

気分を変化させる薬の新薬の開発努力でいちばんの足かせとなるのは、確実な理論的土台がない点である。重いうつ病、双極性うつ病における首尾一貫した病態生理理論がいまでもないことが根本的に問題であり、ましてや病因論はありえない。何十年も、症状の記述に関して重要で有益な仕事が行われたにもかかわらずである……現在までの知識では、気分を変化させる薬で、中枢モノアミン作用性シナプスでの神経伝達、特にノルアドレナリンかセロトニンで媒介されるものに影響を与えないものを想定することは難しい。基礎分野の科学者の思考の限界と、新薬開発に出資する企業側の投資の限界から、袋小路のような状態に陥っているのが現状である。(26)

現在販売されている抗うつ薬や開発の諸段階にあるものの大部分は、うつ病はセロトニンやノルアドレナリンの分泌が少ないか、受容体の感受性の異常によるこれらの神経伝達物質の実質的な活性低下が原因であるという仮定にもとづいて開発されたものである。しかし、先述したように、うつ病の人のほとんどで生体アミン活性の低下があるという確証はないのである。抗うつ薬は短期的にノルアドレナリンとセロトニン活性を上昇させるかもしれないが、数週間、薬を投与して症状の緩和の兆しが最初に現れたころには、ノルアドレナリンやセロトニン活性は実際には低下している。これは、先述したフィードバック（図3-2参照、一一四ページ）により、受容体の感受性の低下が生じたり、時としてシナプス間隙に放出される神経伝達物質の量が減少するからである。

うつ病の生体アミン欠乏説に対抗する別の仮説

うつ病の生体アミン欠乏説が広く推し進められているにもかかわらず、この分野の研究者のほとんどがこの理論には不十分な点があると言い、いまだに新しい仮説を模索している。エール大学のロナルド・デュマンは、うつ病の原因に関する別の仮説を提唱している。この仮説のもとになっているのが、うつ病患者にしばしば見られる脳の側頭葉に位置する海馬という構造での神経細胞の減少の報告である。海馬は記憶や空間能力等の多くの機能に関与していると考えられている。また、情動の調節にも大きな役割を担っていることが示唆されている。ストレスがあると、大量の副腎ホルモンが分泌され、これによって海馬の細胞が壊れるという報告があり、デュマンらは、うつ病はストレスから引き起こされる海馬の細胞の減少が原因で起きるのではないかと推測した。[27] 彼らによれば、抗うつ薬が効くのは、生体アミン欠乏を正常化するからではなく、神経成長因子の一つ（「脳由来の神経栄養因子」）の放出が促され、これによって海馬の神経細胞の枝分かれを推し進め、細胞の減少を補うからだという。

うつ病の海馬細胞減少説はなかなか興味深く、調べてみる価値があるが、デュマンらがあっさりと認めているように、この仮説が適用できるのはうつ病患者の比較的少数に限られる。というのは、うつ病患者の大半で海馬の細胞の減少が見られるという証拠もないし、うつ病になる前に必ず大きなストレスがあるというわけではないからである。実際、最初のうつ病の発作が、何もかもうまくいっている時期に起こることも珍しくない。ところが海馬仮説で一つ大事なのは、この仮説によってうつ病の原因を探す範囲が広がったことである。この仮説では、神経伝達物質の異常の証拠のみに着眼するのではなく、別の生物学的な要因に目を向け、その要因が個人の生活の中の諸事情によっていかに影響を受けるかにも注意を向ける。

要約してみよう。神経化学と薬の作用の神経薬理の知識は大いに増したが、理論のほうはここ五〇年ほとんど変わっていない。現在までに、薬理学的知見や技術が大いに進んだ。ところが情動に関する生化学的研究は、脳に全部で一〇〇以上あると推定される神経伝達物質のうち、せいぜい三つか四つのものとの関連にかぎられている。また、最新の抗うつ薬は、受容体に特異的に結合するようになってきているものの、従来と同じ少数の神経伝達物質にしか作用しない。薬の開発は、うつ病の原因や薬の作用メカニズムの理解が進んだからというより、市場を念頭において進められる。抗うつ薬は、うつ病の原因である生化学的欠陥を正常化することによって作用するとよく言われている。この文句は、売り込みには有効だが十分な証拠はない。

抗精神病薬と統合失調症の場合

統合失調症のもっとも初期の理論は、神経伝達物質のセロトニンに注目して展開された。というのは、統合失調症に似た精神状態や知覚を引き起こすＬＳＤや他の幻覚剤が、セロトニン活性を阻害したからである。そのため、統合失調症はセロトニンの欠乏によって生じるのではないかという仮説がつくられた。しかし結局、セロトニン説は棄却されることになった。それは、幻覚剤でもセロトニン活性を阻害しないものや、セロトニン活性を阻害するが幻覚を引き起こさない薬が見つかったからである。また、ＬＳＤや他の幻覚剤で引き起こされる「精神病」は表面だけ、統合失調症に似ていることがしばらくして明らかになった。精神科医がこの問題に十分注意するようになると、たいていは、実際の病気の状態と薬で惹起された状態の区別が容易にできるようになったのだ[28]。

「統合失調症のドーパミン仮説」を支持する議論

新しい別個の神経伝達物質としてドーパミンが認識された後、ドーパミンが統合失調症の病因や治療において、きわめて重要な役割を果たすことがいくつかの証拠から示唆された。販売されていたほとんどの統合失調症薬は、パーキンソン病に似た運動症状を引き起こすという観察が当初からあった。パーキンソン病患者でドーパミン欠乏があることがわかると、抗精神病薬がドーパミン活性を阻害するという仮説が、当然のように提出された。こうした観察から直接導き出されたのが、統合失調症患者はドーパミン活性過剰の状態にあり抗精神病薬はこれを正すという仮説である。

抗精神病薬の作用の単純なドーパミン仮説が統合失調症のドーパミン説に発展していったのは、抗精神病薬がドーパミン受容体を遮断する能力と統合失調症への有効性（力価）との間に強い相関関係が発見されたことが契機になっている。抗精神病薬のほとんどはドーパミン受容体に結合する。だが、ドーパミンがこの受容体を活性化したとき起こる生理的反応を、抗精神病薬が引き起こすことはない。本質的に、抗精神病薬はドーパミン受容体の拮抗薬であり、ドーパミン受容体を遮断し、ドーパミン（または、ドーパミン様の作動薬）がこの受容体に作用できなくする。この画期的な発見は、シーマン、リー、スナイダー三人とそれぞれの同僚たちによって独立になされ、最もよく読まれている二大科学誌『ネイチャー』と『サイエンス』にほぼ同時に論文が掲載された。[29] セロトニンやノルアドレナリンの受容体を遮断する薬ではこうしたことが起きないことが後に示されると、統合失調症のドーパミン仮説は大きな推進力を得ることになった。[30] 統合失調症患者でドーパミンが異常な高濃度で存在するということを証明することはできなかったが、こうしたことから、この精神障害はドーパミンに対する高感受性が原因であると考えられるようになった。シーマンは後に次のように言っている。

> 統合失調症患者の脳のドーパミンの量は正常であるが、受容体の密度が高くなることによって「ドーパミンが高濃度で存在するかのような」状態がつくられる。たとえば、コカインや多量のL‐ドーパの服用によって幻覚や錯覚が生じるが、こうした薬によって惹起される精神疾患と自然発症のものとは対照的である。薬による精神疾患では、ドーパミン受容体密度は正常だが、ドーパミンの放出量が多いため、ドーパミン過剰の精神病状態が現れる。[31]

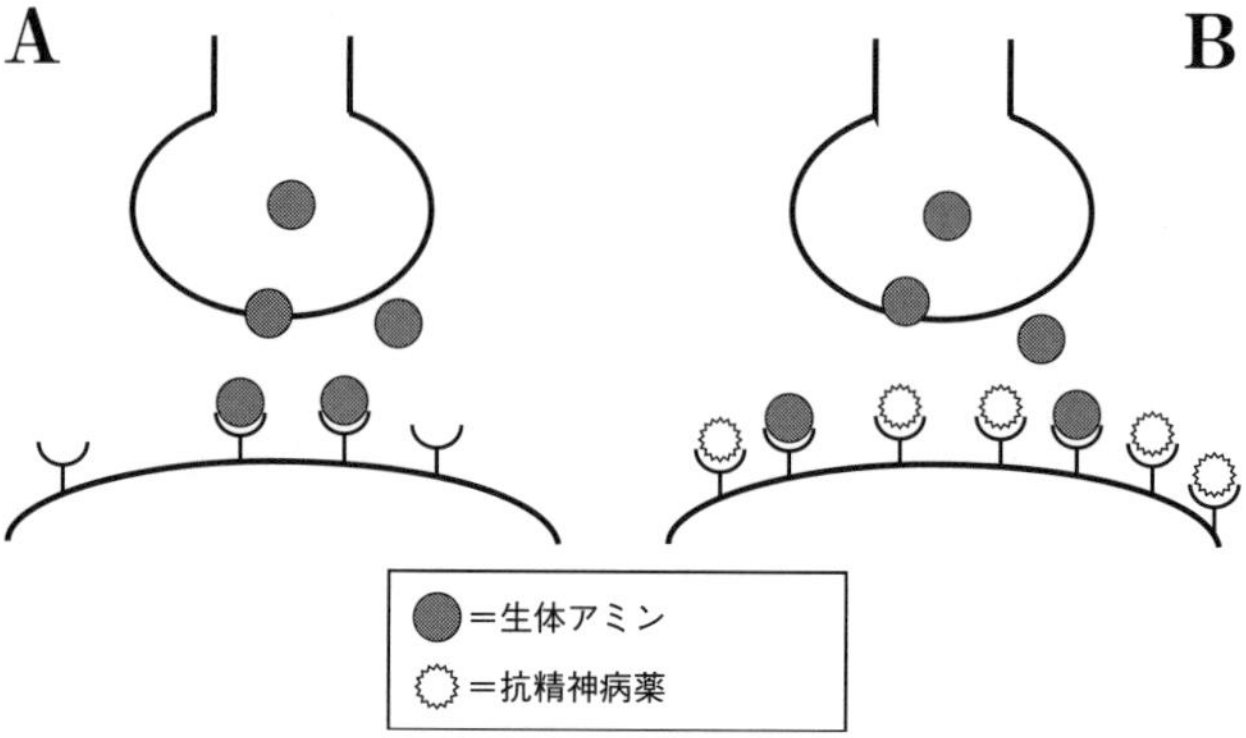

図4-1　抗精神病薬によるドーパミン受容体の遮断は，ドーパミン受容体の数の増加を引き起こす．A）抗精神病薬投与前の受容体の数，B）抗精神病薬がドーパミン受容体を遮断すると，この受容体の増殖が引き起こされる．ドーパミン受容体が遮断されたことで，ドーパミンの放出量が増すので（114ページの図3-2参照），抗精神病薬によって，結局ドーパミン活性が増えるのか減るのかは判断しがたい．

　統合失調症患者の脳でドーパミン受容体が過剰に存在するかどうかを直接測定する方法が必要だった。一九七八年には、死亡した患者の脳のさまざまな部位に存在する受容体の数を推定する技術が利用できるようになり、シーマンとリーのグループは、統合失調症患者の脳ではドーパミン受容体の数が多いことを見つけたと報告をした。それまでは、統合失調症のドーパミン説を支持する証拠は状況証拠にすぎなかったが、「統合失調症患者の脳でドーパミン受容体に異常がある直接的な証拠をついに見つけた」と彼らは主張した。[32]

　統合失調症患者の脳でドーパミン受容体が異常に多いというシーマンとリーの報告は、患者がドーパミンに対し高感受性を示すという説を強力に支持するものと思われたが、こうした初期の発見がそのまま受け入れられにくかったのには、いくつかの理由があった。まず、調査された統合失調症患者の死後脳は二〇人分にすぎず、しかも統合失調症患者と正常な人の脳のドーパミン受容体の数の分布に重なりがあった。しかし、さらに重要なのは、その統合失調症患者のほとんどは、死亡する前のある期間、抗精神病薬で治療を受けていたという事実である。ドーパミンや他の受容体を遮断すると、フィードバックがかかり、受容体の数が増加することがよく知られている（図4-1を参照）。そのため、一部の統合失調症患者の脳に見られた受容体の数の過剰は、治療のせいであって、病気の原因ではないという可能性が十分あった。

そこでシーマンとリーは、抗精神病薬を服用したことのない統合失調症患者の脳の収集に努めた。その結果、薬を服用していない統合失調症患者の脳でもドーパミン受容体が過剰に存在することの証拠を得て報告した。この後すぐ述べるが、この事実を他の研究者たちが追試によって再現できなかったのだった。そうこうするうちに、シーマンとリーは技術を向上させ、現在、統合失調症患者の脳にあるドーパミン受容体のサブタイプの数を推定することができるようになっている。少なくともドーパミン受容体には五つのサブタイプがあることが確認された。各々の受容体のサブタイプにほぼ選択的に結合する放射性ラベルをした薬を種々用いた実験から、シーマンとリーは、統合失調症患者の脳でD_2受容体の数が異常に多いと主張した。これは、先に薬の投与を受けていない統合失調症患者でも同じだった。彼らはD_2受容体を「抗精神病薬・ドーパミン受容体」と呼ぶことにした。このように名づけたのは、統合失調症で異常が見られるものであることと、抗精神病薬の治療効果がこの受容体への結合によるのではないかと考えられたことからである[33]。

このように、いろいろな証拠により、統合失調症のドーパミン仮説の正当性が確認されたように思われた。ところが証拠をさらに厳密に検討してみると、理論は疑問の余地がないものでは決してないのである。

ドーパミン仮説を厳密に見ていくと

脳のドーパミン系の異常が統合失調症の原因だという説得力をもつ主張をつくりあげるのは、証拠の取捨選択を行えば可能である。現在までの知見を概観し厳格に検討すると、ドーパミン系の異常が統合失調症の根底にあるというのは実際はまったく疑問の余地がないわけではないことがわかる。統合失調症患者が異常な数のドーパミン受容体を有することが発見されたとよく言われるが、この証拠自体、確かなものというわけではない。正常の人にくらべ、統合失調症患者でドーパミン受容体の数が多いという結論を導き出した研究における差異は、平均値におけるものであり、これに当てはまらない統合失調症患者も多い。また、ほとんどの研究者は、統合失調症患者でドーパミン受容体の異常があるという証拠をまったく確認できていない。ドイツ、英国、オーストリアの患者と研究者の多国籍研究チームは、統合失調症患者の脳において発見されたD_2（または、それ以外のドーパミン）受容体のいかなる差異も「完全に医原性」であると結論した。この差異が、抗精神病薬が先に投与されていることによって一〇〇パーセント生じているという意味である。[34] 精神薬理学一般や、特にドーパミンの作用メカニズムの解明に最も貢献した人のひとりであるアルヴィド・カールソンは論文の中で、次のように総括している。

統合失調症でドーパミン機能に何らかの変化があるという確かな証拠はない。統合失調症患者の死後脳を分析し、ドーパミンD_2受容体密度が高かったという報告がある。また、PET（陽電子放出法断層撮影）スキャンのデータからも同じことが言われているが、カロリンスカ研究所のファルドとセドヴァールの研究では、まったく差がないという結果が出ている。[35]

他のPETを用いた研究でも、統合失調症患者でドーパミン受容体の数が多いという現象は確認できなかった。[36] このように、抗精神病薬治療によるもの以外では、統合失調症患者の大半でドーパミン受容体の過剰があるという研究者たちの合意はない。さらに次の章で議論するが、薬の服用とは無関係にドーパミン受容体の数が増えているらしいとされる統合失調症患者においてさえ、ドーパミン系の異常が、病気の原因か、結果なのかが明らかではない。

D_1、D_2という型以外にドーパミン受容体がさらに発見されたため、ドーパミン受容体の研究は複雑さを増してきている。一つ例をあげると、一九九〇年にパリのピエール・ソコロフらがD_3受容体を同定したと報告すると、[37] この論文にたいへんな興味が寄せられ、『サイエンスウォッチ』の「生物学で注目度の高い論文ランキングの一〇番以内」に名前が挙がるほどの人気をとった。現在確認されている五種のドーパミン受容体（D_1―D_5）の各々が、脳において異なる分布を示している。

抗精神病薬のほとんどはD_2とD_3受容体に結合し、D_1、D_4、D_5受容体にはあまり結合しないと言われている。[38] このことから、D_2とD_3受容体が抗精神病薬の作用部位だと考えられている。ところが、クロザピンのようないわゆる「非定型抗精神病薬」のいくつかは例外的で、D_2やD_3受容体には結合しない（あるいは、ほとんど結合しない）（「非定型精神病薬」は、「遅発性ジスキネジア」として知られている、不可逆的に外見の悪化が進行する運動症状を引き起こさない[39]）。「非定型抗精神病薬」は統合失調症の治療において、おもにD_2とD_3受容体に作用する従来型の抗精神病薬と、少なくとも同程度に有効である。三種類の標準的な抗精神病薬のいずれにも反応しない患者の三〇パーセントが、「非定型抗精神病薬」に反応することが示されている。この三種類の標準的な抗精神病薬に反応しない患者たちは、通常のようにドーパミン系の問題をもたない統合失調症の一群ではないか、と主張する臨床研究者も多い。しかし、この主張が正しいはずはない。というのは、「非定型抗精神病薬」はドーパミンD_2受容体を遮断する薬に反応する患者にも有効であるからである。D_2受容体に作用しない「非定型抗精神病薬」に、さまざまなタイプの統合失調症患者が反応するのに、抗精神病薬は統合失調症の原因であるD_2受容体の異常を正すことによって効き目を発揮すると主張するのは難しい。さらに「非定型抗精神病薬」の中には、ドーパミン受容体でなくおもにセロトニン受容体に作用するものがあるという事実は、ドーパミン受容体が抗精神病薬の有効性に決定的な役割を担っているという主張にも疑念を投げかけるものである。

最近の日本からの報告によって、統合失調症患者の前頭前野におけるドーパミンD_1受容体の減少（増加ではない）が伝えられている。この報告の著者たちは、それがこの障害に見られる認知障害のもとになっているのではないかと推測している。[40] この発見は興味深いものかもしれないが、なぜドーパミン受容体を遮断することが統合失調症に効くのかを説明するのがいよいよ難しくなる。おそらく、こうした多くの予備的な発見や推測から、ゆくゆくは明快な論理が生まれてくるのだろう。しかし現在のところ、ドーパミン受容体が統合失調症の原因であるか、あるいは抗精神病薬が薬の有効性を発揮すべく作用する部位なのか、得られている証拠からはわからない。

統合失調症がドーパミン活性の過剰から生じるという理論にとってもう一つの難題は、抗精神病薬を投与してからそれなりの治療効果が現れるのに数週間かかることである。[41] これは、抗うつ薬でも同様である。薬が数時間のうちにドーパミン受容体を遮断するにもかかわらず、そうなる。薬の投与を数週間続けると、ドーパミン受容体の数が代償として増加し、ドーパミンニューロンの発火の頻度が増加する。受容体数の増加は、ニューロンがドーパミンに応答する能力を高めるはずであり、ドーパミンニューロンの発火頻度の増加およびそれによって放出されるドーパミン量の増加とあいまって、抗精神病薬の効き目が最初に現れるころには、ドーパミン活性は減少ではなく増加しているのではないか。この変化が、ドーパミンの過剰な活性を正常化するものとはとうてい思えない。

多くのD_2受容体がどの器官に分布しているかについての知見にもとづいて、この逆説を解く試みがなされている。D_2受容体は、統合失調症とひじょうに深い関係があると言われているが、その多くは「自己受容体」である。「自己受容体」はドーパミンを放出するニューロン上に存在し、ブレーキの働きをする。ブレーキがかかると、ドーパミンニューロンの発火の頻度が緩められ、放出されるドーパミンの量が減少する。もしこの自己受容体が薬により遮断されると、ブレーキが取り去られた（アクセルを踏みこんだような）効果が現れ、ニューロンの発火の頻度が増す。ほとんどの抗精神病薬はD_2自己受容体を遮断するので、ドーパミンニューロンの発火の頻度は増加し、シナプスに放出されるドーパミンの量は増加する。ここにふたたび、逆説が生じる。薬によってドーパミンニューロンの発火の頻度が増加するなら、病気によってドーパミンの過剰な活性があり、薬はそれを緩和するという考えに反するではないか。

この逆説を解決するために考えられたのが、ほぼ三週間、ニューロンの発火が異常な高頻度で起こると、このニューロンの細胞膜が「脱分極する」という説である。脱分極というのは、ニューロン内の細胞膜と細胞質の間の電圧の差が減少することであり、この状態では、ニューロンの発火や神経伝達物質の放出ができない。さまざまな抗精神病薬において、長期の投与により脱分極遮断を引き起こす能力と、ヒトにおける抗精神病薬としての有効性とに関連があると、最近の研究で報告されている。脱分極遮断現象は、新しい抗精神病薬を選別するには役に立つかもしれないが、統合失調症のドーパミン仮説における意味合いはけっして明快にはなっていない。抗精神病薬による脱分極効果について研究している主だった人たちは、脱分極によってドーパミン系が正常な状態に戻ることを意味すると考えるのは無理があると考えていて、彼らの結論は、統合失調症患者のドーパミン系には何も問題がないのではないかというものである[42]。

統合失調症は一つの病気だろうか？

統合失調症を生物学的観点から解明しようとすると、得られる結果が変動しやすく、しかも再現性がないということが生じる。統合失調症患者は不均一な集団であり、かなり多くの精神保健にたずさわる専門家たちは、実際には、さまざまな病因から生じるいくつかの病気が同じ病気の名前で診断されている可能性が高いと考えている。一九〇〇年ごろに、精神障害の初期の分類を手がけたドイツの精神科医エミール・クレペリンは、統合失調症を「早発性痴呆」と呼んだ。というのは、「痴呆の」思考過程がはじめて顕在化するのが青年期であるからである[43]。クレペリンは「早発性痴呆」を四つの型に分けた。単純型、破瓜型、緊張型、妄想型である[44]。その後、統合失調症〔Schizophrenia は以前日本では精神分裂病と訳されており、このほうが原語に忠実な訳であるが、スティグマを生じやすいこともあり、統合失調症という病名に変更された〕という言葉を導入したのがオイゲン・ブロイラーであり、一九一〇年ごろのことである。彼は「一群の統合失調症」という言葉を使っている。(45) 一九七〇年代には、統合失調症という名称は、米国で広く使われ、英国にくらべて、患者が統合失調症と診断される確率は三倍高いと推定された。(46) 最近は、統合失調症という診断は以前より客観的になってきている。はっきりした診断基準が、米国精神医学会が出版した『精神疾患の診断・統計マニュアル』（DSM）に書かれているし、世界保健機関が出版した『国際疾病分類』（ICD）等の広く使われている手引書にも書かれている。現在では、より客観的な診断基準が使われ、これを用いて計算した統合失調症の発生率は、ほとんどの国で人口の一〜二パーセントとなる。

診断名のあてはめ方についてては次章で詳しく議論するが、現在でも種々の型の統合失調症が認められているということは重要である。原因はいくつもあり、さまざまな治療法が必要であると感じている人が多い。今日よく行われる分類は、急性期と慢性期の区別と、一型と二型の区別である。急性期と慢性期というのはもちろん病気の時期のことを言っているが、診断基準は他にもある。急性統合失調症患者は症状がはじめて現れるまではたいてい、比較的うまく社会に適応している。病気が進行していることを示す初期（前駆）症状がたぶんあるのだろうが、見た目には、病気はかなり急に現れる。急性統合失調症にともなう典型的な症状は、妄想と幻覚である、一方、慢性統合失調症患者は、（職があるのなら）仕事にうまく適応できず、社会との接点が乏しいことが多い。慢性統合失調症患者は孤立した生活を送ることが多く、衛生意識が低く、奇異な行動を示し、感情が平板で、会話や筆記に障害が出る徴候があり、存在しない言葉を使い（言語新作）、脈絡のないことをしゃべる（「言葉のサラダ」）。類型学ではよくあることだが、かなり大きな中間領域が存在し、重なる部分も多い。たとえば妄想や幻覚をもつ慢性統合失調症患者もいるし、急性統合失調症患者が慢性期の荒廃状態に移行することもある。

一型と二型は、おもに特徴的な症状で分けられる。急性期と慢性期の区別と重なる部分が多い。「陽性」症状は一型統合失調症で目立つ。これはおもに幻覚と妄想のことであり、正常な人には見られない症状である。「陰性」症状は、二型統合失調症で際立ち、正常の人に見られる行動が欠如していることによって特徴づけられる病理のことである。たとえば「陰性」症状には、社会的スキルの欠如、感情鈍麻、意志伝達能力の欠如があげられる。[47] 一般的に、急性統合失調症では陽性症状が目立ち、慢性統合失調症では陰性症状が目立つ。[48]

ドーパミンは、陰性症状より陽性症状に密接な関係があると広く信じられている。抗精神病薬はドーパミン受容体を遮断する。そして陰性症状を緩和させるというより、幻覚や妄想を減らすことに効果があるようである。アンフェタミンのようにドーパミン活性を上昇させる薬は、陽性症状を悪化させる傾向があるが、陰性症状に対しては、どういうわけかほとんど影響を及ぼさない。慢性統合失調症は、一般に抗精神病薬が効きにくい。

陽性と陰性症状にそれぞれ異なるドーパミン受容体が関係しているのではないかという推測があり、製薬会社は、陽性と陰性症状の両方を緩和し、同時に抗精神病薬が引き起こしやすい不都合な運動症状を惹起させないために、ドーパミン受容体のサブタイプの好ましい組み合わせに対し親和性を示す薬を開発したいと思っている。一型統合失調症患者のみにドーパミン過剰があり、そのためにドーパミン受容体を遮断する抗精神病薬がもっとも有効に作用するのではないかという主張もある。しかし、この仮説はいくつかのデータと矛盾する。たとえば、陽性症状は、クロザピンのような「非定型抗精神病薬」に応答することが示されているが、この薬のドーパミン活性阻害能力はとりたてて大きくない。また実際、患者を一型と二型のどちらかにすんなり分けることができない。患者の多くで、陽性と陰性症状の両方が混じるし、統合失調症の症状にも、容易には一型と二型に分けられないものがある。[49]

抗精神病薬の現在の状況

統合失調症の原因や薬の作用メカニズムをめぐる現在の混沌とした状況は、この病気の最新の薬を見ることによって一目瞭然である。イーライリリー社は、最近、抗精神病薬のオランザピン（商品名ジプレキサ）の販売を始めた。これは、おもにセロトニンとドーパミンの受容体を遮断し、ノルアドレナリン、アセチルコリン、ヒスタミン受容体のいくらかも遮断する。オランザピンはまた、GABAやベンゾジアゼピンの受容体の一部にも弱く結合する。リリー社は、薬の箱に入れた説明書の中で、オランザピンや他の抗精神病薬の作用メカニズムは明らかになっていないことを認めた上で、ドーパミンやセロトニンに対する拮抗作用が重要と推測されると述べている。彼らは副作用の可能性もその中で警告している。遅発性ジスキネジアや、生命を脅かしうる神経遮断薬による悪性症候群（NMS）などがそれである。

薬理作用と副作用に関してこれとほぼ同じことが、新薬のリスペリドン（ヤンセン・ファーマ社のリスパダール）や他の新しい抗精神病薬でも言われている。最近の抗精神病薬の開発は概して、「非定型抗精神病薬」の作用の影響を受けている。たいていの抗精神病薬では好ましくない運動症状を引き起こすのに、この薬ではそうしたことがほとんどない。だが、非定型抗精神病薬の中にも固有の問題を抱えるものもある。新しい抗精神病薬を開発するときには、既存の「非定型抗精神病薬」に類似した作用の特徴をもつものを開発し、少しだけ化学構造を変えてみることが多い。そうして、有効性がより高く、副作用が少ないものを狙う。新しい抗精神病薬の多くは、D_2ドーパミン受容体と5-HT_{2A}セロトニン受容体に結合し、「D_2・5-HT_2拮抗薬」と呼ばれる（セロトニン・ドーパミン拮抗薬（SDA）と呼ぶ方が一般的である）。このような薬の開発はすべて、基本的に試行錯誤による。受容体のサブタイプそれぞれのもつ機能が明らかになっていないからである。

どの抗精神病薬であれ、効かない統合失調症患者がかなりの数存在する。アルバート・アインシュタイン医科大学の精神科教授であるジョン・ケインは、抗精神病薬の有効性について研究し、薬を四週間投与して症状に何らかの改善が見られるのは、統合失調症患者の五〇パーセントにすぎないと結論している。[51]さらに、薬に反応しなかった患者に引き続き同じ量の薬の投与を続けるか、投与量を増やすか、あるいは他の抗精神病薬に切り替えた場合、四週間後に何らかの症状改善が見られたのは、たった九パーセントだけであった。明らかに、薬が効かない患者がかなりの数存在し、その理由がわからないというのが正直なところなのである。

抗精神病薬による治療に反応する人たちは、「不条理な状況」に陥ることがよくある。患者が一年以上寛解状態を維持しているということで薬による治療をやめてしまうと、四分の三以上が再発する。ところが、薬の治療を続けると、患者の二五～四〇パーセントで遅発性ジスキネジアを発症する可能性が出てくる。[52]またドーパミン活性を阻害する抗精神病薬による治療を受けた統合失調症患者は、薬物療法を受けていない患者より慢性化しやすいという報告もいくつかある。世界保健機関（ＷＨＯ）の研究によると、薬が処方されることの少ない開発途上国では、統合失調症患者が寛解した後に再発する頻度は少ない。[53]次の章で論じるが、ストレスやドーパミン活性を刺激する、アンフェタミン、コカイン、オピエート等の薬物に繰り返しさらされると、継続的で、永久的ともいえるドーパミン回路の過敏性が生じる。このことから、抗精神病薬を長期に使うと、脳の中に永続的な変化が引き起こされ、再発のリスクが高くなる可能性が示唆される。

精神疾患の単純理論を超えて

統合失調症患者に、神経遮断薬による治療で生じるもの以外のドーパミン異常があるという統一見解はない。しかし、製薬会社は、「統合失調症のドーパミン説」に執着しているので、ドーパミン異常以外のメカニズムが関与している可能性は無視されている。他のメカニズムの例をあげてみよう。広く麻酔薬として利用されているケタミンは神経伝達物質のグルタミン酸を阻害する。ケタミンは正常な人に急性精神病状態を引き起こしたり、統合失調症の症状を悪化させることが知られている。アルヴィド・カールソンは最近、統合失調症にグルタミン酸が関与していることを示唆する他の実験データについて総説を書いている。[54] グルタミン酸の重要性を強調するある臨床研究者のグループは、「統合失調症の研究における革新的な手法により、統合失調症にグルタミン酸（神経伝達物質である興奮性アミノ酸）が関与していることを示す確かな証拠が得られた」と主張している。[55] この総説が載っている権威ある精神薬理学の教科書の別の章には、次のように強調されている。「統合失調症の病因と治療における5-HT（セロトニン）の役割は確かな、、、、、ものである」と。[56]

統合失調症にグルタミン酸やセロトニンが関与している確かな証拠があっても、他の可能性がまったくなくなったわけではない。ソロモン・スナイダーは、一九六〇年代以来の神経化学の知見の変遷について、最近、次のように書いている。

神経伝達の研究の歴史は驚きの連続である。普通に考えたら、脳の神経伝達物質として、ごく少数の、おそらくは興奮性と抑制性の二つの神経伝達物質があれば足りるはずだ。二〇世紀の大半で、そのように考えられていたようだ。一九二〇年代（アセチルコリンが認知された時期）から一九六〇年代にかけて、知られていた神経伝達物質の分子はほんの少しだけだった。すなわち、生体アミンとアミノ酸である。オピエート受容体やエンケファリンの研究により、ペプチドに対する関心が高まり、その後の二、三年で、五〇前後の神経ペプチドが同定された。さまざまな特性において違いが見られるものの、こうしたアミンやアミノ酸やペプチドの主だった作用は、広く知られている通常の神経伝達物質の作用と変わらない。[57]

最初のころに発見された神経伝達物質はニューロン内のシナプス間隙近くの小胞に蓄えられるものだったのだが、その後に発見された物質はニューロン間のシグナル伝達に関する概念に変化をもたらしているとも、スナイダーは指摘している。神経伝達物質は、隣接するニューロンのみに作用すると考えられているが、多くの物質（たとえば一酸化窒素）が、遠くに位置するニューロンの活性にも影響を及ぼしうることがわかってきた。

脳の神経伝達物質の数が発見により急速に増加し、またその作用の仕方が実に多様なことから、複雑さが増してきている。それにもかかわらず、精神疾患の生化学仮説は、二、三の神経伝達物質しか発見されていなかった時代につくられた説明をいまでも固守している。アーヴィド・カールソンは、神経薬理学の進歩と、薬物療法に根本的変革が見られない現状の間の大きな落差について、次のような意見を述べている。

この二〇年間に行われた中枢神経系の基礎薬理学のすばらしい発展に鑑みれば、精神医学で使われる薬が一九五〇年代に使われていたものと本質的に変わらないのは、特筆に価する。なぜだろうか。こうした薬が完璧なもので改良の余地さえないというわけではけっしてない。抗精神病薬であれ抗うつ薬であれ、厄介な副作用があるし、効果が現れるまでの時間が長く、理想的といえるものからほど遠いのである。(58)

一九九七年、オックスフォード大学の薬理学教授のレスリー・アイバーソンも、うつ病と統合失調症の薬物療法にずっと変化がないことに関して、次のように書いている。

モノアミン仮説の時代に、中枢神経系に作用する薬の発見への新しい道が切り開かれはしなかった。プロザックの作用のメカニズムであるモノアミン再取り込みの阻害は、はじめの三環系抗うつ薬のイミプラミンやアミトリプチンの作用メカニズムと変わらない。統合失調症の治療に一〇〇を超える薬が導入されているが、そのすべて

が、最初に使われたクロルプロマジンの作用の仕方に似ている。(59)

統合失調症とうつ病の単純な生体アミン仮説とでも呼ぶべきものを、人々はこれまで擁護し、支持してきた（ふたたび繰り返すが、神経伝達物質の生体アミンの主要なものは、ノルアドレナリン、セロトニン、ドーパミンである）。現在ウェールズ大学で精神医学を研究しているデイヴィッド・ヒーリーは、いわゆる「精神医学の大変革」は、新しい考え方を受け入れることにかなり消極的なきらいがあると睨んでいる。(60) トマス・クーンはその著書『科学革命の構造』〔邦訳はみすず書房、一九七一年〕の中で、科学理論ないし「パラダイム」は、矛盾するデータがたくさんあっても、取って代わるべき別のパラダイムが現れるまでそのまま保たれることが多いと述べている。この分野ではうつ病の生体アミン仮説が今日まで君臨してきたため、矛盾するデータを退けるために、ありとあらゆる「付随的な」説明が考え出され、理論の間違いを認めるのには消極的であったとデイヴィッド・ヒーリーは指摘する。たとえば、もし抗うつ薬が生体アミンの神経伝達物質に作用しないのなら、何らかの形でアミンに影響が出るように、適当な生化学的な反応を無理やりもち出したりする。あるいは、うつ病患者の集団で生体アミン活性の数値の変動が大きいと、患者の選び方が適切でなかったと片付けられてしまうことになる。ヒーリーは、うつ病の生体アミン仮説が、いろいろな実験データと合わないという批判がある中で、どのようにもちこたえてきたのかをいくつか例証している。

精神疾患の精神薬理学の文献で大きな貢献をしている精神科医ハーバート・メルツァーは、最近、うつ病のカテコールアミン仮説と統合失調症のドーパミン仮説について次のように率直に意見を述べている。

それらは、思考の枠組みと、進んでいる方向が正しいのではないかという期待を、人々に与えた。これらの仮説のもとのものは、間違いを多々含むことが現在わかっている。あまりに多くを説明しようとしていたのだ。矛盾していう事柄がいろいろあることがわかっているのに、ドーパミン仮説が実に長い間その正当性を疑問視されなかったことは驚くべきことである。

一九八〇年代に、カテコールアミン説を越えて、エンドルフィンやオピエートに興味が移行し、抗精神病薬としてGABAの関連の薬を開発する試みが行われたことが思い出される。治療に使える薬を見つけ出そうとして失敗し、またドーパミン仮説に戻った。一九五〇年代から一九六〇年代前半に展開された初期の統合失調症のセロトニン仮説は、結局消えてなくなった。統合失調症患者の尿や血液中、あるいは死後脳標本から、精神異常発現作用のあるインドールアミン（セロトニン）が含まれるのを確認できなかったことや、セロトニン活性を上下させることによって統合失調症患者の行動に顕著な影響を与えることができなかったことがその原因である。[61]

リチウム療法の有効性を証明する決定的な実験的証拠を提供したモーンス・ショウが、最近次のように書いているが、これも同じような調子である。

もう一つ残念なのは、いまだに気分障害におけるリチウムの作用メカニズムが解明されていないことである。仮説がたくさん出され、なかには独創的で魅力的なものもあるのだが、どれも正当性が証明されない。意外に思われるかもしれないが、抗うつ薬、抗けいれん薬、電気けいれん療法でも状況は変わらない。躁うつ病の病態生理学的基礎が確立していないので、治療効果のメカニズムが解明できない。またその逆も言えて、治療効果のメカニズムが解明できていないので、躁うつ病の病態生理学的基礎もわからない。中に鍵を入れたまま閉じてしまった箱のようなもので、解決は容易ではない。[62]

辺縁系、情動、精神疾患

一九七〇年までに、ノルアドレナリン、セロトニン、ドーパミン回路の脳における局在部位や、薬がそれぞれの神経伝達物質系に与える影響のメカニズムがかなり明らかになった。だが、神経薬理学や神経化学的現象の解明は進んだものの、脳の活動性の変化がどのようにしてさまざまな精神病理現象を引き起こすかについては解明が進まなかった。情動に関係があると言われている脳の部位（たいていは辺縁系か視床下部、ときに前頭葉）にある受容体に薬が作用していることが多いようだと指摘されることはあるが、こうした問題を真剣に考えた人はいなかった（現在でもいない）。たとえば、側坐核はドーパミン受容体を有する脳の辺縁系の中の器官であることから、統合失調症の進行や抗精神病薬の作用で重要な部位ではないかとつねに指摘されている。しかし、この側坐核のドーパミン活性が、どのようにして統合失調症を引き起こすかについては、推測を試みた人さえごく稀である。その稀なケースでも大概、辺縁系は情動を制御し、精神障害は情動の問題だから、という程度の素朴な論理だ。

ほんとうに、辺縁系 limbic system のみが情動の制御を担っているのか。いろいろな理由から、これが実に怪しいと思う。当初、脳のこの部分は、大脳皮質の下面に接する脳の器官を意味する「大脳辺縁葉」（grand lobe limbique）と名づけられた。フランス語の limbique（弓を意味するラテン語の limbus に由来する）という言葉は境界、敷居、縁を意味する。動物や人で、この部位の一部が損傷を受けた場合、情動に劇的な変化が生じることが発見されると、この解剖学的な領域は視床下部と合わせて、「辺縁系」と呼ばれるようになった。その作用は情動反応の制御だとする理論が提出され、後に情動を引き起こす経験の記憶もそこにつけ加えられた。辺縁系は、この部位の刺激や損傷によって内臓（腺や、内臓を構成する平滑筋等）に変化があることから、「内臓脳」とも呼ばれる。

〔英語で直感を意味する gut feelings は直訳すると、内臓の感覚となるが〕辺縁系は内臓 gut と直感 gut feelings を制御するものと考えられた。

辺縁系に含まれる器官のほとんどが嗅脳、すなわち「臭いの脳」の一部であると考えられていた。というのは、嗅球がここと繋がっているからである。動物はチャンスや危険が身に迫っていることに、嗅覚からのシグナルによって気づくので、こうしたシグナルによって情緒的に興奮する。嗅覚とつながっていることは、ヒトにおいても辺縁系が感情を制御すべく発達したという説を支持するものと考えられた。ヒトは、現在では動物ほどには嗅覚に依存していないが、辺縁系は、ヒトがその祖先である動物といまだに共有する進化的に「原始の」脳の部位であると考えられるようになっていった。さらに、この領域の機能は比較的最近進化で獲得された大脳皮質からの制御をあまり受けないとする意見も出された。「考える脳」と「感じる脳」が分離しているのはこのためであり、無意識のものである情動が、意識によって制御できないのもうなずけるとのことである。こうした概念のいろいろが、精神障害の起源を考えるうえでの生物学的・進化論的基礎の一部となるのではないかと思われる。

生物学的な志向をもつ精神科医たちがこぞって注目するのが辺縁系の概念であるのは、よく理解できる。しかし、辺縁系について書かれたものの多くが、単純すぎたり、真実でなかったりすることがわかってきている。たとえば、辺縁系と大脳皮質ははじめに考えられていたより相互に結びつきがあることがわかったため、この「系」がより高次の脳中枢による制御を受けていないという概念は現代の形態学的知見からは支持されない。また、すべての辺縁系の構造が、損傷を受けたり刺激されたときに情動の変化を引き起こすわけではないし、いくつかの主要な辺縁系の構造が認知に重要な役目をすることも、現在わかっている。たとえば、海馬は記憶を担う。特に意識的な記憶（いわゆる陳述記憶）を司る。また、爬虫類のような動物が情動反応に完全に支配されるのは、辺縁系を有し、哺乳類にみられるような新皮質をもたないためだと進化論的に説明されることがよくあるが、これはいくつかの点で誤解を生む可能性があることがわかってきた。たとえば、爬虫類の辺縁系は哺乳類のものとは組織的に異なり、知覚情報を受けて統合するというようなさまざまな機能をもつことが今では知られている。こうした機能は、進化的により新しい大脳皮質の機能だと考えられていたものだ。

進化的に「原始の」辺縁系が認知と切り離され、情動のみを統括するという概念が、精神医学では好まれたが、神経科学者の多くはこの概念を否定している。辺縁「系」という概念でさえ彼らは受けつけない。結局、神経系のどの部分も繋がっていると彼らは言う。系とか回路と呼ばれているものは、機能に関する理論にもとづいた抽象概念である。多くの神経科学者の間では、辺縁系の活動性と情動との関係は強調されすぎていると現在考えられている。情動反応は認識過程と別個ではなく、脳の他の部位も情動表現に関与しているし、辺縁系の器官も情動反応制御以外のいろいろな機能にかかわっている。(63) しかし、向精神薬の作用を説明するため提唱されている生化学説のほとんどは、薬が辺縁系の何らかの構造の受容体に作用すると説明するだけで、その事実が何か特定の精神的な異常や治療効果とどのように結びつくのかというところまで思考が及んでいない。

なかなか認める人はいないが、精神疾患の生化学的理論はもがき苦しんでいるのが現状である。当初つくられた生化学説は、薬の作用や精神疾患の病因を説明するのに不適当であることは明らかだが、とって代わるべきものが見当たらない。理論を取り繕って、ほとんどの薬で効き目が出るのに数週間かかる理由を説明できるメカニズムを拵えてもはなはだ信用ならないだけでなく、薬が精神状態をいかに変化させるのかが不可解なままだ。以前考えられていたよりはるかに多数の神経伝達物質が薬物療法の担い手として関与している証拠があるが、それらが、うつ病、統合失調症、他の精神障害の病因に関与しているのか、そうであればいかに、といったことはほとんど明らかになっていない。神経化学の知識が増えたら、向精神薬の作用メカニズムや精神障害の原因の理解が容易になるのではないかとも考えられたが、実際は、考慮しなくてはいけない要素の数がどんどん増加している。最初は薬が特異的な部位に作用しても、その後、なだれをうったようにいろいろな反応が連鎖的に起きるので、それを解明することは容易ではない。さまざまな精神疾患の進行に関与する可能性のある生物学的要因の中で、神経伝達物質の異常のみに目を向けているのが現状なのである。この方面に限って見てみても、現在たくさん知られている神経伝達物質、神経修飾物質、あるいは神経活動や精神状態に影響を与えるホルモンのうち、ほんの少数の物質に研究が限定されていることがわかる。

ここまで、精神障害の生化学説について経験的根拠の信頼性の検証を中心に議論を進めてきた。しかしたとえもし、経験的事実に関して完全な意見の一致が見られたとしても、その解釈の仕方に関していくつものもっと大きな問題がある。この問題については次の章で論じる。

第五章　証拠の解釈

精神疾患患者の脳を他のものから確実に区別しうる生化学的、解剖学的、機能的な徴候が見つかっているとよく言われるが、実際はそういうものはない。統合失調症患者の脳に他との違いを見つけたとする報告はこれまでにいくつかあったものの、それらの発見を他の研究者が確認できないということもある。異常があるという結果を得た研究それ自体においてさえ、その脳の「異常」とされるものは調べた統合失調症患者の多くで見当たらず、しかも精神障害の病歴が皆無の正常の「対照」群の一部にそれが見られている。他の精神障害において脳の異常を示す証拠は、統合失調症にくらべてさらに釈然としない。さらに、前の章で書いたが、主要な精神障害のそれぞれで最もよく効く一群の薬はすべて同じ生化学的変化を惹起するという概念にもとづく、生化学的異常の間接的証拠も、通常主張されているよりずっと不確かなものである。

生物学的マーカーと何らかの精神障害の間に信頼性のある確かな関係が、この先いつか見出される可能性はけっして排除できない。しかしそのような関係が見出されたとしても、それがどんな意味をもつかについては本質的な疑問が残る。この章では精神障害との相関が最も確からしい生物学的マーカーについてさえ、その意味を解釈する際には考慮しなくてはならないいくつかの問題を議論する。

原因と結果の混同

相関関係がいかに強くてもそれがそのまま因果関係とはならないことを、たいていの人は知っている。ところがこの事実は容易に忘れられる。傘を携えることと雨とは強い相関関係があるが、傘を携えているからといって雨が降るわけではないことを誰でも承知しているのに、脳の中の何らかの生物学的マーカーと精神障害の間に相関関係があることが発見されると、このマーカーを障害の原因だと信じこむという落とし穴に容易にはまってしまう。脳がすべての精神的な経験において中心的役割を担っていることが知られていることがその一つの理由なのだろうが、論理的には、この関係は傘と雨の関係と変わりがない。人の精神状態や経験は脳に影響を与えうるし、逆もありうる。二つの事柄に相関関係があるとき、どちらが原因でどちらが結果であるか、自分でわかっているつもりになってはいけない。「原因」と「影響」が混同されやすい。また、二つのものに因果関係がなくても、大きな相関関係はありうる。たとえば、ほとんどの国で、名前が母音で終わる人は名前が子音で終わる人より、平均でみると、背が低い傾向が見られる。しかし少し考えてみればわかるように、最後の母音子音と背の高さに因果関係を想定すべき道理はない(1)。

精神障害の患者の脳に生化学的、解剖学的、機能的な何らかの違いが見つかっても、それが障害の原因だと考えなくてはならない理由は存在しない。たとえば、精神障害の治療に使われる薬は、長く持続する生化学的変化、あるいは構造的変化でさえ引き起こすことが明らかになっている。過去には、この変化が障害の原因であると言われたりもしたが、実際は、治療の結果である可能性が指摘されている。受容体遮断やシナプスにおける神経伝達物質の増加を引き起こす薬でいろいろなフィードバックがかかり、受容体の数やある種のニューロンの発火頻度が変化する。薬を繰り返し服用すると、感受性が強くなったり、弱くなったりするため、同じ量の薬によって引き起こされる反応が増加したり、減少したりする。薬に対する感受性の上下の根本には、長く持続し、永続するような脳の物理的変化がある。テリー・ロビンソンとブライアン・コルブの二人の生物学的精神科学者の最近の報告によれば、しばらくアンフェタミンを投与してこの薬に敏感な状態をつくり、薬の投与完了後一ヵ月して調べてみると、いくつかの脳構造においてかなりの形態学的変化が見られるという(2)。現在、薬物療法を受けたことがない精神障害の患者を見つけるのは難しいから、患者の脳に見出される脳の異常は医原性の可能性が高い。つまり、治療の結果であり病気の原因ではないということである。薬物療法を受けたことがない統合失調症患者の脳に、異常な数の受容体が発見されたという報告が二、三あるが、前章でも言ったように、この研究結果を再現するのは困難である。さらに、異常があるという結果を得た研究においてさえ、それはあくまで傾向の話であり、あらゆる統合失調症患者にあてはまるわけではないのである。

経験で脳の構造が変化する

精神疾患患者の脳で見出された物理的変化は薬物療法の結果である可能性があるが、このデータに対し他の解釈もありうる。さまざまな経験も、脳の構造や機能に変化を与える可能性がある。たとえば、数多くの実験で示されていることだが、ストレスにさらされると、持続的な脳の変化が引き起こされることがある。何度も繰り返しストレスを与えられた動物は、その数ヵ月後でもアンフェタミン注射に過敏な反応をする(3)。ストレスにより、抗精神病薬の作用部位のドーパミンニューロンにも持続的な変化が生じる証拠もある。たとえばストレスを受けた動物の脳から取り出したドーパミンニューロンをシャーレに置くと、この状態でも、アンフェタミンの誘発により過剰なドーパミンが放出される(4)。この結果から、ストレスによりドーパミンニューロンに持続的な物理的変化が生じ、アンフェタミンのような薬に対して感受性が亢進していると考えられるが、それだけではなく、その後のストレスに対しても過敏になっていることが示唆される。ある種のニューロンのこの長く続く高感度状態が「心的外傷後ストレス障害（PTSD）」の原因ではないかと言われている。ストレスによる効果は、ドーパミンニューロンの感受性を高めることだけに限られない。ストレスによりある種の副腎ホルモンの分泌が誘発されることが知られていて、動物でこうしたホルモンが過剰に存在すると、記憶に重要な脳の領域である海馬のニューロンが、破壊されることがわかった[5]。人間の脳にはきわめて十分な容量があり、過去のストレスの原因だったある出来事を思い出すことができるから、かえってストレスを何度も繰り返し追体験することが可能になってしまう。多くの精神疾患の患者は、ほとんどストレスが途切れることがないような状況にあるように思われる[6]。

しかも精神疾患患者の脳で異常が見つかったという報告を評価する際、ストレスによる効果が、考慮すべき唯一の要因ではありえない。精神障害の原因を、患者の脳の機能的、構造的な違いに見出したと熱心に主張する研究者たちがいるが、彼らが考えているよりはるかに、脳の構造は可塑的だ。動物では子どもであっても大人であっても、さまざまな経験が脳の構造を変化させることを示す実験データがたくさんある[7]。初期に行われた研究によれば、豊かな環境で育ったラットの脳のニューロンは、貧しい環境で育ったラットの脳のニューロンより枝分かれが多く、ネットワークを作る能力が大きいという。その後の研究で、たとえば、特別な作業課題の訓練を繰り返すといったような訓練をいろいろ行うと、この活動に関与している脳の領域のニューロン構造を変化させることもできることが示された。可塑性はニューロンの基本的性質にちがいない。というのも、無脊椎動物でも、この可塑性が、学習と記憶に不可欠なのである。たとえば、コロンビア大学のエリック・カンデルは、条件反射の獲得において、アメフラシ（海のカタツムリ）のニューロンが構造変化し、それによって後に特定のシナプスのシグナル伝達が容易になることを証明した[8]。遺伝子は脳の枠組みである基本組織をつくる役目を担ってはいるが、大量のニューロンが成長してネットワークを構築する過程は、経験によって（決定されるとまでは言わないが）影響を受けることが証明されている。ヒトゲノムの一〇万個の遺伝子〔現在ではヒトの遺伝子は二〜三万個であることがわかっている〕が、ヒトの脳の中のシナプスの推定一〇兆個の正確な結合の形状を指示していることはありえない。

ヒトでも、経験が脳の構造を変化させる証拠があるとの報告が出されている。たとえば、ヒトの脳の言語領野（ウェルニッケ野）のニューロンの樹状突起の枝分かれの度合いは、平均的には、その人の受けた教育の程度に比例するという。大卒では高卒より言語野での枝分かれが多く、高卒は中卒よりやはり枝分かれが多い。この結果は、比較しているグループ間の年齢や性別の違いで説明することはできなかった。脳の構造の違いがもとで、違うレベルの教育を求める可能性もあるとこの報告の著者たちは認めてもいるが、それより、それぞれのレベルでの教育にともなう異なる経験が脳を変えた可能性が大きいと彼らは考えている。[9]

行動が脳の構造を変えるという結論を支持しているのが、カリフォルニア大学バークレー校の心理学者マーク・ブリードラブの最近の報告である。頻繁に性行為を行う機会があったラットでは中枢神経系の大きさに変化が見られた。彼の結論は「性行為の違いが、脳の構造変化を引き起こしているのであり、その逆ではない」というものだった。[10] 下半身の活動が神経系の構造を変化させることができるならば、頭の活動が同じ効果をもたらさない理由はない。

経験がニューロンの構造や機能を変えられるという有力な証拠があるからには、精神障害の患者の脳に見られる何らかの顕著な構造的・生理学的特徴を見て、それをこの障害の原因だとみなすのが危険なことは明らかなはずだ。精神疾患患者は自分の世界に引きこもり、外部からの刺激をほとんど受けない状態になることもあるし、強迫的な行動を繰り返したり、あるいはまったく動きのない状態になることがある。また、興奮して同じ場所を行きつ戻りつし、睡眠や食事が過剰または過少になったり、妄想に取りつかれたりする。こうした思考や行動パターンのどれかが長く続けば、脳の物理的変化が生じる可能性がある。だから、特定の精神障害の患者に見られる「生物学的マーカー」がすべて、障害の原因だとは仮定できない。脳の生化学的、あるいは他の生物学的な変化は、患者の精神状態や行動によって生じたものかもしれないのである。

経験による脳の機能の変化

ある報告によると、特定の精神障害患者の脳に、物理的変化だけではなく、機能的異常が見つかったという。研究者は新しい脳の画像検査技術を駆使して、これまで構造的・生化学的異常が検知されていない領域で、脳の異常な活性を検知することもできるようになっている。しかし、異常な機能や病態生理現象は、精神障害の原因というより、結果である可能性がある。精神障害の原因を最初に発見しようと熱中するあまり、脳の活性がいろいろな経験で変化しうることが往々にして忘れられてしまう。脳の機能を意識的に変えることが可能な場合もある。バイオフィードバックの実験で、被験者はある種の経験を頭に思い浮かべているだけで、自分の脳の電気的活性に変化を与えられることが証明されている。

最近の陽電子放出法断層撮影（ＰＥＴ）をつかった一連の研究は、精神障害の原因と結果を区別する問題に大きな影響を与えている。ＰＥＴとは、脳の画像検査の装置である。これを使うと、被験者が何らかの課題に取り組んだり、ある種の経験をしている最中に、脳の活性の局所的変化を追跡することが可能になる。強迫性障害の患者を対象としてその種の実験が行われている。強迫性障害の患者は、たとえば、触るものすべてがばい菌で汚染されているという病的な思い込みから抜け出せないでいたり、なにかに取り憑かれたように手を洗いつづけたりする。なかには、一五年前に親を亡くした悲しい思い出から抜け出せない人もいる。数人の研究者たちは、強迫性障害の患者では、眼窩前頭皮質、線条体、視床の領域等のいくつかの脳領域の活性が異常に高い傾向があると報告した。これらの脳構造を含む脳回路における異常活性が原因で、強迫性障害が発症するのではないかという仮説も提出されている。ＵＣＬＡ脳研究所の研究員たちは、強迫性観念を減少させる目的で行動療法や認知療法を行うと、異常な脳の活性が減少したと報告している。[11] 逆もまた正しいことが証明されている。強迫性障害患者の強迫観念を強めるような状況を課すと、強迫性神経症状の悪化が観察された。[12] たとえば、ばい菌による汚染の恐怖から逃れられないでいる人に、汚れた手袋を渡したところ、予想に反せず、特徴的な脳の活動のパターンが強化された。このように、強迫観念の強さと脳の異常な活動の間には、かなりの相関関係が見られることが示された。この関係をいかに解釈すべきか。

特定の脳回路の活動性が高いことが強迫性障害の原因であるという議論は、一見、説得力があるように思われる。なぜなら、強迫性障害の患者の多くで特徴的な、脳の異常な活動のパターンが存在し、患者がよくなるとそれがなくなり、症状がひどくなると強くなるからである。だがここでもう一度、傘が雨の原因になるかという単純な論理との類似性で見てみると、その非論理性が一目瞭然である。具体例を示そう。雨がひどければ傘が開いている確率が高まるし、小糠雨程度なら傘が開いている確率は減り、お日様が照っていれば傘が開いていることはない。しかしこれと論理はたいして変わらないのに、議論が脳の機能と精神障害の関係についてであると、原因が見つかったという主張は信憑性があるように聞こえてしまう。相関関係の一方の側が脳であると、一方の側である脳を原因に格上げしたい誘惑に抵抗するのが困難になる。

この特徴的な脳活性のパターンは強迫性障害の最初の原因であったというより、この障害の長期化や悪化の原因になった可能性がある。実証されているわけではないが、脳のある種の状態が、異常な気分や強迫的な観念の形成を進行させたり維持するのに役立っているのならば、その脳の状態を変化させることで、ある症状の緩和ができるはずである。この可能性はいくつかの例でも確かめられている。誰もが経験しているように、多くの情動は、いろいろな身体の変化をともなう。たとえば、心拍数の増加や呼吸の変化であったり、また、アドレナリン分泌の増加や骨格筋へ向かう血管の拡張といった無意識のうちの臓器の変化の類である。情動が生じることと身体の変化の間に強い相関がみられたので、一八九〇年代、ウィリアム・ジェイムズとカール・ランゲは、それぞれ独立に「情動を経験するということは、それぞれの情動を特徴づける臓器の変化を感じることに他ならない」という説を提唱した。だがこの説は、間違っていることがわかった。脊椎が輪切り状になった患者では身体の状態に関する情報を脳が受け取れないのだが、それでも情動が生じることが明らかになったからである。

臓器をもとにした身体の変化が情動の原因と考えられることはもはやないが、情動を強める役目をしているのは確かだ。一九五〇年代に、スタンリー・シャハテルは、被験者にアドレナリンを注入することにより、情動と関係のある臓器変化をいろいろ生じさせることに成功した。薬の注入によって生じる身体の変化は、情動の性質を決定づけないが、環境を操作して被験者を怒らせたり喜ばせたりせると、適切な情動が、アドレナリンで強化されることが見出された[13]。次のような例もある。心配したり怖がっているときは、筋肉が堅くなるのが普通である。筋肉の緊張が心配という精神状態を起こさせるのではないが、いわゆる「漸進的筋弛緩療法」で筋肉を弛緩させると、心配や恐怖の度合いを緩和できる。精神障害に影響を与えると言われている生物学的要因が、どれも病気の原因であるとは示されていない。それらのうちいくつかが、病気を悪化させている可能性はあるであろう。しかし、これが正しいかどうかは今後の研究を待つことになる。

「デキサメサゾン抑制試験」――一つの例

一九八〇年代、精神医学の学術誌には必ずと言っていいくらい、うつ病のデキサメサゾン抑制試験（ＤＳＴ）に関する論文が載っていた。合成ホルモンのデキサメサゾンには、副腎皮質ホルモンのコルチゾールと同じ作用がいくつかある。コルチゾールは、身体に対してだけではなく、脳に対しても影響を及ぼす。コルチゾールの受容体は、視床下部（下垂体の真上）やその他の脳の領域に見つかっている。視床下部は下垂体の分泌作用の制御を司り、下垂体から副腎皮質刺激ホルモン（ＡＣＴＨ）を分泌させる。このＡＣＴＨが分泌されると、次に副腎皮質が刺激されて、コルチゾールが分泌される。脳が高濃度のコルチゾールを検知すると、ACTHの分泌を減少させるようにシグナルを下垂体に出す。その結果、コルチゾールの分泌が減る。デキサメサゾンはコルチゾールと同じ脳の受容体に作用し、その結果、副腎から分泌されるコルチゾールの量を減少させる。デキサメサゾンの作用とコルチゾールの作用は、この点で似ている。

うつ病患者で、コルチゾール濃度が高いという報告が数件あったので、うつ病患者がデキサメサゾンの注射に対し正常な人とは異なる反応を示すかどうかを研究するのは意味のあることではないかと考えられた。デキサメサゾンの注射後、正常な人の血清（血液）のコルチゾール濃度は、デキサメサゾンの投与量にもよるが、二四時間程度抑制されるのに、うつ病患者では、その抑制時間がだいぶ短くなる。デキサメサゾンによる通常の大きさの抑制作用が生じないという現象は、すぐに、うつ病のどの型かを診断するのに広く利用されるようになった。たとえばDSTは、生化学またはそれ以外の生物学的要因によって引き起こされると考えられる「内因性」うつ病と、人生の経験が引き金になる「反応性」うつ病を区別できるとされた。体内を循環するコルチゾール濃度に応答して、下垂体の活性を制御するのは視床下部と大脳辺縁系の中の脳部位であるから、DSTは内因性うつ病患者の視床下部か辺縁系の機能の異常を反映するものと考えられた[14]。DSTにより研究は大いに活気づき、一九八〇年代半ばには、最も研究が進んだうつ病の「生物学的マーカー」になった。

精神医学の学術誌でのおびただしいDST関連論文の数や大きな盛り上がりにもかかわらず、デキサメサゾンに対する異常なコルチゾールの応答が、うつ病の原因を示唆するのか、あるいはうつ病の行動や情動を反映したものなのかは明らかではなかった。抗うつ薬や電気けいれん療法をしていると、患者の回復を示す行動や情動が確認される前に、コルチゾールの抑制パターンの異常が消失することがよくあると言う人もいた。しかしこうした報告は、再現性がなかったし、原因と結果が混同されている可能性は依然として残った[15]。

DSTはうつ病を引き起こす脳の異常を検出しているのではなく、うつ病患者に特徴的な食欲減退とそれにともなう食物摂取減少で引き起こされる影響を反映しているにすぎないことを強く示唆する論文が、あるとき広く読まれている医学雑誌『ランセット』に掲載された[16]。研究では、うつ病になったことのない被験者たちに、一日一〇〇〇〜一二〇〇カロリーの食事制限を課す実験が行われた。カロリー制限を行ったことにより、患者にうつ病の徴候や気分変化は見られないのに、DSTを行うと、かなりの数の被験者でうつ病の徴候と判断されうるデキサメサゾンに対する反応が見られた。食物摂取の減少だけで、うつ病患者のDSTの結果すべてを説明できるわけではないかもしれないが、コルチゾール反応がうつ病の原因となる病態生理を必ずしも反映していないということがこの実験から示唆された。むしろDSTは、うつ状態を特徴づける何らかの行動の変化を反映している可能性がある。DSTがうつ病の原因について何ら情報をもたらさなかったとしても、その必要もほとんどなかった。うつ病かどうかは、通常、検査室で手のかかる試験をしなくても簡単に見つけることができるからである。一九九七年には、DSTへの関心はほぼ完全になくなった。現在、このテーマの論文は、精神医学の研究誌にめったに掲載されない。

治療、原因、診断について

精神医学では、疾患の原因が、有効である治療法から推論されることがよく行われている。有効な治療にもとづいて疾患の特質を導き出し、診断さえも行うことを、「治療による推論法」*ex juvantibus* reasoning（*ex juvantibus* はラテン語で「そこから健康をつくりだす」という意味である）と呼ぶ[17]。たとえば、ある精神疾患患者にうつ病と統合失調症の症状が見られるために診断がはっきりつかないとき、患者が反応するのが抗うつ薬か、あるいは抗精神病薬か、それとも両方かにもとづいて、診断や病因が決定されることがある。治療による推論法に頼るのは容易だが、間違った結論を導き出すことも多い。医学においては、病気の原因と治療法とは関連がほとんどなかったりまったく無関係だったりすることもよくある。

注意欠陥多動障害（ＡＤＨＤ）を治療するのに用いられる薬の研究から、ある治療が症状改善に役立つからといって、その事実から障害の原因について結論するのがいかに危ういかがわかる。ＡＤＨＤと診断される子どもたちは、一般に過剰なほど活発で、とても気が散りやすく、教育現場等を破綻させることも多い。多くの場合、ＡＤＨＤの診断は難しい。子どもたちは、さまざまな理由から、症状のうち一つが現れたり全部が出たりし、その程度もまちまちであるからだ。全米注意欠陥障害協会（National Attention Deficit Disorder Association）のハワード・モリスによれば、多くの医師が診断の道具として薬のリタリンを使い、「効くならＡＤＨＤであり、効かないなら違う」という診断を行うことが多いという[18]。

ＡＤＨＤの子どもたちは、生化学的な異常を有すると考えられている。なぜなら、リタリンという精神運動を活性化するアンフェタミンに似た薬が、彼らを「逆説的に」不活発化させ、注意力の持続時間を長引かせるからである。しかし米国精神保健研究所のジュディス・ラパポートらの研究によると、ＡＤＨＤの子どもたちのアンフェタミンに対する反応は、少しも逆説的ではないという。ラパポートらが医学や精神保健の専門家の子どもたちにリタリンを投与したところ、通常の子どもでも不活発になり、注意力が続く時間が伸びるのを観察した。ＡＤＨＤの子どもたちの一部に、微細脳損傷があるのかもしれないが、彼らに生化学的異常があるという仮定は確固たる裏づけがないというのが、彼女たちの結論だった[19]。状況によっては、治療による推論法で病気の原因に対する手がかりが与えられることもあるが、診断は、病的過程について解明されている所見と結びつけられるべきものであり、あまり病因との関係がわかっていない、薬の効果からの推測と結びつけられるべきではない[20]。

治療の有効性と病気の原因との関係が、一般的に、きわめて薄いと考えられる理由はいくらでもある。医学の歴史には、疾患を緩和させるが、疾患の原因と直接関係がない治療法も多数あるのである。たとえば、利尿薬がうっ血性心不全の症状緩和に使われ、ある程度成功を収めている。利尿薬は腎臓の利尿作用を促し、それによって心臓への負担を軽くする。しかし、うっ血性心不全患者の腎臓に問題はないのである。また、躁うつ病患者にリチウム療法が有効であることが多いが、彼らにリチウム欠乏の証拠があるわけではない。ちょうど頭痛で苦しむ人にアスピリン欠乏があるという証拠がないのと同じように。

病気の原因と最も効果的な治療法との関係

障害に生物学的要因があるから生物学的治療が最もよく効くだろうと推論するのは、誤りである。生物学的な原因があっても心理的アプローチがいちばん有効であることもあるし、その逆もある。例をあげよう。自閉症の研究をしている人たちのほとんどが、何らかの脳の欠陥が原因であると信じている。どのような脳の障害なのか、どの脳の構造体に問題があるのかについては一致した見解がないのだが。しかし、脳の障害が自閉症の原因だと明らかになったとしても、それを治すのは不可能かもしれず、最も有効なのは心理社会的または行動学的な治療法である可能性がある。

精神医学において、「治療による推論法」を行うことの危険性を示す例は数多くある。[21] 例をあげてみよう。セロトニンかノルアドレナリンの活性、あるいは両者を高める薬によってうつ病がよくなるという理由で、それらの神経伝達物質系の低活性濃度によって、うつ病が起こると想定されている。精神医学界がおしなべてと言ってもいいくらいに、この「治療による推論法」を信奉しているため、それらの神経伝達物質のどれにもほとんど影響を与えないのに抗うつ薬として有効な薬が見つかると、この薬は「非定型抗うつ薬」と名づけられることになった。うつ病の生体アミン仮説が疑問視されることもなく、このような結果から「非定型」と分類されたのだ。同様に、患者にさまざまなうつ症状が見られるが、不眠、食欲低下、性欲減退の症状がなく、食欲、睡眠、性欲が過剰であると、「非定型うつ病」と診断されることが多い。しかし、食欲と睡眠が過剰になる「非定型うつ病」患者が、セロトニンやノルアドレナリンを高める抗うつ薬で「定型」うつ病患者と同じように改善されるのは、矛盾があるように見える。どちらの場合も「非定型」という言葉は、薬や患者が、基礎理論の例外であることを意味し、基礎理論自体に異を唱える人はほとんどいない。この論法では「規則を証明するのは例外である」と言っているのと同じであり、これはおかしい。

「治療による推論法」の他の例をあげると、不安症状をもつ患者が、抗不安薬より抗精神病薬のほうに反応すると、診断が統合失調症に変えられることも実際に起こりうる。また、無価値感、自殺念慮、食欲低下といった典型的なうつ症状をもつうつ病患者が、抗うつ薬に反応せず、抗精神病薬によって症状が改善された場合、統合失調感情障害に診断が変更されることが多い。統合失調感情障害とされる患者は、うつ病の症状とともに統合失調症的思考障害を有するが、診断の決め手になるのは、患者が抗精神病薬投与で快方に向かうという事実である。うつ病患者の多くも、いくらか思考過程が緩慢になったりするが、抗うつ薬のみに反応する場合、統合失調感情障害ではなく、うつ病と診断される傾向がある。

カナダ人心理学者のノーマン・エンドラーは自らの経験から、「治療による推論法」の隠れた危険性をおもしろく説明している。きわめて生産的な研究者であり臨床家でもあるエンドラーは本を著し、重度のうつ病を発症した自分自身の経験を綴った(22)。エンドラーがうつ病になったとき、彼は四〇代半ばだった。ヨーク大学教授とカナダにおける最大の心理学科の主任を兼務し、それ以外にもトロントのクラーク精神医学研究所とトロント東総合病院の精神科のコンサルタントであった。教育指導、研究、コンサルタント、国際学会の講演と忙しい毎日にあった彼は、ある日、不安でいてもたってもいられなくなった。それから一週間もしないうちに、通常の仕事をこなせない状態に陥った。彼自身の言葉を借りるなら「不安で落ちつかず、いらいらし、悲嘆と混乱が襲い、自信を失った。声をあげて泣いたり、ふさぎこみ、しょげかえり、食欲も性欲もなくなり、何もやる気が出ない状態になった」。彼は、深刻なうつ症状を患っていた。エンドラーは、数人の精神科医に診てもらっても回復せず、最終的には、ある療法を受けることによって救われた。それを二〇日間実施したところ、彼は元通りに回復した。再度、彼の言葉を借りると、「ひどく気分が落ち込んでいたが、やっと気分がよくなった……授業を再開。三ヵ月ぶりにテニスをし、勝った。その夜、性欲も戻った」。有効だった療法は、薬ではなかった。モノアミン酸化酵素阻害薬も三環系抗うつ薬も効かなかった。その副作用に苦しめられはしたが。結局エンドラーを救ったのは、電気けいれん療法（ＥＣＴ）である。抗うつ薬が有効でなかったというだけの理由で、これを「非定型うつ病」といえるのか。彼はこの経験を綴ったが、ＥＣＴが薬より有効であるというようには書かなかった。むしろ、ある療法がなぜ有効なのか明らかになっていないことが多く、薬の効き目から病因を結論づけるのは危険だということを強調したのだった。(23) なぜＥＣＴがうつ病に効くことが多いか、いろいろと推察が行われているがいまだ明らかになっていない。うつ病の生体アミン欠乏仮説を固守する人たちは、ＥＣＴが有効なのは、神経伝達物質系の活性を高めるからだと主張している。しかし、ＥＣＴによって、脳の生体アミン活性が高くなること以外に、脳において他の生理的変化がいくつも引き起こされる。この例において抗うつ薬が実際に効かなかったのに、ＥＣＴが有効であった理由はわからない。こうしたことは往々にして起こる。

真実を言えば薬によって精神障害が改善される作用メカニズムは明らかになっていないのであり、生体内の化学的な欠乏、あるいは過剰を正すことが作用メカニズムであることを前提とするべきではないだろう。次のようなこともある。抗精神病薬による治療を施された統合失調症患者を見たことのある人は、必ず、彼らが鎮静化された状態にあることに気づくはずである。病棟を足をひきずるようにして歩き、身体的・精神的な反応が鈍いのである。数週間、抗精神病薬を続けると、統合失調症患者は妄想や幻聴から解放されたように外からは見えるが、訊ねて見ると、それらはまだあるという答えが返る。しかし、彼らの行動を観察すると、そうした妄想や幻聴が、薬物療法開始時ほど、彼らを支配したり、激しい情動を引き起こさなくなったことは明らかである。患者たちは、だんだんそうしたものへの関心が薄れていき、治療が成功すると、自らがそうしたものに支配されることも、その存在に気づくことも最後にはなくなって、普通に近い生活ができるようになる。この過程で鎮静は重要かもしれないが、それだけで治ったわけではないことは明らかだ。というのも、鎮静薬は抗精神病作用をもっていないからである。精神病的思考や幻覚のスイッチをぱっと切る働きをもつ化学物質は存在しない。少しずつ回復していく時期に、数多くの生理的・心理的な変化が起きるが、その病状の回復の一つ一つがいったい何によるのかはわかっていない。

そしてその逆も

疾患の症状を改善させる治療法から疾患の原因を推論すると、間違った結論が導かれることが多いが、逆もまた然りである。疾患の症状を惹起する薬、あるいは生化学的な治療処置から、疾患の原因を推論するのも同じくらい危険なことである。私は四章で、レセルピンという薬がうつ病を引き起こすという考えから、神経伝達物質の生体アミンの欠乏がうつ病の原因だと多くの人が信じるようになっていったようすについて述べた。実際には、レセルピンは、うつ病になりやすい人にだけにうつ病相を生じさせることが、後になって示された。このレセルピンをめぐる騒動から思い出したのは、私もかかわった論争のことである。突然、暴力的行動を起こす患者で、脳のどの部位がその行為に関連づけられるのかを知りたいとき、脳に埋め込んだ電極で脳を刺激するのがそれを調べるうえで適切な方法であるという主張の是非がそこで問われた[24]。臨床の文献や動物実験で得られたデータを注意深く見てみると、恐怖、不安、痛み等の情動を引き起こす脳の数多くの部位を刺激することで攻撃的行動が生じるが、この論争で問題であった攻撃的行動とは、攻撃的で暴発を抑制できない人にのみ起こるものである。暴発を起こしやすい人では、きゅっと腕をつねるだけで、暴力が引き起こされる。脳を刺激して暴力が引き起こされるかどうかをみることは、暴力行為が自然に発生するときの行動の原因を明らかにするためにはふさわしくない方法であることが自明である。

「心的外傷後ストレス障害」に苦しむベトナム帰還兵が、ヨヒンビンという薬を服用すると、パニック発作や「フラッシュバック」が生じやすいというのも同様である。こうした現象があっても、この障害の症状を引き起こすのに通常の脳の神経化学的システムが関与しているとはいえない。ヨヒンビンは正常な被験者の気分に、大きな影響を与えることはない[25]。同様に、パニック発作がおきやすい患者に乳酸ナトリウムを静脈注射しても、発作が起こることがよくあるが、正常な対照群の被験者でこの効果は生じない[26]。他にも次のような例がある。薬で惹起された症状は、表面的には精神障害と類似して見えることが多い。LSDによって幻覚が引き起こされたことから、一時は、セロトニンの欠乏が統合失調症の原因だと誤って考えられていたこともある。しかし現在では、LSDによって生じる幻覚やその他の精神状態は、統合失調症とは違うことがわかっている。このように多くの理由から、薬によって精神疾患のように見える症状が劇的に生じたからと言って、それが障害の通常の原因だと、無批判に認めるべきではないと思う。

科学的説明と還元主義

分子生物学が、この二〇年で長足の進歩を遂げた。そのため、まもなく個人の重要な特質のすべてが遺伝学によって説明されるようになると予測する人たちもいる。知性、個性といったことから、将来、特定の身体的な病気、あるいは精神病を発症する確率までもがそこに含まれる。こうした予測を「還元主義的な楽観」として退ける人もいるし、その一方で、科学の進歩の唯一の方法は還元主義だと言い切る人もいる。還元主義というのは、ある現象をその構成成分の特質にもとづいて説明する試みである。たとえば還元主義では、水を水素と酸素の特質にもとづいて説明することになる。これに対し、全体としての特質にもとづくのが統合的な説明である。「全体とは部分の総和以上のなにかである（総和とは異なる）」というのが前提である。行動の研究は個体である生物としての特質に注目するものなので、統合的なアプローチであり、身体のさまざまな器官の特質に注目する生理的な研究は要素還元主義的なアプローチである。しかし、この統合的と要素還元主義的という二つの言葉は、通常、相対的に使われる。生理的なアプローチは化学的アプローチにくらべ、より統合主義的であり、原子物理学にもとづくアプローチは化学的アプローチにくらべ、より要素還元主義的である。同様に考えると、精神障害の生化学的アプローチは、ひとりの人間の経験に注目をおく理論より、より要素還元主義的であり、単純化の試みといえる。

還元主義的な方法を用いると、より統合的現象の基礎にあるメカニズムを理解することによって現象自体の理解が進むが、そうした「下から上への」アプローチが科学を推し進める唯一でかつ、つねに最善の方法だと考えるのは間違いである。精神障害に関して生化学的アプローチを用いた研究が行われ、神経化学や薬の作用についておびただしい知見が蓄積している。だが、精神疾患に関して、どれほど理解が進んだかは怪しい。生化学的なバランスのくずれが本当に精神障害の原因であるかは明らかではないし、仮定された生化学的なバランスのくずれがあったとしても、それがどのようにして、それぞれの精神障害に特徴的な情動、認知、行動の諸症状を発現させるのかについても、いまだ、わかっていない。精神現象の次元と生化学現象の次元の隔たりはきわめて大きく、まだ橋渡しできていない。

下から上へと研究を進めなければ、因果関係を明らかにすることができないというのは、誤りである。分子レベルの現象から統合された現象を説明する以外に方法がないということはない。生化学的現象や生理学的現象によって、精神的現象を説明しうるという考え方も間違いである。また逆も、けっして正しくない。酸っぱい汁に漬けたピクルスを食べるとき、唾が出てくる。艶かしい場面を想像すると、性器やホルモンに変化が生じる。こうした誰もがよく経験する事柄を、どのように説明したらいいのだろうか。

それ以外では、一人でいたらありえない生理的変化が、社会的相互作用から生じることも実際ある。ジュズカケバト等の多くの鳥では、メスを一羽だけにしておくと、卵を産まない。メスはオスに求愛されることで、ホルモンの変化や、生理的、構造上の変化が現れ、その結果、卵を産むようになる。この場合、因果関係に心理社会的要因が当然含まれる。もし一羽だけで飼ったメスの生理のみを対象とした研究が行われていたら、この種の鳥で、産卵に何が必須なのかがわからずじまいであっただろう。生理的変化の原因として、心理社会的要因も重要であることを認めない人は、次のような例をどう説明するのか。ユダヤ教徒（あるいはイスラム教徒）たちは豚肉を食べることが禁じられている。敬虔なユダヤ教徒（あるいはイスラム教徒）が知らずに豚肉を食べ、何時間もたってから、それがなんと禁じられている豚肉だったと知らされると、身体に激しい異変が生じるという。また、「ブードゥー教の呪いで人が死ぬ」ことも、立証されている。ハーバード大学の著名な生理学者のウォルター・キャノンがこれを研究し、後にジョンズ・ホプキンス大学の心理生物学者のカート・リクターも調査した。ブードゥー教の信仰が行われている国では、いたって健康な人でさえ、呪いが自分にかけられたことを知ると、衰弱して死に至るということが実際に起きる。また、それほど昔のことではないが、医学界や科学界は、ストレスが感染に対する抵抗力やがんの成長に影響を与えるという概念を嘲笑したものである。しかし、これが本当に起こることを示す説得力ある実験データが提出され、現在では広く認められている。ストレスによって分泌が促進されるホルモンが、どのように免疫系を抑制するかという問題に関して、「精神内分泌神経免疫学」（psychoendocrineuroimmunology）の分野で現在盛んに研究されている。さまざまなレベルでの現象を橋渡しする必要があることをこの名は示唆する。

科学において「上から下への」方式で研究を進めることの価値を示す例が他にもある。適当な食事が与えられていても、子どもの成長が止まってしまう病気があり、すでに研究が進んできている。この子どもたちは、食欲旺盛なことすらある。ある症例では、五歳七ヵ月の男の子の体重が二〇ポンド（約九キログラム、九ヵ月児の平均体重）しかなく、二歳児の骨格だった。立っていることさえやっとで、歩けなかった。報告されている他の症例では、一四歳を越えた女の子の体重が、四八ポンド（約二二キログラム、七歳児の平均体重）しかなく、骨格の成長度合いは一〇歳児程度であり、見た感じは七歳児のようだった。[27]このような子どもたちの病気は心理社会性の小人症（psychosocial dwarfism）と呼ばれる。成長が止まってしまうのは、ストレスの多い家庭環境や家族崩壊が原因であることが多い。通常、この子どもたちはホルモン療法に反応しないが、各自の家から保護し良好な環境に移すと、突如身長がスーッと伸びる。ところが、そうした子どもたちを崩壊状態の家庭に放置したままだと、子どもの年齢の平均身長と体重にまで成長することは稀である（ある研究では、三五人に一人）。家から保護されて身長が伸びた子供でも、また元の問題ある家庭に戻すと、ふたたび成長が停止することが多い。あらゆる障害が、患者の遺伝子に刻まれた生化学的要因のみから起こるとするのは誤りである。社会的起源のものもたくさんあるのだ。医師は患者を診察するが、患者の抱える問題すべてで、生理学的問題のみに注目する「医学化」が行われたなら、いちばん重要なことを見落とす可能性が出てくる。心理社会性の小人症という現象を理解するには、心理的・社会的環境の考慮が不可欠である。どの疾患の進行でも、心理社会的影響を考慮しなかったら、完全に理解することはできないという見解があるが、これは特に精神疾患に当てはまる。

身体的事象を精神的事象にいかに結びつけるかということになると、結局、「心身」問題という大昔からの難題に直面せざるをえない。意識がいかに発生するか、精神と身体でどのような関係があるのかという問題を説明しようとした本が近年多数出ているが、どれも数百年来の議論から前進していない。ある人たちは、精神と意識はたんなる随伴現象であると、簡単に片付けてしまう。精神と意識が生理的事象に影響を及ぼすはずがなく、観察可能な事象である脳や行動から、注意をそらす役目をしているにすぎないと彼らは言う。多くの本には、解釈ではなく、たとえが書かれている。「精神と脳の関係は、時間と時計の関係と同じである」とか、コンピューターになぞらえて「精神はソフトウェアで、脳はハードウェアである」と説かれても、特段役立つわけではない。よく使われるきまりきったたとえは、理解を進めることにはならないのである。

　ぷかぷか漂う、肉体のない魂。このような、脳をもたない精神の存在を信じる科学者を、今日、見つけるのは不可能だろう。しかしそうだからといって、精神を理解するのに、脳の構成成分の特質のみを研究すればよいことにはならない。器官、神経伝達物質、細胞、原子等の特質のみを研究する還元主義的アプローチで、意識や思考を理解することはできない。精神の活動は、二〇〇億の脳細胞（そのそれぞれがときには一万ものシナプス結合で互いに影響を受ける）の活動が統合されて生じる。また意識と思考の理解は、心理社会的影響の考慮なしにはありえない。心理社会的な影響が、思考の内容のみならず、脳の物理的構造も形づくる。精神活動は（正常であれ、異常であれ）、分子レベルだけに存在するのではない。現象が存在するレベルにちょうど合った方法論が採用されなくてはならない。

　これをわかりやすく説明するために利用される次のような話がある。すでに地球の生物が絶滅した未来のある日、宇宙人が地球に降り立った。本でぎっしりの図書館を見つけた彼らは、本がなんであるか見当がつかず、彼らのうちの科学者たちに本の分析を依頼することになる。形態学者による分析結果は「標本は、繊維質素材でできたほぼ長方体の塊である。二枚の約三ミリ厚のごわごわして頑丈な薄板が両サイドを覆い、その薄板の間に、数百枚の白い薄片が層を成している。それらが片側のみで固定されている。よく見ると、表面に黒で大量の模様が描かれ、その模様は線状で、きわめて複雑である」ということになる。[28] 一方、化学者は、本をミキサーで粉砕（ホモジェネート）し、黒っぽい不純物を遠心で除去する。そして、その化学者は、物体はセルロースの構造体であると報告し、セルロースの分子配列の図もそこに添付される。話はさらに続き、科学のいろいろな領域の分析手段が駆使され研究が行われるが、先にあげた例と同様に、すべて的外れということになる。この例と趣旨は少し違うが、「盲人たちと象」のたとえ話を思い出すのも悪くないかもしれない。盲人ひとりひとりが真実の違った部分を触るという有名な話である。この話は、ある現象を研究するのには、視点をおくのに適当なレベルがあることを示している。還元主義的アプローチによって、全体、あるいは少なくともいちばん重要な部分を見失う可能性がある。還元主義的アプローチがより統合的現象の理解を推し進めるのに必要なメカニズムを洞察するのに役立たないと、私はここで主張するつもりはない。ただし、複雑で豊かな、より統合的現象を、分子レベルの要素的な知見がしかるべく補足することは必要だが、分子レベルの知見がそれらの現象全体にとって代わることはできない。

アルコール依存症、躁うつ病、統合失調症、同性愛、その他数多くの障害、あるいは性格特性等の原因となる遺伝子（数個の遺伝子の場合もある）が見つかったという主張が最近されているが、これはあまりあてにならない。追試がきかなかったり、研究の対象となっている特性をもつ人の中の少数にのみ当てはまるにすぎない。こうした主張がある一方で、遺伝子が行動や精神状態をつくりだすのではないと、根本的な批判をする人もいる。遺伝子は、アミノ酸やタンパク質から解剖学的構造をつくりだすための設計図と鋳型を提供する。ところが、行動と精神状態は、解剖学的構造と経験の相互作用の産物である。ここで経験とは、過去の経験で覚えているものと、現在の経験と、将来の経験の予想をいう。ある種の行動や精神状態が遺伝的因子に影響される確かな証拠があっても、それはそうなりやすい傾向があるということであって、そうなると決まっているわけではない。一卵性双生児ペアは遺伝子が同一であるが、一卵性双生児のひとりが統合失調症か若年性（一型）糖尿病の場合、もう一人がこうした疾患を患う確率は五〇パーセント以下である。

「身体の構造は運命ではない」。また、遺伝子のみが身体の構造を決めるわけではない。遺伝子の発現のオンオフに、人生経験という生理的付帯事情が介在する。マリアン・ダイアモンドの著書『環境が脳を変える』〔邦訳は、どうぶつ社、一九九〇年〕には、動物の脳の構造が経験に影響されることを証明した研究の話が多数取りあげられている。[29] 一卵性双生児の脳が完全に同じではないことは、ダニエル・ワインバーガーらによって証明された。脳の大まかな構造にさえ、有意な差があるという。[30] 遺伝と経験にもとづく要因が相互作用して脳の構造の形成が行われるが、これは出生前にも後にも起こる。たとえば、まだ子宮にいるオスの動物は、母親のストレスから影響を受けて、後になって行動や神経解剖学上の影響が出る可能性があることが実証されている。仔を孕んでいる動物がストレスを受けると、脳のエンドルフィンが分泌され、それによりテストステロンが抑制されると考えられている。テストステロンが十分量ないために、大人のオスとメスで違いが見られる脳の領域で、胎児の発達段階に通常起こる雄性分化が起こらない。そのため、ストレスを抱えた母親から生まれたオスは、後になってオス特有の性行動が十分できない傾向があり、ある条件下では、メスの性行動を示すこともある。[31]

明らかに、（出生前と後の両方での）経験が脳の構造や機能の形成に関与し、行動や思考に大きな影響を与える。行動障害や精神障害の原因を、二、三の神経伝達物質の活性のみに注目して説明できると考えるのは非現実的である。

神経伝達物質が生物学的要因のすべてではない

精神障害の化学説を批判する人は、行動を生物学的に解明する試み全体に反対であると、一般には考えられている。もちろん、必ずしもそうでないし、神経科学者である私もそう考えているわけではない。精神障害が生化学的なバランスのくずれによって生じるという理論を裏づけるのに使われる証拠の弱点を指摘し、その論理のいくつかが誤りであると言ったとしても、反生物学的ということにはならない。生化学は生物学の一部にすぎない。たとえば、精神障害の原因として、生化学的要因よりも、脳の構造上あるいは機能上の異常のほうを強調するいくつかの理論もある。いかなる脳の異常も生化学的な影響をともなうはずだという議論もあるが、これは何が原因で何が結果なのかという問題をはぐらかすものだ。筋肉の緊張がすなわち不安の原因であると考えるのは妥当ではないのと同様に、生化学的異常がすなわち精神障害の病因であると決めてかかるのも妥当ではないのではないか。

一九世紀後半から二〇世紀前半までの間に、統合失調症の原因である脳の異常を発見したという報告がたくさんあった。そうした報告をした人で代表的なのが、病理学者アロイス・アルツハイマーである。アルツハイマーは痴呆を記述したため、彼の名のついた痴呆症によって後世に知られている。彼は、統合失調症の原因が脳の前頭皮質の異常であることを発見したと信じていた[32]。この報告は確認できなかったが、公平を期すために付け加えれば、当時アルツハイマーらが利用できた技術は、今日の水準にくらべて未熟なものであった。しかも、研究には、高齢の慢性患者の剖検試料を使うしかなかった。脳研究の初期に精神疾患患者の脳で発見された異常を示すデータは再現性がないことがあまりにも多いので、この時代は「脳の神話時代」と呼ばれる。多くの場合で、長期の入院や脳の保存法が異常の原因であり、統合失調症の原因とはあまり関係がないことが後に証明された。きわめて多くの神経病理学者が統合失調症の原因である脳の異常を探すことに一生を費やしたことから、「統合失調症は神経病理学者の墓場である」と言われた[33]。

一九四〇年までには、精神病患者の脳の異常を探そうという気運は下火になった。精神障害の原因は、患者の人生経験の中に見つかるはずだとの認識が広まったからである。しかし、一九六〇年ごろになると、主たる流れはまた、生物学的原因究明に変わった。これには、いくつかの理由がある。よく統制された疫学研究により、ある種の精神障害が遺伝による可能性が高いことが証明されたことや、薬によってある種の精神障害がよくなることが認められるようになったことや、精神療法が思ったほど効果が上がらないのではという疑念がふくらんだことが、主な原因と言える。

現在、精神障害の原因として、神経伝達物質に加えて、他の生物学的要因を強調する理論がたくさん提唱されている。精神障害の原因として考えられているものに、脳細胞の減少、「生物リズム」の変調、脳の左右差の異常、胎生期の脳形成異常、出産時外傷、胎児と母親の免疫不適合、母親のインフルエンザ感染、スローウィルスの感染、さまざまな遺伝的要因等がある。[34] 脳の断層撮影技術が開発され、さまざまな精神疾患、とりわけ統合失調症の患者の脳において、構造的・機能的異常が、前頭皮質、大脳基底核、海馬、視床、小脳、その他の脳構造で見つかったと報告されている。[35] 米国精神保健研究所のダニエル・ワインバーガーらは、統合失調症患者の脳に、機能上と構造上の両方の異常があると報告している。たとえば、被験者の統合失調症患者が前頭葉が関与するとされる認知課題を行っているときに、前頭皮質の背外側領域が活性化されていないと、彼らは言う。[36] エール大学のパトリシア・ゴールドマン゠ラキックは、統合失調症患者の前頭皮質の背外側領域に欠陥があり、そのため、合理的な行動や思考過程を導く短期記憶が障害されていると主張する。[37] それ以外に、統合失調症患者の脳の側頭葉に、構造的異常があることが多いという報告もいくつかある。[38] アイオワ大学精神科のナンシー・アンドリアセンらは、統合失調症患者の脳では、視床が健常者より小さい傾向があることを見つけたと報告した。彼らによれば、視床は脳の他のさまざまな領域とつながっているので、視床の異常によって、統合失調症患者のあらゆる症状を一つの要因で説明できるのではないかという。この説明のほうが、一つ一つの症状を説明するのに、異なる脳の領域を探し回る「概念としても不満足で無駄の多い」無計画な説明より好ましいはずだともいう。[39] うつ病患者の脳で異常を見つけたという報告も数件ある。それ以外に、強迫性障害患者の前頭前皮質、大脳基底核、視床に活動性の亢進が見られるという報告については、この章の最初でとりあげた。[40]

このような各生物学説を支持する実験データが存在し、しかも精神障害の原因がわからない現在の状況下では、広く網を張って研究をしていくしかない。しかし、今日までに報告された脳の知見は追試によって再現されないことがあまりにも多く、同じ一つの精神障害に対して、あまりにも多様な脳の異常が原因にあげられているのは、実に厄介である。しかも、同じ脳構造が、いろいろな障害に関与していると報告されている。統合失調症に関するナンシー・アンドリアセンの持論は、視床が中心的な役割を果たすというものだが、彼女は次のようにも言っている。すべての研究で一致しているのは、「一つの特定の「局在部位」が関与しているのではなく、分散する回路がかかわっていることである。そして、前頭前皮質とこの部分と相互に連結した皮質の領域、特に視床と線条体が、こうしたネットワークの鍵を握っているということである」[41]。一つの特定の部位ではなく、分散する回路が機能異常に陥っているという概念は、それなりに合理的である。一方、同じ障害の人たちの脳で見つかったとされる異常な脳の部位に「注目」させるやり方は、便宜的なのかもしれない。さまざまな精神障害で、前頭前皮質、線条体、視床に、構造的・機能的な異常があるという報告が増えているが、それらがよく言われるように、こうした障害それぞれにおいて共通する損傷なのか、その程度がどれくらいのものか、あるいはこうした特定の構造が現在注目されていることを反映しているだけなのかは明らかではない。「疑問が明確でないと、答えは用意されない」という格言が思い出される。こうしたこと以外に、脳の異常に関するさまざまな論文を評価する際、示されたデータが、平均値にもとづいた傾向にすぎないということや、その精神障害のすべての患者にあてはまるようなものは現在ないことを、つねに留意すべきである。最後になるが、精神疾患で報告されている脳の病態生理機能のいかなるものも、その精神障害の原因なのか、結果なのかが明らかでない。このことは先述している。

精神障害のさまざまな化学説を裏づけるとされる証拠や議論は説得力に欠けるのに、他の生物学説のどれより支持者が多い。次章でこの理由をいろいろ取り上げる。しかし一つだけ取り上げるならば、薬の研究には、効果があり実践しやすい療法実現への最も大きな期待がかかっているという事実がある。それとは対照的に、脳の構造の異常が、ある精神障害の原因だとの証明がきちんとなされても、この状態を正すのに現在何ができるかがいまだわかっていないという現実がある。

このように批判的なことを書いたからといって、理論を考え出すことを、私が見下しているわけはない。理論が研究への意欲を起こさせることがあることは承知している。むしろ、精神疾患の原因についての現在の生物学的な理論の弱点を書きたかったのである。さまざまな、神経伝達物質の活性の減少または過剰が精神疾患の原因であるという主張を批判するのは、反生物学的、反科学的であったり、精神療法賛成派だからではなく、その理論を裏づけるとされる証拠や議論を客観的に評価したからである。

遺伝がすべてではない

統合失調症やうつ病、特に躁うつ病は、家系で代々受け継がれる傾向があることに留意していただきたい。この傾向それ自体が、遺伝の関与の証拠にはならない。貧乏だって、家系で代々受け継がれる傾向が見られるのだ。現代の疫学研究は、昔のものより格段に進歩している。現在、精神障害の遺伝関与を裏づけるいちばん確かな証拠は、一卵性双生児と二卵性双生児の比較研究や養子を対象とした研究から得られている。[42]簡単な例をあげると、統合失調症の場合、一卵性双生児のひとりが統合失調症と診断されれば、もうひとりが統合失調症である確率は、研究によって多少の違いが見られるものの、おおよそ三五〜五〇パーセントである。[43]同性の二卵性双生児の場合は、両者の遺伝組成は双子でない兄弟の場合と同程度に異なり、同様に罹患する確率（一致率）ははるかに低く、七〜一四パーセントである。一卵性双生児のほうが多少、養育のされ方まで一緒だということはあっても、一卵性双生児と二卵性双生児は、基本的に家庭環境が同じである。そのためこのことが、統合失調症への遺伝関与を裏づける確実な証拠とされている。養子で統合失調症になった人を対象にした研究の結果も、遺伝の関与を裏づける証拠になっている。養子が統合失調症を発症した場合に、育ての親よりも生みの親が統合失調症である場合が多い。躁うつ病でも、同様な結果が出ている。

現在のところ、躁うつ病や統合失調症を引き起こす遺伝子を発見したという報告があっても、どれも再現性があったためしはない。たいていの場合、ある種の疫学的なアーティファクトのために、正当性が否定されてしまう。[44]しかし、データの検討を行ったこの方面の専門家たちは、多くの精神障害の原因に確かに遺伝関与があるという。特定の精神障害になりやすい体質は遺伝すると考えるのが妥当だろう。ただし、「素因」という病理学由来の言葉は、特定の病気に罹りやすい体質、もしくは傾向があることを意味し、実際に発症するのはある条件下においてだけである。

薬の特異性と特効薬探し

製薬会社の言う「薬の特異性」は、証拠の裏づけがないことがよくある。売り込み戦略として、同一か、化学的にきわめて似ている薬であっても異なる名前がつけられ、それぞれが、別の患者の集団を対象に販売されることも起こる。たとえば、ウェルブトリンとザイバンは同一の薬であるが、前者は抗うつ薬として販売され、後者は禁煙補助薬として宣伝されて販売されている。また、類似したベンゾジアゼピン薬が、不安症状や筋肉けいれんの治療薬となったり、抗けいれん薬となったりする。特異性は薬のパッケージの中にあり、薬理作用にはない。クロミプラミン（アナフラニール）が最初に開発されたとき、チバ・ガイギー社は、すでに二つの三環系抗うつ薬を市場に出していた。それで、強迫性障害専用の薬として販売することに決めた。クロミプラミンが強迫性障害薬として他の三環系薬より有効性が高いというチバ社が提出した実験データは、怪しいものであったにもかかわらずである。[45]一九八〇年代に、アップジョン社がベンゾジアゼピンの新薬のアルプラゾラムを売り出そうとしていたころ、米国議会の公聴会で、不安治療のために販売されていたバリウムや他のベンゾジアゼピンの使いすぎに対し、警鐘が鳴らされた。アップジョン社の幹部は、この薬をどのように販売したらよいか迷った。折りしも、

『精神疾患の診断・統計マニュアル』（DSM-Ⅲ）の一九八〇年版に、好都合なことに新しい診断カテゴリーとして「パニック障害」が加わったのだった。それで、アルプラゾラムをパニック障害専用の治療薬として販売することが決められた。一九八〇年代の半ばにはこの販売戦略が成功し、パニック障害に「アップジョン病」という通称がつくまでになった。ウェールズ大学の教授デイヴィッド・ヒーリーは、向精神薬の売り込みに懸命な製薬業界は、精神疾患を食い物にしていると述べている。

精神疾患という確固とした現実がまずあって、すでに存在する錠に合う鍵か、望みの標的を撃つための弾丸を見つけることが、製薬会社の仕事だと考えるのは明らかに間違いである。薬物療法が変化を与えうる精神障害が確かにある一方で、製薬会社が錠の鍵を探そうとしているだけではなく、鍵に対応する錠の形の決定権を握っているといえる。現在の状況は、いくつかの点で、J・K・ガルブレイスの『新しい産業国家』（邦訳はティビーエス・ブリタニカ、一九八〇年）に書かれている状況とある点において似ている。どの産業部門であっても、需要と供給の法則にもとづいて市場が形成されるわけではなく、大企業が市場をつくるのである。[46]

精神疾患に用いられる薬に喧伝されているほど効能上の特異性がないことは、薬の効果がどの場合にも予測不能であることからも示される。薬の処方の進歩は、基本的に試行錯誤でしかない。医師は特定の疾患に対して自分の好みの薬をまず試した後、より効き目があり副作用の少ない代替薬をリストで捜し求める。アンドルー・ソロモンは、最近、自らのうつ病との闘いについて書いている。その中で、身をもって経験した薬物療法について詳しく述べている。ソロモンの精神科医は、不平を聞き、具体的にあれこれ質問してから、症状は「ごく典型的なもの」であり、「すぐよくなる」から心配はいらないと説明したという。はじめに処方されたのは、ザナックス（抗不安薬）とゾロフト（うつ病に対して処方されるSSRI）であった。ゾロフトは時間がかかるが、ザナックスは即効性であると説明された。ソロモンはよくパニックに陥って、目が覚めた。これはザナックスを飲めば防ぐことができたが、それは十分量飲んで「混乱した、深い、夢の多い眠りに落ちた」場合に限られた。その後ゾロフト、ザナックス、パキシル、ナーベン、バリウム、ブスパール、ウェルブトリンと、次々に薬が投与されたのであった。

他の人にくらべれば、ソロモンいわく「厳選された薬だけしか使っていない」。彼は、体験をさらに次のように綴っている。

副作用は最初の一粒を服用すると生じる。時間とともに徐々に消えていくものもある。薬の本当の効果は徐々にしか現れない。どの薬が誰に効くかは予測できないらしい。私の場合、ゾロフトを服用すると、コーヒーを五五杯飲んだら、こうなるのではないかという感じだった。パキシルを服用したときには下痢になったが、幸いにも、ザナックスで便秘になった。体がすごく疲れたが。パキシルはゾロフトよりましで、コーヒーを十一杯飲んだ後のような感じがした。体はすぐ慣れた。この状態は、自分で歯を磨くことさえいやであるよりはましだ……抗う薬でよく見られる副作用[47]（緊張、いらいら、性機能障害、頭痛、消化不良）のために、元の病状がぶり返したのではないかと思えたりする……

特異性と「特効薬」の話は、もう十分だろう。

精神障害の診断における政治と流行

ほとんどの疾患は、初期には「症候群」と呼ばれる。この言葉は、健康に有害である類似した徴候や症状が繰り返し何度も起こる現象を指している。原因が十分明らかになると、症候群は疾患に格上げされる。疾患の原因は、感染、外傷、腫瘍、毒物、自己免疫等だと医学生は教わるのかもしれないが、精神障害の場合は、実際は原因がほとんどわかっていないし、議論も尽くされていない。ある特定の精神疾患を構成するものは何なのかさえ合意がなされていないうえ、原因としてあげられるものがこれほど広範囲に及んでいる状況の中で、原因をどうやったら特定できるのか。現在使われている精神障害の診断病名が指し示す実体が単一の病気なのか、あるいはよく言われるように、種々の原因由来のいくつかの障害の集合体なのかは明らかになっていない。また診断病名自体が、科学や客観的基準よりむしろ政治や流行に左右されるということが生じるようだ。精神障害の原因を追跡すると、八方ふさがりの状況に陥る。まるで鍵を中に入れたまま閉めてしまった箱の錠を開けようとするようなものである。

同じ診断病名を共有する患者が示す徴候や症候群は実に多様である。診断病名といっても、病気なのか、症候群なのかが疑問である。これについては「障害」(disorder)という言葉の使用で問題を回避することがよく行われる。さらに、精神障害とみなされるものの変遷は科学知識より理論的傾向や政治を反映していることが多い。エドワード・ショーターはその著書『精神医学の歴史』〔邦訳は青土社、一九九九年〕において、精神医学と他の医学分野の診断の問題を対比させている。

肺炎の原因に関して、呼吸器科の医師たちが激しい論争をして、学会が二つに割れ、その問題に関してそれぞれが別の論文誌を創刊することを想像してみたまえ。ところが精神医学では、遺伝学の領域を除き、病気の原因はほとんどわかっていないので、そうした事態はありえない。たとえば、誰かが自分に愛情を寄せているという妄想をもつ色情症なるものの原因は何か、いまだに誰もわからない。そうした事情のため、精神疾患は原因より症状で分類されることが普通だ。一九世紀には、精神医学以外の医学分野でそうであったように。さまざまな症状が、実に適当に、病気の大まかなカテゴリーに分類される。色情症は統合失調症の一部なのか、妄想性障害なのか、あるいは別の病気なのか。グループ分けそれ自体についても、歴史的に侃侃諤諤《かんかんがくがく》の議論があった。「ヒステリー」をどのように分類するかという問題に、精神医学の一派全体の浮き沈みがかかることもあった。こうしたことを考えると、精神医学では分類の問題に関して誤った方向に向かうことも容易に起こりうるのだ。(48)

精神障害と政治のかかわりを概観するには、時間を五〇年以上さかのぼる必要がある。精神医学が医学の正式な専門分野の一つとして認められはじめた一九三〇年代に、精神医学界は結集して、部外者による精神障害の治療に類するありとあらゆる行為に対抗しようとした。精神科で訓練を受けた医師以外は、不法侵入者とみなされた。侵入者は、神経学といった他の専門分野の医師や、そのころこの分野での治療を始めた医師でない治療者であった。こうした人たちの数は増加していった。はじめのうち、精神科医がこの縄張り争いの主導権を確かに握っていたが、一九五〇年代にいろいろな州で、臨床心理士、精神科ソーシャルワーカー、種々のカウンセラーに免許が与えられるようになると、こうした人たちが自らの立場改善に向けた法整備のために運動することが容易になった。医師以外の精神保健の専門家は、精神障害を医学化しようとする努力は、自分たちを排除するための試みだと解釈する傾向があった。彼らは、患者、精神疾患、治療という言葉を嫌い、代わりに、クライアント、心理的問題、セラピー、カウンセリングという言葉を好んだ。

精神障害を治療するさまざまな職能集団の間に反目があることを承知している人は、毎年開催される各々の組織の全国大会で、この問題を話し合う分科会が一つか二つ、ほぼ必ず開かれることも当然のように知っている。米国心理学会年次総会で、「鎮静薬の不安――心理的困難の生物学的治療の限界について」といったようなテーマの分科会がいつも開催される一方で、精神科医の学会では「非医師の精神療法家の問題」というテーマの分科会が最近も開かれている。さまざまな集団の立場を決めるのに、経済的理由が、理論的違いと同じくらい、重要な役割を担っている。そこに経済的理由が介在しないというなら、米国心理学会や米国精神医学会や同様の職能集団が、それぞれの会員の懐に影響を及ぼしうる法律の制定を推進したり反対するのに、多大なエネルギーと資金を投じているのはなぜかを説明してほしい。米国高齢者対象医療保険制度メディケアの弁済をめぐる論争は、その種のさまざまな論争の一つでしかない。米国心理学会が「精神医学的援助」という言葉を「心理学的援助」という言葉に置き換えたり、行政の指導要綱に、臨床心理士も精神科医と同程度に保険から弁済を受けるべきだという文言を入れるのに成功すると、米国精神医学会は、この決定を覆すべく、強力な反対キャンペーンを展開するといった具合である。

こうした団体の指導者たちの見解を整理するのは、容易ではない。ある点では同じ意見で、ある点では異なる意見だったりすることが多い。意見で大きく異なるのは、精神障害を「医学モデル」の中で理解すべき「疾患」と考えるかどうかである。もちろん、この論争に決着をつけるには、さまざまな精神障害の原因解明が必要になる。たとえば、もしある精神障害が遺伝性の脳の一部の機能不全であるのが確かなら、これを疾患と呼ぶのに反対する道理がなくなる。これに対し、もしある精神障害が特定の経験のパターンによって引き起こされることが証明されたら、疾患と呼ぶのに反対する正当な理由ができる。ここで特定の経験のパターンというのは、「心理社会的変数」と呼ばれているもので、発達の重要な段階での慈しみや愛情の欠如、ストレスや心的外傷、崩壊状態の家庭環境、虐待、資本主義の競争の激しい社会の中でのまるで商品のような扱い、精神の発達に悪影響を及ぼしうるおびただしい数の経験等である。精神障害では、生物学的な要因と心理社会的要因が相互にもつれ合い、分けることができない。そのため、この論争でどちらかの立場が絶対に正しいとは言えないだろう。また、さまざまな精神障害のそれぞれで、生物学的要因と心理社会的要因の比重が異なることに多くの人が気づいている。そのため、あらゆる障害に対し、同じ立場を取らなくてはならない論理的理由もない。どの精神障害の原因もわかっていないからこそ、論争が激しさを増すのかもしれない。

精神障害の概念は、必ずしも専門家による認定によって決定されるのでは決してないし、精神障害を医学的見地から扱うのに反対する精神科医も少数だがいる。その急先鋒は、トマス・サズだった。サズの本の題名は、彼の立場を余すところなく伝えている。『精神医学の神話』（原書は一九六一年）（邦訳は、岩崎学術出版社、一九七五年）の出版に続き、同じようなテーマの本が何冊も刊行された。各本の重きの置き方は少しずつ違う。『法、自由、精神医学——精神保健医療の社会的利用についての研究』（一九六三年）、『精神医学の正義』（一九六五年）、少し時間を経て、『狂気と精神医学の奴隷の製造』が出版された[49]。これらの本の題名から察せられるように、精神科の「病気」や「疾患」（彼はこの二つの語を同義として用いている）は「神話」であるにもかかわらず永続している理由は、好ましからざる変人や、ただたんに不都合な人間を管理するための方便になっているからだという持論を、サズは歯に衣きせず、繰り返し述べている[50]。

「病気」という呼称が許されるのは、病気の原因が、解剖学的な病巣、感染、または生理的な異常であると証明できる場合のみであると、サズは主張した。そのような証拠は精神障害においてないから、「精神の病気」は「まやかしの病気」であり、精神医学は「まやかしの医学」である。そのため、「逸脱や不道徳を病気と勘違いし、管理と抑圧を治療と混同している」とサズは言った[51]。彼は生物的治療を攻撃しただけではなく、著書『精神療法の神話』の中で、「会話療法」も否定したため、同僚の精神科医の大多数がそっぽを向いてしまい、なかには「こいつは、いったい、どんな精神科医なんだ」とうそぶく人もいた。しかし、サズが人々につきつけた問題は、当然取り上げる価値のある問題だったと私は思う。ある人の行動や思考が適応性のないものだからといって、病気だと言うことができるだろうか。食べること、ギャンブル、タバコ、心配、性的興味が度を越したからといって、それを病気だと言うことができるだろうか。どこに線を引くのが妥当で、その線引きにどんな判断基準が用いられるのか。

私の意見では、この病気というレッテルがあまりに使われすぎているという主張は悪くはないが、「精神の病気」という名前に対する彼の批判は、不要なものと一緒に大事なものを捨てているように思える。なんでもそうだが、医学においても知識はつねに進化していることを、考慮に入れていないのだ。病理解剖学、病原体、病態生理学に関する確かな証拠がなければ、「病気」ということは誤解を招きやすいとサズは主張する。[52] これは見方によっては、病気と症候群の区別というような定義の問題とも考えられるが、サズが「精神の病気とは神話である」という表現を使うとき、この分野全体が「まやかし」であり、そこには本当の健康上の問題などなく、隠された目的のために「つくられた病気」だというメッセージを彼が読者に伝えんとしているかのように感じられる。また、いかなる「本物の」病気も、歴史上ある期間は、その原因がわからず、共通する徴候や症状で特徴づけられる「症候群」や「障害」だったことをサズは認めていない。原因がわからない「特発性の」障害がつねにあるだろう。似て見える症状に名前をつけると、研究や原因の究明が促進されることも事実だ。さらに、症候群とか障害と名づけることは、予後の予想やさまざまな治療への反応に関する情報をまとめるのに有用である。

時期尚早に病気というラベルをつけることに反対すべき理由で妥当だと思えることの一つは、それによって精神障害の病因となりうる心理社会的要因が見過ごされかねない危険性があることである。この論争の要点は、主な原因が生物学的なのか社会的なのかということである。この点は、つねに、精神科医と他の精神保健の専門家を二分してきた。しばらくの間どちらかが勢力をもつと、振り子はまた逆に振れて他方が優勢になるということが繰り返されてきた。たとえば、「梅毒性進行麻痺」(general paresis) の歴史は、こうした両者のせめぎ合いの歴史である。これはあらゆる精神障害はゆくゆくは身体的病気であると証明されると信じる生物学的な精神科医によって引用されることが時折ある。二〇世紀のはじめごろ、精神病院の患者の多くが梅毒性進行麻痺だと診断された。この梅毒性進行麻痺患者は、進行性の精神荒廃化を呈し、精神病の典型的な徴候や症状を数多く示した。末期には、運動性麻痺の症状が現れるため「（精神異常の）進行麻痺」（general paralysis of the insane）というふうにしばしば呼ばれた。

一九〇〇年代初期、進行麻痺と神経梅毒が同じ病気ではないかという疑いがもたれた。だがいろいろな論争が行われたものの、著名な精神科医の何人かは、進行麻痺は「機能的」障害で、堕落と過剰な性行為によって引き起こされるとの考えを変えなかった。エディンバラ精神病院長のクラウストンは、生活スタイルが進行麻痺を引き起こすと考えた。

過剰の性行為、特に中高年かそれ以降に耽溺した場合。それに暴飲。特に低級の酒がよくない……私は梅毒のみが原因だという意見には賛成できない。というのは、いろいろな症例で、信頼性のある種々の証拠により、梅毒の存在が否定されるからである。さまざまな精神的ショックやストレスがこの病気を引き起こすのであろう。(53)

しかし、進行麻痺に罹りやすい体質はあると、クラウストンは記述している。「野心とエネルギー、社交性、享楽の才能、大いなる自信、美人を好むこと」がそれだという。

クラウストンは、進行麻痺の原因が、機能的なものか生物学的なものかについて実は決めかねていたようだ。というのは彼は、ある種の行動を導く遺伝性の素質があるはずであると述べ、例として双子の兄弟の梅毒性進行麻痺をあげているからである。

この問題は、ずっと決着がつかなかったが、一九一〇年、J・W・ムーアが、「精神異常の進行麻痺」や梅毒

読者カード

みすず書房の本をご愛読いただき，まことにありがとうございます．

お求めいただいた書籍タイトル

ご購入書店は

・新刊をご案内する「パブリッシャーズ・レビュー　みすず書房の本棚」（年4
3月・6月・9月・12月刊，無料）をご希望の方にお送りいたします．

（希望する／希望しない

★ご希望の方は下の「ご住所」欄も必ず記入してくださ

・「みすず書房図書目録」最新版をご希望の方にお送りいたします．

（希望する／希望しない

★ご希望の方は下の「ご住所」欄も必ず記入してくださ

・新刊・イベントなどをご案内する「みすず書房ニュースレター」（Eメール配
月2回）をご希望の方にお送りいたします．

（配信を希望する／希望しない

★ご希望の方は下の「Eメール」欄も必ず記入してくださ

・よろしければご関心のジャンルをお知らせください．
（哲学・思想／宗教／心理／社会科学／社会ノンフィクション／
教育／歴史／文学／芸術／自然科学／医学）

お名前《ふりがな》　　様	〒
ご住所　　都・道・府・県　　市・区・郡	
電話　（　　　）	
Eメール	

ご記入いただいた個人情報は正当な目的のためにのみ使用いたしま

ありがとうございました．みすず書房ウェブサイト http://www.msz.co.jp では
刊行書の詳細な書誌とともに，新刊，近刊，復刊，イベントなどさまざまな
ご案内を掲載しています．ご注文・問い合わせにもぜひご利用ください．

郵便はがき

料金受取人払郵便

本郷局承認

2074

差出有効期間
2019年10月
9日まで

113-8790

東京都文京区
本郷2丁目20番7号

みすず書房営業部 行

通信欄

（ご意見・ご感想などお寄せください．小社ウェブサイトでご紹介させていただく場合がございます．あらかじめご了承ください．）

で亡くなった患者の脳の顕微鏡標本を、ニューヨークのロックフェラー医学研究所微生物学者野口英世のもとに送り、どちらも同じスピロヘータが原因であると野口により結論が出されると、「梅毒‐進行麻痺」論争には終止符が打たれることになった(54)。この歴史は生物学的な精神科医によく引用され、あらゆる精神障害はその生物学的原因が発見されたらこのように決着するはずだという彼らの信念を説明する際に例として利用されている(55)。

現在では生物学的原因が認められているのに、過去には、人生における経験から引き起こされているにちがいないと精神科医が信念をもっていた障害で有名なものがいくつか存在する。しかしだからといって、すべての精神障害に生物学的原因があるということにはならないと、私は思う。ところが生物学的精神医学の熱心な信奉者の中には、すべての精神障害に生物学的原因があるのは確かであるかのごとく言う人もいる。たとえば、神経科学者のカンディス・パートは言う。「狂人の行動は、脳の中のある化学物質の過多、あるいは欠損で生じる」と(56)。生物学的要因があらゆる精神障害の基礎にあると仮定されているだけではなく、非生物学的な治療法でさえ、その有効性は生物学的に説明されうるという主張もなされる。サン・アントニオにあるテキサス大学の精神療法チームを率いるポール・モールは次のように言っている。

> 精神療法は、生物学的問題に関して生物学的メカニズムに働きかけて作用する生物学的療法である……薬物投与、夢の解釈、共感は、種々の神経伝達物質を変化させる方法の一部にすぎない……基礎神経科学の近年の発展は、精神療法がもつ医学的特性を明らかにしつつある(57)。

これは、あらゆる精神的変化に身体的変化がともなうということだけを言っているわけではない。さすがにそんな当たり前の主張ではなく、モールの明確な発言の骨子は、神経伝達物質が精神障害の原因であり、精神療法が有効であるということは、それが神経伝達物質の問題を正常化していることに他ならないことが、「基礎神経科学」において明らかになりつつあるということである。この議論は証拠をともなわず展開されたため、サズがこれに対し、「医学上のこのとんでもない誇大妄想には驚かされるばかりである」と発言すると、サズの極端な立場にあれこれと異議を唱える人の中にさえ、この発言に理解を示すということも起こったのだった。[58] おそらく数多くの生物学的要因――生物学的要因は必ずしも生化学的要因ではないが――が合わさって、それぞれの人の種々の精神障害へのなりやすさが決定されるのだろう。しかしだからと言って、病因として心理社会的要因を無視してよいことにはならない。たとえば、神経性食欲不振症の患者は痩せていることに価値を見出す女性たちに多かったり、太っているのは損だと考える運動選手たちに多く見られるという心理社会的要因を無視して、生物学的要因のみ考えても駄目である。

病気のモデルを拡張しすぎたり、あらゆる人間の問題を医学化することに反対すべき理由は、心理社会的要因の重要性を無視して精神障害の病因を理解しようとする試みは無益だということ以外に、もう一つある。この方面の事情通の多くが論じてきたことだが、診断病名は、社会にとって危険だと考えられる人を隔離したり黙らせるための根拠となり、社会的武器として使われる。このような意見は、精神疾患の概念の現実性を否定しようとするあまり、大げさに主張されすぎるきらいはあったかもしれないが、そこにはいくばくかの真実がある。例をあげてみよう。著名なルイジアナの医師であり、ニューオリンズ地域で診療を行っていたサミュエル・カートライトは、一八五一年、「黒人の病気と身体的特色」についての研究会を主催した。彼の論文は『ニューオリンズ内科外科学誌』に注目すべき報告として掲載された。カートライトは、逃亡した奴隷の「行動異常」は、「精神の病気」であるとし、それを「家出狂」（drapetomania――出奔、逃走を意味するギリシャ語の drapetes に由来する）と命名し、この病気の「治療」法を提案した。[59]

比較的近年では、ソビエトにおける反体制派の投獄に精神医学が利用された歴史がある。精神障害がないのに、ソビエト体制に反対したという理由で、モスクワのセルブスキー精神医学研究所やその他の精神病院に無理やり収容された人がたくさんいて、記録がたくさん残っているのである。そうした人たちは何年も精神病院に拘束され、「メジャー・トランキライザー」（抗精神病薬）が投与されたり、身体を衰弱させるさまざまな形態の理学「療法」で抑圧された状態におかれた。統合失調症は広義になり、「緩慢統合失調症」（sluggish schizophrenia）や「変動性統合失調症」（shiftlike schizophrenia）も加えられ、社会に順応しなかったり、体制の脅威とみなされた人たちは「変革主義的妄想」「社会環境への不適応」、その他の勝手な基準にもとづいて統合失調症の病名がつけられた。(60)

米国の市民権運動家で弁護士のブルース・エニスは、精神疾患の病名がいかに人々から正当な手続きや市民としての自由を奪ってきたかを書いている。もっとも、政治目的に使われることは稀だったが。

精神病院の最も重要な機能は、保護の必要な人の面倒をみることである。かつて「気違い病院」と呼ばれたが、その前には、救貧院と呼ばれた。このほうがより正しい呼び方である。精神病患者のほとんどすべては、貧しいか、黒人か、あるいはその両方であり、年老いている人が圧倒的に多い。

そうした人の五パーセント以下の人たちのみが、自分や他人に危害を加える可能性がある。社会の脅威になるとして閉じ込めてしまうのは、正しくない。彼らは「平均的な」市民より危険だということはないことが、研究から示されている。収容は、彼らが実際に危険だからではない。むしろ、役に立たず、非生産的で、「風変わり」で「違っている」という理由からである。(61)

ケン・キージーが著書『カッコーの巣の上で』（邦訳は冨山房、一九九六年）の中で、精神科治療施設のもつ強制的な役割を大いに強調したが、エニスも同じだった。多少しすぎたかもしれない。だが、それほど遠い昔のことではなく、他人の都合のために、精神病院に「囚人」として閉じ込められた人たちがいたのはほぼ確実である。(62)

精神科のレッテルによって、人の収容は容易になる。収監がその人にとって有益なのだという主張が正当化されるからである。精神科医のピーター・ブレギンは、精神病院と薬物療法は、患者の治療にではなく、不必要で都合の悪い人を閉じ込め、抑えこむのに利用されているという意見だった。これは、米国のトマス・サズやフランスのミシェル・フーコーの見方でもあった。

近代における主要な種々の向精神薬の使用についてきちんと理解したいと思うなら、州立精神病院における歴史の中でこうした薬が果たしてきた役割を考慮する必要がある。州立精神病院の成立は、産業革命と切り離せない。疎外され、貧しく、慢性の病を抱える多数の人たちや、社会から排斥された個人が、都市に生まれた。これに対する都市型救済策が州立精神病院である。西洋のいたるところでこうした巨大な拘留所が発達したのは、おもに、貧しい層の都市への流入に対応するためだった。今日に至るまで、州立病院に収容された人たちの共通項は、貧しさである。三〇〇年にわたり、さまざまな拘束装置が、拘置されている人を抑えつける目的で発達した。メジャー・トランキライザーは、こうした人たちを御しやすくするための、最新で有効性の最も高い方法にすぎない。(63)

「メジャー・トランキライザー」がおもに不満分子をおとなしくさせるために使われているという見解に、精神科医の大多数は賛成しないだろう。彼らはむしろ、この薬が脳の特定の生化学的メカニズムに作用することによって、統合失調症を改善していると信じているのだ。しかし、比較的最近まで、精神障害の分類や診断のための客観的な診断基準がなく、精神疾患の理解に主観的な考え方がたくさん入り込む余地があったことをここで認識しなくてはいけない。一九世紀を通じて、精神障害の分類は、あったとしてもきわめて大まかなもので、統一された基準はなかった。たいてい、分類は原因と考えられるものにもとづいて行われた。たとえば、アルコール、性欲過剰、心配、精神的緊張、経済的困難、婦人病といったものである。

二〇世紀初期の人物で、精神障害の分類に最大の影響を与えたのが、ドイツの精神科医のエミール・クレペリンである。彼の著した『精神医学教科書』〔八版の邦訳は「クレペリン精神医学」全六巻、みすず書房、一九八六〜一九九四年〕は、一八八三年から一九一五年の間に、次々と八版まで刊行された。クレペリンが仕事を開始したとき、想定される原因にもとづく細かなグループ分けがすでにできあがっていたので、彼の初期の分類はそれに従って行われた。そのため、初期の本に掲載された障害には、「マスターベーション錯乱」(masturbation insanity)とか「結婚初夜精神病」(wedding night psychosis)というのもあった。クレペリンは、患者のカルテを保存したため、徐々にさまざまな障害の現れ方に関する情報が蓄積されていった。この情報が後期の版で生きることになる。従来、別々のものとされていた多くの疾患が統合されることになった。たとえば、当初六つ以上の種類に分けられていた気分障害が、結局、躁うつ病の諸症状として扱われることになった。同様に、早発性痴呆〔統合失調症〕は破瓜病、緊張病、偏執病という違った現れ方をするが、どれにも共通する核が存在することから、一つの病気として分類された。クレペリンの分類は「記述精神医学」(descriptive psychiatry)と呼ばれる。どの精神障害の原因についてもその概念を述べることはほとんどなかったからだ。彼の分類は、おもに病気の経過にもとづいていた。たとえば、早発性痴呆は進行性で荒廃化する病気であると記述した。その病型のいかんによらず、回復はほとんど見込めないという。ところが、躁うつ病は、寛解するのが普通だと記述されている。(64)

クレペリンの教科書は権威のあるものだったが、精神医学界は精神障害のいかなる分類にも抵抗した。ある精神科医は、さまざまな診断カテゴリーに幅がありかなりの重なりが見られるため、それぞれ別個の疾患だとは認めがたいと言い、また、ある精神科医は、病気の原因がわからなければ、意味のある分類はできないと主張した。クレペリンの絶大なる影響力にもかかわらず、精神科医のほとんどは、クレペリンの用語に統一しようとはしなかった。一九五〇年代、一九六〇年代は、精神分析理論が米国精神医学界で君臨していたころなので、精神障害の分類に興味をもつ人がほとんどいなかったのである。いちばん大切なのは病名ではなく、あらゆる精神的な問題の基盤にある抑圧された葛藤を見出すことだと考えられていたからだ。

米国において、標準化された精神医学の用語をつくり分類を行おうという機運は、精神医学の外で生まれた。精神障害の情報を集めて分析しようとしたはじめての公的な試みは、一八四〇年の国勢調査における「知的障害・精神異常」の項の導入である。一八八〇年になると、国勢調査には、精神疾患の七つの区分、躁病、うつ病、偏執狂、梅毒性進行麻痺、痴呆、渇酒癖、てんかんの項目が加わった。一九〇〇年ごろには、実用的な統計情報の必要性が増大したため、米国統計局は精神疾患の入院患者に関する調査を一九〇四年にはじめて行い、一九〇八年に再度実施した。集まったデータでは、民族的・人種的違いが注目されたが、疾病分類にはほとんど注意が集まらなかった。統計局はデータに改良すべき点があると考えて、米国精神医学会の前身の米国医学心理学会（American Medico-Psychological Association）に、この仕事に携わる人たちに受け入れられるような分類方法をつくるための疾患用語委員会の開設を依頼した。用語委員会は、一九一八年、全米精神保健委員会（National Committee for Mental Health）と協力して、『精神病院のための統計マニュアル』をついに完成させた。この『統計マニュアル』には二二の診断カテゴリーが記載されている。そのほとんどは、その時代を反映して、身体的基盤にもとづいて分類されていた。たとえば、外傷性精神病（traumatic psychosis）、老年性精神病（senile psychosis）、梅毒性脳精神病（cerebral psychosis with syphilis）、アルコール精神病（alcohol psychosis）、中毒性精神病（toxic psychosis）、ペラグラ精神病（psychosis with pellagra）、てんかん精神病（epileptic psychosis）、精神薄弱をともなう精神病（psychosis with mental deficiency）という具合だ。この区分の仕方は驚くべきことではない。当時、精神科医の圧倒的多数が精神病院に勤務していたため、そうした施設での記録に役立つというのが、マニュアルの大きな目的の一つであったからだ。

分類の作成が精神医学の進歩につながると、誰もが好意的だったわけではなく、『統計マニュアル』に対し異議を唱えた著名な精神科医たちがいた。アドルフ・マイヤーは、生物学的要因とともに人生経験も加味することの重要性を強調した人物だが、彼は、診断を一語の病名の形で表現しても、個人の病気に関連した情報を捉えることができるわけではないと批判的だった。[65] サミュエル・T・オートンは、『統計マニュアル』を批判し、診断の分類の基盤が、病因、病理、臨床所見と、場合によって異なることに対し、非論理的で一貫性がないと述べた。[66] こうした批判にもかかわらず、『統計マニュアル』は一九一八年から一九四二年の間に一〇版を重ねた。第一〇版は引き続き生物学に重点がおかれたが、古い版とは違い、いわゆる「精神病的」症状に限定せず、ヒステリー、強迫症、成人や児童の適応障害といった多くの神経症性障害や行動障害の診断病名も合わせて記載された。

こうしたものによりさらに包括的な精神障害の分類は、米軍が作り上げたものに在郷軍人局が後で修正を加えることにより作成された。外来で治療可能な人格障害や急性の障害がいくつも記載された。世界保健機関は、『国際疾病分類』（『ICD』）に、在郷軍人局が命名したものをたくさん入れた。この第六版（『ICD-6』）ではじめて、精神障害の項ができた。『精神病院のための統計マニュアル』の最終版と『精神疾患の診断・統計マニュアル』（『DSM』）の第一版の間で変化が生じているが、これはいくつかの要因が合わさった結果である。[67] たとえば、第二次世界大戦後の精神科医の数の激増、特にそれが公的施設より民間病院において著しいこと、力動精神医学の概念の影響の拡大、そこから生じた神経症や適応の問題を包含しようとする機運、さらに、精神障害の多くはストレスや他の人生経験が原因になるという概念が戦時体験や精神分析理論等の影響で受け入れられるようになったことが変化の原因としてあげられる。

何度も討論や修正が行われた後、一九五二年、『DSM-I』が米国精神医学会から出版された。ここでは精神障害は大きく二つのグループに分けられた。第一のグループは、感染、薬物、外傷、循環器系の問題、腫瘍等の身体的要因から引き起こされる精神障害であり、第二のグループは、生物学的要因が一次的な原因とは考えられない障害である。第二のグループは、さらに、精神病性と神経症性に分けられた。精神病性の主なものに、躁うつ病と統合失調症があり、神経症性のものは多数あるが、主なものをあげると、不安障害、恐怖症、転換ヒステリー、強迫性障害、抑うつ神経症等であり、それ以外に、アルコール依存症や情緒不安定などを含む多くの「人格障害」が別の項目として挙げられた。米国精神医学会の用語と統計委員会の二一人の委員のうち、少なくとも一〇人が精神分析協会に所属していたので、力動精神医学的概念が『DSM-I』に多数取り入れられることになった(68)。精神分析理論によると、精神病と神経症の区別があいまいになる。というのは、両者で同様の小さな子どものころの経験が、あるゆる精神障害の基礎にあるという概念が精神分析理論にあるからである。努力してつくられた分類ではあったが、当時興味を示す人は少なかった。コロンビア大学の精神科医で、後に『DSM-Ⅲ』の主要な起草者になったロバート・スピッツァーは、その当時の大多数の精神科医の態度を次のように記述している。「記述的診断の研究発表は、学会のプログラムで最後の日の午後の遅い時間に回されてしまう。そこには参加者なし。精神科医は、診断の問題に興味などないのだ」と(69)。

『DSM-Ⅱ』と世界保健機関の『ICD-8』の両方が、一九六八年に出版された。しばらくすると、この二つのマニュアルは批判の的になった。基準があいまいで、診断病名が恣意的なのが、いくつかの研究から目も当てられないほど明らかになったからだ。たとえば統合失調症の診断を下す基準は、施設や国によって異なり、米国のほうがヨーロッパより、患者に統合失調症の診断が下される確率が一般的に高かった。一九七〇年代になっても、米国では英国より統合失調症という病名が頻繁に使われた。一九七一年にある論文が出された。この研究では、両国の精神科医が、ある患者が質問に答えているビデオを見る実験が行われた。米国の精神科医の六九パーセントがビデオの中の患者を統合失調症と診断したのに対し、英国の精神科医で同じ診断を下したのは二パーセントのみであった(70)。異なる施設でのデータを比較するのは、難しいことが多い。同じような患者が対象になっているかどうかわからないからである。ところが、うつ病、統合失調症、不安症状を治療するさまざまな薬が入手できるようになってきたために、正しい診断を下すことがますます重要になった。米国精神医学会は、精神保健の専門家の大きな一団を含む特別チームを編成し、このチームに『DSM-Ⅲ』の仕事を依頼した。そして一九八〇年に『ＤＳＭ－Ⅲ』と『ＩＣＤ－９』の両方が刊行された。作成時に実地試験が組み込まれたにもかかわらず、これらもまた完全とは言いがたかった。

『ＤＳＭ－Ⅲ』の改訂版の『ＤＳＭ－Ⅲ－Ｒ』が、一九八七年になって上梓された。このときまでに、マニュアルの大きさは当初の四倍になり、掲載された二〇〇の障害が一六のカテゴリーに分けられた。『ＤＳＭ－Ⅲ－Ｒ』では、あいまいな記述はやめて、診断病名を決定するのに、客観的な基準を提供するための努力がなされた。どこの精神科医がこのマニュアルを使って診断しても、障害の呼称が一致し、同じ患者が対象であると仮定した場合、診断が一致することが目的だったからである。改訂版は有用だったが、患者の症状が、記述されているどれとも合致しないということが起こったり、患者によって症状の固有な組み合わせがあるため、病名の決定が困難なこともあった。こうしたことがかなり、頻発したのだ。一九八四年に、米国精神医学会の特別チームが新しいマニュアルを作るための作業を開始した。彼らは、『ＩＣＤ』の作業チームとも緊密に連携して仕事を進め、ついに一九九四年に、『ＤＳＭ－Ⅳ』と『ＩＣＤ－10』の二つのマニュアルが刊行される運びとなった。

刊行された診断・統計の手引き書はすべて、理論を扱わず、基本的に記述に徹するスタイルを取っている。明らかに脳の損傷によるものを除いて、精神障害の原因は解明されていないと著者たちは率直に認めている。できあがった診断マニュアルは完全に記述に徹するという点において、クレペリンの前例を踏襲したと言える。だが異なるのは、クレペリンはたったひとりで、さまざまな症状をひとかたまりにして少数の診断カテゴリーに分類したのに対し、ＤＳＭの新しい版の多人数から成る専門家チームは、さまざまな症状をいろいろな障害に細分したことである。そこにあったものは、確かな科学的根拠ではなく、作業に携わった人たちの特別な関心であった。

特定の精神疾患の病因についての仮説はもちろんいくらでも存在したが、『診断・統計マニュアル』の最新版の著者たちは、それを本の内容に含めることをあえてしなかった。もし、病因の項を入れていたら、必ずや「蜂の巣」をつついたような騒動が持ち上がると予期されたからだった。たとえば、恐怖症は、恐怖反応の条件付けの実験データを使って学習理論の枠組みで説明しうるし、恐怖の対象が子どものときの性的トラウマと何らかの象徴的な関係があるというように、力動精神医学的枠組みでも説明が可能であるし、それ以外に、生化学的原因にもとづく発病脆弱性という線で説明することもできる。そこで、このマニュアルの目的は明快に設定された。それは、あらゆる精神保健の専門家のために用語の統一を図ることであった。国内のある場所で統合失調症と診断された患者が、どこに行っても同一の診断が下されることを可能にすることが目的とされた。『DSM-Ⅳ』の序論では、次のようにその目的が明快に説明されている。「『DSM-Ⅳ』の目的は、診断カテゴリーについて明確な記述を載せることである。それにより、臨床医や研究者がさまざまな精神障害の患者に診断を下し、その情報を交換し、研究を行い、治療ができるようにするためである」(xxii ページ)。『DSM-Ⅲ』、『DSM-Ⅲ-R』の著者たちと同様に、『DSM-Ⅳ』の著者たちは、一律の基準だけで、種々の精神障害をすべて記述することができないということもはっきりと認めている。

精神疾患の概念は、医学や自然科学における他の多数の概念のごとく、すべての状況を満足させる決まった操作的定義がない。すべての医学的状態は、種々のレベルの抽象化によって定義される――例えば、構造の病理(例：潰瘍性大腸炎)、症状の提示(例：片頭痛)、生理学的規範からの偏り(例：高血圧)、病因(例：肺炎球菌による肺炎)。精神疾患もいろいろな概念によって定義されてきた(例：心痛、制御不能、不利、能力低下、柔軟性欠如、不合理、症候型、病因、統計的偏り)。この各々が精神疾患を示すための有用な用語であるが、どれもその概念とは等価ではなく、異なった状況には異なった定義が必要である。

〔『DSM-Ⅳ　精神疾患の診断・統計マニュアル』高橋三郎ほか訳、医学書院、一九九六年より引用〕

『DSM-Ⅳ』の著者たちは、「病気」という言葉を使わないことにより、さまざまな精神保健の専門家たちの間の論争を避けようとした。精神疾患の原因が、おもに身体的なものなのか、あるいは機能的なものなのかという問題を回避しようとした。

精神障害という用語は、残念ながら、〝精神の〟障害と〝身体の〟障害との間の区別を意味しており、それは精神–身体二分主義という機能的アナクロニズムである。多数の文献が、〝精神の〟障害には〝身体〟、〝身体の〟障害には〝精神〟の多くが存在していることを記載している。〝精神の〟障害という用語によって生じてくる問題は、その解答よりもずっと明瞭だったが、不幸にも、適切な代替案を見出し得ないため、この用語が相変わらずDSM–Ⅳの書名にも用いられている。〔同前掲〕

たとえば、「気分障害」「統合失調症と他の精神病性障害」「不安障害」「人格障害」「物質使用障害」といった名称が見られる。『DSM–Ⅳ』の著者たちは、診断カテゴリーが一つの実体を反映しているかという問題についてさえ、言葉を濁しているようである。彼らの説明では、統合失調症患者というものが存在するわけではなく、「統合失調症」という診断の基準を満たす症状を有する人がいるだけである。著者たちは、設定されたカテゴリーに収まらない症状の人が必ずいることを認め、診断の不確実さをカルテに示すべき場合の基準も作成した。『DSM』は、「病気」を「障害」に置き換えたにもかかわらず、いまだ批判が行われている。診断に重きを置いて、精神障害を「医学的モデル」でとらえるやり方を暗黙のうちに追随していることと、個人を社会から切り離している点が批判されている。

しかし『DSM–Ⅳ』の影響力は甚大だ。治療者が保険会社から保険の支払いを受けるのに、また、法廷、社会福祉機関、刑務所、学校等でも、『DSM–Ⅳ』で定義された言葉が使わされている。『DSM–Ⅳ』は、精神障害の数を急激に増加させたことと、種々の行動を精神障害として記載したことについて批判を受けている。『ニューヨークタイムズ』の特集ページの記事「悪筆は精神障害か」の中で、ソーシャルワークの教授であるカリフォルニア在住のスチュアート・カークとハーブ・クチンズは、次のように言っている。

大多数の精神障害にはそれを判定する生物学的試験がないから、精神医学会には何を病気とし、何を病気としないのかに非常に大きな裁量の余地が残されている。医学会が、何らかの障害の徴候であろうと考えない行動や特質は、あいにくほとんどないのであるが。

不眠症、心配、落ち着きのなさ、酩酊、承認を求める行動、批判への反応、悲しむこと、恨むことはすべて、精神疾患の徴候ではないかと疑われる。医学会が、精神疾患と健康の間のどこで線引きをするのかによって、人口の中の「精神疾患」の発生率をいかようにも設定できる。

彼らは障害を作り出しその病名のラベルを貼るのに非常に熱心で、一五年の間に三回、マニュアルを改訂し、掲載されている病気の数は、第一版の一〇六から、最新版の三〇〇強に増加した……。

そうした障害やそれを記述する基準には、悲劇的とも言えるもの、不可思議なもの、馬鹿げたもの……もある。たとえば、三一五・二の項目では、まずい文法や句読法、ずさんな文章の構成、スペリングのミスや字のきたなさ……といった驚くべき症状が記載されている。

このマニュアルにもとづいて、ミシガン大学が今年、調査を実施した。米国人の半数が精神障害を有するという結果が出たが、これは何ら驚くべきことではない。(71)

「書字表出障害」や、三一五・一の項目の「算数障害」というような診断カテゴリーをマニュアルの文脈と切り離して揶揄するのはたやすい。しかしマニュアルは、問題の行動が以前のレベルより悪化したという明らかな証拠がある場合にのみ、この区分を適用すべきだと、明確に述べている。

書字表出障害の診断基準
（基準A）個別施行による標準化検査（あるいは書字能力の機能的評価）で測定された書字能力が、その人の生活年齢、測定された知能、年齢相応の教育の程度に応じて期待されるものより十分に低い。（基準B）基準Aの障害が文章を書くことを必要とする学業成績や日常の活動（例：文法的に正しい文や構成された短い記事を書くこと）を著明に妨害している。（基準C）感覚器の欠陥が存在する場合、書字能力の困難が通常それに伴うものより過剰である。
〔『DSM-Ⅳ　精神疾患の診断・統計マニュアル』高橋三郎ほか訳、医学書院、一九九六年より引用〕

何らかの重要な作業がうまくこなせなくなったら、確かにゆゆしき問題であり、それを「障害」として挙げることに支障を感じるのは、精神科医と職業上の縄張り争いをしている人たちだけではないか。精神保健の専門家の中には、『DSM-Ⅳ』を書いたのがおもに精神科医たちで、出版したのも米国精神医学会であることが主たる理由で、異議を唱えていると思われる人たちも明らかにいる。だが、覇権争いとは関係のないもっともな指摘もある。病因に関する知識もなしに、数限りのない行動の欠陥や不適応症状を一つ一つ別の「障害」として列挙することに意味があるのだろうか。これを「根拠のない具体性という誤謬」と言ったのは、アルフレッド・ノース・ホワイトヘッドである。精神医学の診断もその類だと言う人たちもいる。

このことがいちばんあてはまるのは、精神障害、知的障害、行動障害の領域である。現代の精神医学は変調をきたしている。人間の行動一つ一つを、多くの人の同意をもとにつくられた「病気」のカテゴリーに分類しようとしている……統合失調症の病名は、「病気」として権威づけるために恣意的で流動的な命名がなされ、それによって大混乱がもたらされた最たる例である。統合失調症は、ドイツ人の発明である（発見という言葉は、この場合、ふさわしくない)[72]。

『DSM-Ⅳ』作成プロジェクトを主宰した人たちは、「これまでの改訂版にくらべ、今回は、研究を通して得られたデータに重点を置いた」と主張しているが、『DSM-Ⅳ』は科学的な考察には重きを置いていない。むしろ、精神医学の伝統と社会政治的観点からのものの見方がこのマニュアルの形を決定づけたようだ。『DSM-Ⅳ』作成プロジェクトの指揮をとったアレン・フランシス博士は「広く利用されている診断に関する記述を削除することにより、診療活動に支障をきたすことは避けたかった」と述べている。[73]「統合失調症」の見出しの下に、実にさまざまな症状が収まっているが、これは、それらで共通の病因を示唆する科学的データが見つかっているからではなく、ただ、統合失調症としていつも一括に扱われてきたということがその理由になっている。実際、統合失調症はさまざまな重い思考障害の「包括」的な病名になっているようである。年齢、脳の損傷、毒物、全般性痴呆、重大な気分障害等の数多くの特定要素があてはまらなければ、統合失調症ということになる。患者に妄想の症状があっても、重いうつ病の徴候があれば、統合失調症の診断を出してはいけないとマニュアルにはある。だが理由の説明はない。精神科医のほとんどは、おそらく、そのような患者に抗うつ薬と統合失調症治療薬の両方を処方するだろう。

『DSM』の初期の版においては、統合失調症の最初の徴候が人生の後期から現れたのなら、統合失調症という病名は使うべきではないと規定していたが、『DSM-Ⅳ』では、許可されている。科学的な進歩が、この変化の背後にあったわけでもない。統合失調症と診断された人の中でも、社会への適応がままならなかった年月が長い人もいれば、精神病性の病相がはじめて現れるまで適応が良好であった人もいるようだ。ある患者は、幻覚と妄想の両方をもつ。その一方で、妄想のみの人もいて、しかも妄想は、重いうつ病の場合にも見られる。また、統合失調症患者の中には、進行性で悪化していく人もいれば、快方に向かう人もいる。快方に向かう人の中にも、薬に反応した結果でそうなる人もいれば、薬なしで改善する人もいる。また、さまざまな型の、機能的、あるいは解剖学的な脳の異常がある人もいるのに対し、脳の異常がない人もいる、また、ある種の認知、または行動の作業課題をこなすことが困難な人がいるが、すべての統合失調症患者がそうであるわけでもない。その一方で、違う病気と診断された患者にも、同様な作業課題がこなせない人もいる。病因、予後、障害を異にする精神障害のどれだけが、統合失調症の名でひとくくりにされているかはわからない。『DSM-Ⅳ』は、こうした点ではなはだ心もとない。

それほど前のことではないが、内因性うつ病と反応性うつ病とを区別するのが普通だった時代がある。前者は、生化学的なバランスのくずれが原因とされるため、抗うつ薬に反応すると考えられた。反応性うつ病は、何らかの悲劇的経験が誘因となって発症するため、抗うつ薬に応答しない傾向があると言われていたのだが、現在では、うつ病の病因によらず、抗うつ薬が有効であると広く認められている。ここで「治療による推論法」を引っ張り出してきて、この二種のうつ病が一つの療法に同じように反応するから、それらは同一の病気であると考えるべきであろうか。こうした疑問に対し、マニュアルは適切に答えてくれない。精神障害の表をつくることだけが、委員会に託された仕事であるかのように見える。

『DSM』が改訂されるときに生じた変化の主要な原動力が、科学的な進歩より、政治的配慮であった事例をあげることは難しくない。たとえば、『DSM』の新しいほうの版で、精神保健の専門家もメンバーにいるゲイや女性解放論者のグループが、ある種の診断カテゴリーの基準を削除したり、変えるのに大きな力を示した。「同性愛」「マゾヒズム的自己敗北型人格障害」(masochistic and self-defeating personality syndrome)「月経前(黄体期前後)障害」(premenstrual (periluteal) dysphoric disorder) 等がその対象となったものである。『DSM-Ⅱ』には、フェティシズム、小児愛、服装倒錯、露出症、窃視症、サディズム、マゾヒズム等の「性的逸脱」に加え、同性愛の名も掲載されていた。一九七〇年代に、米国精神医学会は、同性愛者が性を変えて異性愛を経験したいと主張しなければ、同性愛を精神障害と判断しないと決定した。一九八〇年に出版された『DSM－Ⅲ』には、そのことがはっきり盛り込まれた。一九九四年の『DSM－Ⅳ』では、「同性愛」という言葉はすでにない。だが、「性同一性障害」の項には、「強くて持続性ある性同一性」が障害とみなされるのは、「社会的、職業的、または他の重要な領域の機能における、臨床的に著しい苦痛や障害の証拠がなくてはならない」（前掲『DSM－Ⅳ 精神疾患の診断・統計マニュアル』（医学書院）より引用）と明言されている。女性解放論者は、運動によって、「自己敗北型人格障害」（self-defeating personality disorder）の項を削除するのに成功し、ベトナム戦争の復員軍人は、「心的外傷後ストレス障害」をマニュアルに加えることに成功した。

『DSM－Ⅳ』は読んでおもしろい本ではない。記述に徹し、記載された多数の精神障害の原因については新しい科学的洞察や理論を提示していない。また、明確に「実在する病」として列挙されているカテゴリーは実際には、異なる病因で生じるさまざまな障害を「ひとくくりにした」ものではないかという批判に応える手立てを、『DSM－Ⅳ』はもたない。だが精神障害の理解の現状を考えると、違うものは作れなかったのかもしれない。このマニュアルの作成の指揮をとった人たちが目指したのは、広く採用され、診断病名が多くの人に合意の上で使われることを促進させる本を作ることであっただろう。種々の精神障害の病因についての議論がマニュアルに含まれていたら、きっと大きな論争を引き起こしたであろうし、非難を招く事態は免れえなかったかもしれない。当然のことだが、『DSM－Ⅳ』の著者たちは、精神障害の病因についての知識の不足により制約を受けていた。診断病名の基準についての合意は研究者間で研究結果を比較検討するのを容易にするが、この病名が単一の障害につけられた名称であると自信をもって言えるようになるまで、精神障害の原因についての研究や、なぜ種々の療法が有効なのかを解明する試みは、はなはだしく制約を受けることになる。

これまでの章で議論してきたように、精神障害の化学説に限界があるにもかかわらず、なぜ受け入れられているのか。この疑問については、次の二つの章で扱う。

第六章　製薬業界はいかに精神障害の薬を宣伝し化学説を推し進めたか

向精神薬がもし誰にも効かなかったら、これほど大量に処方されるはずがなく、精神障害の化学説も提唱されることはなかっただろう。だが、向精神薬が有効である患者の割合は、普通言われているよりはるかに低く、かなり重い副作用に苦しむ患者も多い。また、精神疾患のさまざまな化学説を裏づけるとされる証拠は案外と脆弱で、通説とは相反する証拠も多数ある。私はこうした理論を偏見なく検証し、大学院の講義では、筋の通った説得力のある話をするように努めている。しかし、理論の正当性を疑わせるデータはあまりにも多く、データから結論を引き出すのに用いられる論理が誤りであったり説得力に欠けると思うことがよくある。結局、こうした理論の土台が実に脆く、正しくない可能性が十分あると結論せざるをえなかった。

どの精神障害であっても、原因や薬の作用メカニズムはわかっていないのが本当のところだ。それにもかかわらず、精神障害は生化学的なバランスのくずれによって生じるという理論が、広く受け入れられている。その理由は、一つには、精神保健の専門家らが証拠をきちんと検証する時間がなかったり、意欲に欠けたり、検証に必要な経験もなかったりすることがある。さらに、薬物療法と精神障害に対する人々の考え方に影響を与えている、特定の強力な利益団体の存在も原因にあげられる。この章と次の章で、こうした団体のもつ活力や内部構造と、その絶大な影響力がいかに行使されているかを論じる。

製薬企業――「錠剤は金のなる木」[1]

製薬業界は巨大である。米国だけでも、薬の開発と販売を行っている会社は一〇〇以上ある。一九九七年に米国での薬の売り上げ高は、市場価格で、九二〇億ドル近くに達すると推定されている。米国における向精神薬の売り上げは、控えめに見積もっても、八〇億ドル超、全世界では抗うつ薬だけで六〇億ドルと推定されている。[2]金額の大きさを考えれば、薬の開発、研究、臨床試験、販売のあらゆる段階で、経済的要素が大きな比重をもつのは当然かもしれない。

製薬業界は、医師と大衆の両方の意見や行動に影響力を及ぼすために、巨額な資金を投じている。彼らの販売戦略は想像をはるかに超えるような影響力がある。医師たちに、製薬業界の売り込みによって影響を受けているのではと指摘すると、彼らは普通、気分を害し、科学的証拠と薬の宣伝記事との違いは承知していると言い張る。だが、種々の研究の結果から示唆されるのは、医師たちは科学文献をほとんど読まない――まちがいなく、自分たちの分野以外のものは、ほとんど読まない――し、研究の方法や統計データを評価する訓練を受けていないということである。その一方で、薬の売り込みにはきわめて大きな影響を受けている。医師が処方する薬について指示を受けることは、医学部の教育の現場ではほとんどなく、どの薬を処方するかは、明らかに卒業後に受ける影響が大である。この影響のほとんどが薬の売り込みによるものであることが、研究から示されている。ある研究によると、家庭医の五八パーセントが、いちばん最近処方した薬の情報源は製薬会社の営業マンだと言っているという。製薬会社以外からの情報は、どれもこの四分の一以下にすぎない。[3]この事実を製薬企業は熟知している。その影響が、薬を医師に直接売り込むのに投入する資金に如実に現れている。

著名な精神薬理学者のフランク・エイドは、最近の総説の中で、彼の記憶にあるかつての製薬企業と、今日の製薬企業を比較している。

（製薬）企業は変わった。私が駆け出しだった三五～四〇年前はどうだったかといえば、医師たちが、製薬業界の原動力だった。今日、彼らは、業界を動かしているのではなく、情報を少し提供しているだけである。決定権は商売をしている人たちにある。彼らは収益の観点からものを考え、いちばんの興味は収益にあることは間違いない。企業の中にはきわめて野心的なところもあるので、大学側は細心の注意が必要である。
　最近、付録誌が雑誌についてくるようになった。いくつかの雑誌は、製薬企業から多額の金銭を受け取って、付録誌を出版していることがわかっている。付録誌の論文審査がどうなっているかは、大きな問題であるはずだ。それらが、科学的な目的より、商業的な目的で利用されているのではないかということがもう一つの問題になる。また、企業が誰かに自分たちの立場を代弁してもらいたければ、そうすることもできる。英国ではこうしたことが実際に起こっているし、他のどこでも起こっている。(4)

ソラジンの販売

三五～四〇年前の製薬企業の薬の販売の仕方が、現在のものと質的に違うとは考えにくい。違いがあるとしたら、現在では販売に資金をたくさん投入できるようになっているだけのことである。一九五〇年代のクロルプロマジン（ソラジン）の販売を例にとると、この点を理解できると思う。スミス・クライン＆フレンチ社（ＳＫＦ社）が米国でのソラジンの販売権を得るとすぐに、販売戦略を練った。一九五四年のことだった。このころは、個人開業の精神科医の多くが精神療法や力動精神医学理論に熱心に取り組んでいて、薬物療法が効くという主張には、敵意まではないにしても、懐疑の目を向ける人が多かった。ネブラスカの精神科医ジャクソン・スミスは、一九五九年、英国のケンブリッジで開かれた学会で、この疑念を表明した。

精神疾患患者の治療の成功率は次のようである。マサチューセッツの病院では、退院率八四パーセント、ヴァージニアでは九一パーセントである。また、オハイオ州コロンバスにおける回復率は一〇〇パーセントと最高の値である。あいにくこうした結果は、一八三三年から一八四二年に発表されたものだから、トランキライザー（メジャー・トランキライザーまたは抗精神病薬と呼ばれる）やエナジャイザー（抗うつ薬）の影響によるものではない。(5)

しかし州の立法者や病院の管理者の方が、財政上の議論に関心をもった。外来患者にソラジンを処方する方が、長期の入院による治療よりずっと費用が少なくてすむのではないかという議論が出されたのだ。SKF社では、こうした事情をふまえて、実に巧みな「大キャンペーン」を実施した。(6) このキャンペーンを画策した当人が、後になって驚くほど率直にそのときのことを語っている。

SKF社がソラジンを販売したときには、個人開業の精神科医の観念上の問題が存在した。通常、彼らは二つのグループに分かれた。一つは電気ショック派のグループで、もう一つが精神分析家とそれに近い精神療法家のグループである。どちらのグループも、長年にわたり、熱心に自分たちの方法に従って経験を積み基礎訓練に取りくんでいたために、薬の使用には抵抗感があった。それで、私たちは精神病院にアプローチすることにした。すると、そこの人たちの方がソラジンを試してみようという気があることがわかった……SKF社の社員が州立病院と米国在郷軍人局病院の状況を調査した結果、幹部、経営者、職員に、ソラジンが治療で有効なことを教育する必要を感じた。また、施設の損傷を減らし、入院患者数を減らすことで、ソラジンが管理経費削減に多大な貢献をする可能性を理解してもらう必要があった。州の立法者のところにも足を運び、ここでも同様な教育を通して、州立病院の薬の予算を上げてもらえるように努力した……。

一九五四年には、社の販売部門には三〇〇人から成る社の営業チームが属していた……私たちは、州議会、公立精神病院、市民団体等のあらゆる人たちと連携する必要があった。そこで、五〇人の特別対策チームをつくり、州議会、精神病院、その職員たちに対し、懸命の努力をした……特別対策チームは、ときに「思い切った」手段を断行しなくてはならなかった。たとえばある州では、SKF社と他の利益団体が働きかけ、州知事と主要な州議会議員の賛同を得て、州立病院の一つで特別法制定会議を開催した。会合の模様が番組「トゥデイ」で放映されると、それが突破口となって、州立病院での集中治療計画に資金を拠出するための法律整備が進められたのだった。

この他、活動の一環として、精神科の管理責任者と連携し、彼らに治療計画をうまく紹介してもらうためのスピーチ訓練の会を設けることも行った。彼らの口頭での発表や、データや統計をまとめることなども手伝った。これがSKF社の地域社会調整局の起こりである……また、保護観察介護にかかる費用に対し、ソラジンを投与した場合、その投与量で治療の費用がどのくらい違ってくるかという経済指標を作成した……職員の離職率、窓が割られたり家具がこわされたりするのが減ることまで考慮して……

……ソラジンを使い始めて約一年半経つと、……結果がいろいろと集まり出した……退院した患者が大量に病院に舞い戻り、ソラジンを利用したことで施設の経費が削減されたのに、患者が大量に戻ってきたことで意味がなくなったとのぼやきが……当初、患者が大量に戻ってきたのは、患者が家族や町医者のもとに戻ると、ソラジンの量を低くして服用しているためであることがわかった……SKF社は、アフターケアの問題に対処するため、初期の「呼び水策」をたくさん実施し、たとえばアフターケアのためのいくつかの試験的プロジェクトで、資金を提供したり薬の無料提供を行った。

第一回米国在郷軍人局研究会議を組織する手伝いをし、在郷軍人局の統計係が彼らの病院における薬物治療の結果のデータを集めるのに力を貸した……それ以外の活動としては、病院の精神科医、患者、町医者、地域社会の間の橋渡しの役目があった。患者は退院後に、自分が元いた地域社会に戻っていくのである。そこで、これに関連した米国精神医学会によるシンポジウム等を組織する手伝いをし、資金も出した……また個人開業の医師にSKF社の出版物を通して、患者が薬を必要としていることを知らせた。(7)

この販売キャンペーンは大いに成功し、すぐにソラジンはSKF社の「金のなる木」となった。販売開始後八ヵ月で、ソラジンはおよそ二〇〇万人の患者に投与された。そのたった六ヵ月後の一九五五年秋には、セントエリザベス病院長のウィンフレッド・オーバーホルザーの推定によると、米国ですでに四〇〇万人の患者にこの薬が投与されたということだった。(8) 入院患者一人あたりにかかる年間費用九一二ドル（一九五六年における数値）に対し、外来患者にソラジンを処方して対処すれば年間で四六ドルですむという宣伝文句は、抗しがたいほど魅力的で、多くの州はこの薬にかなりの資金を割り当てるようになった。

薬と脱施設化

クロルプロマジン導入後しばらくすると、世界中のいたるところで、精神科の入院患者数が大幅に減少した。一九五五年から一九八九年の間に、米国では精神科の入院患者数が五〇万から約一五万に減少した。ところが、精神障害と診断された人の数は逆に上昇しているのだった。製薬会社は、精神科の入院患者の減少は、向精神薬の導入の直接的な影響だと、たびたび主張してきた。クロルプロマジンや他の後続の薬が興奮して御しがたい患者を鎮静化し、多くの人の退院を可能にしたのは間違いないが、これだけではこの脱施設化の潮流は説明しきれない。

一九五四年にクロルプロマジンが導入される少なくとも一〇年前に、米国や他の先進国の大きな病院で、精神科の入院患者数を減らすべく圧力がかかっていた。精神科入院患者は増加する一方で、彼らを施設に収容し介護するのに巨額の費用がかかっていた。そのため、薬が登場する前から手を打つ必要が生じていた。一九四三年に米国では、一〇万人が新たに精神病院に収容され、退院したのはそのうち六万五〇〇〇人だった。一九四六年に、米国の病院のベッド数の約半分を占めていたのは、精神科の患者だった。[9] コスト削減のための方策をとらねばならなくなり、ミシガンで開催された精神保健に関する州知事会議では、精神疾患患者の収容を短期化すべきだという合意が形成された。

費用のみが問題ではなかった。一九四〇年代、米国の数多くの精神病院のひどいありさまを鮮明に叙述しよく読まれたものに、メアリー・ジェーン・ワードの『蛇の穴』（一九四六年）〔邦訳は星和書店、一九八一年〕や、アルバート・ドイチュの『国家の恥辱』（一九四八年）がある。[10] ドイチュはカメラマンと一緒に国内の施設を回った。彼の本には、彼が見た状況が国家の恥辱として記述されている。ドイチュは、バイベリーにあるフィラデルフィア州立精神病院の状況を綴り、そこで彼が見たのは、ダンテの『地獄篇』そのものだったと書いている。「救いがたい様相を呈する男子病棟……がらんとした部屋に、三〇〇人の裸の男たちがいる。立っているもの、しゃがんでいるもの、大の字に寝ているものなど、さまざまであり、周囲からは甲高い声、うめき声、気味の悪い笑い声が聞こえる」。『ライフ』誌（一九四六年五月六日号）に掲載された「精神病院一九四六年」と題された記事には、ドイチュの本からの写真数枚が使われた。そこには、多くの州立精神病院の状況が「ナチスのベルゲン＝ベルゼン強制収容所と変わらないところまで」悪化していると書かれていた。メアリー・ジェーン・ワードの半自叙伝風小説は映画化され（「蛇の穴」）、主演のオリヴィア・デ・ハヴィランドの映画の一シーンの写真が、『タイム』誌（一九四八年一二月二〇日号）の表紙を飾った。たいていの場合、精神病院に収容されると患者の病状はかえって悪化し、多くが手のつけられない状態にまで達するという実態が映画に描かれた。長期収容により患者の自立が損なわれ、施設外での生活にまったく適応できなくなるという報告も、そのころあった。また、いくつかの研究から、精神病院が別の意味で不健全であることも言われていた。たとえばある報告によると、ニューヨーク州の精神病院の患者の一七パーセントが結核に罹っていて、統合失調症患者ではその死亡率は二五パーセントであった。[11] こうしたことすべてが精神病患者の脱施設化の動きを後押しし、薬が登場すると、特に過密な施設を筆頭に、脱施設化の動きに拍車がかかった。

向精神薬のみが入院患者数の減少をもたらしたという議論は、アン・ジョンソンのすぐれた著作『精神病院からの脱出――脱施設化の真実』の中で批判的に検証されている。[12] 良好な治療環境にある病院では、向精神薬導入の前と後とで、入院患者の退院率はほとんど変化しなかった。[13] 退院率の低い、最も低質の病院においてのみ、薬の導入により大きな退院率の変化が生じた。しかし、そうして退院した患者の多くが、やはりなにがしかの州営の小さな地域共同体に住むことになる。[14] ホームレスになる人もいた。この「病院から追い出し、厄介払いする」やり方は、必ずしも患者にとって最善ではないことが現在明らかになっている。他の諸国では、脱施設化の運動がすでに進んでいた場合を除き、向精神薬の導入がそのまま退院率の増加に結びつくことはなかった。たとえば、ドイツやオーストリアでは、新しい向精神薬が大量に使用されたのに、退院率の上昇は見られなかった。製薬業界がつねに主張するように精神科の入院患者数の減少を向精神薬の果たした役割のみで説明するのは無理である。

製薬業界は当初から、新しい向精神薬の試験を行うために大きな精神病院を利用してきた。そして、その試験の結果を、後の宣伝資料のデータとして使うことが多い。フランスでジャン・ドレやピエール・ドニケルがローヌプーラン社のためにクロルプロマジンの試験をし、クーンがガイギー社のためにイミプラミンの試験に協力したときもそうだった。こうした大きな施設を利用することの利点は当然たくさんある。その中で最も大きな利点は、生活環境がほぼ同じで、管理しやすい患者が多数得られることだ。こうした試験結果に影響を与える可能性のある要因が実は他にもある。それらは大きな施設が選ばれた理由とは関係がないだろうが。たとえば大きな施設では、保護観察介護の負担を減らせるような変化に注目する傾向がある一方で、保護が与えられない外部の環境に移された場合、患者がどれほど適切に機能するかを評価することはめったにない。

薬の販売促進

薬の販売が許可されると、製薬会社は販売を促進させるために、さまざまな手段を取る。一つのやり方は、病気になる前に予防的に薬を勧めることである。例をあげてみよう。合成性ホルモンのジエチルスチルベストロール（DES）が薬になったとき、最初は流産の予防薬として販売された。流産した経験をもつ女性を治療するという差し迫った必要があったので、有効性と安全性の証拠が確実なものとはいえなかったにもかかわらず、薬として承認された。するとただちに数多くの製薬会社が、さまざまな商品名でDESを売り出した。流産したことのある女性を対象とする市場はそれなりに大きいが、すべての妊娠に対し予防的に処方されたら、市場がはるかに大きいのは明らかだった。図6-1を参照いただきたい。ここでは、流産したことのない女性に対し、流産の予防のためにDESを勧めている。製薬会社はこうしたキャンペーンを開始した。『アメリカ産婦人科雑誌』（一九五六年六月号）に掲載されたこの広告の中で、売り出されたジエチルスチルベストロール薬の一つである「デスプレックス」を、「すべての妊娠に対して」勧めている。この薬が正常の妊娠の安全性も高め、妊娠中の服用に対しては「一二〇〇人の妊婦を対象にした」一連の研究で、赤ちゃんがより大きくたくましいことも確認されたということだった(15)。ところがそれからしばらくすると、DES服用が原因で、女の赤ちゃんが雄性化したケースが報じられ、男児でも女児でも不妊症やがんの発生率が上がることが明らかになった。

企業が薬の販売を促進するために、強力な売り込み策をとった例が、最近でも多数見うけられる。例をあげてみよう。DNA組み換え技術をもつジェネンテック社は、この技術を利用してヒト成長ホルモンの生産に成功し、

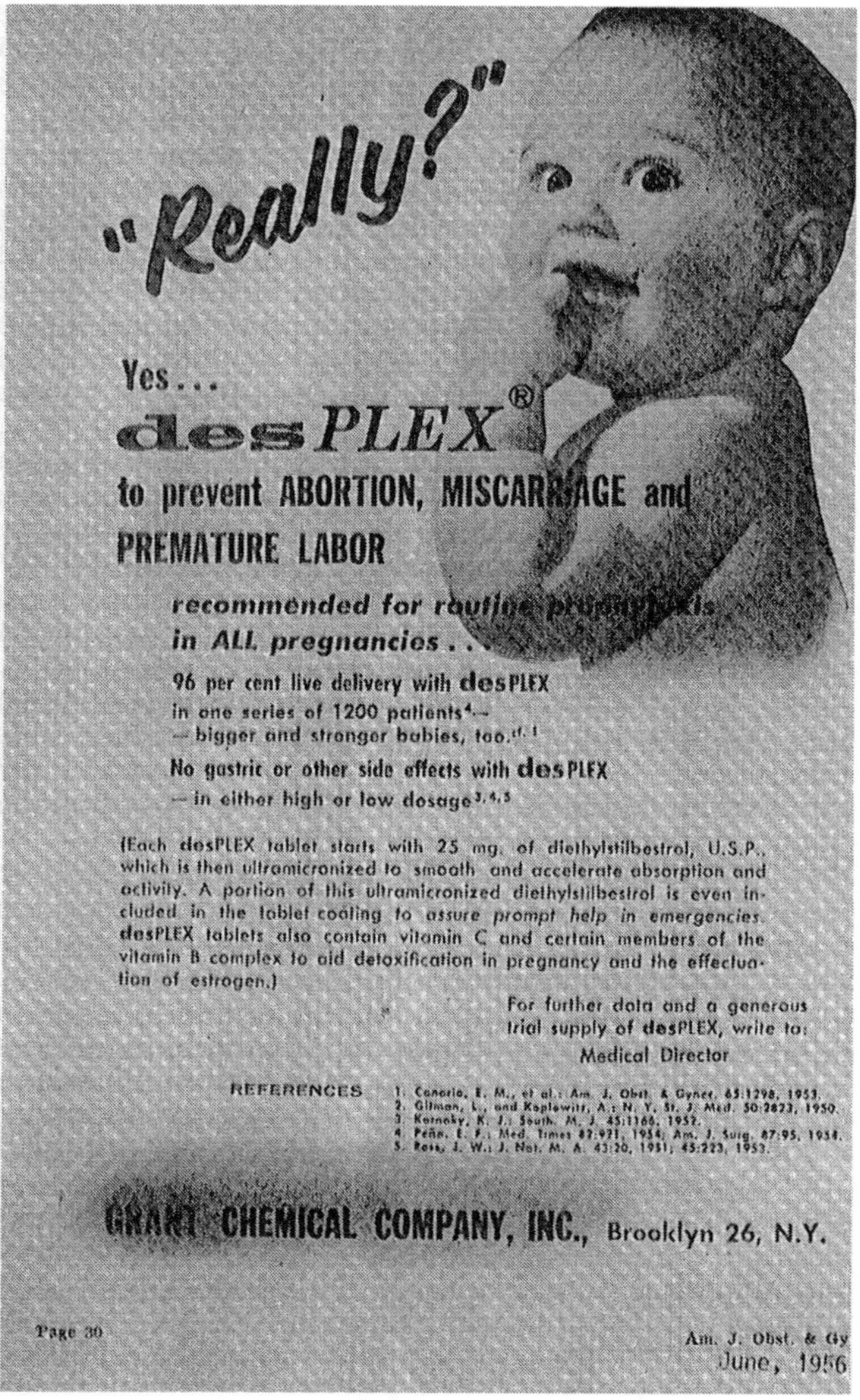

図6-1　産科医向けのジエチルスチルベストロールの宣伝広告.
「「それ，ほんとう？」そう……デスプレックスは流産，死産，早産を防ぎます．標準的予防薬としてすべての妊娠に対してお勧めします．
1200人の妊婦を対象にした調査でデスプレックスにより96％が生児を出産．しかもより大きくたくましい赤ちゃんが生まれるという結果を得ました．胃への負担やその他の副作用はないことが，高用量であれ低用量であれ，確かめられています」

プロトロピンと名づけた。米国食品医薬品局は、この薬の下垂体性小人症の子どもたちに対する使用を認可した。推定では、米国で対象となる子どもたちは、七〇〇〇人と考えられる。だが、何らかの利用方法での薬の承認がおりると、米国食品医薬品局が医師の処方の仕方を指導管理していくのが難しいことを、薬を売り込む人たちはよく承知していた。一年に生まれる三〇〇万人の赤ちゃんのうち、九万人が身長が三パーセンタイル値以下になる。この九万人の子どもの親が医師にプロトロピンの処方をしてほしいと願い出てくれれば、一年間に八〇億ドルから一〇〇億ドルの収入が見込める。そこでジェネンテック社は、背が低いことは病気であるという概念をつくり出す作戦に出た。イーライリリー社も成長ホルモンを同時に売り出したので、リリー社と結んで、バージニア州フォールズチャーチのヒューマングロウス財団と、イリノイ州オークパークのマジック財団にかなりの資金提供を始めた。両財団は、学校、ショッピングセンター、ステートフェア等で、子どもの身長を片っ端から調べていった。そして、学校関係者や親に手紙を送り、この中で、身長に問題がある子どもの名前を告げた。こうした活動に、ジェネンテックやイーライリリーが資金を提供している事実は伏せられた。

子どもが深刻な成長の問題を抱えていると通知を受けた親たちが多数、医師に助けを求めた。このころ、医師の中でもとりわけ、小児内分泌専門医は、成長ホルモンが入手可能なことや、発売された成長ホルモンがそれまで無視されていた問題に有効であるという情報を受けとっていた。そうこうして二、三年の間に、二万五〇〇〇人近くの子どもたちが成長ホルモンの投与を受けることになる。最近の調査によると、一九九七年に米国で約三万人の子供たちが、成長ホルモンの投与に年にひとり一万ドルから五万ドル払っていたという。費用の違いは体重によるものである。一週間に三回、痛みをともなう筋肉注射が必要であった。ところがホルモンが欠乏しているという証拠もない子どもたちに長期的に成長ホルモンを投与した場合、どんな影響があるのかはよくわかっていなかったのである。

ジェネンテック社は、プロトロピンを投与された子どもの約九〇パーセントで成長ホルモンが欠乏していたと主張していたが、米国保健研究所が調査したところ、実際の数値は五〇パーセントほどにすぎなかった。ある研究によれば、背が低くても成長ホルモンの欠乏のない子どもたちに、成長ホルモンはほとんど効かないという。成長ホルモンを投与すれば、身長の伸びが止まるまでの時間は少し短縮されるが、最終的な身長は、投与を受けない場合よりあまり伸びることはなかった。成長ホルモンの欠乏がないが成長の遅い少年たちに成長ホルモンを与えたところ、与えない対照群より最終的な身長が三インチ（七・六センチ）低かったという、日本の研究もある。英国医学雑誌の最近の論説には、「身長が低いだけで正常な人に対して、これで背が高くなるという誤った触れ込みで行う治療行為は、費用だけはかさむ残酷な幻想である」とある。[16] 成長ホルモンが欠乏した子どもたちでも、結果を継続的に追跡してみると、治療の効果は期待に反するものであった。最近フランスで、三〇〇〇人以上の子どもを対象に追跡調査が行われた。その中には二〇年にわたる継続調査の結果も含まれている。この調査では「身長が小さくて成長ホルモン治療を受けた子どもたちで、当初の期待どおりの結果は得られていない」と結論された。[17] 数多くの小児内分泌科医が、小さな表面上の変化のために大金を使うのは正しいかという疑問をもつようになっていった。ちょうど、ボストン市立病院などで、子どもの予防注射をする資金さえ足りなかったころだったからだ。プロトロピンは現在でもよく売れているが、こうした批判があったために背が低い人を手当たりしだい探すというやり方はされなくなり、薬の使いすぎの問題は下火になった。[18]

プロザックとＳＳＲＩ——何にでも効く薬？

選択的セロトニン再取り込み阻害薬（ＳＳＲＩ）は、熾烈な販売が行われたもう一つの例である。前にも書いたが、この種の薬の売り上げはたいへんなものである。一九九六年のＳＳＲＩの一年間の売り上げは、四五億ドルを上回った。イーライリリー社のプロザックの全世界での売り上げは、約二五億ドルであり（米国では一七億三〇〇〇万ドル）、ファイザー社のゾロフトの売り上げは一〇億ドルを超えた。ＳＳＲＩは当初、抗うつ薬として販売されたが、その後他のいろいろな症状に対しても使われるようになっている。ＳＳＲＩは多くの症状に対し有効であると、はっきりと宣伝資料に記載されたり、製薬会社の営業マンが医師にそう説明したりして、そうした使い方を広めた。こんなこともあった。ファイザー社がゾロフトの、抗うつ薬や強迫性障害の治療薬としての販売承認をまだ得ていないときのことだ。ゾロフトをこの二つの障害の薬としてだけではなく、月経前うつ症状、慢性の軽度のうつ病、パニック障害、心的外傷後ストレス障害の薬として宣伝していたために、「先走り」であるとして米国食品医薬品局に召喚された。また、心臓発作歴のある患者にゾロフトを抗うつ薬として投与しても安全であるというように、宣伝資料にそれとなく匂わせていたのだった。ファイザー社が先に行っていた臨床試験では、胸の痛みや血圧変化や心拍数上昇が起きる可能性が示唆されていたにもかかわらずである。食品医薬品局は、ファイザー社に厳しい警告を与え、ゾロフトに関する誤解をまねきやすい未承認の内容の宣伝をやめるよう命じ、また、広告を載せたすべての学術誌に訂正文を載せ、ゾロフトの宣伝資料を送ったすべての医師と医療機関に訂正の手紙を送るよう、指導した。[19]

食品医薬品局は、製薬会社の営業マンが薬を販売するとき、認可されていない症状に対する使用を勧めることを、明確に禁じている。営業マンの中には、それに素直に従う人たちもいるが、従わない人たちもいる。さまざまな薬が食品医薬品局に承認されていない症状の治療に有効だったという「非公式の」情報を、医師はよく耳にするという。製薬会社の営業マンの任務は、薬の情報提供と販売の二つである。啓蒙と販売の二つの任務は、ときに両立しない。結局、道を譲ることになるのは、販売ではないだろう。また、診察室に置かれた宣伝用パンフレットに、未承認の適応への使用例が記載されていることもある。これは、食品医薬品局の規則で禁じられている行為なのだが。[20]食品医薬品局には宣伝活動の実態を十分に調査する資金もなく、人材もそろわないので、結果としてどういう状況になるかは誰でも予測できる。たとえば、抗うつ薬ＳＳＲＩの子どもに対する処方は許可されていないのに、『ニューヨークタイムズ』の記事によれば、一九九六年に、このグループの主要な三つの薬（プロザック、パキシル、ゾロフト）のどれかが、一八歳以下の子どもたち六〇万人に処方されたという。プロザックだけでも、一九九六年に六〜一二歳の子どもを対象に二〇万三〇〇〇枚以上の処方箋が発行された。これは、一九九五年の値と比較して、二九八パーセントの増加である。[21]

ダイエット薬のデクスフェンフルラミン（米国ではリダックス、それ以外の場所ではアディファックスまたはイソメリドという名で販売）の販売もまた、消費者の安全を優先せず、販売を促進しようとした例である。デクスフェンフルラミンは、フランスの製薬会社セルビエＳＡが開発した。これときわめて類似した薬であるフェンフルラミンは、それよりずっと以前から、セルビエ社でダイエット薬として販売されていた。米国では、Ａ・Ｈ・ロビンス（現在、アメリカンホームプロダクツの子会社）がフェンフルラミンの販売権を得た。商品名はポンディミンである。一九八〇年代に、マサチューセッツ工科大学の神経科学者リチャード・ワートマンが、デクスフェンフルラミンにも食欲減退作用があることを発見するまで、この新しい薬がダイエット薬として使えるか試験されてはいなかった。だがこの作用が発見されると、ワートマンはマサチューセッツ工科大学と組んで、デクスフェンフルラミンの「新たな利用法」ということで「利用許可」を獲得し、インターニューロン社を立ち上げ、薬を開発したセルビエ社から、米国での販売権を獲得した。[22]

リダックス（デクスフェンフルラミンの商品名）は一九九六年四月、食品医薬品局に承認された。ところが同年の秋になると、この薬は危険性があるかもしれないという指摘があるのに、気軽に使いすぎているのではないかという声が高まりつつあるという記事が、新聞に載った。[23] 食品医薬品局がリダックスを承認したとき、「病的肥満」の患者にのみ販売するという文言があった。ところがこの文言は実際には守られなかった。一九九六年十一月には、リダックスの月間販売量がうなぎ昇りに増えていた。ダイエット外来を開いている医師が、広告にビキニのモデルを登場させ、休暇をとる前に「リダックス計画」で減量できますと宣伝した後のことだった。アメリカンホームプロダクツ側はこれに対する批判に答えて、リダックスの販売は「非常に控えめなもの」であり、美容のための減量には照準を合わせていないと反論したが、同社の副社長、フレッド・ハッサンは反対に、リダックスの販売に「大いに努力をしていて」、一〇〇〇人以上の営業マンをこれに配置していると言ったと伝えられている。[24]

リダックスの宣伝資料は、肥満を専門に扱う専門医だけではなく、一般開業医、精神科医、心臓内科医、内科医、婦人科医にも配られた。こうした医師たちの多くは、薬の作用メカニズムや、他の薬との相互作用の危険性についての知識がなかった。たとえば次のようなことがあった。うつ病患者の中には肥満症でもある人がたくさんいて、抗うつ薬としてセロトニンの活性を上げるSSRIを服用している。リダックスも、セロトニンを活性化する作用があるため、SSRIとリダックスを組み合わせると、セロトニン活性が大幅に上昇して、震えやけいれん発作、時として臓器不全までも生じる恐れがあった。営業マンはリダックスの副作用について知らなかったらしく、一生使っても安全だと言ったと、医師たちは述べている。臨床試験は実際には一年以内の期間しか行われていなかったにもかかわらずである。現在では、ポンディミン（フェンフルラミン）とリダックス（デクスフェンフルラミン）が重い心臓弁疾患や、肺高血圧症として知られている症状を引き起こすという確かな証拠がある。肺高血圧症は珍しいが危険な障害であり、死に至ることさえある。これは最近明らかになった事実だが、これらの薬を販売している製薬会社は、すでに一九九四年の時点で、ダイエット薬を使っている人に心臓弁の障害が生じやすいとの情報を得ていたらしい。結局その三年後に、メイヨー・クリニックで行われた研究の結果、これらの薬は米国の市場から撤去されることになった。[25] これと同じような重い症状が、フェンフェンダイエット療法の後に生じるという、信憑性の高い証拠もある。フェンフェンとは、フェンフルラミンと、関連した薬であるフェンテルミンを組み合わせて利用する治療法のことを言う。

薬と患者支援団体

製薬会社が向精神薬の市場を拡大させるためにとる方策の一つに、さまざまな患者支援団体を支援して、患者に薬物療法を勧めるやり方がある。全米精神障害患者連合（National Alliance of Mental Patients）、全米精神障害者連合（National Alliance for the Mentally Ill）、全米うつ病・躁うつ病協会（National Depressive and Manic Depressive Association）、全米うつ病財団（National Foundation for Depressive Illness）、全米精神保健協会（National Mental Health Association）、神経症を治す会（Neurotics Anonymous）、強迫性障害財団（OCD Foundation）、米国恐怖症協会（Phobia Society of America）、米国統合失調症協会（Schizophrenia Association of America）、注意欠陥障害の大人と子どもの会（Children and Adults with Attention Deficit Disorder）等、たくさんの団体がある。こうした患者支援団体は、その影響力で製薬会社の宣伝資料を引き立てる役割を果たしている。

患者支援団体の多くが、製薬業界から資金提供を受けている。こうした団体はその資金を利用して新聞や雑誌に広告を出したり、その他の手段により情報提供を行うことが可能になっている。通常、患者支援団体の資料は薬物療法に好意的であり、人々に薬の使用を薦めている。その際、薬の有効性やその科学的基礎が誇張されることも往々にしてある。一九九五年、統合失調症とうつ病研究のための全国連合（ＮＡＲＳＡＤ）が、全米に新聞広告を出した[26]（図6-2参照）。この広告は、ＮＡＲＳＡＤの「うつ病――問題は性格ではなく化学にある」というキャンペーンの一環であり、広告会社が作成したものだった。うつ病も身体的な病気だから、糖尿病でインシュリン療法が必要なのと同様に、薬物療法が必要だと書かれている。その後に、うつ病が脳の前頭葉のセロトニン濃度の不足によって生じることが研究によって示されたとつづく。脳室が拡大した「脳の断層写真」も広告紙

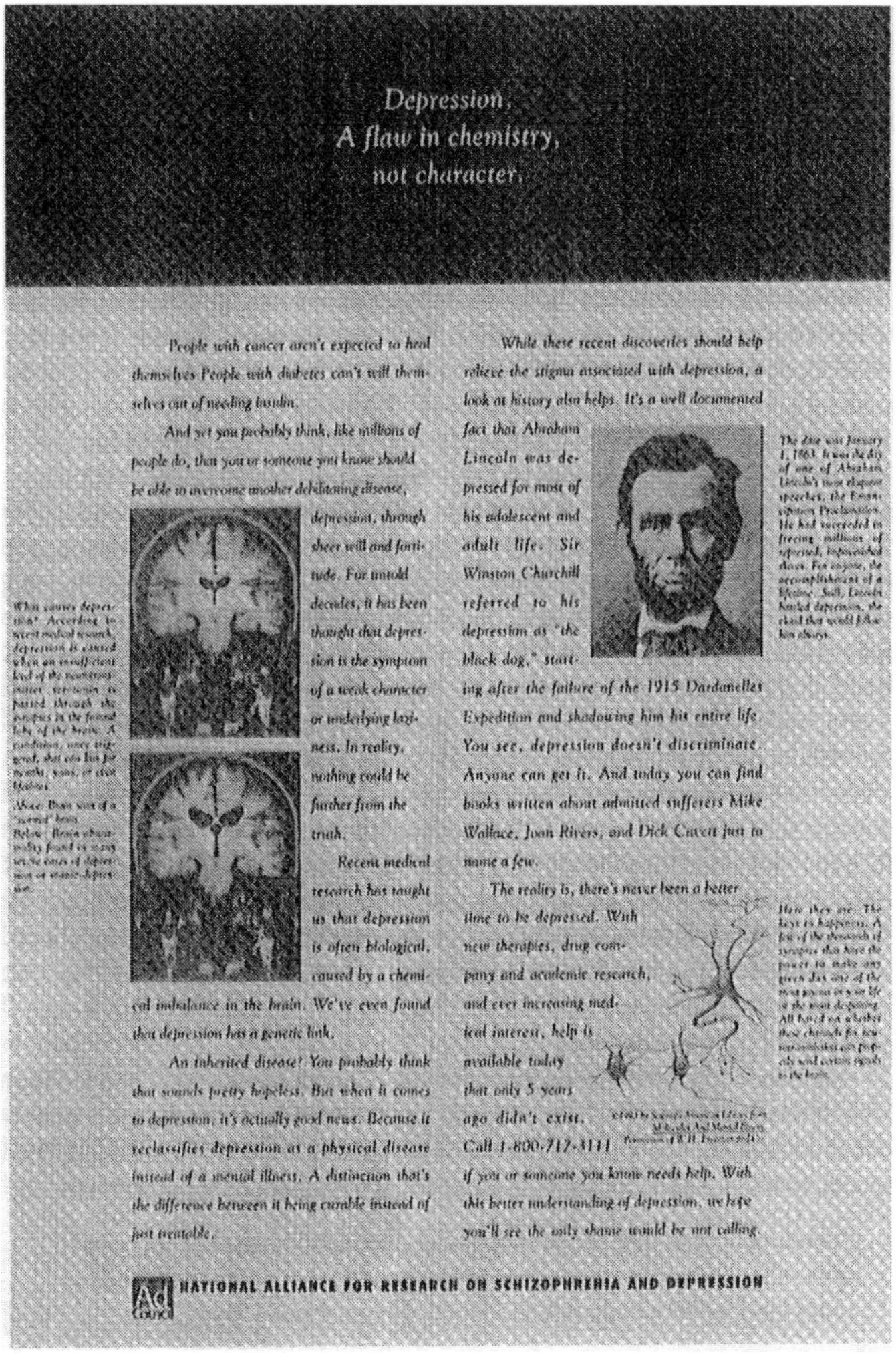

図6-2 統合失調症とうつ病研究のための全国連合（NARSAD）が米国中の多数の主要新聞に載せた広告．米国広告協議会の許可を得て掲載．

面に掲載され、この状態が「重いうつ病患者でよく見られる」という文言も添えられている。慢性の統合失調症患者の一部に脳室拡大が見られることがあるという報告はあるが、うつ病患者でこの現象は報告されていない。さらに、この脳の所見と生化学的欠乏の間に論理的な関係は全くなく、ましてや、前頭葉のセロトニンの特異的な減少とは無関係である。広告の中の情報が完全な間違いでも、誰も困らなかったようだ。現在うつ病が生化学的異常から生じることが明らかになって、「治療の対象になるだけでなく、治癒が可能になった」というメッセージを、この広告は人々に伝えている。

「うつ病を克服する」という題の、NARSADが広く配布したパンフレットがある。これはワイス・エアースト製薬の教育助成金から経済的支援を受けて作成された。ここでは、うつ病の原因がいくつかあげられているが、主眼がおかれているのは、生化学的なバランスのくずれと薬物療法であるのが一目瞭然だ。

> 科学者は、重いうつ病の原因は神経伝達物質のバランスのくずれであると信じている。この神経伝達物質というのは、脳細胞相互の連絡を可能にする天然の化学物質である。

「抗うつ薬は有効か」という項では、

> 有効なのはほぼ確実である。うつ病患者一〇人のうち八〜九人で、現在売られている抗うつ薬が有効であると推定される。

ここにある抗うつ薬が八〇〜九〇パーセントに効くという推定値は、明らかに高すぎる。これとは対照的に「認知行動療法」はあまり褒めていない。ところが実際は、認知行動療法の有効性を示すデータはかなりあるのである。

あるデータによれば、認知行動療法は、比較的重くないうつ病であれば症状を改善させることができるようです。

このほんの少しの賛辞も、精神療法が「薬と組み合わせて利用されると有効性は著しく向上する」ことが発見されたとつけ加えられることで、さらに弱められている。ある種の短期間精神療法は、うつ病の薬物療法と同等かときにはそれ以上に有効であるという証拠がかなり蓄積されているが、これについては触れていない。

「二〇世紀の米国精神医学の転換点」と題された論文で、メルヴィン・サブシンは、患者支援団体のもつ重大な影響力ついて述べている。

全米精神障害者連合（NAMI）は、急速に強大になった。彼らが生物学的精神医学を熱心に支持したことを、来世紀になって精神医学史を研究する人は大きな興味をもって眺めるだろう。重い精神障害患者の家族は、精神医学における精神療法上の、もしくは社会的治療の概念に苦しめられてきたと、少なくとも本人たちは感じている。遺伝的・生物学的要因が病因として先に考慮すべきものになれば、重い患者を抱える家族の身を切るような苦しみは以前より〔他者に〕説明しやすくなるのだった。[27]

専門家の助けを必要とする人に、実際に助けが得られるようにしてあげることは大切であるが、だからといって、偏った情報や、誤った情報さえも流していいことにはならない。広告は公正に見えるように工夫されている。だがそこから読者に伝えられるメッセージは、生化学的バランスのくずれがうつ病を引き起こすことが確認されていて、この状態を改善する薬が現在あるというものである。このメッセージを人々に広く伝えるのに大いに役立つ団体を支持することは、当然ながら製薬会社の利益に適うものである。

製薬会社の患者支援団体への助成金は、薬の販売促進に役立つだけでなく、薬について悪く書かれるのをくい止め、この問題に対する自社の「情報」を発信するルートをつくるのにも役立っている。そのへんの事情は、薬のリタリンと注意欠陥多動障害（ADHD）について最近書かれたものを読むとよくわかる。『ニューヨークタイムズ』の記事によれば、「注意欠陥障害の大人と子どもの会（CHADD）」の支援団体は、リタリンを製造しているチバ・ガイギー社から九〇万ドルの現金を助成金として受け取っているということである。この助成金のおかげでCHADDは、「三万五〇〇〇人の会員と六五〇の支部をもつ国内最大級の団体に成長を遂げ、ワシントンDCで大きな影響力をもつようになった」と報じられている。[28] ADHDに効くリタリンという薬があるという情報を広めたのは、この団体だった。

ところが『ニューヨークタイムズ』にまた記事が載り、リタリンがあまりにも無造作に処方されているのではないかと懸念する声があることが報じられた。一九九五年に、学齢期の児童に対し、精神運動刺激薬（ほとんどがリタリン）を指定する約一二五〇万枚の処方箋が出された。全学童の三〜五パーセントが処方を受けたことになる。[29] ADHDの診断基準は、おもに、注意力低下、過活動、衝動性が見られることであるが、多くの場合、主観も診断にかなり影響する。医師の中には、教師や親がリタリンを処方してほしいと希望したという理由のみで処方した人もいるという。他方で、リタリン乱用の危惧もある。リタリンによる心理的な「高揚状態」（陶酔状態）を得る目的で子どもたちが入手を始めているとの懸念の声が高まりつつある。同じ記事に、チバ・ガイギー社側の発言が引用されている。それによれば、彼らは看護師や教育関係者に資料を配って、この薬が他の子どもの手にわたるのを防ぐための措置を講じるよう要請しているという。だがほぼ時を同じくして、リタリンは重いADHDに対してだけではなく、軽度の過活動に対しても有効性が証明されたという同社の資料が、医師や薬剤師のもとに届いている。先の、看護師や学校関係者に配られた「資料」に宣伝効果こそあれ、販売を減少させる効果は実質的にはないことが明らかである。もう一方の医師のもとに届いた資料は、処方されるリタリンの量を増やすのに役立つはずである。

診療所の待合室には普通、そこで読んだり、持ち帰ったりできる患者向けのパンフレットが置かれているのは衆知の事実である。こうしたパンフレットのほとんどは製薬会社が供給しているものであり、たいてい、販売促進を狙った情報をかなり含む。たとえば、図6-3は、患者に配ってもらうように、イーライリリー社が精神科医に供給している「はぎ取り式シート」の一枚である。このパンフレットには、うつ病の原因がセロトニンの不足であり、イーライリリー社のプロザックはセロトニンの再取り込みを阻害することでこの不足状態を正すと書かれている。医療に関する素人を教育するために作られたものである。この広告には、うつ病は「糖尿病や関節炎と同じく」身体的な病気であるという、決まり文句もついている。

製薬会社はお互いに競い合っているが、ときには力を合わせて、精神障害の人が薬物療法を受け入れてくれるための働きかけも行う。精神障害の治療薬の開発、販売を行っている主要な製薬会社の共同企業体が「米国医薬品研究共同企業体」（America's Pharmaceutical Research Companies）である。この共同企業体は、新聞や雑誌に広告を掲載したり、大衆向けに直接「保健指導」の小冊子の頒布もしている。そのような小冊子の一つに「うつ病やその他の精神疾患における新しい希望」と題されたものがあり、これが『タイム』『ニューズウィーク』『リーダーズ・ダイジェスト』の一九九六年九月号に差し込まれた。その冒頭にローラの物語があった。主人公の女の子ローラは一〇年前の高校生だったころ、はじめてうつ病の病相に襲われた。精神科医に数回診てもらったが薬は処方されず、重いうつ病相がそれ以降も続いた。その後ついに抗うつ薬を使った治療が行われると、彼女の言葉を借りるなら「薬が私の人生を変えました。気分はいつになくよくなりました」と語るまで回復した。この小冊子の中から典型的な文章をいくつか抜粋する。ある方向へ誘導しているのがわかるのではないか。

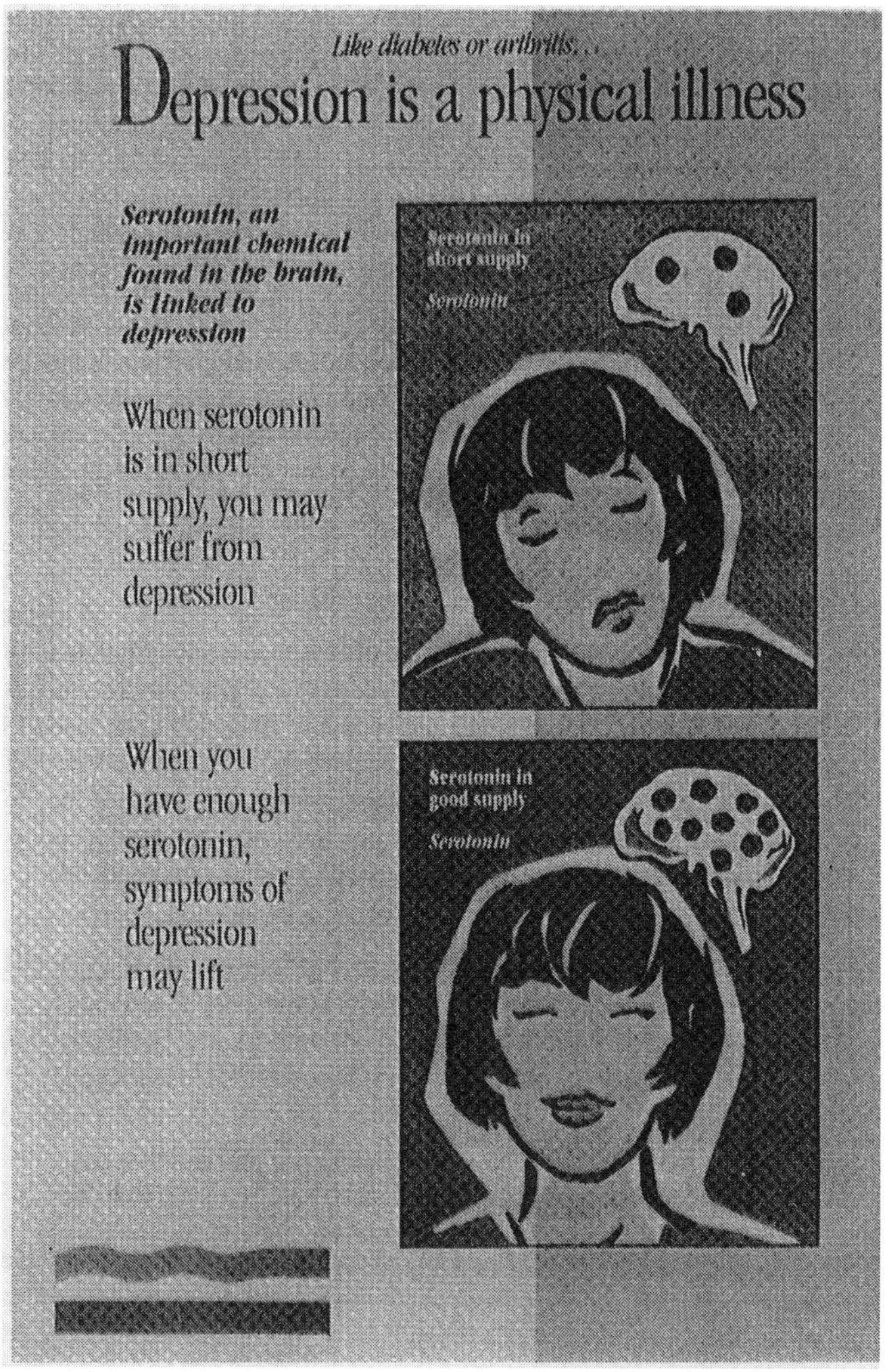

図6–3　イーライリリー社はプロザックの宣伝用はぎ取り式シートを作り，精神科医に患者へ配布してくれるよう依頼した.「うつ病，それは身体的な病気なのです．うつ病の担い手はセロトニン，脳の中にある重要な化学物質です．セロトニンが足りないと，うつ症状が生じやすく，セロトニンが十分あれば，うつ症状は改善されます」

しかし、多くの人が理解していないのは、精神疾患は糖尿病、高血圧、心臓病と同様に、内科的疾患であるということです。実際に身体的な病気と同じように、治す手立てがあるのです。

長い間、精神障害の患者と家族たちは、原因が自分自身にあるというふうに言われ、社会的な不名誉に耐えてきました。精神障害は個人的な「欠陥」であると考えられてきたのでした。たとえば、性格の弱さ、自己制御できないこと、不幸な生い立ちといったものが原因にあげられましたが、これは誤りであることが現在明らかになっています。

精神疾患患者の多くで、脳のなかで神経伝達物質と呼ばれるある種の化学物質の代謝のバランスがくずれていることを、現在の科学者たちは知っています。この化学物質の過剰または不足が、うつ病、不安、その他の情動的または身体的障害の原因となるのです。この知見をもとに、脳における神経伝達物質の生産、貯蔵、放出の仕方を変化させてある種の精神疾患の症状を改善させる薬を、製薬会社の研究者たちは開発するのに成功しました。

こうした小冊子は、人々が進んで薬物療法を受けるように仕向けることを明らかに意図したものである。この企業体が資金を出した全面広告の冒頭に「精神疾患を引き起こす化学物質を利用することで、いまや精神疾患が治せるのです」という文章がある。その後には、次のような確信的な口調の文章が続く。

統合失調症などの精神病の原因が神経伝達物質という脳に存在する強力な化学物質にあることを、現在の科学者は知っています。こうした神経伝達物質の一つが、ドーパミンです。脳においてドーパミンの異常な濃度が見られるとき、統合失調症などの精神病が引き起こされるのです。最近の進歩のおかげで、ドーパミン濃度を変えられる薬を利用して、患者の多くを精神疾患の重い症状から解き放つことができるようになりました。[30]

これは、たんなる誇張表現とか、都合のいい情報の「解釈」の域を越えているのではあるまいか。最近の進歩のおかげで、統合失調症の原因が「ドーパミンの異常な濃度」にあると「現在の科学者は知っています」と述べることは、事実の歪曲そのものと言える。

向精神薬とプライマリーケア医

製薬業界は、さまざまな戦略を用いて薬の販売を増加させようとする。ときには、手の込んだやり方もする。例をあげてみよう。抗うつ薬の処方箋の約八〇パーセントがプライマリーケア医によって書かれていることは、よく知られている事実である。一般に、向精神薬を処方するのは、精神科医を含むあらゆる医療集団のうち、プライマリーケア医がいちばん多い。彼らは、米国の精神障害をもつ患者の約七〇パーセントを診療している。世界精神保健連盟によれば、うつ病と不安障害だけで、プライマリーケア医の診療所を訪れる人の四分の一ないし三分の一を占めるという。[31] ファイザー社が、この統計の数値に影響を受けたのは間違いない。同社は、忙しいプライマリーケア医でも容易に精神障害の診断を下すことができるように、質問票の開発を支援することにした。こうしてできた質問票が、PRIME-MD（ファイザー社の商品）であり、Primary Evaluation of Mental Disorders（精神障害の一次診断評価）の略である。PRIME-MDを使えば、プライマリーケア医が八分半以内に、患者の訴える精神障害の症状の九〇パーセントに診断を下すことが可能であると、ファイザー社は言う。[32] それだけ短時間であってもまだ長すぎると、あるプライマリーケア医が次のように述べている。この発言は時代を象徴するものと言えよう。

PRIME-MDは価値のある手段であるが、忙しい内科医には時間がかかりすぎる。だが、こうしたものは、看護師や診療所の他の職員が実施することも可能だろうし、コンピューターを使って行うこともできるだろう。[33]

実際、コンピューターを使ってPRIME-MDを行った場合には、患者はアルコール依存症や強迫性障害が示唆される症状をより率直に認める傾向があるという報告が最近なされている。[34]

PRIME-MDでは、二五の質問に対し、「はい」か「いいえ」で答える。質問は、「心臓がどきどきするのを感じますか」「食欲をコントロールできないと感じますか」「気分が滅入ったり、憂うつになったり、希望を失ったりしてはいませんか」といったものである。PRIME-MDの臨床試験の結果に関する論文もいくつか出ている。論文を書いたひとりは、患者の訴える精神障害の諸症状のほとんどを診断し治療するのに、このPRIME-MDを使えば「精神医学のトレーニングをする必要はない」と述べている。[35] 精神医学的な診断が下ると、一般開業医ができる唯一の医療行為は薬物療法である。PRIME-MDの利用により、プライマリーケア医が出す抗うつ薬の処方箋の数が増加していることが、最近の予備的研究からわかっている。[36] さして驚くべきことではないが、ファイザー社が、この質問票の作成や臨床試験の支援をし、質問票や使い方を指示するビデオテープを配布している。イーライリリー社もまた、プライマリーケア医の精神科疾患に対する関心を高めたいと考えている。プライマリーケア医が頻繁に処方するプロザックを販売しているリリー社は、プライマリーケア医と精神障害に関するシンポジウム（一九九七年五月八日開催）の資金援助を行った。

「合意形成委員会」（consensus panel）を支援することも、製薬会社が薬の利用を促すための手段の一つになっている。「合意形成委員会」の一例をあげると、スミスクライン・ビーチャム製薬の「教育助成金」によってテキサス州ダラスで開催されたものがある。精神科医、プライマリーケア医、マネージドケアの専門家がそこに集った。この会合の目的は、プライマリーケア医が個々の患者に即して「抗うつ薬療法の期間を調整する」際の指針をつくることにあった。テキサス大学精神科の教授ジョン・ラッシュが議長を務めたこの会議の報告書では、プライマリーケア医が抗うつ薬療法を他の症状を治すための療法と同時に行っても差し支えないし、うつ病を治さないと、心筋梗塞や脳卒中のような望ましくない結果に繋がる可能性が十分あるということが強調された。[37]また報告書には、抗うつ薬をどのくらい続ければよいかをプライマリーケア医に説明するためのフローチャートが含まれていた。報告書が推挙する方法をいくつか挙げてみよう。薬物の投与を開始して四週間してはっきり回復の徴候があれば、さらに投与を続け、完全に症状が消えたと判断されてから少なくとも六ヵ月間は続ける。もし四週間後、症状が二五パーセント以下しか減っていなければ、薬の投与量を増やして継続し、四週間たったら再度、評価を試みる。最初の四週間で、まったく改善の兆しがなければ、薬の投与量を増やすか、違う抗うつ薬に代えるとよい。このアドバイスに完全な科学的証拠の裏づけがあるかどうかは議論の余地があるが、スミスクライン・ビーチャム社の支援で広められたこのやり方は、薬を使わない治療のいかなるものにも目を向けさせないで、抗うつ薬の使用をできるかぎり増やそうとする狙いがあるのは疑う余地がない。「抗うつ薬を服用中の患者の多くで、付加的に行えば有用」であり、きちんとした資格をもった精神療法家であれば「うつ病が原因で壊れた人間関係を修復するのを助けたり、薬物療法をやりやすくしてくれる」のである。

全米うつ病・躁うつ病協会が組織した会合の内容を総括する「合意声明」(consensus statement)が出されている。[38]この会合には、精神科医、家庭医、患者とその家族、医療保険会社の代表が出席し、その参加費用はブリストル゠マイヤーズ・スクイブ製薬が払った。同社は、抗うつ薬のセルゾンを製造している。他の製薬会社からも人が来ていた。多くの新聞で取り上げられたその合意声明には、うつ病は最もありふれていて、経済損失の高い医学的疾患の一つであり、未診断、未治療であったり、きちんとした治療を受けていない人が多いということが強調されている。また、プライマリーケア医がうつ病の徴候を見落とすことがよくあり、見落とさなくても、抗うつ薬の投与量が少なすぎたり、投与の期間が短すぎたりすることが多いことが指摘されていた。ある大きな病院でうつ病の治療を受けている患者の三一パーセントが、八週間の入院期間中、抗うつ薬の投与を受けていなかったり、投与量が低すぎる状況があるとも言及している。報告書は、新薬が高価だという理由で医師たちは新薬導入をためらうが、これはマネージドケア・プログラムのせいだと批判的に論じた。こうした問題やその他の問題に対処するために、うつ病患者の同定、評価、治療を促進するための方策を立てることが要望として出された。また大衆を啓蒙し、社会的な不名誉を負うことなく専門家の助力を求めることを可能にすることもまた、推奨された。

先述の「合意声明」を執筆した精神科医たちにとっては、うつ病の診断や治療がきちんとされていないという報告を弁護するのは容易であるのと同時に、この声明は、会合を支援した製薬会社の利益にもかなうものである。こうした会議の多くは製薬会社が資金援助し、会議の後に発表される報告書は、製薬会社の宣伝資料と大差ないことが多いと言われている。いわゆる「合意形成会議」は製薬会社の新しい営業活動の場になっていると、このあたりの事情を知る人たちの間で囁かれている。声明は、適切なデータを示さない場合が多い。しかるべき結論が導かれるように、会議に参加する人たちを注意深く選定している。それなのに、医師の多くが、合意声明を宣伝資料としてではなく、教育的なものとして取り扱っている。[39]

精神科医の生涯教育

製薬業界の及ぼす影響は、彼らの自己利益追求と、立派で一見無欲に見える目標が組み合わされたものであることが多い。例をあげてみよう。製薬業界は精神医学の分野でかなりの影響力を及ぼしているが、それ以外に、精神科医の教育や訓練の支援もしている。これは新しい潮流ではない。テッド・ケネディ上院議員を座長とする上院の「労働および人的資源委員会」が提出した一九八八年の報告書に、製薬会社一八社がシンポジウムを開くために、総計八六〇〇万ドルをつぎ込んだとある。[40] また製薬業界は、精神科のスタッフや研修医がこの分野での新しい進展について学ぶグランドラウンド臨床研究セミナーの講演者たちに、かなりの経済的援助をしている。グランドラウンドは、あらゆる医学分野の研修医の訓練の場としても重要である。国内外から著名な人を講師として呼ぶのはお金がかかる。そのため、医学部の精神科は製薬会社に資金提供を依頼し、講師として呼びたい人の名簿も提出する。もちろん製薬会社は、彼らが資金援助した講師に自社の製品を売り込むことを強制はしないが、薬物療法の話をしてくれる人により積極的に資金援助し、薬の副作用について話す人や精神療法のような他の治療法を好む人の援助にはずっと消極的である傾向がある。

製薬会社が、独立のシンポジウム、研究会議、生涯学習プログラム等を支援することもある。そうしたものの多くが娯楽も同時に提供し、たいへん魅力的な内容になっている。クルーザー上での会議が製薬会社の資金で行われたこともあるし、週末の会合で、三時間のみが医学に関する討論に費やされ、残りの十分な時間を使って新薬の紹介が行われたりする。医学の卒後教育をどれくらい製薬業界が支援しているかを、このあたりの事情に詳しい人が『ランセット』誌に次のように書いている。

> 医師たちは、企業が支援した卒後医学教育に慣れてしまっているため、自分で参加費を払い、飲み物を買うような会合には来てくれない。このように、卒後教育は製薬業界に任されるようになってきている。[41]

米国精神医学会の年次総会におけるシンポジウムを開く際にも、製薬業界が多額の出資をしている。著者が数えたところ、米国精神医学会の一九九六年の会合におけるシンポジウムのうち、約二五パーセントが、製薬会社の資金提供を受けている。招かれた講師はしばしば謝礼を受け取り、必要経費の支払いを受ける。向精神薬に関する米国精神医学会のシンポジウムのほとんどすべてに、製薬会社の資金提供があるが、精神療法や特殊なトピックを扱ったシンポジウム、たとえば、「アラブの国々における精神医学」「正統派ユダヤ教徒の精神科的治療」「詩人、劇作家、精神科医」などに資金は提供されない[42]。米国精神医学会は製薬業界から、他の支援も受けている。『精神医学ニュース』（*Psychiatric News*）、『米国精神医学雑誌』、『精神科診療』（*Psychiatric Services*）の広告料として、毎年平均一九〇万ドルを受け取っている。それ以外にも、米国精神医学会が学会場の展示スペースを貸して得る四五万ドルのうちのかなりの割合を支払っているのは、製薬業界である。一九九四年、米国精神医学会は、会合での教育活動支援のために、製薬会社から二〇〇万ドル弱の資金を受け取り、同年、研修医の奨学金プログラム、うつ病の生物社会的な管理のためのビデオ作成、一〇代のうつ病を扱った英語とスペイン語の漫画の製作に、四六万九九〇〇ドルを費やした[43]。

米国精神医学会は、製薬業界から受け取っている資金について、気を使うようになっている。その方向での努力であろう、学会のプログラムが製薬業界の影響を受けないように指導要綱を作成したと発表した。米国精神医学会の広報官によれば、製薬業界によって「あらかじめ決められた内容の」シンポジウムをそのまま受け入れてはおらず、学会内にはシンポジウムのトピックを選定するための独自の仕組みがあるという。発表者とシンポジウムのプログラムは評価の高い人やテーマを選び、寄付金に影響されることは基本的にまったくないと主張している。関心の高いトピックと質の高い発表者を選ぶ努力を常にしていることは疑いもないが、ある種のトピックには製薬業界が多額の資金援助をし、ある種のものにはないという状況があるのに、製薬業界からの影響はないと言い張るのは無理である。

製薬業界が研究を支援する理由

製薬業界の資金が、精神医学の研究を方向づけてもいる。政府の報告書によれば、米国とカナダ両国で、医学研究の資金をいちばん拠出しているのが、製薬業界である。特に向精神薬の研究と臨床試験では、この傾向が著しい(44)。一般に、米国の企業は連邦政府より、研究にはるかに多くの出資をしている。米国科学財団の推定によると、一九九七年に私企業が使う研究開発費は、一三〇六億ドルになるとのことである。研究開発の目的で最大の出資をするのは、製薬業界と電気業界である。これと対照的に、連邦政府の拠出は二〇八億ドルであり、私企業の研究開発費の約一五パーセントにすぎない(45)。私企業の研究資金でいちばん割り当てが多いのが製品開発費であるのに対し、この一〇年で見てみると、最も少額の資金が割り当てられているのが基盤研究費である。基盤研究は、具体的な将来の製品に応用する計画なしに行われる原理の解明のための研究のことである。

製薬業界は多額の出資をして、大学、大学病院、医学校における生物医学研究の支援を行っている。一九九四年に、製薬業界は六〇〇〇以上のプロジェクトに資金提供を行い、学術研究に一五億ドル近くを費やした(46)。この資金の一部が研究助成金として、生化学者や、薬理学者や、薬が脳の神経科学的現象に与える影響について基盤研究をしている人たちに配られる。この研究助成金は、研究者と企業双方にとって有益である。研究者が、企業の製品開発に役立つ技術を開発したり、その関連の情報を得ることがあれば、製薬会社にとって大いに役立つ。また、製薬会社から提供される資金が研究の方向性を決定づけることも起こるために、いっそう彼らには有用になっている。大学における研究の資金援助をすることによって、製薬会社も、特許、新製品、収益という形で恩恵を得ていると思われる。この収益は、研究に対する他のいかなる投資による収益とくらべても遜色ない。それ以外に、大学の教官と接触することで、会社の研究者たちに新しい考え方や技術が吹き込まれるという利点があると、半数以上の会社が実際に認めている(47)。大学院生や若い医学の研究者の多くが、製薬会社が支援する研究領域に引っ張られていく。というのは、そこには資金があり、奨学金が用意されているからだ。そして、関連の知識と技術を獲得すると、その後の研究生活でずっと、その方面での研究を続けることもよくある。製薬会社が研究の資金を大学や医学校に拠出しているのは、結局はそれが自己利益につながっていくという賢明な判断にもとづくものと考えられる。

製薬会社は、新薬販売前に、有効性と安全性を確かめるために、臨床試験に巨額を費やす。米国食品医薬局から薬の販売の承認を得るため、臨床試験データを提出しなくてはならないのである。承認が下りると今度は、医師にその薬を採用してもらうために、この臨床試験結果が宣伝資料の中で使われることになる。製薬会社が「好ましい傾向がある」医師を選ぶことにより、臨床試験の結果を偏らせているかどうかは議論の余地があるところだが、過去に薬の有効性に対しもの申したり、薬の副作用を「気にしすぎる」という風評のある医師に製薬会社が資金を出さないのはほぼ明らかだ。臨床試験は、薬を開発した製薬会社が自社の薬ということでほぼ全額を出資し、諸施設で実施される試験の調整役の「主任調査員」を自ら選ぶのが習わしとなっている。

多くの理由から、臨床試験で新薬の有効性や安全性がきちんと評価されない可能性がある。たとえば、比較的短い期間で実施される試験では薬の長期的効果は測定できないし、被験者にならなかった人の中に、逆の反応をしたり、まったく反応しない人がいるかもしれない。細心の注意をすることにより、将来予期せぬ副作用が発生する確率を最小限にすることは可能だろうが、すべての危険性を排除することはできない。しかし、臨床試験が薬の将来の命運を必ず予知できるとはかぎらない理由が、これ以外にも存在する。製薬会社は多額の資金を投じて薬の開発をするため、臨床試験の結果いかんで、自らの運命が左右されることになる。製薬会社が臨床試験を行う医師の人選を行うのが常だが、人選をした後も、試験の諸段階で顔を出し、経過をチェックし、口を挟むことが多い。ある時、臨床試験のやり方を議論する会議で、製薬会社から派遣された四六人が、臨床試験に依頼者が口を出すことは正しいかについて一連の質問を受けた。会社から派遣された人の四分の三以上が、途中で依頼者に結果を見せないことで干渉を最小限にくいとめるべきであるという意見に賛成せず、五〇パーセント以上が、依頼者がデータの収集や分析に参画してもよいと答えた。また、大半の人が、依頼されて臨床試験を行った研究者がそのデータの所有権をもつという考え方に反対だった。[48] 臨床試験がうまくいかなくて、投資が無駄になるのを製薬会社が好まないのはわかるが、製薬会社が試験のやり方やデータの処理に影響を与えているならば、そこに危険性があるのは誰の目にも明らかである。

臨床試験の研究から、製薬会社の支援を受けている研究者たちは、その会社の製品に対し、好ましい結果を報告する傾向が見られるということが明らかになっている。五つの主要な医学雑誌に載った一〇〇以上の臨床の対照研究を分析したある総説によれば、製薬会社の支援を受けた研究者たちは、公的機関の支援を受けた人たちより、新薬が従来の薬よりすぐれていると結論することが多いことがわかったという。この事実はいろいろに解釈することが可能だが、臨床試験に関するこの研究を行った人たちは、製薬会社の資金を受けている人の中に「否定的な結果を提出し、それが公開されると、資金が来なくなるのを恐れる」人がいるせいだと考えている。[49] 資金を失うかもしれないという不安以外に、臨床試験結果が依頼者の製品に対し好意的になりやすい要因として、試験の全体の計画、質問および測定事項、薬の投与量、何の統計をとるかなどについて偏りがあることが挙げられている。[50] また、詐欺的な報告がなされる場合も時にみられるという。

データの提示のしかたを操作する

製薬会社は自社の薬の有効性は必ず強調し、一方で、副作用は極力小さく見せたがる。データを捏造するわけではないが、いちばんよい結果が出た研究を引用し、データの提示のしかたを「工夫」するというやり方がとられる。そして会社がそれまでの薬に取って代わりうる新薬を販売しようとしているときはじめて、既存の薬の弱点について率直に語るということが起こりうるのだ。たとえば、新しい抗精神病薬ジプレキサ（オランザピン）についての論文の中で、イーライリリー社の社員は、次のように述べている。

従来の抗精神病薬による治療には限界がある。ドーパミンD_2受容体を標的とした研究によって得られたこの種の薬は、一部の統合失調症患者の陽性症状を抑える効果を有する。しかし約半数の患者では、効き目が不十分だったり、まったく効かなかったりする。他の症状（たとえば、陰性症状や気分症状）では、ほとんど改善が見られず、時に悪化することさえある。さらに、抗精神病薬による副作用（たとえば、遅発性ジスキネジア）は、不適合の割合を五〇パーセント近くに押しあげる原因になっている。[51]

ジプレキサが登場する前だったら、イーライリリー社の「従来の抗精神病薬」の限界がこんなに率直に語られることはありえない。どこの製薬会社でも、頒布した資料において、同様の現象が散見される。

精神科医が宣伝資料にどう反応するかが重要だと考えて、製薬会社が精神科医にお金を払って、配る予定の資料を事前にチェックしてもらうこともある。最近、ある精神科医がこの慣習について語っている。

製薬会社が開催したマーケティング・コンサルタント向けの夕食会に出たことがある。そこに出席した私や他の精神科医たちに、謝礼としてひとり五〇〇ドルが配られた（食事はただ）。製薬会社は、新薬販売のためのビデオと小冊子を配布し、私たち精神科医の意見を集めようとした。[52]

製薬会社は米国食品医薬品局の新薬承認を得るための研究には多大な投資をするのに、すでに承認された薬の市販後調査には普通ほとんど関心をもたない。引き続き研究を行うと、新しい副作用が見つかることがあるからである。実際に販売後に薬の副作用が見つかるのは、医師が副作用を見つけて、自らの判断で製造者や国にその旨を通知してくる場合である。しかしこれは、見つけた薬の副作用情報を公開するやり方としては適切ではない。というのも、ある報告によれば医師の三分の一以下しか、副作用を報告するための食品医薬品局の書式を見たことがないということである。事実、多くの医師がこの種の情報の報告のしかたを知らない。一方で食品医薬品局は、医師自らによる申し立てを受け取っても、それを評価するために必要な資金をもち合わせていないのが現状である。(53)

製薬会社が科学文献に影響力を発揮するいくつかの方法

製薬会社は新たに承認された薬を試用してもらうために、医師に近づくことがよくある。表面上の理由は、医師が薬に対する新しい情報を得るのを助けるというものである。しかし、こうしたいわゆる「研究」には、他のいくつか有用な目的がある。製薬会社が接触する医師は、適当な患者集団に接することができれば十分で、研究の経験が豊富である必要はない。研究の結果が論文になることも、期待されていない。一般的には、医師は喜んで「研究」資金を受け取ろうとする。それによって余分な仕事が負担になるほど増えるわけではなく、補助金を旅費にあてたり、事務や研究のアシスタントを雇うのに使うこともできる。そうしたアシスタントを、空いた時間に他の目的に使うこともできる。医師の側にも、現在使っている薬とくらべて新薬がより有効かどうかを調べたいという興味があるのかもしれない。新薬でよりよい結果が得られれば、結局論文にならなくても、製薬会社はそれを宣伝資料の中で使える。新薬が、使われている標準的な薬と同程度であることがわかった場合でさえ、会社側は研究を行っている医師に接触し、都合のよい結果を前面に出させたり、他の研究者は同じ薬でもっとよい結果を出していると吹聴したり、あれやこれやの方法で新薬に変えた方が賢いとの結論に誘導していく。一方、新薬が現在使われている薬より効かないということが示唆された場合でも、彼らが失うものは多くない。なぜなら、研究が発表されない公算が高いからだ。製薬会社は、その研究の出資をしているので、結果の公表について大きな発言権がある。私は、製薬会社が失うものがある立場に立つことになった事例を一つ知っている。新薬が使われている標準薬より有効性が低いという結果が出て、しかも値段も高かったため、研究を行った医師は病院の処方書（承認薬のリスト）から、その新薬の名を消そうと決めた。すると製薬会社側は病院の経営陣に会って脅しをかけることによって、これを阻止する行動に出た。彼らはこの医師の研究には欠陥があると病院に伝え、優れていることが「証明された」薬を使う権利を患者から奪うならば、病院は訴えられれば負けるというように主張した。この事例では、件の医師は自説を曲げず、製薬会社が脅しを実行すればあったことを全部公表すると言い張ったということである。

製薬会社がいかに科学文献に影響を与えるかを示す事例が二、三ある。業績の多い上級心理学者のシーモア・フィッシャーが、最近、ある研究を発表しようとしたときの経験を書いている。二つの最も人気のあるＳＳＲＩ抗うつ薬のどちらかによって副作用が生じた二七〇〇人以上の患者に関する比較研究を行ったのだった。すると、フルオキセチン（プロザック）よりセルトラリン（ゾロフト）の方が副作用があったので、フィッシャーはこの結果をまとめ、『臨床精神医学』（*Journal of Clinical Psychiatry*）に投稿した。外部の論文審査員の三人全員が原稿の公表に賛成し、編集長は受理した。ところが後になって編集長自らが書いた「ドクター、この薬は私にどう作用するの？」という題名の論説も合わせて掲載することにしたと、編集長はフィッシャーに知らせてきた。フィッシャーによれば、結果が信頼できるか疑わしいため、医師たちが真剣に読む価値はないということを仄めかす内容の論説だったという。外部の論文審査員の誰も、そのような警告文を入れる必要を指摘した人はいなかったし、編集長によるコメントがこの雑誌に掲載されること自体、稀だった。それでフィッシャーは、支社のローリグ社からゾロフトを販売しているファイザー社が、この論文の信用性を傷つけることにより、この薬の販売に対する影響を最小限に留めようとしているものと推測した。『臨床精神医学』が国内のすべての精神科医に無料で配られるという事実は、このことを理解する上で重要だ。その理由のために、雑誌に毎号掲載されている製薬会社の広告収入に、この雑誌は経済的に依存せざるをえないのである。

フィッシャーは編集長に、論説には賛成できないと伝えた。手紙のやりとりがあった後、論説のトーンを和らげることにしたという編集長の手紙が来た。しかし、和らげられたはずの論説でも、「この報告が正しいと考えるのは時期尚早」で、これからさらに試験をして「この二つのSSRIの本当の副作用の発生率」を調べる必要があると書かれていた。フィッシャー博士は、この論評内容にまだ納得できず、これが雑誌に載るなら、自分の反論も同じ雑誌に載せてほしいと主張した。彼は、自分の研究には信憑性があることを簡潔に文章にまとめ、雑誌の広告主からの外部圧力が問題の論評の掲載に関係しているのではないかとも書いた。当然かもしれないが、編集長は、フィッシャー博士の反論の掲載をいやがった。何回かやりとりがあった後、編集長は最後には論説なしで雑誌への掲載をついに認めた。編集長は後になって、この間、ファイザー社側と協議していたことを認めたのだった。フィッシャー博士は、他の製薬会社とも同じような経験があると言っている。この件では、編集長とファイザー社が、件の反論を載せるとかえって人々の注意が論文に向けられるだけだと結論したのだとフィッシャーは解釈した。そして論文は通常よりかなり遅れて出版された。査読意見がすべて好ましいものであった論文にしては、異例なほどの遅れだったといってよい(54)。

販売に悪い影響を及ぼしかねない論文の発表に対し、製薬会社が影響力を発揮したと思える例は、これが唯一のものでは決してない。製薬会社は自らの経済的な利益を守るために、ときに、研究者、雑誌の編集者、大学や、さらに官公庁までにも、大きな圧力をかけることがある。この本の最後の注に、こうした圧力の例をいくつかあげた[55]。産学研究センターの調査によると、研究者と製薬会社の間の契約のうち、三五パーセントで会社は情報の公表の差し止めができることになっており、五〇パーセントで公表を遅らせることができ、三〇パーセントでこのどちらも可能になっている[56]。生命科学系の二〇〇〇以上の学部で、最近、調査が行われたところ、調査を受けた学部のうち二〇パーセントが、論文の公表を六ヵ月以上待たされたことがあると回答し、そのうちのかなりが「好ましくない結果が広まるのを遅らせるため」の措置ではないかという見方を示した[57]。

製薬会社では、自分たちの利益にとって有害と考えられる情報の信頼性を貶めようと、自分たちで選んだ評者に批判的な文章を書いてもらうこともある。その批判は、どこにも属さない独立の評者たちの統一された意見のように見せているが、ほとんどはそうではない。会社が評者を選び、質問し、ときには、参考資料も供給する。そうした資料は、事実に関して正しくないこともある――少なくとも事実を公平に提示したものではないといった方がいいかもしれない。その一方、研究を批判されている側は、こうしたことが行われても反論する機会が与えられない。薬と公衆衛生に関するある論文に、このような傾向に対する意見が出ていた。

困ったことに、最近、製薬会社のコンサルタントとして、すぐれた研究を攻撃するのを仕事にする自称薬理疫学者が出現している。こうした人たちに、製薬会社はたっぷりお金を払う。報酬として研究助成金を与えることさえある。ところがこうして書かれた「私心のない」論評に、スポンサーがいることは明記されないのである。この論評における最も悪質なやり方の典型は、証拠の全体を取り上げず、本筋とは関係ない細部の誤りをついたり、誤っていないのに誤っているかのように書くのである[58]。

製薬会社は、政府の政策や法律制定の決定に影響を及ぼすことができる立場にあることが多い。製薬業界が政治キャンペーンに大きく寄与していることを知る人にとって、このことはさして驚くべきことではない。国際医薬品情報誌協会会長のアンドルー・ヘルクスハイマーが、ドイツの大手の製薬会社バスフＡＧの子会社ミンデンファーマ社による圧力について書いている[59]。コルディチンという心不整脈薬に関してであった。この薬と関連して、数人が死亡したため、ドイツ連邦政府医薬品研究所はこの薬の販売許可を取り消し、この措置の理由を説明する報告書を出そうとした。報告書がドイツ医学会の公報（*Deutsche Arzteblatt*）に掲載されることとなったが、ミンデンファーマ社は、名誉毀損の理由で、出版差し止め命令を出してもらうことに成功した。ミンデンファーマ社は、ドイツ連邦政府医薬品研究所の最終的な判断が下るまで、専門家やマスコミが好ましくない薬の評価の報告書を閲覧できないように、ドイツの裁判所に命じてもらった。この決定は、一九七〇年のサリドマイド裁判の後に裁判所が出してきた判決とは相容れないものである。「薬に副作用があるかどうかが科学的に不確かな場合、その解明を患者を犠牲にして行ってはいけない。患者が健康に生きるための権利は、薬の製造者が製品を思いのままに売る権利より尊重されるべきものであるからだ」というのが、それまでの判決だった[60]。

先にも書いたが、製薬業界の影響力は微妙で評価しがたく、時には検知することすら難しい。この曖昧模糊とした状況を物語るものに、最近起こったデクスフェンフルラミン（商品名リダックス）にまつわる事例がある。リダックスは脳のセロトニン活性に変化を与え、気分を変え、食欲を減退させると言われている。あるとき、国際原発性肺高血圧症研究グループの報告が『ニューイングランド医学雑誌』（一九九六年八月二九日号）に載った。彼らは、この肺の病気が、リダックスを三ヵ月以上服用した人では無作為抽出の対照群より三〇倍高率で起きると主張した。そのころリダックスは、長期的影響は明らかではないのに肥満治療に長期で使用されていたため、報告では注意深く観察する必要があると結んでいる。

この報告が『ニューイングランド医学雑誌』に掲載されたとき、同じ冊子の論説に、リダックスはこの希少な肺病（五〇万人にひとりが発症）と肥満との合併症による死亡者数を大きく減少させる可能性があるという内容の文章が入れられていた。原発性肺高血圧症そのものによる死亡リスクの増加より、この肥満治療効果によるリスク減少幅が大きいという。この論説が雑誌に載る前に、外部に情報が漏れていたと考えられる。というのは、雑誌が出る直前に、リダックスの販売を管理するインターニューロン社の株が一日で一三パーセント値上がりしたのだった。[61] この雑誌の編集長は後にたいへん恥ずかしい思いをすることになるのだが、実は、論説の二名の執筆者がインターニューロン社と、ヨーロッパでリダックスをアディファックスとイソメリドという名で販売している会社から報酬を受け取っていたことが、後に判明したのだった。ひとりはハーバード大学医学部、もうひとりがペンシルベニア大学所属だった。米国食品医薬品局のリダックスに関する最初の公聴会で、彼らは報酬をもらってコンサルタントとして証言していた。論説の中の議論は不合理というわけではなく、執筆者と製薬会社との結びつきが、意見や論説を書く動機に影響を与えたかどうかはわからない。彼ら自身も、そうしたことから影響を受けているかどうかわからないのではないか。しかし、ここで留意しておかなくてはいけないのは、論説はバランスのとれたものでは決してなかったことである。たとえば、心臓弁疾患のような他の危険性もすでに言われていたのに、これについて何も言及していないのだ。また、ジョンズ・ホプキンス大学の神経科学者のマーク・モリヴァーの報告についてもまったく触れていない。彼は、動物実験でリダックスの投与量を上げると、脳の損傷が起こると主張しているし、他の数人の神経科学者も食品医薬品局にリダックスの神経毒性の報告をしている。[62] これらの主張に異議を唱える人もあるが、この薬の危険性と有効性についての論説でこうしたものももっと公平に扱うべきだったと思われる。

専門家として証言した人が、業界との結びつきがその人の意見に影響を与えているのではないかと指摘されたら、憤慨しない人はいないだろう。だが、そうしたことがないと考えるのは、少し甘いのではないだろうか。「カルシウムチャンネル遮断薬」と呼ばれる薬を扱った数々の公表論文に関する研究が、最近行われた。彼らに対する業界からの影響がどれくらいあるか、この事例を見るとかなりわかる。これは比較的新しい薬であるが、すでに、高血圧、狭心症、その他いくつかの心臓血管疾患の治療に広く処方されている。米国での年間売り上げは、四〇億ドルと推定されている。しかし「カルシウムチャンネル遮断薬」の安全性に疑問を呈する論文がいくつか出たため、危険性を考慮した場合、いわゆる「ベータ遮断薬」より優位性があるかどうかという議論が起こっている。トロントの医師のグループが研究論文七〇報の調査を開始し、論文を「カルシウムチャンネル遮断薬」に対し「好意的」「中立」「否定的」の三つに分類した。引き続き、論文の著者がこの薬を販売している会社から金銭を受け取っているかどうかの調査も行った。すると、「カルシウムチャンネル遮断薬」を支持した人の九六パーセントが、この薬を販売している会社から資金援助を受けていることが判明した。その一方で、「否定的」な人のうちこの薬と何らかの経済的な結びつきがあったのは三七パーセントにとどまった。経済的な結びつきといってもさまざまで、少額の謝礼を受け取っただけの場合もあり、コンサルタント報酬を受けた場合もあるが、実に七九パーセントは「カルシウムチャンネル遮断薬」を販売している会社から研究資金を得ていた事実も明らかになった。この報告によれば、製薬業界との結びつきは、論文では言及されないのが通例だという。研究対象となった七〇報の論文の著者のほとんどは「カルシウムチャンネル遮断薬」を販売している会社か、競合している会社との結びつきがあるが、七〇報の論文のうちたった二報で、論文の中で製薬会社への謝辞が述べられているにすぎない[63]。

肥満治療のために販売されているいくつかの薬には、重い合併症が起きることを示すかなりのデータがある[64]。メイヨー・クリニックの最近の研究によると、フェンフェンという名称で知られるダイエット治療をしている人では、心臓弁に重大な異常が生じるケースが多くあるという。フェンフェン療法は、フェンフルラミン（ポンディミン）とフェンテルミンの二つの薬を利用する。この二つの薬には、それぞれ単独での使用に対し米国食品医薬品局の承認がおりた。ところが、両者の並用でより大きな食欲減退効果があるという報告が出されると、綿密な調査も行われないまま、フェンフェン療法の適用が熱烈に支持されることになった。一九九六年には、フェンフェン療法の処方箋が一八〇〇万枚以上出された。しばらくして、全国ニュースで、心臓の疾患の既往のない人二四人がフェンフェンを服用して重い心臓弁疾患になり、さらに肺高血圧症になった人も現れたことが報じられると、人々の間に大きな衝撃が広がった。フェンフェンをひと月しか服用していないのに、この症状が出た人もいた。このとき現れた特定の型の心臓弁の問題は、四三歳という平均年齢の人たちに起こることはきわめて異例である。[65] 最近では、フェンフルラミン（ポンディミン）かデクスフェンフルラミン（リダックス）が単独でも、同じ心臓疾患が起きることが示唆されている。五度の調査をもとにした初期の報告では、心臓弁の問題が、これらの薬を単独、あるいは同時に使った人に三〇パーセントという高率で発生するとのことだった。ただし、症状が出ない人たちもいるが。自社の製品の副作用の報に対する製薬会社の最初の反応として普通ではあるが、フェンフルラミンを製造し、インタニューロン社のリダックスの販売元でもあるワイス・エアースト研究所は、メイヨー・クリニックの報告を受けてすばやく声明を出した。内容は、「データが乏しいため、結論は決定的なものではない」し、肥満それ自体が本来「重い健康障害と結びつきやすい」というものだった。[66]

フェンフェンは、食欲を抑える目的でだけ利用されてきたわけではない。フェンフェンクリニックを経営しているある医師は、この二つの薬は肥満治療に有効なだけではなく、薬物、性行動、アルコールなどへの依存症や、喘息、じんま疹、狼瘡、うつ病、慢性疲労症候群、強迫性障害、つめかみ等、多くの病気の治療に有用であるという。さらに、ＡＩＤＳやペルシャ湾症候群の患者や、心的外傷後ストレス障害で苦しむベトナム帰還兵に対しても「有望視される結果」が報告されている。治療に際し、その方法を選択する必要が生じる医師や患者のもとへ薬の副作用の証拠がたどり着くには、かなり時間がかかるものだ。国際医薬品情報誌協会会長のアンドルー・ヘルクスハイマーは、この問題に関する優れた総説の中で、薬の情報がそれを必要としている人に届かない理由を三つあげている。第一は、薬の副作用について市販後に得られた情報を体系的に収集・分析し、配布するシステムがないこと。第二は、副作用情報の開示に、製薬会社があまり協力的でないこと。第三は、自社の薬の安全性や有効性に疑問を投げかけるような情報を貶め抑え込むような態度をとる製薬会社があることである。[67]

薬の副作用や他の治療法の情報が自由に行きわたらないだけでなく、健康関連の研究を促進しうる情報も自由に利用できない。これは製薬会社が所有権を確立するまで情報を外に出さないようにすることが多いためだと思われる。このことは、最近よく問題になっている。大学の研究者で製薬会社と結びつきをもつ人が増加しているが、先に会社の承認を得ずに情報を流すことが契約条項で制限されているのである。最近、米国国立がん研究所のスティーヴン・ローゼンバーグは、この件で個人的に経験したことを綴っている。彼は次のように結論する。

医学研究がバイオテクノロジーの会社や製薬会社の支援を得るようになったことが、科学情報の伝達を阻む新しい要因になっている。研究情報の伝達と、研究を支援する投資家の保護という正反対の方向の力に引っ張られて苦しんでいるのが、現代の科学者である。[68]

医学雑誌の広告欄の情報が正確かどうかについて懸念を表明するむきもある。だいぶ前のことになるが、一九五一年において、米国の医学雑誌に広告を掲載する費用として、製薬業界は年間約三億五二〇〇万ドルを費やしたと言われている。それが今日では、一〇億ドルを大きく上回る規模になっている。米国内だけで、業界が薬の販売促進に一二三億ドル以上を使い、それぞれの医師の処方を変えさせるのにひとりにつき年間五〇〇〇ドル以上が使われていると推定されている。この投資にはちゃんと見返りがある。五つの主要な製薬会社が委託した研究によれば、医学雑誌に広告を出すことによって薬の処方箋が増加するのである。[69]

製薬会社が医学雑誌に掲載した広告の中の情報が正確かどうかを、米国食品医薬品局が調査した。その結果に対し、そのころ食品医薬品局の長官だったデイヴィッド・ケスラーは、次のように意見を述べている。「こうした広告には、誤解させるような情報が驚くほど多く含まれている。調剤薬の広告においては正確さと公平さを守らせるための食品医薬品局規則があるのに、守られていない」と。[70] ケスラーはまた、臨床試験の統計データが適切に解析されないことがよくあり、それが、正当性に欠け、誤解を招きやすい主張につながっていると述べている。[71] たとえばもしある会社が、自社の新薬がその方面の主だった薬と有効性において同等だと主張したければ、被験者の数を少なくしさえすればよいのである。生物学的要因による変動があるので、データベースの規模が大きくなければ、たとえ二つの薬の有効性に差があっても、統計的に有意な差となって現れないのが普通である。測定手段の感度が十分でなかったりデータベースの規模が小さすぎることによって、統計的な有意差が出なかったことにもとづいて、本当に違いがないと主張するのは間違いである。統計学者は、「帰無仮説」(null hypothesis) が正しいことを証明するのは無理である点を指摘しなければならないことがよくある。つまり、二つの変数の間に差がないことを統計的に証明することはできないのであって、差がある場合、それが偶然の結果によるものかどうかについて証明できるだけである。

ケスラーは、統計を使う際におかしやすい誤りである「データの掘り出し」(data dredging) についても言及している。これは偶発的な出来事を自分の都合のいいように利用するやり方を指す。たとえば、患者が薬の服用を始めた後、さまざまな手段で症状の測定が行われたとしよう。すると、二、三の測定値が偶然に向上することもありうる。評価する項目が多ければ、いくつかが、薬とプラセボの間の「統計学的有意差」を示す可能性が期待できる。コインを何百回も放れば、表が五回続けて出ることがあってもおかしくはないだろう。薬に効果があると主張するのに、統計的に有意だと見せかけたデータを利用すると、誤解を生む可能性があるが、宣伝資料の薬の効果を最大に見せようとして、こうしたことはよく行われている。

製薬会社の広告の正確さを評価する目的で研究が行われた。その研究で、主要な医学雑誌一〇冊に載った一〇九ページ分の全面広告が三人の審査員(関連の臨床分野の知識があり論文審査の経験のある医師二人と、薬剤師である学者ひとり)のもとに送られた。[72] 審査員の評価は次のようなものだった。四〇パーセントの広告は有効性と副作用の情報を公平に扱っておらず、三二パーセントの広告の「見出し」は有効性について誤解を招きかねない表現になっていて、五七パーセントの広告は教育的価値がほとんどない。六二パーセントの広告は雑誌への掲載が不適当で、掲載される前に強制的にかなり修正されるべきだったというのが、彼らの出した結論だった。引き続き、広告に引用された「参考文献」について詳細に調査された。図書館で調べたり、手紙や電話を利用して調査が行われたが、見つからない文献も多かった。公表されていない論文か、非公開で一般には読むことができない「内部」レポートだったりするようである。

このときも、製薬業界組合のスポークスマンは、薬の広告は誤った知識を与えることが多いとするこの研究報告は信頼できないものだと人々に思わせようともくろんだ。同じ医学雑誌に掲載されたレターの中で、業界のスポークスマンは、この研究に欠陥があり、額面どおり受け取ってはいけないと言っている。(73) しかし、他のいくつかの研究でも、基本的に同じような結果が得られているという事実には、まったく触れようとしなかった。たとえば、これとは別の研究では、製薬会社の営業マンが医師のために置いた宣伝用資料が異なる三ヵ所で集められ分析された。すると、その多くに「誤った知識を与え、偏りがあり、データの裏づけがないことが書かれている」ことがわかった。資料のいくつかは、教育用と見えるように工夫されていたが、資料を配布している会社が販売している薬だけが取り上げられていた。資料は医師を対象としているが、きちんと整った文章ではなく、キャッチフレーズで構成されていた。たとえば、抗生物質を宣伝するちらしの見出しには、「フロキシン――悪い菌を叩く鞭《むち》」と太字で書かれていた。(74)

医師が目にする広告や製薬業界から受け取る情報は、宣伝資料であると彼らが意識していることが多いが、いつもそうとはかぎらない。専門誌に、本体とそっくりな別冊がつくのが最近の流行である。ところが、この中の論文は「審査を受けていない」ことが多い。こうした別冊の中には、製薬会社の資金援助を受けているものもあり、その中の論文でその会社の製品の良好な臨床試験の結果を報じていることがよくある。医師はまた、製薬会社の関与を全く感じさせない郵便物も大量に受け取る。一例をあげると、医療管理者、薬局、医師に情報を提供している最大手のＰＣＳヘルスシステムズが発行した抗うつ薬の情報紙が、多くの精神科医のもとに送られてきたことがあった。ＰＣＳの会長兼社長は、提供する情報は「患者のケアの質を高め、医療費を削減するのにプラスの効果がある」ことを目的としてつくっていると説明する。一九九六年一〇月のＰＣＳ情報では、三つの主要な抗うつ薬の選択的セロトニン再取り込み阻害薬、プロザック、ゾロフト、パキシルに対する総医療費支出を比較している。その中のグラフと文によれば、「パキシルを服用している患者の支出は、プロザック服用患者より二八五ドル多く」「ゾロフト服用患者の支出はプロザック服用患者より三一六ドル多い」という。プロザックを製造販売しているのはイーライリリー社だが、この資料をもらった医師で、ＰＣＳヘルスシステムズがイーライリリー社に一〇〇パーセント所有されていることを知っている人はほとんどいない。

製薬業界と臨床研究は相互の結びつきが強く、業界となんの結びつきももたない専門家を見つけるのは容易ではない。先述の医学雑誌における製薬会社の広告を専門家に評価してもらう研究で、偶然発見されたことを例にとって説明することにしよう。[75]当初、過去二ヵ月に三〇〇ドル以上を業界から受け取った人は審査官に採用しない方針だった。ところが、この除外基準は取り下げざるをえなかった。接触した医師の四分の三が、製薬会社から過去二ヵ月の間に金銭を受け取っていたからである。また、『サイエンス』『ネイチャー』『ニューイングランド医学雑誌』『全米科学アカデミー報』等の一四の一流とみなされる生物医学の論文誌に載った八〇〇報近い論文について調査が最近行われ、そこから業界と生物学研究の結びつきの実態が示された。[76]論文の筆頭著者の約三四パーセントが、掲載された研究に関連して金銭的利害関係をもつことがわかったのだ。ここで、「金銭的利害関係」というのは、次のように定義された。発表された研究関連の特許または申請中の特許の本発明人であること、公表された研究のトピックと関連する仕事をしている会社の科学研究顧問であること、研究に関連して商業的利益がある会社の役員であるか、株を大量に所有していることのいずれかである。実際には、この基準では、「専門家」の金銭的利害関係が小さく見積もられている。なぜならこの「金銭的利害関係」を示すものの中に、コンサルタントの仕事、個人の私的財産、謝礼金は含まれないからである。

頭脳流出の可能性？

ここ一〇年来、生物医学の分野の最も生産的で創造性のある科学者たちが、バイオテクノロジーの会社を設立したり、何らかの形でそれらに関与することが増えている。こうした「バイオ」の会社に、当初、「ベンチャー資金」が投じられたがすぐに、「資金繰り」の問題が生じた。製品や頼れる収入源があるわけでもなかったからだ。この時点で、この種の会社の多くが、アイディアや製品ができる可能性に対して投資する気のあるいくつかの大きな製薬会社の財政援助を受けることになった。複数の場所でお金のかかる臨床試験をしたり、できた薬を販売するために、「バイオ」の会社にとっても製薬会社が必要でもある。多くの場合、この相互の利益の結びつきは有用であるが、この結びつきにともなう違った側面が、大きな関心を呼び起こしている。ノーベル賞学者を含むこうした創造的な科学者たちは大学に席を置くと同時に、何百万ドル（ときには、何十億ドル）の大金が絡む仕事に関与していることが多くある。そこには当然、守秘義務が生じ、自由な情報交換が妨げられることになる。これまでは、自由な情報の交換こそが、大学の科学分野を特徴づけるものだったのだが。

失敗すれば大きな損失が出るために、創造的な科学者の関心事が基本的な生物学の問題から、売れる製品を生み出すことに変わりつつあるのではないかと心配する声もある。もしこうしてできた製品が本当に人の役に立つのなら、公共の福祉のために大きな貢献になる。だが、いくつかの理由からこの傾向が憂慮される。小さな会社の命運は、「資金を投入した」薬がよく効き安全であることを米国食品医薬品局に納得させることができるかにかかっている。どうしても「近道」をしたい気にかられやすいものなのだ。というのも、新しい種類の薬の中で、真っ先に食品医薬品局の承認が下りれば、巨額の利益につながることになるからである。給料の代わりに、大量の自社株を受け取っている科学者は、食品医薬品局の承認が確かになると、ほぼ一晩で億万長者になれる。コンサルタントとして雇われている著名な臨床研究者の多くも会社の成功に対しかなりの投資をしているため、どの薬がなんの目的で承認されるかに影響力を発揮するというようなことも起こりうる。投資会社の証券アナリストたちが、食品医薬品局の委員会が新薬の公聴会を開いている部屋の外にたむろする様子は有名だ。こうした公聴会の結果によって、株価が急上昇したり、底値まで落ち込んだりする。とてつもなく大きなプレッシャーがかかる。科学と企業の結びつきがさまざまに生物医学の研究を変えつつあり、科学的データ評価の客観性が損なわれることにもつながりかねない。リンダ・マーサは、『収益のための処方』という優れた本を著し、こうした動きについて書いている[77]。

製薬会社がいろいろな方法で、向精神薬の販売や「精神障害の生化学説」の普及に影響を及ぼすことを私は強調してきたが、だからといって、業界が公衆衛生に多くの貢献をしてきたことを否定するつもりはない。それは別の話である。とはいえ、貢献したことについては業界はひじょうにうまく宣伝しているのは事実だ[78]。明らかに、製薬業界は自らの影響を、本書とは違う見地から見ているのである。販売されている薬の情報を医師や大衆に提供し、助けられる人を誤った情報で助けられないことがないようにすることを、自らの仕事だと上手に説明している。自らの利益を向上させ、守る方法を考え出すという点で、製薬業界が他の主要な業界と何ら変わらないと書いても誰も驚かないだろうが、彼らが精神障害や向精神薬の有効性に対する考え方を形づくるのにきわめて大きな影響力があることに、多くの人は気づいていない。

第七章　他の特別な利益団体

製薬業界には財力があり、薬物療法や精神疾患の化学説を促進させるのに最大の影響力を発揮できる立場にある。だが、他にも重要な役割を果たしているグループがある。

生物学的精神医学の変遷

精神医学の歴史を少しひもといただけでも、科学の進歩以外の多くの要素が、精神科医の精神障害に対する見方や近年の精神障害の薬物療法に対する評価に影響を与えていることがわかる。一九世紀には、精神科医は「癲《てん》狂《きょう》医」(alienist)と呼ばれ、ほとんどが田舎にある精神病院で働いていた。しかし「癲狂医」を医学の他の分野から遠ざけたのは、この物理的な距離だけではなかった。精神病院の病院長は、旧来の医学界に吸収されるのを嫌がった。他の医師にくらべて自分たちには特権があると考えたからであった。たとえば、病院長の給料は保証されていて、家や食事等も提供されていた。一八八四年以前は、病院長は自前の職能集団を作っていた。米国精神病院長協会(ＡＭＳＡＩＩ)(Association of Medical Superintendents of American Institutions for the Insane)というものである。何回か米国医学協会(American Medical Association)への合併を打診されたが、これを拒否した。

その一方で、医師たちの多くは精神疾患患者を治療する人たちに対しきわめて批判的で、彼らを医学に属するものとはみなしていなかった。特に神経科医は、精神病院で働く精神科医に非常に批判的だった。一八七八年、二五歳の神経科医エドワード・スピッカは「神経学の一部門としての精神異常の研究、およびこの部門と医学全般との関係」という題のスピーチをした。病院長が書いた報告書を読んだスピッカは、施設と病院長らを非難し、次のように言っている。

あの病院長たちの専門は、庭いじりと農業（農業のための予算は、裏帳簿から出ている）、トタン屋根葺き（屋根と丸天井はよく水漏れする）、排水管の敷設（敷地はぬかるみ、非衛生的）、技術的な仕事（病棟は暑すぎるか寒すぎるかのどちらかである）、歴史（事実が不正確で、とんでもない推論が行われている）である。簡単に言えば、なんだってこなすが、できないのは精神異常の診断と病理と治療である。[1]

スピッカは七年後に米国神経学会の会長に選出されると、先頭に立って精神科治療施設における治療に対し神経学の立場から攻撃を行った。一八七五年の米国神経学会の第一回会合では、精神病院長に対する入会拒否が反対者なく承認された。神経科医たちは、精神病院長たちの『米国精神病雑誌』（*American Journal of Insanity*）に対抗して、『神経・精神疾患雑誌』（*Journal of Nervous and Mental Disease*）の刊行を始めた。両者の対立はひどく、ついに公開論争が勃発した。『ニューヨークタイムズ』を舞台に辛らつな非難応酬が繰り返され、この論争に関する論評がいくつか同紙に載った。『ニューヨークタイムズ』のある論評には、神経科医たちは「神経細胞のすばらしい特質を優雅に語り」つつ、自らの科学知識を誇示していると書かれている。

一八九四年、米国精神病院長協会は五〇周年を迎え、この機会に名称を米国医学心理学会（American Medico-Psychological Association）に変えた。祝賀会の基調演説に招かれたのが、当時一線の神経科医だったＳ・ウィアー・ミッチェルだった。これは和解に向けた試みだったのだが、ウィアー・ミッチェルは躊躇なく批判を口にした。ミッチェルは強い口調で、ベンジャミン・ラッシュの時代から、精神科医は他の医師たちと交わろうとしないと批判した。

君たちは他の医師たちと行動をともにしない。どうしてそうなるかは簡単だ。つねに他の医師たちと離れた場所にいたし、いまもそうだ。精神科の病院は一般病院と違うし、やり方も違う。手の届かない所にいるのが君たちだ。君たちの病棟で、賢明なライバルが君たちに教え示すことはないだろうし、学校で学んだ新鮮な知識をもつ有能な研修医が君たちのやり方をみることもない。(2)

この批判の多くは正当であったが、精神疾患患者の治療において神経科医と精神科医のどちらが主導権を得るかをめぐる争いがあるため、批判がいっそう激しさを増していることは疑いようもなかった。

米国では精神科医が大学に職を見つけることは難しかったが、精神医学はその初期においてきわめて生物学的だったといえる。ノーベル賞を受けた精神科医はただひとり、ユリウス・ワーグナー゠ヤウレックである（一九二七年受賞）。彼はオーストリアの精神科医であり、「梅毒性麻痺」に対するマラリア熱療法を導入した。(3) 一九二〇年代から一九五〇年代にかけて、精神科医が身体療法を試そうと思えば、歯止めをかけるものはほとんど何もなかったようだ。ニュージャージー州トレントンの州立精神病院では、抜歯が行われ、扁桃腺が除去され、大腸の切断さえ行われた。大腸切断は「病巣感染」が脳までたどり着くと精神障害が起こると考えられていたために、これを阻むことが狙いだった。多くの施設で、統合失調症患者は二酸化炭素呼吸法の処置を受けた。精神科患者を卵型試験槽に入れ、酸素を増やしたときの効果が調べられた。ノースカロライナのある病院では、白血球をふやして「再生のための新鮮な刺激」を与える目的で、多数の患者に馬の血清が注入された。うつ病患者の「疲れきった神経系」に対して睡眠療法による治療も行われた。これは、バルビツール剤やオピエート誘導体を使って、長い麻酔状態を作り出すやり方である。一九三〇年代の五年間に、インシュリン昏睡療法、メトラゾール・ショック療法、電気けいれん療法、前頭葉ロボトミーが次々と導入され、一九四〇年代から一九五〇年代の期間の大半で、それらが世界中の精神科医に利用された(4)。

すべての精神科医が同じ考えであったわけではないが、精神障害のほとんどで、原因として何らかの生物学的要因が見つかるだろうと、精神科医の大半が信じていた。遺伝する身体的欠陥、感染性物質や有毒物質といった類である。「梅毒性麻痺」の原因が神経梅毒であることが発見され、マラリア熱療法がこの病気の進行を止めるのに有効であることがわかると、いわゆる「精神疾患」のすべてが結局はこのように解明されるであろうという例として紹介されるようになった。

一九二一年、米国医学心理学会は米国精神医学会（APA）と名前を変えた。しかし一九三〇年になっても、米国精神医学会の会員のほぼ四分の三が州立精神病院で働いていた。そのころ、神経科医は神経系の権威ということで、入院していない「神経障害」を治療するのが常だった。神経科医と精神科医の間で議論が始まり、米国神経学会は先手を打って「神経精神科医」を認定する神経学の委員会を立ち上げた。この議論から、結局は、精神科医を認定する委員会が二つ生まれることになる。精神医学は一九三〇年代半ばには神経学とは別個の公認された専門分野になり、病院や医学部で精神科が徐々に設立されていった。

一九三〇年代に早くも、「医師免許をもたない治療者」と精神科医とのいがみ合いの兆候が見て取れた。一九三二年の米国精神医学会で、ウィリアム・ラッセルは会長として演壇に立ち、「医学や精神医学の訓練を受けていない心理学者や精神分析の手ほどきを受けたソーシャルワーカーが、個人の診療所で精神医学的な病気の治療をしようとしている」と警告を発している。主要な大学の心理学科に心理臨床部門が作られたことや、米国学術研究会議がカーネギー財団の資金援助で心理学者に「精神障害の現状」を研究させていることを耳にしたときも、彼はかなり難色を示したのだった。精神医学は医学から生まれたが、心理学は「哲学や形而上学から生まれた」と述べて、心理学を中傷しようともした。翌年になると、ジェームズ・メイが米国精神医学会の会長となって演説し、同じテーマで同じような憂慮を繰り返し表明した。たとえば、多数の心理士が「医師の免許をもたず」に精神分析を行おうとしつつあることや、心理学科が「異常心理学」コースを設け、その数が増加しつつあることは危険な潮流である、と指摘した。この「異常心理学」というのは、「精神医学そのもので、心理学の領域に属するものではない」とメイは断言した。(5)

心理学者カール・ロジャーズの著作『クライアント中心療法』〔邦訳は岩崎学術出版社、二〇〇五年〕が一九五一年に出版されるとすぐ、精神科医たちはロチェスター指導センター長をロジャーズから他の人に交代させるための大キャンペーンを始めた。理由は、心理学者は精神保健機関の長としてふさわしくないというものだった。その後、シカゴ大学では、精神科の科長になった人たちが、監督下にあったカウンセリング・センターを何度も閉鎖しようと試みたのだった。(6) 心理士が免許をもたずに、(精神療法という名で) 医療を行っているというのが、その理由だった。そこで行われた論争ではもちろん、その経済的側面が問題として取り上げられることはなく、一般の人々には、患者を守り適切な治療を保障するのに医学知識が必要であるという論理の上に立って議論がなされているように聞こえた。フロイトは、精神分析を行うのに医学知識は必要ないと書いているのに、長年の間、精神分析の研修機関に申し込めるのは医師に限られていた。ところが、一九六〇年以降になるとこの独占状態は維持できず、徐々にではあるが医師免許をもたない治療者が、「医師ではない精神分析家」として精神分析の教育機関で訓練を受けるのが認められるようになっていった。

一九四五年から一九六五年ごろ、生物学的精神医学は表舞台から退いた。精神分析的な概念の影響が増大し、精神障害は子どものころの性心理的体験にあると考えられるようになったからだ。一九四〇年代以前には、精神科医が精神障害について語るとき、彼らの頭にあるのは精神病を患って入院している患者であった。たいていは、早発性痴呆（統合失調症）か、躁病やうつ病などの重篤な気分障害のどちらかであった。しかし、精神分析理論ではあらゆる精神障害は同じような起源をもつとされたので、精神病と神経症の区別は不鮮明になっていった。その結果、軽度の情動的な問題や行動上の問題は、治療で改善できるはずだと考えられるようになった。

ナチズムが台頭した時代、ヨーロッパの一線の精神分析家の多くが米国に移住した。その米国では、特に精神分析が受け入れられる土壌があり、第二次世界大戦が終了したすぐ後から、精神分析理論は生物学的精神医学を傍流に追いやり始めた。そのうえ、生物学的精神医学はヨーロッパのファシズムや人種差別的観念と結びついているのではないかと疑う人も多かった。体質的な要因や修復できない要因を強調すると、そのように疑われた。一方、精神分析では家庭内の初期の経験に重点が置かれ、改善の可能性も残されているとみなされたため、このほうがより楽観的であり、戦後の雰囲気と相性がよかったのは確かである。

精神分析が支配的なころは生物学的精神医学は表舞台から去ったが、消えてなくなったわけでは決してなかった。精神分析の概念が精神医学における理論的推論の中心となり、芸術やマスコミでも、精神分析的なテーマが熱心にとりあげられたが、患者の治療においては生物学的精神医学が隠然たる力をもっていた。精神病院の患者の治療では特にその傾向が顕著だった。一九五〇年代の大半で、インシュリン昏睡療法、電気ショック療法、ロボトミーが、まだ多くの患者に対して使われつづけていた。そして一九六〇年になると、薬物療法が生物学的精神医学の最前線に登場したのだった。

一九五〇年代には、さまざまな理学療法の作用メカニズムを説明するのに、精神分析的な概念と、脳の機能に関する初期の理論が、無理矢理おかしな具合に組み合わされ利用された。このことをいちばんよく物語るのが、D・ユーウェン・キャメロンによる実験的治療である。現在、キャメロンの名を記憶する人はほとんどいないだろう。だが一九五〇年代は、世界でも最も著名な精神科医のひとりだった。キャメロンは、米国精神医学会、米国精神病理学会、生物学的精神医学会、ケベック精神医学会、カナダ精神医学会の会長に選ばれ、世界精神医学会を先頭に立って設立して初代の会長になった。このころ、キャメロンをたたえるために学会をもっとつくらなくてはいけないと言った精神科医もいた。

D・ユーウェン・キャメロンは、一九〇一年、スコットランドで生まれ、故郷のグラスゴー大学の医学部へ行き、精神科のトレーニングを受けた。その後、チューリッヒに移り、短い期間ではあったが、睡眠療法の主たる提唱者のヤーコブ・クレージの下で、研究を行った。その後、米国に移住したキャメロンはジョンズ・ホプキンス大学で当時「米国精神医学会の最長老」と言われていたアドルフ・マイヤーから大きな影響を受けた。彼は次に、ニューヨーク州のオールバニー医科大学の精神科の主任になり、一九四二年には米国の市民権を獲得、翌年、彼はオールバニーを去り、マッギル大学精神科の科長になり、同時にアラン記念研究所の所長に就任した。アラン記念研究所は、マッギル大学とロイヤルビクトリア病院が運営する新しい精神科施設であった。キャメロンがモントリオールでこれらの職にあったのは、一九四三年から一九六四年のことだった。

大いなる野心家のキャメロンは、絶えず勢力の拡大を狙っているような人物だった。アラン記念研究所時代には、精神障害の治療の画期的な発見をするためだったら、なんでもやってみるという意欲にあふれていたらしい。彼のいちばんの関心事は、患者の厄介な記憶を消し、健全な思考に置き換える技術を開発することだった。患者を苦しめる思考や抑圧された葛藤を「消し去って」、症状改善に繋がりうる思考に置き換えるために、いろいろな理学療法を試してみた。キャメロンは、この消し去る過程を「パターン消去」（depatterning）、健全な思考を植えつける過程を「精神活性化」（psychic driving）あるいは「再プログラム化」（reprogramming）と名づけた。無計画でやりたい放題に「試行錯誤」が繰り返され、方法は絶えず変化した。だが基本的に「パターン消去」は過激な理学療法を用いて記憶を取り除き、患者を「精神活性化」あるいは「再プログラム化」に抵抗できないような状態にさせるというものであった。

「パターン消去」の手段は、当初、インシュリン昏睡療法だったが、患者を薬で眠らせて行う「集中電気ショック療法」を使うことが多くなっていった。キャメロンの記述によれば、「パターン消去」は「長く眠らされた患者に対し、集中電気ショック療法という手段を用いて」「現在抱えている正常と異常の両方の行動パターンを一刀両断に絶つ」ことである。[7] 薬による睡眠療法は、六〇日にも及ぶこともあった。その間、排泄や食事のために短い時間だけは覚醒させる。患者がＬＳＤやクロルプロマジンの影響下にあるときでも、電気ショックを行うことがあった。集中電気ショックで、患者は混乱し記憶喪失になったが、キャメロンはそれを「退行性電気ショック療法」(regressive electroshock therapy)と呼ぶのを嫌った。この言葉は、そのころ、毎日のように電気ショック療法を多くの患者に行っていた精神科医たちが使っていたものである。キャメロンがこの言葉を使いたがらなかったのは、ゲゼルやピアジェの報告にあるような「子どものような言葉使い(または乳児のような運動)が生じるという証拠はないし、子どものような生理機能が戻るという証拠もない」からだった。[8] キャメロンは、「パターン消去」の成功は、「段階的記憶喪失」を達成することだというふうに言っている。それがどんな状態かは次の記述を読むとわかる。

患者が、毎日の生活の出来事を認識する基礎となる時空の感覚の記憶をすべて失ったら、パターン消去の第三段階になったといえる。この消滅にともない、不安がすべてなくなる。第三段階では、思考を続けることができる時間は二、三分で、内容は具体的なことにかぎられる。質問すると、自ら進んで話を始める。眠いとか、気分がいいということを話す。だが自分がどこにいるかわからないし、誰に治療されているのか認識することができない。記憶や将来の予感といったものの範囲が、興味深いことに、非常に狭められてもいる……放つ言葉に、以前の記憶や先行きの期待による影響がまったく見られない。ただ、いまこの時だけを生きている。そして、統合失調症の症状はすべて消えているのだ。[9]

「パターン消去」が終わると、患者は「精神活性化」の準備が整ったことになる。次の段階では、ループテープから連続して繰り返しメッセージが流される。当時、睡眠中に学習できる可能性を証明したという研究が発表され、キャメロンはその影響を受けていた。患者が薬によって睡眠状態に置かれているとき、メッセージが流される。最新式のテープレコーダーが使われ、各自の個室にいる八人の患者に同時に繰り返しさまざまなメッセージが流された。そのメッセージは、それ以前に患者との間で行われた精神療法面接の結果、作成されたもので、患者にとって力動精神医学的（精神分析的）重要性があるという意味で、「力動的移植」（dynamic implant）と呼ばれた。そこでは当初、患者と母親の間であったこと等について患者自身が語ったことがとりあげられたが、メッセージはつねに変更されていった。患者の性格の欠点を強調するもの、行動や他人とのつきあいでの新しい提案、おそろしい状況に対し敏感に反応させないためのメッセージといった具合である。これらのうち、一つとして効くものはなかったし、有害な場合もあっただろう。いま振り返れば、この理論（理論と呼べるなら）は、精神分析や脳生理学や学習理論の最も表面的な要素の上に築かれたものだった。

有名な心理学者のドナルド・ヘッブは、キャメロンの治療プログラムを熟知していた。そのヘッブは、キャメロンの仕事で致命的なのは「知的好奇心からではなく、偉くなりたいとか、画期的な発見をしたいというような欲求から発したものだったことだ。それがキャメロンを科学者としてだめにした。犯罪的と言えるほど愚かだった」と言っている。(10) しかし、ヘッブの発言はずっと後になってからのものだ。授けられた名誉が鮮やかに物語るように、一九五〇年代、生物学的精神医学を奉じる人の間でキャメロンは尊敬を一身に集めていた。しかもヘッブも当時は、より学問的なやり方ではあるが、関連した問題を研究していたのだった。一九五〇年代の朝鮮戦争の際、「洗脳」の研究に関心が集まったことがあった。中国や北朝鮮で、捕虜に対しこの新技術が使われているのではないかと疑念がもたれていた。ヘッブたちはカナダ国防省の資金を得て、人が極度の感覚遮断の状態に置かれた場合に思考はどのくらい影響を受けやすくなるかを研究することになり、極度の感覚遮断の実験を行うために、志願する学生を募集した。そこには高額の報酬が用意された。実験では、何かに触れないように被験者は手まで覆われる服を着、物を見ないようにプラスチックのお面をし、頭を発泡スチロールで覆って音を遮断した。この状態で、いろいろな間隔でメッセージが流された。一週間以上この極度の遮断に耐えることができる学生はいなかった。実験の間に思考能力が低下し、幻覚に見舞われる人も現れ、通常なら拒絶する考えを受け入れるようになった人もいた。

一九六七年にキャメロンは亡くなり、彼の仕事は忘れ去られた。ところが時間がたってから、ひょんなことで彼の仕事が脚光を浴びる事態になった。[11] このあたりの事情に関して、私はたまたまよく知っている。というのは、私はアラン記念研究所でのキャメロンの活動も関係する、未決着の訴訟において専門家としての証言をするよう依頼されたからである。一九七七年、『ニューヨークタイムズ』に一つの記事が載った。それは、行動をコントロールする技術について調査するCIAのプログラムについてであり、CIAの資金を受け取っていた人のひとりがキャメロンだったというものだった。いったい何が起こったのか。そのころ、CIAは、中国や北朝鮮が「洗脳」技術を利用しているのではないかと関心をもって見ていた。そのとき、CIAで働いていた心理学者が『米国精神医学雑誌』に載ったキャメロンの論文を見つけたのだった。一九五六年のことだ。論文では、テープレコーダーを使ってメッセージを流し「パターン消去」と「精神活性化」を行うという記述があり、洗脳とそっくりだった。そこで、人間生態環境調査会という名の「表向きの」組織を通して資金をトンネル式に流して、彼の研究を後押しすることが決められた。一九五七年から一九六〇年までに、キャメロンへ五万四四六七ドルが渡った。その大半は、性能のよいテープレコーダー購入と、その操作を担当するアシスタントを雇うのに使われた。

『ニューヨークタイムズ』の記事は大いに注目を浴び、キャメロンの元患者八人が、すぐにCIAに対する訴訟に加わった。原告の弁護士は、原告たちが洗脳プロジェクトのモルモットにされたと訴えた。患者は全員がカナダ人であり、しかも、ひとりは元国会議員の夫人だったため、国際的な騒動に発展した。実際のところは、キャメロンの下にＣＩＡから資金が流れる前から、実験は進行していたのだった。しかも調査で判明したかぎりでは、米国からの資金の真の出所を彼はまったく知らなかったと考えられる。さらに言えば、ＬＳＤ等の薬、睡眠療法、ショック療法の繰り返しというようなキャメロンが利用した理学療法は、当時はヨーロッパや西半球の著名な精神科医の多くも使っていたのだ。こうした技術をどう使っているかの情報を交換するための国際精神医学会議までが数多く開催されていた。おそらくそうした理由もあって、これ以上の不都合なことが公になるのを防ぎたいＣＩＡが和解金を支払うと申し出ると、この件は裁判にならず決着した。

一九五〇年を過ぎると、精神疾患患者を治療する人の数が急激に増え、しかも多様化し、それにともない競争も激化した。一九五〇年から一九七〇年に、精神科医の数は三倍になり、米国精神医学会の会員数は五八五六人から一万八四〇七人に増加した[12]。精神疾患患者を治療する医師以外の治療者数も大きく増えた。第二次世界大戦の終わりごろ、米国在郷軍人局の資金提供により臨床心理士のための大規模な研修が行われ、一九六〇年代までには、心理士に対し免許の発行を求める運動が始まった[13]。現在ではすべての州で、臨床心理士やその他の精神保健の専門家に免許を与えるための学校教育や実務経験の基準が設けられている。米国には多数の臨床心理士がいるが、それに加えて臨床ソーシャルワーカーも多く、一九九〇年には八万人に達したと推定されている。

免許が医師でない治療者に与えられると、彼らの法的立場が改善され、政治力が強化された。そしてその両方からの影響によって、患者や第三者保険の会社から認められるようになっていった。米国精神医学会は、このようなライバルの増加に対しつねに闘った。連邦や州政府に陳情したり、議会や保険会社に政治的圧力をかけたりした。その目的は、心理士やその他の精神保健の専門家を、健康保険維持機構、ブルークロス、メディケア、その他の第三者保険から遠ざけることだった。この「闘い」は今日も続いていて、つねに両者が押したり引いたりの状況である。

常時、米国の人口の約三〇パーセントが、精神障害か、何らかの依存症をもつと推測されている。そのため、異なる医療グループ間に争いがあっても、たいして心配はいらないという声もある。しかし、精神障害をもつと推定される人のうち四分の一ほどしか専門家に見てもらっていないし、専門家に見てもらっている人でも行き先は精神科医でないことが多い。精神障害のことで専門家に見てもらったことのある四〇〇〇人以上の人を対象に最近調査が行われ、そのうち精神科医へ行ったのは二〇パーセントにすぎないことがわかった。三七パーセントは心理士、一四パーセントがソーシャルワーカー、残りの二七パーセントが結婚相談員や患者支援団体や家庭医の所に行っていた。(14) 医師でない治療者の方が容易に利用でき、しかも精神科医よりずっとお金がかからないのが通例だ。(15)

精神障害の原因である可能性のある身体の異常を見つけるのには、精神科医の方がよく訓練されているが、患者で身体的問題の異常が疑われたら、適当と考えられる専門医のところに差し向けられるのが普通である。精神障害の治療法で、医師でない治療者では提供できないが精神科医なら提供できる唯一のものが、薬と電気けいれん療法である。この事実が、精神科医が薬物療法の有効性や安全性を評価する際に影響を及ぼしているかどうかは議論の余地があるところだが、一九六〇年代以降、精神医学界が精神障害の原因として生化学的要因を強調する度合いが高くなっているのは明らかだ。またこうした問題に対し、精神科医がみな、同じ見解であるわけでは決してないが、薬物療法とは対照的に、精神療法の有効性は軽視される傾向が強まっている。

コロンビア大学精神科教授のドナルド・クラインとユタ大学精神科教授のポール・ウェンダーの著作『うつ病とは何か――うつ病の診断と治療の完全ガイド』を読むと、他の治療法より薬物療法をよしとする偏った傾向がよくわかる。(16) たいがいの場合、うつ病の原因は心理的なものではなく生物学的なものであるという確かな証拠があると、彼らは主張する。医師でない治療者の診断には用心すべきであり、「有効性があり、迅速で、安くすむ」療法であることが多い抗うつ薬療法を施せるのは医師だけであることを留意するように忠告している。クラインは別の場所で「(精神)療法は、長期的には排除されることになろう」とも述べている。(17) 将来、うつ病の原因が生物学的なものであることがわかったら、精神療法は「時間と金の浪費になる」と、クラインとウェンダーは主張した。また、「どんな場合でも薬をまず試すべきで、薬が効かなかった場合の最後の手段として精神療法をすべきだ」とも言っている。もし特殊な型のうつ病で、その原因が心理的なものだとしても、薬物療法によって「安く、しかも短時間で」そうであることがわかると彼らは言う。しかし実際には、薬物療法の有効性は、クラインとウェスターが言うようには、短期間では決着がつかない。薬が有効だったかどうかを判断するのに何ヵ月もかかり、もし効かなかったら、普通、投与量を上げて再度試すか、他の薬に代える。どちらでも評価が出るまでさらに数ヵ月を要する。生物学的精神科医が書いた文献は、精神障害の治療において薬物療法がもっとも有効だと証明されているというメッセージを読者に伝える。しかし、実際の証拠はそれほど確かなものではない。

精神障害に対する他の治療法の有効性

認知療法、対人関係療法、または行動療法といった簡単な精神療法と、薬物療法の有効性をくらべる研究がかなり行われている。こうした文献をまとめあげるのは、退屈で、おそらく無益な試みだろう。文献の数は実に多く、方法論も多岐にわたる。まだ納得していない人の支持を取りつけるだけの説得力をもつ結論を導き出せるとは思えない。しかし、こうした研究において共通性のある結論をいくつか取り上げてみるのは無駄ではないだろう。

さまざまな治療法の有効性を比較する研究は、うつ病を対象とするものがほとんどだが、強迫性障害、不安障害、パニック障害、各種の恐怖症、各種の薬物乱用、過食症を対象として、種々の治療法を比較した研究も、数は多くないが存在する。一九五〇年代、統合失調症の治療に成功したと主張した精神療法家が何人かいた。ハリー・スタック・サリヴァン、フリーダ・フロム＝ライヒマン、ジョン・ローゼンである。だが現在、精神保健の専門家のほとんどは、精神療法だけでこの障害を治すことはできないと考えている。薬物療法をある種の精神療法（たとえば、統合失調症患者がストレスにうまく対処できるよう援助する）と組み合わせて使えば、有効であるという報告がいくつかある。[18] 一方、精神療法が統合失調症患者に効くと信じている数少ない治療者でさえ、精神療法は時間も手間もかかりすぎるため、ほとんどの場合、実際的な選択肢になりえないことを認めている。医師以外の治療者は、統合失調症患者に薬物療法を受けさせるために、彼らを精神科医のもとに送る。だが薬が有効であると信じているわけでは必ずしもなく、ある治療者の言を借りるなら、「便器から声が聞こえると言って、しじゅう、怯えている患者に、精神療法を行うのは不可能」であるからである。

実験的な証拠が多くあるわけではないが、統合失調症でも薬物療法に精神療法を組み合わせれば、より持続性があり良好な回復がありうるはずだと思っている精神療法家は多い。統合失調症患者のうち薬物療法である程度治るのはよくて五〇パーセントであり、陰性症状（おもに、会話や情動の機能低下）が支配的なときにはさらに効果が出にくいことが、ほとんどの研究から示唆されている。さらに抗精神病薬は、よく知られた遅発性ジスキネジア以外にも副作用があることで知られている。抗精神病薬を服用している患者は、自分が「ゾンビ（超自然力で操られている死体）」であるように感じたり、「奇妙な感覚になり」「だるく」「ぼんやりして」「意志や自発性が衰えてしまった」としばしば訴える。患者が処方された薬を服用するのを嫌がることが多いのは、こうした副作用がいちばんの理由になっている。精神科医は、こうした共通の愁訴の存在を認め、「薬原性うつ病」、「抗精神病薬による不快気分」という言葉で表現する。[19]

精神療法だけでは双極性うつ病（躁うつ病）を治しにくいことも、ほとんどの精神療法家が認めるところである。一方、リチウムやその他の気分安定薬が有効であることが多い。しかし、躁うつ病患者の少なくとも三〇〜四〇パーセントで、バルプロ酸やカルバマゼピンのような気分安定薬やリチウムは効果が十分でなく、精神療法やカウンセリングによって持続的で良好な回復の可能性が高まるという報告がある。[20] カウンセリングでは、家族もそこに参加すると特に有効である。だがいずれにせよ、躁うつ病と統合失調症を足し合わせても、おそらく精神疾患全体の二パーセント程度にしかならない。

精神療法を評価するには難しい点が多々ある。精神療法家の技術は人により差があり、どんな種類の患者かによっても精神療法の効き目は異なるので、標準化して考えるのは難しい。さらに、有効性を評価する基準が結果そのものに影響を与える。治療法の中には即効性のものもあり、この場合、治療後の追跡調査期間が短ければ結果は良好に見える。だが再発の可能性が高い場合には、追跡調査を長く行えば結果はおもわしくなくなるかもしれない。また、きちんとした対照研究は確かに望ましいだろうが、対照研究の結果は実際の状態には適用できないかもしれないという声もある。臨床対照実験での患者の選択基準は、一つのはっきりした症状群にあてはまることである。変動要因が少なく、比較が容易になると考えられるからである。ところが、治療を必要とするほとんどの患者は、複数の問題を抱え、それらが入り混じった症状群を呈していることが多いため、対照実験から導かれた結論は広く適用できるとはかぎらないかもしれない。[21]

さまざまな治療法の有効性を比較しようとすると固有の難題に多数突き当たるが、正当であると思われる結論も得られている。うつ病治療に、認知療法や対人関係療法といった手短に行える治療法が薬物療法と同じくらい有効であることを示唆する研究結果が、現在では多数報告されている。比較の際に行動療法も含めると、強迫性障害、薬物乱用（この二つは、どんな治療法でも治すのが難しい）、不安障害、パニック障害、恐怖症、うつ病では、非薬物療法は薬物療法と同じくらい有効である。ここであげた症状をひっくるめると、精神障害の大部分になる。結果はもちろん、必ずしも一定ではなく、薬物療法と非薬物療法で両者に差はないとする研究もあれば、どちらかが優位であるとする研究もある。

精神療法の方が薬物療法より再発の危険性が低く、持続的な症状改善が見られると結論する研究もあるが、こうした結果が再現できないと主張する人たちもいる。また、長い期間、精神療法を続けた方が、短期の精神療法より良好な結果が見られる（精神療法における「用量反応効果」という）とする研究もある。一方で、短期の認知療法も同程度かそれ以上に有効であることが、多くの研究で示唆されている。たとえば、神経性過食症（「神経症性気晴らし食い」）を治療するための薬物療法とさまざまな精神療法を比較した最近の研究では、認知行動療法が、薬物療法や他の精神療法より有効だと結論している。認知行動療法に薬物療法を組み合わせれば、結果はいくらか良くなるが、この研究をした人たちは、「精神療法に薬物療法を組み合わせて、ほんの少し結果が良好になっても、薬の副作用や、薬の投与や経過観察に必要な経費を差し引いて考えなくてはならない」と結んでいる。[22] 比較的重いうつ病では、精神療法は薬物療法ほどには効かないとする報告もあれば、最も重篤なうつ病でさえ精神療法は薬物療法と同程度に有効であるとする報告もある。もちろん、薬物療法と精神療法が互いに相反するものではなく、両者の長所を組み合わせることも考慮に価するだろう。ところが、薬物療法にきわめて熱心に取り組んでいる医師たちは、いかなる精神療法であれ、そのために割く時間を減らしたがる傾向がある。次に述べるが、医療保険会社が精神療法より薬物療法を好むので、その方向への圧力もある。

精神障害の治療法を比較検討する研究はすべて批判の対象となりうる。たとえば、精神療法が効き目が小さいとする研究が出ると、それは経験不足の精神療法家が行ったからであり、結果はあまり当てにはならないと言われ、薬物療法があまり有効でないと結論する研究には、投与量が適切ではないとか、最新の薬が使われなかったという具合に批判が出る。薬の有効性を疑う人たちは、薬の副作用や、再発を防ぐためにずっと薬を投与しつづけることの危険性を口にする。精神療法に批判的な人は、自殺などの好ましくない結果があると、不適切で効果のない精神療法のせいだと批判する。

『コンシューマーリポーツ』は、精神障害のさまざまな治療を受けたことのある読者四〇〇〇人以上に対し聞き取り調査をした。この『コンシューマーリポーツ』の調査は対照研究ではないが、精神療法の有効性を「消費者」の満足度で判断することを試みたこれまでで最大の調査であった。[23] 調査を受けた人で、精神療法をまったく受けずに薬物療法のみを受けた人はほんのわずかだった。精神療法と薬物療法の両方を受けた人を見てみると、精神療法のみの人にくらべて大きな改善はないようだった。また、精神療法のみを受けた人の九〇パーセント近くが、よくなったと答えている。一般的動向を調べるのに『コンシューマーリポーツ』の読者が調査の対象として適切であるか、あるいはさまざまな治療法に対する患者の意見が有効性を評価するのに最上の方法かについては議論の余地があるが、この調査は、精神障害の治療に有効なのは薬だけであると断定的に言う人に再考を促すものではないだろうか。

さまざまな薬に対する反応が人によって違うように、さまざまな治療法に対する反応も人によって違う。だがおしなべて、いちばんありふれた精神障害の患者では、非薬物療法は少なくとも薬物療法と同じくらい効き目があることが実験データから示唆されている。しかし精神療法での成功は過小評価され、揶揄されることすらあるのに、薬物療法の有効性は、さまざまに誇張されて語られることが多い。精神療法の有効性とは、せいぜいそれによって患者に薬を服用させることができるようになる程度だとよく言われるが、これはまったく不当である。先にも書いたが、患者支援団体が製薬会社の支援により、うつ病患者の九〇パーセントに薬が効くという広告を出したことがあった。薬の研究から得られている平均値は実際は六五パーセントほどであるから、ここでも数値が水増しされていると言える。うつ病患者の約二五パーセントは本当の薬ではなくプラセボを投与されても症状が改善するため、このぶんを差し引かなくてはならないのである。さまざまな治療法についての研究の行われ方、結果の評価と受けとめられ方は、薬を処方できる精神科医と処方のできない心理士やソーシャルワーカーの間の縄張り争いを反映している。これだけは、私は自信をもって言える。

精神障害のさまざまな治療法の相対的な有効性を評価したり、新しい向精神薬の臨床試験結果を評価するのは容易ではない。ほとんどの医学的治療法の有効性は、客観的な生物学的指標の数値や生存率の変化を測定することによって評価できるが、患者の精神や行動の状況の変化の評価はそれよりはるかに難しい。患者の精神障害の程度の変化の評価は時間が長くかかり、そのため費用がかかりすぎ、実際的ではない。薬物療法を行う前、治療中の各段階、治療後に患者の精神状態を評価するため精神科医の協力を得るには、そうした作業をあまり時間をかけず行う手段が必要なのは明らかだ。この需要に答えるため、精神症状の程度とさまざまな療法の有効性を評価するための方法が多数、開発されている。たとえば、うつ病には改訂ハミルトンうつ病評価尺度（Revised Hamilton Rating Scale for Depression）、ベックうつ病評価尺度（Beck Depression Inventory）、ラスキンうつ病尺度（Raskin Severity of Depression Scale）があり、不安症状にはハミルトン不安評価尺度（Hamilton Anxiety Scale）、強迫性障害には、エール・ブラウン強迫性評価尺度（Y-BOCS）（Yale-Brown Obsessive Compulsive Scale）や米国精神保健研究所包括的強迫性障害テスト（NIMH Global OC Test）、統合失調症には簡単精神症状評価尺度（Brief Psychiatric Rating Scale）があるし、これ以外にも多数ある。ほとんどのものが特許取得済みであり、使用説明書や回答用紙の販売でかなりの収益がある。この評価手段で共通しているのは、一つには、時間がかからないことであり、大体、一五分以内で終わる。また、治療法（新薬のことが多い）のそれぞれに対し、精神症状がどれだけ改善されたかを示す単一の尺度が総合点数表示されるのも共通である。しかし、こうした簡便なテストの結果の解釈は、必ずしも単純明快にいかない。その例を見てみよう。

新しい抗精神病薬のジプレキサ（イーライリリー社のオランザピンの商品名）に米国食品医薬品局の承認が下りてちょうど二日後、私はこの薬の臨床試験結果が記載されているりっぱな小冊子を受け取った。電話をかけてこの薬の資料の請求をしたところ、イーライリリー社の営業マンがこの小冊子を持って私のもとに訪ねてきた。ものすごい数のこの小冊子が精神科医や他の医師たちのもとへ送られた。統合失調症患者の治療にこの薬がよく効くと宣伝されていたが、その拠りどころは簡単精神症状評価尺度（BPRS）の数値の変化だった。BPRSでは、統合失調症の一八個の症状の程度の評価を（各項目について、一～七の数値で）行う。症状は、陽性症状、陰性症状、幻覚や感情鈍麻や見当識障害等の全般的症状に細分化されている。小冊子によれば、ジプレキサの投与を開始して一週間後と六週間後に試験すると、陽性、陰性等の症状全体で改善が見られるという。

イーライリリー社の小冊子で、ジプレキサの試験結果が一連の棒グラフで表されているが、症状の改善を大きく見せようとしているのが見てとれる。実際はここで示されたデータから、彼らの結論の評価をするのは本当は無理である。たとえば、ジプレキサが統合失調症の陽性と陰性症状をかなり減少させたとする主張の裏づけとして、BPRSで二・八二点の「平均点の改善」があることが棒グラフ上で示されている。すなわち、臨床試験で平均的患者の症状の程度が二・八二点減少したのである。この数値がどういう意味をもつのか？　患者たちの治療前、あるいは治療後の点数が示されていないのだ。資料の数字は、何点よくなったかという値である。何点から何点になったのか。たとえば、陽性症状と陰性症状を別々に評価する項は、七つの症状に対する質問から成り、各質問が一点（症状なし）から七点（最重症）の点数で評価される。ということは、個人の得点は、七点から四九点の間の点数で表示される。研究の対象となった患者たちはおそらく重い症状をもつであろうから、合計点は七点より四九点に近いものであったはずである。宣伝用小冊子のグラフで改善が際立っているように見えはする。だが、患者が仕事をしたり周囲とやっていける程度に改善されているのか、患者が信頼にたる判断力を有するのか、注意力があるか、意欲があるか、あるいは一般的に見て実社会で独立してやっていける能力があるかについては判断できない。精神障害の薬や他の治療法の相対的有効性を評価するために、製薬会社の提示した臨床試験結果を見るときは、彼らが多くの時間をかけて、自社製品ができるだけよく見えるように臨床試験結果の提示の仕方を工夫していることに留意すべきである。その内容が公平無私の科学者による客観的なものだと、受け取ってはならない。

健康保険維持機構（ＨＭＯ）と医療保険会社

薬物療法と非薬物療法のどちらがより有効かということが、治療法を選択するときの唯一の判断基準ではない。必ず考慮の対象となるのが費用である。精神障害の治療費を制限するために、保険維持機構と医療保険会社は、精神療法には特に慎重である。というのは、精神療法は時間も費用もかさむ傾向にあるからである。マネージドケア・プログラムの責任者たちは、精神療法は「治療《トリートメント》ではなくエンハンスメント」のためのものだと主張したということで有名だ。長期のものは特にそうだという。精神療法は正当な医療というより、「人生の意義の模索」「自己実現」「生涯教育」であると彼らは言う。米国の精神療法家の二〇パーセントがニューヨーク圏で働いているため、精神療法は、「ウディ・アレン症候群」を治すための「ニューヨーク療法」と揶揄されている。

ともかく、最近は医療提供者の側で、精神療法が行われる回数を制限しようとする動きがある、さらに、一回の精神療法の治療で精神療法家が請求する通常料金の半額しか弁済されないことさえある。多くの健康保険は、抗うつ薬を出す医師の平均請求額の八〇パーセントを給付するが、精神療法家には通常の請求額の五〇パーセントしか給付しない。マネージドケアの職員は、薬物療法を勧め、精神疾患患者の入院は勧めないように指図されていることもある。マネージドケア会社の診療報酬方針の影響は、薬物療法への依存度の増加となって如実に現れる。

心理士――相手が強いなら、潔く一緒にやるのが賢明である

医療保険会社が支払うことになる精神療法とカウンセリングの回数を制限しようという圧力が、医師以外の精神保健の専門家の間で問題視されている。一方で、薬の使いすぎや誇張された薬の有効性や安全性について、臨床心理士たちはしばしば批判してきたにもかかわらず、米国心理学会（APA）や州の付属組織を拠点として、心理士が向精神薬の処方を行う権利を認めさせようという強力な運動が行われてもいる。多くの議論が行われた結果、大学院で精神薬理学の研修を終了した臨床心理士に処方箋を書く特権を認めさせるための法律の制定を求めることを、米国心理学会の評議会は大多数の賛成で可決した。必要とする向精神薬を処方してもらっていない人が多数いるというイノウエ上院議員の言葉を、評議会は引き合いに出した。イノウエ氏はまた、特別な訓練を受けた心理士に薬を処方することを認める米国陸軍の試験的なプログラムのことも好意的に紹介した。ジョージア、イリノイ、アイオワ、ルイジアナ、ネブラスカ、オクラホマで心理士たちは、精神薬理学の教育を行うためのプログラムを作成し、そのプログラムを修了した人に薬を処方する特権を与えるための法改正を目指している。そしてこれを米国心理学会は支援している。一九九七年のはじめに、イリノイ心理専門学校（Illinois School of Professional Psychology）は、薬の処方に向けた教育プログラムを作成し、最初の心理療法士を学生として受け入れた。(24)

別段驚くことではないが、もう一つのAPA、すなわち米国精神医学会は、心理士が向精神薬を処方できるようにするための法律制定に激しく反対している。カリフォルニアでは、心理士が支持した法案は委員会を通過しなかった。カリフォルニア精神医学会と他の医療集団が「生物学や保健科学の研修をまったく受けていない精神

保健の専門家である心理士に薬の処方の権限を与えることは、すべての市民、特に精神疾患患者を守る責任を放棄することになる」と、委員会で証言したからである。[25] 医師でない精神保健の専門家たちに向精神薬を処方する権利を制限つきで認めるかについての賛否両論を、この本ですべて検討するつもりはない。だがこの問題に関して、両陣営からそれぞれに利他的な主張が聞こえてくるが、根本にある彼ら自身の利益の衝突を明らかに隠しきれていない。

患者にとっては、精神障害より身体的な病気の方が受け入れやすい

すでにいろいろな文脈において繰り返し述べたが、精神障害の患者と家族は、彼らが抱える問題が精神的なものではなく身体的なものであると考えたがる傾向がある。あらゆる精神状態と身体とは関連があると考えられるから、精神障害と身体的病気の違いはたんに語意上のものにすぎないかもしれないが、多くの人にとってその違いは現実的なものであり、精神的病気か身体的病気かによって、実際は大きな違いとなる。精神障害が好まれない大きな理由の一つは、精神障害と診断されるとスティグマ（社会的烙印）をともなうことになるのではないかという危惧である。精神的問題は、その人が弱い人間であり、問題を克服する努力が足りない証拠だと信じる人が、いまだにたくさんいるのである。それはちょうど、アルコール依存症の人を、意志が弱く道徳心に欠けると非難するのと同じである。精神障害であると診断されると、患者の家族は自分たちが非難されているように感じることがよくあるし、実際、家族が違った接し方をしていたら問題は生じなかったかもしれないと考える人もいる。その上、もし問題が生化学的なものだということになれば、薬で治すことができるように思えるし、さらにまた精神療法家にも誰にも、個人的なことをさらけ出したくない人も多い。問題が身体的なものであるならば、

その必要もないのである。

精神障害の患者や家族が「精神疾患の生化学説」を最も強く擁護するグループの一つであることを示す多くの証拠がある。実際に薬を服用して良くなった場合は特にそうであるのは当然のことである。実際には、症状の改善のどれだけが薬によるものかを判断するのはときに容易でないのだが。大衆メディアで取り上げられたいくつかの例を見ると、どのように、患者が「生化学説」の擁護者になっていくかがわかる。テレビで人気のオプラ・ウィンフリーショーで、「専門家」であるゲストのひとりが、薬のプロザックは人気があるけれど実際に有効であるという客観的な証拠があるかと、疑問を発したことがあった。ショーを見に来ていた人たちは、この薬を実際に服用したことがある人が多かったようだ。[26] すぐさまいろいろな人が声をあげ、何人かは、精神的な問題の原因の化学的なバランスのくずれをプロザックが正してくれたので、命拾いすることができたと、自信満々に語った。もちろん彼らのうち誰一人として、自身に本当に生化学的なバランスのくずれがあったかどうか、客観的に知り得たわけではないのである。彼らは、本で読んだことや、精神科医が説明してくれたことを繰り返していたにちがいない。精神科医の方でも、彼らに生化学的なバランスのくずれが実際にあるかどうかを知る方法は持っていなかったにもかかわらずである。いろいろな新聞に同時掲載されているコラム「親愛なるアビーへ」に投書したある女性は、「糖を代謝するインシュリンがないために糖尿病が起こるように、ある化学物質が十分量ないために脳が正常に機能しない」というふうにかかりつけの精神科医が説明してくれてから、薬を使うことに抵抗がなくなったと書いている。[27]

精神障害の生化学説をこれほど多くのグループが熱心に受け入れるようになったのは、実験的証拠の質だけでは説明がつかないことを示唆する例が、他にもたくさんある。ほとんどの人々は、薬の有効性と安全性を示す実験的証拠にじかに触れることはまずない。宣伝資料の情報か、せいぜいのところ、さまざまな利益団体が選別しつくった情報に頼らざるをえない状況がある。確実なのは、さまざまな形で経済的要因が大きな役割を果たしていることである。それらが集めるデータと評価を決定づけ、データを普及させるか、隠すか、信用できないものとしてはねつけるかという判断にも影響を及ぼす。医師や一般の人たちが本で読む、薬や精神障害の原因の説明は、得られている知見すべてを偏りなく反映したものでは断じてありえない。

第八章　繰り返し、結論、考察

私が現存する化学説は支持できないと判断するもとになった証拠と議論について、すべてこの結論の章で提示することは不可能だ。本書全編を通して、私はその作業を行ってきたと思っている。向精神薬と精神障害に関してあまりにも繰り返し言われ続けたために、もはや自明で議論の余地がないとみなされているいくつかの通説（言い回し）がある。ここでは、そのいくつかを批判的に検証することにより、主要な議論を概観することにする。こうした通説の一つに、インシュリンがが糖尿病を治癒するように、向精神薬が精神障害を治癒させるというものがあり、向精神薬がインシュリンのように、既知の化学的な欠損（場合によっては過剰）を正すというイメージを人々に与える。このたとえは、製薬会社の宣伝資料や専門誌に載った論文の中で繰り返されている。だがそれだけではなく、患者たちによれば、診療所で精神科医等の医師が毎日のように言っているらしい。この定説を疑うようになった精神科医が、研修医時代に学んだことを思い出して次のように述べている。

精神科の研修医だったとき、こうした言葉は、患者やその家族と話すときに役立ちました。さまざまな先生方の指導を受けて、私は、精神疾患は脳の化学的なバランスのくずれが原因だと説明しました。糖尿病は身体の化学的なバランスのくずれが原因で起こります。精神疾患はこの糖尿病に似ていますと、よく言ったものです。患者の精神障害が慢性ならば、終生、薬が離せませんとも申しましたし、薬を服用したら、もっと普通の生活が送れますと言って、患者さんを安心させていました[1]。

ほとんどの人は、向精神薬がインシュリンと同様のものであることを言われるままに受け入れ、その正当性に疑念をもたない。さらにインシュリンとの類推により、向精神薬を生涯、あるいは少なくとも長い期間服用するのが当然だとも思ってしまう。糖尿病患者や他のホルモン欠損症を患う人は、生涯、薬物療法が必要になるので、当然それと同じであると思いがちである。一見、理にかなっているように見えるかもしれないが、インシュリンと向精神薬を同じようなものと考えるのは正しくないと私は思う。

糖尿病患者にインシュリンが処方されるのは、患者のグルコース代謝の問題の程度が信頼すべき試験で測定された後である。この試験により、インシュリン不足があるかどうかが判断され、インシュリンの投与量は、不足の程度のかなり正確な推定値をもとに決められる。また、インシュリンがグルコースを制御するメカニズムや、インシュリンの不足から糖尿病の症状が引き起こされるメカニズムについても、すでによくわかっている。これとはきわめて対照的に、精神疾患患者に化学的な欠損か過剰があるかどうかを調べる試験が精神科医によって行われてはいないのに、処方された向精神薬が異常な生化学的状態を正すという説明がなされている。この推論は、せいぜいのところ、実験の文献に見られる弱い不確かな傾向に部分的に依拠しているにすぎず、むしろこの薬は効くはずだという単純な思い込みによるところが大きい。それに、インシュリンが糖尿病の症状をいかに軽減するかについてはかなりわかっているが、向精神薬がいかに精神障害の症状を改善させるかとか、効かない場合も多いのはなぜなのかについては明らかになっていない。もちろん、それぞれの患者で特別な生化学的異常があることを確認するための簡便な試験方法がなくても、ある種の精神障害の患者にこうしたことが示唆される間接的な証拠がたくさんあると主張する人も多くいるだろう。しかし、現在ある証拠でそこまで主張するのは、私は無理だと思う。

たとえば、統合失調症患者はドーパミン系の活性が過剰であるとか、うつ病患者はセロトニン濃度が低いといったたぐいの主張ならいくらでもある。このどちらの主張も、厳しい検証に耐えることができない。「統合失調症のドーパミン仮説」にはかなり矛盾するデータがあるのに、これに固執する人たちがいる。いかに不十分であろうが、とって代わるべき他の説明がないからである。統合失調症患者に高いドーパミン活性がないとわかると、今度は、ドーパミン受容体が過剰にあり、通常のドーパミン濃度で高感受性になっているという仮説に代わった。しかし、統合失調症患者にドーパミン受容体が多いということは証明されていない。一部の統合失調症患者の脳の局所的な領域で、ある型のドーパミン受容体が高濃度で見つかったという報告が二、三あるが、そうした報告をした人たちと有能さにおいて引けをとらない他の研究者たちが、それを追試で再現できない。

統合失調症患者には平均的にドーパミン受容体の特定のサブタイプが多数存在することを示した研究においても、この傾向を示さない統合失調症患者も多数いるし、反対に、精神障害になったことのない正常な被験者の中に、この傾向が見られる人もいる。また、受容体の数は、よく言われるように精神障害の原因であるというより、薬物療法や、統合失調症患者に共通する精神や情動の状態の結果である可能性があることが、現在ではわかっている。精神障害の原因と結果が混同されがちである。

「統合失調症のドーパミン仮説」にはその他にも問題がある。たとえば、統合失調症との関連で重要だと少数の研究者が仮定しているドーパミン受容体があるが、それに作用しない抗精神病薬が存在する。さらに、薬物療法を始めてから治療効果が見られるのに、たいてい数週間かかるため、症状を改善させているものが何であるかを知るのがきわめて難しい。他の神経伝達物質や何らかの脳の状態が統合失調症の病因と治療に関与しているにちがいないと考える研究者も、現在、数多くいる。統合失調症のドーパミン仮説もかなり追いつめられてきているようである。ドーパミンの神経薬理学的理解に最も貢献した人のひとりであるアルヴィド・カールソンも、最近次のように書いている。

ドーパミン仮説は間接的で薬理学的な証拠の上に成り立っているが、その証拠でさえ明快とはいえない。たとえば、抗ドーパミン作用がある薬を使って統合失調症の治療を行っても、部分的にしか効果はなく、厄介な副作用をともなうことも多い。さらに統合失調症の症状と同じものを、ドーパミン作動性薬だけではなく、他の神経伝達物質系に作用する薬でもつくりだすことができる。(2)

統合失調症は脳の病気であるという説を奉じている精神科医でさえ、統合失調症患者を対象にした最近の研究で、患者の脳においてドーパミンの活動性亢進を示す明確な証拠が得られなかったことを認めざるをえないのである。(3)

うつ病が生化学的異常で起きる証拠は、統合失調症の場合よりさらに弱い。最初のいくつかの抗うつ薬が発見されたすぐ後、うつ病患者はセロトニンかノルアドレナリン、あるいはその両方が欠乏しているという仮説が出された。初期の抗うつ薬は、この二つの神経伝達物質系の活性を高めるからである。この仮説の追い風となったのは、セロトニンとノルアドレナリンの濃度を下げる働きをもつ薬のレセルピンがうつ病を引き起こすという報告であった。しかし対照実験をきちんと行うと、セロトニンとノルアドレナリンを減少させる働きをもつレセルピンや他の薬は、うつ病になりやすい人でないかぎり、うつ病を引き起こすのは稀なことがわかった。さらに、うつ病患者にセロトニンやノルアドレナリン欠乏があるという確かな証拠もない。

こうしたことや本書の全編を通じて扱った証拠や議論のすべてを概観して、私は、うつ病のセロトニン・ノルアドレナリン仮説や統合失調症のドーパミン仮説には確かな裏づけがないと結論するに至った。しかし、どの宣伝資料でも、そうした説はまるで確立したもののように書かれている。

実験データを検証し、精神障害の種々の化学説を支えるいろいろな議論の紆余曲折を見ていくうちに、精神薬理学の大いなる知見をもってしても、精神障害の起源や薬の作用メカニズムの理解からはまだ遠いことを私は悟った。精神障害をもつ人は、処方される薬には糖尿病患者に対するインシュリンのような作用があると告げられれば元気づけられるかもしれないが、このたとえは正しくない。だが明らかに、このたとえをうまく利用しようとするグループが数多く存在する。

次に、精神障害は身体的な病気であるという通説をとりあげる。この通説はさらにきちんと検討される必要がある。この命題が暗に云わんとするのは、精神障害は特定の身体的な（生理的な）条件から「引き起こされる」ということである。精神障害にかかりやすくする生物学的要因はあるかもしれないが、素質は原因ではない。素質がいかに発現するか、あるいは発現するかしないかは、多くの非生物学的要因に依存する。特に人生の経験や環境からの多様な働きかけ等が重要な要因になる。精神障害は身体的な病気だという通説は、精神障害の心理社会的要因とのかかわりを無視し、それによってこれらの要因はあまり重要ではないということを暗示するものである。

私の同僚で、精神障害は身体的な病気であるという通説を擁護する人たちもいる。彼らが言うには、この通説は、健康なものであれ、精神障害の特徴を有するものであれ、あらゆる精神状態が何もないところに存在するわけではなく、物体から生ずると言っているにすぎないという。しかし、この議論はかなりの詭弁と言える。そのように毒にもならない論点を何度も繰り返し強調する必要はまったくないではないか。今日、精神の働きが脳の活動なしに存在すると信じる人はほとんどいないのだから。抗うつ薬や抗精神病薬を宣伝する製薬会社の広告が精神の病気を身体的な病気だと言い切るのは、そうすれば、精神障害の化学説と薬物療法を楽にすんなりと推し進めることができるからである。

精神障害における生物学的要因の重要さを示す最も強力な証拠は、おそらく遺伝学的な研究から得られたものだろう。一卵性双生児と二卵性双生児を比較したり、養子と、生みの親および育ての親とを比較する研究から得られたデータから、遺伝的要因が人格、気質、情動、行動に影響を与えることが示され、また、精神障害になりやすさにも遺伝的要因が大きな影響を与えていることが明らかになった。しかし、遺伝的要因が個人の将来の状態にある種の影響を与えるとしても、それによって人格、精神的特徴、行動が決定されるわけでは決してない。統合失調症と躁うつ病は遺伝的色彩が濃いと考えられるが、たとえば一卵性双生児の片方が統合失調症か躁うつ病である場合でも、一卵性双生児どうしは経験も似通っているのに、もう一人が同じ病気になる確率は五〇パーセント以下にすぎない。(4) 毒物の摂取、感染、外傷といった遺伝的でない身体的要因で、精神障害の進行に影響を与えるものがある一方で、心理社会的要因が、素質が発現されるかどうか、あるいはどのように発現されるかに、大きな役割を果たしているのは疑いようもないことである。一卵性双生児の脳にも肉眼で見てとれる違いがあることさえ、現在わかっているし、数多くの研究から、人生の経験が脳の構造に変化をもたらすことも示されている。一卵性双生児どうしの間の脳構造の違いは、ある程度人生経験の違いに由来する可能性が高い。精神障害は身体的な病気であるという通説は、正当とはかぎらないことまで正しいかのような印象を人に与えてしまう可能性がある。

精神障害は身体的な病気であるという概念は、いくつかの理由から広く促進され受け入れられてきた。精神障害をもつ人や、とりわけその家族はむしろ「身体的な病気」と診断されることを望むことが知られている。そうすれば「精神障害」につきもののスティグマや非難を受けずに済むからである。さらに、「身体的な病気」であれば、予後についても楽観視できるし、治療も簡単でお金もかからないだろうという印象を受ける。しかし、患者は「身体的な病気」と言われてほっとするかもしれないが、病気の回復において受身の役割に甘んじることになり、病気を治すうえで身体的療法に完全に依存することになる。明らかに「身体的な病気」という言葉は化学的過剰または欠乏の存在を理由に、薬物療法を正当化する際の合い言葉である。患者は身体的な病気だと告げられると、薬物療法を素直に受け入れやすくなることが知られている。さらに、先にかなり詳しく述べたが、製薬業界、精神科医、保険維持機構、医療保険会社等の影響力ある団体は、化学的な原因や薬物療法を強調する理論ならなんでも良しとする傾向が見られる。精神疾患の化学説を促進しようとする人たちのほとんどは、この説の基礎となる証拠は確実なものだと心から信じているのだが、実際のところ、自分自身の利益を保証する理論は常にいちばん正当に見えるようである。

特に最近繰り返されるものに、向精神薬はどんどん特異性が高くなっているという通説がある。これは正しいが、誤解されやすい表現でもある。新しい技術により、神経伝達物質受容体のサブタイプの一つにのみ結合する薬を開発することが可能になった。このような、新しく非常に特異性の高い薬は、それぞれの精神障害の根っこにあるそれぞれの化学的原因を見つけて除去できる「知能ミサイル」として作用すると宣伝されている。多くの人は、この議論を妥当だと感じているようだが、はなはだ疑わしい点が多々ある。

まず第一に、「特異性」にはいくつかの意味があり、それらを区別する必要がある。薬が一つの（またはごく少数の）受容体を標的にする場合、「薬理学的特異性」があることになるが、これは必ずしも「機能的特異性」とはならない。薬がおもに一つの受容体の型に結合しても、この受容体の活性を刺激したり阻害したりすることによる効果が、どれか一つの精神の症状に限定されるということに結び付けられるわけでは決してない。反対に、あらゆる受容体がさまざまな精神活動や情動に影響を与えていることが、種々のデータから示唆されている。また、それぞれの精神障害は均一な疾患単位ではなく、言語、知覚、記憶、意欲、情動、その他いろいろな方面の障害を含む。それぞれの精神障害の基礎にある複雑な認知や情動の状態が、神経伝達物質受容体の一つのサブタイプによって制御されていると考えるのは妥当とは思えない。これだと、複雑な精神的特質の数々がそれぞれ脳の一つの特別な部位に局在するとした昔の骨相学者の説と似たり寄ったりだ。また、複雑かつ高度に統合されたシステムの特色として、一つの成分を変化させると、系の全体が雪崩を打って変化していくことになる。特異的な標的という概念は、薬の最初でほんの一瞬の効果にしか当てはまらない。薬理学的特異性というのは、薬によって引き起こされる一連の脳の反応の「一つめのドミノの牌」のことだけを言及している。そのため、薬理学的特異性があっても、薬の最終的な効果が同様に制限されたものであると考えるのは無理がある。

いわゆるフェンフェン療法やダイエット薬のポンディミンやリダックスによる危険な副作用については、本書において取り上げた。これらの薬物療法は脳内のセロトニンを増加させることで作用すると仮定された。しかし、薬の標的に対する特異性が比較的高くても、予期できない副作用は起こりうる。宣伝資料の中には、セロトニンが脳に固有で、食欲のみを制御できるという印象を与えるものもあるが、セロトニンは脳にしか存在しないわけではなく、食欲の制御のみに関与しているわけでもない。セロトニンは脳以外にも、身体のさまざまな部分に存在する。脳以外の器官において薬によってセロトニンが増加し、重い心臓弁の問題や肺の疾患が引き起こされるということも起こる。

「精神薬理学の革命」の驚異について書かれたいい加減な本が多数出版されている。それを読むと読者は、セロトニンを増加させると人格が高められ、明るく自信に満ちた人間に変わり、好ましくない行動は消えるような印象をもつのではないだろうか。もともとセロトニンという名前は、血管を収縮させる働きをするという意味で名づけられたことが見落とされている。新しい精神科の薬の特異性が高くなっているという主張は実に紛らわしく、人々に誤解を与えるものである。新しい薬が従来の薬より副作用が少ないか、それとも単に別の副作用をもたらすのかは、まだ明らかになっていない。

実際、製薬会社は、特異性の問題に関してきわめて複雑であいまいとも言える態度を示している。一方では、薬理学的特異性のより高い薬を設計できる最新の技術を推進させている。そして、そうした薬がそれぞれの精神障害の基礎にある固有な現象を見つけ出してそれを正すことができるというメッセージを発信させている。まず錠があり、それにぴったりと合う鍵を提供するというのだ。だが、同じ精神障害の患者すべてに共通する固有な現象があるわけではないことが、数々のデータから示唆されているのは実に厄介である。同じ病名の診断が下った患者が均一集団ではないことが多いので、そこにはさまざまな病因が存在すると、大多数とまでは言わないが、かなりの数の研究者たちが考えている。製薬会社の広告の中には、他の薬とあまり違わないのに、その薬が固有な現象を治癒する力をもっているかのような印象を与えるものもある。たとえば、ベンゾジアゼピンのアルプラゾラムが「パニック障害」の特効薬として販売された理由は、この薬が販売されようとした時期がちょうど、新たに「パニック障害」という診断カテゴリーができて、精神科医がこの用語をちょうど使い始めていたころであったことと、それに加え、アルプラゾラムと同じベンゾジアゼピンのバリウムがあらゆる生活のストレスに対処するための薬として過剰に処方されていることが憂慮されていた状況があっただけのことである。

薬の特異性の主張と逆行するかのように、製薬会社は販売している薬のすべてにおいて、その適応範囲を広げようと試みている。たとえば、プロザックやその他の選択的セロトニン再取り込み阻害薬は、当初抗うつ薬として導入されたが、現在では実にさまざまな症状に対して使われている。それぞれの精神障害の原因に特別な化学的異常があるという概念はどうなったのだろう。時折、製薬会社はまったく同じ薬を、目的によって異なった名前で販売することもある。たとえば、抗うつ薬のウェルブトリン（塩酸ブプロプリオン）はザイバンという名で、禁煙補助薬としても売り出された。だが喫煙習慣とうつ病（あるいは、一つの薬が複数の病気の治療に使われるような他の場合もたいていそうだが）が同じ病因をもつという確かな証拠はない。

薬の特異的な薬理作用が喧伝される中で、新しい抗精神病薬のオランザピン（ジプレキサ）のような最近導入された薬の多くが、むしろさまざまな神経伝達物質系に作用し、そうした広範囲の薬理作用があることがかえって、有効性を高めるかのように宣伝に利用されているのは、なんとも皮肉なことである。

同じ精神障害を治療するために販売されている薬は、作用点がきわめて近い傾向がある。たとえば、最新の抗うつ薬は、おもにセロトニンか、セロトニンとノルアドレナリンの両方に作用し、抗精神病薬のほとんどはおもにドーパミン系に作用する。このことが、こうした障害の基礎にある化学的異常が同定されていることの証拠としてよく宣伝に利用されている。ところが、作用点が近いことの説明はこれしかないわけではない。同じ障害の治療のために売られている薬の作用が類似している要因に、新薬を売りに出すのにかかる費用の大きさがある。この費用面での理由から、製薬会社は「危険回避」を望み、新薬の開発において保守的になる傾向がある。新薬を開発し試験し売り出すのに一〇年から一二年かかり、投資される費用は一億五〇〇〇万から二億五〇〇〇万ドルと推定されている。そのため、ほとんどの新薬は、市場で成功した薬をちょっとだけ変化させたものにすぎない。さまざまな精神障害の原因の解明が大きく進んだり、ある精神障害を治療するのに有効な薬でいままでとは異なった種類のものが偶然に発見されたりしないかぎり、ほとんどの新薬は基本的に、「模造品」か「真似っ子」であり、先行の薬と大きく変わるところはない。

こうしたことや本書全編を通じて提示した他の証拠や議論から、精神障害が特別な生化学的なバランスのくずれから生じるという理論は案外根拠が薄いものであると結論せざるをえなかった。この理論を推し進めているのは誰なのかや、推進のやり方についても考えるようになった。もっとも、このプロジェクトを開始したときに、ある種のグループが精神障害の化学説や薬物療法に依存することで得をしていることに私が気づいていなかったと言ったら嘘になるが、この問題を深く掘り下げていったところ、このグループの影響力のすさまじさと、影響力の行使の仕方が実に多様であることを、私は知ることになった。

精神科医や医療保険会社や、とりわけ製薬業界にとって、精神障害の薬物療法や化学説を推し進めることで得られる恩恵は、おもに経済的なものである。もちろん、彼らの議論はそのようなことをまったく感じさせはしないが。一九三〇年ごろから、精神科医たちは、おもに心理士、精神科のソーシャルワーカー、種々のカウンセラーといった医師以外の治療者たちとの競争が激化しているのをひしひしと感じるようになった。長年の間、精神科医は、身体的治療のもつ治療的価値もさることながら、身体的治療自体に惹かれていた。その理由は第一に、医師以外の競争相手が利用できない治療方法だという点である。インシュリン昏睡療法、メトラゾール・ショック療法、前頭葉ロボトミー、電気けいれん療法はすべて、こうした意味合いで有益であった。第二には、身体的治療とその基礎にある理論によって、精神医学は他の医学分野に受け入れられやすくなったことがあげられる。他の分野の医師たちは、長い間「会話療法」の科学的基礎を疑問視していたのだ。新しく登場した向精神薬は、それ以前の他の身体的治療法と同じく、精神科医の利益に適うものだった。もちろん、精神科医といっても全員が同じ意見ではないが、精神医学界は、精神疾患の化学的基礎に関する知見や薬の有効性を誇張したり、ときには他の治療法の信頼性を貶めるようなこともしつつ、薬の使用を推し進めている。一方、臨床心理士のような伝統的な医師でない治療者たちは、これまでずっと身体的治療に反対してきたが、最近では精神障害の薬や化学説に対する態度があいまいになっている。彼らの多くが州議員に活発な陳情活動をすることにより、薬を処方する特権を得ようと、現在、奮闘を始めている。しかし当然予想されるように、精神科医は縄張りを守ろうと、こちらも盛んに陳情活動をし、医師でない治療者に薬の処方の特権を許可しないように要求している。

医療保険会社の関心事が費用であることはいうまでもない。彼らにとって、面接時間が長く費用もかかるような治療方法はありがたくない。保険会社は支払いの期限を操作することで、治療を精神療法から薬に移行させるのに大きな力を発揮している。薬物療法や精神障害の生化学説を支持する議論は、薬の有効性と安全性は実証されているという主張の上に立っている。合理的と思われる議論が提示できないというより、証拠の客観的評価をもとに議論がつくられていないのである。数多くの研究から明らかなのは、個人の興味やものの見方が、証拠の選択や評価の仕方、または種々の議論に説得されやすいかどうかに大きく影響することである。結論に賛成であれば論理の誤謬は見過ごされやすく、結論が自分の見解に合わなければ、論理の誤謬は存在しなくても「検出」されることになりうる。

影響力の点で他を抜きんでるのが、製薬業界である。彼らは裁量できる莫大な資金をもっているだけではなく、影響力を行使するさまざまな方法を有している。米国だけでも、製薬会社は一年の推定売り上げ総額五四七億ドルの二二・五パーセントに当たる約一二三億ドルを、宣伝や他の販売活動に使う。[5]医師の処方の仕方に影響を与えるために、巨額の資金を投じてもいる。たとえば、専門誌に大量に広告を出したり、製薬会社の営業マンが医師に直接に働きかけを行ったりする。製薬会社が専門誌に載せる広告や直接に医師に配布する広告は、誇張が見られたり、誤解を招きかねないようなものだったりすることが、研究から示されている。科学的なデータと宣伝資料のデータの違いがわかっていないと言われたら医師たちは腹を立てるが、彼らの薬の処方の傾向は、製薬会社の宣伝資料にきわめて大きな影響を受けていることが、繰り返し指摘されている。

製薬会社は、大量の教材（文献、ビデオ、スライド）を無料で医学部や医学校に配り、講演会を経済的に支援している。こうした講演会は、研修医の訓練や、参加した医師たちが最新の情報を得るのに役立っている。数多くのシンポジウムやワークショップが、製薬会社の支援で開かれている。製薬会社がこうした資金を提供する理由の一つは「友好」を確立することである。配布される「教材」は情報が多く有益でありうる。その中で特定の薬を売りこむといった高圧的なやり方はめったに見られないが、結局は自社の薬の販売量を増やしたいという意図がそこには見え隠れしている。たとえば精神科医用に配布される資料では、うつ病が化学的な原因で生じ抗うつ薬を使うと治ることを示唆する実験データが大きく取り上げられている。そこに特定の薬の名は書かれていないが、抗うつ薬を販売する会社にとっては大いにありがたい。

さらに、製薬会社が自社製品の販売に有害だと判断した情報を抑え込み、伝播を遅らせ、信用を傷つけ、変更させるように、圧力をかけた例がいくつもある。製薬会社の広告料は、多くの医学雑誌にとって大きな収入源であり、常にそうだとは言わないが、編集者は広告主の機嫌を損ねることは避けたいものである。薬の有効性や安全性に批判的な研究が出ると、その衝撃を和らげるのに、「専門家」の書いた論説を同じ雑誌に載せるということも行われる。この「専門家」というのが、調べてみると、薬を販売している会社のコンサルタントであったりする。特定の医学領域で、製薬会社か、または同じ領域の薬を開発している小さな「バイオテク」の会社と利害関係で縛られていない「専門家」を見つけるのがどれだけ難しいかが、調査から明らかになっている。ある薬にいままで考えられていなかった副作用があるとする研究報告が出された場合、この問題の調査が開始されないうちに、研究報告の信頼性を貶める発言が出されることが多い。製薬会社は、その報告は間違いで結論も未確定だと主張し、だから相手にする必要がないと説くのである。

新薬の臨床試験に出資するのはほとんどが製薬会社である。彼らは「試験監視員」や医師や精神薬理学等の分野の博士号所有者を雇う。そして、実験の企画、データを集めるための臨床研究者の選定と資金提供、研究の現況のチェック、そして必要ならば途中での変更等を、その人たちに依頼する。結果をまとめて公表する責任者をしてもらうことも多い。諺にあるように、「笛吹きにお金を払っているのは自分だから、何を演奏させるかも自分が決める」のである。臨床試験の重要性は強調しても強調しすぎることはない。新薬の有効性や安全性を判断するためのデータがこの臨床試験から得られ、米国食品医薬品局は、薬の販売を承認するかどうかをこれで判断する。ところがいったん薬が承認されると、医師は自分の判断でそれを他の目的に処方することもでき、製薬会社は、販売チームやそれ以外の手段を使って、医師に承認されたのと違う目的で、薬を利用してもらおうとすることも起こる。

先述したように、製薬会社は、プライマリーケア医がスクリーニングで精神障害の患者をより容易に見分けることを可能にすることで、向精神薬の販売量の増加を目指している。三〇〇〇万人以上の米国人がうつ病か不安障害になったことがあると推定される。プライマリーケア医は、精神科医も含めたあらゆる医師のグループの中で抗うつ薬と抗不安薬の処方が最も多いことで知られている。ここに未開拓の大きな可能性が存在するため、製薬会社は、患者が診療所の待合室で待っている間にできるような簡便な質問表の作成を支援している。それだけではなく、この質問表を利用してもらえるように宣伝を盛んに行ってもいる。これが、プライマリーケア医によってスクリーニングのための質問表が現在大いに利用されている経緯であることを示すデータが出てきている。

製薬業界の販売戦略のすべてが、医師に向けられているわけではない。薬の最終消費者である患者に直接向けられたものもたくさんある。患者に調剤薬を直接売り込むために使われる費用は、ここ数年で飛躍的に伸びた。人気のあるマスコミで流された広告の薬を処方してほしいと、患者が医師に頼むことが多くなっている。医師の九〇パーセントがそのような求めに応じていることを示す研究結果があり、これを製薬会社は承知している(6)。今後ますますこの傾向が強くなると思われる。というのは、最近（一九九七年八月八日）米国食品医薬品局が、国会議員の圧力に応じる形で、製薬会社がラジオやテレビで調剤薬の宣伝をすることを承認したところ、製薬会社数社は即座に、調剤薬の宣伝をテレビで大々的に実施すると発表したのである。

製薬業界はしばらく前から、患者支援団体を使って自分たちの主張を消費者に伝えようとしてきた。ありとあらゆる精神障害の患者（と家族）のための支援団体がある。たとえば、統合失調症、うつ病、強迫性障害、薬物乱用、注意欠陥障害、その他いろいろの患者を対象としたものがある。こうした支援団体のほとんどが、製薬会社からかなりの資金援助を受けることによって、会員を増やしたり、大きな新聞広告を打ったり、さまざまな資料を配ったりしている。そして、こうして配られた資料が、精神障害の化学説の基礎理論を推し進めるのに役立っている。患者支援団体が流す情報が往々にして誇張されていたり、誤解を招きやすいものだったりすると、私は書いた。そのメッセージのほとんどは、製薬会社が一般の人々に伝えたいと意図しているものである。

製薬会社の活動についてこのように書くと、私が偏った見方をしているとか誇張しすぎではないかと感じる読者もいるのではないだろうか。友人や同僚にもこうした見方をする人たちがおり、私はそうした人たちとも話をした。彼らに対しては、この締めくくりの章に書いていることはすべて、この本の中で例を挙げて十分にその根拠を示したと念を押した。製薬業界は巨額の資金を使って、ときには真実を歪曲したり、科学や社会のためとは言いがたいやり方を用いて、医師や一般の人々に影響を与え、それによって販売や利益の増加を図っていると、私は確信している。

製薬業界が公衆衛生と研究に重要な貢献をしているのは、疑いようもないことである。製薬会社は数多くのシンポジウムやフォーラムの支援をし、臨床医や基礎科学者が同僚と情報交換をしたり、その分野での新しい進歩を学ぶ機会を与えている。多くの神経科学者（私自身もその中に入る）は、製薬会社からさまざまな援助を得ている。研究に使われる薬が無料で与えられ、技術的なアドバイスや支援も提供される。私は、ある製薬会社のロンドンの「ゲストハウス」に滞在させてもらい、ウェルカム財団の医学と科学の歴史博物館で研究を行ったことがある。この博物館はグラクソ・ウェルカム製薬により資金援助されている。数え切れないほど多くの基礎神経学者と臨床研究者が、研究プロジェクトを行うために必要な資金を製薬会社から受けとっている。生命科学の大学院生の教育や、精神科の研修医や他の精神保健の専門家の訓練を受け持つ大学の部署は、常時、製薬会社からの支援を受けて講師を招聘する。製薬会社はあらゆる種類の有用な文献とビデオを無償で提供もしている。

研究者や教育者や臨床医は、製薬業界は薬を売るのが仕事であることを承知しているが、彼らの提供してくれるいずれの支援もありがたいと思っている。そして、業界と自分たちの間に健全な共生関係があると信じている。受けている（そして、これからも受け続けていくであろう）支援が、あるゆる問題で自身の判断に影響するはずだと彼らに言ったら、当然、気分を害するであろう。しかし、その影響はわずかであることも多いが、無視できないものであるのは確かだと、この問題を調査した人の多くは言う。特に多額の補助金を受けている人は、製薬会社側との接触が最も多く、議論の的になっている事柄で、会社の立場を支持する議論、証拠、見方に慣れ親しんでいる。私の経験では、業界からいちばん恩恵を受けている人がもっとも強硬に影響力を受けている可能性を否定する。この人たちはまた、薬や製薬業界に関する政策に影響を与えることになる意見を求められる人たちでもある。製薬業界の及ぼす影響は圧倒的にあまねく浸透しているので、人々にそれと気づかれないことが多い。

どの会社も「健全な状態と健全な行い」を望むが、生き残りたければ、業績を上げることは必須である。製薬会社にとっても収益はいちばんの関心事となる。最近、ある大手の製薬会社が出した広告で、投資ファンドへ勧誘するものがあった。広告には「一九九七年と一九九八年も、目標は一株当たりのもうけを二〇パーセント増やすことである」と書かれている。[7] 製薬会社は公衆衛生にかかわっているから、他の会社と姿勢が異なるはずだと言うのを耳にすることがある。そのようなとき、私はこれに関していくつかの事件を思い出す。たとえば、米国の大手製薬会社が三億二五〇〇万ドルの罰金支払いに応じたことがあったが、これは発注されなかったり、ときにはまったく行われなかった研究所での試験に対し、政府に支払いを請求したという不正があったからである。[8]

失敗するときわめて大きな損失が出るので、製薬会社自らの利益を積極的に守ろうとして投資する資金は、それなりに大きくなる。一つの薬の一年間の売り上げは、全部で何十億ドルになる。そのような大金が絡むので、製薬会社は販売を増大させる方法を常に模索し、競争相手からの攻撃や自分たちに好ましくない報告の公表といったマイナス要因があれば、それに対し自らを守ろうと努める。他の分野の大企業でもそうだろうが、製薬会社も、自社製品を宣伝販売し、自らの利益を守るための手段を懸命に探し求めている。たとえば、前にはペプシコ社〔ペプシコーラで有名な飲料会社〕でソフトドリンクや食物を売っていた人がメルクの薬の販売責任者になったとしても、さして驚くべきことではない。[9] 製品の情報の「見栄えをよくする」ことと、真実を「曲げること」の境界はあいまいである。いわゆる「エシカルな（ethical）」（医師の処方による）薬を販売しているからといってその会社が、他の大企業より倫理的《エシカル》であるはずだと考えるのは無理がある。

製薬業界の影響力は大きくなっている。というのは最近行われた多数の吸収合併の結果、少数の会社に莫大な資力の集中が見られるからである。中でも、ミシガンのアップジョン社とスウェーデンのファルマシアＡＢとの合併によるファルマシア・アンド・アップジョン社設立が目を引く。この会社がさらに、英国の健康技術関連の会社であるアマシャム・インターナショナルと合併し、アマシャム・ファルマシア・バイオテク社となった。また、グラクソ・ホールディングスとウェルカムが合併してグラクソ・ウェルカムが設立された。それ以外に、チバ社とガイギー社が合併したチバ・ガイギー社にサンド社が加わり、現在、世界最大を誇る製薬会社ノバルティスＡＧが生まれた。一九九五年には、スイスの大手製薬会社のロッシュ・ホールディングス社（ホフマン・ラロッシュ社の親会社）はカリフォルニアのシンテックス社を買収し、一九九七年にはドイツのベーリンガー・マンハイムをさらに買収した。私が本書を書いている最中でも、製薬会社の大合併が金融界で話し合われている。

力の集中を推し進める企業合併に関連して、もう一つの最近の動向としてあげられるのは、薬を処方する診療所を製薬会社が買収していることである。最近、英国の製薬会社ゼネカは十一のがん診療所の経営権を握った。買収された診療所のいくつかは、米国の大病院の中にあるものである。一つの会社が薬の製造と処方の両方を支配する可能性が出てきたため、当然ながら憂慮する声が上がりはじめている。製薬会社による精神科診療所の買収はまだ起こっていないが、私企業が一連の精神科診療所の経営を担うことがすでに起こっているので、今後そうしたことは起こりうるだろう。これは明らかに危険だ。ペンシルバニア大学の生命倫理学者アーサー・カプランは次のように言っている。

> 将来このような買収はよくなされるようになるだろう。問題は、どのようなチェックや適正化を実施するかである。医師、診療所、薬局、検査部がすべて、同じ人の支配下に置かれるようになるのは、医療にとって最善のシステムではない。(10)

精神障害の化学説の魅力に抗しがたいものがあるのは、複雑で治療がきわめて困難であると考えられてきた問題に対し、比較的簡単な説明と解決法が提示されるからである。現在は、不確実であいまいなことに対し寛容でない時代だ。ずっと以前なら、非現実的であると拒否されたかもしれない提案が、現在、いともたやすく受け入れられる。大衆向けの本を書く人は、自己改善のためのアイディアや道具を人々が猛烈に欲していることをよく承知している。それが「洗濯板のような腹筋」をつくるための用具であっても、減量や人格改良をするための錠剤でもいいのである。ここ一〇年間に出た多数の大衆向けの本には、精神障害の薬の効き目が誇張されているだけではなく、二、三の重要な神経伝達物質の間のバランスを調整することにより「自分を素敵に見せる」人格変化を生み出す薬がすでに売られていると書かれている。

ピューリッツァー賞受賞のサイエンスライターで米国科学著述者協会の元会長であるロナルド・コチュラックの著作は、一つか二つの神経伝達物質のわずかな変化で、人格や行動を説明できるとする典型的な主張の代表格である。(11) コチュラックの言う「精神活動のメカニズムの革命的な発見」は、多くの人格や行動の特徴がセロトニンやノルアドレナリンの間のバランスで決められるという主張をもとにしている。ノルアドレナリン濃度が高いと、「衝動的で性急な暴力行為」が引き起こされ、ノルアドレナリン濃度が低いと「計画的で冷酷な暴力行為」やスリルを楽しむ傾向が見られるという。一方、セロトニン濃度が高いと、内気、強迫性障害、自信喪失、「過度に抑圧された攻撃性」が見られるようになり、セロトニン濃度が低いと、うつ病、自殺、アルコール依存症、怒りの爆発、性的異常、衝動的攻撃が引き起こされる傾向があるという。

生物学的、社会精神的な他の要因をすべて無視して、こうしたありとあらゆる行動特性が二つの神経伝達物質の濃度で説明されうるとする主張はまったくもって不当である。そのような主張の唯一の証拠は、比較的少人数の被験者の平均値を比較して見出された「かすかな」傾向にすぎない。信頼性や妥当性が疑わしい実験や臨床の文献が、おびただしく出現しているため、どんな思いつきの理論でも、推進しようと思えば、その根拠とすることができる研究を、そうした文献の中から見つけることができる。また、専門的な文献には、ある種の偏りが内在している。先に報告されている研究結果の傾向を追認していない研究は、論文誌にめったに掲載されないからである。一方マスコミでは、「かすかな」傾向であってもまるで「革命的な発見」であるかのように書かれる。複雑な精神や人格の特徴が二つの神経伝達物質のバランスで説明できるという主張は、精神や人格が四つの基本体液である血液、粘液、黒胆汁、胆汁の間のバランスで決まるとしたヒポクラテスの理論とたいして変わらない。

しかし、最近の主張の方は正しいものとして広く受け入れられている。この主張をもとにして書かれた本は、人格や精神状態が二、三の神経伝達物質濃度によって完全に決定され、薬によって調節可能という概念をますます人々の間に浸透させている。

ここに記した理由と全編を通じて述べてきたさまざまな理由により、私は、化学的なバランスのくずれが精神障害の主原因であるという説は確立されていないと考えるだけではなく、この説の論拠が間違っているのではないかとも疑っているのである。数多くのグループが、精神障害についての知見や向精神薬の有効性や安全性を誇張したり歪曲しながら、自らの指針に従ってこうした理論を推し進めているせいで、これほど広く認められる説となっているのだ。

精神障害のさまざまな化学説への支持の背景にはあらゆるたぐいの利害関係が渦巻いているので、本書の主張はさまざまな視点から批判されるだろう。私はこれを歓迎するし、建設的な批判をお願いするものである。なんといってもこれまでは、化学説のもとになる仮定が問われたことがないのだ。基礎になる仮定を問うということは、受容体のどのサブタイプが統合失調症やうつ病の原因となるかといった議論をすることではなく、化学的なバランスのくずれが本当に精神障害の原因だと証明されているのか、あるいは薬が精神障害に効く場合のメカニズムは本当に明らかになっているのかを問うことである。本書がそうした問題に対する対話のきっかけになることを願っている。

本書で取り上げた証拠や議論に対し、いろいろな意見が出るだろうが、すべてを予想し応えることはできない。しかも「批判を予測して応える」ことは、実際の批判に応えるよりずっと容易であるかもしれない。しかし、確実に予想される二、三の一般的な批判に対し手短かに答えておくべきだろう。

批判する人の中には、過去の実験データが確実なものではないことには同意するにしても、本書が、化学説にとってずっと強力な証拠となりうる最新の実験や理論をしっかりと扱ってないと言う人がいるだろう。私は最近の研究の中で重要性が高いと思われるものを取り入れようと真剣に努力したが、結論の大枠は変わらなかった。将来についてまで尚早な判断を下すつもりはないが、現時点で最新の化学説のうち重要なものは誠心誠意検討したが、基本的な結論は変わることはなかった。

また、薬がまちがいなく助けとなる精神障害の人に、薬の使用を躊躇させかねないことを書くのは無責任だ、と責める人がいるかもしれない。私は向精神薬で良くなる人が確かにいると何度も書いたし、服用するなと勧める気は毛頭ない。読者の中には「人の意識に影響を与える」薬の服用を好まない人が少数いて、そうした人が本書を読んだ後、「インシュリンが糖尿病に効くように、処方された薬が精神障害に効く」という説明に、より批判的になることはありえる。しかしそのような影響があったとしても、ごくわずかだと思う。医師が患者の信頼を勝ち得ているのなら、医師が患者に対して、あなたのような症状の患者で薬物療法で治った人がたくさんいるから試す価値がありますと言えばそれで十分なはずだ。治療がどのように病気を治すかという理論的説明が必要なことは稀である。どうしても患者が説明してほしいと要求した場合に、「知りません」と言えば患者はその気をなくすと思いこむのは正しくない。医師が知らないことは知らないとちゃんと認められるほど揺るぎない専門家であれば、患者の尊敬の念はむしろ強まるのではないか。

本書に対する批判で手ごわいのは、精神障害の化学説が合っているかどうかが本当に重要なことなのかというものであろう。向精神薬が効くかどうかが重要なのであり、理論が正しいかは二の次だという人たちもいる。格言にあるように「ばかげた理論を読みたければ読むがいい。だが、事実と数字だけを信用せよ」ということなのだろう。理論にはやりすたりがあるが、重要なのは治療の有効性と安全性である。この論理を支持すると考えられる例はたくさんある。たとえば、痛みや熱や炎症を治すアスピリンでは、その作用を説明するために提唱された理論は長い間不適切だったり完全に誤謬だったりした。だからといって、アスピリンの有効性自体は微動だにしなかった。ある批評家が皮肉な口調で、「理論が正しいかどうかの方が重要になってしまっていて、実際によく効くということは重要でないみたいだ」と述べた。確かに、適当に説明できる理論がないからといって、事実が信用できないとするべきではない。それでも、私は理論を軽視するのは間違いであると考えるようになった。理論は実に大きな実質的な影響を及ぼしうるからだ。事実と理論は相互に依存するものであり、薬物療法と精神障害の化学説に関しては特にそうであることを、この章の残りのページで説明する。

無条件で精神障害の化学説を受け入れるということは、この障害が化学的なバランスのくずれから引き起こされ、薬が効くのはこの障害のもとになっている化学的な原因を正すからであるということを信じることである。この強力な説が受け入れられるかどうかは、患者の治療、精神保健の仕事や研究にかなりの影響を与えることになる。特定の人やグループにアドバイスすることを念頭において私は本書を書いたのではないが、本書の結論が与える実際的な影響を議論する責任があると思う。

精神障害の化学説の正当性のいかんを、薬物療法を受け入れたり拒否するための根拠にすべきではないということに、私は賛成する。そこは合意したうえで、向精神薬の有効性は、普通言われているよりずっと低いことをつけ加える必要があると思う。薬の効き目は常に誇張されている。薬を服用するようになって「奇跡的に」治った患者の話が引き合いに出されることが多い。こうした話は一般化できるものではないかもしれないが、話のいくらかは確かに本当である。だが対照実験をしていなければ、改善に寄与したのが何であるのかはわからない。医学の歴史には、少数の逸話から一般化が行われたため誤りを犯した例がたくさんある。かなりの数の精神障害の患者が薬物療法なしに良くなることが、数多くの研究からわかっている。たとえば、抗うつ薬に関して書かれた最近の良識のある本に、次のような記述がある。

抗うつ薬を服用している人の七〇パーセントが症状の改善を報告している。これは、症状が少なくとも五〇パーセント減少しているという意味合いにおいてである。これに対し、プラセボで症状が改善する人は四〇パーセントで

ある。(12)

ということは、良くなったとされる割合の三〇パーセントだけが薬の作用によるものということになるが、そうした改善でさえ部分的なものである。現在利用できる薬がたくさん増えているにもかかわらず、どの薬でも治らない患者もかなりいる。引用される数字が薬物療法で治る人の割合を誇張しているだけではなく、生じる改善がすべて薬のためだとされている。

新薬は副作用が少ないために、患者が服用を中断することが少ないと言う声も聞く。しかし、どの薬にもいくらかの副作用があり、かなり長く利用されるまでは新薬にどんな副作用があるかはわからない。再発がもう一つの問題だ。薬物療法で治ったと思われた患者のじつに五〇パーセントが一年以内に再発する精神疾患もある。薬の投与は八ヵ月以上続けることが推奨されているのが普通である。長期治療にともなう重大で永続的な副作用がある可能性も無視できない。問題を現実に即して表現すると、完全な解決法はあるが適切な説明ができないのではなく、批判もされず受け入れられた鳴り物入りの理論があり、それによって大いに推進された、完全からは程遠い解決法があるのである。

もし精神障害を治療するのに考慮すべき唯一の要因が化学的バランスのくずれであると治療者が納得しているならば、同等か、またはもっと重要な役割を果たしている可能性がある他の要因が無視されることになる。ますます、精神科医はまず薬物療法を試すことをよしとされるようになっている。もし十分な時間が経過して治らなかったら、薬の投与量を増やせと指導されている。それでもよくなってきていることがはっきりとしなかったら、今度は同じ種類の他の薬を使ってみなさい、となる。私の身の回りで起きた実例を上げると、このことがよくわかると思う。

同僚で一緒に共同研究もすることのあった生産的で創造的な生化学者が、あるとき、典型的な躁うつの症状を呈しはじめた。はじめは活力に満ち、生産性が高く、必要な睡眠時間がどんどん減っていったが、その後しだいに行動が不適切で非現実的になり、最後にはかなり奇異になった。この気分の波が何度も繰り返され、通常は一つの波の後に気分がひどく悪い時期が来る。この時期、彼は言葉も行動も攻撃的になり、自動車の運転も自分や周囲にとって危険きわまりないものになる。そしてほとんど一晩のうちに深刻なうつ状態に「突入し」、ほぼ完全に動けなくなり自殺念慮をもつに至る。リチウムや他の気分安定薬がさまざまな量で試されたが、せいぜいちょっとした助けになるだけで、気分の波の強さはほとんど減少することなく、躁うつのサイクルが繰り返された。数回、入退院を繰り返し、もっぱら気分安定薬を使った治療を受けたが、状態が目に見えて改善されることはなかった。

しばらくした後、躁うつ病の病相が、研究室で長時間の仕事をするときや、あらゆる研究活動につきものの成功や失敗と同時に生じることに、ある精神科医がついに気づいた。おそらく素因は元からあったのであろう。私たちが友人としてつきあっていたそれ以前の六年間にはその素因が発現されることはなかったが。躁病相が起こった時期から判断すると、環境的要因が感情の波の引金となったか、あるいは少なくとも悪化を促したにちがいないと思う。彼はこの問題について精神科医と話し合い、生活の設計を変えてみることに同意した。研究活動を制限し、医学研究所内の生化学的試験の監督という、予測可能で安定した仕事に変わることにした。同時に、低用量のリチウムの服用を勧められ、投与を受けた――先に試したときはこの低い量ではまったく効き目がなかったのだが。もちろんこれも逸話にすぎず、この話は何の因果関係を証明するものでもないが、その後の五年間、生活を変えたこととリチウム療法の組み合わせで、彼はついに気分を安定させるのに成功した。

これは、患者が薬物療法と精神療法の組み合わせで治った例である。薬なしに精神療法やカウンセリングで治った患者もいるし、薬のみで治った患者もいる。ケイ・ジャミソンは著書『躁うつ病を生きる――わたしはこの残酷で魅惑的な病気を愛せるか?』〔邦訳は新曜社、一九九八年〕で、リチウムが気分の波を安定化するのにいかに役立ったかを書いているが、精神療法がなかったら自分は死んでいただろうとも言っている。(13) 私たちが直視すべき問題は、精神科医がますます薬に頼る方向に圧力を受けているという現実である。そのために、精神障害の進行や悪化に重要な役割を果たすことが多い心理学的要因、対人関係、環境的要因を見つけ出そうとする試みには、ますます時間を割かなくなっている。

患者の生き方を変えるための実際的で効果的な方法を見つけるのは、いま述べた例ほど容易ではないのが普通である。患者のもつ、本人でもどうにもしがたい生活パターンや、執拗に続く思考パターンを変える手助けをすることが必要である場合がよくある。しかし、薬の有効性を推し進めようとする人たちが、あらゆる精神療法やカウンセリングの有効性を誹謗する必要があると考えていることは、実に不幸なことだ。たとえば、精神分析療法を諷刺的に描き、これを薬物療法と対比させることがよく行われる。精神分析療法で、週に何回もの治療が何年も続き、終わりが見えず、はっきりとした回復も見られないことを揶揄する。精神療法に通うのは一つの生き方であるとされ、「ウディ・アレン」症候群の「ニューヨーク」療法とからかわれる。ここで故意に見過ごされているると思えるのは、今日の精神療法のほとんどはこの風刺の内容と少しも似てはいないことである。

不安障害、恐怖症、パニック障害、うつ病、躁病、強迫観念、強迫性の行為、薬物乱用、その他の精神障害が脳の化学的現象の異常を反映しているとだけみなされるのなら、精神的な事柄や人生経験は無関係なものということになるだろう。過去に精神療法が、精神内界の葛藤の根源や症状の隠れた意味を探し出すのに重きを置きすぎたのは確かだろうが、今日の精神療法の主流は、過去との関係をあまり重要視せず、特定の病気の素因のある人に、より健全な精神的態度や生活様式を確立させるための方法を探ろうとしているようである。ある種の症状には、比較的短期の精神療法とカウンセリングの多くが、少なくとも薬物療法と同程度に有効で持続性があるという信憑性の高い証拠がある。精神療法や行動療法が、ときには薬物療法の有効性を高めるという証拠もある。しかし、精神科の研修医にとってはいかなる形態の精神療法の訓練も受ける機会が減少しつつあり、ますます多くの時間を費やして薬や神経薬理学を学ぶようになっている。精神科医になろうとする医学部生は減少し、この仕事に対するいろいろな不満が口にされるようになった。ある精神科研修医は「この分野を専攻したのは薬剤師のように薬を出すためではない」と言っている。しかし、ますますそうした役割を精神科医は強いられ、患者も精神科医とはそういうものだと思うようになっている。

いろいろな場面で、精神障害をもつ人の治療に、健康保険維持機構（ＨＭＯ）の影響力が強まりつつある。指図しているとまではいわないが。健康保険維持機構の多くは民間保険による営利目的の組織である。彼らは薬への依存度を高める方向に圧力をかけ、患者との面接回数を減らそうとしている。いろいろな場面で、患者の普段の生活についての諸情報を得るための時間は十分与えられない。最も作業能率の良い方法を決めるための「時間作業研究」の成果から治療方法が決定される段階までは至っていないのかもしれないが、そこから遠くないように思えることも一再ではない。著名な精神科医は最近次のような意見を述べている。

状況を大きく変化させているのは、精神医療の構造が巨大な保険会社やマネージドケアによって形づくられるようになりつつある風潮である。彼らは医師に薬を処方してもらい、その分の報酬だけを払おうとしている。医師が薬物療法を検討するために患者と月に一度、一〇分から一五分面接するための資金は出す。だが、精神療法には十分な資金が提供されないため、自分の財布から払うつもりのある（払うことができる）患者のみが精神療法を受けることになる。精神科医という職業の幅はかなり縮小されていくだろう。米国の医学生は精神医学に背を向けつつある。それは、低い診療報酬と、薬物療法しか選択肢がない現状を嫌うからである。(14)

ハーバード大学医学部の社会医学の教授のレオン・アイゼンバーグは「マネージドケアと向精神薬の組み合わせがもたらした状況は、さながら地獄絵である」と述べている。(15) しかし問題はこれだけではない。精神科の医療は、二つの強力な市場の力にますます左右されるようになっている。一方では健康保険維持機構が薬依存の方向へ圧力を強めており、他方では、薬の情報提供のほとんどを製薬業界が担うようになっている。

エール大学医学部の精神科医モートン・ライザーは、一九八六年の講演で、精神科の研修医の多くが患者をよく知ろうとしないことを憂いている。

何人かの研修医と話しました。すると、彼らの患者に対するアプローチや考え方が、驚くほど心理学的でないことがわかりました。DSM-Ⅲ診断をつけるための「面接法」を行い、投薬を行うためにどんな症状があるかを患者に聞きさえすれば、診断のための診察や意味のある会話はおしまいになるのです。さらに悲しいことに、研修医が患者を人間として見て抱く好奇心も、そこで終わるのです。なぜ患者がいま診断を受けに来たのかや、何で悩んでいるかという基本的な事柄への答えも聞き出していないのに。もし、こうした研修医が飛行機で見知らぬ人と一時間のあいだ隣合わせになったら、患者とのそうした形式的な診療面接でよりもっと多くの情報を得ることと思います。[16]

これは医学全般にも同じことが言えるらしく、一九八三年にルイス・トーマスは、次のように言っている。

患者が病院に来て交わすもっとも長く個人的な会話は、経理担当職員との間の費用と保険の話である。[17]

このことが最近急速に問題化していることは、どう見ても確からしい。

私がこの本を書き始めたとき、人々の精神障害に対する考え方や、どのように治療するのが最善かについての見方が変化してきていることや、この変化を促す要因について、書こうと思っていた。しかし、執筆の途上で、精神障害が化学的欠陥で生じ、薬がこれを正しうるという現在信じられている説を裏づける証拠と議論を検証することも当初の目的に劣らず大切であると、確信するようになった。この説は現在、この分野での臨床診療や研究の指針となっているのだが、確かな根拠に裏づけられておらず、間違っている可能性があるというのが私の結論である。しかし、科学とはほぼ無関係な理由で、あちこちに危険が潜む道をこの説はたどることを強いられている。それはあたかも、地図にもない暗礁が数多く潜む海を、水先案内人なしで船が進むようなものである。しかも、強力なモーターにぐいぐいと押し進められながら。

謝辞

ひとつの分野で半世紀も仕事をしていると、自分の考えの由来を問われても、ほとんどの場合、正確に答えることができない。同僚や学生と数えきれないほど会話を重ねたし、講義にも出席した。本、論文、研究助成金申請書、未刊の原稿、研究提案書も多数チェックした。そうしたことすべてが、私の考えに影響を与えていると言えるが、それらに完全に依拠するわけではない。

私は本書執筆中に、科学者たちによく手紙を書いた。その中には会ったことのない人たちもいたが、多くの人が私の問い合わせに対し、有用な情報や自ら執筆した論文や本や未刊の論文のコピーを送ってくれたことを、ここに記しておきたい。私は何度も人や論文の紹介を受けた。それで、見過ごしそうになった出版物や文献に気づくことも一再ではなかった。多くの方々の協力を得たが、そのすべての名をここに記すことができない。だが、私の求めに応じて、我慢づよく仲間のよしみで何回も情報を送ってくれた人たちの名前をいくらかここに特記し、感謝の気持ちを伝えたい。ガルベストンのテキサス大学医学部精神医学行動科学学科のシーモア・フィッシャー、ウェールズ大学医学部のデイヴィッド・ヒーリー、国際医薬品情報誌協会会長アンドルー・ヘルクスハイマーである。また、コロンビアのミズーリ大学精神保健システム研究ユニットのレオポルド・ホーフシュタッターと、エール大学医学部のパトリシア・ゴールドマン＝ラキックの助力もたいへんありがたかった。

ミシガン大学精神科のランドルフ・ネスには特に感謝している。ランディはキャンパスで会った時も、電子メールでも、常に情報を提供してくれた。いただいた情報は、私の思考を発展させたり、興味深い具体例で説明を肉づけする際に役立った。コーヒーを飲みながらアドバイスもしてくれたし、励ましてもくれた。ローマの高等厚生研究所のジョルジオ・ビニャーミもまた、私を助けてくれた。数ヵ月のローマ滞在中、彼はほぼ毎朝、私の郵便受けに論文を入れてくれた。私の著作の進むべき方向に対する嗅覚があり、交わした会話も渡してくれた論文も、この上なく役に立ったのだった。ローマでの彼の友情、親切なもてなし、思いやりに、私は心から感謝するものである。

ジュリアス・アクセルロッドにもお礼を言いたい。ワシントンDCで一緒に昼食をとりながら、ノーベル賞をとったカテコールアミン代謝の研究について、本人の口から直接、実に魅力的な話を聞くことができた。彼は初期の臨床研究者や神経薬理学者、とりわけ米国精神保健研究所（NIMH）の研究者たちが、一九五〇年代、一九六〇年代に精神疾患についてどのように考えていたかについても、私に語ってくれた。

ミシガン大学の心理学のチームの同僚にもたいへんお世話になった。テリー・ロビンソンは初期の原稿に目を通してくれ、有用なアドバイスをくれた。彼のいくつかのアドバイスから、表面的に議論しすぎていたと考えられるいくつかの問題について私は再考することになった。何かにつけて、必要な神経薬理学の情報を見つけるのを手助けしてくれ、親切にも薬と脳の相互作用の図を用意してくれたのが、アルド・バディアーニである。

息子のポール・ヴァレンスタインの専門は病理学であるが、一緒にポールの犬の散歩をしているときなどに、いくつかの章の内容に関して大いに有益で意義のあるアドバイスをしてくれた。彼は、私の文章を上達させるのを楽しんでいたのではないか。かつて彼が高校の宿題で書いた文章に私があれこれ言ったことに対し、やり返していたものと思われる。

心理学の同僚の中で、特にケント・ベリッジにはどうしてもお礼を言う必要がある。彼ほど思慮に富み、力になってくれる人はいない。ケントは多忙にもかかわらず、私が何回も原稿を書き直すたびに残らず目を通し、洞察力に富む批評をいろいろしてくれたため、最終原稿は最初よりずっとよくなったと思う。ケントのアドバイスによって、考えが明快に表現されるようになっただけではなく、たえず私に発破をかけ、私が考えを発展させ、それまで扱おうとしていなかった関連事項も考慮するように仕向けてくれた。まだある。ケントは私よりずっと若いのに、優しく励ます才覚があり、私が最善を尽くすのを怠りそうなときなど、本当に助かった。

以上の方々のお世話になった。だがもちろん、この本の内容に関して彼らに責任はない。同僚たちは、私の考えに対する賛否はともかく、私が自分の考えを発展させ、もっとうまく表現できるようにとアドバイスをしてくれた。

フリー・プレス社で当初、私の本の編集の担当だったスーザン・アレヤーノにも感謝している。原稿をわかりやすくし、より広範囲の読者に読んでもらえるように、いくつかのアドバイスをしてくれた。スーザン・アレヤーノがフリー・プレス社を去り、フィリップ・ラパポートが後任となった。彼は、私が何度も原稿を書き直すたびに丹念に読んで、数多くの重要な批評やアドバイスをしてくれたので、本書はかなり改善されたと思う。セリア・ナイトとショーン・デヴリンにもお礼を言わなくてはならない。原稿の文体を改善し、細々した点まで目を光らせ、誤りを除くという厄介な仕事をこなしてくれたのが、両人であった。

アナーバーのミシガン大学トーブマン医学図書館とベセズダの米国国立医学図書館の調査図書館員たちにも、大いに助けて頂いた。私が本書を執筆している間、ミシガン大学心理学科からもさまざまな支援をしてもらった。私のエージェントのカティンカ・マトソン（ジョン・ブロックマン社社長）がフリー・プレス社とのすべての取り決めをしてくれたおかげで、私は書くことに専念できた。

また、ロックフェラー財団にもお礼を申し上げたい。イタリアのベラージオのビラ・セルベローニに私を招待し、そこで執筆をさせてくれた。コモ湖の向こうに雪を山頂に頂いたスイスアルプスを眺めていると時間はどんどん過ぎ去っていったが、本当にすばらしい環境で仕事のかなりを完成させることができたと思っている。フルブライト財団にも深く感謝を表したい。いただいた研究奨励金のおかげで、私はイタリアの科学者たちと話し合い、実りの多い時間を満喫できたのだった。

監訳者あとがき

功刀　浩

本書はElliot S. Valenstein, *Blaming the brain : the truth about drugs and mental health*（The Free Press, 1998）の全訳である。邦訳の企画はみすず書房の市原加奈子氏の慧眼によるものであり、最後に中井久夫先生から貴重なコメントを頂戴した。本書は、精神疾患は脳の病気であるという近年の精神医学が拠って立つ根本命題に挑戦し、それが虚構である可能性を指摘している。これは、生物学的精神医学全盛の時代にあってたいへん勇気のいることであるし、驚くべき挑戦であると思われる。本書の言うところのいわゆる生物学志向の高い精神科医の一人である監訳者も、強いインパクトを受けた。また、今後の精神医学をとても豊かにしようというメッセージを含む書物であると思った。精神科医のみならず、精神医療に携わる者や精神薬理学の研究者から、患者さんとご家族まで、一読に価するだろう。特に、精神科医には必読の書と言ってもいいのではないかと思う。ただし、学生のうちから読んでも実感が沸かないであろうし、あまり精神医学を実践しないうちから、本書を読んで「精神疾患は脳の病気であると言えるのか？」などと語ってほしくない。精神科医であれば研修がひと通り終わったころに読むくらいが丁度よいかもしれない。精神薬理学をめざす薬学／理学系研究者も大学院生のころに読んでおくとその後の研究に大いに役立つだろう。もちろん、臨床心理士などの精神医療スタッフや患者さんやご家族にとっても有用な情報が多い。ただし、本書に詳細に書かれている薬物療法の否定的側面だけをメッセージとして受け取って欲しくない。本書は、著者も言うように薬物療法の有効性を否定しようとするものでは決してないのである。むしろ、薬物療法に偏るのでなく、精神医学はもっと豊かなものであるというメッセージが含まれている。

本書で特に読み応えがあるのは、向精神薬の発見や開発からプロモーションに関する歴史である。「穴があくほど」じっくり調べられている。著者は、本音を見抜こうとする意図から、研究者の公式見解だけでなく、メモや述懐の類を重視する。オモテだけでなく、ウラまで見ているということだ。

精神疾患の化学説に関しては、統合失調症のドーパミン仮説とうつ病の生体アミン仮説に特にメスを入れている。どちらも未完成の仮説であることは、大方の研究者も同意するところであり、むしろ過去の仮説になりつつあると言えるかもしれない。本書ではその矛盾点が容赦なく明るみに出されている。著者は、そうした矛盾があるにもかかわらず、仮説を真実であるかのように取り扱って薬物療法を推進することに利用している点を問題点として指摘する。これは確かにそういう面があるだろう。事実、学会で行われる薬物療法を題材にした教育的セミナーなどにおいてさえ、神経伝達物質の受容体を用いて「絵に描いた餅」が食べられるかのように説明されている場合も少なくない。

しかし、本書にも少し触れているように、最近の統合失調症の病態仮説のメインストリームは、ドーパミン仮説からグルタミン酸仮説へとシフトしてきている。主要な作用がドーパミンのブロックである従来の抗精神病薬は、幻覚や妄想などの陽性症状には有効であるが、意欲減退・自閉・感情鈍麻などの陰性症状や、記憶・知能・実行機能などにおける認知機能障害にはほとんど有効でないか、むしろ悪化させることがあることはよく認識されている。ところが、統合失調症の社会生活での機能水準を規定するのは、陰性症状や認知機能であるということがここ一〇年くらいでクローズアップされてきた。わが国で統合失調症患者は現在二一万人が入院しており、日本の病院のベッドを占める割合は、あらゆる病気の中で一位ないし二位の数字である。就業率はわずか一五パーセント程度であり、正社員は五パーセント程度でしかない。つまり、現在多くの種類の抗精神病薬が市場に出ているにもかかわらず、根本的な解決になっていないのは明らかである。こうした現状を改善するためには、陰性症状や認知機能障害から脱することのできる治療法の開発が必須である。統合失調症は、元来、クレペリンがおよそ一〇〇年前に「内因性鈍化」あるいは「早発性痴呆 Dementia Praecox」と命名したが、それは本質を突いた命名であったと思う（詳しくは、エミール・クレペリン著『精神分裂病』みすず書房刊、を参照）。「痴呆」（いまは認知症という言葉を用いるようになった）を来たすということがしばらく忘れられていたのは、ブロイラーによる「精神分裂病 schizophrenia」という名前が広く使用されるようになったことや、クロルプロマジンの発見以来のドーパミン拮抗薬でそれなりの「改善」が得られ、それ以降も次々と新薬が出され、それに一喜一憂していたからかもしれない。しかし、これらの薬物は著者が指摘するように「製薬会社はドーパミン仮説に執着し、それ以外の可能性を無視して」開発されてきた同類の薬物にすぎなかったことにあまり気づかなかったことも確かである。しかし、認知機能障害に関する研究が進むにつれ、従来のドーパミンブロッカーとは異なる新しい発想の薬物の開発が必要であることは、いまやはっきりしている。事実、グルタミン酸仮説にもとづいた薬物も開発されてきている。その意味で、「製薬会社はドーパミン仮説に執着し、それ以外の可能性を無視して」といった傾向は、もう過ぎ去ったように思う。むしろ、ドーパミン以外を標的にしたまったく新しい抗精神病薬の開発を製薬会社は虎視眈々と狙っている、というのが本当だろう。

うつ病でも、アミン仮説の矛盾は研究者の間では古くから認識されており、かわりに、ストレスホルモン仮説（視床下部―下垂体―副腎系の関与）や神経栄養因子仮説などが注目されるようになってきている（詳しくは拙訳書、ウォーレンシュタイン著『ストレスと心の健康――新しいうつ病の科学』培風館刊、を参照されたい）。ストレスが長く続くと視床下部―下垂体―副腎系を介してストレスホルモンが過剰に持続的に放出され、それによって脳が障害される。さらにストレスホルモンは神経栄養因子の発現を低下させるために、神経新生や神経ネットワークの形成が妨げられる。このような脳の可塑的な変化をともなってうつ病が発症するのではないか、という仮説である（本書には視床下部―下垂体―副腎系を評価する検査である「デキサメサゾン抑制テスト」は忘れ去られたという記述があるが［一七三～一七五ページ］、類似の検査に関する研究論文はふたたび脚光を浴びてきている）。実際、現存する抗うつ薬は、動物実験などで神経栄養因子の発現を上昇させることが示されており、セロトニンやノルアドレナリンの再取り込み阻害とは直接関係ない部分が作用している可能性が指摘されている。また、アミン仮説では、脳の障害による構造的変化は想定しておらず、機能的な変化を想定している。しかし、MRI画像などの技術の急速な進歩により、うつ病は脳の構造的変化をともなうのではないかという知見が蓄積されてきた。うつ病は脳の機能的変化である、という考え方から器質的変化である、という方向にシフトしてきている。こうしたんにセロトニンなどのアミンにこだわっている時代はやはり過ぎ去りつつある。

た背景のもと、ストレスホルモンの受容体を標的にした抗うつ薬の開発なども盛んに行われており、製薬会社が

本書では、製薬会社などが自社製品を守るために都合の悪い科学的事実の出版を封じ込めようとしたりする実例がいくつか挙げられており、興味深い。その背景には、一つの薬によって、とてつもなく莫大な利益が得られるという事実があるだろう。二〇〇三年のデータでは、世界の売り上げの上位二〇の薬の中に抗精神病薬が二つ、抗うつ薬が三つ入っている。例えば、非定型抗精神病薬であるオランザピン（商品名ジプレキサ）の売り上げはおよそ四二億米ドルで世界第四位であった。抗うつ薬であるセロトニン再取り込み阻害薬（ＳＳＲＩ）の一つパロキセチン（パキシル）の売り上げは三三億ドルで第七位であった。いまや、向精神薬は製薬企業に莫大な利益を与えると同時に、その生命線になっているのである。こうした利益が、わずか一報の研究報告で大幅にダウンするとすれば、それを押さえ込みたくなるのも無理はない。以前、ＳＳＲＩがうつ病の治療薬であるにもかかわらず、自殺衝動を高める可能性が指摘されたことがあった。しかし、この重大な副作用は、一九九〇年に指摘されていたにも拘らず、二〇〇四年以降に米・英・ＥＵの薬事監督庁によって製品への警告表示が指導されるまで、産官学にまたがる関連企業から黙殺され続けたという例もある（詳しくは、ディヴィッド・ヒーリー著『抗うつ薬の功罪——ＳＳＲＩ論争と訴訟』みすず書房刊、を参照）。本書でもかなり挑戦的な問題提起をしている。たとえば、統合失調症では、発症後長期に薬物を服用しつづけないと再発のリスクが非常に高まるというのは、臨床の常識になっているが、本書では、逆に「抗精神病薬を長期に使うと、脳の中に永続的な変化が引き起こされ、再発のリスクが高くなる可能性」を述べている（一五七ページ）。これは、今後検討する価値があるかもしれないが、実際の臨床でこの可能性にもとづいて治療を行うのは、いまのところ非現実的であるし、非倫理的ということになるだろう。

ところで、本書の監訳を終わるころ、平成一九年から二〇年への年越しを迎えた。多くの日本人がそうであるように、私は年越しに際して、寺社をいくつか巡った。日本では薬師如来を本尊として祀っている寺がとても多

い。私のような医師は、本来、目指すところは人々の苦しみに耳を傾け、薬を施して人々を助けたらんとする薬師如来であろう。そのために、受験勉強をして医学部に入り、大学で勉強して国家試験に合格し、病院で研修をして専門医となり、その後も日々、実践の中で生涯教育を続け、薬師如来への道をめざしているわけである。そこで、本書を訳し終わったこともあり、とある古寺の薬師如来に聞いてみた。

「如来様、この本によりますと、あなたがここにお立ちになって一二〇〇年も経つのに、精神疾患の原因となる化学説はまだは立証されていないとあります。統合失調症はドーパミンの過剰で起こるという仮説もどうやらきちんとした証拠がないようですね。うつ病でもセロトニンの低下が関連するということもはっきりしないとあります」

するとと、如来様の左脇におられる月光菩薩が知恵の光を放ちながらお答えになった。

「いや、最新の研究はまさに日進月歩です。統合失調症ではドーパミン系の活動が過剰であるという単純な仮説はもはや廃れています。側坐核という領域では活動が過剰になっており、前頭葉のドーパミン活動はむしろ低下しているというのが現在のドーパミン仮説です。この前頭葉の低下の方が重要なのです」

「そうですか。統合失調症の前頭葉の機能低下というのはよく耳にします。側坐核の活動の過剰で幻覚や妄想などの陽性症状が起こり、前頭葉の活動の低下で陰性症状や認知機能の低下が起きるという仮説ですね。それにしても、ドーパミン系が過剰なところと低下しているところがあるというのは、わかりにくい話ですね。いったい、過剰と低下を同時に直せる薬などあるのでしょうか」

「わかりにくいのはその通りですが、最近、ドーパミンのパーシャルアゴニスト（部分的作動薬）という新しいタイプの薬ができました。この薬は、日本で開発されて、世界中で使えるようになった薬です。ドーパミン活性が過剰になっているところでは低下させ、活性が低下しているところでは高める作用があります。最近、如来様の薬壺の中に入れて重宝しています」

とお答えになった。そこで、私は恐る恐る聞いてみた。

「なるほど。でも、そんな話も製薬会社がうまく作った話ではありませんか」

「あなたもずいぶん慎重になりましたね。確かに人間の脳でドーパミン変化を立証するのは難しいかもしれません」

「それにしても、この本にあるように、製薬会社はドーパミンに固執しているのですね」

「いえ、近ごろはドーパミンだけでなく、グルタミン酸という伝達物質が注目されています。如来様の薬壺にもグルタミン酸の受容体に作用するまったく新しい薬を入れようと準備しているところです」

「そういう薬もあるのですか」

「一〇年前から密かに開発されていたのです」


次に、抗うつ薬について思うところを聞いてみた。

「如来様、うつ病というのは、抗うつ薬で治ることもありますが、薬だけでは治らないこともよくあるように思います」

すると、今度は如来様の右脇におられる日光菩薩が、慈悲の光を放ちながらお答えになった。

「うつ病の治療では、休息をとることが第一ですが、ストレスとなる生活状況を取り除くことが大切です。例えば、人間関係のストレスの多い職場にいる患者さんは、いくら抗うつ薬を飲んでも治らないことが多いのです」

「体の休息だけでなく、心の休息——というか安息も大事なのですね」

「それに、ストレスがかからないようになるためには、物事の捉え方や考え方も少し変えたほうがよい場合がよくあります。近ごろでは、認知療法などという技法にまとめられていますね」

「考え方を変えるというのは簡単にはできないような気がします。それに、精神療法は時間がかかりますし、医療で実践するのは、とてもたいへんです。私も医者になりたてのころは、たんにクスリを処方するだけの医者にはなるまい、と思って精神療法の勉強もずいぶんしたことを思い出しました。けれど、いつの間にかクスリ医者になっていたのです」

「そうですか。それはとても残念なことです。確かにいまの精神医療制度では、時間をかけて精神療法をしても点数にならないとか、臨床心理士が医療の資格として認められていないということがあります」

「はい。改善していただきたい点が沢山あるように思います」

最後に薬師如来様が一言、おっしゃったような気がした。

「わたくしも月光菩薩の知恵と日光菩薩の慈悲があってはじめて衆生を救えるのです。あなたも知恵と慈悲の心をもって修行に勤めなさい」

二〇〇八年一月一八日

索　引

サ

タ

ワ

原　注

第 1 章　はじめに

1. 米国精神保健研究所前所長のバートラム・ブラウンの発言を参照（*American J. Psychiatry*, 1976, **133**, 489–95, 特に p. 492 を参照）
2. Altshuler, K. Z., Whatever happened to intensive psychotherapy? *Am. J. Psychiatry*, 1990, 428–30.
3. Gunderson, J. G., Drugs and psychosocial treatment of schizophrenia revisited, *Journal of Continuing Education in Psychiatry*, 1977, December, 25–40.
4. Norden, Michael J., *Beyond Prozac*（New York: Regan Books［Harper Collins］, 1995）.
5. Kotulak, R., *Inside the Brain: Revolutionary Discoveries of How the Mind Works.*（Kansas City, Mo.: Andrews & McMeel, 1996）.（邦訳は『ピューリッツァー賞作家の脳科学探険』，日本能率協会マネジメントセンター，1997 年）
6. Snyder, S. H., Brain peptides as neurotransmitters, *Science*, 1980, **209**, 976–83.
7. Vaughan, S. C., *The Talking Cure: The Science Behind Psychotherapy*（New York: Grosset/Putnam, 1997）.

第 2 章　向精神薬の発見

1. Sneader, W. *Drug discovery: The Evolution of Modern Medicines*（Chichester: Wiley, 1985）.
2. 紀元前 4000 年頃，シュメール人の建てた碑に「喜びの植物」についての記述が刻まれている．この「喜びの植物」はアヘンであると考えられる．エルサルバドル，グアテマラ，メキシコでは「マジックマッシュルーム」（シロシベメキシカーナ）の石像が発見された．紀元前 500 年以前のものである．コルテスとともにメキシコにやってきた司祭は，原住民がペヨーテ（さぼてんの一種）から調製したものを使って幻覚症状を作り出し利用していることを記録している．幻覚は，メキシコインディアンの「聖なるきのこ」の儀式のように，神秘的な宗教体験を誘導するのに，時折，利用された．メキシコのきのこの活性成分のシロシビンも，ペヨーテの活性成分のメスカリンも，知覚的なゆがみと精神病様状態を引き起こす．
3. 7000 年以上前（推定紀元前 5400～5000 年）の新石器時代に，現在のイランで，農夫がぶどうからワインを作っていた証拠が見つかっている．技術はかなり洗練されたもので，（常緑樹から得られる）樹脂を使って，ワインを酢に変えてしまう細菌の増殖を防いでいた．これはギリシャのレツィーナワイン（松やに入りワイン，ウゥゾ）と作り方が似ている．ワイン作りは考えられているよりずっと早くから行われていたものと考えられる．
4. 歴史上，向精神薬が正常の脳のメカニズムを変化させることによって情動や精神状態に影響を及ぼしているのではないかという主張がなされたことが度々あったが，その考えが大きく発展することは最近までなかった．初期にこうした主張をした人のひとりに，フランスの精神科医モロー＝ドゥ＝トゥールがいる．彼はエジプトのハシッシュを知ると，パリに「ハシッシュ」クラブを作った．このクラブの会員には，著名なオノレ・ド・バルザックやアレクサンドル・デュマがい

た．自然な「喜び」の感情のもととなる脳の状態があり，ハシッシュが「喜び」の感情を呼び起こすのはそれと同じ状態を生じさせるからだと，モローは推測した．Moreau（de Tours), J. J., *Du Hachisch et de l'aliénation mentale, in Du Hachisch et de l'Aliénation Mentale*, ed. Moreau, J. J.（Librairie de Fortin, Paris: Masson et Cie, 1845）.

5. Laehr, H., *Über Irrsein und Irrenanstalten*（Halle: Pfeffer, 1852）. 次の文献に引用されている．Shorter, E.,*The History of Psychiatry*（New York: Wiley, 1997）, p. 262.（邦訳は『精神医学の歴史——隔離の時代から薬物治療の時代まで』，青土社，1999 年）
6. Thudichum, J. W. L., *A Treatise on the Chemical Constitution of the Brain*（London: Balliere, Tindell & Cox, 1884）. ツディクムは興味が広範囲であり，時代の先を行っていた．科学と医学においてさまざまな業績を残したが，主なものに，尿の病理，胆石の原因と治療，上腕骨骨折，汚水精製，疥癬，生理学的に見たトルコ風呂等の研究や，ワイン，料理，脳の化学に関する本がある．脳の化学に関する彼の本は当時としては注目すべきものであるが，脂肪組織の分析に主眼を置いていた．当時，神経生理学や神経細胞間の体液による伝達についてはほとんどわかっていなかったので，脳に対する薬の作用のメカニズム解明の基礎をツディクムが作り上げることは，無理であったであろう．ツディクムについての詳細は次の文献を参照．Drabkin, David L., Thudichum, *Chemist of the Brain*（Philadelphia: University of Pennsylvania Press, 1958）.
7. Kraepelin, E., *Ueber die Beeinflussung einfacher psychischer Vorgänge durch einige Arzneimittel*（Jena: Verlag von Gustaf Fischer, 1892）, p. 227.
8 Freud, S., Letter to Maria Bonaparte, 15 January 1930, in *The Life and Work of Sigmund Freud*, vol. 3, ed. Jones, E.（New York: Basic Books, 1957）, p. 480.
9. Fiamberti, A. M., L'Acétylcholine dans la physio-pathogénèse et dans la thérapie de la schizophrénie, *Premier Congrès Mondial de Psychiatrie Paris,* 1950, 4, 16–22; Fiamberti, A. M., Sul meccanismo d'azione terapeutica della 'burrasca vascolare'provocate con derivati della colina, *Giornale di psichiatria e di neuropatologia*, 1969, **67**, 270–80.
10. De Boor, W., *Pharmakopsychologie und Psychopathologie*（Berlin: Springer, 1956）.
11. Sullivan, H. S., The modified psychoanalytic treatment of schizophrenia. *Am. J. Psychiatry,* 1931, 519–40（p. 533 参照）.
12. Gaddum, J. H. , in *Ciba Foundation Symposium on Hypertension: Humoral and Neurogenic Factors*（Boston: Little Brown, 1954）, pp. 75–77 および Woolley, D. W., and Shaw, E., *Science*, 1954, **119**, 587–88.
13. 聖アントニウスは，麦角中毒の壊疽で苦しむ人たちの守護聖人とされる．麦角中毒が最後に大流行したのは，1926–27 年，ロシア南部においてである．
14. 麦角の作用により，子宮は激しく長く収縮する．そのため，出産を促進したり，出産後の出血を防ぐことが可能になる．
15. 結局，薬がどのように体内に入ったかはわからなかったが，おそらく指についた少量の結晶が皮膚を通して吸収されたのではないかとホフマンは推測した．
16. Hofmann, A., *LSD: My Problem Child: Reflections on Sacred Drugs*（Los Angeles: J.P. Tarcher, 1983）, pp. 17–18. 純粋に精神的なことが原因で起きると考えられるある種の精神障害も，結局，生化学的原因を持つことが明らかになるのではないかと，アルバート・ホフマンは後に考えるようになった．1940 年代に LSD の作用がはじめて報告された当時は，そうは思っていなかったが．
17. Huxley, A., *The Doors of Perception*（London: Chatto & Windus, 1954）; Huxley, A., *Heaven and Hell*（London: Chatto & Windus, 1956）.（邦訳は『知覚の扉——天国と地獄』，河出書房新社，1984 年）
18. Berquist, L., "The Curious Story Behind the New Cary Grant," *Look*, 1 September 1959, pp. 57–59; Joe Hyams, "What Psychiatry Has Done for Cary Grant," *New York Herald Tribune*, 20 April 1959, p. 16. LSD の実験の信頼性の高い報告がスティーブン・ノヴァックによって書かれている．(LSD before Leary,

Sidney Cohen's critique of 1950s psychedelic drug research, *ISIS*, 1997, **88**, 87–110).

19. たとえば，次の文献を参照していただきたい．Dunlap, J. *Exploring Inner Space*（New York: Harcourt Brace & World, 1961），および Newland, C. A. *My Self and I: The Intimate and Completely Frank Record of One Woman's Courageous Experiment with Psychiatry's Newest Drug, LSD 25*（New York: Signet, 1963）.
20. 精神療法における LSD 利用についての第 1 回ヨーロッパシンポジウムは，1960 年 10 月，ゲッティンゲン大学で開催された．1966 年 3 月には「精神科治療における精神異常作用薬の利用」をテーマにしたシンポジウムがワシントン DC で開かれた．これについては次の文献を参照．Brill, H., Cole, J., Deniker, P., Hippius, H., and Bradley, P., eds., *Proceeding of the Fifth International Congress of the Collegium Internationale Neuro-Psycho-Pharmacologicum*（Amsterdam: Excerpta Medica Foundation, 1967), pp. 391–449.
21. Cohen, S., and Eisner, E., *J. Nerv. and Ment. Dis.,* 1958, 127, 6.
22. Maslow, A., *Religions, Values, and Peak Experiences*（Columbus: Ohio State University Press, 1964), p. 27（p. 76 から引用）.
23. Lilly, J. C., Dolphin-human relation and LSD 25, in Abramson, H. A., ed., *The Use of LSD in Psychotherapy and Alcoholism*（New York: Bobbs-Merrill, 1967), pp. 47–52.
24. Hofmann, A., 前掲書 , p. 209.
25. Twarog, B. M., Serotonin: History of a discovery, *Comparative Biochemistry and Physiology*, 1988, 91C, 21–24.; Twarog, B. M., and Page, I. H., Serotonin content of some mammalian tissues and urine and a method for its determination, *Am. J. Physiology*, 1953, **175**, 157–161. 1952 年にベティー・トワログ博士が提出したセロトニンについての最初の論文が 1954 年まで雑誌に掲載されなかったのは，編集者が重要ではないとして論文掲載を拒否したからであり，ずいぶんたってからこの事情を知って，他の雑誌に同論文を再投稿したと，彼女は書いている．
26. 「睡眠療法」の初期の歴史については次の文献を参照．Shorter, E. A., *History of Psychiatry*（New York: John Wiley, 1997), pp. 200–207.（邦訳は『精神医学の歴史――隔離の時代から薬物治療の時代まで』，青土社，1999 年）
27. Slater, E., Psychiatry in the 'thirties,' *Contemporary Review*, 1975, **226**, 70–75,（p. 74 から引用）.
28. メヅーナは 1939 年，米国に移住し，シカゴのロヨラ大学の精神科医になった．米国に移り住んだ後，名前をラディスラス・ヨーゼフ・メヅーナに変えた．（Meduna, L., Autobiography of L. J. Meduna［Part 1］and［Part 2］*Convulsive Therapy*, 1985, 1［No. 1], 45–57 and［No. 2］121–35）.
29. ニューヨークのマンフレート・ザケル研究所はギンベル財団が支援している．
30. インシュリン療法の歴史に関する詳細な議論に興味があれば，次の 2 つの本を参照されたい．Valenstein, E. S., *Great and Desperate Cures*（New York: Basic Books, 1986), pp. 46–48, と Shorter, E., *A History of Psychiatry*（New York: John Wiley, 1997), pp. 208–13.（邦訳は『精神医学の歴史――隔離の時代から薬物治療の時代まで』，青土社，1999 年）
31. スミス・イーリー・ジェリフは影響力のある優れた精神分析家であった．カール・メニンガー精神医学校の先生であり，友人のウィリアム・アランソン・ホワイトと一緒に有名な精神医学の教科書を書き，「世紀の殺人事件」といわれた建築家スタンフォード・ホワイトの射殺事件とメディアを騒わせたレオポルド＆ローブ事件では，鑑定人を務めた．
32. Jelliffe, S. E., Discussion of hypoglycemic treatment of schizophrenia at Rockland State Hospital, *J. Nerv. & Ment. Dis.*, 1938, **87**, 500.
33. Casamajor, L., Notes for an intimate history of neurology and psychiatry in America, *J. Nerv. & Mental Diseases*, 1943, **98**, 600–608（p. 607 から引用）.
34. Ross, C. A., Errors of logic in biological psychiatry, in Ross, C. A., and Pam, A., eds., *Pseudoscience in Biological Psychiatry. Blaming the Body*（New York: Wiley, 1995), pp. 85–128（p. 86 から引用）.

35. もちろん，実際ははるかに複雑であり，これらの分類がさらに，化学構造や推定される生理作用等をもとにいくつかにさらに細かく分類される．向精神薬の分類をより複雑にしているのが，薬の有効性が当てはまるのは診断カテゴリーではなく症状であることである．そのため実際は，たとえば患者に抑うつ気分と統合失調症性妄想の両方がある場合には，抗うつ薬と抗精神病薬を同時に投与することが珍しくない．
36. この研究はヒューストンのベイラー大学のジョン・ヴァーノン・キンロス＝ライトが指揮したもので，次の文献に引用されている．Swazey, J. P., *Chlorpromazine in Psychiatry*（Cambridge: MIT Press, 1974）.
37. チバ社は19世紀の終わりにいくつかの薬を市場に出していたが，ガイギー社が最初に薬を売り出したのは1938年である．次の2つの文献を参照．Reidl, R. A., A brief history of the pharmaceutical industry in Basel, in Liebenau, J., Higby, G. J., and Stroud, E. C., *Pill Peddlers. Essays on the History of the Pharmaceutical Industry*（Madison, Wisc.: Amer. Inst. of the History of Pharmacy, 1990）, pp. 49–72. クロルプロマジンの発見に至る経緯については，次の文献に優れた解説がある．Swazey, J. P., *Chlorpromazine in Psychiatry*（Cambridge: MIT Press, 1974）.
38. ヘンリー・デイル卿らは，ヒスタミンの作用で毛細管の浸透性が増加し，その結果，液体が組織にもれ出ることを発見した．この効果とヒスタミンの血管を拡張させる効果が組み合わされると，血圧の劇的な降下や，時として心停止が起こることもある．この効果はアナフィラキシー・ショックや他のアレルギー反応に見られるものと似ていることに，デイル卿は気がついた．ヒスタミンはすべての哺乳動物に存在し，体に異物のタンパク質が進入した場合に迎え撃つために放出されることが発見された．しかし，普通なら適応反応であるはずの反応が過剰である場合には，アレルギー反応を引き起こし，生命に危険のあるアナフィラキシー・ショックすら引き起こすことがある．
39. Deniker, P., Discovery of the clinical use of neuroleptics, in Parnham, M. J., and Bruinvels, J., eds., *Discoveries in Pharmacology, Vol I Psycho-and Neuro-Pharmacology*（Amsterdam: Elsevier, 1983）, pp. 163–80.
40. これはちょうどハンス・セリエが「汎適応症候群」に関する古典的な研究をしているときのことだった（この言葉は，あらゆるストレスに対して共通の神経内分泌の反応パターンを指す）.
41. ラボリは植物（自律）神経系を安定化させるため薬の組み合わせを模索していた．最終的に彼が使用したのは数種の「カクテル」であった．手術前にはプロカイン，合成抗ヒスタミン薬，手術中はプロカイン，クラーレ，神経節を遮断するTEA，アトロピン，合成抗ヒスタミン薬，手術後にはプロカイン，TEA，アトロピン，合成抗ヒスタミン薬を混ぜ合わせたものを使い，手術後24～48時間にはさらにアトロピンとヒスタミンを投与する．
42. 次の文献では，術後ショックの抑制に有効であると考えられるフェノチアジンの多くの特徴について徹底的に議論されている．Swazey, J., 前掲書 , pp. 62–77.
43. 次の文献に，ラボリに会って聞いた話として引用されている．Swazey, J., 前掲書 , p. 79.
44. 次の文献に引用されている．Swazey, J., 前掲書 , pp. 78 と 79.
45. Caldwell, A. E., *Origins of Psychopharmacology from CPZ to LSD*（Springfield, Ill.: Charles Thomas, 1970）, pp. 25–26.
46. 伝統的に，神経系は「中枢」と「末梢」に分けられる．中枢神経系（CNS）は骨（頭蓋骨や背椎）の中にある神経系を指し，脳や脊髄のことである．末梢神経系（PNS）は骨格筋，腺，内臓器官に分布する神経を指す．
47. こうした中枢神経系への効果のいくつかは医学に応用できる可能性があるために研究されていた．抗パーキンソン病薬やてんかん病患者のための抗けいれん薬として利用できる化合物があるかもしれないと考えられていたし，ある種の化合物が脳のアミノ酸に作用するという報告があったの

で，精神障害の治療に役立つものもあるかもしれないと期待されていた．実際，ローヌプーラン社は，早くも 1950 年に，興奮状態の患者にプロメタジンの臨床試験をして，被験者たちが薬で穏やかになることを観察していた．

48. RP はローヌプーランの略である．製薬会社は実験薬に数字で番号をつけ，販売の段になってはじめて名前を与えるのが普通である．
49. Swazey, J., 前掲書 , pp. 123–24.
50. 精神医学におけるクロルプロマジン試験の初期の報告を詳細に記述したものと，関連の文献に興味があれば，次の文献を参照． Swazey, J., 前掲書 , pp. 114–16.
51. たとえば，次の文献を参照されたい． Winter and Flataker（*J. Pharmacol. Exp. Ther.*, 1951, **101**, 156–62）．この論文の中には，クロルプロマジンにより，ラットがショックと関連づけられたベルの音に対し無関心になるという報告がされている．この薬の中心的な作用は，ある種の精神疾患の根底にある，条件づけされた恐怖感を除くことあるのではないかというのが，彼らの推測である．クロルプロマジンの精神医学的効果の初期の報告を詳細に知りたい場合は，次の文献を参照．Swazey, J., 前掲書 , pp. 114–16.
52. Laborit, H., Huguenard, P., and Alluaume, R., Un nouveau stabilisateur végétatif（le 4560 RP）, *Presse Méd.*, 1952, 60, 206–208.
53. 次の文献に引用されている． Swazey, J., 前掲書 , p. 105.
54. ラボリは次のように述べている．「この製品（クロルプロマジン）は意識を失わせる効果はないし，精神状態を変化させることはないが，ある程度眠気をおこしたり，特に患者を周りに『無関心』にさせる効果はある．この事実は，精神医学の薬としての使い道に示唆を与える．この増強効果を生かすと睡眠薬として使うことができ，バルビツール薬の利用を減らすことができる」（次の文献に引用されている． Swazey, J., 前掲書 , p. 105）．
55. Hamon, J., Paraire, J., and Velluz, J., Remarques sur l'action du 4560 RP sur l'agitation maniaque, *Ann. Méd. Psychol.*, 1952, 110, 331–35.
56. クロルプロマジン開発におけるラボリの役割は「時に無視され，時に議論の的になり，時に過小評価され，時に過大評価された」と歴史家のジュディス・スウェイジーは言っている．フェノチアジンの行動への影響の近年の研究を見てみると，発見されたクロルプロマジンの精神医学への応用はラボリがいなくてもできたと考えられるというのが，彼女の結論である．（Swazey, J., 前掲書 , pp. 87–88）．
57. Delay, J., Deniker, P., and Harl, J. M., Utilization en thérapeutique psychiatrique d'une phénothiazine d' action centrale élective（4560 R.P.）, *Ann. Méd Psychol.*（Paris）, 1952, **110**, 112–17.
58. Delay, J., Deniker, P., and Harl, J. M., Traitement des états d'excitation et d'agitation par une méthode médicamenteuse dérivée de l'hibernothérapie. *Ann. Méd. Psychol.*, 1952, **110**, 262–67. ドレとドニケルが，クロルプロマジンに関する 1952 年の論文に関して言及しているものに，次の文献がある．Deniker, P., Discovery of the clinical use of neuroleptics, in Parnham, M. J., and Bruinvels, J., eds., *Discoveries in Pharmacology, Vol. I: Psycho- and Neuro-Pharmacology*（Amsterdam: Elsevier, 1983）, pp. 163–80.
59. ［神経遮断薬 neuroleptic の］「lepto」はギリシャ語であり，「きめ細かい」または「繊細な」という意味である．脳の錐体外路系は身体の動きを滑らかにするのに大きな役割を担っていると考えられている．錐体外路系の障害が起こると，筋緊張亢進による運動症状や震えが起きる．パーキンソン病は錐体外路系の障害と考えられる．世界保健機関（WHO）の『*Lexion of Psychiatric and Mental Health Terms*』において，神経遮断薬（neuroleptic）という言葉は，次のように定義されている．「特定の抗精神病作用を持つフェノチアジン，レセルピン，アルカロイド，ブチロフェノンに対しジャン・ドレやピエール・ドニケルが使った言葉で，この作用は錐体外路系の神経学的

症候群の誘発と関係がある．この言葉の価値は疑わしく，使うのはあまり推奨されないようである」．これと同じような見方をするものに，次の文献がある．Collard, J., The main clinical classification of neuroleptics, *Acta Psychiat. Belg*. 1974, **74**, 462–69.

60. この段落でまとめた結果は，1952年に公表されたドレとドニケルとの論文に記述されたものである．その一部は次の文献中に英訳がある．Swazey, J., 前掲書 , pp. 136–37. ドニケルによる，ある会合における発表の模様の描写は，直接本人にから聞いた話として，次の文献中に記述されている．Swazey, J., 前掲書 , p. 137.
61. 9ヶ国は，フランス，英国，スイス，アルジェリア，アルゼンチン，セネガル，ベルギー，イタリア，オランダである．
62. さまざまな臨床試験の情報は次の文献を参照．Swazey, J., 前掲書 , pp. 96–106. またドレとドニケル以外に，初期に精神疾患患者にクロルプロマジンの試験を行った人たちの研究結果については，5章を参照．
63. Freeman, W., Prefrontal lobotomy: Final report of 500 Freeman and Watts patients followed for 10 to 20 years, *Southern Medical Journal*, 1958, **51**, 739–45.
64. Stockton State Hospital case 56332, 2 March 1955, continuous notes, 27. この報告が掲載されたのは次の文献である．Braslow, J., *Mental Ills and Bodily Cures, Psychiatric Treatment in the First Half of the Twentieth Century*（Berkeley: University of California Press, 1997）, p. 169.
65. それまでに精神医学でインシュリンとメトラゾールの使用を議論するための会合がたくさん行われていたが，そこではこれらは精神薬理学的な薬とはみなされないのが普通だった．スイスの精神科医たちのクロルプロマジンに対する当初の興味は，彼らが広く使っていた睡眠療法を補助するものとしてであったのかもしれない．（Largactil-Symposion in der psychiatrischen Universitätsklinik Basel am 28 November 1953–1954, *Schweiz. Arch. Neurol. Psychiat.*, **73**［1 and 2］: 288–369）．英国では1953年12月に，ジョエル・エルクスとC. エルクスが，クロルプロマジンにより「過度に活発な慢性精神病患者」が鎮まり，指示に従うようになって，単純な病棟の仕事をこなせるようになると報告した．しかし，クロルプロマジンの有用性については，「根深い精神病の思考障害には変化がないように思える」と言っている．3人の精神病患者が「仮退院」が可能になるほど回復したが，結局退院できた患者はいなかった．（Elkes, J., and Elkes, C., Effects of chlorpromazine on the behavior of chronically overactive psychotic patients, *Brit. Med. J.*, 1954, **2**, 560–65）．
66. オシャワ（オンタリオ）総合病院にインターンとして勤務していた若いドイツ人のルート・ケッペ＝カヤンダー博士はクロルプロマジンを25人の精神疾患患者に投与し，1953年11月のある学会で，この薬によって「落ちつきがなく興奮した患者が鎮まった」ことを報告した．患者が「機能性を失うところまでは鎮静化されるわけではない」ことも付け加えている．ケッペ＝カヤンダーはこの発見を論文として公表しなかった．次の文献を参照．Griffin, J., An historic oversight, *Canadian Psychiatric Assoc. Bulletin,* 1994, **26**, 5.
67. 本人から聞いた話として，次の文献に引用されている．Swazey, J., 前掲書 , p. 156.
68. 表情のない「かたい」顔は，パーキンソン病患者の特徴である．
69. Lehmann, H. E., and Hanrahan, G. E., Chlorpromazine, new inhibiting agent for psychomotor excitement and manic states, *AMA Arch. Neurol. Psychiat.*, 1954, **71**, 227–37.
70. ハインツ・レーマン本人から直接聞いた意見が，次の文献の中に記述されている．Swazey, J., 前掲書 , pp. 156–58. 今日，電気ショック療法は統合失調症に有効だとは考えられていないことを記しておくべきだろう．インシュリン昏睡療法でも対照実験が行われた結果，以前に報告されていたよりはるかに有効性が低いことが明らかになった．
71. Deniker, P., Discovery of the clinical use of neuroleptics, in Parnham, M. J., and Bruinvels, J., eds., *Discoveries in Pharmacology, vol. 1: Psycho-and Neuro-Pharmacology*（Elsevier Science Publishers, 1983）,

pp. 163–80. 1961年までのドレとドニケルのクロルプロマジンに関する論文の目録は，次の文献中にある．Delay, J., and Deniker, P., *Méthodes Chimiothérapiques en Psychiatrie, vol. I,*（Paris: Masson, 1961）.（邦訳は『臨床精神薬理学』，紀伊國屋書店，1965年）

72. Steck, H., Le syndrome extra-pyramidal et diencéphalique au cours des traitements au Largactil et au Serpasil, *Ann. Méd. Psychol.*, 1954, **112**, 737–43.
73. 記録は次の文献に引用されている．Swazey, J., 前掲書, pp. 176–78.
74 次の文献に引用されている．Swazey, J., 前掲書, p. 181.
75. 次の文献に引用されている．Swazey, J., 前掲書, p. 188.
76. Winkelman, N. W., Jr., Chlorpromazine in the treatment of neuropsychiatric disorders, *JAMA*, 1954, **155**, 18–21.
77. クロルプロマジンを投与されたラットがショックを避ける方法を学習できなかったのか，あるいは逃避反応を学んだが警告シグナルに無関心でわざわざ応答するようなことをしなかったのか，あるいは薬による運動障害のため，ロープをよじ登ってショックを避けることができないだけなのかが，クルボアジェの記述からはわからない．Courvoisier, S., Fournel, J., Ducrot, R., Kolsky, M., and Koetschet, P., Propriétés pharmacodynamiques du chlorhydrate de chloro-3-（diméthylamino-3' propyl)-10 phénothiazine（4560 R.P.）, *Arch. Int. Pharmacodyn.*, 1953, **92**, 305–61.
78. Winkelman, 前掲書, p. 21.
79. Kinross-Wright, V., Chlorpromazine —— a major advance in psychiatric treatment, *Postgrad. Med.*, 1954, **16**, 297–99. ウィンケルマンはソラジンを使い続け，1956年の春のはじめに，この薬を投与した1090人の患者の治療を報告した．(Winkelman, N. W., Jr., An appraisal of chlorpromazine. General principles for administration of chlorpromazine based on experience with 1,090 patients, *Am. J. Psychiat.*, 1957, **113**, 961–71）. 結果は，1956年4月30日〜5月4日に開催されたシカゴでの米国精神医学会で発表された．クロルプロマジンの初期の臨床試験はマサチューセッツのマクリーン病院でも行われていた．Bower, W. H., Chlorpromazine in psychiatric illness, *The New England Journal of Medicine*, 1954, **251**, 689–92.
80. *Time*, 7 March 1955, p. 56.
81. この時には米国において，フェノチアジンでソラジン以外のものが少なくとも6つあった．（トリラフォン，ダルタル，コンパジン，ベスプリン，スパリン，パカタル）
82. 製薬会社が争ってクロルプロマジン市場に参入しようとしたため，フェノチアジンの種類が急増した．1967年に，「クロルプロマジンに似た効果がある薬が1万から1万5千合成されている．その中には最大1万倍もの効き目があるものもある．私たちのところでも，3千くらいは作った．実際，臨床で使われたのはほんの少しだが」とある製薬会社の研究員と社長は書いている．（Janssen, P. A., Questions and comments of antipsychotic agents sessions; Invited comments, in *Psychopharmacology, A Review of Progress: 1957–1967. The Proceedings of the Sixth Annual Meeting of the American College of Neuropharmacology, San Juan, Puerto Rico, December 12–15, 1967,* Efron, D. H., Cole, J. O., Levine, J., and Wittenborn, J. R., eds., pp. 1177–81（引用はp. 1177より）. Public Health Service Publ. 1836（Washington, D.C.: U.S. Government Printing Office）.
83. Ayd, Jr., F. J., A comparative study of phenothiazine tranquilizers, in Masserman, J. H., ed., *Biological Psychiatry*, Vol. 1（New York: Grune and Stratton, 1959）, pp. 311–15.
84. フェノチアジンの有効性についての米国国立精神衛生研究所の研究結果は，1964年3月版の『*Archives of General Psychiatry*』に掲載された．
85. Margolis, L. H., Pharmacotherapy in psychiatry: A review, *Annals of the New York Academy of Sciences*, 1956, pp. 698–718.
86. Cole, J. O., and Gerard, R. W., eds., *Psychopharmacology, Problems in Evaluation*（Washington, D.C.:

National Academy of Sciences-National Research Council, Publ. 583, 1959), p. v.

87. 外部の刺激によって発生する神経シグナルは，視床を通り，意識を司ると考えられる脳の領域の新皮質に送られる．
88. Jefferson, Sir Jeffrey, The reticular formation and clinical neurology, in Jasper, H., Proctor, L., Knighton, R., Noshay, W., and Costello, R., eds., *Reticular Formation of the Brain*（Boston: Little, Brown, 1958), p. 729.
89. Redlich, F. C., and Freedman, D. X., *The Theory and Practice of Psychiatry*（New York: Basic Books, 1966), p. 307.
90. Janssen, P. A. J., The butyrophenone story, in Ayd, F. J., ed., *Haloperidol Update: 1958–1980*（Baltimore, Md.: Ayd Medical Communications, 1980).
91. アンフェタミンに誘導される精神病と常同行動については，次の文献を参照．Cooper, S., and Dourish, C., An introduction to the concept of stereotypy and a historical perspective on the role of brain dopamine, in Cooper, S., and Dourish, C., eds., *Neurobiology of Stereotyped Behaviour*（Oxford: Clarendon Press, 1990), pp. 1–24.
92. 抗結核菌作用をもつ化合物がいかに発見されたかという興味深い歴史は，次の文献に書かれている．Fox, H. H., The chemical attack on tuberculosis, *N.Y. Acad. Sciences*, 1953, **15**, 234–42.
93. Bloch, R. G. et al., *Ann. Int. Med*., 1954, 40, 881.
94. 次の文献に引用されている．Pratt, R. T. C., Clinical effects of amine oxidase inhibitors, in Vane, J. R., ed., *Adrenergic Mechanisms*（Boston: Little, Brown, 1960), pp. 446–53.
95. Kline, N. S., *From Sad to Glad: Kline on Depression*（New York: Putnam, 1974), p. 122.
96. ネイサン・クラインは いろいろな要職についた．たとえば次のような職である．コロンビア大学内科・外科学科の臨床教授，英国精神医学会創設メンバー，米国精神薬理学会会長，WHO の精神保健専門家審議委員会委員．
97. Loomer, H. P., Saunders, J. C., and Kline, N. S., Iproniazid, an amine oxydase inhibitor, as an example of a psychic energizer, *Congress Rec.*, 1957, 1382–90; Loomer, H. P., Saunders, J. C., and Kline, N. S. A clinical and pharmacodynamic evaluation of iproniazid as a psychic energizer, *Psychiat. Res. Report No.8, Am. Psychiatric Assoc.*, 1958, 129–41.
98. Kline, N. S., From Sad to Glad: Kline on Depression（New York: Putnam, 1974), p. 123.
99. この事件の初期の出来事については次の文献を参照されたい．Sandler, M., Monoamine oxidase inhibitors in depression: history and mythology, *J. of Psychopharmacology*（Oxford: Oxford Univ. Press, 1990), pp.4, 136–39.
100. Kuhn, R., The imipramine story, in Ayd, F. J., Jr., and Blackwell B., eds., *Discoveries in Biological Psychiatry*（Philadelphia: Lippincott, 1970), pp. 205–17（p. 211 から引用).
101. Kuhn, R., The treatment of depressive states with G22355（imipramine hydrochloride), *Am. J. Psychiat.* 1958, **115**, 459–464.（pp. 459–60 から引用).
102. 同書の p. 460
103. 次の文献に引用されている．Strobusch, A. D., and Jefferson, A. W., The checkered history of lithium in medicine, *Pharmacy in Medicine*, 1980, **22**, 72–76. リチウムについての法的な判断が書かれたものは他に多数ある．（Johnson, F. N., *The History of Lithium Therapy* [London: Macmillan, 1984], p. 148, 脚注 137 参照）
104. Aurelianus, C., *On Acute Diseases and Chronic Diseases*, Drabkin, I. E., ed. and transl.（Chicago: Chicago University Press, 1950), p. 522.
105. ほとんど知られていないこの歴史については，次の本に詳しく記述されている．Amdisen, A., Lithium treatment of mania and depression over one hundred years. Corsini, G. U., ed., *Current Trends in Lithium and Rubidium Therapy*（Lancaster: MIT Press, 1984), pp. 11–26.

106. Hammond, W. A., *A Treatise on Diseases of the Nervous System* (New York: D. Appleton, 1871), pp. 380–81. この歴史が書かれた本を私に薦めてくれたサミュエル・ガーションに感謝する．次の文献も参照されたい．Yeragani, V. K., and Gershon, S., Hammond and lithium: Historical update, *Biological Psychiatry*, 1986, **21**, 1101–1102.

107. Waldron, A. M., Lithium intoxication, *JAMA*, 1949, **139**, 733.

108. Hamlon, L. W., Romaine, M. III, Gilroy, F.J., and Deitrick, J. E., Lithium chloride as a substitute for sodium chloride in the diet. Observations on its toxicity, *JAMA*, 1949, **139**, 688–92.

109. 患者からの抽出物を実験動物に注入して，躁病の生化学的基礎を探ろうとしたのはジョン・ケイドが最初ではなかった．当時，ボストンで皮膚科医として成功し自らも躁うつ病を患っていたペリー・ベアードも，躁病の患者の血液を副腎を摘出した動物に注入する実験を行った．躁病患者で副腎肥大が見られるという報告（追試による確認はされていない）から，ヒントを得たのだった．副腎を摘出した動物に躁病患者から採った血液を注入すると，対照群より 3 倍長く生きられると報告した．Baird, P.C., Biochemical component of manic-depressive psychosis. *J. Nerv. and Ment. Dis.*, 1944, **99**, 359–366. 次の文献も参照されたい．Baird, P. C. and Baird, M. S., Echoes from a dungeon cell: A doctor's view of his incarceration, *Psychiatric Service*, 1996, **47**, 581–82.

110. Cade, J. F. J., *Mending the Mind: A Short History of Twentieth Century Psychiatry* (Melbourne: Sun Books, 1979), pp. 70–71.

111. Kline, N., Lithium: The history of its use in psychiatry, *Modern Problems of Pharmacopsychiatry*, vol. 3 (Basel: S. Karger, 1969).

112. Schou, M., Phases in the development of lithium treatment in psychiatry, in Samson, F., and Adelman, G., eds., *The Neuroscience: Paths of Discovery II* (Boston: Birkhäuser, 1992), pp. 149–66 (p. 150 から引用).

113. Cade, J., Lithium salts in the treatment of psychotic excitement, *Med. J. Australia*, 1949, **36**, 349–52.

114. 同書の p. 350.

115. 同書の 36, 349–352.

116. Cade, J., The story of lithium, in Ayd, F. J., Jr., and Blackwell, B., eds., *Discoveries in Biological Psychiatry* (Philadelphia: Lippincott, 1970), pp. 218–29; p. 219 から引用). 次の文献も参照されたい．Cade, J., *Mending the Mind* (Melbourne: Sun Books, 1979), および *Med. J. Australia,* 2 May 1981, p. 489 に掲載された死亡記事訃報．リチウムの最初の歴史を書いたものに，次の文献がある．Kline, N. S., Lithium: The history of its use in psychiatry, *Modern Problems in Pharmacopsychiatry*, 1969, **3**, 75–92.

117. Johnson, F. N., *The History of Lithium Therapy* (London: Macmillan, 1984), pp. 40–41.

118. Gershon, S., and Yuwiler, A., Lithium ion: A specific psychopharmacological approach to the treatment of mania, *J. Neuropsychiatry* 1960, **1**, 229–41.

119. Ashburner, J. V., Correspondence —— A case of chronic mania treated with lithium citrate and terminating fatally, *Med. J. Australia*, 1950, **37**, 386; Roberts, E. L., A case of chronic mania treated with lithium citrate and terminating fatally, *Med. J. Australia*, 1950, **37**, 261–62.

120. Wickler, A., *The Relation of Psychiatry to Pharmacology* (Baltimore: Williams and Wilkins, 1957).

121. Goodman, L. S., and Gilman, A., *The Pharmacological Basis of Therapeutics*, 2d ed. (New York: Macmillan, 1958), p. 817.（第 6 版の邦訳は『グッドマン・ギルマン薬理書——薬物治療の基礎と臨床』，廣川書店，1986 年）

122. Talbott, J., Use of lithium salts as a substitute for sodium chloride, *Archives of Internal Medicine*, 1950, **85**, 1–10. 血清中のリチウム濃度をモニターする方法の確立に貢献した人たちの研究について詳しく知りたい人は，次の文献を参照されたい．Johnson, F. N., *The History of Lithium Therapy* (London: Macmillan, 1984), pp. 55–57.

123. 1963 年に出版された．

124. Gershon, W., and Yuwiler, A., Lithium ion: A specific psychopharmacological approach to the treatment of mania, *J. of Neuropsychiatry*, 1960, **1**, 229–41.
125. Blackwell, B., and Shepherd, M., Prophylactic lithium: Another therapeutic myth? An examination of evidence to date, *Lancet*, 1968, **i**, 968–71; Blackwell, B., Lithium: Prophylactic or panacea? *Lancet*, 1969, **i**, 52–59; Blackwell, B., Prophylactic lithium: Science or science fiction? *American Heart Journal*, 1972, **83**, 139–41.
126. ルイスとシェパードに関しては，次の文献を参照．Wilkinson, G., ed., *Talking About Psychiatry,* (London: Gaskell, 1993), p. 167.
127. FDA, Lithium carbonate, *FDA Current Drug Information,* April 1970.
128. Fieve, R., *Mood Swing: The Third Revolution* (New York: William Morrow, 1975).
129. 同書の p. 41.
130. 同書の p. 29.
131. 同書の p. 23.
132. Gershon, S., and Shopsin, B., Introduction, in Gershon, S., and Shopsin, B., eds., *Lithium: Its Role in Psychiatric Research and Treatment* (New York: Plenum Press, 1973), pp. 1–3; Fieve, R. R., Overview of therapeutic and prophylactic trials with lithium in psychiatric patients, in Gershon, S., and Shopsin, B., eds., *Lithium: Its Role in Psychiatric Research and Treatment* (New York: Plenum Press, 1973), pp. 317–50 (p. 319 参照).
133. Amdisen, A., Lithium treatment of mania and depression over one hundred years, in Corsini, G. U., ed., *Current Trends in Lithium and Rubidium Therapy* (Lancaster: MIT Press, 1984), pp. 11–26; Johnson, F. N., *The History of Lithium Therapy* (London: Macmillan, 1984).
134. J・メンデルスの私信が，次の文献に引用されている．Johnson, F. N., *The History of Lithium Therapy* (London: Macmillan, 1984), p. 117.
135. Jamison, K., *An Unquiet Mind* (New York: Knopf, 1995).（邦訳は『躁うつ病を生きる——わたしはこの残酷で魅惑的な病気を愛せるか？』，新曜社，1998 年）
136. 薬理学では「睡眠薬」という言葉は，神経系を抑制し，睡眠や眠気を誘導する薬の一般的名称である．
137. Berger, F. M., and Bradley, W., The pharmacological properties of a, β-dihydroxy-γ-(2-methylphenoxy) -propane (Myanesin), *Br. J. Pharmacol.*, 1946, **1**, 265–72; Berger, F. M., Anxiety and the discovery of the tranquilizers, in Ayd, F. J., and B., Blackwell, eds., *Discoveries in Biological Psychiatry* (Philadelphia: Lippincott, 1970), pp. 115–29.
138. フェノチアジンやレセルピンが「メジャー・トランキライザー」と呼ばれるのに対し，抗不安薬は「マイナー・トランキライザー」と呼ばれる．
139. ミルタウンの販売権を所有していたカーター・プロダクツは，ワイス製薬がエクワニルという商品名でこの薬を売ることを承認した．
140. バルビツール薬は呼吸を抑制する．致死量は睡眠を誘導するのに必要な量の 2，3 倍でしかないことから，長い間，バルビツール薬は自殺に最もよく使われる薬だった．
141. Geller, I., and Seifter, J., The effects of meprobamate, barbiturates, *d*-amphetamine and promazine on experimentally induced conflict in the rat, *Pharmacologia* (*Berlin*), 1960, **1**, 482–92; Geller, I., Backman, E., and Seifter, J., Effects of reserpine and morphine on behavior suppressed by punishment, *Life Sciences,* 1963, **4**, 226–31.
142. Woods, J. H., Katz, J. L., and Winger, G., Benzodiazepines: Use, abuse, and consequences, *Pharmacological Reviews*, 1992, **44**, 151–347.
143. ローリングストーンズの歌「マザーズ・リトル・ヘルパー」を作ったのは，ミック・ジャガーと

キース・リチャーズである．

第３章　薬の作用の理論と精神疾患の生化学的原因説

1. Abood, L., A chemical approach to the problem of mental disease, In D. Jackson, ed., *The Etiology of Schizophrenia*（New York: Basic Books, 1960）, pp. 99–119.
2. Lewandowsky, M., *Arch. Anat. Physiol. Lpz.*（*Physiol. Abt.*）, 1899, 360. 次の文献も参照されたい. Langley, J. N., *J. Physiol.*, 1901, **27**, 234.
3. Elliott, T. R., *J. Physiol.*, 1904, **31**, Proc. XX.
4. Dale, H., Opening address, in Vane, J. R., ed., *Adrenergic Mechanisms*（Boston: Little, Brown, 1961）, p. 4.
5. Fulton, J. F., *Physiology of the Nervous System*, 2d ed., revised（New York: Oxford University Press, 1943）, pp. 79–80.
6. Fulton, J. F., *Physiology of the Nervous System*, 3d ed., revised（New York: Oxford University Press）, 1949, pp. 66 と 73 参照．後に神経生理学への貢献でノーベル賞を受けたジョン・エックルスは，少なくとも 1950 年代半ばまで，ニューロン間の伝達は化学的ではなく電気的であると主張していた. Eccles, J. C., *Facing Reality. Philosophical Adventures by a Brain Scientist*（New York: Springer-Verlag, 1970）, pp. 104–106.（邦訳は『脳と実在——脳研究者の哲学的冒険』，紀伊國屋書店，1981 年）参照.
7. Morgan, C., and Stellar, E., *Physiological Psychology*, 2d ed.,（New York: McGraw-Hill, 1950）, p. 98 から引用.
8. Ranson, S. W., revised by Clark, S. L., *The Anatomy of the Nervous System, Its Development and Function*（Phildelphia: W. B. Saunders, 1953）, p. 101 参照.
9. Grundfest, H., General problems of drug action on bioelectric phenomena, *Annals of the New York Academy of Sciences*, 1957, 537–91.
10. ジョン・エックルスとヘンリー・デイルの間で行われた電気伝達か化学伝達かを巡る初期の議論については，次の文献を参照されたい. Squires, L., *The History of Neuroscience in Autobiography*, vol. 1（Washington, D.C.: Society of Neuroscience, 1996）, p. 373.
11. ピエール・ピショーから直接聞いた話が，次の文献に書かれている. Healy, D., *The Psychopharmacologists*（London: Chapman & Hall, 1996）, p. 1 から引用.
12. Falck, B., Hillarp, N. A., Thieme, G., and Torp, A. J., Fluorescence of catecholamines and related compounds condensed with formaldehyde, *Histochem. Cytochem.*, 1962, **10**, 348–54; Anden, N. E., Carlsson, A., Dalström, A., Fuxe, F., Hillarp, N. A., and Larsson, K., Demonstration and mapping out of nigro–neostriatal dopamine neurons, *Life Sciences*, 1964, **3**, 523–30; Dalström, A., and Fuxe, K., A method for the demonstration of monoamine containing nerve fibers in the central nervous system, *Acta Physiol. Scand.*, 1964, **60**, 293–95. 1964 年においてさえ，「スウェーデン・グループ」の主要メンバーのひとりが書いた論文の題名は「中枢神経系にモノアミンニューロンが存在する証拠」であった．こうした神経伝達物質の役割が依然，よくわかっていなかったことを示唆している．次の文献を参照されたい. Fuxe, K., Evidence for the existence of monoamine neurons in the central nervous system: IV, Distribution of monoamine nerve terminals in the central nervous system, *Acta Physiol. Scand.*, 1965, **64**, Suppl. 247, 36–85.
13. Carlsson, A., Early psychopharmacology and the rise of modern brain research, *J. of Psychopharmacology*, 1990, **4**, 120–26（p. 122 から引用）.
14 Hess, W. R., *Diencephalon: Autonomic and Extrapyramidal Functions*（New York: Grune & Stratton, 1954）.
15. 視床下部の刺激で惹起される行動に関する初期の研究の総説は，次の文献を参照されたい.

Valenstein, E. S., *Brain Control*（New York: Wiley-Interscience, 1973）, pp. 13–63
16. Olds, J., and Milner, P., Positive reinforcement produced by electrical stimulation of septal area and other regions of rat brain, *J. Comp. Physiol. Psychol.*, 1954, 419–27.
17. たとえば，以下の論文を参照されたい．Olds, J., Self-stimulation of the brain, *Science*, 1958, **127**, 315–24; Valenstein, E. S., and Beer, B., Continuous opportunity for reinforcing brain stimulation. *Journal of Experimental Analysis of Behavior*, 1964, **7**, 183–84.
18. Andersson, B., The effect of injection of hypertonic NaCl-solutions into different parts of the hyperthalamus of goats, *Acta Physiol. Scand.*, 1953, **28**, 188–201.
19. Fisher, A., Maternal and sexual behavior induced by intracranial chemical stimulation, *Science*, 1956, **124**, 228–29.
20. Delgado, J. M. R., Cerebral structures involved in transmission and elaboration of noxious stimulation, *J. Neurophysiol.*, 1955, **18**, 261–75; MacLean, P. D., Chemical and electrical stimulation of hippocampus in unrestrained animals: II, Behavioral findings, *Arch. Neurol. Psychiat.*, 1957, **78**, 128–42. カルバコールは初期の化学的刺激の実験でよく使われた．この薬のほうがアセチルコリンより作用の持続力が長いからである．
21. Maclean, P. D., 前掲書.
22. セバスチャン・グロスマンの先生であったニール・ミラーは，米国国立精神衛生研究所のジュリアス・アクセルロッドの研究室を訪れた結果，神経伝達物質を用いて刺激することについて考え始めたと書いている．Miller, N., Behavior to the brain to health, in Samson, F., and Adelman, G., eds., *The Neurosciences: Paths of Discovery II*（Boston: Birkhaüser, 1992, pp. 283–305（p. 295 参照）.
23. Grossman, S. P., Eating or drinking elicited by direct adrenergic or cholinergic stimulation of hypothalamus, *Science*, 1960, **132**, 301–302.
24. Grossman, S. P., Direct adrenergic and cholinergic stimulation of hypothalamus, *Amer. J. Physiology*, 1962, **202**, 872–82.
25. Miller, N. E., Chemical coding of behavior in the brain, *Science*, 1965, **148**, 328–38（最初の引用文は p. 330 からであり，2 番目のものは p. 337–38 からである）
26. Stein, L., Psychopharmacological substrates of mental depression, in Garattini, S., et al., eds., *Antidepressant Drugs*（Amsterdam: Excerpta Medica Foundation, 1967）, 130–40（p. 130 から引用）. 引用したものは，1996 年 4 月にミラノで開催された抗うつ薬に関する第 1 回国際シンポジウムにおけるラリー・スタインのスピーチの一部である．しかし，同様な考えがすでに 1962 年に表明されていた．
27. 数多くの研究（Wise, R. A., and Rompre, P.-P., Brain dopamine and reward, in *Annual Rev. Psychol.*, 1989, **40**, 191–225 の総説参照）から，脳の自己刺激の部位とカテコールアミンの分布箇所が（完全ではないが）かなり重なることが示されている．スタイン（上記の文献参照）が，報酬と快楽に，ノルアドレナリンが重要な役割を果たしていると言うのに対し，ロイ・ワイズはドーパミンが重要だと主張する．どちらの仮説も未熟で，複数の運動機能への効果を混同し，また，自己刺激実験において行動と報酬が区別できていないとして，批判する人たちもいる．ドーパミンと快楽についての議論は次の文献を参照．Robinson, T. E., and Berridge, K. C., The neural basis of drug craving: An incentive-sensitization theory of addiction, *Brain Research Reviews*, 1993, **18**, 247–91.; Berridge, K. C., Food reward: Brain substrates of wanting and liking, *Neuroscience & Behav. Reviews*, 1995, **20**, 1–25. 生化学や自己刺激現象と，気分，動機づけ，記憶，さまざまな精神障害との間の関係についての考察は，次の文献を参照．Stein, L., Psychopharmacological substrate of mental depression, in Garattini, S., and Dukes, N. M. G., eds., *Antidepressant Drugs*（Amsterdam: Excerpta Medica Foundation, 1967）, pp. 130–40.; Stein, L., Wise, D., and Berger, B., in McGaugh, ed., *The Chemistry of Mood, Motivation, and Memory*（New York: Plenum, 1972）, pp. 81–103; Wise, D. C., and Stein, L., Evidence of a central noradrenergic

deficiency in schizophrenia, in Domino, E. F., and Davis, J. M., eds. and publishers, *Neurotransmitter Balance and Regulatory Behavior*（Ann Arbor, Mich.: 1975）, pp. 99–123.

28. スウェーデンの薬理学者アルヴィド・カールソンは，ドーパミンはアドレナリンやノルアドレナリンの前駆体ではなく，それ自体が神経伝達物質であると後に主張するに至るきっかけとなった実験について記述している．1958年，カールソンと ウォルデックは，ドーパミンを同定したり測ったりする方法を開発した．これにより，脳でのドーパミンの分布とノルアドレナリンやアドレナリンの分布が異なり，ドーパミンは前駆体としての役割以外に，それ自体の機能を持つことが結論された．Carlsson, A., Antipsychotic agents: Elucidation of their mode of action, In Parnham, M. J., and Bruinvels, J., eds., *Discoveries in Pharmacology, Volume I: Psycho-and Neuro-Pharmacology*（Elsevier Science, 1983）, pp. 197–206. ドーパミンは多分，別個の神経伝達物質であろうという初期の記述は1960年に出された次の本の中にある．Carlsson, A., Lindquist, M., and Magnusson, T., On the biochemistry and possible function of dopamine and noradrenaline in brain, in Vane, J. R., ed., *Adrenergic Mechanisms*（Boston: Little, Brown, 1960）, pp. 432–43. 統合失調症でドーパミンが中心的な役割をしていることを示唆する初期の記述は，1967年に出版された次の本の中にある．Van Rossum, M., The significance of dopamine receptor blockade for the action of neuroleptic drugs, in Brill, H., *et al.*, *Proceedings of the Fifth Collegium Internationale Neuropharmacologicum*（Amsterdam: Excerpta Medica Foundation, 1967）, pp. 321–29.
29. Zeller, E. A., Barsky, J., Fouts, J. R., Kirchheimer, W. F., and Van Orden, L. S., Influence of isonicotinic acid hydrazide（INH）and 1-isonicotinyl-2-isopropyl hydrazide（IIH）on bacterial and mammalian enzymes, *Experientia*, 1952, **8**, 349–50（p. 350 から引用）.
30. Sen, G., and Bose, K. C., Rauwolfia serpentina, a new Indian drug for insanity and high blood pressure, *Ind. Med. Journal*, 1931, **2**, 194–201; Roy, P. K., Effects of Rauwolfia serpentina on manic patients, *Ind. J. Neurology & Psychiat.*, 1950, **2**, 350–55. インドジャボク（*Rauwolfia*）という名は，1582年，この植物を同定したドイツのアウクスブルクのレオンハルト・ラウウォルフ（Rauwolf）に由来する．
31. Kline, N. S., Use of Rauwolfia serpentina Benth in neuropsychiatric conditions, *Annals of NY Acad. of Sciences*, 1954, **59**, 107–32.
32. この出来事は 次のネイサン・クラインの本に書かれている．*From Sad to Glad: Kline on Depression*（New York: Putnam, 1974）, pp. 74–79.
33. Moynihan, D. P., Congress builds a coffin, *The New York Review of Books*, 11 January 1996, vol. XLIII, no. 1, p. 35. この出来事も，1995年12月12日の『米国連邦議会議事録』に記録されている．
34. Shore, P. A., Silver, S. L., and Brodie, B. B., *Science*, 1954, **122**, 284–85.
35. Carlsson, A., and Hillarp, N.-A., *Kgl. Fysiogr. Sällsk. Förhandl.*, 1956, **26**, no. 8.
36. レセルピンが作用すると，ニューロンのシナプス小胞に蓄えられた神経伝達物質のアミンが放出される．放出されると，一部はまず他のニューロンを刺激するが，それ以外の大部分は酵素モノアミン酸化酵素により分解（不活化）される．そのため，比較的短い「興奮」期間の後，レセルピンの作用の結果として神経伝達物質のアミンは枯渇し身体が動かなくなる．抗うつ薬のイプロジアニドは酵素のモノアミン酸化酵素を阻害するので，この薬とレセルピンが組み合わされて使用されると，神経伝達物質のアミンの放出が起こるが，モノアミン酸化酵素がすでに枯渇しているので，不活化されない．その結果，「興奮」期間が長びく．
37. たとえば，次の文献を参照されたい．Brady, J. V., A comparative approach to the evaluation of drug effects upon affective behavior, *Annals NY Acad. of Sci.*, 1956, **64**, 632–43.
38. Everett, G. M., and Toman, J. E. P., Mode of action of Rauwolfia alkaloids and motor activity, in Masserman, J. H., ed., *Biological Psychiatry*, Vol. I, 1959, pp. 75–81（p. 80 から引用）.
39. Jacobsen, E., The theoretical basis of the chemotherapy of depression, in Davies, E. B., ed., *Depression:*

Proceedings of the Symposium Held at Cambridge, 22 to 26 September, 1959（New York: Cambridge University Press, 1964）, pp. 208–14（pp. 212–13 から引用）

40. Axelrod, J. An unexpected life in research, in *Annual Review of Pharmacology and Toxicology*（Palo Alto, Calif.: Annual Reviews, Inc.）, pp. 1–24.
41. Heath, R. G., Martens, S., Leach, B. E., Cohen, M. & Angel, C., *Am. J. Psychiatry*, 1957, **114**, 14.
42. アドレノクロム説の歴史は，次の人気のある本を参照されたい．Hoffer, A., and Osmond, H., *How to Live with Schizophrenia*（Secaucus, N.J.: Citadel Press, 1979, pp. 57–58 から引用）. 科学的な詳細は次の文献を参照されたい．Hoffer, A., *Niacin Therapy and Psychiatry*（Springfield, Ill.: Charles Thomas, 1952）.
43. Axelrod, J., An unexpected life in research, in *Annual Review of Pharmacology and Toxicology*（Palo Alto, Calif.: Annual Reviews, Inc.）, pp. 1–24.
44. Iverson, L. I., Axelrod, J., and Glowinski, J., The effect of antidepressant drugs on the uptake and metabolism of catecholamines in the brain, in Brill, H., Cole, J., Deniker, P., Hippius, P., and Bradley, P., *Neuro-Psycho-Pharmacology, Proceedings of the Fifth International Congress of the Collegium Internationale Neuro-Psycho-Pharmacologicum*（Amsterdam: Excerpta Medica Foundation, 1967）, 362–66（pp. 362–64 から引用）; Axelrod, J., Whitby, L., and Hertting, G., *Science,* 1961, **133**, 383. 米国国立衛生研究所で神経薬理学研究が花開いた時代は「神経薬理学研究の黄金期」と呼ばれている．この時代については，次のすぐれた本を参照されたい．Robert Kanigal, *Apprentice to Genius: The Making of a Scientific Dynasty*（New York: Macmillan, 1986）.
45. Bunney, W. E., Jr., and Davis, J. M., Norepinephrine in depressive reactions: A review, *Arch. Gen. Psychiat,* 1965, **13**, 483–94（pp. 491–92 から引用）.
46. Schildkraut, J. J., The catecholamine hypothesis of affective disorders: A review of the supporting evidence, *Am. J. Psychiat.*, 1965, **122**, 509–22（509 から引用）. 次の文献も参照されたい．Prange, A. J., Jr., The pharmacology and biochemistry of depression, *Dis. Nerv. Syst.*, 1964, **25**, 217–21.
47. ノルアドレナリンが通常の濃度であるのに，活性レベルが低いことを説明するための他のメカニズムとして シルトクラウトは次のようなものを考えた．ノルアドレナリンの生合成速度の減少（躁病の場合は増加），アドレナリンを蓄える能力の欠損，細胞外への放出量の増加が原因でモノアミン酸化酵素による分解が過剰になること，ノルアドレナリン受容体の数が減少し感受性が低下することである．
48. Schildkraut, J., and Kety S. S., Biogenic amines and emotion, *Science*, 1967, **156**, 21–30（p. 25 から引用）.
49. たとえば，「脳の報酬系」や双極性気分障害治療におけるリチウムの有効性に，ノルアドレナリンがきわめて大きな役割を果たしていると信じる人は，現在いない．
50. Carlsson, A., Rationale and design of a selective inhibitor of 5-HT reuptake, *British Journal of Clinical Practice: A Symposium*, 1982, **19**, 19–22.
51. Woolley, D. W., and Shaw, E., A biochemical and pharmacological suggestion about certain mental disorders, *Science*, 1954, **119**, 587–88.
52. ウリーとショウはガッダムに手紙を出し，どちらが脳のセロトニンと精神病の関係を最初に提唱したかを議論したと言われる．調べてみると，2 人は別々に思いついたようである．次の本に，アーヴィド・カールソンの意見が書いてある．Healy, D., *The Psychopharmacologists*（London: Chapman & Hall, 1966）, pp. 52–53
53. 会議録は次の文献の中にある．*Annals of the New York Academy of Sciences*, 14 March 1957, vol. 66, pp. 417–840. 精神異常発現薬を意味する「psychotomimetic」という言葉はラルフ・ジェラルドにより提唱された．幻覚症状や，精神病で見られる他の精神状態の変化を引き起こす LSD のような物質を指す言葉である．これに対し，ウォルター・レーベは広義の意味合いの「phrenotropic」という言葉を使うことを提唱したが，あまり使われるこはなかった．また，「こだわらない」「無関

心」といった状態を生じさせる薬を指す言葉として「ataraxic（不安解放薬）」も導入された．

54. Gaddum, J. H., Serotonin-LSD interactions, *Annals of the New York Academy of Sciences*, 1956, pp. 643–48.
55. Brodie, B. B., and Shore, P. A., A concept for a role of serotonin and norepinephrine as chemical mediators in the brain, in *Annals of the New York Academy of Sciences*, 1957, pp. 631–42.
56. ダッセの“手書き試験”(Handwriting Test）については次の文献を参照されたい．Hans Hippius in Healy, D., *The Psychopharmacologist*（London: Chapman and Hall, 1996）, p. 201.
57. 脳の黒質は，メラニンが存在するので黒く見える．メラニンはドーパミンの前駆体である．
58. Carlsson, A., Lindqvist, M., and Magnusson, T., 3,4-Dihydroxyphenylalanine and 5-hydroxytryptophan as reserpine antagonists, *Nature*, 1957, **180**, 1200.
59. Hornykiewicz, O., From dopamine to Parkinson's disease: A personal research record, in Samson, F., and Adelman, G., eds., *The Neurosciences: Paths of Discovery II*（Boston: Birkhaüser, 1992）, pp. 125–46（p. 130 から引用）.
60. Cotzius, G. C., Van Woert, J., and Schiffer, I. M., Aromatic amino acids and modification of parkinsonism. *New Eng. J. Medicine*, 1967, **276**, 374–79.
61. Langley, J. N., The autonomic nervous system, *Brain*, 1903, **26**, 1–26.（邦訳は『自律神経系』，医歯薬出版，1962 年）
62. Clark, A. J., *The Mode of Action of Drugs on Cells*（Baltimore: Williams and Wilkins, 1933）.
63. 同書（p. 47 から引用）.
64. Van Rossum, J. M., The significance of dopamine-receptor blockade for the action of neuroleptic drugs, in Brill, H., Cole, J., Deniker, P., Hippius P., and Bradley, P., *Neuro-Psycho-Pharmacology, Proceedings of the Fifth International Congress of the Collegium Internationale Neuro-Psycho-Pharmacologicum*（Amsterdam: Excerpta Medica Foundation, 1967）, pp. 321–29（p. 327 から引用）.
65. Seeman, P., Dopamine receptors and psychosis, *Scientific American,* 1995, vol. 2（September/October）, 28–37.
66. フィリップ・シーマンと彼の同僚の研究の概論については，次の文献を参照．Seeman, P., Dopamine receptors and psychosis, *Scientific American*, 1995, **2**, 28–37. ソロモン・スナイダーはこの歴史に関する明快な見解を，次の彼の本で述べている．*Drugs and the Brain*（New York: Scientific American Library, 1986）（邦訳は『脳と薬物』，東京化学同人，1990 年）.
67. Snyder, S. H., *Brainstorming: The Science and Politics of Opiate Research*（Cambridge, Mass.: Harvard University Press, 1989）, pp. 174–75.
68. アンフェタミンは街（ちまた）では「スピード」と呼ばれることが多い．アンフェタミンを大量に服用したとき生じる偏執狂的妄想や判断力低下は，本人にも周囲に対しても危険な行動につながる恐れがあるので，「スピードは死を招く」(speed kills）という表現は妥当かもしれない．次の文献を参照．Connell, P. H., *Amphetamine Psychosis*（London: Chapman & Hill, 1958）.
69. アンフェタミンはノルアドレナリン，ドーパミン，アドレナリンを活性化する．これは，アンフェタミンの作用によって，これらの神経伝達物質をシナプス間隙に放出させ，次に元のニューロンへの再取り込みを阻害することによって，神経伝達物質の作用を長引かせることによる．
70. ボランティアの人にアンフェタミンを多量に投与し，統合失調症に見られるような幻覚や妄想を起こさせる実験がいくつか行われた．次の文献を参照されたい．Angrist, B., and Sudilovsky, A., Central nervous stimulants: Historical aspects and clinical effects, in Iverson, L. L., Iverson, S. D., and Snyder S., eds., *Handbook of Psychopharmacology*, vol. 2, New York and London, Plenum, 1978, pp. 99–165; Janowsky, D. S., El-Yousef, M. F., Davis, J. M., and Sereke, H. S., Provocation of schizophrenic symptoms by intraveous injection of methylphenidate, *Archiv. of Gen. Psychiatry*, 1973, **28**, 185–91.
71. こうした研究で最もよく使われる動物である実験用ラットにアンフェタミンを多量に投与すると，

頭を前後に動かし，同じ場所で臭いを嗅ぎ続けるという行動を始めた．アンフェタミンの投与量が多ければ多いほど，ラットのこの「常同行動」は即座に始まり，しかも長く続いた．動物に統合失調症があることは証明できないが，この「常同行動」は「アンフェタミン精神病」の実験用のモデルとして広く受け入れられた．「アンフェタミン精神病」は，統合失調症や抗精神病薬の作用になんらかの知見を与えるのではないかと期待された．Randrup, A., and Munkvad, I., Stereotyped activities produced by amphetamine in several animal species and man, *Psychopharmacologia,* 1967, **11**, 300–304.

72. Rylander, G., Preludin narkomaner från klinisk och medicinsk-kriminologisk synpunkt, *Svenska Lakartidningen*, 1966, **63**, 49–73.
73. Ellinwood, E. H., Jr., and Sudilovsky, A., Chronic amphetamine intoxication: Behavioral model of psychoses, in Cole, J. O., Freedman, A. M., and Friedhoff, A. J., eds., *Psychopathology and Psychopharmacology*（Baltimore: Johns Hopkins University Press, 1973）, pp. 51–70.
74. リチウムに影響を受けると考えられる「セカンドメッセンジャー」は，フォスファチジル－イノシトール－2リン酸（PIP2）である．
75. Post, R. M., Weiss, S. R. B., and Chaung, D.-M., Mechanisms of action of anticonvulsants in affective disorders: Comparison with lithium, *J. Clin. Psychopharmacology*, 1992, **12**（Suppl.）, 23s–35s.
76. バーゼルのロッシュ製薬の支援で仕事をしていたハンス・モーラーと，デンマークのフェロサン製薬のクラウス・ブリーストラップとリチャード・スクワイアーズが行った基礎的な研究が発展し，ベンゾジアゼピン受容体の同定に至った．
77. 基本的に競合結合実験では，さまざまな薬を競合状態に置くことにより，ある受容体への相対的な結合能を測定することができる．まず，決まった量の放射性ラベルした薬Aを受容体に結合させ，結合しなかったものは洗い流してから，膜に結合した放射性ラベルの薬Aの量をシンチレーション・カウンターを用いて決定する．薬Aの結合能を決定した系に，同量の薬Bを溶液に加え，混ぜ合わせる．もし2つの薬の受容体に結合する力が同じであれば，放射性ラベルの残存量は半分になるはずである．このようにして，いろいろな薬の相対的な結合能が決定できる．
78. ブスピロンは1986年以来 ミード・ジョンソンから，ブスパールという商品名で販売されている．ブスパールはドーパミンとセロトニンの受容体の両方に結合することが報告されている．この薬はベンゾジアゼピンより不安を緩和させるのに長い時間がかかる．より乱用される恐れがあるベンゾジアゼピンが急性の不安症状に勧められているのに対し，ブスパールは慢性の不安症状に勧められている．

第4章 証拠を精査する

1. Carlsson, A., Trying to understand the brain's chemical language, in Samson, F., and Adelman, G., eds., *The Neurosciences: Paths of Discovery II*（Boston: Birkhaüser, 1992）, pp. 107–22.
2. Schildkraut, J. J., and Kety, S. S., Biogenic amines and emotion, *Science*, 1967, **156**, 21–30（p. 24から引用）.
3. Mendels, J., and Frazer, A., Brain biogenic amine depletion and mood, *Arch. Gen. Psychiatry*, 1974, **30**, 447–51. 次の文献も参照されたい．Janowsky *et al., Lancet*, 1972, **2**, 632–35.
4. Bernstein, S., and Kaufman, M. R., A psychological analysis of apparent depression following Rauwolfia therapy, *J. Mt Sinai Hospital,* 1960, **27**, 525–30. バーンスタインと カウフマンの前方視的研究では，患者のレセルピンによる治療前の状態を注意深く観察し，治療中と治療後も患者の状態を定期的に観察していることに注意．
5. Davies, D. L., and Shepherd, M., Reserpine in the treatment of anxious and depressed patients, *Lancet*, 1955,

ii, 117–20.

6. 興味深いことに，類のないほど注意深く対照実験を行ったデイヴィースと シェパードの研究は見過ごされ，対照実験を含まない，レセルピンがうつ病を引き起こすことについての研究報告は何度も引用されていたと，デイヴィッド・ヒーリーは書いている．デイヴィーズとシェパードの研究では，患者は無作為に薬かプラセボのどちらかを与えられ，しかも二重盲検で実施されたので，患者も試験する側もどちらも，投与されているのが薬かプラセボか知らなかった（The psychopharmacological era: notes toward a history, *J. Psychopharmacology*, 1990, **4**, 152–67; p. 154 参照）.
7. α–メチル–*p*–チロシン（AMPT）は脳でカテコールアミンのノルアドレナリンやドーパミンを選択的に枯渇させるのに対し，パラクロルフェニルアラニン（PCPA）はセロトニンの合成を阻害する．カテコールアミンの基本的構成単位のアミノ酸はチロシンであり，セロトニンはトリプトファンである．
8. たとえば，薬のレボプロトリン（バーゼルのチバ・ガイギー社が開発）はうつ病を改善するとの報告があるが，セロトニンにもノルアドレナリンにもほとんど影響を与えない．Kuhn, R., *J. of Psychopharmacology*, 1990, 127 参照.
9. フィゾスチグミンやいくつかの有機リン系殺虫剤は，酵素のコリンエステラーゼを減少させることにより，アセチルコリンの活性を持続させる．コリンエステラーゼにはアセチルコリンを分解（不活性化）する働きがある．
10. Hofstatter, L., and Girgis, M., Psychotic depression: The common therapeutic principle, *Southern Medical Journal*, 1980, **73**, 870–72（p. 872 から引用）.
11. Willner, P., Dopamine mechanisms in depression, in Bloom, F. E., and Kupfer, D. J., eds., *Psychopharmacology: The Fourth Generation*（New York: Raven, 1995）, pp. 921–31.
12. ノルアドレナリンの主要な代謝産物は MHPG（3–メトキシ–4–ヒドロキシ–フェニルグリコール）であり，セロトニンでは 5-HIAA（5–ヒドロキシインドール酢酸）である．
13. Nuland, S. B., The pill of pills（review of Listening to Prozac）, *New York Review of Books*, 9 June 1994, XLI. no. 11, 4–8.
14. Wurtman, J., and Suffes, S., *The Serotonin Solution: The Potent Brain Chemical That Can Help You Stop Bingeing, Lose Weight, and Feel Great*（New York: Fawcett Columbine, 1996）, p. 18 から引用.
15. 次の文献を参照されたい．Asberg, J., *et al.*, Serotonin depression: a biochemical subgroup within the affective disorders, *Science*, 1976, **191**, 478–81.
16. Coppen, A., Indoleamines and affective disorders, *J. Psychiatric Research*, 1972, **9**, 163–71.
17. Asberg, M., Träskman, L., and Thorén, P., 5-HIAA in the cerebrospinal fluid: A biochemical suicide predictor? *Archives of General Psychiatry*, 1976, **33**, 1193–97. 次の文献も参照されたい．Asberg, M., Thorén, P., Träskman, L., Bertilsson, L., and Ringberger, V., Serotonin depression: A biochemical subgroup within the affective disorders, *Science*, 1976, **191**, 478–80.
18. Higley, J. D., Suomi, S. J., and Linnoila, M., A nonhuman primate model of Type II alcoholism? Part 2, Diminished social competence and excessive aggression correlates with low cerebrospinal fluid 5-hydroxyindoleacetic acid concentrations, *Alcoholism: Clinical and Experimental Research*, 1996, **20**, 643–50.
19. たとえば，増刊号で「抗うつ薬の新しい利用法」をテーマとした次の文献を参照されたい．*The Journal of Clinical Psychiatry*, 1997, **58**, suppl. 14.
20. 受容体のサブタイプの生理学的効果についていくつか知見が得られている．たとえば，受容体のある種のサブタイプは「自己受容体」であり，分泌された神経伝達物質は他の細胞と相互作用するが，その神経伝達物質を分泌する細胞自体に存在する「自己受容体」に作用すると抑制性の効果が現れる．ニューロンの活動を緩慢にすることにより，放出される神経伝達物質の量を減少さ

せる．しかし，こうした生理学的効果が行動や心理に及ぼす影響については，ほとんど何もわかっていない．

21. 読者の皆さんは「ベータ遮断薬」という言葉を聞いたことがあるのではないだろうか．この名前は，この薬が「アルファ」ノルアドレナリン受容体サブタイプではなく，「ベータ」の方を遮断することを示している．最もよく使われる「ベータ遮断薬」のプロプラノロールは，心拍数を下げる働きがあり，その必要がある状況下では特によく効く．プロプラノロールは心不整脈，狭心症の痛み，高血圧に対し処方される．2 つの型のベータ－アドレナリン受容体が同定されている．心臓に主に分布する B_1 と，平滑筋に主に分布する B_2 である．

22. ある受容体に選択的に結合する化合物を見つけるのによく利用されるのが，96 個のウェル（サンプルを入れるための小さな窪み）があるプレートである．おのおののウェルに，たとえばドーパミン D_2 受容体等の特定の受容体を含む神経組織を入れ，その受容体に結合する放射性ラベルした薬を入れておく．実験では，試験する化合物をそれぞれのウェルに加えていく．もし加えた化合物がこのドーパミン受容体に結合する力があれば，先に結合している放射性ラベルした薬と競合することになり，その結果，受容体に結合した放射線量が減少する．「シンチレーション・カウンター」で受容体に結合した放射線量を測定すれば，この減少は検知できる．受容体への結合で競合する化合物が発見されたら，体系的な方法で細かく分類することができ，最終的に活性成分の化学的な同定が行われる．この方法を用いると，6ヶ月で数十万の化合物をチェックすることができる．他の方法で試みたら何年もかかると考えられる．

23. 三環系抗うつ薬は神経伝達物質のアミンの作用を増強する．これは，この物質の再取り込みを阻害し，その作用を長びかせることによる．プロザックも同様な作用があるが，対象はセロトニンに限られると考えられる．プロザックと現在販売されている類似の薬は「選択的セロトニン再取り込み阻害薬」（SSRI）と呼ばれる．プロザックは 1986 年に導入され，1994 年までに 1000 万人以上の人に処方された．（Barondes, S., Thinking about Prozac, *Science,* 1994, 203, 1102–1103）．プロザックとゾロフトの売り上げの推定額は，ペンシルベニア州のプリマスミーティングを拠点とする市場調査会社である米国 IMS 社によるものである．

24. フレシノキシンは，シナプス前セロトニン受容体とシナプス後セロトニン受容体両方に対して，セロトニン作動薬として作用すると言われている．したがってセロトニン活性に対しどんな正味の効果があるかを知るのは難しい．

25. 抗うつ薬のアンフェプタミン薬のノミフェンシンは，主にドーパミンとノルアドレナリンの再取り込みを阻害すると言われている．次の文献を参照されたい．Kapur, S., and Mann, J. J., Role of the dopaminergic system in depression, *Biological Psychiatry*, 1992, **32**, 1–17.

26. Baldessarini, R. J., Drugs and the treatment of psychiatric disorders: Depression and mania, in Hardman, J. G., and Limbird, L. E., eds.-in-chief, *Pharmacological Basis of Therapeutics*（New York: McGraw-Hill, 1996），Chapter 19（p. 453 から引用）．

27. Duman, R. S., Heninger, G. R., and Nestler, E. J., A molecular theory of depression, *Arch. Gen. Psychiatr.*, 1997, **54**, 597–606.

28. Hollister, L., *Chemical Psychosis: LSD and Related Drugs*（Springfield, Ill.: Thomas, 1968）．

29. Seeman, P., Lee, T., Chau-Wong, M., and Wong, K., Antipsychotic drug doses and neuroleptic/dopamine receptors, *Nature*, 1976, **261**, 177–79; Creese, I., Burt, D. R., and Snyder, S. H., Dopamine receptor binding predicts clinical and pharmacological potencies of antischizophrenic drugs, *Science*, 1976, **192**, 481–83.

30. Snyder, S. H., *Drugs and the Brain*（New York: Scientific American Books, 1986），p. 80.（邦訳は『脳と薬物』，東京化学同人，1990 年）

31. Seeman, P., Dopamine receptors and psychosis, *Scientific American*, 1995, **2**（Sept./Oct.），28–37（p. 35 から引用）．

32. Lee, T., Seeman, P., Tourtellotte, W. W., Farley, I. J., and Hornykeiwicz, Binding of 3H-neuroleptics and 3H-apomorphine in schizophrenic brains, *Nature*, 1978, **274**, 897–900. こうした受容体結合試験では，放射性ラベルした統合失調症治療薬のハロペリドールが利用され，ドーパミン経路の終末がある3つの脳の領域（尾状核，被核，側坐核）の放射線量が測定された．
33. Seeman, P., 前掲書
34. Kornhuber, J., Riederer, P., Reynolds, G. P., Beckman, H., Jellinger, K., and Gabriel, E., 3H-Spiperone binding sites in postmortem brains from schizophrenic patients: Relationship to neuroleptic drug treatment, abnormal movements, and positive symptoms, *J. Neural Transm.*, 1989, **75**, 1–10.
35. Carlsson, A., Early psychopharmacology and the rise of modern brain research. *Journal of Psychopharmacology*, 1990, **4**, 120–26（p. 123 に引用された情報）. 生きている統合失調症患者の体内に，ドーパミン受容体に結合する薬で放射性ラベルしたものを注入し，PET スキャンによる試験が行われた．PET スキャンでは，さまざまな脳領域に結合した放射線量を検知できる．
36. ある研究報告によれば，アンフェタミンのような刺激薬やストレスに体がさらされると，ドーパミンニューロンが異常に高い濃度のドーパミンを放出する傾向があるという．こうした結果から，異常なのはドーパミン受容体ではなく，統合失調症患者がストレスを受けてドーパミンを過剰に分泌することではないかということが示唆される．しかし，ここでも再現性の問題が生じる．というのも，ドーパミンが大量に分泌されるという傾向が見られたのは，調査された統合失調症患者のせいぜい3分の1でしかなかったのである．統合失調症患者の3分の1にしか見られない傾向を，この障害の原因とすることには無理がある．Breier, A., *et al.*, Schizophrenia is associated with elevated amphetamine-induced synaptic dopamine concentrations: Evidence from a novel positron emission tomography method, *Proc. Natl. Acad. Sci.*, 1997, **94**, 2569–74. 次の文献も参照されたい．Laruelle, M., *et al.*, *Proc. Natl. Acad. Sci.*, 1996, **93**, 9235–40.
37. Sokoloff, P., Giros, M-P., Martres, M-L., Bouthenet, J-C., and Schwartz, Molecular cloning and characterization of a novel dopamine receptor（D_3）as a target for neuroleptics, *Nature,* 1990, **347**, 146–51.
38. 従来の抗精神病薬は鎮静作用をもつことが多いが，D_3 受容体を活性化する抗精神病薬は，動物の探索運動を増やす傾向があることが，ピエール・ソコロフの報告した予備的な研究結果から示唆されている．Targeting schizophrenia: Pierre Sokoloff on dopamine receptors（Interview with Pierre Sokoloff）, *Science Watch*, 1994, **5**（July/August）, 3–4.
39. 遅発性ジスキネジアと呼ばれる神経障害は，長期の抗精神病薬による治療の後に通常生じる，特徴的な運動障害のことである．最初に現れる症状は，顔と舌の攣《れん》縮である．だんだんと肩，腕，体全体へと広がっていく．顔の攣縮に付随して，舌を口からすばやく出し入れする動作も起こり，見た目によくないし，体を衰弱させる．
40. Okubo, Y., *et al.*, Decreased prefrontal dopamine D_1 in schizophrenia revealed by PET, *Nature*, 1997, **385**, 634–36.
41. Baldessarini, R. J., Antipsychotic agents, in Baldessarini, R. J. ed., *Chemotherapy in Psychiatry: Principles and Practice*, 2d ed.（Cambridge: Harvard University Press, 1985）, pp. 14–92.（第1版の邦訳は『臨床医のための精神薬物療法』，医学書院，1980年）ドーパミンの効果のひとつは，乳汁の生産を促すホルモンであるプロラクチンの下垂体からの分泌を阻害することである．抗精神病薬は，このドーパミンのプロラクチン阻害作用を妨げる働きも持つ．精神病に対する効果が現れるよりずっと前に，プロラクチンが増加することが示されている．抗精神病薬による治療にすばやく反応する一群の統合失調症患者が存在する可能性が最近，指摘されている．次の文献参照．Garver, D. L., *et al.*, Etiologic heterogeneity of the psychoses: Is there a dopamine psychosis? *Neuropharmacology*, 1997, **16**, 191–201.

42. Grace, A. A., *Neuroscience*, 1991, **41**, 1–24; Carlsson, M., and Carlsson, A., *Trends in Neuroscience*, 1990, **13**, 272–76; Grace, A. A., Bunney, B. S., Moore, H., and Todd, C. L., Dopamine-cell depolarization block as a model for the therapeutic actions of antipsychotic drugs, *Trends in Neuroscience*, 1997, **20**, 31–37.
43. Kraepelin, E., Zur Diagnose und Prognose der dementia praecox. *Allg. Z. Psychiat.*, 1899, **56**, 254–64.
44. 妄想型統合失調症という言葉は，妄想的思考が優勢なものを指すが，この言葉だけが今日も使われている．単純型統合失調症というのは，社会性，興味，やる気を作った状態をいい，破瓜型統合失調症は態度が「おかしい」状態を指す．おかしくもないのにくすくす笑ったりする．緊張型統合失調症は言葉を発せず，身体が硬直していることが多く，同じ姿勢を何時間もとり続ける．痴呆という言葉は，よく知られている老人性痴呆症のような脳の病理に問題がある（または，おそらく問題があるだろうと強く疑われている）状態を指す言葉として現在使われており，統合失調症の思考過程を表わすために使われることは稀になっている．
45. Bleuler, E., *Dementia Praecox or the Group of Schizophrenics*（New York: International University Press, 1950; 当初，1911 年に，ドイツで出版された）．
46. 英国の精神科医ジョン・クーパーが指揮した研究では，ロンドンとニューヨークの 2 つの代表的な病院において，出された診断病名を比較した．ニューヨークの病院では統合失調症という診断が多く出されたが，これは両者で診断基準が違うことのみが原因であることが明らかになった．Cooper, J. E., *et al.*, *Psychiatric Diagnosis in New York and London*（New York: Oxford University Press, 1972）．
47. 陽性症状と陰性症状の区別がはじめて記載されたのは，1974 年である（Strauss, J. S., Carpenter, W. T., Jr., and Bartko, J. J., The diagnosis and understanding of schizophrenia: Part III, Speculations on the processes that underlie schizophrenic symptoms and signs, *Schizophrenia Bulletin*. 1974, **11**, 61–69）．その後，精神科医ティモシー・クロウは，陽性症状と陰性症状によって，病因的にも予後も違う，統合失調症の異なる型を区別できると主張した．（*British Medical Journal*, 1980, **280**, 66–68）．
48. Crow, T. J., and Johnstone, E. C., Schizophrenia: Nature of the disease process and its biological correlates, *Handbook of Physiology: The Nervous System V, ed. Mountcastle, V.*（Bethesda, MD: American Physiological Society, 1987）, pp. 843–69.
49. たとえば，ある行動を何度も繰り返す「常同行為」が 1 型と 2 型のどちらの症状とみなすべきかは明らかになっていない．1 型と 2 型の症状を併せ持つ患者に関する情報は，次の文献を参照されたい．Sommers, A. A., "Negative symptoms": Conceptual and methodological problems, *Schizophrenia Bulletin*, 1985, **11**, 364–79.
50. 「非定型抗精神病薬」クロザピンの問題は，無顆粒球症（白血球減少）と呼ばれる疾患を引き起こすことである．この疾患では感染に対する抵抗力が弱まるために，命に危険が及ぶこともある．本文で書いたもの以外の抗精神病薬の副作用に，乳汁分泌（乳首から乳汁が自然に漏れ出す）や過少月経（月経での出血の異常）がある．
51. 全体として見た抗精神病薬による治療の有効性は，通常，60〜70％と言われているが，薬なしで 20〜30％が回復すると推定されることを考え合わせると，この数値はずっと低くなるものと思われる．
52. 1994 年 3 月 2 日，ミシガン大学医学部精神科において，J・ケインが，統合失調症の薬理学的治療の現在の展望と題する講義を行った．
53. Mathews, S. M., *et al.*, A non-neuroleptic treatment of schizophrenia: Analysis of the two-year post discharge risk of relapse, *Schizophrenia Bulletin*, 1985, **11**, 31–42; Rapoport, M., *et al.*, Are there schizophrenics for whom drugs may be unnecessary or contraindicated? *International Pharmacopsychiatry*, 1978, **13**, 100–111; WHO, *Schizophrenia: An International Pilot Study*, Chichester, 1979.
54. Carlsson, A., Early psychopharmacology and the rise of modern brain research, *Journal of*

Psychopharmacology, 1990, **4**, 120–26.

55. Bunney, B. G., Bunney, W. E., Jr., and Carlsson, A., Schizophrenia and glutamate, in Bloom, F. E., and Kupfer, D. J., eds., *Psychopharmacology, the Fourth Generation of Progress*（New York: Raven, 1995）, pp. 1205–14. 次の文献も参照されたい. Carlsson, A., Early psychopharmacology and the rise of modern brain research, *Journal of Psychopharmacology,* 1990, **4**, 120–26.
56. Roth, B. L., and Meltzer, H. Y., The role of serotonin in schizophrenia, in Bloom, F. E., and Kupfer, D. J., eds., *Psychopharmacology, the Fourth Generation of Progress*（New York: Raven, 1995）, pp. 1215–27.
57. Snyder, S. H., and Dawson, T. M., Nitric oxide and related substances as neural messengers, in Bloom, F. E., and Kupfer, D. J., eds., *Psychopharmacology, the Fourth Generation of Progress*（New York: Raven Press, 1995）, pp. 609–18（p. 609 から引用）.
58. Carlsson, A., Rationale and design of a selective inhibitor of 5-HT reuptake, *British Journal of Clinical Practice: A Symposium*, 1982, 19, 19–22（p. 19 から引用）.
59. Iverson, L., Review of The Psychopharmacologists, *Science*, 1997, **275**, 1438–39（p. 1439 から引用）.
60. Healy, D. T., The structure of psychopharmacological revolutions, *Psychiatric Developments*, 1987, **4**, 349–76（p. 359 から引用）.
61. ハーバート・メルツァーの言は次の文献に引用されている. Healy, D., *The Psychopharmacologists*（London: Chapman and Hall, 1996）, pp. 449–50.
62. Schou, M., Forty years of lithium treatment, *Arch. of Gen. Psychiatry,* 1997, **54**, 9–13（p. 12 から引用）.
63. 辺縁系に関する簡潔な批判は次の文献がある. Joseph LeDoux, *The Emotional Brain: The Mysterious Underpinnings of Emotional Life*（New York: Simon and Schuster, 1996）（邦訳は『エモーショナル・ブレイン——情動の脳科学』, 東京大学出版会, 2003 年）, pp. 85–103. 辺縁系の概念に関する他の批判については, 次の文献を参照されたい. Brodal, A. *Neurological Anatomy*（New York: Oxford University Press, 1982）, and Kotter, R., and Meyer, N., The limbic system: A review of its empirical foundation, *Behavioral Brain Research,* 1992, **52**, 105–27.

第５章　証拠の解釈

1. このことに対する適切な説明を思いつかないときのために説明しておくと, ほとんどの国で, 女性の名は男性の名にくらべて母音で終わることが多く, また平均的に見ると, 女性の方が背が低い. ここには因果関係はない. 最後の母音のために, 女性が男性より背が低いわけではないのだ.
2. アンフェタミンを注射すると, 側坐核と前頭前皮質のニューロンの樹状突起の長さが大きく伸び, 生理食塩水を注射された動物のニューロンにくらべて突起の密度が大きくなることがわかった. Robinson, T. E., and Kolb, B., Persistent structural modification in nucleus accumbens and prefrontal cortex neurons produced by prior experience with amphetamine, *The Journal of Neuroscience*, 1997, **17**, 8491–97.
3. Antelman, S. M., Eichler, A. J., Black, C. A., and Kocan, D., Interchangeability of stress and amphetamine sensitization, *Science*, 1980, **207**, 329–31; Antelman, S. M., Stressor-induced sensitization to subsequent stress: Implications for the development and treatment of clinical disorders, in Kalivas, P. W., and Barnes, C. D., eds., *Sensitization in the Nervous System*（Caldwell, N.J.: Telford Press, 1988）, pp. 227–54.
4. Wilcox, R. A., Robinson, T. E., and Becker, J. B., Enduring enhancement in amphetamine-stimulated striatal dopamine release *in vitro* produced by prior exposure to amphetamine or stress *in vivo*, *European J. Pharmacology*, 1986, **124**, 375–76.
5. Sapolsky, R. M., Krey, L. C., and McEwen, B. S., The neuroendocrinology of stress and aging: The glucocorticoid cascade hypothesis, *Endocrine Reviews*, 1986, **7**, 284–301; Sapolsky, R. M., *Stress, the Aging*

Brain, and the Mechanisms of Neuron Death（Cambridge, Mass.: MIT Press, 1992）.

6. Stewart, J., and Vezina, P., Conditioning and behavioral sensitization, in Kalivas, P. W., and Barnes, C. D., eds., *Sensitization in the Nervous System*（Caldwell, N.J.: Telford Press, 1988）, pp. 207–24.
7. 脳の発達がいかに経験に影響を受けるかを証明する文献の多くが，次の総説にまとめられている．Greenough, W. T., Black, J. E., and Wallace, C. S., Experience and brain development, *Child Development*, 1987, **58**, 539–59.
8. Kandel, E. R., Cellular mechanisms of learning and the biological basis of individuality, in Kandel, E. R., Schwartz, J. H., and Jessell, T. M., *Principles of Neural Science*（San Francisco: W. H. Freeman, 1991）, pp. 1009–31.
9. Jacobs, B., Schall, M., and Scheibel, A. B., A quantitative dendritic analysis of Wernicke's area in humans: II, Gender, hemispheric, and environmental factors, *J. Comparative Neurology*, 1993, 327, 97–111. 次の総説の中に，脳の可塑性に関連した文献が多数，上手にまとめられている．Kolb, B., Forgie, M., Gibb, R., Gorny, G., and Rowntree, S., Age, experience and the changing brain, *Neuroscience and Biobehavioral Reviews*, 1998, **22**, 143–159.
10. Breedlove, M., Sex on the brain, *Nature,* 23 October, 1997.
11. Schwartz, J. M., *et al.*, Systematic changes in cerebral glucose metabolic rate after successful behavior modification treatment of obsessive-compulsive disorder, *Archives of General Psychiatry*, 1996, **53**, 109–13.
12. Rauch S. L., *et al.*, Regional cerebral blood flow measured during symptom provocation in obsessive-compulsive disorder using oxygen 15-labeled CO_2 and positron emission tomography, *Archives of General Psychiatry*, 1994, **51**, 62–70.
13. Schachter, S. and Singer, J. E., Cognitive, social, and physiological determinants of emotional state, *Psychological Review*, 1962, **69**, 379–99.
14. Carroll, B. J., *et al.*, Diagnosis of endogenous depression: Comparison of clinical, research, and neuroendocrine criteria, *Journal of Affective Disorders*, 1980, **2**, 177–94.
15. Albala, A. A., *et al.*, Changes in serial dexamethasone suppression tests among unipolar depressives receiving electroconvulsive treatment, *Biological Psychiatry*, 1981, 16, 551–60.
16. Mullen, P. E., Linsell, C. R., and Parker, D., Influence of sleep disturbance and calorie restriction on biological markers of depression, *Lancet*, 1986, 1051–54.
17. Bignami, G., Disease models and reductionist thinking in the biomedical sciences, in Rose, S., ed., *Against Biological Determinism*（London: Allison & Busby, 1982）, pp. 94–110.
18. 次の文献に引用されている．Reichman, D., Guidelines coming on ADD diagnosis, Associated Press, 21 July 1996.
19. Rapoport, J. L., Buchsbaum, M. S., Zahn, T. P., Weingartner, H., Ludlow, C., and Mikkelsen, E. J., Dextroamphetamine: Cognitive and behavioral effects in normal prepubertal boys, *Science*, 1978, **199**, 560–563（p. 562 から引用）.
20. 原因と治療との関係の議論に関心がある場合は，次の本を参照されたい．Valenstein, E. S., Causes and treatments of mental disorders, in Valenstein, E. S., ed., *The Psychosurgery Debate*（San Francisco: W. H. Freeman1980）, pp. 314–33.
21. 精神医学における治療による推論法の例は，次の文献を参照されたい．Bignami, G., Disease models and reductionist thinking in the biomedical sciences や Rose, S., ed., *Against Biological Determinism: The Dialectics of Biology Group*（London and New York: Allison and Busby, 1982）, pp. 94–110.
22. Endler, N. S., *Holiday of Darkness: A Psychologist's Personal Journey Out of His Depression*（New York: John Wiley, 1982）.（邦訳は『闇から光へ――ある心理学者の「うつ」からの回復記』，星和書店，1995年）

23. ECT により劇的に良くなったが，その後もエンドラーは，躁とうつを交互に繰り返した．結局，リチウムが処方され，リチウムを規則的に服用した 3 年間は，気分の波がなく，病前と同じように能力を発揮することができた．

24. Vernon Mark and Frank Ervin, *Violence and the Brain*（New York: Harper & Row, 1970）. この本に対する批判は，次の 2 つの本を参照．Valenstein, E. S., Physical intervention into the human brain: Ethical and scientific considerations, in McCabe O. L., ed., *Changing Human Behavior*,（New York: Grune & Stratton, 1977）, pp. 129–50. また，Valenstein, E. S., *Brain Control*（New York: Wiley Interscience, 1973）.

25. ヨヒンビンという薬はノルアドレナリンの受容体に作用する．それによって，ノルアドレナリンを分泌するニューロンの発火頻度が増し，ノルアドレナリンの代謝産物の MHPG が高濃度になる．次の文献を参照．Charney, D. S., Heninger, G. R., and Breier, A., Noradrenergic function in panic anxiety: Effects of Yohimbine in healthy subjects and patients with agoraphobia and panic disorder, *Arch. Gen. Psychiatry*, 1984, **41**, 751–63. ベトナム帰還兵にヨヒンビンを投与した結果は，1997 年 11 月 19 日，デニス・チャーニー博士によってミシガン大学医学部精神科における講演の中で語られた．

26. Liebowitz, M. R., *et al.*, Lactate provocation of panic attacks, *Arch. Gen. Psychiatry*, 1984, **41**, 764–70.

27. Bowden, M. L., and Hopwood, N. J., Psychosocial dwarfism: Identification, intervention and planning, *Social Work in Health Care*, 1982, **7**, 15–36.

28. 次の文献に書かれた話に多少変更を加えたものである．Kety, S. S., A biologist examines the mind and behavior, *Science*, 1960, 132.

29. Diamond, M. C., *Enriching Heredity: The Impact of the Environment on the Anatomy of the Brain*（New York: The Free Press, 1988）.（邦訳は『環境が脳を変える』，どうぶつ社，1990 年）

30. Suddath, R. L., *et al.*, Anatomical abnormalities in the brains of monozygotic twins discordant for schizophrenia, *New England Journal of Medicine*, 1990, **48**, 357–61.

31. LeVay, S., *The Sexual Brain*（Cambridge, Mass.: MIT Press, 1993）（邦訳は『脳が決める男と女――性の起源とジェンダー・アイデンティティ，文光堂，2000 年）; Ward, L., and Ward, O. B., Sexual behavior differentiation: Effects of prenatal manipulations in rats, in Adler, N., Pfaff, D., and Goy, R., eds., *Handbook of Behavioral Neurobiology*, vol. 7（New York: Plenum, 1985）, pp. 77–98.

32. Alzheimer, A., Beiträge zur pathologischen Anatomie der Dementia praecox, *Allgemeine Z. Psychiatrie*, 1913, **70**, 810–12.

33. Plum, F., Neuropathological findings, in Kety, S. S., and Matthysse, S., eds., Prospects for Research on Schizophrenia, *Neuroscience Program Research Bulletin*, 1972, **10**, 384–88.

34. Wyatt, R. J., Neurodevelopmental abnormalities and schizophrenia, *Archives of General Psychiatry*, 1996, **53**, 11–15.

35. 強迫性障害患者の脳の研究も行われている．研究では，陽電子放出法断層撮影（PET），コンピューター断層撮影（CT）スキャン，コンピューター磁気共鳴影像法（MRI）が使われた．次の総説は，こうした研究の文献を簡潔にまとめている．Williamson, P. C., Schizophrenia as a brain disease, *Archives of Neurology*, 1993, **50**, 1096–97 と Taubes, G., Averaged brains pinpoint a site for schizophrenia, *Science*, 1994, **266**, 221.

36. Weinberger, D. R., Berman, K. F., and Zec, R. F., Physiological dysfunction of the dorsolateral prefrontal cortex in schizophrenia: I, Regional blood flow evidence, *Archives of General Psychiatry*, 1986, **43**, 114–24.

37. Goldman-Rakic, P., Dissolution of cerebral cortical mechanisms in subjects with schizophrenia, in Watson, S., ed., *Biology of Schizophrenia and Affective Disease*（Washington, D.C.: American Psychiatric Press, 1995）, 113–27.

38. 統合失調症患者の脳の扁桃体，海馬，内嗅皮質，海馬傍回が正常の人にくらべて有意に小さい傾向が見られるという報告がいくつかある．このような報告の一例をあげる．Suddath, R. L., *et al.*,

Anatomic abnormalities in the brains of monozygotic twins discordant for schizophrenia, *New Eng. J. Med.*, 1990, 62–67.

39. Andreasen, N. C., *et al.*, Thalamic abnormalities in schizophrenia visualized through magnetic resonance image averaging, *Science,* 1994, **266**, 294; Taubes, G., Averaged brains pinpoint a site for schizophrenia, *Science,* 1994, **266**, 221.
40. 統合失調症患者やうつ病患者で見つかったとされる脳の異常の報告をまとめて示した総説が最近発表されたので参照されたい．Andreasen, N. C., Linking mind and brain in the study of mental illness: A project for a scientific psychopathology, *Science*, 1997, **275**, 1586–93. *Archives of General Psychiarty* の 1996 年 2 月号に掲載されたニューヨークのマウントサイナイ医療センターのエリック・ホランダー の研究も参照されたい．
41. Andreasen, N. C., 前掲書 , p. 1590.
42. Steen, R. G., *DNA & Destiny, Nature and Nurture in Human Behavior*（New York: Plenum, 1996）. この本の 9 章は精神障害に関する遺伝学の総説であり，読みごたえがある．
43. この数値はやや高めのものである．現在，一卵性双生児で一致率は 25～29%と推定されている．第 2 度親族（姪，甥，おば，おじ）では最大 2%である（一般人口でのベースとなる一致率とそれほど変わらない）．Walker, E., and Grimes, K., Genetic counseling for schizophrenia, *Clinical Advances in the Treatment of Psychiatric Disorders*（A KSF Publication）, 1991, **5**, 1–10.
44. アーミッシュ（アマン派）の集団で，11 番染色体に遺伝子マーカーが見つかったという報告がある．（Egeland, J. A. *et al.*, Bipolar affective disorder linked to DNA markers on chromosome 11, *Nature*, 1987, **325**, 783–87）. この結果を追試できないという報告もいくつもあり，当初の論文の著者たちの数人が，論文を撤回した．この研究とさらなる議論については，次の文献を参照．Steen, R. G., 前掲書 , pp. 142–46.
45. 次の文献を参照．Healy, D. T., 前掲書 , pp. 155–56.
46. Healy, D., Psychopharmacology in the new medical state, in Healy, D., and Doogan, D. P., eds., *Psychotropic Drug Development: Social, Economic and Pharmacological Aspects*（London: Chapman & Hall Medical, 1996）, pp. 13–40（pp. 30–31 から引用）.
47. Solomon, A., Anatomy of melancholy, *The New Yorker,* 12 January 1998, pp. 46–61.
48. Shorter, E., *A History of Psychiatry: From the Era of the Asylum to the Age of Prozac*（New York: John Wiley, 1997）, p. 296.（邦訳は『精神医学の歴史――隔離の時代から薬物治療の時代まで』, 青土社, 1999 年）
49. Szasz, T. S., *The Myth of Mental Illness: Foundations of a Theory of Personal Conduct*（New York: Hoeber-Harper, 1961; revised 1974）（邦訳は『精神医学の神話』，岩崎学術出版社，1975 年）; Szasz, T. S., *Law, Liberty, and Psychiatry: An Inquiry into the Social Uses of Mental Health Practices*（New York: Macmillan, 1965）; Szasz, T. S., *Psychiatric Justice*（New York: Macmillan, 1965）; *The Manufacture of Madness: A Comparative Study of the Inquisition and the Mental Health Movement*（New York: Harper & Row, 1970）; *Law, Liberty and Psychiatry*（New York: Macmillan, 1963）; *Psychiatric Slavery*（New York: Free Press, 1977）.
50. Szasz, T. S., What counts as a disease? *Canad. Med. Assoc. Journal*, 1986, **135**, 859–60. 精神科医ピーター・ブレギンの見解は，トーマス・サズの見解とよく似ている．ブレギンは，精神病院と薬物療法は，精神病の人々を治療するというより，不必要で不都合な人を閉じ込め押さえつけるのに利用されていることが多いと考えている．次の文献を参照されたい．Breggin, P., *Psychiatric Drugs: Hazards to the Brain*（New York: Springer, 1983）, pp. 55–56.
51. Szasz, T. S., *The Myth of Psychotherapy*（New York: Anchor/Doubleday, 1978）, Preface, p. xv.
52. Szasz, T. S., What counts as a disease? *Canad. Med. Assoc. Journal*, 1986, **135**, 859–60.
53. Clouston, T. S., *Clinical Lectures on Mental Disease*, 6th ed.（London: Churchill, 1904）.

54. Moore, J. W., The syphilis-general paralysis question, *Review of Neurology and Psychiatry,* 1910, 8, 259–71; Noguchi, H., and Moore, J. W., Demonstrations of Spirochaeta pallida in brain in cases of general paralysis, *J. Exper. Med.*, 1913, 17, 232.
55. 20 世紀初頭に精神病とされた人たちは，実際はペラグラ（ビタミン B のニコチン酸欠乏）であったかもしれないと，だんだんと考えられるようになっていることからも，同じような議論がある．特発性てんかんと偏頭痛の原因は今でもわかっていないが，やがて身体的な原因が見つかるはずだと考える人も多い．自閉症の原因を巡っても，同様な議論がある．
56. 次の文献に引用されている．Pert, C., *The Baltimore Evening Sun*（special reprint）23–24 July 1984, p. 3
57. 1986 年の米国精神医学会での P・モールの発言．次の文献の中の，精神療法は生物学的治療であるという概念を支持するために集積したデータの中に引用されている．*Clin. Psychiatric News*, 1986, 14, 1, 28.
58. Szasz, T., What counts as disease? *Canad. Med. Assoc. J.*, 1986, 135, 859–60（p. 859 から引用）.
59. Cartwright, S. A., Report on the diseases and physical peculiarities of the negro race, *New Orleans Medical and Surgical Journal*, May 1851, p. 709.
60. Stover, E., and Nightingale, E. O., eds., *The Breaking of Bodies and Minds: Torture, Psychiatric Abuse and the Health Professions*（New York: W. H. Freeman, 1985）.
61. Ennis, B., *Prisoners of Psychiatry: Mental Patients, Psychiatrists, and the Law*（New York: Harcourt Brace Jovanovich, 1972）. pp. vii–viii 参照.
62. Kesey, K., *One Flew Over the Cuckoo's Nest*（New York: Viking Press, 1962）.（邦訳は『カッコーの巣の上で』，富山房，1996 年）
63. Breggin, P., *Psychiatric Drugs: Hazards to the Brain*（New York: Springer, 1983）, pp. 55–56.
64. 進化していったクレペリンの精神障害の分類大系，彼の影響と彼への批判について，非常に上手に記述している，次の文献を参照．Shorter, E., *A History of Psychiatry*（New York: John Wiley, 1997）, pp. 99–109.（邦訳は『精神医学の歴史――隔離の時代から薬物治療の時代まで』，青土社，1999 年）
65. Meyer, A., Letter to Samuel Orton, 25 April, 1919. 次の文献に引用されている．Grob, G. N., Origins of DSM–I: A study in appearance and reality. *Amer. J. Psychiatry*, 1991, **148**, 421–31（p. 426 参照）.
66. Orton, S. T., On the classification of nervous and mental diseases, *Am. J. Insanity*, 1919, **76**, 131–44.
67. 1952 年の『精神障害の診断・統計マニュアル』第 1 版（DSM–I）の出版に至る経緯を，医学史家ジェラルド・グロッブが書いている．Grob, G. N., Origins of DSM–I: A study in appearance and reality, *Am. J. Psychiatry*, 1991, **148**, 421–31.
68. 次の文献に引用されている．Shorter, E., *A History of Psychiatry*（New York: John Wiley, 1997）, p. 299.（邦訳は『精神医学の歴史――隔離の時代から薬物治療の時代まで』，青土社，1999 年）
69. 同書の p. 297.
70. Kendell, R. E., *et al.*, Diagnostic criteria of American and British psychiatrists, *Archives of General Psychiatry*, 1971, 25, 123–30.
71. Kirk, S. A., and Kutchins, H., "Is Bad Writing a Mental Disorder?" *The New York Times*, 20 June 1994, p. A11. DSM に対するさらなる批判的議論について知りたい場合は，次の文献を参照．Kutchins, H., and Kirk, S. A. *Making Us Crazy: DSM: The Psychiatric Bible and the Creation of Mental Disorders*（New York: The Free Press, 1997）.（邦書は『精神疾患はつくられる―― DSM の診断の罠』，日本評論社，2002 年）
72. Dumont, M. P., The nonspecificity of mental illness, *The American J. of Orthopsychiatry*, 1984, **54**, 326–34（pp. 327–28 から引用）.
73. Goleman, D., "Scientist at Work. Allen J. Frances: Revamping Psychiatrists'Bible." *The New York Times*, 19

April 1994, p. C1.

第6章　製薬業界はいかに精神障害の薬を宣伝し化学説を推し進めたか

1. これはカナダのマニトバ州の製薬会社の業務活動を調べて書かれた本の題名である．Klass, A., *There's Gold in Them Thar Pills*（Middlesex: Penguin, 1975）.
2. 医薬品全体の売り上げは，世界保健機関（WHO）の計算から推定した．WHO の計算では，1976 年の製薬業界の売り上げは 436 億ドル，1985 年は 941 億ドルである（WHO, 1988, 7–15）．最も多く処方される抗精神病薬のトップ 10 の推定売り上げに関しては，*The Financial Times*（16 March 1995, p. 11）を参照されたい．1995 年の抗うつ薬全体の売りあげの推定は，ニューヨークの製薬系証券会社のメータ & アイザリーのアナリストのスヴェン・ボルホが行った．ウォールストリートジャーナルによれば，選択的セロトニン再取り込み阻害薬（SSRI）の 1996 年の売り上げだけでも約 45 億ドルであるという．これらの数値の一部は，ペンシルベニア州プリマスミーティングの市場調査会社である米国 IMS 社の提供による．
3. Greenwood, J., Prescribing and salemanship, *HAI*（*Health Action International*）*News*, 1989, no. 48, 1–2, 11.
4. フランク・エイドへの取材において得られた話は次の文献中にある．Healy, D., *The Psychopharmacologist: Interviews by Dr. David Healy*（London: Chapman & Hall, 1996）, pp. 106–107.
5. Smith, J. A., The treatment of depression with drugs, in Davies, E. B., ed., *Depression: Proceeding of the Symposium Held at Cambridge 22 to 26 September 1959*（Cambridge: Cambridge University Press, 1964）, pp. 196–206（p. 206 から引用）.
6. この「大キャンペーン」については次の文献を参照されたい．Ann Braden Johnson, *Out of Bedlam: The Truth about Deinstitutionalization*（New York: Basic Books, 1990）.
7. スミスクライン・アンド・フレンチ社の製造責任者のチャールズ・ボーリングと病院担当営業部長のフレイジァ・チェストンの回想は，次の文献の中で，取材で得た話として載っている．Swazey J., 前掲書 , pp. 202–207.
8. Swazey, J., 前掲書 , p. 160; Overholser, W., Has chlorpromazine inaugurated a new era in mental hospitals? *J. Clin. Exp. Psychpath.*, 1956, **17**, 197–201.
9. Menninger, W. C., Facts and statistics of significance for psychiatry, *Bulletin Menninger Clinic,* 1948, 12, 1–25.
10. Deutsch, A., *The Shame of the States*（New York: Harcourt, Brace, 1948）; Ward, M. J., *The Snake Pit*（New York: Random House, 1946）.（邦訳は『蛇の穴』，星和書店，1981 年）
11. Fuller, R. G., Expectations of hospital life and outcome for mental patients on first admission（civil state hospitals, New York）, *Psychiatric Quarterly*, 1930, **4**, 295–323.
12. Johnson, A. B., *Out of Bedlam: The Truth about Deinstitutionalization*（New York: Basic Books, 1990）.
13. Shepherd, M., Goodman, N., and Watt, D. C., The application of hospital statistics in the evaluation of pharmacotherapy in a psychiatric population, *Comp. Psychiat.*, 1961, **2**, 11–19.; Odegaard, O., Pattern of discharge from Norwegian psychiatric hospitals before and after the introduction of psychiatric drugs, *Amer. J. Psychiat.*, 1964, **120**, 772–78.
14. Shepherd, M., The present status of psychopharmacology, *J. Chron. Dis.* 1961, **13**, 289–92. 1992 年にはじめて，精神病患者は州立病院より州営のグループホームやアパートに多くなった．カリフォルニアでは，州の精神病院に精神病患者が 3736 人しかいなかったのに，地域社会で精神保健の治療を受けている人は 34 万人であった．Foderaro, L. W., "Mentally Ill Gaining New Rights," *The New York Times*, 14 October 1995, pp. 1 and 8. イタリアでは，法律（法律 180 と呼ばれている）により，いかなる新しい精神病院の建設も禁じられ，患者を精神病院から出し地域社会で治療を行う方針が示された．入院が必要な患者は，比較的短期間，総合病院に入院させることになった．イタリアの

法律 180 は 1978 年になって議会を通過したが，患者が薬を飲めるかどうかに関する議論より，精神病院は害の方が多いという議論の方が，この法律の通過には重要であった．次の文献を参照．*Psychiatry Inside out: Selected Writings of Franco Basaglia,* Scheper-Hughes and Lovell, A. M., eds., 1987.

15. 「すべての妊娠において……」の「すべての（ALL)」ということばは原文では大文字だった．薬のデスプレックス（desPLEX）はニューヨークのグラントケミカル社から販売された．研究は次の文献から引用した．Canario *et al., Amer. J. Obstet. & Gynecology*, 1953, **65**, 1298.
16. Brook, C., editorial, Growth hormone: panacea or punishment for short stature? *British Medical Journal,* 1997, no. 7110, vol. 315.
17. Coste, J., *et al.*, Long-term results of growth hormone treatment in France in children of short stature: Population register based study, *British Medical Journal*, 1997, **315**, 708–13. このテーマに関して別の人が議論したものに，次の文献がある．Gilbert, S., "Growth Hormone Use in Children Found Ineffective in Large Study," *The New York Times*, 23 September 1997, p. B15.
18. ジェネンテック社の プロトロピンやその他の製品の販売戦略を総合的に扱ったものに，次の文献がある．Marsa, L., *Prescription for Profits*（New York: Scribner, 1997）.
19. "Zoloft Maker Warned to Stop Misleading Claims About Drug," *Mental Health Law Reporter*, September 1996, vol. 14, no. 9, p. 66（Business Publisher, Inc., 951 Pershing Drive, Silver Spring, Md.）.
20. Stryer, D., and Bero, L. A., Characteristics of materials distributed by drug companies, *J. of Gen. Internal Medicine*, 1996, **11**, 573–83.
21. Strauch, B., "Use of Antidepression Medicine for Young Patients Has Soared," *The New York Times*, 12 August 1997, p. 1. この論文によれば，製薬会社はこうした薬の子ども向けの販売許可が米国食品医薬品局からおりると期待し，SSRI のミントやオレンジ味のシロップを作り始めていたという．
22. マサチューセッツ工科大学は 1 年に約 100 万ドルの特許収入を得て，その 3 分の 1 をリチャード・ワートマンに払ったと報告されている．
23. たとえば，次の文献を参照されたい．"Is Marketing of Diet Pill Too Aggressive? ," *The Wall Street Journal*, 21 November 1996, pp. B1–B4.
24. ニューハウスニューズサービス のキッタ・マクファーソンとエドワード・R・シルバーマンが書いた次の記事に引用されている．"Weighty Matters: Its Side-Effects Disputed, the Redux Diet Drug Has Created a Kind of Scientific Food Fight" *Ann Arbor News*, 13 March 1997, p. D1.
25. Johannes, L., and Stecklow, L., "Early Warning: Heart-Value Problem that Felled Diet Pills Had Arisen Earlier: U.S. Sellers Heard Reports from Belgium but Passed Only Some on to the FDA," *The Wall Street Journal*, 11 December 1997, p. 1.
26. NARSAD は精神障害の分野の 3 つの主要な「支援団体」である全米精神障害者連合（NAMI），全米精神保健協会，全米うつ病・躁うつ病協会の連合の研究機関として作られた．
27. Sabshin, M., Turning points in twentieth-century American psychiatry, *American Journal of Psychiatry*, 1990, 147, 1267–74（p. 1271 から引用）.
28. Merrow, J., "Reading, Writing and Ritalin," *The New York Times*, 21 October 1995, p. 16.
29. 米国では，学齢期の男子の 6％と女子の 2％がリタリンを服用していると推定されている．*The New York Times*, 28 March 1996, p. A13.
30. 広告は『ニューヨークタイムズ』（1996 年 8 月 18 日版）の雑誌欄に掲載された．
31. Shapiro, S., Skinner, E. A., and Kessler, L. G., Utilization of health and mental health services: Three epidemiologic catchment area sites, *Arch. Gen. Psychiatry*, 1984, **41**, 971–78. 世界精神保健連盟会長のビバリー・ロングが書いた手紙「同僚の皆さんへ」（1996 年 11 月）も参照されたい．
32. Spitzer, R. L., *et al.*, Utility of a new procedure for diagnosing mental disorders in primary care: The PRIME-MD 1000 Study, *JAMA*, 1994, **272**, 1749–56. PRIME-MD における 5 つの精神病の診断カテゴリーは，気

分障害（うつ病，気分変調症など），不安障害（全般性不安障害，パニック障害など），摂食障害，アルコール乱用，身体表現性障害（心気症，疼痛症など）である．精神医学的愁訴のかなりの割合が気分障害と不安障害による．統合失調症（人口の1%に出現すると推定される）は診断カテゴリーに含まれていなかった．これは多分，一般に開業医がそうした患者を治療できないからだと思われる．

33. Novack, D. H., and Goldberg, R. J., Psychiatric problems in primary care patients, *J. Gen. Internal Medicine*, 1996 **11**, 56–57.
34. コンピューター化された PRIME-MD の研究は，ケネス・A・コバックが指揮した．この研究報告は次の文献を参照されたい．*New York Times*, 21 October 1997, p. B11（Science Watch）．また，次の文献も参照されたい．Kobak, K. A., *et al.*, A computer-administered telephone interview to identify mental disorders, *Journal of the American Medical Association*, 1997, 278, 905–10.
35. クルト・クロエンケ博士の言．次の文献に引用されている．Goleman, D., "Helping Family Doctors Spot Psychiatric Problems," *The New York Times*, 14 December 1994, p. C12
36. マーシャ・ヴァレンスタイン，私信，1997 年 4 月 7 日．
37. 「抗うつ薬療法はどのくらい続ければよいか：合意形成会議からの報告」という題の報告書が広く流通している．1995 年，ニュージャージー州リトルフォールズのヘルスラーニングシステムズ社が，この報告書の著作権を取得した．
38. Hirschfield, R. M. A., *et al.*, Consensus statement: The National Depressive and Manic Depressive Association consensus statement on the undertreatment of depression, *JAMA*. 1997, 277, 333–40. 次も参照．Gilbert, S., "Lag Seen in Aid for Depression," *The New York Times*, 22 January 1997, p. B11.
39. Sheldon, T. A., and Smith, G. D., Consensus conferences as drug promotion, *Lancet*, 1993, 341, 100–102; Skrabanek, P., Nonsensus consensus, *Lancet,* 1990, **335**, 1446–47; Lynoe, N., Consensus and consensus conferences, *Scand. J. Soc. Med.*, 1988, **16**, 193–95; Bero, L. A., Galbraith, A., and Rennie, D., The publication of sponsored symposium in medical journals, *N. Engl. J. Med.*, 1992, **327**, 1135–40.
40. Randall, T., Kennedy hearings say no more free lunch-or much else-from drug firms, *Journal of the American Medical Association*, 1991, **265**, 440–42.
41. Rawlins, M. D., Doctors and the drug makers, *Lancet ii*, 1984, 276–78.
42. これは 1996 年の米国精神医学会の予報的プログラムに，製薬会社の経済的支援を受けたものとして挙がっているシンポジウムのリストから推定したものである．（*Psychiatric News*, 16 February 1966, vol. 31, no. 4）．
43. APA details drug industry support for consumer group, *Psychiatric News*, xxx, **15** September 1995, 1.
44. Office of Technology Assessment, *Pharmaceutical R&D: Costs, Risks and Rewards*（Washington, D.C.: U.S. Government Printing Office, February 1993; OTA-H-522）; *Pharmaceutical Manufacturers Association of Canada, 1988–1993: A Five-Year Report on the Canadian Brand-Name Pharmaceutical Industry*（Ottawa, 1993）．
45. Uchitelle, L., "Companies Reported Spending More on Research," *The New York Times*, 7 November 1997, p. C8.
46. Blumenthal, D., Causino, N., Campbell, E., and Louis, K. S., Relationship between academic institutions and industry in the life sciences: an industry survey, *The New England J. Med.*, 1996, 334, 368–73.
47. 同書．
48. Blum, A. L., Chalmers, T. C., Deutsch, E., *et al.*, Differing attitudes of industry and academia towards controlled clinical trials, *Eur. J. Clin Invest.*, 1986, **16**, 455–60.
49. Davidson, R. A., Source of funding and outcome of clinical trials, *J. of Gen. Intern. Med.*, 1986, **1**, 155–58.
50. Davidson, R. A. Source of funding and outcome of clinical trials. *J. of Gen. Intern. Med.*, 1986, **1**, 155–58;

Goetzsche, P. C., Methodology and overt and hidden bias in reports in 196 double-blind trials of nonsteroidal anti-inflammatory drugs in rheumatoid arthritis, *Controlled Clin. Trials,* 1989, **10**, 31–56. この文献に関する簡潔かつ優れた検討が，次の文献の中にある．Lexchin, J., Is there a bias in industry supported clinical research? *Can. J. Clin. Pharmacol.*, 1995, **2**, 15–18.

51. Tollefson, G. D., *et al.*, Olanzapine versus haloperidol in the treatment of schizophrenia and schizoaffective and schizophreniform disorders: Results of an international collaborative trial, *Amer. J. Psychiatry*, 1997, **154**, 457–65（p. 457 から引用）.
52. Ross, C. A., Errors of logic in biological psychiatry, in Ross, C. A., and Pam, A., eds., *Pseudoscience in Biological Psychiatry: Blaming the Body*（New York: Wiley, 1995）, pp. 85–128（p. 111 から引用）.
53. Kolata, G., "The FDA Approves a Prescription Drug. Then What?" *The New York Times*, 7 October 1997, pp. B9 and B13.
54. Fisher, S., Hanky panky in the pharmaceutical industry, 当初は三部に分けインターネット上に公開された，ASCAP, December 1995, 8, no. 12（Cumulative no. 97）, 12–18. 結局，論文は以下のように公表された．Postmarketing surveillance by patient self-monitoring: Preliminary data for sertraline versus fluoxetine, *Journal of Clinical Psychiatry*, 1995, **56**, 288–96.
55. 製薬会社が圧力をかけた近年の例に，合成甲状腺ホルモン剤シンスロイドに関するものがある．英国最大の薬卸売業のブーツ社は 薬のシンスロイドの権利を有していた．この薬は，いまも米国での合成甲状腺ホルモン剤の年 6 億ドル以上の売り上げのうち，最大のシェアを誇っている．甲状腺機能低下を治すためにシンスロイドを毎日服用している人は 800 万人以上いると推定される．

　最近，競合する薬品会社が市場シェア拡大を狙って，シンスロイドに較べて，自社の薬は生物学的には同等であるが価格がずっと安いと主張を始めた．ブーツ社は，カリフォルニア大学サンフランシスコ校（UCSF）の臨床薬剤師であるベティー・ドン博士と 25 万ドルで契約を結び，シンスロイドとすでに販売されている他の 3 つの合成甲状腺薬で生物学的同等性があるかどうかについての研究を委託した．ブーツ社にとってドン博士はこうした委託をするのに最適な人物と映ったに違いなかった．有名ブランドの甲状腺薬からジェネリックの（商標登録されていない）甲状腺薬に切り替えるのにともなう危険性を警告する論文を，彼女が出していたからであった．

　ブーツ社は関心を持って見守っていたが，1990 年末に研究は終わりに近づき，結果が解析され，データから 4 つの合成甲状腺薬は生物学的に同等であると結論された．好ましくない結果が得られたことを知ったブーツ社は，ドン博士に，結果を手加減して発表するように迫った．ところがこの調整が失敗に終わったため，ブーツ社はこの研究に難癖をつけ始め，原稿の公表をやめさせるために何もかも妨害する手段に打って出た．ドン博士の所属する大学の部門の主任にブーツ社が手紙を送り，研究の仕方に異議を唱え，「この研究はいろいろな問題があるため終結されるべきである」と強い調子で主張した．彼らは大学の学長，副学長，他の部門の主任にも手紙を送った．会社側は事前に研究プロトコールを了承していたにもかかわらず，この手紙には，研究は手続き上と方法論上の誤りが多数あり，おそらく倫理的な問題もあるという非難が書かれていた．しかし，大学の調査員 2 名が，この研究にはほんのわずかな誤りしかないことを確認し，ブーツ社が大学とドン博士の権利を侵害しようとしていると結論した．

　ドン博士と共同研究者らは原稿の数箇所を直すことで，研究に対し妥協することなく，ブーツ社をも満足させようとしたが，会社側は納得しなかった．研究に費やした時間と労力を無駄にはできないとして，ついに，1994 年 4 月，ドン博士らは『米国医学会誌』（JAMA）に論文を投稿した．投稿時のカバーレター（編集者宛の手紙）の中で，研究はブーツ社の経済的支援を受けたが，そのブーツ社と何度も協議したにもかかわらず，依然，会社側が研究に批判的であること，得られたすべてのデータと原稿のコピーもブーツ社に渡してあること，などが述べられていた．この

論文は外部の審査委員5人から好ましい評価を受け，論文誌に掲載されることが決まった．実際に，校正刷りがすでに印刷工場にできていたのだった．ところが，ブーツ社は，講演や甲状腺研究諮問会議の仕事で報酬を払ったことのある人を中核にした顧問団を組織するという手に出た．この顧問団に，研究に関する情報とブーツ社とドン博士の揉めごとの経緯が，会社側からだけ伝えられた．ドン博士側からの情報は何もなかった．顧問団の結論は，研究には重大な研究には重大な問題点あるというものだった．ブーツ社の研究部門の主任はJAMAの編集者に手紙を書き，顧問たちの結論を伝え，研究には重大な問題点があると考えられるから出版しないようにと依頼した．さらに，会社の同意書なく結果を公表してはいけないという契約の条項も書き添えた．この文が後で重大な結果をもたらすとは考えずに，ドン博士は契約に署名したものと考えられる．

会社側の訴訟も辞さないという脅しは大いに効き目があり，ドン博士らは大学からほとんど支援を受けられない状態に追い込まれていった．当初，UCSFの理事会はドン博士を支持するつもりだったが，費用のかさむ訴訟が現実味を帯びてくると，薬学部長のジョージ・ケニヨンは，大学が学問の自由を最重要視しているものの，「問題は，契約違反という理由で大学を訴えるという脅しが予想されるのにもかかわらず論文を出版し，かなり大きい損害賠償の危険を背負い込むべきかどうかだ」と述べた．大学側の弁護士は，ドン博士らが法廷に立っても大学は全く支援は行わないと警告を発した．訴訟には莫大な費用がかかると予想されたために，ドン博士は共同執筆者と協議の末，JAMAの編集者に電話をして論文撤回の指示をした．その際，ブーツ社の幹部のカーター・エッカートは，「何百万の患者を危険にさらしたかもしれない間違った研究にこれでストップをかけることができた」と感想を述べている．しかし，UCSF薬学科主任だったレスリー・ベネットを含む何人かはこの発言に冷ややかで，「ブーツ社は，この研究が会社の利益に悪影響があるという理由で，あらゆる手段を使って論文を公表されないようにした」と断言した．また，「部外者だった」科学者の中にも「問題点」は小さなもので，結果には影響していないし，「そうした誤りをもとにこの研究の科学的価値を疑うのは，著しく行き過ぎた行為だ」という人もいた．

1995年3月，ブーツ社はドイツの化学製薬会社のバスフAGに吸収合併された．バスフ社は，子会社のノール製薬を通してシンスロイドの販売を始めた．1995年5月，ブーツ社からノール社に移ったギルバート・メイヤーがJAMAに手紙を書いた．ドン博士の研究を糾弾する内容だった．同じような手紙が他の論文誌の編集者たちのもとに届いた．JAMAが受け取った手紙には「(論文の）掲載を考慮」すべきだとあった．そうして，ギルバート・メイヤーは数人の同僚たちと，ドン博士のデータを再分析し，他の合成甲状腺薬はシンスロイドと同等の有効性がないと主張する内容の，16ページの論説も書いた．これはドン博士らの結論と正反対だった．ギルバート・メイヤーの論説は，彼が副編集長を務める『米国治療薬雑誌』（*American Journal of Therapeutics*）に載った．

その後，この事件が丹念に調査されて，『ウォールストリートジャーナル』の記事になったのがきっかけになり，ノール社は多くの批判を浴び始め，米国食品医薬品局が調査に乗り出す事態となった．批判が高まる中，1996年11月，ノール社の社長は幹部数人とともに，カリフォルニア大学サンフランシスコ校の学長を含む役員たちと会談した．その席上，ノール側は，研究の公表を妨害しないことに同意したが，ノール社の役員はなおも研究は誤りであると主張した．もしドン博士らが，他の薬がシンスロイドより有効性が低いと結論していたら，いくつの間違いが見つかっていたのだろうと思わずにはいられない．この研究は，1997年4月，ついにJAMAに掲載された．もし，他の価格の低い合成甲状腺薬がシンスロイドの代わりに使われていたら，1年に3億5600万ドルが節約になっていたと考えられる．1997年4月29日，サンフランシスコ連邦裁判所にバスフAGとノール製薬は訴えられた．訴状は，甲状腺薬の米国の市場を支配するために，医学研究に圧力をかけたという内容であった．事件全体のすぐれた解説が次の文献にある．

King, R. T., Jr., "Bitter Pill: How a Drug Firm Paid for University Study, Then Undermined It," *The Wall Street Journal*, 12 April 1996, pp. 1 and 6. 次も参照. A Cautionary Tale, *Science*, 1996, 273, p. 411; Rennie, D., editorial, The thyroid storm, *JAMA*, 1997, **277**, 1238–43; Altman, L. K., "Drug Firm, Relenting, Allows Unflattering Study to Appear," *The New York Times*, 16 April 1997, pp. A1 and A12; Mayer, G. H., Orlando, T., and Kurtz, N. M., Limitations of levothyroxine bioequivalence evaluation: analysis of an attempted study, *Am. J. Therapeutics*. 1995, **2**, 417–32: Dong, B. J., Bioequivalence of generic and brand-name levothyroxine products in the treatment of hypothyroidism, *JAMA*, 1997, **277**, 1205–13.

シンスロイド事件だけが，製薬会社が影響力を行使した例ではない．ぜんそく患者の吸引器に入れて使われているベータアドレナリン作動薬のフェノテロールの研究での経験を，最近，ニール·ピアスが綴っている．ある時，ニュージーランドの疫学者たちは，フェノテロールを含んでいる気管支拡張薬のスプレーを使っている患者に，心臓血管関連の死亡が増えているのに気がついた．そこに焦点を当てて疫学的研究を行ったところ，フェノテロールの吸引が喘息患者の死の原因である可能性が強いことが示唆された．この研究をした人たちは良くわきまえていて，この結果に対しフェノテロールを販売している製薬会社が難癖をつけてくるのではないかと予想した．そこで，原稿を投稿する前に，研究報告と導かれた結論をニュージーランド保健省に送りつけたところ，保健省では独立の調査委員会（ぜんそく特別班）が作られた．委員会はデータをもう少し要求したのでニール·ピアスが応じた．委員会による少数の提言を受け入れたところ，好意的な反応だった．調査委員会のあるメンバーは「このきわめて重要な問題の答えとして手に入れることのできる最高のデータである」と感想を述べている．

そうしてフェノテノールとぜんそくとの関連についての原稿は，英国の医学誌『ランセット』に投稿された．本文の内容のちょっとした変更の指示だけで，2 人の外部審査員が出版を承諾した．ところが，ニュージーランド保健省の事務総長が原稿のコピーをフェノテロールの製造元のベーリンガーインゲルハイムに送付したところ，ベーリンガーインゲルハイムは即座にその原稿をコピーして自ら選んだ審査員に送りつけ，「重要な方法論的問題点を同定し」，「それぞれの問題点による誤りについて評価するよう」要請した．これに対し審査員のとった行動の多くが，ベーリンガーインゲルハイムの言い成りで，その批判には確かな証拠がなく，矛盾し，どの臨床試験でも全くなしにはすまされないような瑣末な事柄のあら捜しという様相だった．

そしてベーリンガーインゲルハイムは「合意形成会議」を開催し，以前雇ったことのある審査員数人を招待した．1989 年 4 月ニューヨークでの「合意形成会議」の結論は，「研究デザインに重大な欠陥があり，不当な政策の策定や薬の処方につながる恐れがある」というものだった．「合意形成会議」の報告書は『ランセット』の編集者に送られ，『ランセット』側はフェノテロールの研究者たちに以下のような手紙を送った．

「いくつかのコメントを受け取ったが，これが私たちにとって不安材料になっています……受理したがまだ出版していない原稿について考え直したところ，行動の選択枝は 3 つあり……受理の撤回……信念を持って批判をはねのけること……きわめて批判的な論説を同じ号に掲載して，論文は雑誌の後半に掲載すること，のどれかです」．

フェノテロールの論文の執筆者たちは，引き下がろうとはしなかった．「厳しい批判に対しても，信念を持って反論するつもりだ」という返事を雑誌側によこした．また「製薬会社が文句をつけたことで」，無条件に論文が受理されていたのが覆されることに対し憂慮を表明した．『ランセット』の編集者は実に立派だったと思うが，執筆者の抗議を受け入れ，出版の日取りも決めた．出版が近くなると，ニュージーランド保健省は論文の要旨に警告文を添えて，ニュージーランド国内の医師全員に送付することに決めた．ベーリンガーインゲルハイム社はこの計画を嗅ぎ付け，

保健省にそれとなく脅しをかける次のような内容の手紙を出した.
「医師たちに通達を出すと聞き, 私たちは憂慮しております……要旨のコピーを同封すると, 省が承認していると, 皆さん, 考えると思います……貴殿がやり方を変えてくださらなければ, 私たちは自衛のため, できることは何でもするしかありません……貴殿の手紙の内容とあいまいな態度が, ぜんそく患者と医師たちに多大な不安と混乱をもたらしたことを知っています……医学上, 法律上の結果の責任は貴殿にあります……(今度貴殿が出す) 手紙には, 治療に関する結論はクレーンらの研究からは導き出せないと書いていただきたい」.
　そこで保健省の事務総長は, 要旨を送らないように省に命じたが, 省の中で議論が行われた結果, この決定は覆され, 要旨のコピーは郵送された. だが, 省の添え状の調子は弱められた. ニュージーランドのぜんそく患者の死は, 『ランセット』に研究論文が掲載された後, 著しく減少した. その後の研究でこの発見の追試がなされ, ぜんそく患者が死亡した原因はフェノテロールであるという証拠が決定的になった. ついにこの薬は退場を余儀なくされた. 次の文献を参照. Pearce, N., Adverse reactions: The fenoterol saga, in Davis, P., ed., *For Health or Profit?* (New York: Oxford University Press, 1992), pp. 75–97.

56. Cohen, W., Florida, R., and Goe, W. R., *University-Industry Research Centers in the United States* (Pittsburgh, Pa.: Carnegie-Mellon University Press, 1994).
57. Blumenthal, D., *et al.*, Witholding research results by academic life scientists: Evidence from a national survey of faculty, *JAMA*, 1997, **277**, 1224–28.
58. Stolley, P. D., A public health perspective from academia, in Strom, B. L., ed., *Pharmacoepidemiology* (New York: Churchill Livingstone, 1989). (邦訳は『薬剤疫学』, 篠原出版, 1995 年)
59. Herxheimer, A., Side effects: Freedom of information and the communication of doubt, in Aronson, J. K., ed., *Side Effects of Drugs Annual 19* (Amsterdam: Elsevier, 1996), pp. xix–xxvii. 次の文献も参照されたい. *Int. J. Risk & Safety in Medicine*, 1996, **9**, 201–10.
60. A・ヘルクスハイマーの著作 (前掲書) に引用されている.
61. Hilts, P. J., "Misunderstanding Seen in Journal's Backing of Obesity Drug," *The New York Times*, 29 August 1996, p. C18.
62. リダックスはシナプス間隙におけるセロトニン濃度を増加させる. ずっとその状態が続くと, セロトニンニューロンに対し毒性があると言われている.
63. Stelfox, H. T., *et al.*, Conflict of interest in the debate over calcium-channel antagonists, *The New Eng. J. of Medicine*, 1998, **338**, 101–106. 次の文献も参照. Tanouye, E., "Does Corporate Funding Influence Research?" *The Wall Street Journal*, 8 January, 1998, pp. B1 and B6.
64. 次の文献を参照されたい. Schwartz, H., *Never Satisfied* (New York: Free Press, 1986).
65. Connolly, H. M., *et al.*, Valvular heart disease associated with fenfluramine-phentermine, *The New Eng. J. of Medicine*, 1997, **337**, 581–88.
66. 次の文献に引用されている. Kolata, G., "The Fearful Price of Getting Thin," *The New York Times*, 13 July 1997, p. E3.
67. Herxheimer, A., Side effects: Freedom of information and the communication of doubt, in Aronson, J. K., ed., *Side Effects of Drugs Annual 19* (Amsterdam: Elsevier, 1996).
68. Rosenberg, S., Sounding board: Secrecy in medical research, *The New Eng. J. Med.*, 1996, **334**, 392–94.
69. The effect of journal advertising on market shares of new prescriptions, *Health Care Communications*, 1989.
70. Kessler, D., Editorial: Addressing the problem of misleading advertising, *Annals of Internal Medicine*, 1992, **116**, 950–51.
71. 同書.
72. Wilkes, M. S., Doblin, B. H., and Shapiro, M. F., Pharmaceutical advertisements in leading medical journals:

Experts' assessment, *Annals of Internal Medicine*, 1992, **116**, 912–19.

73. 医薬品製造科学技術協会（Science and Technology of the Pharmaceutical Manufacturing Association）の副会長のジョン・ベアリーの「編集長への手紙」参照. *Annals of Internal Medicine*, 1992, **117**, 616.

74. この研究では承認されていない条件での薬の利用が記述されていて，米国食品医薬品局の規定が守られていないことも明らかになった. Stryer, D., and Bero, L. A., Characteristics of materials distributed by drug companies: An evaluation of appropriateness, *J. of Gen. Internal Medicine*, 1966, **11**, 575–83.

75. Wilkes, M. S., Doblin, B. H., and Shapiro, M. F., Pharmaceutical advertisements in leading medical journals: Experts' assessment, *Annals of Internal Medicine*, 1992, **116**, 912–19.

76. Wadman, M., Study discloses financial interests behind papers, *Nature*, 1997, **385**, 376. この研究に採用された論文は，マサチューセッツの研究機関で働く科学者たちによって書かれたものである.

77. Marsa, L. *Prescription for Profits: How the Pharmaceutical Industry Bankrolled the Unholy Marriage Between Science and Business*（New York: Scribner, 1997）.

78. 最近，製薬業界は「業界が薬の 90%を開発している」と宣伝している．この数字が何を根拠とするかは全く明らかではないが，この 90%には，臨床研究や新薬発売まで行うことが無理な研究者から，製薬会社がある時点で引き継ぐ薬も含まれていると考えられる．販売される薬の多くが，基本的には他の薬の模倣品，真似っ子である．米国で 1981 年から 1988 年に導入された 348 の新薬のうち，3%（12 種の薬）のみが，「既存薬にない重要な作用をもつ可能性がある」と，米国食品医薬品局は考えている．一方，84%は「貢献できる可能性はゼロに近い」という．T・ランドールの前掲書（1991 年）参照.

第 7 章　他の特別な利益団体

1. このスピーチの題は，本に掲載されたとき変わった．次の文献を参照されたい．Spitzka, E. C., Reform of the scientific study of insanity, *Journal of Nervous & Mental Disease*, 1878, **5**, 201–29.

2. Mitchell, S. W., Address before the Fiftieth Annual Meeting of the American Medico-Psychological Association, *Journal of Nervous & Mental Disease*, 1894, **21**, 413–437.

3. 「梅毒性進行麻痺」（General paralysis of the insane ; GPI）は単に general paresis といわれることもある．GPI が脳が梅毒で侵されることによって起こることは，20 世紀はじめはわかっておらず，精神科医の多くが「機能的障害」であると考えていた．精神病院の多数の患者が GPI と診断された．たとえば，1913 年，英国の 95 の公立病院にいた 103842 人の患者が GPI であるとの記録がある．Rollin, H. R., In the footsteps of Wagner-Jauregg, Appendix to Whitrow, M., *Julius Wagner Jauregg*（*1857–1940*）（London: Smith-Gordon, 1933）, p. 207.

4. この頃の歴史を扱ったものに，次の本がある．Valenstein, E., *Great and Desperate Cures: The Rise and Decline of Psychosurgery and Other Radical Treatments for Mental Illness*, New York: Basic Books, 1986.

5. Russell, W. L., The presidential address: The place of the American Psychiatric Association in modern psychiatric organization and progress, *American Journal of Psychiatry*, 1932, **12**, 1–18; May, J. V., Presidential address: The establishment of psychiatric standards by the association, *American Journal of Psychiatry*, 1933, **13**, 1–15.

6. Rogers, C. R., In retrospect: Forty-six years, *American Psychologist*, 1974, **29**, 115–23.

7. Cameron, D. E., Production of differential amnesia as a factor in the treatment of schizophrenia, *Comprehensive Psychiatry*, 1960, **1**, 26–34.

8. 同書，p. 26.

9. 同書，p. 27.

10. 次の文献に引用されている．Gillmor, D., Morgue psychiatrique: Psychiatric hubris, *Vie à Montréal,* vol. 1, No. 2, January-February 1988, pp. 30–39.
11. キャメロンは 1964 年，ケベックでのフランス系住民による分離独立運動の活発化を懸念して，マッギル大学とアラン記念研究所を去ったとされている．彼はニューヨーク州のオールバニーに戻り，3 年後に心臓発作で亡くなるまで，米国在郷軍人局病院で老化についてのプロジェクトを指揮した．
12. 1996 年には，米国精神医学会の会員数が 3 万 9500 人に達した．
13. 在郷軍人局（VA）プログラムの心理士は，博士号（Ph.D）を取得するために勉強している大学院生であり，米国在郷軍人局病院の精神科で臨床の体験をさせてもらえた．
14. Mental Health: Does Therapy Help? *Consumer Reports*, November 1995, 734–39; Seligman, M. E. P., The effectiveness of psychotherapy: The Consumer Reports study, *American Psychologists*, 1995, 50, 965–74.
15. 精神科医の 1 回の診療費の平均は 110 ドルである．一方，心理士は 90 ドル，ソーシャルワーカーや結婚・家族相談員は 75 ドル，プロのカウンセラーは 70 ドルである（情報源は米国国立精神保健研究所，*Psychotherapy Finances*）．しかし，1 回あたりの診療費がずっと高い地域もある．ニューヨーク地域では，1 回 150〜300 ドルと推定されている（1996 年）．
16. Klein, D. F., and Wender, P. H., *Understanding Depression: A Complete Guide to its Diagnosis and Treatment*（New York: Oxford University Press, 1993）.
17. "The Pendulum Is Swinging," *Financial Times*, 16 March 1995, p. 11.
18. たとえば，『米国精神医学雑誌』の 1997 年 11 月号に載ったピッツバーグ大学医学部のジェラルド・E・ハガティの報告を参照されたい．
19. Naber, D., A self-rating to measure subjective effects of neuroleptic drugs, relationships to objective psychopathology, quality of life, compliance and other clinical variables, *Int. Clin. Psychopharmacol.*, 1995, suppl. 3, 133–38; Award, A. G., *et al.*, Patients'subjective experiences on antipsychotic medications: implications for outcome and quality of life, *Int. Clin. Psychopharmacol.*, 1995, suppl. 3, 123–32.
20. リチウムの有効性は，研究によっても，対象となる双極性うつ病の中の亜型の違いによっても大きく異なる．次の文献を参照されたい．Gershon, S., and Soares, J. C., Current therapeutic profile of lithium, *Archiv. Gen. Psychiatry*, 1997, **54**, 16–20. 家族療法が躁うつ病患者の回復率を上昇させ退院を早めるという証拠は，ブラウン大学の気分障害プログラムのガーボア・カイトナー博士によって提出されている．次の文献を参照されたい．"Family Therapy May Aid Recovery from Manic Depression," *The New York Times*, 20 May 1997, p. B11.
21. Seligman, M. E. P., The effectiveness of psychotherapy: The Consumer Reports study, *American Psychologist*, 1995, **50**, 965–74.
22. Walsh, B. T., *et al.*, Medication and psychotherapy in the treatment of bulimia nervosa, *American J. Psychiatry*, 1997, **154**, 523–31.
23. コンシューマーリポーツ，前掲書．
24. Cullen, E. A., Six-state tour seeks to advance prescriptive authority initiates, Practitioner, *APA Practice Directorate*, February 1997, vol. 10, p. 6.
25. Psychologists suffer setback in prescription privilege battle, *Psychiatric News*, XXX, **15** September 1995, p. 10.
26. 1994 年 3 月 7 日放映のオプラ・ウィンフリーショーである．本文にある出演した専門家というのは，精神科医ピーター・ブレギンである．彼は精神障害の薬物療法と身体療法のすべてに反対であった．
27. この「親愛なるアビーへ」というコラムは，次の新聞に掲載されたものである．*Ann Arbor News*, 8 August 1995, p. D2.

第８章　繰り返し，結論，考察

1. Kemker, S. S., and Khadivi, A., Psychiatric education: Learning by assumption, in Ross, C. A., and Pam, A., eds., *Pseudoscience in Biological Psychiatry: Blaming the Body*（New York: Wiley, 1995), pp. 241–77（Susan S. Kemker p. 246 から引用).
2. Carlsson, A., Neuroleptics and neurotransmitter interactions in schizophrenia, *Int. Clin. Psychopharmacol.*, 1995, **10**, suppl. 3, 21–28（p. 21 から引用).
3. たとえば，次の文献を参照されたい．Williamson, P. C., Schizophrenia as a brain disease, *Archives Neurol.*, 1993, **50**, 1096–97.
4. Gottesman, I. I., *Schizophrenia Genesis: The Origin of Madness*（New York: W. H. Freeman, 1991), p. 96.（邦訳は『分裂病の起源』，日本評論社，1992 年）
5. Wolfe, S. M., Why do American drug companies spend more than $12 billion a year pushing drugs? *J. of Gen. Internal Medicine*, 1996, **11**, 637–39.
6. 直接，消費者を対象にした製薬会社の宣伝が増えたことについては，次の文献を参照．Zuger, A., "Drug Companies'Sales Pitch: 'Ask Your Doctor,'" *The New York Times*, 5 August 1997, p. B9. 次の文献も参照されたい．"Too Clever by Half," *The Economist*, 20 September 1997, p. 67
7. 広告はローヌプーラン社が『ニューヨークタイムズ』（1997 年 7 月 4 日）に掲載したものである．ローヌプーラン社は，1950 年代にラルガクチル（クロルプロマジン）を導入した会社である．
8. "Drug Firm to Pay $325 Million" *The New York Times*, 25 February 1997, p. A10. 不正があったとされたのは，スミスクライン・ビーチャム社である．同社の役員は，法律を破るつもりは全くなく「規制とガイドラインがあいまいである」ため誤解が生じたと説明した．規制のあいまいさにより会社が不利益を被った例を見つけるのは難しいであろう．
9. 以前，ペプシコに勤めていたドン・ホールズワースは，1995 年にメルク社の販売部長として雇われた．
10. 次の文献に引用されている．Rosenthal, E., "Maker of Cancer Drugs to Oversee Prescriptions at 11 Cancer Clinics," *The New York Times*, 15 April 1997, pp. A1 and D4（p. D4 から引用).
11. Kotulak, R., *Inside the Brain: Revolutionary Discoveries of How the Mind Works*（Kansas City, Mo.: Andrews & McMeel, 1996).（邦訳は『ピューリッツァー賞作家の脳科学探険』，日本能率協会マネジメントセンター，1997 年）
12. Appleton, W. S., *Prozac and the New Antidepressants: What You Need to Know About Prozac, Zoloft, Paxil, Luvox, Wellbutrin, Effexor, Serzone, and More*（New York: A Plume Book, 1997). pp. 47–48 から引用．
13. 次の文献を参照．Solomon, A., Anatomy of melancholy, *The New Yorker,* 12 January 1998, p. 58.
14. Interview with Arthur Meltzer in Healy, D., *The Psychopharmacologists: Interviews by David Healy*（London: Chapman & Hall, 1996), p. 506.
15. 引用されたレオン・アイゼンバーグの言は *The New York Times*（10 August 1997）に引用されたものである．
16. Reiser, M., Are psychiatric educators "losing the mind"? *American J. Psychiatry*, 1988, **145**, 158–53（p. 151 から引用)．1986 年 5 月 10–16 日，ワシントン DC の米国精神医学会の会合で行われたあるスピーチから引用した．
17. Thomas, L., *The Youngest Science*（New York: Viking Press, 1983).（邦訳は『医学は何ができるか』，晶文社，1995 年）

著者略歴

(Elliot S. Valenstein)

ミシガン大学心理学科，心理学・神経科学教授．情動や報酬の感覚に関わる生物学的要因や，ホルモンが行動に及ぼす作用など，行動神経科学のテーマを専門として長年研究に従事し，精神疾患の身体療法の歴史にも精通する．本書の他，著書に *Brain Control: A Critical Examination of Brain Stimulation and Psychosurgery* (Wiley, 1973)，*Great and Desperate Cures: The Rise and Decline of psychosurgery and other Radical Treatments for Mental Illness* (Harpercollins, 1986)，*The War of the Soups and the Sparks: The Discovery of Neurotransmitters and the Dispute over how Nerves Communicate* (Columbia University Press, 2005) などがある．

監訳者略歴

功刀 浩〈くぬぎ・ひろし〉 1986年東京大学医学部卒．1994年ロンドン大学精神医学研究所遺伝学部門にて研究，1998年帝京大学医学部精神科学教室・講師を経て，現在，国立精神・神経医療研究センター神経研究所疾病研究第三部・部長，山梨大学医学部・早稲田大学理工学部客員教授．医学博士，精神保健指定医，日本精神神経学会専門医．著書に，『精神疾患の脳科学講義』（金剛出版，2012年）『図解 やさしくわかる統合失調症』（ナツメ社，2012年）『こころに効く精神栄養学』（女子栄養大学出版，2016年）ほか多数．

訳者略歴

中塚公子〈なかつか・きみこ〉 翻訳家，全国通訳案内士，英語教師．東京大学理学系大学院生物化学専攻，1986年博士課程修了，理学博士．共訳書に『ワトソン遺伝子の分子生物学』（第5版，東京電機大学出版，2006年）（第6版，東京電機大学出版，2010年），『細胞の分子生物学』（第5版，ニュートンプレス，2010年）（第6版，ニュートンプレス，2017年）がある．主に関西の通訳案内士を対象にした情報掲示板『アイリス京都』主宰．http://kimikonakatsuka.wixsite.com/iris

エリオット・S・ヴァレンスタイン
精神疾患は脳の病気か？
向精神薬の科学と虚構
功刀浩監訳
中塚公子訳

2008年 2月22日 初 版第1刷発行
2018年 4月 9日 新装版第1刷発行

発行所 株式会社 みすず書房
〒113-0033 東京都文京区本郷2丁目20-7
電話 03-3814-0131(営業) 03-3815-9181(編集)
www.msz.co.jp

本文印刷所 シナノ印刷
扉・表紙・カバー印刷所 リヒトプランニング
製本所 松岳社
装丁 安藤剛史

ISBN 978-4-622-08698-7
[せいしんしっかんはのうのびょうきか]